Geschichte der Medizin

II. Band, Erster Teil

Max Neuburger

AF651394

Alpha Editions

This edition published in 2022

ISBN : 9789356710535

Design and Setting By
Alpha Editions
www.alphaedis.com
Email - info@alphaedis.com

As per information held with us this book is in Public Domain.
This book is a reproduction of an important historical work. Alpha Editions uses the best technology to reproduce historical work in the same manner it was first published to preserve its original nature. Any marks or number seen are left intentionally to preserve its true form.

Contents

Die Medizin in der Verfallszeit der Antike.

Allgemeine Verhältnisse.

In Galen hatte das Wesen der antiken Medizin den vollendetsten Ausdruck gefunden, aber der große Pergamener war auf der Schwelle des Untergangs erschienen.

Jäher gewiß, als es der Wirklichkeit entspricht, tritt der Verfall der Heilwissenschaft in jenen Schriften zu Tage, welche aus den letzten Jahrhunderten des Altertums auf uns gekommen sind; nur vereinzelt bringen sie noch Kunde von tatsächlichen Fortschritten, und die besten unter ihnen zehren von alten Traditionen, ohne sich zu frischer, lebendiger Forschung zu erheben; ja noch mehr, man empfängt den betrübenden Eindruck, daß die hippokratische Kunst bloß dahinsiecht und wenigstens in Westrom von der gröbsten Empirie, von dem absurdesten Aberglauben in den Hintergrund gedrängt wird.

Der Verfall der Heilkunde war eine Teilerscheinung des großen Sterbens der Antike, eine Folge des jahrhundertelang währenden Zersetzungsprozesses, der mit der Auflösung der antiken Weltanschauung und Kultur, mit der Trennung des hellenisierten Ostens vom Abendlande, mit dem Sturze des weströmischen Reiches endete. Unter den katastrophalen Erschütterungen des politischen, sozialen und ethischen Lebens, auf dem Boden einer Uebergangsepoche, voll innerer und äußerer Zerfahrenheit, konnte Wissenschaft und Kunst nicht gedeihen — „non habet locum res pacis temporibus inquietis" —, die Medizin aber wurde von der allgemeinen Umwälzung schon deshalb ganz besonders in Mitleidenschaft gezogen, weil ihr ureigenes Gebiet sogar zeitweise als Schauplatz des Kulturkampfes dienen mußte.

Die Schilderung der Medizin in der Verfallszeit der Antike ist mit schwer überwindlichen Hindernissen verknüpft wegen der spärlichen Reste der Fachliteratur, die aus dem allgemeinen Zusammenbruch gerettet worden sind, und wegen der Mannigfaltigkeit der äußeren Einflüsse, welche sich teils wirr durchkreuzen, teils seltsam miteinander verketten; auch finden sich inmitten der Zersetzung gewisse unscheinbare Keime, die viel später, nach langer Ueberwinterung, für die Neuentfaltung der Heilkunst bedeutsam werden sollten. Wir müssen uns daher bescheiden, bloß auf jene Hauptfaktoren aufmerksam zu machen, welche in besonders auffallender Weise für die Gestaltung der nachgalenischen Medizin maßgebend gewesen sind.

In der Literatur wird der Verfall der Medizin zwar erst im 3. Jahrhundert offenkundig, für den weit früher einsetzenden Niedergang bieten aber vor allem schon die Klagen Galens über die ärztlichen Verhältnisse seiner Zeit genügenden Anhaltspunkt; mögen sie im einzelnen auch mancher Korrektur bedürfen, so hat doch die weitere Entwicklung im großen und ganzen ihre Berechtigung außer Frage gestellt.

Das imposante Lehrsystem Galens täuscht über den im 2. Jahrhundert bereits eingetretenen Niedergang der Medizin bloß hinweg, ähnlich wie die Kunstblüte unter Hadrian und die philosophische Strömung unter den Antoninen eine Wiedergeburt echten Hellenentums vorspiegelt, während doch die antike Geistesharmonie längst verklungen war. Galen ist eher der Nachhall einer großen Vergangenheit als der Repräsentant einer Epoche, die seine hohen Ziele gar nicht mehr zu würdigen vermochte; übrigens selbst an ihm gewahrt man Züge, welche von der hippokratischen Ursprünglichkeit und Denkfreiheit grell abstechen und die Alterung der Kultur verraten.

Durch die versuchte Wiederherstellung des Hippokratismus und der anatomisch-physiologischen Forschung suchte Galen seine ärztlichen Zeitgenossen aus der roh empirischen Praxis und dem fruchtlosen Sektenstreit emporzuheben, aber sein Bemühen blieb zu seinen Lebzeiten nahezu unbeachtet und wirkungslos. Dieses mißlungene Unternehmen bildet ein Analogon zu ähnlichen Erscheinungen auf anderen Kulturgebieten. Es läßt sich nämlich im 2. Jahrhundert ein allgemeines gewolltes Rückströmen zur besseren Vergangenheit nachweisen — in der Religion, Kunst, Literatur, Sprache —, ohne daß aber durch die Anknüpfung an die klassische Antike eine wirkliche Neubelebung und Fortbildung ihres Ideengehaltes erzielt worden wäre; trotz sorgsamster Pflege der Künste und Wissenschaften, trotz eifrigster Förderung von seiten der fürstlichen Mäcenaten (Denkmäler, Bauten, Errichtung von Bildungsanstalten, Bibliotheken etc.) vermochte diese nicht im Volke wurzelnde, sondern vom Hofe erkünstelte Renaissance weder tief, noch nachhaltig zu wirken, sie war nicht so sehr eine Wiedergeburt des echt antiken Wesens als eine virtuose Nachahmung und Kombination der antiken Formen; scheiternd am Unvermögen der Epoche, führte sie jedenfalls zu keiner Verjüngung der Schaffenskraft. Zwar äußerten sich Kunst und Wissenschaft in einem reichen, überraschend vielseitigen Streben, aber es fehlte an bahnbrechenden Geistern, welche sich über den Eklektizismus zu freier Gestaltung erhoben, und in der kalten Glätte akademischer Konvention, höfischer, deklamatorischer Gelehrsamkeit verglomm der Funke des Genies. Wo strenge Methodik die Richtschnur gab, wie in der Astronomie, konnte ein Ptolemäus erstehen, wo das formale Denken maßgebend ist, wie in der Jurisprudenz, wurden bedeutende Fortschritte gezeitigt (Julianus, Pomponius, Gajus, Papinianus), und soweit Vielwisserei, dialektische Gewandtheit, Eloquenz zum Ziele führen, brachte das Jahrhundert sehr ansehnliche Leistungen hervor, so in der Grammatik, Lexikographie, Philologie, in der Periegetik (Pausanias), Biographik und Geschichtsschreibung (Plutarch, Suetonius, Arrian), namentlich aber in der

Sophistik und Rhetorik (Aristides, Fronto); hingegen schlummerte die Dichtkunst, selbst ein so poetisch veranlagter Geist wie Apulejus wandte sich der Prosa des Romans zu (Amor und Psyche), und so bewunderungswürdig die Architektur, die Plastik aus jener Zeit sein mag, an dem Maßstab der klassischen Antike gemessen, sie zeugt doch eher von glänzender Technik als von originärem Schaffen; die Philosophie verblaßte zur moralisierenden Lebensweisheit, die Wissenschaft litt unter einer unkritischen Sammelwut, einer wichtigtuerischen Geschäftigkeit, einer deklamatorischen Schönrednerei, was die Schriften eines Gellius, Athenaios und Aelian deutlich genug zeigen.

In Lukian, dem Meister der Satire, belächelt sich das Jahrhundert selbst. Wir sehen aus seinen unvergänglichen Sittenschilderungen, wie sich unter einer prächtig schimmernden Oberfläche gleisnerische Tugendheuchelei, hohle Vielwisserei und rohester Köhlerglaube verbarg. Die lasterhafte, schwindelhafte Hyperkultur des 2. Jahrhunderts war der Vorbote des Verfalls in den kommenden Tagen.

Die Ursachen des Niedergangs der antiken Medizin sind zunächst in ihrem wissenschaftlichen und praktischen Betriebe zu suchen. Aufgebaut auf dem Flugsande der Spekulation, ohne die sichere Stütze exakter Methoden, mußte die antike Forschung unvermeidlich erlahmen, sowie einmal die philosophischen Leitideen spärlicher zuflossen oder gänzlich versiegten; in ihren Fortschritten auf die Genialität einzelner überragender Persönlichkeiten angewiesen, stand die antike Heilkunst still, wenn die Mittelmäßigkeit das Feld beherrschte. Es fehlte im Altertum jederzeit an einer rezeptiven Masse, welche die Kontinuität der Forschung aufrecht erhielt und dasjenige durch mühsame Einzelarbeit ausbaute, was in den Fundamenten von den Meistern angelegt worden war. In der Blütezeit überwanden wohl wahrhaft große, mit hippokratischem Geiste, mit naturwissenschaftlichem Blicke begabte Aerzte die Schwächen der Methodik, die Irrwege der Spekulation, aber im Fortgang des Ganzen machten sich doch auch schon damals die Mängel bemerkbar; es gab wohl leuchtende Meister, aber nur wenige ihrer würdige Schüler, da die Mehrzahl sich einfach damit begnügte, einer doktrinären Sekte anzugehören; darum litt der geschichtliche Verlauf der antiken Medizin beständig unter stürmischen Schwankungen, darum gab es zwar hoffnungsvolle Anfänge, aber es fehlte die fortzeugende Kraft für eine systematische Fortbildung der klinischen Untersuchung, der anatomisch-physiologischen Forschung. In dem Maße, als sich die hellenische Medizin über das römische Weltreich verbreitete, ohne auch an innerem Werte ihrer Vertreter zu gewinnen, in dem Grade, als die von früher überkommenen Theoreme bei den neuen Erfahrungen (vorher unbekannte Krankheiten, zahlreiche neue Heilsubstanzen) versagten, mußten die Uebelstände fortwährend anwachsen, und der Durchschnittsarzt wurde unerbittlich vor das Dilemma gestellt, entweder einer der Sekten durch dick und dünn zu folgen oder der planlosen Empirie anheimzufallen, denn es mangelte an jener Unterrichtsweise, welche nicht nur Traditionen und Kenntnisse vermittelt, sondern den Jünger zu einer selbständigen, kritischen Tatsachenbeobachtung anleitet.

Soweit die eigentlich praktische Ausbildung in Betracht kommt, verharrte der medizinische Unterricht im Grunde auf einer Entwicklungsstufe, welche den viel einfacheren Verhältnissen des hippokratischen Zeitalters entsprochen hatte, d. h. die Schüler empfingen in den Iatreien von ihrem Lehrer poliklinische Unterweisung oder begleiteten denselben bei seinen Krankenbesuchen. Die medizinischen Hilfswissenschaften wurden hauptsächlich an den allgemeinen höheren Bildungsanstalten, welche nach dem Vorbild Alexandrias allmählich entstanden, gepflegt; doch wurde hierbei der Nachdruck auf die iatrosophistischen Theoreme gelegt, die nur zu spitzfindigen Diskussionen, zu subtilen dialektischen Uebungen, selten zu wirklich realen Untersuchungen Anlaß gaben; übersponnen mit Sophismen, entartete sogar der anatomische Unterricht, welcher sich lediglich auf Büchergelehrsamkeit oder höchstens Tiersektionen stützte und unter dem Einfluß der methodischen Schule bloß auf das notwendigste beschränkt wurde. Eine Organisation der Lehrer zu einer gemeinsamen planmäßigen Unterrichtstätigkeit scheint an den Hochschulen nicht bestanden zu haben. Die Ausbildung, welche der einzelne empfing, hing von sehr verschiedenen Umständen ab, da sie keiner staatlichen Ueberwachung unterlag; seit dem 3. Jahrhundert läßt sich zwar ein gewisses Streben nach Verbesserung der Unterrichtsverhältnisse nicht verkennen, insofern staatlich besoldete Aerzte von Ruf mit der Unterweisung von Schülern betraut wurden, aber diese Reform kam viel zu spät, denn der wissenschaftliche Geist war damals schon im Erlöschen.

Unsere Kenntnisse über das medizinische Unterrichtswesen der Alten sind höchst lückenhaft, so viel aber steht fest, daß der römische Staat erst in der späten Kaiserzeit auf dasselbe direkten Einfluß nahm, ohne jedoch jemals die Ausübung der Praxis von einem bestimmten Befähigungsnachweis abhängig zu machen.

Abgesehen von der privaten Unterweisung durch einzelne Aerzte — einer Sitte, die sich beständig erhielt — gab es schon früh, soweit hellenischer Einfluß reichte, im Osten ärztliche Schulen, welche gewöhnlich mit den allgemeinen höheren Bildungsanstalten verbunden waren. Großen Rufs erfreuten sich z. B. die Schulen von Alexandria[1], Athen, Antiochia, Berytos. Zu nicht geringem Ansehen gelangten späterhin auch manche Lehranstalten Galliens, in denen die Medizin gepflegt wurde, z. B. in Massilia, Burdigala, Lugdunum, Nemausus, Arelate. Was Rom anlangt, so stand zwar das medizinische Vortragswesen (bisweilen mit Disputationen verbunden) in

Blüte, wir hören auch von öffentlichen Disputationen, doch war Rom weniger eine Pflegestätte als der große Markt für die Wissenschaft, erst durch Alexander Severus (225-235 n. Chr.) wurden den Aerzten eigene Hörsäle eingeräumt, in denen besoldete Lehrer Unterricht zu erteilen hatten. Da die Lehrer an den Hochschulen wohl vorwiegend gelehrte Theoretiker (Iatrosophisten) waren, welche nach Philosophenart die Probleme spitzfindig erörterten, so ruhte wahrscheinlich die eigentlich praktische Ausbildung stets mehr in der Hand jener Aerzte, welche sich mit der Unterweisung von Schülern abgaben[2].

Infolge der absoluten Lehrfreiheit und der mangelnden staatlichen Aufsicht über die erlangte Befähigung, herrschten bei denjenigen, die als Aerzte auftraten, die größten Unterschiede im Wissen und Können; hielt doch der Methodiker Thessalos sechs Monate zur Erwerbung der medizinischen Kenntnisse für genügend, während Galen, der eine universelle Bildung des Arztes als Postulat aufstellte, elf Jahre für das Studium forderte. Somit hing es vom Eifer des einzelnen und von der Art des Lehrers ab, ob aus dem Jünger ein wirklicher Arzt oder ein unwissender Scharlatan wurde[3].

Ein wohlgeordneter medizinischer Studiengang begann schon früh (im 14. oder im 15. Lebensjahre oder noch vorher), er setzte eine allgemeine Vorbildung voraus (in der fälschlich dem Soranos zugeschriebenen Schrift „in artem medendi isagoge" werden Grammatik, Literaturkenntnis, Rhetorik, Mathematik und Astronomie gefordert) und erstreckte sich auf Anatomie, Physiologie, Heilmittellehre, Krankheitslehre und Therapie. Was den Unterricht in der Anatomie betrifft, so waren mit demselben im besten Falle Sektionen tierischer Kadaver und Demonstrationen der äußerlich sichtbaren Teile am Menschen verbunden (vgl. Bd. I, S. 348), vielleicht dienten auch Zeichnungen dem Lehrzwecke. Unter dem Einflusse der Methodiker begnügte sich gewiß die Mehrzahl mit der Kenntnis der Benennungen der Körperteile; die theoretische Erörterung des Nutzens derselben bildete das Um und Auf des physiologischen Unterrichtes. Besonderen Wert legte man auf gründliche Unterweisung in der Arzneimittellehre und Arzneibereitung[4] — hier wirkten kolorierte Kräuterbücher und botanische Exkursionen unterstützend. Galen trat in verdienstvoller Weise für den Anschauungsunterricht ein und meinte: „Die Jünglinge müssen die Dinge nicht bloß ein- oder zweimal, sondern oft sehen, denn nur wenn man sie recht häufig betrachtet, erlangt man eine gründliche Kenntnis derselben." Der praktischen Ausbildung am Krankenbette wurde insofern Rechnung getragen, als manche Aerzte ihre Schüler nicht nur in den Iatreien unterwiesen, sondern sich von ihnen auch zu den Kranken begleiten ließen, damit sie durch Augenschein und Untersuchung die pathologischen Erscheinungen studieren und die Behandlungsweise praktisch erlernen könnten. Philostratus (Vita Apollonii Tyanensis) berichtet uns von zwei

Aerzten, die von mehr als dreißig Jüngern begleitet bei den Patienten erschienen, und Martial gibt der Klage der Patienten über die Belästigung durch den Schülerschwarm in folgenden Versen Ausdruck:

„Languebam sed tu comitatus protinus ad me

Venisti centum, Symmache, discipulis.

Centum me tetigere manus Aquilone gelatae

Nec habui febrem, Symmache, nunc habeo."

Wahrscheinlich ließ man sich die Benützung der Militärlazarette zum Zwecke der ärztlichen Unterweisung nicht ganz entgehen, auch dürften die Sklaven, welche auf Wunsch ihrer Herren zu Aerzten herangebildet wurden, in den Valetudinarien der Großgrundbesitzer praktischen Unterricht empfangen haben. Aber die wichtigste Pflegestätte des ärztlichen Unterrichts — öffentliche Krankenhäuser — fehlte, und nur schwachen Ersatz boten die Iatreien, welche bloß vorübergehend zur Aufnahme und Nachbehandlung von Kranken verwendet wurden. In einem kürzlich veröffentlichten Papyrus aus nachchristlicher Zeit tadelt es ein Arzt namens Archibios, daß der chirurgische Unterricht mit theoretischen Untersuchungen beginne, anstatt daß der Schüler sofort praktisch in den einfachsten Handgriffen ausgebildet werde.

Die Unzulänglichkeit der wissenschaftlichen Grundlagen und der Untersuchungstechnik, die Mängel des medizinischen Unterrichtswesens bewirkten es, daß die Qualität des antiken Arztes weit weniger von der genossenen Ausbildung als von den individuellen Anlagen abhing. Solange nur wirklich Berufene den ärztlichen Beruf ergriffen, ersetzte das künstlerische Wirken oft sehr glücklich die Lücken des Wissens, und die Eigenart der Begabung konnte sich umso freier entwickeln, als sie durch keine Schablone behindert wurde. Was aber in Althellas die Blüte der Medizin geradezu beförderte: die absolute Lehr-, Lern- und Berufsfreiheit gestaltete sich unter den ganz anders beschaffenen Verhältnissen der römischen Welt zur Quelle des Verfalls der ärztlichen Praxis, wurde zur Ursache der wissenschaftlichen und ethischen Depravation.

In Rom konnte ja jeder, der sich dafür ausgab, als Arzt auftreten, ohne daß die Erfüllung irgendwelcher gesetzlicher Vorschriften die Würdigkeit verbürgte; die ärztliche Verantwortlichkeit war eine sehr beschränkte. Wie ein Magnet zog die Hauptstadt immer neue Ankömmlinge an sich, welche dort ihr Glück zu machen hofften. Im Getümmel des großstädtischen Lebens, bei der Sucht, in erster Linie dem Publikum zu gefallen, erlahmte die ehrliche Forschung, die gewissenhafte Praxis, und der hohe ärztliche Beruf sank zum Gewerbe herab. Der Geschäftsgeist, die Scharlatanerie, die

Reklame fand einen günstigen Boden, nicht immer siegte der Bessere, sondern öfter jener, der durch Polypharmazie, neuartige oder geheimnisvolle Heilverfahren zu imponieren verstand, dessen ethisches Empfinden auch vor bedenklichen Mitteln nicht zurückbebte. Wenn auch der fanatische Sektenhader und das überwuchernde Spezialistentum eine Art von Wissenschaftlichkeit noch vorspiegelten, wenn auch manche Aerzte in öffentlichen Disputationen oder Vorträgen mit einer nichtigen Gelehrsamkeit prunkten — im Leben entschied ausschließlich der Erfolg bei der Menge, und immer mehr verschwand die Grenzlinie zwischen dem echten Heilkünstler und dem Pfuscher.

Der ärztliche Stand war aus Elementen zusammengesetzt, welche die größten Verschiedenheiten in Bezug auf Herkunft, Erziehung und Wissen darboten, und von denen nicht wenige den Beruf nicht so sehr aus Liebe zur Kunst als aus schnöder Geldgier erwählt hatten. Dem wirklichen Praktiker durften sogar dilettantische Medikaster und betrügerische Kurpfuscher als gesetzlich gleichberechtigte Konkurrenten gegenübertreten, und allmählich wurde der Einfluß der Laien nicht nur maßgebend für das Ansehen, das der Heilkünstler genoß, sondern auch für den ganzen praktischen Betrieb der Medizin, für das Heilverfahren selbst. Nur die Chirurgie blieb als unantastbares Gebiet der fortgeschrittenen Technik diesem Einfluß entzogen.

Die ungleichmäßige Ausbildung, der Mangel eines staatlichen Prüfungswesens und die nur sehr beschränkte ärztliche Verantwortlichkeit[5] brachten es mit sich, daß die Aerzteschaft im römischen Reiche ein sehr buntes Bild zeigte. Selten wohl war der Stand mit Halbgebildeten, ganz Unberufenen und bewußten Betrügern in solchem Maße überfüllt wie damals. Neben dem gediegenen Praktiker, dem gewandten Chirurgen, glänzte der „Iatrosophist", der seine Zuhörer mit gelehrt klingendem Wortschwall überschüttete, ohne eine einfache Krankheit behandeln zu können, und wie stets in Zeiten der Hyperkultur artete das Spezialistentum in lächerlichster Weise aus. Nicht genug, daß in Rom die interne Medizin von der Chirurgie getrennt war[6] — die Vertreter beider Fächer standen miteinander im besten Einvernehmen und riefen einander zu Konsilien —, es gab Augenärzte, Ohrenärzte, Zahnärzte, Bruchärzte, Steinoperateure, Frauenärzte, Hautärzte etc. Gewiß lag der Grund dieses Spezialistentums weit seltener in wirklich hervorragenden Leistungen als in dem Umstande, daß seine Träger bloß auf einem engbegrenzten Gebiete der Heilkunde in kürzester Zeit die dürftigsten praktischen Fertigkeiten erworben hatten. Nach Art echter Scharlatane gaben sich manche Spezialisten nur mit der Behandlung einzelner Leiden, z. B. der Wassersucht ab oder sie verwendeten nur eine einzige therapeutische Methode gegen alle möglichen Affektionen, z. B. Wasserbehandlung[7], Massage, Gymnastik, Wein-, Milch-,

Kräuterkuren etc. Galen zählt diese Spielarten des Spezialistentums auf, aber daß es schon zur Zeit Martials nicht besser war, beweist eines seiner Epigramme, wo es heißt: „Cascellius zieht kranke Zähne aus oder ergänzt sie, Hyginus brennt die den Augen schädlichen Wimperhaare weg, Fannius beseitigt das triefende Zäpfchen, ohne zu schneiden, Eros entfernt die Brandmarken aus der Haut der Sklaven, Hermes gilt als der beste Arzt für Bruchschäden." Am zahlreichsten und angesehensten unter den Spezialisten waren die Augenärzte, von denen zwar manche diesen Namen mit vollem Rechte trugen[8], viele aber sich nur einseitig mit der Behandlung des Trachoms, mit dem Starstechen etc. abgaben oder bloß einen schwunghaften Handel mit allerlei Kollyrien[9] und Augenwässern trieben. Die Trennung in medici ocularii und chirurgi ocularii war allgemein, doch vereinigte sich die operative und medikamentöse Behandlungsweise bisweilen in einer Hand. Die Geburtshilfe war, abgesehen von besonders schwierigen Fällen, Sache der Hebammen, deren zum Teil bei den Aerzten erworbene Ausbildung auf bemerkenswerter Stufe stand; es kann aber nicht verwundern, daß die Hebammen bei dem Ansehen[10] und Vertrauen, das sie genossen, ihre Kunst auch auf die Nachbargebiete (Frauenleiden, Kinderkrankheiten), ja zuweilen selbst auf die ganze Heilkunde ausdehnten; die Aerztinnen (medicae, ἰατρίναι), von denen wir hören, dürften überhaupt größtenteils aus dem Hebammenstande hervorgegangen sein. Diese verschiedenen Aerztegruppen, welche ohnedies schon an einem Ueberfluß von Mitgliedern litten und sehr viele minderwertige oder gar anrüchige Elemente unter sich bargen, hatten noch den Konkurrenzkampf mit Astrologen[11], Wundertätern, Exorzisten, oder mit Kurpfuschern niedriger Sorte zu führen, welch letztere sich namentlich aus den Arzneikleinhändlern rekrutierten[12].

Schwer fällt es auch ins Gewicht, daß die Aerzte Roms sehr verschiedenen sozialen Schichten angehörten, was natürlich nicht ohne Einfluß auf das Ausmaß der Durchschnittsbildung und auf die Standesethik bleiben konnte. Nicht bloß, daß sich unter den zahlreichen Griechen und Orientalen[13], welche als Aerzte in der Weltstadt ihr Glück machten, Abenteurer bedenklichster Sorte befanden, nicht bloß, daß Leute von geringem Bildungsgrade, ehemalige Handwerker, ihr vermeintliches Talent entdeckten und ihr Gewerbe mit dem lockenden Berufe des Heilkünstlers vertauschten[14] — eine Menge von Aerzten entstammte dem Sklavenstande (servi medici und liberti medici)[15]. Viele derselben eigneten sich aber gewiß auch ihrer ganzen Ausbildung nach eher zu Heilgehilfen als zu Vertretern echten Arzttums. Die, wie bei vielen anderen Berufen, auch bei den Aerzten der Kaiserzeit bestehenden Genossenschaftsverbände, die „Collegia medicorum", scheinen für die Hebung des Standes wenig geleistet zu haben[16].

Eine Remedur erfuhr die schädliche Gleichstellung des wirklichen Arztes mit dem Pfuscher erst allmählich in dem Maße, als die Verleihung besonderer staatlicher Vorrechte und namentlich die Anstellung im öffentlichen Sanitätsdienste die Handhabe dazu bot, die minderwertigen Elemente gebührend zurückzuweisen. Die üblen Erfahrungen, die man hie und da zweifellos machte, spiegeln sich in den Gesetzesbestimmungen der späteren Kaiserzeit deutlich ab. Nachdem Julius Cäsar allen Aerzten das Bürgerrecht erteilt hatte, und dieselben durch die Verfügungen des Augustus, Vespasian, Trajan, namentlich aber durch die Gunst Hadrians, schließlich die volle Immunität (Befreiung von Abgaben, von der Uebernahme gewisser Aemter etc.) erlangt hatten, erfolgte schon unter Antoninus Pius eine bedeutsame Einschränkung der Vorrechte. Dieser Kaiser verfügte nämlich, daß die Immunität in vollem Umfange nur einer bestimmten Zahl von Aerzten zukommen solle, so zwar, daß in jeder Stadt, je nach ihrer Größe, nur fünf, sieben, höchstens zehn das Vorrecht genießen durften, womit aber gewisse Verpflichtungen verbunden waren. Um dem wahren Verdienste den Weg zu bahnen, legte dann Alexander Severus das Recht der Immunitätsverleihung in die Hand der stimmberechtigten Bürger und Grundbesitzer, „ut certi de probitate morum et peritia artis eligant ipsi, quibus se liberosque in aegritudine corporum committant", und wenn er in der Sorge um den Unterricht Aerzten Besoldungen für den unentgeltlichen Unterricht armer, freigeborener Jünglinge aussetzte, so sind unter den „medici" sicher nur jene zu verstehen, welche ihr Anrecht schon durch geleistete Dienste (hauptsächlich wohl im öffentlichen Sanitätswesen) erwiesen hatten. Einen Lichtpunkt in der Zeit des erstarkten Aberglaubens bildet es auch, daß, dank dem aufgeklärten Ulpian, die Zauberärzte und Dämonenbeschwörer im Gegensatz zur Volksmeinung wenigstens von der Gesetzgebung nicht als wirkliche Aerzte betrachtet und daher von der „extraordinaria cognitio" (Vergünstigung, die Honorarklagen vor den Praeses provinciae zu bringen) ausgeschlossen wurden. Unter den Berechtigten sind die Aerzte mit Einschluß der Spezialisten und die Hebammen aufgezählt, dann aber heißt es: „Nec tamen si incantavit, si imprecatus est, si, ut vulgari verbo impostorum utar, exorcizavit. Non sunt ista medicinae genera, tametsi sint, qui hos sibi profuisse cum praedicatione affirment." — Die bei den Griechen schon von alters her bestehende Institution der Gemeindeärzte[17] bürgerte sich auch im römischen Reiche ein, und jedenfalls seit dem 2. Jahrhundert besaßen wohl die meisten Städte besoldete Aerzte, welche die ärmeren Bürger unentgeltlich oder gegen geringes Honorar behandelten; seit der Zeit Valentinians I., durch welchen das Gemeindearztwesen fester gestaltet wurde, führen sie in den Gesetzesvorschriften den Titel „Archiatri populares" — im Gegensatze zu den Hofärzten, den „Archiatri palatini"[18]. Außer den Stadtärzten gab es noch eine ganze Reihe von Aerzten, welche in öffentlichen Diensten standen, so die medici ludi gladiatorii, welche die

Gesundheit der Gladiatoren und ihr diätetisches Regime zu überwachen hatten, die medici ludi bestiarii, welche bei den Tierkämpfen anwesend waren und für die Verwundeten Sorge trugen, die Aerzte für das Personal des summum choragium (d. h. für die bei den dramatischen Schauspielen Beschäftigten = Theaterärzte), für das Personal der öffentlichen Gärten, der Bibliotheken (medici a bibliothecis) u. a. Außerdem waren bei den meisten Berufsgenossenschaften, den Kollegien, besoldete Vereinsärzte angestellt, ebenso hatten die Vestallinnen eigene Aerzte. Seit Augustus wurde auch das Heer mit Aerzten versehen und zwar jede Truppengattung. Die Aerzte der Legionen und der prätorischen Kohorten mußten römische Bürger sein, während bei den „Cohortae vigiles" (Polizeiwache) und den Hilfstruppen auch liberti oder peregrini angestellt sein konnten. Die Militärärzte[19] besaßen den Rang von Unteroffizieren. Die verwundeten und kranken Soldaten wurden in Zelten und Lazaretten (Valetudinaria) behandelt.

Was die Honorarverhältnisse anlangt, so herrschten im einzelnen die größten Unterschiede, je nach dem Ruf, welchen der Arzt genoß, je nach der sozialen Schichte, in der er wirkte. Während zahlreiche Aerzte, namentlich solche, die Armenpraxis übten, zeitlebens arm blieben, und der Durchschnittsarzt durch die große Konkurrenz zu sehr geringen Honorarforderungen gezwungen wurde (in der älteren Zeit betrug das Honorar für einen Besuch einen Nummus) — hören wir von einzelnen Glücklichen, die als Leibärzte, Konsiliarärzte oder Spezialisten unglaubliche Summen erwarben. Beispielsweise sei nur angeführt, daß die Leibärzte Quintus Stertinius und C. Stertinius Xenophon 30 Millionen Sesterzen hinterließen, oder daß der Legat Manilius Cornutus für die Behandlung eines Hautleidens 200000 Sesterzen bezahlte.

Die große Konkurrenz im Verein mit der geringen Verantwortlichkeit des Berufes züchtete begreiflicherweise eine Scharlatanerie, der sich selbst die ehrenwertesten Mitglieder des Standes im Kampfe ums Dasein nicht gänzlich zu entziehen vermochten, und wir sehen in jenen Zeiten alle Formen der Reklame vertreten, von der theatralischen Ausführung der Operationen vor einer Menge von Zuschauern und der Abhaltung populärer Vorträge herab bis zur marktschreierischen Anpreisung von Heilmitteln (namentlich Geheimmitteln)[20], ja bis zum Hereinrufen der Patienten in die ärztlichen Buden; gerade die Unwissendsten staffierten ihre Lokale am glänzendsten aus (mit elfenbeinernen Büchsen, silbernen Schröpfköpfen, Messern mit vergoldeten Griffen), um sich einen möglichst großen Nimbus zu geben. Der Unfug, bei den unbedeutendsten Fällen wichtig zu tun, sofort beim Eintritt ins Krankenzimmer eine überflüssige Geschäftigkeit zu entfalten, die Kollegen herabzusetzen, um das eigene Wissen vor dem Publikum in das hellste Licht zu setzen, war sehr verbreitet, und manche Aerzte erniedrigten den ganzen Stand durch Streitigkeiten unter sich, durch rohes Benehmen oder aber durch sklavische Kriecherei und schmähliches Entgegenkommen für jede Laune der (reichen) Kranken.

Der Niedergang des ärztlichen Standes weckte den Spott der Satiriker und die Verachtung gelehrter Nichtärzte[21], ja aus seiner Mitte selbst erhoben sich schwere Anklagen[22], und wenn auch gewiß manches übertrieben oder zu sehr generalisiert ist, wenn sich auch vieles durch die Sitten der entarteten Zeitepoche entschuldigen läßt — das Uebel saß tief, entwurzelte das Vertrauen zur Berufsmedizin und förderte das Emporkommen der Volksmedizin, wie die Folgezeit lehrt.

Es verdient besondere Beachtung, daß der Niedergang der wissenschaftlichen Medizin gerade in jener Epoche eintrat, in der das Interesse der Laien für die Heilkunde den Kulminationspunkt erreichte, und die regste Anteilnahme an medizinischen Fragen in allen Schichten der Gesellschaft zu finden war.

Kenntnis der Heilkunde verlangte schon Varro von den Gebildeten. Gellius (vgl. Bd. I, S. 310) sagt, daß es nicht bloß für den Arzt, sondern für jeden selbständigen Menschen, der eine gute Erziehung genossen habe, eine Schande sei, wenn er nicht über die Dinge, die den menschlichen Körper betreffen, Bescheid wisse und die Mittel kenne, welche zur Erhaltung der Gesundheit dienen. Nach Plutarch solle jeder seinen Puls kennen und jeder müsse wissen, was ihm schädlich oder nützlich sei. Athenaios empfahl geradezu, die Medizin zum Gegenstand des allgemeinen Unterrichts zu machen, da in jedem Berufe eine Kenntnis der Heilkunde nötig wäre und jeder Mensch auch Arzt sein müßte.

Begreiflicherweise kam das Interesse der Laien vorzugsweise in der Medikamentensucht zum Ausdruck. Diese beförderte den Empirismus aufs kräftigste, denn die Aerzte, buhlend um die Gunst der Reichen, warfen nur allzubald die hippokratischen Grundsätze über Bord. Während Pathologie und Diagnostik immer mehr vernachlässigt wurden, richtete man auf die Bezugsquelle, die komplizierte Komposition, die gefällige Ausstattung der Arzneien das Hauptaugenmerk, und die Rezeptbücher erlangten die hervorragendste Stelle in der ärztlichen Literatur. Nicht der wirkliche medizinische Wert, sondern die fremdländische Herkunft, die Kostspieligkeit, die Seltenheit gab den Ausschlag für den Rang, welchen das Heilmittel im Heilschatze einnahm. Gegen eine solche Art von medizinischer Praxis, welche nur dem Luxus der Reichen angemessen war, erhob sich natürlich alsbald das Streben, einfache leicht zu beschaffende Hausmittel einzuführen, und in dem Verhältnis, als das Vertrauen zur offiziellen Medizin sank, gelangte die lang zurückgedrängte **Volksmedizin** nach und nach auch in den höheren Schichten zu erneutem Ansehen.

So wie sich damals die verschiedenartigsten Religionsvorstellungen der gräko-italischen und orientalischen Kultur zu einem Ganzen mengten, erwuchs auch die Volksmedizin zu einem synkretistischen Gemisch der einheimischen und der viel zahlreicheren Heilgebräuche des Ostens, welche in überquellender Fülle durch Sklaven, Soldaten, Handwerker, Kaufleute, Quacksalber überall hin verbreitet wurden und zum großen Teile aus der uralten babylonisch-ägyptischen Priestermedizin herstammten. Eine literarische Sammelstätte fand die bunt zusammengesetzte Volksmedizin zuerst in der „Naturgeschichte" des älteren Plinius, jenes grimmigen Aerztefeindes, welcher den mit Aberglauben dicht durchsetzten Empirismus geradezu als eine notwendige Ergänzung der oft versagenden „medicina clinice" betrachtete und diese Anschauung umso siegesgewisser aussprechen durfte, als das Wesen der wissenschaftlichen Heilkunde in Rom stets etwas Fremdartiges, Unverstandenes geblieben war und wie etwas Divinatorisches angestaunt wurde.

Von verhängnisvoller Bedeutung aber wurde es, daß sogar ärztliche Autoren dem volksmedizinischen Aberglauben in der Fachliteratur einen ungebührlich großen Platz einräumten und ihn dadurch mit ihrer wissenschaftlichen Autorität deckten, wie schon Scribonius Largus, welcher in seinem Rezeptbuche manche abenteuerliche Volksmittel ernsthaft anriet, oder Archigenes, der bei gewissen Krankheiten die Anwendung von Amuletten empfahl[23]. Was der freigesinnte Geist des hippokratischen Zeitalters für immer ausgejätet zu haben schien, das Unkraut des medizinischen Mystizismus, schoß wieder mächtig empor und begann das edle Saatgut der Aufklärung zu überwuchern, da die in der Kaiserzeit besonders blühende Schule der Empiriker jedwedem angeblichen Heilmittel kritiklos Eingang gewährte[24].

Namentlich die spätrömische medizinische Literatur überlieferte, soweit sie Selbständigkeit besitzt, volksmedizinische Gebräuche mit einer Sorgfalt, welche wohl einer besseren Sache würdig gewesen wäre. Umso erfreulicher ist es daher, daß doch auch den düstersten Zeiten Vertreter der nüchternen, wissenschaftlichen Heilkunde niemals gänzlich fehlten, und mag auch das beste, was sie leisteten, selten in neuen Errungenschaften, zumeist bloß in der Erhaltung der antiken Tradition bestanden haben, — allzu niedrig darf man ihre Leistung nicht einschätzen, wenn man sich nur einigermaßen in das Milieu versetzt, in welchem die Aerzte am Ausgang des Altertums zu wirken gezwungen waren!

Dieses Milieu charakterisierte sich unter anderem durch einen ausgesprochenen **Hang zur magischen und priesterlichen Heilkunst**.

Es wäre ein gewaltiger Irrtum, wollte man glauben, daß die rationelle Heilkunde die priesterliche und die magische Medizin jemals zum

Verschwinden gebracht hätte, wie es die ärztliche Literatur der hellenischen Blütezeit vortäuscht — der aus grauer Vergangenheit fortgepflanzte naive Empirismus der Volkstradition, nicht minder die medizinische Thaumaturgie, sie konnten stets auf Anhänger zählen, da die wahre Kultur doch immer nur eine recht dünne Schichte bildet und die Kluft zwischen Gelehrten und Volk im Altertum noch größer war als in der Gegenwart. Während aber in Althellas ein Aristophanes den Wunderbetrieb der Asklepiostempel auf offener Bühne verhöhnen durfte, weil bloß die niedere Menge mit ganzem Herzen dem Aberglauben anhing, war schon in der Epoche der Diadochen der Widerstand der Gebildeten merklich erlahmt, um schließlich während der römischen Kaiserzeit völlig zu versiegen. Stand anfangs die stärker suggestiv wirkende Wundermedizin des Orients im Vordergrunde, so trieb doch die Zeitströmung allmählich auch den einheimischen Mystizismus an die Oberfläche und brachte namentlich den früher belächelten, von den höheren Schichten gemiedenen Tempelspuk der Asklepieien zu ungeahnt großem Ansehen in allen Kreisen. Die unter den traurigen allgemeinen Verhältnissen beständig anwachsende Sehnsucht nach Heil, gepaart mit einer seltsamen Stimmung fürs Wunderbare, konzentrierte schließlich das religiöse Empfinden in ganz besonderem Grade auf Asklepios und erwartete von ihm Erlösung nicht nur von den körperlichen, sondern auch von allen sonstigen Uebeln.

Der medizinische Wunderglaube erlangte in der römischen Kaiserzeit geradezu kolossale Dimensionen, hauptsächlich unter dem Einflusse orientalischer Magier, Zauberer, Priester, Exorzisten[25], welche die im Volke stets wurzelnde dämonistische Krankheitsauffassung nährten und verbreiteten. Späterhin gegen den Unfug erlassene Gesetzesbestimmungen (Caracalla, Diokletian, christliche Kaiser) vermochten die Hochflut des Aberglaubens nicht einzudämmen.

Die Hauptmittel der magischen Therapie waren Zauberformeln (Besprechen, Beschwören), Amulette, mystische Prozeduren und Sympathiemittel. Was die Zaubersprüche anlangt, so erfreuten sich neben gewissen altehrwürdigen einheimischen Formeln[26] solche des höchsten Ansehens, welche orientalische (ägyptische, babylonische, persische) Worte enthielten, ihnen wurde eine ganz besondere magische, dämonenbezwingende Kraft beigemessen[27]. Die Amulette wurden aus pflanzlichen, tierischen Stoffen, aus Steinen (z. B. Jaspis als geburtsförderndes Amulett) oder Metallen (in Form von Täfelchen, Ringen, Nägeln) verfertigt und zumeist am Halse oder an einem Arme getragen; eine beliebte Abart bestand aus einem Stückchen Pergament oder einem Täfelchen, auf welchem magische Zeichen, Sprüche, Zauberworte etc. angebracht waren. Magische Prozeduren nahm man bei der Anwendung von Heilmitteln, ja sogar beim Ausgraben von Heilpflanzen vor (Hersagen von magischen Worten, Dämonenanrufungen, Libationen, Räucherungen). Von „Sympathiemitteln" bringt uns Plinius und die aus ihm schöpfende spätlateinische medizinische Literatur ungemein viele Beispiele. Wie stark der Glaube an ihre Wirkung selbst unter Gelehrten verbreitet war, geht unter anderem aus dem „Lügenfreund" des geistvollen Lukian hervor[28].

Auch der Kult der Heilgötter erhob sich zu neuem Leben. Zwar standen Asklepios, Isis und Serapis im Vordergrunde, doch hatte fast jedes Land, jede Provinz eine eigene heilbringende Schutzgottheit oder einen wundertätigen Heros[29], und getragen von der mächtigen religiösen Strömung vollzogen kraft göttlicher Inspiration auch auserwählte Sterbliche Wunderheilungen[30].

Den Heilgöttern wurden neue Tempel in Menge errichtet[31], Scharen von Heilbedürftigen wallfahrteten dahin, und niemals genoß die Inkubation solches Ansehen wie in der Kaiserzeit; dies gilt namentlich von den Traumorakeln des Asklepios[32].

Das berühmteste Heiligtum des Asklepios war in der Kaiserzeit dasjenige von Pergamos. Den Asklepieien widmeten hervorragende Autoren, wie Strabon und Pausanias, eingehende Beschreibungen. Während noch Cicero den Ausspruch tat: medicina sublata, tollitur omnis auctoritas somniorum, leitete man jetzt alle Errungenschaften der wissenschaftlichen Heilkunde mit Vorliebe aus den Votivtafeln der Tempelmedizin her. Was den Kurbetrieb in den Asklepieien betrifft, so spielten in vielen Fällen die hygienisch-diätetisch-medikamentösen Maßnahmen[33], sei es, daß sie die Vorkur bildeten oder durch die Inkubation inspiriert wurden, eine sehr bedeutende Rolle (die Patienten hatten bisweilen beim Erwachen eine ärztliche Verordnung, Rezept u. dergl. in der Hand); aber selbst dann, wenn bloß der Tempelmystizismus in Form absurder Vorschriften zur Geltung kam, konnte bei der außerordentlichen Suggestibilität der Menge oft schon vermöge der Einbildungskraft ein psychotherapeutischer Effekt erzielt werden, und manches spricht dafür, daß man auf die geistige Individualität des Kranken oft Rücksicht nahm. Auch ganz prosaisch klingende ärztliche Verordnungen oder sinnlich faßbare Vorgänge erschütterten den Glauben an eine übernatürliche Wunderkraft nicht im geringsten, weil man sich an Asklepios eben als wirklichen Heilkünstler wandte und daher alles als göttlich inspiriert ansah. Jedenfalls fügten sich die Patienten, wie Galen richtig bemerkt, viel williger, als wenn dasselbe Mittel außerhalb des Tempels von einem Arzte verordnet wurde. Die Aerzte scheinen zur Priesterschaft in guten Beziehungen gestanden zu haben, sie empfahlen unter Umständen wohl selbst dem Kranken, den Heilgott um Traumeingebungen anzuflehen und führten zuweilen dessen Befehle aus. Es läge nahe, darin ein Stück ärztlicher Politik, ein Durchblicken des wahren Sachverhalts zu vermuten, aber die Sprache, die ein sonst so skeptischer Denker, wie Galen, über die

Wundertaten des Asklepios führt (vgl. Bd. I, S. 356), gibt einer solchen Annahme keine Stütze, erzählt uns doch der Pergamener ganz treuherzig mehrere angebliche Wunder des Heilgotts[34]. Wenn aber ein Galen so dachte oder doch so schrieb, kann es uns nicht mehr befremden, daß nichtärztliche Autoren dieser Epoche die absurdesten Fabeln aus den Asklepiostempeln für bare Münzen nahmen, z. B. Aelian[35]. Ein krasses Beispiel der Leichtgläubigkeit, ja geradezu einer schwärmerischen Hingabe an den Asklepiosglauben, liefert der Rhetor Aristides[36], dessen „heilige Reden" allerdings auf ein stark neuropathisches Wesen deuten.

Mit welchem Erfolg unter solchen Umständen auf die Leichtgläubigkeit der Masse von schlauen Betrügern spekuliert werden konnte, beweist die von Lukian so plastisch geschilderte Abenteurerlaufbahn des Lügenpropheten Alexandros von Abonuteichos (105-175), welcher sich für einen direkten Abgesandten des Asklepios ausgab und nach mancherlei Wundererscheinungen dem Gotte in seiner Vaterstadt eine, bald von zahllosen Gläubigen besuchte, Orakelstätte errichtete; hier sprach der Heilgott selbst, durch den Mund einer Schlange, und die Fragenden empfingen die Antworten auf versiegelten Schreibtafeln. Umgeben von einem Stab geschickter Helfershelfer und im Bunde mit der benachbarten Priesterschaft, verstand es der Scharlatan, seine Täuschung mehr als 20 Jahre hindurch aufrecht zu erhalten, nicht nur unter dem Volke, sondern auch in den vornehmsten Kreisen begeisterte Anhänger zu gewinnen und aus seinem großangelegten Unternehmen bis zu seinem Tode regelmäßige reiche Einnahmen zu ziehen. Ganz besonders kam dem Betrüger die Kleinmütigkeit zu gute, welche während der Antoninischen Pest um sich griff, und die er klug auszunützen wußte; herumwandernde Emissäre steigerten noch überall die Furcht vor den kommenden Ereignissen, um die Amulette Alexanders vorteilhaft verkaufen zu können, und fast über jeder Haustüre las man einen von ihm in alle Länder geschickten albernen Vers, welcher lautete: „Phöbus, dess' Haar ungeschoren, vertreibt das Gewölke der Krankheit."

Am mächtigsten entfaltete sich die Giftblüte des medizinischen Mystizismus stets in jenen traurigen Zeiten, in denen verheerende Seuchen, aller menschlichen Vorkehrungen, aller ärztlichen Hilfe spottend, ihre Opfer forderten und weithin Angst und Entsetzen, Jammer und Elend trugen. In der Nacht der Verzweiflung lockt dann unwiderstehlich, als einziger Hoffnungsschimmer, das Irrlicht der übernatürlichen Mittel.

Das römische Reich wurde in der Zeitperiode von 170-270 n. Chr. von schweren und langandauernden Epidemien heimgesucht (Pest des Antonin, Pest des Cyprian), wobei noch überdies ungewöhnliche Naturerscheinungen (Ueberschwemmungen, Erdbeben, Vulkanausbrüche, Kometen) die durch mörderische Kriege und Hungersnot hart mitgenommene Bevölkerung in größten Schrecken versetzten. Kann es unter solchen Umständen verwundern, wenn man gegen die maßlosen Leiden nur noch von höheren, überirdischen Gewalten Rettung erhoffte, wenn die Heilkunst beinahe den Händen der Aerzte entglitt, um dafür von Beschwörern, Zauberern, Priestern aufgegriffen zu werden?

Aber so bedeutungsvoll diese äußeren Ereignisse gewesen, so setzten sie doch, um zur vollen Wirkung gelangen zu können, bereits eine tiefwurzelnde Empfänglichkeit für medizinische Wunder voraus, und namentlich die überraschend große Leichtgläubigkeit in den gebildeten Kreisen bliebe unverständlich, wenn nicht der allgemein und lange vorher verbreitete, alle Gebiete beherrschende Wunderglaube, die mächtig anschwellende religiöse Bewegung, die mystische Richtung der Philosophie den Schlüssel zur Erklärung bieten würde.

Das römische Volk war bekanntlich von Hause aus ganz besonders abergläubisch, die Griechen gerieten seit ihrer innigen Berührung mit dem Orient immer tiefer in die Netze des Wunderglaubens. Während sich in der klassischen Epoche wenigstens die geistige Elite gegenüber den Auswüchsen der Volksreligion und der morgenländischen Phantasie kühl ablehnend verhielt, macht sich seit dem Ausgang des 1. Jahrhunderts in der hellenisch-römischen Literatur eine bedeutende Wandlung bemerkbar, und wir gewahren zu unserer Ueberraschung, daß nicht bloß die wissenschaftlich dilettierende vornehme Welt[37], sondern sogar die gelehrtesten, geistvollsten Männer, allerdings in verschiedenem Grade, den abenteuerlichsten Wundergeschichten über merkwürdige Naturereignisse, Vorzeichen, Traumeingebungen[38], Prophezeiungen, Sterndeuterei, Zauberhandlungen, Gespenstererscheinungen etc. Glauben schenken und Dinge verteidigen, deren Unmöglichkeit sofort in die Augen springt. Wir wollen uns gar nicht auf die Uebertreibungen des Lukian stützen — es sei nur darauf verwiesen, daß in den wertvollen Schriften eines Pausanias, Sueton, Cassius Dio u. a. überzeugungsvoll von Prodigien und Geisterscheinungen gesprochen wird, daß die „Attischen Nächte" des Gellius, die „Geschichte der Tiere" des Aelian, die „Tischgespräche" des Plutarch, die alexandrinischen Mirabiliensammlungen von den lächerlichsten Wundermären geradezu strotzen, ohne daß die Erzähler auch nur leise Zweifel darüber hegen.

Aberglauben ist aber ein relativer Begriff, der den Gegensatz zur herrschenden Naturanschauung in sich schließt. Bei unserem Urteil über den Wunderglauben der alten Autoren dürfen wir daher keinesfalls den Maßstab der modernen Naturauffassung anlegen, welche auf der Voraussetzung eines unabänderlichen mechanischen Kausalnexus beruht, sondern wir müssen berücksichtigen, daß der antike Mensch die Möglichkeit des unmittelbaren Eingreifens überirdischer Gewalten nicht ausschloß und überall geheimnisvolle, nicht näher ergründbare Wechselbeziehungen der Dinge (Lehre von der Sympathie) annahm. Was uns als undenkbarer Bruch der Naturordnung erscheint, war der Mehrzahl der antiken Denker bloß ein ungewöhnliches Phänomen. So konnte es kommen, daß selbst ein Mann wie Plinius, welcher der Volksreligion ganz ferne stand und Gott mit der Natur identifizierte, eine Unzahl von Dingen anführt, die wir von unserem Standpunkte in den Bereich des tollsten Aberglaubens verweisen, ohne daß wir deshalb streng genommen berechtigt sind, den von unstillbarem Wissenstrieb beseelten Römer, im Sinne seiner Zeit, abergläubisch zu nennen. Tadelnswert bleibt nur jene Art der antiken Naturforschung, welche ohne wirkliche Nachprüfung einfach all dasjenige als erwiesen betrachtete, was eine größere Zahl von Beobachtern durch naive Sinneseindrücke angeblich erfahren haben wollte. Da mit durchaus mangelhaften Kriterien der Wahrheit gearbeitet wurde, konnte freilich auf die Dauer der Irrweg ins Gestrüpp des Volksglaubens und der Mystik nicht vermieden werden!

Trotzdem im Altertum einzelne Gebiete der Naturwissenschaft (Astronomie, Optik, Mechanik) in mathematischem Geiste bearbeitet, trotzdem von hervorragenden Denkern mechanische Grundgesetze klar formuliert wurden, stützte sich doch die Naturauffassung im großen und ganzen nur zum geringsten Teile auf wirklich deutlich erfaßte mechanische Begriffe[39]. Den schärfsten Ausdruck findet diese Tatsache darin, daß ganze Reihen von Naturvorgängen auf das Walten der Sympathie resp. Antipathie zurückgeführt wurden, d. h. auf eine nicht weiter erklärbare Wechselbeziehung der Dinge im Kosmos. Die Lehre von der συμπάθεια τῶν ὅλων wuchs aus der Beobachtung reeller Fernwirkungen (z. B. Einfluß des Mondes auf Ebbe und Flut, Zusammenhang des Aufgangs und Untergangs gewisser Gestirne mit atmosphärischen Veränderungen) oder mechanisch nicht verständlicher Phänomene (z. B. Anziehung des Eisens durch den Magnet) hervor und nahm allmählich die Stelle eines **obersten Naturgesetzes** ein, unter dem die mannigfachsten Erscheinungen zusammengefaßt werden konnten. War es schon von Nachteil, daß diese Lehre den Kausaltrieb durch den Hinweis auf die Unerforschlichkeit der zu Grunde liegenden Naturkraft einschläferte, so wurde es geradezu verhängnisvoll, daß sie durch Hypostasierung einer unbegrenzten Möglichkeit geheimer Zusammenhänge jede kritische Untersuchung der angeblichen Fakten einfach lähmte. Im magischen Dämmerlichte einer okkulten Wechselbeziehung der Naturkörper konnten nicht bloß die absurdesten Gelehrtenmärchen (z. B. die Fabel vom Schildfisch Echeneis, der Schiffe aufhalten könne) glaubhaft erscheinen, sondern auch alle Formen der Mantik, Magie und Wundermedizin gerechtfertigt werden[40].

Sympathie und Antipathie (Zuneigung und Abneigung, Liebe und Haß = Anthropomorphismen für Anziehung und Abstoßung, fördernde oder hemmende Wirkung) erscheinen wenn auch nicht dem Worte, so doch dem Wesen nach als kosmische Triebkräfte in der althellenischen Naturphilosophie (Heraklit, Empedokles); von späteren gebraucht zuerst in ausgedehnterer Weise Theophrast das Wort Sympathie im Sinne einer geheimnisvollen Naturwirkung, z. B. wenn er vom Treiben der Pflanzen zu einer bestimmten Jahreszeit, von der Farbenanpassung gewisser Tiere an die Umgebung, von der Koinzidenz der Rebenblüte und der Weingärung etc. spricht. Bei den Hippokratikern hat der Begriff „Sympathie" — anknüpfend an die Beobachtung am Krankenbette — die Bedeutung von Wechselbeziehung der Körperteile zueinander, und bei ihnen entwickelt sich daraus der Begriff des Organismus, d. h. eines solchen Körpers, dessen einzelne Teile gegenseitig von einander affiziert werden (De alimento, 23: Ξύῤῥοια μία, ξύμπνοια μία, ξυμπαθέα πάντα). Gerade an den Begriff des Organismus, mit dem Charakteristikum des durchgängigen Zusammenhangs aller seiner Teile, knüpften die Stoiker an, und ihnen vornehmlich ist der Ausbau der Lehre von der συμπάθεια τῶν ὅλων zuzuschreiben. Die stoische Metaphysik (vgl. Bd. I, S. 328) erforderte nämlich den Beweis, daß die Welt ein ζῷον, ein Organismus sei; ein solcher Beweis konnte aber nur erbracht werden, wenn man den gesetzmäßigen Zusammenhang gewisser Erscheinungen, das Zusammentreffen gewisser Vorgänge aufdeckte. Die bekannten kosmisch-tellurischen Parallelerscheinungen (Sonnenstand — Klima — Jahreszeit — Vegetation, Mondeinfluß — Meeresbewegung u. a.) waren wohl rationelle Argumente, welche die Sympathie im Kosmos wahrscheinlich machten; um aber die Lehre zur Evidenz zu erheben, bedurfte es eines viel umfangreicheren Materials, das damals freilich nur auf Kosten der Rationalität, durch kritiklose Anerkennung angeblich gemachter Beobachtungen aufgebracht werden konnte. Das Kriterium der Wahrheit suchten die Stoiker ohnedies — zum Schaden der strengen Wissenschaft — in den *κοιναὶ* ἔννοιαι, in der consentiens hominum auctoritas, wodurch jede „Erfahrung" beweiskräftig erschien, wenn sie nur von vielen Menschen übereinstimmend gemacht worden war.

Durch Anerkennung solcher unkritischer Beobachtungen ließ sich aber nicht nur der theoretische Gedanke der organischen Einheit der Welt illustrieren, sondern unter der vorausgesetzten geheimnisvollen, alles vermögenden Naturkraft „Sympathie" war es ein leichtes, die praktische Tendenz der stoischen Schule zu verwirklichen: die künstliche Rationalisierung des Irrationellen, die sozusagen naturwissenschaftliche Rechtfertigung des Volksglaubens[41] an die Mantik[42], an die Traumdeutung, an die Wundermittel.

Wichtig ist es, daß die Stoiker, wenigstens der älteren Zeit, unter Sympathie das naturgemäße Zusammentreffen gewisser Vorgänge verstanden wissen wollten. Aehnlich den Priestern der orientalischen Völker, deren

Korrespondenzlehre (vgl. Bd. I, S. 22) sich mit der συμπάθεια τῶν ὅλων in praxi deckt, legten auch die stoischen Philosophen reiche Sammlungen von Aufzeichnungen über mannigfache Beobachtungen an (über wunderbare Heilwirkungen durch Besprechung oder Amulette, über erfüllte Träume und Orakel), wobei sie leichtgläubig hinnahmen, was nur einigermaßen für die συμπάθεια φύσεως = cognatio naturae zu sprechen schien. Wie viel unklare oder ganz falsche „Erfahrungen" solcherart in die „Naturforschung" eingeschmuggelt wurden, wie auch der tollste Aberglaube in ein pseudowissenschaftliches Gewand gekleidet worden ist — ersieht man aus der antiken Literatur, die sich auf stoische Memorabiliensammlungen oder pseudonyme alexandrinische Machwerke stützte. Von Schriften, die ausschließlich von der Sympathie handeln, kommt in Betracht z. B. das Fragment des Pseudodemokrit (zusammen mit der Schrift des Nepualios, ed. W. Gemoll, Gymnasialprogr. 1884), die dem Zoroaster zugeschriebene Sammlung von Sympathien und Antipathien (bildet das 15. Kapitel der Geoponika des Cassianus Bassus), die Schrift des Aelius Promotus φυσικὰ καὶ ἀντιπαθητίκα u. a. Außerdem aber handeln manche philosophische, naturwissenschaftliche, medizinische und landwirtschaftliche Werke davon. Unter denselben hat die Naturgeschichte des Plinius wegen ihres fortdauernden Einflusses die größte Bedeutung. In dieser wimmelt es geradezu von „Sympathien" aller Art, namentlich vom 20. Buche angefangen. Durch Sympathie oder Antipathie werden von Plinius die Wirkungen der Gestirne (auf die Atmosphäre, die Erde und die Organismen), die Wechselbeziehungen zwischen Tieren und Pflanzen, die Anziehung des Eisens durch den Magnet, die Wirkung der elektrischen Schläge des Zitterrochens und zahllose andere Erscheinungen erklärt, welche damals einer naturwissenschaftlichen Analyse unzugänglich waren oder in den Bereich der Suggestion oder des Aberglaubens gehören; dahin zählen auch alle Arten der magischen Heilkunde, wie das Besprechen, gewisse symbolische Heilgebräuche, die Schutzwirkung der Amulette, die Heilkraft der Steine, Kräuter oder gewisser animalischer Volksmittel. Fehlte es auch später — wie man z. B. aus Plutarch ersehen kann — nicht an Versuchen, manchen durch die Sympathielehre eingeschmuggelten Aberglauben auszuscheiden, oder statt der geheimen Naturkraft mehr sinnliche Entstehungsgründe (z. B. materielle Ausströmungen, ἀποῤῥοαί) aufzusuchen — die überwiegende Mehrzahl unklarer Fakten oder superstitiöser Dinge wurde doch ohne kritische Nachprüfung fürderhin festgehalten, und durchseucht vom Begriffe der Sympathie, büßte die Naturbetrachtung nahezu gänzlich das Vermögen ein, Tatsächliches von den Gebilden der Einbildungskraft scheiden zu können.

Die Stoiker hatten, wie oben schon hervorgehoben wurde, unter Sympathie ursprünglich den naturgemäßen Zusammenhang der Dinge verstanden. Da sie und ihre Nachfolger aber in praxi unter diesem Begriff immer mehr für das rationelle Denken unverständliche, das menschliche Fassungsvermögen übersteigende Erscheinungen subsumierten, so wurde „Sympathie" allmählich identisch mit geheimer, unerforschlicher Naturkraft und das Sympathetische deckte sich nahezu mit dem Magischen. Die ganze Verworrenheit der Naturanschauung kommt darin zum Ausdruck, daß das Wort physicum in der Medizin allmählich den Sinn des Sympathetischen, Magischen, im Gegensatz zum wissenschaftlich Erklärbaren erhält, daß man unter φυσικά nicht die rationellen Heilmittel, sondern gerade umgekehrt die **Wundermittel** verstand! Die Entstehung dieses Widersinnes zeigt sich bei Plinius, der seine Aufzählung von Wundermitteln damit begründet, quoniam in his naturam esse apparet (wobei eben an eine geheime, rationell nicht bestimmbare Naturwirkung gedacht ist), und diese angewendet wissen will, wo die Heilmittel der wissenschaftlichen Medizin (also die natürlichen Mittel in unserem Sinne) im Stiche lassen. So sagt er (XXX, 98): in quartanis medicina clinica propemodum nihil pollet. Quamobrem plura eorum remedia (Wundermittel) ponemus, primumque ea quae adalligari jubent (Amulette). Ebenso gebraucht Aelius Promotus das Wort φυσικά im Gegensatz zu den Mitteln der rationellen Medizin; am Schlusse des Vorworts zu seinem Werke über Heilmittel Δυναμερόν (C. G. Kühn in Additamenta ad Fabricii elenchum medicorum vet. I, Leipzig 1826) kündigt er als zweiten Teil seines Heilmittelbuches eine Sammlung von Mitteln an, welche φυσικῶς καὶ ἀφράστω τινὶ αἰτίᾳ καὶ δύναμει wirken, d. h. Wundermittel.

So brachte es die Wandlung des Begriffes Sympathie mit sich, daß man endlich den ganzen Naturzusammenhang, die συμπάθεια τῶν ὅλων als magischen (nicht durch physikalische Zwischenursachen bedingten) betrachtete, womit jede eigentliche Naturforschung aufgehoben war. Dieses Endglied einer unheilvollen Entwicklungskette repräsentiert die Naturbetrachtung des Neuplatonismus, in welcher die Grenze zwischen dem Natürlichen und dem Magischen ganz verschwindet.

Der Wunderglaube der alternden römisch-hellenischen Welt ist der beste Gradmesser für die intensive religiöse Bewegung, welche am Ausgang des ersten nachchristlichen Jahrhunderts erwachte und, genährt aus den Adern orientalischen Geistes, in der Folgezeit stetig anwuchs, um schließlich dem Christentum den Weg zu ebnen.

In der großen, über das Irdische hinausschweifenden, Sehnsucht floß Mannigfaches seltsam zusammen: die in den Tiefen der Urzeit wurzelnde metaphysische Volksempfindung und die in ihrem Bewußtsein geknickte philosophische Abstraktion, der von den staatlichen und sozialen Verhältnissen unbefriedigte, in ethischen Strebungen aufgehende

Individualismus und der nach mystischer Offenbarung lechzende Erkenntnisdrang.

Wie die medizinische Literatur der klassischen Antike den kontinuierlichen Fortbestand der Volksmedizin verschleiert, so erweckt auch das Schrifttum des letzten vorchristlichen und des ersten nachchristlichen Jahrhunderts beinahe den Anschein, als ob weite Schichten des Volkes von religiöser Indifferenz oder gar Unglauben ergriffen gewesen wären; die erhaltenen Denkmalinschriften verraten aber durchaus nichts von einer Auflösung des alten Götterglaubens. Freilich war die Religion Latiums wenig geeignet, heiße Inbrunst zu erwecken, und das Ansehen des griechischen Orakelwesens litt eine Zeitlang dadurch, daß sich die römische Suprematie auch in der Bevorzugung ihres nationalen Kults äußerte. In den Kreisen der Gebildeten machten sich wohl pantheistische, monotheistische und selbst atheistische Strömungen geltend, welche aber nur ausnahmsweise — wie bei Lucretius — zu einem wirklichen Haß gegen den herkömmlichen Götterglauben führten. Man brachte für die Erhaltung desselben wenigstens politische Gründe in Anschlag, wenn die rationalistischen Versuche, die Mythologie vor der Vernunft zu rechtfertigen (Stoiker), fehlschlugen. Unleugbar ist es aber anderseits, daß sich seit dem Ende des ersten nachchristlichen Jahrhunderts eine unvergleichlich regere religiöse Bewegung verfolgen läßt, welche nicht allein den Polytheismus verjüngte, sondern demselben auch unter den Gebildeten eine stark anwachsende und überzeugte Anhängerschaft erwarb.

In der Blütezeit des klassischen Altertums bildeten Volkstum und Staatswesen mit der Religion ein einheitliches Ganzes, in welchem das Individuum freudig aufging. Die römische Universalmonarchie mit ihren kosmopolitischen und kulturnivellierenden Konsequenzen führte hingegen zur Lostrennung der Politik und der Religion von einem spezifischen Volkstum. Da die unterworfenen Völker im Staatsleben für die zertrümmerte Nationalität keine Entschädigung fanden, so wurde namentlich im Osten die Religion zur Haupttriebkraft der Massen. In dem Grade, als der Despotismus die Kräfteentfaltung des Individuums nach außen lähmte, die düsteren politischen und sozialen Verhältnisse die antike Weltfreudigkeit in Weltschmerz verwandelten und der Zügellosigkeit der Sitten moralischer Ekel folgte, entwickelte sich ein reicheres, aber disharmonisches Innenleben, eine asketische, weltflüchtige Sehnsucht nach rettender Ueberzeugung, nach überirdischer Hilfe, ein fieberhaftes Tasten nach höherer, geheimnisvoller Befriedigung des Gemütes. Unter dem Eindruck der Danaidenarbeit, in welcher sich die philosophische Abstraktion verbrauchte, warf sich auch ein beträchtlicher Teil der Gebildeten in die Arme der Religion, ja sogar der pietistischen Schwärmerei. Halb aus wirklicher Hingebung, halb aus politischen Gründen förderte der kaiserliche Hof (namentlich seit Trajan) die

Wiedererweckung und Neuausgestaltung des Kults, der ganz besonders unter dem Einflusse orientalischer Vorbilder immer pomphafter wurde. Der Mangel an einer geschlossenen Dogmatik verlieh dem gräko-italischen Polytheismus eine enorme Expansivität und ermöglichte eine tolerante Aufnahme fremder Götter und Kulte, die allerdings eine Umwandlung im Sinne hellenisch-römischen Schönheitsgefühls erlitten. So konnte es kommen, daß im flutenden Völkerverkehre des Weltreichs ägyptisch-asiatische Gottheiten auf dem Boden des Abendlandes Fuß faßten — Priester, Kaufleute, barbarische Krieger wirkten als Missionäre — daß in Nord und Süd Anbeter der Isis und des Osiris, des Baal, der Astarte, des Mithras zu finden waren. Die unverständlichen Zeremonien, die seltsamen Symbole, der sinnliche Pomp der orientalischen Kulte, aber auch ihre unverrückbar, an religiöse Lehren gebundenen Gesetze der Sittlichkeit entsprachen so ganz der gesteigerten religiösen Stimmung des Zeitalters, welches gerade hinter dem Fremdartigen tiefe Geheimnisse suchte, in Sühnungen, Mysterien, Askese und Ekstase volle Befriedigung fand. Eine mächtige Stütze erhielten die fremden Kulte[43] besonders seitdem Nichtrömer, sogar Orientalen den Kaiserthron bestiegen. Indirekt beförderte auch das mächtig um sich greifende junge Christentum eine Zeitlang die Regeneration des Polytheismus, sei es, daß es durch die innige Gläubigkeit und den Opfermut seiner Anhänger ein leuchtendes Vorbild für wahre Religiosität hinstellte, sei es, daß es bei den Heiden eine Opposition hervorrief, die sich in der Durchgeistigung und ethischen Vertiefung des alten Götterglaubens kundgab.

Mit ihrer heißen Sehnsucht nach übersinnlicher Erleuchtung, mit ihrem tiefempfundenen Erlösungsbedürfnis, durchflutete die religiöse Stimmung immer mehr auch die philosophische Spekulation, deren Vernunftstolz und selbstgenügsame Lebensweisheit ohnedies durch die rastlose Minierarbeit zersetzender Skepsis schon längst untergraben war.

Einem ihrem innersten Wesen fremden Ziele zustrebend, suchte jetzt die Philosophie aus den buntgemischten Formen des Götterglaubens und den monotheistischen Ahnungen der großen griechischen Denker durch läuternde Synthese eine wissenschaftliche Religion zu bilden, für die Erlösungsbedürftigen eine befriedigende Heilslehre zu schaffen. Vom Sensualismus und Rationalismus durch Skepsis zur Mystik — damit ist die Bahn bezeichnet, welche der Griechengeist durchmaß, um nach vielhundertjährigem Ringen schließlich in der Phantastik des Neuplatonismus zu verklingen. Es war ein Sterben in Schönheit, aber doch ein Sterben, welches das Endglied einer bewundernswerten, vielgestaltigen und tiefgründigen Denkentwicklung wieder an die urzeitlichen Regungen theosophischen Naturgefühls anschloß.

Die im Neuplatonismus zu stande gekommene Verschmelzung von religiöser Mystik und philosophischer Spekulation ist der letzte Ring einer weit zurückreichenden Kette, welche im schroffen Dualismus, in der transzendenten Ideenwelt Platos verankert lag. Vorbereitend wirkten namentlich die dem Volksglauben entgegenkommende allegorische Mythendeutung, die krasse Teleologie und die ethisierende Tendenz der stoischen Schule[44], begünstigend die Erkenntniskritik der Skeptiker[45]. Den Anknüpfungspunkt bildeten die orphisch-pythagoräischen Mysterien[46], die mannigfachsten Einschläge lieferten die ägyptisch-vorderasiatischen Religionssysteme und Geheimlehren, die philosophische Form entstammte der Platonik. Gleichsam wie noch unvollkommene Vorschöpfungen nehmen sich jene beiden religiös-philosophischen Richtungen aus, welche um die Wende unserer Zeitrechnung im Knotenpunkte aller Denk- und Glaubensformen, in Alexandria, entstanden: der Neupythagoräismus, welcher dämonistische mit monotheistischen Vorstellungen verband, den Kult veredelte, zur Askese, zum Offenbarungsglauben hinneigte[47] und — die, in Philon gipfelnde, jüdisch-alexandrinische Religionsphilosophie[48]. Wie ihre beiden Abkömmlinge, so nahm auch die eklektische Platonik selbst (Plutarch, Apulejus u. a.) im 1. und 2. Jahrhundert eine religiöse Färbung an, welche in der Apologetik des alten Glaubens deutlich genug hervortrat[49]. Im Ringen mit dem jungen Christentum, das parallel laufend im Gnostizismus seine erste, die Patristik vorbereitende philosophische Konstruktion empfangen hatte, entstand sodann im 3. Jahrhundert das abschließende System des Neuplatonismus, welcher durch seinen dynamischen Pantheismus, durch seine Emanationslehre eine reinere Gotteserkenntnis, eine Versöhnung zwischen Vernunft und Glauben herbeiführen wollte und besonders begnadeten Naturen über den Rationalismus hinaus durch stufenförmige Abkehr von der Sinnlichkeit, asketische Läuterung, mystisches Versenken, eine unmittelbare Anschauung des Göttlichen in Aussicht stellte. Liegt beim Stifter des Neuplatonismus, Plotin (204-270), der Schwerpunkt noch in der Wissenschaft, bildete das neuplatonische System bei seinem Schüler Porphyrios nur ein Zugeständnis an die überlieferte Glaubensform, so verwandelte es sich im 4. und 5. Jahrhundert unter den Händen des Iamblichos und Proklos geradezu in eine spekulative Theologie, welche in scholastischer Art alle Auswüchse der schwärmerischen Religiosität und des absurden Aberglaubens verteidigte.

Im Nebel einer sinneverleugnenden Mystik, im Taumel der Allegorien, trieb die Philosophie einer durchaus magischen, jeder echten Forschung entrückten Naturauffassung zu, welche in allen Geschehnissen und Erscheinungen geheimnisvolle Beziehungen (Sympathie — Antipathie) witterte. Hatte die naturphilosophische Spekulation einst befruchtend auf die exakten Fächer gewirkt, so hemmte sie jetzt eher die Naturwissenschaft und beförderte dagegen den Okkultismus in einem erstaunlich hohen Grade. Wohl war schon vorher die hellenisch-römische Welt mit den Geheimlehren Aegyptens und Babylons, Persiens und Indiens, Syriens und Judäas überschwemmt worden, eine pseudowissenschaftliche Stütze empfingen dieselben aber erst durch den Neuplatonismus, welcher scheinbar das Irrationelle rationalisierte. Ueppiger denn je schoß in Alexandria, wo aller Mystizismus zusammenströmte, die Literatur der Astrologie, Alchemie, der Magie (auch der medizinischen), der verschiedenen Formen der Mantik (z. B. Oneiromantie, Chiromantie) empor. Die hellenische Aufklärung, welche in der Blütezeit sieghaft aus dem Kampfe mit orientalischer Mystik hervorgegangen war, streckte die Waffen. Den gesunden Kern, welchen manche der Geheimwissenschaften in sich bargen, aus seiner Hülle zu lösen, dazu reichte die Kraft der dem Untergang geweihten antiken Welt nicht mehr aus.

Die alexandrinische geheimwissenschaftliche Literatur verknüpfte ägyptisch-orientalische Ueberlieferungen mit griechischer Mystik. Der Abfassungszeit nach gehören die erhaltenen Schriften zumeist der römischen Kaiserzeit an. Um den Nimbus zu erhöhen, wurden die okkultistischen Machwerke auf die ehrwürdigen Weisen des Morgenlands (z. B. Zoroaster) oder Griechenlands (z. B. Orpheus, Demokrit) zurückgeführt, und tatsächlich dürften oft ältere Schriften als Vorlage benützt worden sein, wie ja der Ideengehalt zum großen Teile jedenfalls aus frühen Epochen stammt. Eine ganze große Gruppe der theosophisch-magisch — astrologisch-alchemistischen Schriften leitete sich von dem fabelhaften „Hermes Trismegistos" her; von diesen sind noch manche, aus dem 2. oder 3. Jahrhundert, teils im Original, teils in lateinischer oder arabischer Uebersetzung vorhanden[50].

Die aus mesopotamisch-ägyptischer Priesterweisheit entsprossene **Astrologie** fand schon in den letzten vorchristlichen Jahrhunderten in Alexandria erneute Pflege und wurde durch „Chaldäer" auch nach Rom verpflanzt — der ältere Cato verbot bereits seinem Wirtschaftsinspektor, die Sterndeuter zu Rat zu ziehen. Auf alexandrinischem Boden entstand eine umfangreiche apokryphische Literatur, welche mit Vorliebe auf ägyptische Quellen (Petosiris, Leibarzt des Königs von Saïs, Nechepso, 7. Jahrhundert v. Chr.) oder auf berühmte griechische Philosophen (Demokrit) zurückgeführt wurde. Unter den Römern traten zuerst Tarutius Firmanus und Nigidius Figulus als Astrologen hervor, und vergeblich erschöpfte Cicero (de divinatione) seine Gegenargumente, um dem Umsichgreifen des Glaubens an die Sterndeuterei Einhalt zu tun — leisteten doch die stoischen Philosophen großen Vorschub. Die astrologischen Vorhersagungen bezogen sich auf allgemeine Verhältnisse oder auf das Geschick des einzelnen Individuums; dieser letztere Teil der Kunst, γενεθλιαλογία genannt, basierte auf der Bestimmung der Konstellation im Augenblicke der Geburt

(Horoskop, Nativität). Ihre höchste praktische Bedeutung erlangte die antike Astrologie während der Herrschaft der römischen Kaiser, von denen die meisten übrigens selbst dem Glauben an die Sterndeuterei anhingen und sich von ihren Hofastrologen bei ihren Regierungshandlungen stark beeinflussen ließen, so Augustus, Tiberius, Nero, Otho, Vespasian, Titus, Domitian, Hadrian, Septimius Severus, Caracalla, Alexander Severus. Letzterer ging sogar so weit, daß er den Lehrern der Astrologie die Errichtung öffentlicher Hörsäle in Rom gestattete und ihnen Jahresgehalte anwies. Mit der weiten Verbreitung und der Intensität des Aberglaubens steht es in gar keinem Widerspruch, daß die „Chaldäer" zu wiederholten Malen aus Rom durch Senatsbeschlüsse oder auf kaiserlichen Befehl verbannt wurden — dies geschah wegen ihrer häufigen und gefährlichen politischen Machinationen — denn gerade durch die gelegentlichen Verfolgungen (unter Tiberius, Claudius, Vitellius, Diocletian, Constantius) erstarkte der Wahn umso mehr. Die wenigen, welche die Afterwissenschaft verlachten oder bekämpften (Horaz, Plinius, Juvenal, Favorinus, Sextus Empiricus, der Philosoph Alexander von Aphrodisias), vermochten gegen ein Vorurteil nicht aufzukommen, das alle Schichten der Gesellschaft ergriffen hatte. In jeder Lebenslage befragte man den Sterndeuter, mochte es sich um das Schicksal des neugeborenen Kindes oder um eine zu erwartende Erbschaft, um den Ausgang eines wichtigen Unternehmens, um den Ausfall der Ernte oder um die Wetteraussichten handeln. Wie tief der Aberglaube wurzelte, davon bringen die Satiren Juvenals, die Schilderungen des Ammianus Marcellinus und des Augustinus, welch letzterer sich selbst in seiner Jugend eifrigst mit der Astrologie beschäftigte, Kunde. Wie früher die Stoiker, so versuchten am Ausgang der Antike die Neuplatoniker eine philosophische Begründung, und wenn sich begreiflicherweise auch die Kirche ablehnend verhielt (Tertullian, Origines, Augustinus), so verbanden doch einige christliche Sekten, wie z. B. die Priscillianisten, ihre theologischen Spekulationen mit der Astrologie — ein Beweis für das Ansehen derselben! Was die Literatur anlangt, so haben sich aus der römischen die astronomisch-astrologische Dichtung des Manilius (zur Zeit des Augustus)[51] und die Libri matheseos octo des Firmicus Maternus (4. Jahrhundert) erhalten; letztere geben eine erschöpfende Darstellung der antiken Astrologie. Eine viel größere Zahl einschlägiger Schriften (auch Lehrgedichte) ist aus der alexandrinischen Literatur auf uns gekommen (vgl. den seit 1898 erscheinenden Catalogus codicum astrologorum graecorum von Cumont, Bruxellis in aedibus Henrici Lamertin); am berühmtesten sind zwei unter dem Namen des Klaudios Ptolemaios gehende Werke: τετράβιβλος σύνταξις πρὸς Σύρον ἀδελφόν = Opus quadripartitum Ptolemaei und der höchst wahrscheinlich unechte Καρπός = Centiloquium (100 kurze Sentenzen).

Die Astrologie war der wichtigste Teil der „Naturalis theologia", sie schlang sich um alle Zweige der Naturwissenschaft, und so wie sich eine

Astrozoologie, Astrobotanik, Astromineralogie entwickelte, so machte sich auch das Streben geltend, die medizinische Prognostik und Therapie (Sammeln der Pflanzen unter ihren Tierkreiszeichen, Berücksichtigung der Gestirnstellung beim Eingeben gewisser Heilmittel etc.) mit der Astrologie wieder in Zusammenhang zu bringen. Von einschlägigen Schriften wären besonders zu nennen: die Ἰατρομαθηματικά des Hermes Trismegistos und die dem Ptolemaios wohl fälschlich zugesprochene Schrift καρπός (in der τετράβιβλος finden sich nur Hinweise und allgemeine Kapitel). Die Vertreter der Medicina astrologica wurden schon in Alexandrien Ἰατρομαθηματικοί genannt. Zur Bestimmung der Prognose dienten mehr oder minder komplizierte Zahlentafeln, z. B. die κύκλοι (Zirkel) des Petosiris, die σφαῖρα Δημοκρίτου, das Instrument des Hermes Trismegistos, wobei bei der Vorhersage des Krankheitsausgangs außer der Konstellation auch der Zahlenwert der Buchstaben des Namens des Patienten in Rechnung gezogen wurde. Der schärfste Gegner der medizinischen Astrologie war Sextus Empiricus, welcher gegen die verderbliche Richtung im 5. Buche seines Werkes πρὸς μαθηματικούς (ed. Bekker, Berlin 1842) ankämpfte. Galen neigte — im Gegensatz zu Hippokrates — zu astrologischen Lehren (vgl. Bd. I, S. 384), wie sich aus dem 3. Buche seiner Schrift περὶ κρισίμων ἡμερων ergibt, und gerade seine Autorität hat hierdurch der späteren Machtstellung der Astrologie in der Medizin vorgearbeitet[52]. In dem oben angeführten Katalog griechischer astrologischer Handschriften von Cumont kommen ungefähr 30 iatromathematische Traktate vor. Vgl. Bouché-Leclercq, Astrologie grecque, Paris 1899, A. Dietrich, Papyrus magica Musei Lugd. Batav., Leipzig 1888, M. Berthelot, Introduction à l'étude de la chimie des anciens etc., Paris 1889, Rieß, E., Nechepsonis et Petosiridis fragmenta magica, Bonn 1889, K. Sudhoff, Iatromathematiker, Breslau 1902.

Die ältesten Spuren der **Alchemie** führen nach Aegypten[53], dem Lande, wo einerseits die Geheimwissenschaften zu Hause sind und anderseits die Metallurgie besonders früh zu einer ansehnlichen Entwicklung kam. Der Gedanke, edle Substanzen (Gold, Silber, Edelsteine) aus unedlen zu erzeugen, keimte ursprünglich aus der Praxis, aus irrig gedeuteten Erfahrungen hervor, zu denen sich erst sekundär die alchemistische Doktrin gesellte. Man sah z. B., daß sich die Farbe des Kupfers durch angemessene Behandlung (mit zinkhältigen Substanzen) in Goldgelb und mit anderen (arsenhältigen) in Silberweiß überführen ließ, daß Bleierze (von deren Silbergehalt man nichts wußte) beim Erhitzen eine geringe Menge Silber als Rückstand geben, daß bei der Herstellung von Glas edelsteinähnliche Fabrikate erhalten werden u. s. w. Da man solche Erfahrungen zufällig machte und nicht klar erkannte, auf was es bei den chemischen Prozessen eigentlich ankommt, die dargestellten Substanzen aber der Farbe nach den Edelmetallen oder Edelsteinen, wenn auch unvollkommen, glichen — so glaubte man, daß es möglich wäre, die Metalle zu veredeln, d. h. Gold und Silber zu erzeugen. Die ägyptischen Priester zeichneten ihre Beobachtungen in ihren Geheimbüchern auf, was darin seinen Ausdruck fand, daß die Alchemie auf Dudith = Hermes Trismegistos zurückgeführt wurde (daher hermetische Kunst), die Entstehung der rätselvollen Phänomene selbst leitete man von dem Eingreifen dämonischer Gewalten und später von dem Einfluß der Planeten auf bestimmte Metalle ab; aus diesem Grunde finden sich in den ältesten alchemistischen Werken neben den chemischen Rezepten immer auch magische Beschwörungsformeln, und ebenso entstammt der astrologischen Vorstellung in letzter Linie der eigentümliche Gebrauch, jedes Metall durch das Zeichen eines Planeten zu bezeichnen. Weil man in der Farbengebung ursprünglich das wichtigste Ziel des Prozesses erblickte, so handeln die ältesten alchemistischen Schriften von der „Färbung" der Metalle und Steine (noch in spätester Zeit hieß die Substanz, welche fermentartig die Metallveredlung herbeiführen sollte, Tinktur = Stein der Weisen = Elixir). Die Griechen nahmen die alchemistische Praxis, die sie auf ägyptischem Boden kennen lernten, als Tatsache hin, suchten aber, fern vom Dämonismus, nach rationellen Erklärungsgründen. Die alchemistische Praxis schien ihnen im Grunde nur jene Idee zu bestätigen, welche ohnedies von den Naturphilosophen ausgesprochen worden war: die Lehre von der Umwandlungsfähigkeit der Elemente. Aristoteles mit seiner energetischen Naturauffassung, mit seinen steten Hinweisen auf den Uebergang des Potentiellen ins Aktuelle, hatte übrigens die überkommenen naturphilosophischen Ideen in einer Weise ausgebaut, daß sie von den griechischen Alchemisten geradezu als oberste Leitsätze ihrer Doktrin benützt werden konnten. — Von der alchemistischen Praxis während der römischen Kaiserzeit bringen uns Kunde: der Papyrus von Leyden (stammt aus dem 3. Jahrhundert n. Chr., wurde in Theben gefunden, besteht aus ägyptischen, griechischen und zweisprachigen Handschriften), ferner eine Reihe von griechischen Schriften (vgl. Berthelot Ruelle, Collection des anciens alchymistes grecs, Paris 1889). Als Autoren der alexandrinischen alchemistischen Schriften wurden entweder der fabelhafte Hermes Trismegistos oder berühmte griechische Naturphilosophen in Anspruch genommen, namentlich Demokrit, unter dessen Namen das Buch Φυσικὰ καὶ Μυστικὰ ging (ein Fragment davon, sowie eine lateinische Uebersetzung ist noch vorhanden). Zosimos von Panopolis (3. Jahrhundert n. Chr.) nimmt in den von seinen zahlreichen alchemistischen Werken erhaltenen Bruchstücken häufig Bezug auf die genannte pseudodemokritische Schrift, Synesios von Ptolemais (4. Jahrhundert n. Chr.) machte sie zum Gegenstand eines Kommentars, den wir noch besitzen. Erwähnenswert ist auch der alchemistische Schriftsteller Olympiodoros (Anfang des 5. Jahrhunderts). Der religiöse Symbolismus durchsetzte allmählich auch die alchemistische Praxis (Aineas von Gaza: Metallverwandlung = Auferstehung).

Reichsten Einblick in die **medizinische Magie** dieses Zeitalters gewähren besonders: die Zauberpapyri (vgl. Parthey, Pap. Berolin., Sitzungsber. der Berl. Akad. 1865; Wessely, Griech. Zauberpap. von Paris u. London, Denkschr. d. Wiener Akad. 1888 u. 1894; Leemans, Pap. gr. Mus. Lugd. Batav., Leyden 1885; Dieterich, Pap. magica Mus. Lugd., Leipzig 1888); die Lithica des Orpheus (rez. Abel, Berlin 1881; übers. von Seidenadel, Gymn. Progr., Bruchsal 1876), das Steinbuch des Damigeron (nur lat. erh. in der Ausg. d. Lithica von Abel), die Kyraniden (Mysteria physico-medica, Francof. 1681; engl. Uebers. The magic of Kirani etc., London 1667). Die Lithica des Orpheus wurden wahrscheinlich erst im 4. Jahrhundert n. Chr. verfaßt, sie bestehen aus 768 Versen, in denen Orpheus den Priamiden Theiodamas über die wunderbare Heilkraft der Steine belehrt. Das nur lateinisch auf uns gekommene Steinbuch des Damigeron rührt in dieser Fassung aus dem 5. Jahrhundert her, während seine verlorene griechische Vorlage vielleicht dem 1. oder 2. Jahrhundert angehörte; in 50 Kapiteln werden die Wirkungen der Edel- und Halbedelsteine geschildert (Amulette und interne Anwendung der gepulverten Substanzen). Die Kyraniden (lateinische Uebersetzung des Raimundus Lullus im 13. Jahrhundert auf Grund zweier griechischen Handschriften) bestehen aus 4 Büchern, von denen jedoch nur das erste echt ist. In der ersten Kyranis werden in 24 Kapiteln unter den 24 Buchstaben des griechischen Alphabets je eine Pflanze, ein Vogel, ein Seetier und ein Stein angeführt, welche miteinander schon durch den gleichen Anfangsbuchstaben in sympathetischer Beziehung stehen sollten. In der Form eines Amuletts lassen sich ihre einzelnen Heilkräfte z. B. dadurch vereinigen, daß man in den Stein das Bild des Vogels eingräbt, unter seinen Füßen das Bild des Seetiers anbringt und sodann den Stein mit einem Stückchen von der Pflanze und von dem Vogelherzen in einer Kapsel verwahrt. (Den Inhalt der drei folgenden Bücher bildet eine im Laufe der Zeit hinzugesetzte alphabetisch geordnete Arzneimittellehre [Land-, Luft- und Wassertiere], welche hie und da mit Zauberei durchmischt ist.) Der erste, welcher von diesem mystischen Werke spricht, ist Olympiodoros, ein Autor des 5. Jahrhunderts; wahrscheinlich stammt es schon aus den ersten nachchristlichen Jahrhunderten, vielleicht sogar aus noch früherer Zeit[54]. Fast durchwegs magischen Inhalts waren auch die κεστοί (Stickereien) des Arztes Julios Africanos (3. Jahrhundert), wovon noch spärliche Fragmente vorhanden sind.

Inmitten des überwuchernden Okkultismus fand die medizinische Thaumaturgie einen günstigen Boden, bildete doch ihre theoretische Voraussetzung, der **Dämonenglaube**, einen integrierenden Bestandteil der damaligen Naturanschauung. Nicht nur, daß der im Volke unausrottbar wurzelnde Dämonenglaube nach und nach in alle Stände eindrang, daß die Anhänger aller Religionen ihn festhielten und steigerten, die Philosophie selbst war es, welche die Dämonologie bestätigte und zu einem ganzen

System ausbaute, weil sie darin das Mittel in Händen zu haben glaubte, den Götterglauben und Kult mit den Erfordernissen der Vernunft in Einklang zu bringen. Die mythologischen Fabeln, die sich mit der allmählich gereiften philosophischen Gotteserkenntnis nicht vertrugen, die widersprechenden Kulte der einzelnen Nationen, all dies schien nämlich gerechtfertigt, wenn man die Volksgötter mit den Dämonen identifizierte; der buntgemischte Polytheismus durfte zugestanden werden, ohne den Monotheismus zu tangieren, wenn man ein Zwischenreich untergöttlicher aber übermenschlicher Wesen anerkannte, das als Emanation der Weltseele zwischen der, über aller Sinnlichkeit thronenden, von den Denkern geschaffenen Gottheit und dem Menschen die vermittelnde Stufenleiter bildete[55].

Der Dämonismus, mit seiner heute kaum mehr vorstellbaren Wirklichkeitsfrische, machte sich wieder in der Krankheitsauffassung geltend, ja noch mehr, er trat mit erschreckender Deutlichkeit im Krankheitsbilde hervor. Da sich geistige Bewegungen häufig in Wahnvorstellungen widerspiegeln, so stiegen zu manchen Zeiten oder in manchen Orten die Fälle von „Besessenheit" zu einer epidemischen Höhe an. Hier bot sich der theurgischen, der magischen Medizin ein dankbares Gebiet, die bösen Geister durch Exorzismus auszutreiben; hier wetteiferten heidnische, jüdische und christliche Wundertäter, ja man darf sagen, daß der Entscheidungskampf zwischen dem Polytheismus und dem Christentum zum Teil auf diesem Felde ausgefochten worden ist[56].

Wenn der Nachweis gelungen ist, daß der Niedergang der Medizin durch innere Mängel lange vorbereitet war, daß ihr Verfall in den letzten Jahrhunderten des Altertums durch allgemeine Kulturverhältnisse besiegelt wurde, so läßt sich den Einflüssen des Christentums für diese Epoche keine so weittragende, entscheidende Bedeutung im ungünstigen Sinne beimessen, wie es oft geschieht. Denn das gleiche gilt auch hier, wie auf allen übrigen Gebieten: das Christentum traf auf seinem Siegeszuge keineswegs auf die sonnig-heitere, harmonische, kraftbewußte Antike, sondern auf ein durch schweres Unglück aller Art gebrochenes, zerfahrenes, von Zweifeln und Weltschmerz durchwühltes Geschlecht, es beschleunigte höchstens den Untergang, indem es jene geistigen Strömungen mächtig verstärkte, die zwar dem ursprünglichen Wesen der Antike zuwiderliefen, aber doch dem alternden Hellenismus selbst entquollen waren. Die brennende Sehnsucht nach Heil und Entsühnung, welche die Menschheit durchzitterte und im Neuplatonismus nach sublimstem Ausdruck rang, die innige Verquickung von religiös-ethischen Strebungen mit medizinischen Begriffen und Dingen, wie sie namentlich in der inbrünstigen Verehrung des Asklepios, des Erlösers aus leiblichen und geistigen Nöten, hervortrat, hatte schon im Rahmen des Heidentums das Ansehen der wissenschaftlichen Heilkunde bedenklich erschüttert und die medizinische Theurgie zu neuem Leben erweckt. In derselben Richtung, nur anknüpfend, umgestaltend und vertiefend, freilich auch mit größerer Selbstsicherheit, wirkte das Christentum, welches die Sorge für das Heil für sich allein in Anspruch nahm und anfänglich, mißtrauisch gegen die mit heidnischem Wesen anscheinend untrennbar verbundene wissenschaftliche Medizin, die „weltlichen" Arzneien verwarf, neben der Krankenpflege bloß die spezifisch kirchlichen Heilmittel, das Gebet, die Handauflegung, den Exorzismus, zuließ.

Jesus wirkte als Arzt der Seele und des Leibes unter seinem Volke; im Neuen Testamente ist von vielen Krankheiten (verschiedene unter dem Begriff der Besessenheit zusammengefaßte Neurosen und Psychosen, ferner Lähmungen, Blindheit, Taubheit, Stummheit, Aussatz, Wassersucht, Blutfluß, Fieber, Ruhr u. a.) die Rede, welche von Jesus oder seinen Jüngern, in denen das Charisma weiterwirkte, auf wunderbare Weise durch göttlichen Einfluß geheilt worden sind. Das Evangelium wandte sich an die kranke Menschheit im weitesten Sinne des Wortes, seine lebensvolle Sprache ist ungemein reich an medizinischen Gleichnissen (ebenso auch die patristische Literatur)[57], und tatkräftig über allen Symbolismus hinausstrebend, erachtete es das Christentum im Sinne seines Stifters als eine der wichtigsten Pflichten, für die Kranken zu sorgen, was aus den ältesten Urkunden hervorgeht. Bei Lactantius finden sich die schönen Worte: aegros quoque quibus defuerit qui adsistat, curandos fovendosque suscipere summae humanitatis et magnae operationis est. Welcher Art aber anfänglich die Behandlung erkrankter Christen war, lehrt der Jakobusbrief, wo es heißt: „Ist Jemand unter Euch erkrankt, so rufe man die Aeltesten der Gemeinde, und sie sollen über ihn beten, nachdem sie ihn im Namen Christi mit Oel gesalbt; und das Gebet des Glaubens wird den Kranken heilen und der Herr wird ihn aufrichten. ... Betet für einander, damit ihr geheilt werdet; viel vermag kraftvolles Flehen eines Gerechten." So hören wir denn auch in den apokryphen Apostelgeschichten von wunderbaren Heilungen durch bloße Berührung, Besprechung, Gebet, Auflegen des Evangeliumbuches u. s. w.

Als das Christentum in die Welt trat, fand es im Heimatlande, noch mehr in der Fremde eine Fülle von übereinstimmenden Volksanschauungen und Volksgebräuchen im Geiste des Dämonismus vor, und trotz der Bekämpfung schlich sich, namentlich solange der Sektenstreit noch unbeendigt war, manch heidnischer Aberglaube ein, um in der Folge neuen zu gebären, wobei freilich von der christlichen Theurgie die heidnische Magie streng unterschieden wurde. Gegen letztere richteten sich später die Verbote der christlichen Kaiser. Es blieb oft kein anderer Ausweg als derjenige, welcher darin bestand, den alten Formen des Paganismus christlichen Geist einzuhauchen. In diesem Lichte wird es verständlich, daß uns (ursprünglich heidnische) Beschwörungsformeln, Amulette etc. im christlichen Gewande begegnen, oder daß späterhin der Kult des Asklepios, insbesondere im Osten des Römerreiches, von einer (in den Aeußerlichkeiten an die Herkunft stark erinnernden) kultischen Verehrung der Heiligen abgelöst worden ist[58].

Der medizinischen Wissenschaft brachte das Christentum anfänglich großes Mißtrauen entgegen, weil man sie in der Praxis nicht selten mit heidnischem Mystizismus oder ethischen Defekten (z. B. mißbräuchliche Anwendung von Abortivis) verknüpft sah; asketische Schwärmer vertraten wohl auch die Ansicht, daß die Anwendung von Arzneimitteln Zeichen mangelhaften Gottvertrauens sei, und daß gewisse Heilungen durch den Einfluß der von Gott abtrünnig machenden Dämonen zu stande kämen. Der schärftste Vorkämpfer dieser mit der sonstigen wissensfeindlichen Richtung zusammenhängenden Bewegung war Tatian, welcher darüber unter anderem folgendes sagt: „Durch List machen die Dämonen die Menschen von der Gottesverehrung abwendig, indem sie sie verleiten, auf Kräuter und Wurzeln zu vertrauen. ... Die Arzneiwissenschaft in allen ihren Formen stammt aus derselben betrügerischen Kunst; denn wenn jemand von der Materie geheilt wird, indem er ihr vertraut, um wie viel mehr wird er, wenn er sich auf die Kraft Gottes verläßt, geheilt werden. ... Warum gehst du nicht zu dem mächtigeren Herrn; statt dessen ziehst du es vor, dich zu heilen wie der Hund durch Kräuter, der Hirsch durch Schlangen, das Schwein durch Flußkrebse, der Löwe durch Affen? Warum vergöttlichst du irdische Dinge?" In dem Maße, als das Christentum die gebildeten Stände für sich gewann, trat mit den übrigen asketischen auch diese extreme Richtung in den Hintergrund, wozu auch wohl der Einfluß der zu Anhängern des Heilands gewordenen Aerzte[59] manches beigetragen haben dürfte.

Ebenso aber, wie die Kirche allmählich die antike Philosophie und Naturforschung für ihre Zwecke verarbeitete, erlosch auch die prinzipielle Abneigung gegen die wissenschaftliche Heilkunde, und wenn man die patristische Literatur durchmustert, so gewahrt man mit Erstaunen, welch tiefen Blick mancher der Kirchenväter in das ärztliche Schrifttum, ja in das Wesen der Medizin getan hat, durch nüchterne Kritik sehr vorteilhaft abstechend von den traumhaften naturphilosophischen Spekulationen der Neuplatoniker[60]. Daß die naturwissenschaftlich-medizinischen Ausführungen der Kirchenväter im Dienste der Teleologie und Dogmatik stehen oder nur von praktischen, didaktischen Gesichtspunkten geleitet werden, entspricht dem Charakter ihrer Werke, und unbillig wäre es, in dieser Zeit der allgemeinen Stagnation gerade bei jenen, welche in der Begründung des Offenbarungsglaubens ihre einzige Aufgabe erblickten, Anregung der freien, voraussetzungslosen Forschung zu suchen[61].

Unterliegt es aber auch keinem Zweifel, daß die christliche Dogmatik nach Aufrichtung ihrer Herrschaft zur drückenden Fessel für die Forschung geworden ist, — die reiche Menschenliebe des Urchristentums hatte schon eine Saat gestreut, deren Früchte einstens der Heilkunst zu größtem Nutzen gereichen sollten. Die höchste ärztliche Ethik, zu der sich die Antike in der Idealgestalt des Hippokrates emporgeschwungen, gestattete dem Arzte, seine Hilfe den „Unheilbaren" zu versagen, — die Humanitätsideen des Christentums, mit ihrer hohen Einschätzung des Menschenlebens, machten ihm hingegen seinen Beistand auch in diesen Fällen zur sittlichen Pflicht. Daß diese sittliche Pflicht mit der Zeit zur Quelle erneuten Forscherdranges werden mußte, liegt im Wesen des menschlichen Geistes. Einstweilen freilich war es der Wissenschaft verwehrt, die wünschenswerten Konsequenzen zu ziehen, nur die werktätige Nächstenliebe vermochte das Leid zu lindern durch hingebende Krankenpflege, durch Errichtung von öffentlichen Krankenhäusern — eine Institution, aus deren Schoße in einer fernliegenden Zukunft die echte klinische Wissenschaft entspringen sollte. Die besten, das Wohl der gesamten Menschheit umfassenden Gedanken kommen eben stets aus dem Herzen.

Welchen Opfermut die Christen in den Zeiten der großen Pest im 3. Jahrhundert zeigten, lehren die Schilderungen des Dionysios von Alexandrien: „Die meisten unserer Brüder schonten aus überschwänglicher Nächstenliebe ihre eigene Person nicht und hielten fest zusammen. Furchtlos besuchten sie die Kranken, bedienten sie liebreich, pflegten sie um Christi willen. ... Bei den Heiden aber fand das gerade Gegenteil statt. Sie stießen diejenigen, welche krank zu werden begannen, von sich, flohen von den Teuersten hinweg, warfen die Halbtoten auf die Straßen und ließen die Toten unbeerdigt liegen." Und von Cyprian heißt es, daß er aufs ernstlichste den Christen ans Herz gelegt habe, nicht nur die Glaubensgenossen in dienender Liebe zu pflegen, sondern auch die Feinde und Verfolger. „Siehe, wie sie einander lieben", hat Tertullian aus heidnischem Munde öfters gehört.

Das Christentum bildete im Verein mit der Armenpflege die Krankenpflege als feststehendes Institut aus und basierte es auf die Gemeinde; beim sonntäglichen Gottesdienst wurden freiwillige Gaben für die Armen und Kranken gesammelt. Der Bischof war der Oberleiter, unter dem die „Diakonen" und die „Witwen" (später „Diakonissen") standen; in der Hand der ersteren ruhte hauptsächlich die Krankenpflege, aber der Umstand, daß besondere Krankenpfleger vorhanden waren, sollte den Laien nicht entlasten. Als die Kirche zur staatlichen Anerkennung gelangte, und ihr die Schätze der heidnischen Tempel neben reichen Stiftungen zuflossen, übte sie die Krankenpflege im großen Stile, durch Ausbildung eigener Pfleger (Bischof Johannes Chrysostomos in Konstantinopel hatte 40 Gemeindediakonen zur Verfügung) und durch Errichtung öffentlicher Krankenhäuser (die vom heil. Basilios 370 in Cäsarea begründete „Basilias" war das älteste, es umfaßte außer den eigentlichen νοσοκομεια noch Armen-, Fremden- und Magdalenenhäuser; besondere Angestellte,

„Parapemponten" oder „Parabolanen" mußten die hilflosen Kranken aufsuchen und ins Hospital begleiten). Die Gründung des ältesten Krankenhauses in Rom wird der Fabiola (um 400) zugeschrieben, in Jerusalem stiftete die Kaiserin Eudocia († 420) Hospitäler.

Es ist zwar sicher, daß lange vor den christlichen Wohlfahrtsinstituten bei manchen Völkern, namentlich den Indern (vgl. Bd. I, S. 90), Hospitäler bestanden, für die griechisch-römische Welt aber bedeutete die geordnete Armen- und Krankenpflege etwas Neues, obwohl mancherlei, besonders durch die Stoa geförderte ethische Strebungen den christlichen voran oder parallel liefen. Die Iatreien, die Valetudinarien können kaum als Vorstufe aufgefaßt werden, am nächsten stehen den Hospitälern noch die Einrichtungen zur Pflege erkrankter Vestallinnen.

Noch oblag aber fast ausschließlich den Vertretern des alten Götterglaubens die Erhaltung und Pflege der antiken Bildung. Und gerade in dem Maße, als das sinkende Heidentum seit Konstantins Uebertritt seine Position verlor, klammerte es sich mit der Kraft des Verzweifelten an das köstlichste Erbgut der Väter, an die hellenische Wissenschaft. Während im neugegründeten Byzanz die höfische und immer mehr auch die christlich schillernde Richtung zu dominieren begann, verjüngte sich die Philosophie in der Schule von Athen, leuchtete die freie hellenische Forschung und Spekulation in Alexandria; hier hielten Neuplatoniker und gelehrte Ausleger des Aristoteles die Fahne der Aufklärung aufrecht gegen die andrängende Phalanx finsterer christlicher Eiferer, hier wirkten in stiller Arbeit für bessere Zeiten Männer wie Diophantos, Pappos und Theon, durch ihre trefflichen Leistungen auf dem Gebiete der exakten Wissenschaft an die ruhmvolle Vergangenheit gemahnend. Darum äußerte sich der mißglückte Restitutionsversuch des Kaisers Julian ganz besonders in der Erneuerung der altgriechischen Bildung, an welche das Heidentum mit tausend Fäden geknüpft war, darum richtete sich aber auch der christliche Fanatismus gegen die Philosophen[62] und namentlich gegen die Hochburg des Hellenismus, die Bibliothek Alexandrias, welche endlich (391) durch den Ansturm christlichen Pöbels schwere Einbuße erlitt.

Im Gesamtbilde der heidnischen Antike bedeutet die Heilkunde fürwahr nicht den unbedeutendsten Teil. Auch jetzt ruhte ihre wissenschaftliche Bearbeitung und Pflege noch zumeist in den Händen heidnischer Aerzte, namentlich solcher, welche der alexandrinischen Schule entstammten, wo die Iatrosophistik blühte und die reichsten Bücherschätze aufgestapelt waren. In jener greisenhaften Zeit bestand die medizinische Forschung freilich weit weniger in der Ermittlung vorher unbekannter Tatsachen — an einzelnen trefflichen neuen Beobachtungen auf verschiedenen Gebieten mangelte es übrigens keineswegs — als in der Sammlung, Sichtung, Interpretation des Ueberkommenen. Die seit dem 3. Jahrhundert erheblich sinkende

Durchschnittsbildung des Arztes erforderte mehr oder minder magere, kompendiöse Auszüge, da den meisten das mühevolle Studium der umfangreichen Originalwerke der Blüteepoche längst fern lag und solcherart ersetzt werden sollte[63].

In der Distanz wuchs zusehends die Verehrung für den großen Galen, den einst seine Zeitgenossen nicht zu würdigen wußten; jetzt blickte ein kleines Geschlecht mehr staunend als verständnisvoll auf die literarischen Riesenleistungen dieses Genius, welcher immer mehr die Züge eines unerreichbaren Vorbildes annahm. Es spricht für den Weitblick des Kaisers Julian, daß er in seinem Reformversuch gerade auch der antiken Medizin eine wichtige Rolle beimaß[64] und daher seinen Leibarzt Oreibasios beauftragte, aus den ärztlichen Meisterwerken eine umfassende Enzyklopädie herzustellen, für welche Exzerpte aus den Schriften Galens den Grundstock bildeten. Wie vieles wurde durch dieses Werk dem allgemeinen Untergang entrissen!

Oreibasios folgte insbesondere den Fußstapfen Galens. Dem römischen Westen glaubte der Kompilator Caelius Aurelianus die Lehren der Methodiker, welche wegen ihrer praktischen Einfachheit im Abendlande stets auf viele Anhänger zählen durften, als beste Leistung der antiken Medizin in lateinischer Sprache übermitteln zu sollen. Die Nachwirkung war eine entscheidende für Jahrhunderte und brachte auch auf medizinischem Gebiete jene geschichtlich so tief begründete Scheidung zwischen dem hellenischen (niemals romanisierten) Orient und dem Okzident zum Ausdruck, welche in der Teilung des römischen Weltreiches wieder ihr äußerliches Zeichen gefunden hatte.

Im byzantinischen Osten dauerte die antike Tradition, wenn auch bloß mumienartig konserviert, ununterbrochen fort, und mit ihr die antike Medizin. Anders war das Schicksal der Heilkunde im Westen, wo die stolze Roma unter den Schwertstreichen nordischer Barbaren zusammenbrach; hier mußte sie während der rauhen Stürme der Zeiten in der stillen Mönchszelle Zuflucht suchen. Der langen Ueberwinterung folgte aber nach einem Jahrtausend eine Neugestaltung, wie sie die antike Welt aus sich heraus zu gebären nicht vermocht hätte. Alles Vergehen ist zugleich eine Form des Werdens!

[1] Auch in Ephesos bestand ein dem alexandrinischen nachgebildetes Museion, eine Akademie, welche mit der um das Heiligtum des Schutzgottes Asklepios zusammengeschlossenen Aerztevereinigung in enger Verbindung stand. Wie Inschriften beweisen, wurden von letzterer alljährlich die besten ärztlichen Leistungen (Abhandlungen, Erfindung von Instrumenten, Operationsverfahren) in feierlicher Weise preisgekrönt.

[2] Praktiker wirkten auch neben den Iatrosophisten als „Pädagogen" an den Hochschulen in Alexandria, Antiochia, Athen, in Italien, Gallien und Spanien; in der späteren Kaiserzeit waren die angestellten Gemeindeärzte zur Erteilung unentgeltlichen Unterrichts verpflichtet.

[3] Plinius klagt darüber, daß man in Rom jedem, der sich für einen Arzt ausgebe, Glauben schenke, obwohl gerade auf diesem Gebiete die Lüge von den größten Gefahren begleitet sei.

[4] Die strebsamsten unter den Aerzten sammelten die Arzneistoffe selbst (vgl. Bd. I, S. 360), die meisten aber erwarben von den Drogenhändlern die Rohmaterialien, um aus denselben die Medikamente zuzubereiten, andere endlich ließen sich von ihrer Bequemlichkeit verleiten, gleich fertige zusammengesetzte Präparate einzukaufen, wodurch der Kurpfuscherei der Arzneikrämer Vorschub geleistet wurde. Die Aerzte führten Hand- bezw. Reiseapotheken mit sich, d. h. Kästchen (aus Bronze), welche mehrere Fächer besaßen und oft künstlerisch verziert waren (z. B. mit Elfenbeinreliefs des Asklepios, der Hygieia etc.). Für den kaiserlichen Hof und den Fiskus wurden Arzneistoffe in den Provinzen unter Aufsicht von Beamten gesammelt, verpackt, nach Rom gesandt und in besonderen Magazinen verwahrt. Die Arzneigroßhändler kauften die Drogen teils vom Fiskus, teils bezogen sie dieselben auf direktem Handelswege. Verfälschungen der geriebensten Art waren gang und gäbe, doch trugen daran weniger die Händler als die Lieferanten Schuld. Jedenfalls bildeten unter solchen Umständen gründliche Kenntnisse in der Heilmittellehre und Arzneimittelzubereitung ein dringendes Postulat. Besonders wichtig war es, wie Galen hervorhebt, die Verfälschungen zu erkennen — wobei freilich zumeist einfache Sinneswahrnehmungen die chemische Prüfung ersetzen mußten — ferner zu wissen, welche Arzneimittel als Surrogate für fehlende Medikamente eventuell substituiert werden durften (Succedanea). Auch suchte man dem Bedarf der Hausapotheken der Aerzte und Laien namentlich auf dem Lande durch Euporista (leicht zu beschaffende und leicht anzufertigende Hausmittel) Rechnung zu tragen, wodurch dem Mißbrauch mit fremden, seltenen, kostspieligen Heilmitteln entgegengearbeitet und eine mehr volkstümliche Behandlungsweise angebahnt wurde, die namentlich den weniger Bemittelten zu gute kam.

[5] Erst im 3. Jahrhundert wurde ein einschlägiges Gesetz erlassen, wonach die Todesstrafe oder Verbannung zur Anwendung kommen sollte, wenn ein Kranker durch ein dargereichtes Medikament zu Grunde ging.

[6] Galen, der in seiner Heimat beide Fächer ausübte, sagt: „Da ich aber in Rom lebte, mußte ich der Sitte der Hauptstadt viele Zugeständnisse machen und den sogenannten Chirurgen das meiste von diesen Dingen überlassen."

[7] So z. B. Charmis aus Massilia (1. Jahrhundert), von dem Plinius erzählt: „Er tauchte die Kranken in Teiche, und selbst hochbetagte konsularische Würdenträger konnte man ostentativ die Mode mitmachen und erbärmlich frieren sehen."

[8] Berühmte Okulisten waren z. B. Euelpides zur Zeit des Celsus, Demosthenes aus Massilia (vgl. Bd. I, S. 275), Lysiponus, im Dienste des Augustus, Celadianus, Augenarzt des Tiberius, Severus, von dem noch wichtige Fragmente vorhanden sind. Zahlreich kommen Namen von Okulisten auf Inschriften vor.

[9] Ursprünglich nannte man Kollyrien alle Arzneizäpfchen, welche in Höhlungen, z. B. in die Harnröhre, in den After, in Fisteln u. s. w. eingeführt wurden. Im engeren Sinne verstand man darunter in Stangenform gebrachte Augenmittel, endlich, mit Vernachlässigung der Etymologie, Augenmittel überhaupt, wobei dann trockene oder flüssige Kollyrien unterschieden wurden. Die ersteren stellten aus metallischen und pflanzlichen Stoffen bereitete, durch allmählichen Wasserzusatz und Hinzufügung von Harz oder Gummi zäh oder fest gewordene Stangen dar, von denen im Bedarfsfalle ein Stückchen entnommen und mit einer Flüssigkeit verrieben wurde. Die Gefäße, in welchen die Kollyrien verwahrt wurden, trugen Aufschriften, bisweilen war auch das Kollyr selbst mit einer Gravüre versehen, so hieß z. B. des Antigonos Safrankollyr auch „der kleine Löwe", weil es mit der Gravüre eines solchen gestempelt wurde (Galen). Bei Ausgrabungen — jedoch weder in Italien, noch in Griechenland, sondern bloß auf dem Boden der nordwestlichen Provinzen des römischen Reiches — fand man Siegelsteine von Augenärzten, mittels welcher den Kollyrienstangen (nach Art unserer Toiletteseifen) der Name des Augenarztes bezw. Kollyrienerfinders, der Name des Mittels, zuweilen auch Angaben über dessen Indikation und Verwendungsweise aufgeprägt wurden. Diese Siegelsteine sind aus Nephrit, Serpentin oder Schiefer gefertigte, zumeist viereckige Täfelchen, welche auf ihren schmalen Seiten in Spiegelschrift die betreffende Inschrift tragen. Bisher sind ungefähr 200 solcher Stempel aufgefunden und sorgfältig beschrieben worden. Alles spricht dafür, daß der reklamehafte Gebrauch in Gallien aufkam, vom 2.-4. Jahrhundert herrschte, jedoch von den griechischen und römischen Aerzten verschmäht wurde — schweigt doch die Literatur gänzlich darüber.

[10] Die freien Hebammen waren in einer Zunft vereinigt, der die „nobilitas" beigelegt wurde; handelte es sich um die gerichtliche Feststellung einer Gravidität, so wurden sie als Sachverständige vernommen. Bezüglich der Aerzte als Sachverständige vor Gericht, haben erst in jüngster Zeit aufgefundene Urkunden (Papyri aus Aegypten) einige Nachrichten gebracht, welche Gutachten enthalten; sie stammen sämtlich aus den ersten nachchristlichen Jahrhunderten.

[11] Der bekannteste, aber durchaus nicht der erste von denen, welche die Astrologie für die Medizin geschäftlich und schwindelhaft verwerteten, ist Krinas von Massilia (1. Jahrhundert). Wie Plinius erzählt, „befliß er sich zweifacher Kunst, indem er, höchst vorsichtig und den himmlischen Gewalten ergeben, nach dem Gestirnlaufe im astrologischen Kalender die Ernährungsweise regelte und die rechte Stunde für jedes therapeutische Eingreifen wählte".

[12] Wurzelsammler, Kräutersammler, Salbenhändler (unguentarii, myropolae), Arzneiverkäufer (pharmacopolae), Arzneikrämer (παντοπῶλαι), Arzneibudenbesitzer (seplasiarii, der Name stammt von einer Straße in Capua, wo sie besonders dicht gedrängt hausten), Gewürzkrämer (aromatarii), Farbwarenhändler (pigmentarii). Die Pharmakopolen zogen als Quacksalber überall umher, die Inhaber von Arzneibuden etc. erteilten in ihren Tabernen pseudo-ärztlichen Rat. Von der Abgabe der Kosmetika, Fruchtabtreibungsmittel, Gifte etc., war nur ein Schritt zur allgemeinen Kurpfuscherei. — Am verrufensten waren die sogenannten „medicae" und „Sagae", ehemalige Prostituierte, welche geheime Frauenleiden behandelten, Kinder abtrieben u. s. w.

[13] Aerzte aus römischen Familien bildeten, infolge der aus Catos Zeiten überkommenen Vorurteile, nur die Minderzahl — Romana gravitas non exercet medicam artem et qui ex Romanis incipiunt eam addiscere ad Graecos sunt transfugae, sagt Plinius — auch genossen die Ausländer größeres Vertrauen, so z. B. die Aegypter als Hautärzte; in der Literatur oder inschriftlich kommen übrigens römische Aerztenamen vor, z. B. Cassius (bei Celsus), Scribonius Largus, Vettius Valens, die von Plinius zitierten Granius, Ofilius, Rabirius, die von Galen erwähnten Valerius Paulinus, Flavius Clemens, Pompejus Sabinus.

[14] Umgekehrt griffen auch Aerzte, wenn sie Schiffbruch erlitten hatten, zu einem Gewerbe, um sich fortzubringen; wenigstens witzelt Martial über Aerzte, die Leichenträger oder Gladiatoren wurden und „in ihrem neuen Berufe dasselbe taten, wie früher, nämlich töten und begraben".

[15] Reichbegüterte Römer besaßen oft mehrere „servi medici", welche auf Wunsch der Herren medizinisch ausgebildet waren und als Sklavenärzte oder sogar als Hausärzte fungierten; aus Cicero und Tacitus geht hervor, daß sie bisweilen zu verbrecherischen Zwecken mißbraucht wurden. Auch Aerzte zogen sich Sklaven zu Assistenten heran, und nur sie durften die servi medici als Erwerbsmittel benützen. Da die Interessen der servi medici und diejenigen ihrer ärztlichen Besitzer häufig kollidierten, wenn es sich um den Loskauf handelte, so mußte derselbe gesetzlich geregelt werden, auch standen die liberti medici noch in einem Pflichtverhältnis zu ihren Patronen, wonach sie sogar gezwungen werden konnten, dieselben zu begleiten, was natürlich die Freigelassenen in der Ausübung der eigenen Praxis wesentlich hinderte. Außer den privaten gab es noch im Dienste des Staates stehende servi medici und öffentliche Freigelassene (liberti publici oder municipales). Die Lage der letzteren war sehr günstig; einzelne derselben besaßen eine äußerst lukrative Praxis und hinterließen ein bedeutendes Vermögen.

[16] Die Collegia der Römer waren Vereinigungen von Berufsangehörigen zum Zwecke der Beratung von Standesinteressen und zur Unterstützung der Mitglieder, ihre Weihe erhielten sie durch den gemeinsamen Kult bestimmter Gottheiten, Festlichkeiten etc. An der Spitze jedes Kollegiums stand der „Pater", als Versammlungslokale dienten die „Curiae" oder „Scholae". Das Collegium medicorum zu Rom verehrte als Patronin die Minerva und besaß (unter Trajan) eine Schola auf dem Esquilin. Ursprünglich wurden in die Collegia medicorum wohl nur Freie aufgenommen, später auch Freigelassene, ja sogar Sklaven.

[17] Die Städte richteten für die besoldeten Aerzte eigene Iatreien ein. Im ptolemäischen Aegypten waren die Aerzte staatlich angestellt und standen unter einem obersten Vorsteher.

[18] Die Bezeichnung ἀρχίατρος — von der das deutsche Wort Arzt abgeleitet wird — diente wahrscheinlich zuerst nur dazu, um würdige, verdiente Aerzte aus der großen Masse der Heilkünstler hervorzuheben und erst allmählich erstarrte der Ehrenname zu einer mit besonderen Vorrechten verbundenen Titulatur, zunächst wohl für kaiserliche Leibärzte (z. B. führten schon C. Stertinius Xenophon [Leibarzt des Claudius] und Andromachos [Leibarzt des Nero] den Titel); Galen sagt von Andromachos, er habe diesen Titel wegen seiner Kenntnisse bekommen, auch bezeichnet er (den Leibarzt des Antoninus Pius) Magnos und (den Leibarzt des Marc Aurel) Demetrios als „Archiatri". In griechischen Inschriften findet sich das Wort ἀρχίατρος im Sinne von Stadtarzt. „Archiatri palatini", d. h. Hofärzte, kommen mit diesem

Namen zuerst unter Severus vor, es gab damals sieben. In der römischen Gesetzgebung erscheinen die Gemeindeärzte mit dem Titel „Archiatri populares" zum ersten Male unter Valentinian I. und Valens. Wir ersehen aus den Verfügungen, daß die Archiatri populares Kollegien bildeten, als Armenärzte fungierten und aus Gemeindemitteln (durch Naturallieferungen) besoldet waren. Ihre Zahl betrug in kleineren Städten fünf, in größeren sieben, in Rom zwölf. Dem Kollegium selbst oblag es, bei einer Vakanz einen Kandidaten, auf den sich mindestens sieben Stimmen vereinigt hatten, für die kaiserliche Bestätigung in Vorschlag zu bringen, und der Neugewählte erhielt immer den letzten Rang. Die Archiatri genossen eine ganze Reihe von Begünstigungen (Befreiung von Abgaben und von der Uebernahme anderer Aemter, besonderen Schutz gegen Beleidigungen etc.). Dafür wurde ihnen aber eingeschärft, lieber in rechtschaffener Weise den Armen zu Hilfe zu kommen, als schmählich den Reichen zu dienen. Aus den Verordnungen Constantins, welcher alle Privilegien der Gemeinde- und Stadtärzte (auch für ihre Familien) zusammenfassen ließ, ist hervorzuheben, daß dieselben zur Unterrichtstätigkeit durch in Aussicht gestellte Belohnungen und Besoldungen angeeifert wurden: Mercedem etiam eis et salaria reddi jubemus, quo facilius liberalibus studiis et memoratis artibus multos instituant. Außer den Hof- und Stadtärzten führten auch die Vorstände der ärztlichen Kollegien den Titel „archiater" (archiatri scholares), ferner die Aerzte der Vestallinnen und der öffentlichen Gymnasien. — In der späteren Kaiserzeit kamen für Aerzte (vorzugsweise Hofärzte) noch verschiedene Rangerhöhungen und Titel in Betracht, das Perfectissimat („vir perfectissimus" = dem Rang des Eques entsprechend) und die weit höher stehende, in drei Grade zerfallende „comitiva dignitas" (der „comes archiatrorum" führte das Prädikat „vir spectabilis"). Bisweilen wurden Aerzte sogar zu hohen Stellen in der Staatsverwaltung berufen.

[19] Auf der Trajanssäule sieht man in einem Relief die Szene dargestellt, wie ein Arzt mit der Anlegung eines Beinverbandes bei einem verwundeten Soldaten beschäftigt ist.

[20] Gerade der Verkauf von Medikamenten durch die Aerzte selbst — ein Geschäft, das einzelne möglichst einträglich zu machen verstanden — wirkte in hohem Maße depravierend auf die Standesethik (aus Gründen, die keiner besonderen Darlegung bedürfen) und artete teilweise in Geheimmittelschwindel aus. Die oft unnützerweise höchst kompliziert zusammengesetzten, kostspieligen Medikamente — berechnet auf die Leichtgläubigkeit der vermögenden Klassen — wurden in Gefäßen verwahrt, auf denen der Name des Mittels und

seines Erfinders, die Krankheit, gegen die es verordnet wurde und die Gebrauchsweise zu lesen war; bisweilen wurde sogar angeführt, bei welchem namhaften Patienten das Mittel Erfolg gehabt hatte. Pompöse Arzneibezeichnungen, z. B. Ambrosia, Phosphorus, Isis, Anicetum u. s. w., wirkten selbstredend suggestiv, und manche Aerzte suchten in der Erfindung von allerlei geheimgehaltenen Arzneikompositionen ihren Ruhm und ihre Einnahmsquelle; insbesondere fanden Abortiva, Gegengifte und Kosmetika starken Absatz. Galen nennt eine Reihe von solchen Medikamentenerfindern, unter denen z. B. der Arzt Paccius Antiochus oft erwähnt ist. Dieser besaß, wie Scribonius Largus erzählt, eine „compositio mirifica" gegen Brustschmerz, deren Zusammensetzung er keinem anvertraute, er bereitete sie bei verschlossenen Türen und ließ von seinen Gehilfen, um sie zu täuschen, mehr Ingredienzien, als erforderlich waren, verreiben. Durch Rezepte, die in symbolischen Ausdrücken abgefaßt waren, wurde nicht bloß das Geheimnis der Zubereitung gesichert, sondern auch der lukrative Mystizismus noch gesteigert.

[21] Martial, Juvenal werfen den Aerzten Scharlatanerie und allerlei Verbrechen vor, Plinius beschuldigt sie, die allgemeine Verweichlichung und Sittenverderbnis hervorgerufen zu haben, und an vielen Stellen seiner Naturgeschichte erhebt er wahre Brandreden gegen die Aerzte. Selbst Kaiser Hadrian gesellte sich zu jenen, welche ihre Verachtung der Medizin in Schmähschriften kundgaben.

[22] So sagt schon Scribonius Largus: „Gar manche Aerzte sind nicht bloß unbekannt mit den alten Schriftstellern, sondern sie wagen es sogar, ihnen Falsches in den Mund zu legen. ... Jeder hat vor allem das im Auge, was ihm ohne Arbeit zufallen kann und dennoch Ansehen und Gewinn in Aussicht stellt. Somit betreibt ein jeder die Heilkunde nach seinem Belieben." Ueber den mehr oder minder berechtigten Tadel Galens vgl. Bd. I, S. 358. Um die niedrige Habsucht seiner Kollegen in Rom zu geißeln, bricht der Pergamener in die bitteren Worte aus: „Zwischen Räubern und Aerzten ist kein anderer Unterschied, als daß jene im Gebirge, diese in Rom ihre Missetaten begehen."

[23] Dioskurides führt, ohne die Verantwortung dafür zu übernehmen, manche abergläubische Mittel bloß den Lesern zuliebe an. Galen tritt im allgemeinen dem Gebrauch von abergläubischen Mitteln entgegen (vgl. Bd. I, S. 397).

[24] Der wahrscheinlich dem 2. Jahrhundert n. Chr. angehörende Ailios Promotos schrieb (noch handschriftlich erhaltene) Werke über

sympathetische Heilmittel. Vollkommen frei vom Mystizismus waren aber nur die Hauptvertreter der methodischen Schule.

[25] Als solche fungierten namentlich Aegypter und Juden. Neben der ägyptischen Magie steht nämlich die jüdische in der hellenistisch-römischen Zeit gleichberechtigt da, wie sich aus den erhaltenen (ägyptischen) Zauberformeln (Vorkommen der Namen Abrahams, Isaaks und Jakobs, der Engel, Salomos u. a.) ergibt. Die medizinische Magie der Juden leitete sich von Salomo ab; von der Tätigkeit jüdischer Exorzisten überliefert Josephus Flavius (Antiq. VIII, 2, 5) folgendes Beispiel: „Diese Heilkunst (Beschwörung) gilt auch jetzt noch viel bei uns. Ich habe z. B. gesehen, wie einer der unseren, Eleazar mit Namen, in Gegenwart des Vespasianus, seiner Söhne, der Obersten und der übrigen Krieger die von bösen Geistern Besessenen davon befreite. Die Heilung geschah in folgender Weise. Er hielt unter die Nase des Besessenen einen Ring, in dem eine von den Wurzeln eingeschlossen war, welche Salomon angegeben hatte, ließ den Kranken daran riechen und zog so den bösen Geist durch die Nase heraus. Der Besessene fiel sogleich zusammen, und Eleazar beschwor dann den Geist, indem er den Namen Salomons und die von ihm verfaßten Sprüche hersagte, nie mehr in den Menschen zurückzukehren. Um aber den Anwesenden zu beweisen, daß er wirklich solche Gewalt besitze, stellte Eleazar nicht weit davon einen mit Wasser gefüllten Becher auf und befahl dem bösen Geiste, beim Ausfahren aus dem Menschen diesen umzustoßen und so die Zuschauer davon zu überzeugen, daß er den Menschen verlassen habe. Das geschah auch in der Tat."

[26] Am berühmtesten waren die Ἐφέσια γράμματα: Aski, Kataski, Aix, Tetrax, Damnameneus, Aision. Es gab auch „Milesische" Zauberworte.

[27] Bemerkenswert ist es, daß heidnische Exorzisten schon sehr früh die Namen der jüdischen Patriarchen, Salomos oder sogar Jesu in ihre Zauberformeln aufnahmen.

[28] Der Voltaire des Altertums, Lukian, geißelt in seinen satirischen Dialogen den törichten Wunderglauben des 2. Jahrhunderts. Der „Lügenfreund" ist deshalb für uns von Interesse, weil darin namentlich der medizinische Wunderglaube hervortritt und gezeigt wird, wie blind demselben sogar Männer, die sich Philosophen nannten, ergeben waren. Wir hören da von abenteuerlichen Sympathiemitteln, Zauberliedern, Amuletten, Bannsprüchen, von einem Chaldäer, der Schlangenbisse durch Beschwörung heilte, von einem Hyperboräer, der Tote erwecken konnte, von den Wundertaten eines Exorzisten aus Palästina, von Zauberringen, von wunderkräftigen Bildsäulen

(Gnadenbildern), denen zum Dank für gespendete Heilung silberne Münzen oder Plättchen (mittels Wachs) aufgeklebt wurden etc.

[29] In Rom wurde besonders Minerva Memor. und die Bona Dea als Heilgottheit verehrt, in Ephesos Diana, in Antiochia die „Matrone", in Seleukia Apollon-Sarpedon, in Nordafrika die „himmlische Göttin" von Karthago; als Krankenheiler galten auch die Dioskuren, der Gott Men in Kleinasien u. s. w. Zu den heilspendenden Heroen zählten Toxaris und Aristomachos (Athen), Theagenes (Thasos), der Heros Neryllinos (Alexandria Troas) u. a.; ihre Grabsteine, ihre Statuen taten an den Gläubigen Wunder.

[30] So z. B. der Neupythagoräer Apollonios von Tyana, welcher Blinde und Lahme heilte, Tote erweckte. Auch Vespasian rangiert, wie es scheint, sehr wider Willen unter den Wundertätern. Serapis hatte einem Blinden und einem Lahmen im Tempelschlaf verheißen, daß sie der Kaiser während seines Aufenthalts in Alexandria auf wunderbare Weise heilen werde, und dies traf auch ein. Vespasian machte den Blinden sehend, indem er ihm in die Augen spuckte; der Lahme wurde von seinem Uebel befreit, nachdem der Kaiser das gelähmte Glied mit seiner Ferse berührt hatte.

[31] Um die Mitte des 2. Jahrhunderts gab es 43 Serapistempel im Reiche, ganz besonders zahlreich waren die Heiligtümer des Asklepios.

[32] Der Asklepioskult nahm seit Antoninus Pius (vgl. Bd. I, S. 354) besonderen Aufschwung; aus der Zeit dieses Kaisers rühren auch die vier Tafeln her, welche an der Stelle des Aeskulaptempels auf der Tiberinsel in Rom gefunden worden sind, zwei derselben enthalten Berichte über Heilungen durch Traumorakel von Blinden, zwei von aufgegebenen Brustkranken: „I. In diesen Tagen machte das Orakel einem gewissen Cato, der blind war, die Eröffnung, er möge zum heiligen Altare treten, seine Knie beugen, dann sich von dessen rechter Seite zur linken bewegen und die fünf Finger einer Hand auf den Altar legen, die Hand erheben und über seine eigenen Augen legen, und er sah gut vor einer Menge anwesenden und sich deshalb beglückwünschenden Volkes, weil sich so große Wunder unter der Herrschaft unseres Kaisers Antoninus zutrugen. II. Dem Lucius, der mit Seitenstechen behaftet und von allen Menschen aufgegeben war, gab der Gott das Orakel, er möge herantreten und die Asche vom Altare sammeln und mit Wein vermengen und dann auf seine Seite legen, und er genaß und dankte dem Gotte öffentlich und das Volk beglückwünschte ihn. III. Dem Blut auswerfenden Julianus, den alle Menschen aufgegeben haben, antwortete der Gott durch das Orakel, er möge herantreten und vom Altare die Pinienkerne nehmen und drei

Tage hindurch mit Honig genießen: er genaß und dankte öffentlich in Gegenwart des Volkes. IV. Dem Valerius Aper, einem erblindeten Soldaten, gab der Gott als Orakel, er möge kommen und das Blut eines weißen Hahnes nehmen, demselben Honig beimengen und ein Kollyr daraus bereiten, welches er sich drei Tage hindurch auf die Augen streichen sollte, und er sah und kam und dankte öffentlich dem Gotte."

[33] Galen erwähnt, daß Asklepios manchen verordnet habe, zu reiten, zu jagen, Waffenübungen vorzunehmen etc. Artemidoros sucht in seinem Traumbuch an der Hand von Beispielen nachzuweisen, daß die göttlichen Verordnungen mit der rationellen Medizin übereinstimmen: Die Götter verordnen Salben und Einreibungen, Tränke und Speisen u. s. w.

[34] Er selbst will dem Asklepios für die Heilung eines Geschwürs zu Dank verpflichtet sein u. a.

[35] In der Geschichte der Tiere und in den Fragmenten des Werkes von der Vorsehung findet sich manche alberne Erzählung von den Wundertaten des Asklepios. Der Zweck, den dieser heidnische Pietist mit seinen Wundermären verfolgt, liegt darin, zu zeigen, welches Heil der fromme Glaube bringe.

[36] Aristides, ein berühmter Rhetor des 2. Jahrhunderts, litt durch ungefähr 13 Jahre an einem durch die mannigfachsten Symptome (namentlich dyspeptische, suffokatorische Beschwerden, Schlaflosigkeit, Krämpfe, psychische Störungen) gekennzeichneten Krankheitszustand, zu dessen Behebung er in verschiedenen Tempeln des Asklepios Heilung suchte und mit blindem Vertrauen alle möglichen, rationellen und unsinnigen, Kuren gebrauchte, die ihm der Gott in zahllosen Traumoffenbarungen vorschrieb. Die nach der glücklichen Genesung(?) verfaßten, noch erhaltenen „heiligen Reden" stützen sich auf Tagebücher, die der Kranke mit kleinlicher Sorgfalt für die gewöhnlichsten Dinge angelegt hatte, und gewähren uns einen interessanten Einblick einerseits in das Seelenleben eines hochgebildeten, aber höchst neuropathischen, krankhaft leichtgläubigen, von Einbildungen, Visionen und Halluzinationen aller Art geplagten Mannes, anderseits in den suggestiven Kurbetrieb der Asklepieien. Mit jener charakteristischen Weitschweifigkeit und Verworrenheit, die wir in den Aufzeichnungen solcher Patienten stets beobachten, schildert Aristides die vielfachen Verordnungen (diätetisches Regime, Bädergebrauch, Barfußgehen, später Anleitung zur Beschäftigung; Blutentziehung, Abführ-, Brechmittel, Klistiere, Einreibungen, Salben etc.) äußerst genau, bis in alle Einzelheiten, wobei man den Eindruck gewinnt, daß die Tempelärzte nicht selten ganz

zweckmäßig handelten, trotzdem ihnen die Sache durch die Schrullen und den immer absurder werdenden Pietismus des Patienten sehr erschwert war. Trotz seiner unsäglichen subjektiven Leiden glaubte Aristides nämlich, zum Heilgott, als ein Auserwählter, in ganz besonders naher Beziehung zu stehen und er wollte, wenn es auch noch so unsinnig war, alles buchstäblich befolgen, was seinem einseitig konzentrierten Denken in den unzähligen Inkubationen, Sinnestäuschungen, Delirien als direkte Offenbarung imponierte. Glücklicherweise fand sich bisweilen ein Ausweg durch die priesterliche Interpretation der Traumgesichte oder durch die Inkubationen, welche Freunde im Interesse des Patienten angeblich vornahmen.

[37] Von den meisten römischen Kaisern werden mystische Neigungen berichtet. Augustus, Marc Aurel, Severus u. a. legten auf Traumauslegung viel Gewicht, Tiberius glaubte fest an die Astrologie, Nero, Caracalla u. a. Imperatoren ließen sich in die Magie einweihen, selbst der geistvolle Hadrian war der Sterndeuterei ergeben und betrieb die Künste der orientalischen Mantik.

[38] Träume spielten im Leben der bedeutendsten Männer eine große Rolle (vgl. auch die Lebensgeschichte Galens Bd. I, S. 354-355). Im 2. Jahrhundert verfaßte Artemidoros aus Ephesos auf Grund der nicht unbeträchtlichen Vorarbeiten in der Alexandrinerzeit (Sammlungen von bewährten Traumauslegungen) ein zusammenfassendes, noch erhaltenes Werk Ονειροκρίτικα in 5 Büchern, welches sich des höchsten Ansehens erfreute. Bemerkenswerterweise spielt bei der Deutung der Träume neben der Allegorie auch die Zahlenspielerei eine Rolle, indem Wörter, deren als Zahlzeichen betrachtete Buchstaben die gleiche Summe ergeben, für einander eintreten konnten.

[39] Am meisten tritt dies in der Technik zu Tage, welche zu den künstlerischen Leistungen im Mißverhältnis stand. Das quantitative Denken wurde bloß auf einem sehr eng begrenzten Gebiete zur Geltung gebracht. — Die Philosophie wirkte bei ihrer Machtstellung wenigstens in nacharistotelischer Zeit nicht günstig ein, da ihre Begriffsmühlen zwar aufs feinste arbeiteten, aber wegen des zu geringen Forschungsmaterials leer gingen; auch der stark ethisierende Zug, welcher naturwissenschaftliche Kenntnisse nur so weit erforderlich hielt, als dadurch zur sittlichen Vollkommenheit beigetragen werde (Seneca, Epiktet), hemmte die freie, voraussetzungslose kritische Forschung.

[40] Ein Analogon hierzu bildet auf medizinischem Gebiete die Lehre von den spezifischen Kräften der Substanz (Körperteile, Heilmittel),

vgl. Bd. I, S. 372 u. 398. Durch die Theorie von den nicht weiter ergründbaren „Kräften der ganzen Substanz" wurde nicht nur die reale Forschung eingelullt, sondern auch dem Glauben an zauberhafte, übernatürliche Wirkungen der Wundermittel Tür und Tor geöffnet.

[41] Sehr bald nach der sophistischen Aufklärungsperiode machte sich als Reaktion das Streben geltend, den Volksanschauungen entgegenzukommen und in ihnen die Ergebnisse der philosophischen Spekulation vorgebildet zu finden.

[42] Schon Poseidonios, der Freund Ciceros, schrieb über Mantik, auch wurde ihm ein Buch über das Wahrsagen aus dem Zucken der Körperglieder zugeschrieben.

[43] Von der zeitweiligen Toleranz am Kaiserhofe liefert Severus Alexander, der in seiner Hauskapelle neben den besten der vergötterten Kaiser, neben Orpheus auch Abraham und Christus verehrte, einen schlagenden Beweis.

[44] Während die Lehre Epikurs alles Mythische und Transzendente ausschloß, huldigten die Stoiker im höchsten Grade den metaphysischen Neigungen der Volksseele, auch legten sie den Schwerpunkt weniger auf wissenschaftliche Erkenntnis als auf ethische Strebungen, in ihrer Endentwicklung betrachtete es die Schule als Zweck der Philosophie, Tröstung zu spenden (Epiktet, Marc Aurel). Der Philosoph wurde geradezu zum Seelenarzt, zum Seelsorger. Wiewohl aber die Stoiker die Gläubigkeit durch Anerkennung der Mantik förderten, so machten sie doch die Tugend noch in echt antiker Weise von der Einsicht, von der selbstbestimmenden Vernunft abhängig, nicht von einer übersinnlichen Gnade.

[45] Der Skeptizismus, dessen Errungenschaften der Arzt Sextus Empiricus (um 200 n. Chr.) zusammenfaßte, leugnete wegen der Relativität der Vorstellungen die Erkenntnismöglichkeit des Wesens der Dinge. Da sich die Antike mit der Beobachtung der gesetzmäßigen Aufeinanderfolge in der Erscheinungswelt nicht begnügte, so wurde die skeptische Richtung zur Quelle der Verzweiflung an Vernunft und Wissenschaft. Begreiflicherweise zogen daher viele die Konsequenz, daß das menschliche Denken einer Ergänzung bedürfe durch höhere Erleuchtung, daß nur durch mystische Spekulation in den Besitz der Wahrheit zu gelangen sei.

[46] Die Pythagoräische Schule erlosch zwar im Laufe des 4. Jahrhunderts v. Chr., der Pythagoräismus als religiöse Lebensform (Askese, Mysterien) erhielt sich aber fortdauernd und nahm im 1. Jahrhundert v. Chr. wieder philosophische Gestaltung an. — Die

bereits in der Zeit der Peisistratiden aufgekommene Sekte der Orphiker bestand bis in die christliche Zeit hinein, sie brachte eine religiös-mystische Literatur hervor, als deren Urheber der sagenhafte Orpheus galt.

[47] Der Neupythagoräismus kombinierte die pythagoräischen Zahlen — mit der platonischen Ideenlehre (Ideen = Zahlen = urbildliche Vorstellungen im göttlichen Geiste), verknüpfte den philosophischen Monotheismus mit dem volkstümlichen Götterglauben und erblickte die Hauptaufgabe in sittlicher Läuterung, Abkehr von der Sinnlichkeit, Veredlung des Kults. Als Hauptapostel dieser Richtung zog zur Zeit Neros Apollonios von Tyana umher, welcher überallhin reinere Gotteserkenntnis verbreitete und seine Lehre durch Wundertaten aller Art bekräftigte. Sein Leben wurde von Philostratos (Ende des 2. bis Mitte des 3. Jahrhunderts) nach mehreren Vorlagen, romanhaft ausgeschmückt, beschrieben. Apollonios von Tyana wird in tendenziöser Weise (um Christus ein Gegenbild gegenüberzustellen) als Prophet der alten Götter vorgeführt, ausgestattet mit überirdischer Natur und Wunderkraft (Weissagung, Dämonenaustreibung, Totenerweckung etc.).

[48] Die Juden konnten sich dem Einfluß des von Syrien und Aegypten eindringenden Hellenismus nicht entziehen und bildeten anderseits im Geistesleben Alexandrias einen Hauptfaktor. Parallel zum Neupythagoräismus entwickelte sich auch unter ihnen eine religiös-philosophische Richtung, welche namentlich an platonische Ideen anknüpfte und einer allegorischen Schriftauslegung zustrebte. Philon stellt nur den Höhepunkt dieser Richtung dar, welche schon in der vorausgehenden apokryphen Literatur (z. B. das pseudosalomonische Buch der Weisheit) bemerkbar ist.
Die seit dem 2. vorchristlichen Jahrhundert hervortretende palästinensische Sekte der **Essäer** oder Essener (mit ihnen war die Sekte der Therapeuten am maräotischen See in der Nähe Alexandrias verwandt) zeigt viele Analogien mit der pythagoräischen Ordensgenossenschaft. Die Essäer pflegten die allegorische Schriftauslegung und entwickelten eine auf der (ursprünglich parsischen) Engellehre fußende Geheimlehre, die sich möglicherweise mit den Anfängen der im Mittelalter und in der Renaissance zu so großer Bedeutung gelangenden Kabbala berührt. Sie standen beim Volke im Rufe medizinischer Wundertäter (Heilungen durch Berühren, Händeauflegen, magische Kräuter und Steine, Beschwörungsformeln).

[49] Der Platoniker Celsus verfaßte im 2. Jahrhundert eine den Götterglauben verherrlichende Streitschrift gegen das Christentum.

[50] Die auf uns gekommenen „hermetischen" Schriften rühren aus verschiedenen Zeiten her und gehören verschiedenen theologischen Systemen an; unter diesen ragt besonders der aus 18 Abschnitten bestehende „Poimandres" hervor (vgl. R. Reitzenstein, Poimandres, Leipzig 1904). — Hermes = Thot galt in Aegypten seit uralter Zeit als Lehrer aller geheimen Weisheit und als Verfasser heiliger Schriften. Auf die medizinisch-hermetische Literatur weist schon Galen hin an der Stelle, wo er den Grammatiker Pamphilos wegen Benützung derselben tadelt.

[51] In dem Lehrgedichte (Astronomicon), welches Marcus Manilius dem Augustus widmete, ist unter anderem des näheren ausgeführt, wie jeder Körperteil unter dem Einfluß eines bestimmten Sternbildes stehe.

[52] Es kann daher nicht wundernehmen, daß mehrere astrologische Schriften der späteren Zeit fälschlich unter seinem Namen liefen.

[53] Das Wort χημεία wird meist mit dem alten Namen Aegyptens χημι (= Schwarz) in Zusammenhang gebracht. Der Ausdruck Chemie findet sich in dem Sinne für „Goldmacherkunst" (ἱερὰ τέχνη, χρυσοποεία) zuerst in der astrologischen Schrift des Firmicus Maternus (vgl. oben). Eine Hauptpflegestätte bestand im Tempel zu Edfu, wo sich zu Ptolemäerzeiten ein Buch, betitelt „Die Verrichtung jedes Geheimnisses des Laboratoriums", vorfand.

[54] Die Kyraniden gehören in den Kreis der „hermetischen" Bücher. Möglicherweise deutet der Name Κυρανίδες = Κυρηνίδης auf den Einfluß der einst berühmten und dann verschollenen Aerzteschule von Kyrene.

[55] Auch diese Strömung läßt sich weit zurück verfolgen. Bei Plato ist der Dämonismus im ganzen mehr ein Zierat seiner Spekulationen, unter den Vertretern der alten Akademie schreckte schon Xenokrates vor der Annahme von zahllosen Dämonen, Quäl- und Plagegeistern nicht zurück, die Stoiker gingen darin noch bedeutend weiter, die an orphisch-pythagoräische Traditionen auch hierin anknüpfenden Neupythagoräer vertieften den Dämonenglauben im mystischen Sinne. Daß sehr viele der Gebildeten schon im 2. Jahrhundert den Dämonismus als feststehende Tatsache ansahen, ersehen wir aus Plutarch, Maximus von Tyrus, Apulejus u. a. Bei Plotin sind die Dämonen noch im wesentlichen personifizierte Naturkräfte, Emanationen der Weltseele, sein Schüler Porphyrios beschreibt dieselben in seiner reichen Klassifikation schon mehr als greifbare, gute oder heimtückische Wesen, die ganz den parsisch-jüdischen Engeln entsprechen, Iamblichos und Proklos verweben völlig den rohen Volksglauben in ihre theosophische Spekulation.

Daß vorderasiatisch-ägyptische Einflüsse und Vorbilder für die Verbreitung und Ausbildung der Dämonologie maßgebend waren, ist gewiß.

[56] Wunderheilungen galten jederzeit als besonderer Beweis göttlicher Inspiration oder übermenschlicher Kräfte, daher spielen sie auch in den Biographien der mystischen Philosophen eine wichtige Rolle. Philostratus berichtet von Zauberkuren des Apollonios von Tyana, ebenso hören wir von magischen Heilungen, welche Plotin und Porphyrios vollbracht haben sollen.
Die kirchliche Literatur ist seit Justin erfüllt von Hinweisen auf Wunderheilungen und Exorzismen; wie sehr sich die Apologetik gerade auf dieses Moment stützt, zeigt namentlich die Polemik zwischen Origenes und dem Platoniker Celsus. — Bei den Christen kam allmählich ein eigener Stand von Exorzisten zur Entwicklung, welcher der niederen Hierarchie eingegliedert wurde. Die christlichen Beschwörungsformeln enthielten Hauptstücke aus der Geschichte Jesu.
Sowohl die Kirche als auch die neuplatonischen Philosophen wendeten sich aber gegen den Unfug, welchen die Gnostiker mit Zauberkuren trieben. Die Gnostiker haben den Gebrauch von Amuletten, Talismanen, magischen Zeichen ungemein gefördert, so sollen z. B. von den Anhängern des Basilides die bekannten Abraxasgemmen verbreitet worden sein. (Abraxas = Gott, der die Macht der 7 Planeten vereinigt = Jahr; der Zahlenwert der Namensbuchstaben beträgt 365.)

[57] Z. B. Taufe = Bad zur Wiederherstellung der Gesundheit der Seele, Abendmahl = Pharmakon der Unsterblichkeit, Buße = vera de satisfactione medicina. In den apostolischen Konstitutionen heißt es: „Heile auch du (Bischof) wie ein mitleidiger Arzt alle Sünder, indem du heilsame, zur Rettung dienliche Mittel anwendest. Beschränke dich nicht auf Schneiden und Brennen und auf die Anwendung austrocknender Streupulver, sondern gebrauche auch Verbandzeug und Charpie, gib milde und zuheilende Arzneien und spende Trostworte als mildernde Umschläge. Wenn aber die Wunde tief und hohl ist, so pflege sie mit Pflastern, damit sie sich wieder fülle und dem Gesunden gleich wieder ausheile. Wenn sie aber eitert, dann reinige sie mit Streupulver, d. h. mit einer Strafrede; wenn sie sich aber durch wildes Fleisch vergrößert, so mache sie mit scharfer Salbe gleich, d. h. durch Androhung des Gerichts; wenn sie aber um sich frißt, so brenne sie mit Eisen und schneide das eitrige Geschwür aus, nämlich durch Auferlegen von Fasten. Hast du dies getan und gefunden, daß vom Fuß bis zum Kopf kein milderndes Pflaster aufzulegen ist, weder Oel noch Bandage, sondern das Geschwür um sich greift und jedem

Heilungsversuch zuvorkommt — wie der Krebs jegliches Glied in Fäulnis versetzt —, dann schneide mit vieler Umsicht und nach gepflogener Beratung mit anderen erfahrenen Aerzten das faule Glied ab, damit nicht der ganze Leib der Kirche verdorben werde. Nicht voreilig also sei zum Schneiden bereit und nicht so rasch stürze dich auf die vielgezähnte Säge, sondern brauche zuerst das Messer und entferne die Abszesse, damit durch Entfernung der innen liegenden Ursache der Krankheit der Körper von Schmerzen geschützt bleibe. Triffst du aber auf einen Unbußfertigen und (innerlich) Abgestorbenen, dann schneide ihn mit Trauer und Schmerz als einen Unheilbaren ab." Dieser bis in alle feineren Einzelheiten durchgeführte Vergleich des Bischofs mit dem Chirurgen ist nicht nur an sich interessant, sondern gewährt auch Einblick in die antike Wundarzneikunst.

[58] Die byzantinischen Berichte über die Krankenheilungen der großen Wundertäter (Engel, Märtyrer) erinnern lebhaft, stilistisch und inhaltlich, an die Wundergeschichten der Asklepiosheiligtümer. Das Erbe des Asklepios wurde von zahlreichen Heiligen angetreten, ganz besonders aber von Kosmas und Damian — den beiden Schutzpatronen der Aerzte. Ihr Kult, der im 6. Jahrhundert seine Blüte in Konstantinopel erreichte, ging höchstwahrscheinlich von Aegae aus, einer Stadt Ciliciens, wo ein besonders berühmtes Asklepieion bestanden hatte. Die Kranken verbrachten die Nacht in der Kirche (Kirchenschlaf), meist in großer Zahl auf Decken liegend, um im Schlafe der himmlischen Erscheinung gewürdigt zu werden; die Heiligen verordneten entweder die zu befolgende Kur oder heilten durch unmittelbare Wunderwirkung.

[59] Der erste Arzt, welcher dem Evangelium gefolgt ist, war der Gehilfe des Paulus, der heilige Lukas. Als der erste Arzt, der (zur Zeit Marc Aurels) den Märtyrertod starb, wird der Phrygier Alexander erwähnt. Im Beginne des 3. Jahrhunderts wurde einigen Christen von ihren wissensfeindlichen Glaubensgenossen gehässig vorgeworfen, daß sie Galen abgöttisch verehren, Γαληνὸς γὰρ ἴσως ὑπὸ τινῶν προσκυνεῖται. Dem Kaiser Alexander Severus widmete der, als christlicher Chronograph bekannte, Julius Africanus seine „Kestoi". Als Aerzte wirkten der Priester zu Sidon, Zenobius (Märtyrer zur Zeit Diokletians), die Bischöfe Theodotos in Laodicea (um 305), Eusebius in Rom (310), Basilios von Ancyra (unter Konstantin), der Arianer Aetius; das römische Martyrologium gedenkt eines Arztes Diomedes aus Tarsus, der zur Zeit Diokletians hingerichtet wurde u. s. w.

[60] Sehr bedeutungsvoll war der Kampf, welchen die Kirchenväter gegen die Fruchtabtreibung, sowie gegen die sexuellen Ausschweifungen und Perversitäten führten. In hygienischen Fragen

wurden sie wegen dem, mit dem übermäßigen Bädergebrauch etc. verbundenen Luxus oder Laster oft zu einer Opposition hingerissen, die in der Folge ungünstig auf die allgemeine Körperpflege (Gymnastik, das großartige antike Badewesen u. s. w.) einwirkte. Gleichfalls kann es wenigstens vom medizinischen Standpunkt kaum gebilligt werden, daß das Christentum mit den hygienischen Vorschriften der mosaischen Religion (Speisegesetze, Händewaschen) gänzlich gebrochen hat.

[61] Den Kirchenvätern erschienen die naturphilosophischen Spekulationen als Mißbrauch der geistigen Kräfte; sie wollten diese lieber den großen moralischen Lehren der geoffenbarten Religion zugewendet wissen. Im Hinblick auf die unversöhnlichen Widersprüche der Jahrhunderte alten Forschung, und erfüllt von unerschütterlichem Bibelglauben, mußten sie die menschliche Vernunft für unzureichend halten, wobei nicht zu übersehen ist, daß Skeptiker und Neuplatoniker sich in ähnlichem Ideenkreise bewegten. Zur Verwerfung oder doch Beschränkung der Forschung war dann freilich nur ein kleiner Schritt. Tertullian sagt: Nobis curiositate opus non est post Jesum Christum, nec inquisitione post Evangelium. Lactantius: Nam si facultas inveniendae veritatis huic studio subjaceret, aliquando esset inventa. Cum vero tot temporibus, tot ingeniis in ejus inquisitione contritis, non sit comprehensa, apparet nullam esse ibi sapientiam.

[62] Es sei an das tragische Schicksal der Hypatia erinnert.

[63] Die Kompendienliteratur bildet geradezu die Signatur des wissenschaftlichen Betriebs in allen Zweigen. Für die Naturkunde wurde der Auszug bedeutsam, welchen im 3. Jahrhundert Solinus aus dem Plinius nach einer älteren Vorlage zusammenstoppelte. Medizinische Kompilationen dürften übrigens schon vor der Zeit Galens insbesondere von den Anhängern der pneumatischen Schule verfaßt worden sein.

[64] Bemerkenswerterweise erklärte auch sein Zeitgenosse, der heilige Basilios, daß die Medizin unter allen profanen Wissenszweigen am meisten des Studiums würdig sei.

Die Literatur.

Die medizinische Literatur, welche aus dem Zeitraum vom Beginn des 3. bis zum Ausgang des 5. Jahrhunderts auf uns gekommen ist, bildet ein Wahrzeichen des Stillstands oder sogar des Verfalls der antiken Heilkunde. Selbständige Beobachtungen, neue Ideen oder praktische Fortschritte treten nur ausnahmsweise aus der geistigen Oede hervor, fleißige Kompilation zählt schon zu den wertvollsten Leistungen. Das griechische Schrifttum bewahrt bei all dem durchwegs wenigstens den wissenschaftlichen Charakter, das lateinische dagegen rührt zum Teile von Laien her, welche volksmedizinischen Aberglauben und grobe Empirie zur Geltung brachten. Gerade in der römischen Welt fanden Machwerke letzterer Gattung besondere Anerkennung und Verbreitung, weil dort ohnedies kein regeres Interesse für theoretische Erörterungen aufkam; freilich darf nicht außer acht gelassen werden, daß diese pseudowissenschaftlichen Schriften eigentlich erst in späteren Jahrhunderten ihre ganz ungebührliche Stellung inmitten der Fachliteratur erhielten.

Am dürftigsten ist die literarische Hinterlassenschaft des 3. Jahrhunderts — entsprechend den traurigen allgemeinen Zuständen und dem Tiefstand der gesamten Wissenschaft — sie besteht aus dem Lehrgedicht des Quintus Serenus Samonicus: De medicina praecepta saluberrima und der medicina ex oleribus et pomis des Gargilius Martialis. Beide Schriften beruhen vorzugsweise auf Plinius und stellen im wesentlichen volksmedizinische Rezeptbücher dar, namentlich die erstere strotzt von Aberglauben.

Es gab zwei gelehrte Schriftsteller namens Q. Serenus Samonicus, Vater und Sohn, von denen der erstere im Jahre 211 auf Befehl Caracallas (angeblich weil er magische Mittel empfohlen hatte) hingerichtet wurde. Die Frage, ob dem älteren oder dem jüngeren Samonicus die Autorschaft des aus 1115 Hexametern bestehenden Lehrgedichts de medicina praecepta saluberrima (ed. J. Chr. G. Ackermann, Lips. 1786) zukommt, bleibt trotz vielfacher Bemühungen noch unentschieden. Der Stoff ist größtenteils aus Plinius und Dioskurides zusammengelesen, die Darstellung verrät einen kritiklosen Dilettantismus. Im wesentlichen handelt es sich um ein Rezeptbuch für Arme, wie es der Verfasser in den Versen ausspricht:

Quid referam multis composta Philonia rebus?

Quid loquar antidotum variis? dis ista requirat,

At nos pauperibus praecepta feramus amica.

(v. 396-398).

Das Lehrgedicht zerfällt in 65 Kapitel; in den ersten 42 sind Rezepte gegen verschiedenartige Leiden in der Anordnung a capite ad calcem angeführt, die folgenden enthalten Heilmittel gegen Verletzungen, Fieber, Frakturen, Verrenkungen, Schlaflosigkeit, Lethargie, Epilepsie, Gelbsucht, Vergiftungen, Warzen, Hämorrhoiden. Neben brauchbaren oder doch wenigstens unschädlichen Mitteln (z. B. Seewasserhonig als Laxans, Tierbad gegen Podagra) werden auch viele ekelhafte Dinge empfohlen (z. B. Taubenmist; Mäusekot zu Umschlägen bei Brustschwellung; Bettwanzen gegen Nasenbluten; Ziegenurin gegen Blasensteine, Wechselfieber etc.). Komisch berührt es, wenn der Autor bei der Kur des Wechselfiebers zuerst das Besprechen verwirft:

Nam febrem vario depelli carmine posse

Vana superstitio credit tremulaeque parentes

(v. 939-940),

gleich darauf aber zum Gebrauch von Amuletten rät, wobei das bekannte „Abracadabra" erwähnt wird, welches wiederholt und zwar mit sukzessiver Hinweglassung eines Buchstabens ungefähr folgender Art:

A B R A C A D A B R A
A B R A C A D A B R
A B R A C A D A B
A B R A C A D A
A B R A C A D
A B R A C A
A B R A C
A B R A
A B R
A B
A

niedergeschrieben werden soll, so daß eine keilförmige Figur entsteht. Die Etymologie dieses Zauberwortes wird verschieden erklärt, z. B. aus den hebräischen Worten ab, ruach, dabar (Vater, Geist, Wort), oder ab, berech, dabar (Vater, Segen, Wort), oder abra, kad (achat), abra, d. h. vorübergegangen ist das Fieber etc. Gegen Fallsucht läßt Serenus Samonicus den fabelhaften Stein aus dem Neste der Schwalben anwenden; Kindern sollen, um das Zahnen zu befördern, Pferdezähne umgehängt werden etc. Auch der Zahlenglaube (3, 7, 9) spielt in den Rezepten eine wichtige Rolle.

— Proben einer deutschen metrischen Uebersetzung von Thierfelder in Küchenmeisters Ztschr. f. Medizin 1866.

Die Medicinae ex oleribus et pomis des Gargilius Martialis (um 240) bildeten ursprünglich nur einen Teil seines großen Werkes über Landwirtschaft. Die Schrift, welche im Mittelalter sehr beliebt und häufig umgearbeitet oder exzerpiert wurde (ed. Val. Rose, Lips. 1875), handelt über die diätetischen Wirkungen und Heilkräfte von mehr als 60 Gewächsen; der Inhalt beruht vorzugsweise auf Plinius, außerdem sind aber auch Dioskurides, Galen u. a. verwertet.

Als Rest der wissenschaftlichen (griechischen) Literatur des 3. Jahrhunderts[1] können Fragmente aus den Werken des Philumenos betrachtet werden, vorausgesetzt, daß die neueren Forschungsergebnisse, welche die Lebenszeit dieses Autors um 250 ansetzen, richtig sind.

Philumenos ging aus der Schule der Methodiker hervor, doch nahm er in der Praxis, wie Bruchstücke seiner Schriften zeigen, einen eklektischen Standpunkt ein, wobei er die Arbeiten der Vorgänger, namentlich des Archigenes, Soranos und Herodotos, ausgiebig benutzte. Die Kompilationen des Philumenos, welche den späteren Sammelschriftstellern als willkommene Vorlage dienten und zum Teile das Studium der Originalwerke ersetzten, bezogen sich auf die gesamte Therapie. Hervorzuheben sind insbesondere einige, noch in lateinischer Uebersetzung vorhandene Abschnitte über Unterleibsleiden (herausgegeben und verdeutscht in Th. Puschmanns „Nachträge zu Alexander Trallianus", Berliner Studien z. klass. Philolog. V, 2, 1886) und die gynäkologisch-geburtshilflichen Fragmente. Was die ersteren anlangt, so erweist sich Philumenos in der Behandlung der Darmaffektionen als ein höchst rationeller Praktiker, welcher dem Unfug, bei jedem Durchfall sofort schablonenhaft Stopfmittel zu verabreichen, energisch entgegentritt; die beim „Rheumatismus ventris" und der „Passio coeliaca" auftretenden Diarrhöen behandelte er mit warmer Milch, leicht stopfender Nahrung und Opiumpräparaten, den Tenesmus mit adstringierenden Stuhlzäpfchen, lokal applizierten feuchten Umschlägen, Oeleinreibungen, Einspritzungen (schleimiger Dekokte). Die gynäkologischen Fragmente betreffen Geschwülste des Uterus, Metritis, Mastitis, noch wertvoller sind die Auseinandersetzungen über die Anomalien der Geburt (Enge des Beckens wichtigstes Geburtshindernis, allmähliche Erweiterung des engen Muttermundes mit den Fingern, Anwendung von Klysma und Katheter, Durchtrennung eines eventuell vorhandenen Hymen, der Eihäute u. s. w.), Wendung, Embryotomie, Embryulcie, Herausbeförderung der zögernden Nachgeburt, Indikationen und Ausführung des künstlichen Abortus. Von Interesse sind auch einige (bei Oreibasios erhaltene) Abschnitte über Neurosen und Psychosen.

Ein weit erfreulicheres Bild, sowohl was die Zahl als den inneren Wert der literarischen Produktionen anlangt, bietet das 4. Jahrhundert. Vor allem treten uns wieder Spuren der altberühmten Schule von Alexandria entgegen, welche, getreu ihrer Mission, auch jetzt noch, im Dunkel der Zeiten, die Fackel der medizinischen Forschung hochhielt.

Den Mittelpunkt der alexandrinischen Schule bildete in der ersten Hälfte des 4. Jahrhunderts Zenon von Kypros, welcher sich als Arzt und als Lehrer großes Ansehen erwarb. Im hohen Alter mußte er für eine Zeitlang infolge religiöser Wirren Alexandria verlassen, doch setzte ihn Kaiser Julian, dessen Gunst er genoß, bald wieder in sein Lehramt ein. Unter seinen Schülern ragten besonders folgende hervor: Ionikos von Sardes, dem umfassendes ärztliches Wissen im Verein mit philosophischer Bildung nachgerühmt wurde, Magnos von Antiochia, mehr Sophist als Praktiker, welcher sich durch seinen medizinischen Nihilismus mißliebig machte und Oreibasios. Neben diesen Männern erlangte auch Theon von Alexandria einen allerdings geringeren Ruf; er wirkte um 350 in Gallien als Archiater und verfaßte im Geschmack des Zeitalters ein mit Arzneiformeln überladenes Werk über Therapie (von dem nur eine Inhaltsangabe übriggeblieben ist) unter dem Titel Ἄνθρωπος.

Umstrahlt vom Abendrot der untergehenden Antike, ging aus der Schule von Alexandria jener hochverdiente Arzt hervor, der, voll Verehrung für die Größe der längst entschwundenen Vergangenheit, aus den medizinischen Werken der Vorfahren das Beste auswählte und in geistvoller Gruppierung zu einem Gesamtbilde vereinigte — der Leibarzt des Julian Apostata, **Oreibasios**.

Oreibasios, der Abkömmling einer vornehmen Familie, wurde um das Jahr 325 in Pergamos geboren, genoß eine gelehrte Erziehung und bildete sich in Alexandria unter der Leitung des Zenon von Kypros zum Arzte aus. Reich begabt und vielseitig gebildet, ein Menschenfreund in seiner praktischen Tätigkeit, gelangte der Jüngling bald zu Ruf und Ansehen, ja man knüpfte an ihn die kühnsten Hoffnungen auf ein erneutes Aufblühen der althellenischen Heilkunst. Warm begeistert für antike Wissenschaft und Philosophie, durch Geist, Charakter und edle Umgangsformen ausgezeichnet, paßte er so recht in die Sphäre Julians, der ihn zuerst in Athen (um 355) kennen lernte und sodann wahrscheinlich auf Empfehlung Zenons als Leibarzt nach Gallien mitnahm. Die Geistesverwandtschaft knüpfte innige Bande zwischen beiden. Oreibasios bewährte sich oftmals als politischer Ratgeber, der mit prophetischem Blick den Caesar zur Ausführung seiner kühnen Pläne drängte; Julian nahm regstes Interesse an den Studien seines Arztes, dessen Wissen und Können er hochschätzte. Durch seinen fürstlichen Gebieter angeregt, stellte Oreibasios aus den weitschweifigen Werken Galens einen Auszug her und faßte durch den Erfolg ermuntert den Plan, auch aus den übrigen medizinischen Autoren das Wissenswerte übersichtlich in einer groß angelegten Enzyklopädie zusammenzutragen. Noch in Gallien gediehen die hierzu nötigen Vorarbeiten, aus denen die Ἰατρικαὶ συναγωγαί hervorgehen sollten. Während der kurzen Regierungszeit Julians als Alleinherrscher (361-363) schritt die Ausführung des imposanten Werkes mächtig vor. Schon früher mit Gunstbezeigungen überhäuft, nach der Thronbesteigung des Kaisers zum Quästor von Konstantinopel ernannt, widmete sich Oreibasios nicht nur seiner mühevollen schriftstellerischen und ärztlichen Tätigkeit, sondern nahm auch auf die Politik im Sinne der Neubelebung des Heidentums Einfluß, wie seine Sendung nach Delphi bezeugt, wo er aber die Antwort empfing, daß fortan das Orakel verstummen müsse. Auch auf dem Feldzug gegen die Perser begleitete er den Kaiser und stand ihm bis zum letzten Atemzug in Treue bei — Julian erlag bekanntlich einer auf dem Schlachtfelde erlittenen Verwundung. Nunmehr fiel ein Schatten auf das Leben des Leibarztes. Die neuen Machthaber, Valens und Valentinianus, beraubten Oreibasios seines Vermögens und überließen ihn „dem rohesten der barbarischen Naturvölker" (wahrscheinlich den Goten) zur Strafe für seinen Einfluß auf die christenfeindliche Regierung des Vorgängers. Er ertrug sein Unglück mit einer, seiner Gesinnung würdigen, Standhaftigkeit und wußte sich bei den Barbaren durch seine ärztliche Geschicklichkeit großes Ansehen zu erwerben; nach kurzer Zeit übrigens sahen sich die Kaiser selbst bewogen, den vortrefflichen Arzt, dessen Ruhm in der Heimat nicht erloschen war, wieder zurückzuberufen und ihm das konfiszierte Vermögen einzuhändigen. Mit einer vornehmen und reichen Gattin vermählt, lebte er in Byzanz, bis ins hohe Alter unermüdlich der Praxis und medizinischen Schriftstellerei hingegeben, im engsten Verkehr mit der Gelehrtenwelt. Er starb, nachdem er sich noch an den ärztlichen Studien seines Sohnes Eustathios erfreuen durfte, im Beginne des 5. Jahrhunderts.

Obwohl Oreibasios die Medizin weder mit theoretischen Fundamentalgedanken noch mit neuen großen Erfahrungstatsachen bereichert hat, und zugegeben werden muß, daß seine Schriften im wesentlichen bloß fleißig gearbeitete Kompilationen darstellen, so kommt ihm in Anbetracht der Zeitverhältnisse doch eine ganz eminente Bedeutung zu, weil er die durch Empirismus und Mystik teilweise verschüttete Bahn der rationellen Heilkunde für den Praktiker wieder freizulegen verstand und die um sich greifende Verwirrung durch den zielbewußten Hinweis auf die wissenschaftliche Methode behob. Dieses Verdienst wird freilich leicht übersehen, wenn man die Eigenart der Epoche nicht genügend berücksichtigt. Damit soll allerdings nicht bestritten werden, daß im Rahmen der Gesamtentwicklung die literarhistorische gegenüber der pragmatischen Bedeutung des Oreibasios überwiegt. Weit mehr noch als die Zeitgenossen, ist die Nachwelt dem Leibarzt des Julian zu Dank verpflichtet, weil er ihr zahlreiche Fragmente aus verloren gegangenen medizinischen Werken des klassischen Altertums überliefert hat.

Oreibasios war es eigentlich erst, der dem großen Galen den Weg ebnete. Denn er machte weitere ärztliche Kreise, welche sonst von der Weitschweifigkeit der kaum zu überblickenden Schriften des Pergameners abgestoßen wurden, mit dessen Lehren in wohlgeordneter Darstellung vertraut und gewöhnte sie, trotz der würdigenden Berücksichtigung aller übrigen Schulmeinungen (auch der methodischen), Galen als oberste Instanz für die Mehrzahl der medizinischen Probleme anzuerkennen. Von Galen, in dem er die höchste Entfaltung der hippokratischen Kunst und ärztlichen Wissenschaft erblickte, ging Oreibasios schon bei der ersten Anlage seiner Kollektaneen aus, und ihm räumte er auch in dem großen Sammelwerk, den Ἰατρικαὶ Συναγωγαί, einen ganz besonders hervorragenden Platz ein, wodurch die Grundpfeiler für die mehr als tausendjährige Herrschaft des Pergameners im Reiche der Medizin aufgerichtet wurden.

Die Ἰατρικαὶ Συναγωγαί bestanden aus 70 Büchern, welche allgemeine Diätetik, allgemeine Therapie, Arzneimittellehre, Physiologie und Anatomie, Hygiene, Krankenpflege, Diagnostik, Prognostik, spezielle Pathologie und Therapie, Chirurgie behandelten. Leider ist ein sehr beträchtlicher Teil dieser groß angelegten Enzyklopädie verloren gegangen, aber auch noch der Torso gewährt uns überraschenden Einblick in den wundervollen Reichtum der antiken Heilkunst und Gesundheitspflege; die chirurgischen Abschnitte — die vollständigste einschlägige Abhandlung aus dem Altertum — gestatten eine Rekonstruktion der erstaunlich entwickelten wundärztlichen Technik der alexandrinisch-römischen Periode.

Oreibasios stützte sich auf die gesamte vorausgegangene Literatur — schon vorhanden gewesene Kompilationen mögen ihm teilweise als Vorlage gedient haben — und exzerpierte meistens die bedeutungsvollsten Stellen aus den älteren medizinischen Schriften mit Angabe der Quelle. So groß der literarhistorische Wert dieses Verfahrens ist, die Einheitlichkeit des Werkes, der organische Aufbau des Ganzen, mußte dabei namentlich in Fällen, wo sich die maßgebenden Autoren widersprechen, verloren gehen. Es läßt sich nicht verkennen, daß Oreibasios über reiche praktische Erfahrung verfügte, welche aus vielen Zusätzen, ganz besonders aus den hygienisch-diätetischen und allgemein therapeutischen Kapiteln hervorleuchtet — im großen und ganzen aber hinderte ihn seine allzu große Verehrung für die Vorgänger, die eigenen Ideen auffällig in den Vordergrund zu schieben, und verhältnismäßig selten ließ es seine Bescheidenheit zu, daß er in strittigen Fragen von größerer Tragweite, das eigene Urteil entscheidend in die Wagschale warf. Als bedächtiger Konservator hielt er am Ueberkommenen fest, verbesserte höchstens im stillen, ohne alle Vordringlichkeit, manche Einzelheiten und verriet seine Selbständigkeit bloß in der Auswahl, in der Gruppierung des

Materials, in paraphrastischen Erörterungen, einzig vom Streben erfüllt, dem Arzte den reichen Literaturschatz in anregender, übersichtlicher Zusammenfassung leicht zugänglich zu machen.

Doch scheint der vielbelesene, gelehrte Oreibasios die Aufnahmsfähigkeit der Praktiker weit überschätzt zu haben; zwar brachten die Συναγωγαί den Stoff in übersichtlicher Anordnung, aber der gewaltige Umfang schreckte noch immer, namentlich den Anfänger, von der Benützung ab. Aus diesem Grunde entschloß sich Oreibasios, der im Verfolg der ärztlichen Studien seines Sohnes die Erfordernisse eines knappen Lehrbuchs kennen gelernt hatte, noch im Alter (nicht vor 390) einen Auszug aus dem Kolossalwerke auszuarbeiten. Dieser liegt uns in den neun Büchern der Σύνοψις (πρὸς Ευστάθιον τὸν ὑιὸν αὐτοῦ) vor, welche beabsichtigterweise nur die notwendigsten Tatsachen der Heilkunde enthalten und die gereifte Erfahrung, das selbständiger gewordene Urteil des Verfassers in konziser Darstellung erkennen lassen; bemerkenswert ist es, daß hier die Chirurgie nicht berücksichtigt wird, weil sie Sache besonderer Spezialisten wäre. Außerordentliches Interesse verdienen die reizvollen Ausführungen über Gymnastik, Diätetik der verschiedenen Altersstufen, Kindererziehung und über die Kinderkrankheiten.

Ein Lob darf Oreibasios keinesfalls vorenthalten werden, nämlich daß er in dieser, von Mystizismus aller Art überfluteten, Zeit der Versuchung widerstand, den weitverbreiteten abergläubischen Heilgebräuchen in seine Werke Eingang zu gestatten. Größere Aerzte vor und nach ihm verhielten sich weniger prüde! Um auch unter den medizinfreundlichen Laien, den φιλίατροι, gesunde, aus dem Quell wahrer Wissenschaft entspringende Ansichten zu verbreiten, um wirklich aufklärend zu wirken und das schädliche Kurpfuschertum einzudämmen — schrieb er, etwa 392-395, die mehr populär gehaltene Abhandlung Εὐπόριστα, deren vier Bücher Diätetik, Hygiene und allgemeine Arzneimittellehre behandeln, aber auf die spezielle Therapie der einzelnen Krankheiten den Nachdruck legen. Welcher Wertschätzung sich die Synopsis und Euporista erfreuten, beweisen ihre frühzeitig unternommenen lateinischen Uebersetzungen; durch diese beiden Schriften hat Oreibasios auch dorthin gewirkt, wohin sein eigentliches Lebenswerk nicht vorgedrungen ist.

Gesamtausgabe der Werke des Oreibasios von Bussemaker und Daremberg, Oeuvres d'Oribase, Paris 1856-1876, Text und französische Uebersetzung; von den sechs Bänden enthält der letzte, von A. Molinier herausgegebene, alte lateinische Uebertragungen der Synopsis und der Euporista. Von einer verlorenen Schrift über die Augenkrankheiten ist noch ein Auszug vorhanden.

Von den 70 Büchern der ἰατρικαὶ συναγωγαί (Collecta medicinalia) ist nur mehr etwa ein Drittel vorhanden, worin folgendes abgehandelt wird: Nahrungsmittel, Getränke, Gymnastik und Diätetik, Blutentziehung und die übrigen Ausleerungsmittel, Klimatologie und Hygiene, äußere Heilmittel, Bäder, einfache und zusammengesetzte Arzneimittel, allgemeine Physiologie und Pathologie, Symptomatologie, Embryologie, Anatomie, Entzündung, Geschwülste, allgemeine Chirurgie, Frakturen, Luxationen, Lehre von den Verbänden, Apparaten und Instrumenten, Harn- und Geschlechtsleiden, Hernien, Geschwüre, Varia. Viele wichtige Abschnitte, welche die innere Medizin betrafen, sind verloren gegangen. An manchen Stellen tritt die selbständige Erfahrung des Verfassers hervor, so z. B. in der Lehre vom Aderlaß (die Venäsektion soll nicht schablonenhaft an einem bestimmten Tage, sondern je nach der Stärke der Krankheit und dem Zustand der Kräfte vorgenommen werden; bei Entzündungen auf der leidenden Seite), in der Lehre von der Diät, Gymnastik, Massage, in der weitläufigen Abhandlung von den Klistieren (die er auch bei Blasenaffektionen anwandte) u. s. w. Im großen und ganzen stehen aber die eigenen Ideen und Leistungen des Verfassers allzusehr im Hintergrunde, ja in strittigen Fragen scheut er sogar vor einem entscheidenden Urteil zurück und bringt statt dessen Exzerpte über dasselbe Thema von verschiedenen Autoren. So wird z. B. die Lepra dreimal abgehandelt, nach Galenos, Rhuphos und Soranos. In den anatomischen Abschnitten macht sich diese Unselbständigkeit besonders fühlbar, denn auf diesem Gebiete entbehrte Oreibasios zumeist wohl der zur Kritik nötigen Erfahrung, er schildert z. B. die Gebärmutter einmal nach Galen, das andere Mal nach Soranos, weil beide in der Beschreibung divergieren, und sogar in den seltenen Fällen, wo er in der Lage war, die Angaben der galenischen Anatomie zu ergänzen oder zu korrigieren, unterließ er dies aus übertriebener Ehrfurcht vor den Leistungen des großen Pergameners, dem er, neben Lykos und Soranos, ausschließlich folgte. An einer Stelle, wo er vom Aderlaß spricht, berichtet er, daß er bei Zergliederung von Affen Nerven unter und neben der Vena mediana des Vorderarms gefunden habe, dennoch erwähnt er diese Entdeckung in seiner Anatomie nirgends, geschweige denn, daß er sie zum Ausgangspunkt weiterer Untersuchungen der Armnerven gemacht hätte. Die ἰατρικαὶ συναγωγαί bilden neben den Werken Galens[2] und den byzantinischen Autoren eine Hauptquelle für unsere Kenntnisse über die antike Medizin[3]. Ohne Oreibasios würden wir von manchem Autor nicht einmal den Namen wissen[4].

Bezüglich der Lehre von den Verbänden und chirurgischen Apparaten vgl. die Bücher 48 und 49 (Daremberg IV, p. 253-458, ferner die Abbildungen p. 691 ff.). Zur Ergänzung unserer früheren Darstellung sei hier auf einige in den chirurgischen Büchern des Oreibasios erhaltene Fragmente des

Archigenes, Heliodoros und Antyllos verwiesen, welche für die Geschichte der Chirurgie in der römischen Kaiserzeit von Wert sind.

Archigenes (vgl. Bd. I, S. 335). Oreib. XLVII, 13: Amputation mit dem Zirkelschnitt: „Es sind nun die zur Durchschneidungsstelle führenden Gefäße zu unterbinden oder zu durchnähen oder bei manchen das ganze Glied mit einem Bande zu umgeben, auch Kälte anzuwenden, bei einigen auch zur Ader zu lassen ... die Absetzung im Gelenke ist zu vermeiden. Man muß also die Haut nach dem Gesunden mit einem Bande oder einem anderen, einen kreisförmigen Druck ausübenden Gegenstande hinaufziehen, neben welchem Bande auch die Umkreisung mit dem Schnitt stattfinden kann. Entsprechend dem abzunehmenden Gliede muß auch das Absetzungsinstrument sein. Gelagert aber wird der zur Absetzung bestimmte Körperteil so, daß die zur Ausführung des Kreisschnittes und der Absägung dienenden Instrumente ihr Werk ungehindert verrichten können. Nach der Durchschneidung sind rundherum die Sehnen zu entfernen und, nachdem man die Häute abgeschabt hat, die Knochen zu durchsägen. Wenn eine erhebliche Blutung vorhanden ist, muß man mit glühenden, eine gewisse Dicke besitzenden, Brenneisen kauterisieren."

Heliodoros (vgl. Bd. I, S. 335). Oreib. XLIV, 8f.: Operation sichtbarer und verborgener Abszesse, Rippenresektion. XLVI c. 11: Trepanation mit einem, dem Perforativtrepan ähnlichen Instrumente. XLVII, 14: Amputation: „Es wird die Hand oder der Fuß abgenommen, wenn Gangrän vorhanden, irgend ein Ende eines Gliedes infolge einer anderen Ursache abgestorben ist. ... Einige befleißigen sich einer unnützen Schnelligkeit, indem sie in einem Zuge alle Weichteile durchschneiden und darauf die Knochen durchsägen; eine solche Amputation ist aber nicht ungefährlich, weil viele Gefäße zugleich bluten; deshalb halte ich es für zweckmäßiger, die weniger fleischigen Teile des Gliedes zuerst zu durchschneiden, z. B. am Schienbein, dann zu durchsägen und nach der Durchsägung der Knochen die übrigen Weichteile bis zur vollständigen Entfernung des Gliedes zu trennen. Ich bin gewohnt, zunächst über der Durchsägungsstelle ein Band umzulegen, um so viel als möglich eine Verschließung der Gefäße herbeizuführen, und dann in der angegebenen Weise zu verfahren. Beim Absägen muß das Blatt der Säge gleichmäßig geführt werden, damit die Sägefläche der Knochen eine glatte werde. Nach dem Absägen der Knochen durchschneidet man darauf mit einem Messer die noch im Zusammenhang gebliebenen Weichteile, unmittelbar nach der Absetzung werden große Charpiewieken aufgelegt und statt des Charpiehalters nebeneinanderliegende Kompressen. Außen werden Schwämme und ein ziemlich fest angedrückter Verband angelegt." XLVIII, 20: über die Binden (Rollbinden, gespaltene Binden). Ibid. 33 ff.: verschiedene kunstvolle Verbände. XLIX: Behandlung der Luxationen (Reposition mit den Händen, mit Utensilien des gewöhnlichen Lebens, mit

Maschinen). L, 9: Behandlung der Strikturen der Harnröhre, welche als Folge von fleischigen Wucherungen galten. Die Exzision wurde mit einem schmalen Stilett gemacht, sodann legte man eine Bougie aus trockenem Papier ein, welche in ihrem Inneren ein metallenes Röhrchen oder eine Federpose barg. Ibid. c. 3, 4: Behandlung der Hypospadie und des Harnträufelns.

Antyllos (vgl. Bd. I, S. 404). Oreib. VII, 7-11: Technik der Venäsektion, ibid. 14: Arteriotomie, ibid. 21: Bdellotomie, XLIV, 8: chirurgische Behandlung der Abszesse (Schnittrichtung), ibid. 22, 23 über Fisteln (Untersuchung mit der Sonde, aus Papyrus angefertigte Bougies zur Erweiterung, Operationsmethoden), XLV, 24: Aneurysmen, ibid. 25, 26: Kolobome (des Augenlids, der Stirn, der Wange, der Nase, der Ohren), L, 5 ff.: Operation der Phimose und Circumzision.

Inhalt der Synopsis: Gymnastik, Coitus, Blutentziehungen, Purgantien, Emetika, Klysmen, Diaphoretika, Bäder, Rubefacientia, Arzneimittellehre, Nahrungsmittel und Getränke, Ammenwesen, Hygiene der Kindheit und des späteren Lebens, Krisenlehre, Uroskopie, Auswurf, Fieberlehre, Wunden, Geschwüre, Geschwülste, Hautleiden, Nervenkrankheiten, Psychosen, Haar-, Nasen-, Lippenleiden, Augenkrankheiten, Wiederbelebung Erhängter, Brust-, Magen-, Darmleiden, Leberkrankheiten, Nieren-, Blasenleiden, Gynäkologie, Gicht, Ischias. — Von besonderem Interesse sind die Abschnitte über die Diätetik der Schwangeren (V, 1), Ammenwahl (V, 2), Kinderkrankheiten (V, 5-13), Kindererziehung (V, 14, Beginn des Unterrichts mit 6-7 Jahren bei freundlichen Lehrern, bei denen die Kinder mit Freude lernen; Gemütsruhe trägt viel zum körperlichen Wohl bei, ἡ δὲ ἄνεσις τῶν ψυχῶν εἰς εὐτροφίαν σώματος μεγάλα συμβάλλεται, Enthaltung von Wein), Temperamentenlehre (V, 43-53; cap. 45 enthält eine kurze Phrenologie). Bemerkenswert ist es, daß Oreibasios bei fieberhaften Exanthemen den Gebrauch von Schwitzmitteln verwarf und an ihrer Stelle milde Laxantia empfahl, Asthma mit harntreibenden Mitteln, die Harnruhr mit Schwitzbädern bekämpfte und die Hämorrhoiden als Ausdruck eines Allgemeinleidens ansah etc.

In der Synopsis finden sich Angaben über medizinische Metrologie, sowie Rezepte gegen verschiedene äußere Affektionen angeführt, welche von dem „Iatrosophisten" Adamantios, einem Zeitgenossen des Oreibasios, herrühren; aus weiteren Fragmenten geht hervor, daß Adamantios sich ganz besonders auch mit der Zahnheilkunde abgab (Mittel gegen Zahnschmerz, z. B. Malvendekokt, Hyoscyamussaft, spielten — bei der damaligen Scheu gegen die Extraktion — die Hauptrolle). Erhalten sind von ihm außerdem noch Fragmente einer Abhandlung über die Winde (Val. Rose, Anecdota graeca et graeco-latina, I, S. 29, Berlin 1864) und die aus dem einschlägigen Werke des Rhetors Polemon exzerpierte Schrift über Physiognomik (J. G.

Fr. Franz, Scriptor. physiognomiae veteres, Altenburg 1780). Möglicherweise ist Adamantios identisch mit dem gleichnamigen jüdischen Arzte, der sich gelegentlich der Vertreibung der Juden aus Alexandrien unter Theodosius II. taufen ließ.

Die Εὐπόριστα (remedia parabilia, Hausmittel) sind dem Gelehrten Eunapios gewidmet und für gebildete Laien bestimmt. Sie verfolgen den Zweck, den letzteren einen gewissen Grad von medizinischer Bildung zu vermitteln, damit sie im Notfalle bei leichteren Krankheiten, plötzlichen Unglücksfällen auf der Reise oder auf dem Lande, wenn kein Arzt in der Nähe ist, rationell verfahren können. In der Vorrede wird auf das gemeingefährliche Treiben der Kurpfuscher (unter denen sich, wie stets, anmaßende ehemalige Heilgehilfen befanden) hingewiesen und nachdrücklichst betont, daß die vollkommene Ausführung ärztlicher Agenden stets ein Wissen voraussetzt, welches nur durch eine besondere theoretisch-praktische Ausbildung erworben werden kann. Oreibasios erwähnt als Vorgänger in diesem vornehmeren populärmedizinischen Schrifttum den „bewunderungswürdigen" Galen (dessen Schrift aber nicht mehr vorhanden sei, vgl. Bd. I, S. 365), Dioskurides (vgl. Bd. I, S. 326, deutsche Uebersetzung von J. Berendes im Janus 1907), Apollonios von Mys und Rhuphos.

Welch' feine Beobachtungskunst selbst am Ausgang des Altertums wenigstens bei einzelnen griechischen Aerzten noch anzutreffen war, beweisen die Fragmente aus den Werken des Philagrios und Poseidonios (den beiden Söhnen des Arztes Philostorgios). Abgesehen von manchen anderen selbständigen Leistungen, erwarb sich der erstere namentlich auf dem Gebiete der Milzkrankheiten, letzterer auf dem Gebiete der Psychosen jahrhundertelangen Nachruhm. An den Namen des Poseidonios, der — eine seltene Ausnahme — den dämonischen Ursprung gewisser Geisteskrankheiten bestritt, knüpft sich auch ein früher Versuch, die Lokalisation der Gehirnfunktionen vorzunehmen.

Philagrios stammte aus Epirus und praktizierte in der zweiten Hälfte des 4. Jahrhunderts in Thessalonike; er verfaßte zahlreiche Schriften (70 Monographien, ferner Handbücher und einen Kommentar zu Hippokrates), von denen einzelne Fragmente auf uns gekommen sind und sich auf den medizinischen Nutzen verschiedener Getränke (Honigwein, Mohntrank, Trank aus Quittenkörnern, Kornelkirschen und Wasser etc.), auf die Diagnostik und Therapie der Milzaffektionen, auf Podagra, Nierensteine, Diabetes, Spermatorrhöe, Phthise, Frauenleiden, Magen-, Darm-, Leberaffektionen, Mund-, Zahn-, Rachen-, Ohrenleiden etc. beziehen. In der Krankheitsauffassung ist die Humoralpathologie maßgebend; in der (von Mystizismus ziemlich freien) Therapie wird außer auf Arzneimittel auch auf diätetische Vorschriften großer Nachdruck gelegt. Was die Milzleiden anlangt, so erlangte Philagrios auf diesem Gebiete eine Autorität, die sich jahrhundertelang erhielt, und dankte dieselbe der Sorgfalt, mit der er die feineren diagnostischen Kennzeichen (soweit es die Hilfsmittel des Zeitalters ermöglichten) angab. Vgl. insbesondere die alte lateinische Uebersetzung der einschlägigen Abhandlung und deren deutsche Uebertragung in Puschmanns „Nachträge zu Alexander Trallianus", Berlin 1886; das griechische Original ist nicht mehr vorhanden. Wie seine Vorgänger (Hippokratiker, Aretaios) wußte Philagrios, daß bei Wechselfieber und bei manchen akuten Infektionskrankheiten Milztumor auftritt, er lehrte, daß die Milz von den verschiedenen Dyskrasien, besonders der kalten, außerdem aber auch von Entzündung, Vergrößerung, Schrumpfung, Verhärtung, Skirrhus ergriffen werden könne und erwähnte den Husten der Milzkranken. Die Behandlung, welche sich nach der vermeintlichen Dyskrasie, nach dem Krankheitsstadium etc. richtete, bestand in diätetischen Maßnahmen, äußeren Applikationen, Aderlaß, Laxantien, Brechmitteln, Diureticis (die Präparate verschiedener Aspleniumarten und der Kappernwurzel). Gegen Gicht empfahl er Oel- und Salzeinreibungen, unter den Darmaffektionen beschrieb er die Fettdiarrhöe (gegen welche ein hydrotherapeutisches Verfahren zur Anwendung kam); Spermatorrhöe suchte er durch reizherabsetzende Nahrungsmittel, Spaziergänge, Gymnastik, Massage, Fernhaltung von psychischen Reizen (schlüpfrige Lektüre, Schauspiele), passende Maßnahmen während der Nachtruhe (Vermeidung der Rückenlage, Bleiplatten unter die Lenden) zu beseitigen, auch riet er in manchen Fällen, anhaltend Bohnenwasser zu trinken, in welchem glühendes Eisen mehrfach gelöscht worden war. Ausführlich schrieb Philagrios über die Nierensteine; dieselben kämen (im Gegensatz zu den Blasensteinen) häufiger bei alten Leuten vor, besäßen verschiedene Beschaffenheit in Bezug auf Größe, Form, Farbe und Oberfläche, lägen im Nierenbecken; zu den Symptomen gehöre Schmerzhaftigkeit der Nierengegend, zumeist auch Obstipation; eine bestehende Nierenentzündung verrate sich durch Geschwulst, Schmerz beim Bücken, Harnanomalien (Oligurie, Anurie, Hämaturie); runde und glatte Steine würden am leichtesten ausgeschieden; gelange der Stein in die Blase, so erfolge Abgang von viel Grieß und Stuhl. In einem Falle, wo ein Stein in die Harnröhre eingeklemmt war, entfernte ihn Philagrios durch Urethrotomie oberhalb der Eichel, verordnete nachher Eselinnenmilch, sowie entsprechende Diät (Fische, Geflügel). Gegen Frauenleiden hinterließ er mancherlei Rezepte (z. B. gegen hysterische Beschwerden Räucherung mit Juniperus Sabina), und auch als Chirurg soll sich Philagrios ausgezeichnet haben; bei seiner Behandlungsweise des Ganglion spielte unter dem Deckmantel von Medikamenten das Zerdrücken die Hauptrolle. Taubheit leitete er, wenn er andere Ursachen nicht nachzuweisen vermochte, von einer Nervenläsion her.

Von dem Schrifttum des Poseidonios (nicht zu verwechseln mit dem gleichnamigen Verfasser einer Abbandlung über die Pest, vgl. Bd. I, S. 280) sind ebenfalls nur spärliche Fragmente erhalten, denen aber eine nicht geringe Bedeutung für die Geschichte der antiken Psychiatrie zukommt[5]. Das Wesen der Phrenitis erblickte er in einer Entzündung der Hirnhäute und unterschied drei Formen, je nachdem bloß die Phantasie (Sinnestätigkeit) oder der Verstand oder endlich beide gestört sind. Wenn in fieberhaften Krankheiten das Gedächtnis zu Grunde geht, so leiden auch zumeist Verstand und Phantasie. Die drei Geistesvermögen werden von Poseidonios lokalisiert, und zwar die Phantasie in den vorderen Teil des Gehirns, der Verstand in die mittlere Hirnhöhle, das Gedächtnis in die hinteren Hirnteile. Diese Lehre von den drei Seelenorganen, die erste Spur der Gehirnlokalisation, erhielt sich außerordentlich lange in der psychologisch-psychiatrischen Literatur. In der Therapie der Phrenitis kamen neben geeigneter Lagerung (in einem warmen oder kühlen, in einem lichten oder dunklen Zimmer, je nach dem Falle), lauwarmen Umschlägen, Klistieren, Aderlässen auch schlafmachende Mittel (Einreibe-, Riech- oder innere Mittel) zur Anwendung, doch sollten die letzteren nur während der Abnahme der Paroxysmen, keinesfalls andauernd gegeben werden. Der Lethargos könne auf zweierlei Weise entstehen, indem das Gehirn entweder primär oder sekundär ergriffen werde (in letzterem Falle sitze die Krankheit ursprünglich im Herzen und in den Eingeweiden); auch entwickle sich Lethargos im Verlaufe chronischer Affektionen (Wechselfieber) oder im Verlaufe von Hirnentzündung, besonders wenn dieselbe mit narkotischen Mitteln in unangemessener Weise behandelt worden sei; die Somnolenz könne andauernd sein oder periodisch auftreten. Therapie: Lagerung in einem warmen, hellen Zimmer, Riechmittel (z. B. Castoreum), Niesemittel, warme Bähungen um den Kopf, öfteres Aufrütteln des Kranken, eventuell Klistiere und Aderlaß. Karos, worunter wohl ein (im Gefolge von verschiedenen Krankheiten auftretender soporöser Zustand verstanden werden muß), unterscheide sich von dem Lethargos durch den Grad der Bewußtseinsstörung: bei Lethargos antworte der Kranke auf Befragen und liege nicht ganz sprachlos da, bei Karos dagegen sei er von tiefem Schlafe umfangen, empfinde zwar beigebrachte Stiche, vermöge aber weder zu reden, noch die Augen zu öffnen. Koma kennzeichne sich durch einen mehr als naturgemäßen Schlaf, Irrereden, Offenstehen des Mundes, Katalepsie durch Bewußtlosigkeit und Empfindungslosigkeit. Schwindel werde durch das Aufsteigen warmer und scharfer Dünste nach dem Kopfe, besonders um die Verdauungszeit und beim Erwachen des Morgens ausgelöst; dauere das Leiden an, so werde es schon von geringfügigen Anlässen (z. B. wenn der Kranke ein Rad in Bewegung sieht) hervorgerufen; die wichtigste Vorbauungs- und Heilungsregel sei die Berücksichtigung verhaltener Ausscheidungen. Das Alpdrücken (Ephialtos) sei nicht dämonischen Ursprungs — wie man damals allgemein glaubte —, sondern durch Ansammlung dicker, kalter Dünste in den Hirnhöhlen verursacht, welche die

Innervation verhindern; die Behandlung habe die Ausleerung schädlicher Säfte oder die Beseitigung der Plethora anzustreben; außerdem Kopfbähungen, wollene Decke im Schlafe. Häufig sei das Alpdrücken Vorbote der Apoplexie, Manie oder Epilepsie. Die Krämpfe entstünden bei der Epilepsie dadurch, daß der Nervenursprung von einem fremdartigen Inhalt gereizt werde und denselben fortzuschaffen suche. In chronischen Fällen verordne man vieles Wassertrinken, bei gegebenen Indikationen Purgantien (Helleborus oder Koloquinthen), Bäder, Aderlässe, blutige Schröpfköpfe auf Unterleib und Hinterhaupt, Niesemittel, Schleimauswurf befördernde Mittel. Kenne man den peripheren Auslösungspunkt der Epilepsie, so sollen daselbst nach der allgemeinen Ausleerung Topika appliziert werden (z. B. Sinapismen). Heilung der Epilepsie der Greise und Neugeborenen sei zumeist unmöglich, warmes Verhalten und Diät angemessen. Manie komme durch übermäßigen Zufluß von Blut oder durch Anhäufung verdorbenen Blutes oder der Galle im Gehirn zu stande, wobei Kopfschwäche, zornmütige Gemütsbeschaffenheit, Potus, schlechte Verdauung, Verhaltung der Menses disponierend wirken. Formen der Manie gebe es viele, manche treten periodisch auf. Wenn die Manie vom Blute allein entstehe, so erhebe der Kranke ein unendliches Gelächter, da er lachenswerte Gegenstände sehe, er mache ein heiteres Gesicht und singe fortwährend, zuweilen höre er von den aufsteigenden Dämpfen Töne wie von Flötenbläsern; das Gedächtnis sei unverletzt, was man daraus erkenne, daß die Kranken gewohnte Lieder singen, während Einbildungskraft und Vernunft leiden. Wenn Galle mit Blut gemischt sei, so erlange dieses eine scharfe Beschaffenheit, so wie wenn Hirn und Hirnhäute gleichsam gestochen und angebohrt würden. Die Kranken seien aufbrausend, zanksüchtig, verfallen in wütende Rasereien. Durch scharfe und salzige Nahrung, viele unruhige Bewegung erlange das Blut eine Schärfe, weshalb oft ohne alle Hilfe, durch knappe und angemessene Diät das Hirn mit der Zeit sich reinige und gesund werde. Therapie: dünne, wässerige Diät, Aderlässe, Bäder, Bähungen, eventuell Niesemittel, Emenagoga, Expectorantia etc. Nach ähnlichen Grundsätzen werden auch für die Melancholie Heilvorschriften erteilt (Purgantien, Klistiere, Aderlässe, Sudorifera, Diuretika, Bäder, Salbungen, Bewegung, Arbeit, krampfstillende Mittel). Sehr eingehend und zutreffend schildert Poseidonios die Lyssa, wobei das Symptom der Wasserscheu auf Schreckbilder, die dem Kranken in der Flüssigkeit des Trinkgefäßes erscheinen, zurückgeführt wird. Ein Philosoph sei von einem tollen Hunde gebissen worden, habe mit edler Ergebung sein Leiden ertragen und in seinem Trinkgefäße das Schreckbild des Hundes gesehen; bei sich überlegend, daß der Hund mit dem Gefäße nichts gemein haben könne, habe er sich selbst überwunden, unerschrocken getrunken und sei von der Krankheit (hysterische Hydrophobie!) geheilt worden. Zur Behandlung der Lyssa wird Erweiterung und Kauterisation der

Wunde, Skarifikation der Umgebung, Unterhaltung der Eiterung, innerlich Theriak, nach Verheilung des Geschwüres weiße Nieswurz empfohlen, außerdem gedenkt der Autor mancher Volksmittel (gekochte Leber des Hundes, Präparate aus verschiedenen animalisch-vegetabilischen Stoffen, Anagallis). Ein Mittel, um zu prüfen, ob der verdächtige Hund wirklich toll gewesen oder ob der Lyssakranke vollkommen genesen sei, bestehe darin, daß man den vom Geschwür genommenen Breiumschlag einem Hahn zum Futter vorwerfe; wenn dieser vom Genuß nicht zu Grunde gehe, sei keine Gefahr vorhanden. Das Angeführte macht es begreiflich, daß die Abhandlung des Poseidonios, welche sich neben der eigenen Beobachtung auf Vorgänger (Aretaios, Archigenes, Rhuphos, Galenos u. a.) stützte, allen Späteren als Fundgrube in Fragen der Neurosen und Psychosen diente. Vgl. die Fragmentensammlung von Lewy und Landesberg über die Bedeutung des Antyllus, Philagrius und Posidonius in Henschels Janus 1847 u. 1848.

Der lateinischen Literatur desselben Zeitraums kommt eine nicht zu unterschätzende historische Bedeutung zu; zeigt sie doch deutlich, wohin fortan die abendländische Medizin steuerte. Die noch vorhandenen Schriften lassen sich ungezwungen in zwei Gruppen sondern, in wissenschaftliche oder halbwissenschaftliche und in rein volksmedizinische. Zu den ersteren gehören die Fragmente des Vindicianus, welche wissenschaftliches Streben nicht verkennen lassen, und die Medicinae praesentaneae seines Schülers Theodorus Priscianus, der allerdings in der Wahl seiner Heilmittel dem Empirismus der Epoche allzu sehr Tribut zollte. Bemerkenswert ist es, daß neben der Humoralpathologie die theoretisch-praktischen Lehren der methodischen Schule gleichwertige Vertretung finden.

Vindicianus stammte aus Afrika, war Zeitgenosse und Freund des hl. Augustinus[6] und bekleidete unter Valentinian I. (364-375) das Amt eines Comes archiatrorum, später eines Prokonsuls und Gymnasiarchen. Was von seinen Schriften noch erhalten ist, Exzerpte aus Gynaecia (Vindiciani Afric. quae feruntur reliquiae, I. Gynaecia quae vocantur, II. Epitoma uberior altem, ed. Val. Rose als Anhang zur Ausgabe des Th. Priscianus, Lips. 1894), bezieht sich größtenteils auf Anatomie, Entwicklungsgeschichte und Physiologie und geht teilweise auf sehr frühe Quellen zurück. Einleitend wird gesagt, daß die Alten Leichenzergliederungen vornahmen, daß dies aber jetzt verboten sei. Von den physiologischen Lehrsätzen, die manches Interessante bieten, seien hier bloß die Angaben über die Funktion des Gehirns und des Herzens mitgeteilt, weil sie beweisen, daß der Streit über den Sitz der psychischen Funktionen (vgl. Bd. I, S. 173) noch nicht beendet war: Cerebrum est medulla capitis ... quod multum copiosius habemus quam reliqua animalia, ideoque omnibus illis sapientiores sumus ... cerebrum autem semper sui commovens sensum ideoque salire non cessat (Hirnbewegung!) ... cor duas aures habet, ubi mens hominum animusque commoratur, unde quicquid nobis judicii est, venit per ipsas cordis aures, omnis et cogitatio extollit. ... Mit dem Inhalt dieser Bruchstücke aus den Gynaecia des Vindicianus stimmt ein anonymer Traktat vielfach überein, der sich als Anhang in der Ausgabe des Priscianus von Hermann Grafen von Neuenar (vgl. unten) befindet. Vindicianus schrieb auch ein therapeutisches Werk de expertis remediis, das von mittelalterlichen Autoren vielfach benützt wurde, aber nicht mehr existiert. Er selbst spricht von diesem Rezeptbuche in einem an den Kaiser Valentinian gerichteten Briefe (vgl. die Ausgabe des Marcellus Empiricus von Helmreich, Lips. 1889, S. 211), worin die glückliche Kur eines, aus gastrischen Ursachen hergeleiteten, Fiebers mitgeteilt wird. In einem anderen Briefe (ad Pentadium nepotem suum de quattuor humoribus in corpore humano constitutis, in der Ausgabe von V. Rose, S. 485 ff.) wird die Humoraltheorie recht klar erörtert.

Theodorus Priscianus war Leibarzt unter Gratian. Von seinen Werken ist nur das (ursprünglich griechisch niedergeschriebene, sodann von ihm selbst ins Lateinische übersetzte) Euporiston = „Medicinae praesentaneae" erhalten (ed. Val. Rose, Lips. 1894). Von den alten Ausgaben ist diejenige des Grafen von Neuenar literarhistorisch sehr wichtig, weil sie im Anhang einen Traktat enthält, der, wie oben erwähnt, (wahrscheinlich) dem Vindicianus zukommt und sich teilweise mit den Schulmeinungen der Methodiker, teilweise mit Diokles von Karystos berührt[7]. Diese Abhandlung beschäftigt sich mit embryologischen, gynäkologischen und ätiologischen Fragen.

Die Schrift des Priscianus zerfällt in vier Hauptabschnitte; das 1. Buch (betitelt Faenomenon) handelt a capite ad calcem von den äußeren Affektionen, das 2. Buch (Logicus) von den inneren Leiden, das 3. Buch (Gynaecia) von den Frauenleiden, daran schließen sich die (nur im Fragment erhaltenen) Physica, welche abergläubische Volksmittel (gegen Kopfschmerz, Epilepsie) enthalten. Seine, mehr zur Empirie hinneigenden, Grundsätze vertritt der Verfasser schon in der Vorrede, welche gegen die Spitzfindigkeit der Aerzte eifert, den Gebrauch der einfachen und heimischen Arzneimittel verteidigt und eine sehr interessante, satirisch gefärbte Skizze von dem Gebaren der Aerzte am Krankenbette entwirft. Es heißt daselbst: „Si medicinam minus eruditi ac rustici homines, natura conscia, non philosophia, occupassent, et levioribus aegritudinum incommodis vexaremur, et faciliora remedia caperentur. sed haec via ab illis omissa est, quibus scribendi ac disputandi gloria maior fuit. nam scire velim qui fieri possit ut, cum aut rectum sit quidque aut contrarium, aut salubre aut incommodum, huiusce artis repugnantes diversique professores sententias suas singuli servare conentur. jactatur aeger magna tempestate morbi. tunc nostri collegii caterva concurrit, tunc nos non pereuntis miseratio possidet, nec communis naturae condicio convenit, sed tamquam in olympica agone alius eloquentia alius disputando alius adstruendo destruendo alius inanem gloriam captant. interea dum hi inter se luctantur atque aeger fatiscit, pro pudor, nonne videtur natura ipsa rerum haec dicere? O frustra ingratum mortalium genus, occiditur aeger, non moritur, et mihi fragilitas imputatur. sunt tristes morbi, sed dedi remedia. latent in fruticibus venena, sed plura germinant salutis officia. absit haec nescio quae perturbatrix disputatio atque iste loquacitatis vanus amor. haec ego saluti mortalium remedia non dedi, sed magnas seminum ac frugum herbarumque potestates, et quidquid propter homines genui. his dictis nonne tibi, amice carissime, error noster fit clarior, qui ad aegros certandi studio infructuosa verba deferimus? hinc est ergo quod ego huiuscemodi opus adgressus sum, ut facilibus potius naturalibusque remediis et quae disputatione careant, medicinam salubrius ordinarem, hoc est euporistis, suco tritici et farina hordei, herbis variis vel metallis et similibus ceteris, in quibus manifesta remedia natura signavit. neque enim dum aegrotus afficitur, adeundus est mox Pontus aut interiora Arabiae sollicitanda sunt, aut storax vel castoreum vel reliqua quae orbis longinquus peculia habet, ideo medicinam etiam in vilibus herbis parens natura disposuit, ut nullo vel loco vel tempore medendi desit officium, cum tutum possit esse remedium. hoc igitur volumine bonam hominis valitudinem expertis ut aiunt et rusticis curationibus formatam in vulgus exposui."

Priscianus gibt nur flüchtige Krankheitsbeschreibungen, vereinigt humoralpathologische mit den Anschauungen der Methodiker und legt den Schwerpunkt auf die Rezepttherapie. Was die letztere anlangt, so spielen die pflanzlichen Mittel die Hauptrolle, doch empfiehlt er häufiger als andere Autoren auch mineralische und zeigt für die Dreckapotheke große Vorliebe. Abergläubische Prozeduren kommen vielfach vor (z. B. bei der Behandlung der Kolik, der Epilepsie). Plinius und Dioskurides bilden die Hauptquelle. Bemerkenswert ist es, daß er bei der Kur des Asthma Diuretica, bei Kopfschmerz die Verwendung des Magnetsteins, zur Behebung von Aphasie psychische Heilverfahren (Erschrecken mit Schlangen oder Feuer) anrät und unter den Wurmmitteln auch Zitwersamen (Santonicum) aufzählt. In der Einleitung der Physica rechtfertigt er die Empfehlung abergläubischer Mittel durch den Hinweis auf manche große Vorgänger und erhofft selbstbewußt gerade dafür den Beifall der Nachwelt: „nos magis posteris placebimus. nec mirum si nulla circa vivos fama est. sua tempora lector non amat."

Volksmedizinischen Charakter besitzen die sogenannte Medicina Plinii, ferner der Liber de medicina ex animalibus des Sextus Placitus Papyrensis und der Herbarius des „Lucius Apulejus" (Ende des 4. oder Anfang des 5. Jahrhunderts). Die Hauptquelle der genannten Schriften ist in der Naturgeschichte des Plinius zu suchen. Unbeschadet ihres geringen Wertes erhielten sich diese Machwerke Jahrhunderte hindurch in hohem Ansehen.

Die „Medicina Plinii" ist der Hauptsache nach eine Rezeptsammlung, welche ein Unbekannter (gewöhnlich als Plinius secundus oder Plinius Valerianus, am besten aber als Pseudo-Plinius bezeichnet) im Beginne des 4. Jahrhunderts komponierte, um, wie er in der Vorrede sagt, vor dem Schwindel und der Gewinnsucht der Aerzte, namentlich auf Reisen, zu schützen. Frequenter mihi in peregrationibus accidit, ut aut propter meam aut propter meorum infirmitatem varias fraudes medicorum experiscerer, quibusdam vilissima remedia ingentibus pretiis vendentibus, aliis ea quae curare nesciebant cupiditatis causa suscipientibus. quosdam vero comperi hoc genere grassari ut languores, qui paucissimis diebus vel etiam horis possent repelli, in longum tempus extraherent, ut et aegros suos diu in reditu haberent saevioresque ipsis morbis existerent. quapropter necessarium mihi visum est ut undique valitudinis auxilia contraherem et velut breviario colligerem, ut quocumque venissem possem ejusmodi insidias vitare et hac fiducia ex hoc tempore iter ingredi ut sciam, si quis mihi languor inciderit, non facturos illos ex me reditum nec taxaturos occasionem. Nach einer kurzen Anleitung über die zur Bereitung der Medikamente notwendigsten Grundbestandteile, sowie über die Medizinalgewichte folgen zunächst die Mittel gegen die Krankheiten der einzelnen Teile a capite ad calcem (Kopfschmerz bis Podagra), darauf die Therapie der Wunden, Geschwüre, Geschwülste, der Fieber, Nerven-, Geisteskrankheiten, Hautkrankheiten, Vergiftungen. Frauen- und Kinderkrankheiten sind übergangen. Außer der selbstbewußten Vorrede, einigen wenigen Arzneikompositionen und abergläubischen Formeln (in einer derselben kommt Solomon vor) bietet der Verfasser zumeist nur Auszüge aus der Historia naturalis des Plinius (dabei versucht er in plumper Weise seine Arbeit als eine von Plinius selbst herrührende auszugeben). Die „Medicina Pliniana" fand später weitere Ueberarbeitung und zu dem aus drei Büchern bestehenden Grundstocke traten bedeutende Zusätze hinzu, darunter der Auszug aus Gargilius Martialis medicinae ex oleribus et pomis (Ed. Val. Rose, Plinii secundi quae fertur una cum Gargilii Martialis medicina, Lips. 1875).

Das Buch des Sextus Placitus Papyrensis (auch „Sextus Philosophus Platonicus") handelt ausschließlich über animalische Mittel[8] in 34 Kapiteln (de cervo, lepore, vulpe, capra silvatica, apro, urso et ursa, lupo, leone, tauro, elephante, cane, asino et asina, mula vel burdone, equo, ariete, capro et capra, puello et puella virgine, catta seu fele, glire, mustela, muribus, talpa, aquila, vulture, accipitre, grure, perdice, corvo, pavone, gallo, gallina, ansere, columba, hirundine). Vom Menschen kommen Urin, Fäces, Haare, Zähne zur Verwendung. Der außerordentlich leichtgläubige Verfasser will einige der von ihm empfohlenen Mittel selbst mit Erfolg angewendet haben (Ed. J. Chr. G. Ackermann in Parabilium medicorum scriptores antiqui I, Norimberg et Altdorf 1788). Für die lang dauernde Beliebtheit der Schrift spricht es unter anderem, daß im 16. und 17. Jahrhundert (von G. Heinisch von Bartfeld, Basel 1582 und Theod. Mayer, Magdeburg 1612) deutsche Uebersetzungen angefertigt wurden.

Das Gegenstück zum Liber de medicina ex animalibus des Sextus Placitus Papyrensis bildet der „Herbarius" (auch „de medicaminibus herbarum" oder „Herbarum vires et curationes" betitelt) des „Lucius Apulejus" („Apulejus Barbarus", „Apulejus Platonicus"). Der vermutlich pseudonyme Autor ist mit dem berühmten Verfasser des goldenen Esels, Lucius Apulejus aus Madaura, nicht zu verwechseln. Das Kräuterbuch ist aus Plinius und Dioskurides zusammengestoppelt und entlehnt sogar seine gegen die Aerzte gerichtete Vorrede dem Pseudo-Plinius (siehe oben); in 128 Kapiteln werden 128 Arzneipflanzen (Synonyma aus Dioskurides) und ihre Wirkung bei Krankheiten beschrieben, außerdem enthält das Buch magische Formeln (ed. J. Chr. G. Ackermann, in Parabil. medicor. script. I, Norimberg et Altdorf 1788). Wie die große Zahl der Handschriften beweist, war der Herbarius bei den Mönchen im Mittelalter sehr geschätzt, unterlag aber mancherlei Veränderungen (Christianisierung der Zauberformeln); gewöhnlich ist auch das, fälschlich dem Antonius Musa zugeschriebene, Büchlein de herba betonica (vgl. Bd. I, S. 323) angeschlossen.

Aus dem Beginn des 5. Jahrhunderts stammt das Rezeptbuch des Marcellus Empiricus, — ein Mixtum compositum aus allen möglichen Autoren und teilweise aus der Volksmedizin direkt geschöpft, ein Kompendium des absurdesten Aberglaubens — welches sich in der Folgezeit großer Beliebtheit erfreute.

Der christliche Autor Marcellus Empiricus (nach seiner Vaterstadt Bordeaux auch Burdigalensis genannt), unter Theodosius I. (379-395) Magister officiorum (= Minister des Innern), kompilierte mit regstem Sammeleifer, nicht vor 408, zunächst für den Gebrauch seiner Söhne, das umfangreiche Arzneibuch de medicamentis (ed. G. Helmreich, Lips. 1889), eine Schrift, die dem Aberglauben des Zeitalters den prägnantesten Ausdruck verleiht. Menschenliebe, welche armen Kranken im Notfalle zu Hilfe kommen wollte, leitete den vornehmen Autor[9] bei der Abfassung und vorteilhaft unterscheidet er sich darin von den geistesverwandten Kompilatoren, daß er nicht, wie diese, in Schmähungen gegen die Aerzte ausbricht, sondern ausdrücklich anrät, bei der Bereitung der Heilmittel ärztlichen Rat einzuholen. Moneo sane, si qua fuerint paranda medicamina, ne absque medico aut incuriosius componantur aut indiligenter habeantur. Die wichtigste Vorlage für Marcellus bilden Scribonius Largus und Pseudo-Plinius, mit denen zahlreiche Uebereinstimmungen nachzuweisen sind; er selbst nennt in der Vorrede als Quellen noch außerdem Plinius, Apulejus, Celsus, Apollinaris und seine Landsleute, die Gallier: Siburius, Eutropius und Ausonius (den Vater des bekannten Dichters). Außerdem aber — und gerade dies verleiht dem Werke die charakteristische Färbung — schöpfte er direkt aus der **Volksmedizin**: sed etiam ab agrestibus et plebeis remedia fortuita et simplicia, quae experimentis probaverant didici. So bieten denn die 36

Kapitel, in denen die Behandlung der mannigfachsten Leiden a capite ad calcem in ermüdender Breite besprochen werden (mit Ausschluß der Chirurgie), geradezu eine unübersehbare Fülle von einfachen (auch animalischen), zusammengesetzten und namentlich magischen Mitteln (Zauberformeln, Amulette, Sympathiemittel), wozu sich noch die mystischen Gebräuche beim Einsammeln der Arzneistoffe, beim Zubereiten und Einnehmen der Medikamente (Tagwählerei etc.) gesellen. Vom Standpunkte der medizinischen Wissenschaft höchst betrübend, für den Kulturhistoriker aber höchst belehrend, ist es zu sehen, wie altorientalische, griechisch-römische und westeuropäische Elemente sich zu einem Strom des wahnwitzigsten Aberglaubens vereinigen; manches Streiflicht fällt dabei auf das Alter und die Herkunft unserer heutigen volksmedizinischen Gebräuche. Wir müssen auf die Quelle selbst verweisen und beschränken uns hier darauf, bloß hinzudeuten, daß heidnischer und christlich-jüdischer Aberglauben bereits innig vermengt sind. So gilt der Kreuzdorn als bewährtes Wundermittel, weil Christus mit diesen Dornen gekrönt worden; beim Sammeln einer bestimmten Pflanze soll eine Formel hergesagt werden, in welcher der Name Christi vorkommt (Terram teneo, herbam lego, in nomine Christi, prosit ad quod te colligo); die Aufschrift eines Amuletts enthält eine Beschwörung in nomine dei Jacob, in nomine dei Sabaoth. Wie weit der Sammeleifer des Marcellus ging, beweist unter anderem, daß er unter seinen Mitteln gegen Milzkrankheiten eines erwähnt, welches der jüdische Patriarch Gamaliel „kürzlich empfohlen hat". Durch die große Anzahl von Pflanzennamen — unter diesen manche keltische — besitzt die Schrift bedeutenden Wert für die Geschichte der Botanik und für die Sprachwissenschaft. Wahrscheinlich gehört dem Marcellus Empiricus auch ein aus 78 Hexametern bestehendes Gedicht an, welches eine Menge einfacher Arzneien (darunter kostbare und fremde Gewürze) aufzählt und gleichsam das Inhaltsverzeichnis eines größeren Werkes darstellt; es schließt mit den Versen:

Nec tibi sit medicis opus umquam nec tibi casus

Aut morbus pariant ullum quandoque dolorem,

Sed procul a curis et sano corpore vivas,

Quotque hic sunt versus, tot agant tua tempora Janos.

Eine folgenreiche Eigentümlichkeit der spätlateinischen ärztlichen Literatur besteht darin, daß sie neben den humoralpathologischen auch die Grundsätze der methodischen Schule, insbesondere auf therapeutischem Gebiete, zur Geltung bringt. Von einer Alleinherrschaft der Humoralpathologie oder gar Galens, der im Gegensatz zu Hippokrates geradezu auffällig ignoriert wird, kann wenigstens, soweit die abendländische

Medizin in Betracht kommt, noch lange nicht die Rede sein! Wie sehr sich namentlich der „methodicorum princeps", der große Soranos, im Ansehen bei den Aerzten behauptete, beweist die Tatsache, daß man es als Bedürfnis empfand, seine Lehrmeinungen in lateinischer Sprache allgemeiner zugänglich zu machen. Dies geschah durch einen Autor, welcher aus linguistischen Gründen — andere Anhaltspunkte fehlen vollkommen — ins 5. Jahrhundert versetzt wird, durch **Caelius Aurelianus** aus Sicca Veneria in Numidien[10].

Caelius Aurelianus hat eine reiche schriftstellerische Tätigkeit entfaltet, welche alle Zweige der Heilkunde umschloß und den gesamten theoretisch-praktischen Inhalt des methodischen Systems, nach didaktischen Zwecken abgerundet, zur Darstellung brachte. Was wir von der Schule der Methodiker wissen, verdanken wir ihm zum größten Teile. Aber diese literarhistorische Bedeutung wird noch von der eminenten Wichtigkeit überstrahlt, welche dem Caelius Aurelianus im Entwicklungsgange der Medizin zuzuerkennen ist. Bildeten doch im Abendlande, als die Nacht der Barbarei hereinbrach, gerade seine Schriften oder deren Auszüge eine Leuchte der rationellen Heilkunst, den Schutzdamm gegen überflutenden Aberglauben, um erst späterhin von der Präponderanz des Galenismus abgelöst zu werden. Dem Verdienste, den Methodismus zur rechten Zeit im Gewande der lateinischen Sprache für kommende Geschlechter gerettet zu haben, ward infolge besonderer Umstände ein ganz ungewöhnlicher Lohn. Der Ruhm, welchen die Nachwelt sonst nur den Leistungen originären Schaffens spendet, ergießt seinen Glanz über die Produktionen eines Autors, der im wesentlichen bloß mehr oder minder freie, manchmal mit eigenen Zusätzen versehene Uebertragungen der Werke Sorans geliefert hat[11].

Das Hauptwerk des Caelius Aurelianus de morbis acutis et chronicis (ed. Amman, Amstel. 1709 u. ö., Venet. 1757) besteht aus: Celerum vel acutarum passionum libri III (an den des Griechischen wenig kundigen Bellicus gerichtet) und Morborum chronicorum libri V. Das Werk beruht jedenfalls der Hauptsache nach auf der verlorenen Schrift des Soranos περὶ ὀξέων καὶ χρονίων παθῶν (vgl. auch zu dem folgenden Bd. I, S. 343). Außerdem verfaßte er (auf Grund der entsprechenden soranischen Schriften): de specialibus adjutoriis (Heilweisen), de muliebribus[12], de febribus, de coenotetis (Kommunitätenlehre), libri problematici, welche sämtlich verloren gegangen sind, ferner medicinalium interrogationum ac responsionum libri (an den des Griechischen mächtigen Lucretius gerichtet), in denen in Fragen und Antworten Diätetik, Aetiologie, innere Medizin, Arzneimittel und Heilmethoden, Chirurgie und Gynäkologie vorgeführt wurden; von diesem letzteren Werke sind noch zwei Fragmente vorhanden (ed. Val. Rose in Anecdot. graeca et graecolatina II, Berlin 1870). Das erste derselben, de salutaribus praeceptis (entsprechend einer hygienischen Schrift des Soranos), handelt von der Gesundheit und ihren Kennzeichen, dem Schlafe, Leibesübungen, Friktionen, Bädern, vom Wasser als Getränk, von den Speisen, vom Weine u. s. w., vom Beischlaf, vom Reisen, über das Verhalten bei Erkrankungen im allgemeinen, über Ergötzlichkeiten nach der Mahlzeit, über absichtliches Erbrechen nach Tisch. Das zweite Fragment, de significatione diaeticarum passionum (Kennzeichen der inneren, nicht chirurgischen Krankheiten), beginnt mit einer Klassifikation der Krankheiten (akute, chronische, fieberhafte, fieberlose), und einer Erörterung des Fiebers, worauf sodann ein katechismusartiger Auszug aus dem Werke über die akuten und chronischen Krankheiten folgt. Um einen Einblick in die Darstellungsform zu geben, setzen wir hier den Anfang des zweiten Fragmentes her: In quot vel quas dividis partes officia curationis diaeticarum passionum? in quattuor generales, celerum, tardarum, cum febribus et sine febribus. — Quae sunt speciales passiones, quae sine febribus esse non possunt? phrenesis, lethargia, pleuresis, peripleumonia. — Quae sunt que cum febribus esse non possunt? synanche, apoplexia, spasmos, ileos, satyriasis, cholera, diarrhoea. — Qua ratione celerum passionum curationem praeponis? quoniam frequentes atque urgentiores sunt et earum plurimae et tardae fiunt, quarum superpositis similem celerum exigit curationem[13].

Das Hauptwerk des Caelius Aurelianus, De morbis acutis et chronicis, stellt ein Kompendium der Medizin dar, welches mehr als alle anderen antiken Schriften den modernen Ansprüchen schon hinsichtlich der ganzen Anlage entspricht. Nach einer erschöpfenden Nominal- und Realdefinition wird von jeder Affektion (Ordnung des Stoffes nach dem Einteilungsprinzip a capite ad calcem) die Aetiologie, Symptomatologie, Pathologie (manchmal anatomische Angaben), Diagnostik und Therapie mit Benutzung der ganzen vorausgegangenen Literatur (von Hippokrates bis Soranos) in klarer, prägnanter Fassung vorgeführt. Groß ist die Zahl ausgezeichneter Beobachtungen, mit einer Schärfe und Klarheit, wie bei keinem anderen Autor, wird die Differentialdiagnose entwickelt — wobei die physikalischen Untersuchungsmethoden Berücksichtigung finden — ein bewundernswerter Weitblick tritt in den therapeutischen Anordnungen zu Tage, welche alles Gewaltsame (z. B. Aderlaß bis zur Ohnmacht, manche Operationen), alles Abergläubische (Amulette, Beschwörung) konsequent ausschließen und insbesondere bei den chronischen Leiden die mechanischen und diätetisch-hygienischen Heilmethoden (Gymnastik, Massage, Uebungstherapie in den verschiedensten Formen, Stoffwechselkuren, Luftwechsel, Heilbäder, Trinkkuren, Duschen, Sonnenbäder, Sandbäder, Dampfapplikationen etc.) in weitestem Ausmaß heranziehen. Nicht alle Abschnitte sind gleich reichhaltig (besonders anerkennenswert sind z. B. die neurologischen und psychiatrischen), aber überall sind auch die abweichenden oder gegnerischen Meinungen mitgeteilt, und nirgends überschreitet die Polemik die Grenzen des Anstands (im Gegensatz zu Galen) — alles Vorzüge, welche im letzten

Grunde auf den Meister der methodischen Schule, auf Soranos, zurückzuführen sind, der dem Caelius Aurelianus den Höhepunkt aller Medizin bedeutete.

Inhaltsübersicht: De morbis acutis Lib. I: Phrenitis, Lib. II: Lethargus, Katalepsie, Pleuritis, Pneumonie, Morbus cardiacus, Lib. III: Synanche, Apoplexie, Tetanus, Hydrophobie, Satyriasis, Cholera, Diarrhöe. De morbis chronicis Lib. I: Cephalaea, Schwindel, Alpdrücken, Epilepsie, Manie, Melancholie, Lib. II: Paralysen, Spasmus cynicus, Ohrenschmerz und Ohrenfluß, Zahnschmerz, Katalepsie, Störungen der Stimme, Katarrh, Husten, Blutungen, Phthise, Lib. III: Asthma, „Passio stomachica", Bulimie, Leber- und Milzleiden, Ikterus, Kachexie, Atrophie, Hydrops, Lib. IV: Lepra, Phthiriasis, Bauchfluß (habitueller Durchfall), Anschwellungen des Unterleibes, Dysenterie, Kolik, Würmer, Folgezustände sexueller Perversitäten, Lib. V: „Ischias", Arthritis, Podagra, Nieren- und Blasenleiden, Pollutionen, Hämaturie, „Empyem", Fettsucht.

Krankheiten des Respirations- und Digestionsapparates: Die „Synanche" (vgl. Bd. I, S. 386), welche von den Autoren in mehrere Unterarten (Kynanche oder Lykanche, Parakynanche, Parasynanche) eingeteilt wurde, definiert Caelius Aurelianus mit Außerachtlassung derselben als difficultas transvorandi atque praefocatio acuta ob vehementiam tumoris faucium, sive in locis quibus nutrimenta transvoramus (De acut. III, 1). Bei der kritischen Darstellung der verschiedenen therapeutischen Vorschläge findet die von Asklepiades empfohlene (Tracheotomie) Laryngotomie (vgl. Bd. I, S. 299) scharfe Zurückweisung: Dehinc a veteribus probatam approbat arteriae (asperae) divisuram, ob respirationem faciendam, quam laryngotomiam vocant, varie ac multipliciter peccans.... Est etiam fabulosa arteriae ob respirationem divisura, quam laryngotomiam vocant, et quae a nullo sit antiquorum tradita, sed caduca atque temeraria Asclepiadis inventione affirmata: cui, nunc occurrentes, latius respondere videamur, aut tantum scelus angusta oratione ne damnemus, libris quos de adjutoriis sumus scripturi, respondebimus (l. c. III, 4). Häufiger als Frauen würden Männer (und zwar besonders Jünglinge oder im mittleren Lebensalter stehende) von dem Leiden ergriffen. Husten kommt gewöhnlich als Symptom verschiedener Grundkrankheiten, aber auch für sich allein vor, bei der Behandlung spielt das Einatmen warmer Wasserdämpfe die Hauptrolle. Zur Behebung der Stimmlosigkeit (vocis amputatio) empfiehlt es sich, Schwämme, welche mit kaltem Wasser getränkt worden sind, um den Hals zu legen oder (in schwereren Fällen) den Aderlaß vorzunehmen. Die Therapie des Katarrhs, namentlich aber der Hämoptoe ist sehr eingehend nach den Prinzipien der methodischen Schule angegeben, bei der letzteren kommen unter anderem die Lagerung des Patienten, Abhaltung psychischer Reize (z. B. Anblick blutähnlicher Farben), vollkommene Ruhe (prohibendi denique aegrotantes ab officio locutionis, ut si quid voluerint, usi nutibus, vel scriptura dari significent, De morb. chron. II, 13), diätetische Maßnahmen, äußere und innere Adstringentien, Binden der Glieder in Betracht, hinsichtlich der Venäsektion führt Caelius Aurelianus die divergierenden Ansichten der Alten vor. Zwecks Unterscheidung der Hämoptoe von anderen Hämorrhagien (l. c. II, 11) werden differentialdiagnostische Momente angegeben (z. B. heißt es von der Hämatemesis: sine ulla tussicula vomitus sanguinis sequitur, nigri atque gelati et nunc solius, nunc cum admixtione cibi, attestante dolere inter utrasque scapulas ad superiora tendente et magis eo tempore, quo quaedam remordentia transvoraverint aegrotantes). Die Phthise entwickle sich aus verschiedenen Anfängen (namentlich Lungenblutung, anhaltendem Hüsteln) zu einem charakteristischen Krankheitsbilde. Aus der meisterhaften Beschreibung desselben ergibt sich, daß man bei der Untersuchung auf die Qualität des Sputums und das Atmungsgeräusch sorgfältig achtete. Sequitur autem aegrotantes febricula latens et saepe quae initium declinante accipiat die atque veniente luce levigetur, attestante tussicula plurima initio noctis, atque fine, cum sputis saniosis ac parvulis primo, in iis qui non ante sanguinis fluore vexantur: quae quidem admixta saliva latere, secundo autem etiam plurima ferri videantur. Iis vero, qui ex fluore sanguinis in istam veniunt passionem, primo sanguinolenta sputa efficiuntur, hoc est cruenta, quae graeci αἱμάλοπα vocaverunt: tum feculenta: dehinc livida vel prasina: et in ultimo alba atque purulenta, dulcia vel salsa, cum voce rauca aut acuta et difficultate inspirationis atque genarum rubore et caeteri corporis cinereo colore: item sequitur oculos exoletus aspectus et corporis tenuitas, quae nudatis, membris proditur magis, quam ex aspectu vultus. Quosdam etiam sibilatio vel stridor thoracis sequitur et crescente passione, sudor superiorum partium usque ad pectoris finem, cibi fastidium et maior appetitus sitis et quibusdam gravedo vulnerati pulmonis, ut etiam ejus exspuant fibras, quibusdam punctio, ulcerato thorace: pulsus debilis, densus ac deinde formicalis, quam graeci μυρμηκίζοντα vocant: Digitorum summitates crassescunt obuncatis unguibus, quod graeci γρύπωσιν vocant. Sequitur praeterea inflatio pedum et nunc frigus, nunc fervor articulorum: nasi summitas pallescit atque aurium laminae frigescunt. Tunc pejorante passione ventris efficitur fluor albidarum egestionum et indigestarum, debilitatis naturalibus digestionis officiis. **Discernunt praeterea plurimi purulentum liquorem, phlegmata carbonibus imponentes, quo exusta probentur.** Nam tetri odoris esse necesse est omne quod natura fuerit mutatum, velut ex defluxione carnis veniens. **Item in aquam mittunt aegrotantium sputamina.** Etenim naturalia facile solvuntur, vitiata vero atque mutata, perseverant quadam tenacitate coactae et subsidunt: siquidem sint gravia et contra naturam ex defluxione carnis venientia (De morb. chron. II, 14). Die Therapie der Phthise ist nach den Grundsätzen der Methodiker geschildert, es nehmen daher neben Medikamenten, Bädern, Waschungen die zyklischen Diätkuren eine wichtige Stelle ein. Der Seefahrten, der Stimmübungen etc. wird ebenfalls gedacht. Von der Phthise unterscheidet Caelius Aurelianus die „Atrophie" der Lunge (ohne Husten) und das Empyem. In dem Abschnitt über die Pleuritis werden die divergierenden Ansichten der Vorgänger zurückgewiesen, hingegen die Richtigkeit der Definition verteidigt, welche Soranos von dem Leiden gab (Schmerz der Seite, welcher mit Fieber und Husten verbunden ist): Est igitur secundum Soranum pleuritis dolor vehemens interiorum lateris partium, cum febribus acutis et tussicula, qua variae qualitatis liquor excluditur (De morb. acut. II, 13). Vgl. hierzu Galenos (Bd. I, S. 387). Die Krankheit tritt vorwiegend im Winter auf und befällt häufiger Männer und Greise als Frauen und Jünglinge. Hauptsymptome sind das Fieber, der nach oben ausstrahlende Schmerz, die Dyspnoe, der zuweilen trockene, in anderen Fällen mit (schaumigem, blutigem, eitrigem) Auswurf verbundene Husten, die Zunge ist rauh, die Kranken leiden an Schlaflosigkeit und können nur auf der kranken Seite liegen. Bei Verschlechterung des Leidens steigern sich die erwähnten Symptome, auch können Gelenksaffektionen, Diarrhöen, Delirien u. a. hinzukommen, der Puls ist rasch, gespannt, sägend; im einzelnen gibt es große Verschiedenheiten des Verlaufs. Der **auskultatorischen Phänomene** gedenkt Caelius Aurelianus, indem er unter den Symptomen anführt: Gutturis **stridor vel sonitus interius resonans aut sibilans in ea parte, quae patitur** (l. c. cap. 14). Prognostisch besonders ungünstige Zeichen sind: Unregelmäßiger oder aussetzender Puls, außerordentlich beschleunigte und erschwerte Respiration. In der sehr sorgfältig geregelten Therapie spielt auch die Venäsektion eine wichtige Rolle, wobei aber ausdrücklich vorgeschrieben wird, den Aderlaß auf der gesunden Seite vorzunehmen (Ita adhibenda phlebotomia, sed ex alio brachio, quod fuerit dolenti lateri contrarium, l. c. cap. 18). Symptome der Pneumonie (Peripneumonia) sind Fieber, beschleunigte und erschwerte Respiration, Gefühl von Schmerz in der Brust, Husten, wechselnder Auswurf (sputa sanguinolenta atque fellea vel fumosa et in comparatione pleuriticorum fulviora vel spumosiora, l. c. cap. 27), Lufthunger, Durst, rauhe, anfangs weißliche, später rote Zunge, glänzende Augen, frequenter und rascher Puls. Unter den Zeichen, welche bei Zunahme der Krankheit zur Beobachtung gelangen, werden Ausdehnung des Thorax, Schweißausbruch, der pulsus latens aut formicabilis und **gewisse auskultatorische Phänomene** hervorgehoben (De morb. acut. II, cap. 27): **„sibilatus vehemens atque asper"**, in ultimo etiam **pectoris resonans stridor**.

Ein wichtiges diagnostisches Zeichen des Empyems[14] ist die Succussio Hippocratis, welche mit folgenden Worten erwähnt wird (De chron. V, cap. 10): saepe commotu corporis quasi sonus auditur, velut inclusi atque collisi humoris, quem Graeci ὑδατισμὸν appellant. In der Behandlungsweise wird auf den Aderlaß besonderes Gewicht gelegt (nicht bloß in den Fällen, wo Schmerz vorhanden ist). Auch in der Beschreibung des Asthma ist der auskultatorischen Phänomene stridor atque sibilatio pectoris gedacht (De morb. chron. III, cap. 1).

Krankheiten des Digestionsapparates. Vom „Morbus cardiacus"[15] (vgl. Bd. I, S. 389) wird die nicht minder rätselhafte „Passio stomachica" unterschieden. Die Bulimie ist unter dem Namen Phagedaena beschrieben. Die von Caelius Aurelianus Passio ventriculosa (= Passio coeliaca) genannte Affektion, d. h. habitueller Durchfall, gilt als Folge längerer Verdauungsstörungen, Unterleibsentzündungen, der Ruhr und anderer chronischer Leiden. Die Behandlungsweise ist mit bewundernswerter Sorgfalt angegeben (De morb. chron. IV, 3); besonders interessiert uns neben den allgemeinen diätetischen Maßnahmen (Fasten, Dursten etc.) die Verordnung von Klysmen und die zweckmäßige Ernährungstherapie (Ziegenmilch[16], in Essig gekochte Eier, adstringierende Weine u. a.). Nicht als selbständiges Krankheitsbild, sondern als Symptom ist die „Debilitas ventris" aufgefaßt. In dem Kapitel „De ventris tumore ac duritia et ventositate, inflatione ac saltu" (l. c. IV, cap. 5) sind einige differentialdiagnostische Angaben enthalten, welche nicht geringes Interesse verdienen. Von oberflächlich sitzenden Tumoren (hoc est peritonaei sive cutis) lassen sich die tiefer sitzenden dadurch unterscheiden, daß die Haut in einer Falte abgehoben werden kann (quod adducta cutis digitis, conduplicata sequitur). Während bei der gasigen Auftreibung des Abdomens (Meteorismus) die Teile schwer zu komprimieren sind und nach dem Aufhören des Druckes sofort wieder in die frühere Lage zurückkehren, bleibt beim Oedem (Anasarka) der Fingerdruck stehen. Und schlägt man mit der flachen Hand auf den Bauch (**Perkussion!**), so hört man im ersteren Falle einen paukenartigen Schall, im letzteren Falle hingegen nicht: Item ventositatem sequitur tensio cum rugitu intestinorum ... et si palma fuerint partes pulsatae, ut tympani resonum fingunt: impressae vero recessum faciunt tardum et detracta manu facilius fingendo concava replent loca. Inflationem vero, quam Graeci οἴδημα vocant, sequitur extantia partium, sed facile atque plurimum impressioni cedens neque tympani resonum fingens.... Der Abschnitt über Dysenterie ist nur wegen der Zitate wertvoll, bei der Kolik werden unter gewissen Umständen Aderlaß und lokal Schröpfköpfe empfohlen. Die „Cholera" definiert Caelius Aurelianus (nach Soranos) als solutio stomachi ac ventris et intestinorum, ihre Vorboten sind Schwere und Spannung des Magens, Beklemmung, Unruhe, Schlaflosigkeit, Kollern und Schmerzen im Unterleibe. Sehr reichhaltig ist das Kapitel über die Würmer, und zwar einerseits durch die sorgfältigen differentialdiagnostischen Angaben (namentlich gegenüber verschiedenen nervösen Leiden), anderseits durch die Fülle von Heilmitteln (darunter auch Granatwurzelrinde, Wermut, Auripigmente), welche teils intern, teils per clysma verabreicht wurden.

Trefflich sind die nervösen Reizerscheinungen bei Kindern beschrieben, so die Unruhe, das Zähneknirschen, das Aufschreien im Schlafe, Krämpfe etc. (De morb. chron. IV, cap. 8). Trotz summarischer Zusammenfassung verschiedenartiger Affektionen unter dem Begriff Leber- und Milzleiden sind die Symptome der Leber- und Milztumoren mit großer Sorgfalt beschrieben, so wird z. B. das Hervortreten der Venen der Bauchhaut und die Neigung zu varikösen Geschwüren an den Unterschenkeln, der trübe Harn neben manchen anderen Folgeerscheinungen erwähnt. Caelius Aurelianus empfiehlt gegen die Leber- und Milzschwellungen Rubefacientia, den Gebrauch von Heilquellen, Dampfbädern, Sandbädern, Seefahrten u. a., er erwähnt die mannigfachen Behandlungsweisen der Vorgänger (z. B. Applikation des Glüheisens), bezweifelt aber, ob der Vorschlag, Milztumoren zu exstirpieren, wie es manche vorschlugen, jemals tatsächlich ausgeführt worden sei.

Krankheiten des Urogenitalsystems. Strangurie und Dysurie sind Formen erschwerter Harnentleerung, wobei die letztere noch mit Schmerzen verbunden ist; gänzliches Versagen der Harnentleerung wird als Ischurie bezeichnet. Caelius Aurelianus kennt folgende Affektionen der Harnblase: tumor, collectio, ulcus, durities, φθειρίασις item φωρίασις, quam scabiem vel scabrum appellant, capillatio (θριχίασις), debilitas, paralysis, calculatio, quam λιθίασιν vocant, sanguinis fluor sive effusio, quam αἱμοῤῥαγίαν appellant, mictus tarditas aut difficultas aut in toto guttae aquatiles, quas ὑδατίδας vocant (De morb. chron. V, cap. 4). Blasensteine sind mit sehr bedeutenden Schmerzen verbunden, welche zum Schambogen, Nabel, Mittelfleisch und in die Eichel ausstrahlen; zur Diagnose wird außer den subjektiven Zeichen und dem Harnbefund (Sediment) eine Steinsonde (μηλωτρίς) benutzt. Bei der Behandlung der Blasenleiden kommen unter Vermeidung der eigentlichen (reizend wirkenden) Diuretika äußere Applikationen, Injektionen durch den Katheter, diätetisches Regime (Metasynkrise), der Gebrauch von Alaun- oder Salzquellen (zu Trinkkuren) in Betracht. Die „Nephritis" (Passio renalis) verläuft unter Fieber, Stuhlverstopfung, Leibschmerzen, Erbrechen und geht zuletzt in einen Zustand von Schwäche und Abzehrung über; der Harn sieht zuweilen fettig oder jauchig aus, auch verbreitet sich die Entzündung auf die Harnleiter. Ursachen des Leidens können sein: Erkältungen, Genuß scharfer Speisen, Verdauungsstörungen, Verletzungen (Fall auf die Hinterbacken), Mißbrauch der Diuretika (Kanthariden) u. a. Der Abschnitt über den Diabetes ist verloren gegangen. Von der Hämaturie handelt ein eigenes kurzes Kapitel. Gegen nächtliche Samenergüsse empfiehlt Caelius Aurelianus Ablenkung der Phantasie von unkeuschen Vorstellungen, hartes, kühles Lager (Unterlegen einer Bleiplatte), Seitenlage, passende Diät, Kaltwasserkur, Entleerung der Harnblase vor dem Schlafengehen. Satyriasis (vehemens veneris appetentia) ist eine akute, auch bei Weibern vorkommende, Priapismus dagegen eine chronische Affektion. Das Wesen des Leidens liegt in einer Lähmung der Nerven und Gefäße des Penis. Zuweilen tritt dabei Fieber und Respirationsbeschleunigung auf, die Kranken werden von unerträglichem Jucken geplagt und treiben auf das schamloseste Onanie. Gonorrhoea (Spermatorrhöe) besteht in Samenergüssen ohne Erektion. — Unter den „Molles, sive subacti", deren Zuständen ein eigenes Kapitel (De morb. chron. IV, cap. 9) gewidmet ist, sind sexuell Perverse zu verstehen.

Dyskrasien. Gicht kommt mehr bei Männern als Weibern vor, scheint erblich zu sein und tritt in manchen Gegenden besonders häufig auf. Unter den Symptomen wird auch der Formikationsgefühle in den Gliedern, der Verdauungs- und Atmungsstörungen, des Jähzorns gedacht. Der gewohnheitsmäßige Gebrauch von Medikamenten wird verworfen, hingegen spielt neben sonstigen Verfahren (hygienisch-diätetisch-symptomatischer Art) das Trinken gewisser Heilquellen die Hauptrolle. Den Hydrops teilte Caelius Aurelianus in einen allgemeinen (in toto corpore constitutum, leucophlegmatia) und in einen lokalen, auf die Bauchhöhle beschränkten (inter peritonaeum et intestina, ascites und tympanites). Das einschlägige Kapitel (De chron. III, cap. 8) ist höchst bemerkenswert wegen der zahlreichen Literaturangaben — unter diesen findet sich auch die auf Sektionsbefunde aufgebaute Lehre des Erasistratos von dem hepatogenen Ursprung der Wassersucht; die Behandlungsweise der Methodiker bestand in der Anwendung von äußeren Reizmitteln, stärkenden Pflastern, Brechmitteln, Schwitzmitteln, harntreibenden Mitteln, Bädern in heißem Sande, Einatmen von Salzdämpfen etc. Hinsichtlich der Punktion des Abdomens werden die kontroversen Meinungen der Autoren vorgeführt, die Punktion ist für gewisse Fälle geeignet; die Entleerung der Flüssigkeit erfolgte mittels eines weiblichen Katheters. — Die Kapitel über „Kachexie", „Atrophie" und „Polysarcie" sind hauptsächlich therapeutischen Inhalts, namentlich die Vorschriften über die Behandlung der Fettsucht (Entziehungskuren, Bewegung, Körperübungen verschiedener Art, Sport und Spiele) erfreuen durch ihre Ausführlichkeit.

Krankheiten des Nervensystems und Psychosen. „Paralysis" (De morb. chron. II, cap. 1) bedeutet im engeren Sinne Lähmung der Empfindung (Temperaturempfindung) und der Bewegung oder bloß der einen von beiden — est vel fit paralysis nunc sensus, nunc motus, nunc utriusque. Et intelligitur sensus paralysis, quoties fervens atque frigidum non sentiunt aegrotantes manifesto partium naturalium motu: motus autem, quoties fervens atque frigidum sentiunt, motu partium carentes: utriusque vero paralysin factam accipimus, quoties motu atque sensu caruerint. Es gibt zwei Grundformen der Lähmung, nämlich spastische (conductione) und schlaffe (extensione). Im weiteren Sinne bedeutet aber „Paralysis" Funktionsbehinderung überhaupt; bei dieser viel zu weiten Fassung des Begriffes werden natürlich die mannigfachsten pathologischen Erscheinungen, auch solche, die im

letzten Grunde nicht neurologischer Art sind, subsumiert. Caelius Aurelianus beschreibt außer den Lähmungen der Extremitäten (bei der spastischen Form besteht Verkürzung, bei der schlaffen Verlängerung) die „Paralyse" der Augenlider, der Pupille (Mydriasis und „Phthisis pupillae" = Miosis), der Zunge, des Geruchsinnes, der Lippen, des Kinns, des Gaumens, des Schlundes, des Kehlkopfes, der Cardia, des Magens, des Darms, der Blase etc. und hält es für sehr wahrscheinlich, daß auch andere Organe, wie die Lungen, das Herz, das Zwerchfell, die Milz, die Leber, von Paralyse ergriffen werden können. Als eine paradoxe, von Erasistratos zuerst beobachtete Lähmungsform erwähnt er jene, welche durch Intermission charakterisiert ist, quo ambulantes repente sistuntur, ut ambulare non possint et tum sursum ambulare sinuntur. Weit wertvoller als der diagnostische Teil dieses Abschnittes ist der therapeutische, da besonderer Nachdruck auf die **Mechanotherapie** in verschiedenen Formen, auf die **Uebungstherapie** gelegt wird, abgesehen von inneren oder äußeren Reizmitteln, Diät (Metasynkrise) etc. So empfiehlt Aurelianus zur Behebung des Stammelns und Stotterns (beide werden voneinander gut unterschieden) zweckmäßige Sprechübungen in methodischem Ansteigen vom Leichteren zum Schwierigeren. Oportet praeterea singulas partes in passione constitutas, suis ac naturalibus motibus admonere ... linguam producendo atque conducendo. Haec sunt aegrotantibus imperanda. Hortandi etiam locutionem tentare, quod si minime facere potuerint, ex omni parte officio linguae cessante, erunt suadendi, ut animo concepta volvant quae proferre non possunt. Saepe enim quae loqui volentes mente perceperint, in alto formans spiritus, accepto motu rumpit in vocem: Vel certe docendi sunt unius exprimendae literae curam suscipere, ut intra se exercendo manifestius probent et magis ex vocalibus, ne difficultate sonitus multarum literarum, vocis organa concludantur potius quam reserentur: ac tum cum recte pronunciare valuerint, dabimus λέξεις atque nomina, quae sint ex multis vocalibus conscripta, ut est Paean et his similia: Sic etiam numeros dabimus et ex his exclamare provocabimus aegrotantes: ac deinde lectionem offeremus vel disputationem. In der Behandlung der Extremitätenlähmungen spielt die Heilgymnastik die Hauptrolle, und zwar kommen bei Armlähmungen der Gebrauch von Halteren, bei Lähmung der Beine ein mit Binden und Schnüren versehener Apparat zur Anwendung, welcher sich zur Vornahme aktiver, passiver, Beuge- und Streckbewegungen eignet. Bessert sich der Zustand, so wird bei den Gehübungen eine Einschaltung von Widerständen vorgenommen oder eine bedeutendere Geschwindigkeit angestrebt: conficienda sunt ligna, quae transgredi pedibus nitantur aegrotantes. Tunc etiam factis in terra lacunis, deambulationem imperabimus ac deinde calceamentis adjuncto plumbo, prius parvo, ut exempli causa uncia, tum plurimo atque pro augmentorum gradu usque ad libram deducto: tum etiam itineris celeritas erit augenda: habet enim majoris laboris officium. Außerdem werden Schwimmübungen

(bei denen die gelähmten Glieder mit Schwimmblasen versehen wurden), warme Sandbäder am Meeresstrande, Heilquellen, kalte Duschen, Reisen zu Wasser und zu Lande empfohlen. — Den Hauptunterschied zwischen der Apoplexie (welche gewöhnlich als eine den ganzen Körper befallende, mit Bewußtseinsstörung einhergehende Lähmung definiert wurde) und der Paralyse erblickt Caelius Aurelianus lediglich darin, daß erstere ein akutes, letzteres ein chronisches Leiden sei. Aus der Besprechung der Krampfleiden geht hervor, daß man tonische und klonische Formen unterschied, an welche das Zittern angereiht wurde; hauptsächlich werden der Emprosthotonus, der Episthotonus, der Tetanus und der Spasmus cynicus (Tic convulsif) beschrieben. Vortrefflich ist die Epilepsie mit vielen feinen Beobachtungen von Details (z. B. Gesichtsphänomene der Aura) geschildert, ohne daß aber die Eclampsia infantium und parturientium abgetrennt wird. Von den sehr ähnlichen hysterischen Zuständen unterscheiden sich die epileptischen durch die tiefe Bewußtseinsstörung. Caelius Aurelianus gibt zwar eine sehr gut orientierende Uebersicht über die mannigfaltigen therapeutischen Versuche der einzelnen Schulen, er selbst will aber die Behandlung von allen abergläubischen und gewaltsamen Eingriffen (z. B. Trepanation, Kauterisation, Arteriotomie, Kastration) freigehalten wissen. Den „Incubo" = Alp betrachtet er als eine Art von Vorstufe der Epilepsie, unter Katalepsie (apprehensio, sive oppressio) sind teils hysterische, teils hochgradige Schwächezustände zusammengefaßt. Ueber verschiedene Arten des Kopfschmerzes, über „Ischias" und über den Schwindel (passio scotomatica Migraine ophthalmique) handeln eigene Abschnitte. Die Hydrophobie, welche manche Autoren aus der Läsion der Hirnhäute erklären wollten, hält Caelius für ein Leiden des ganzen Körpers; die Symptome sind trefflich beschrieben, doch finden sich in der Darstellung hinsichtlich der Uebertragbarkeit mit den richtigen, unrichtige Vorstellungen vermengt. Hominum hydrophoborum quidam in hydrophobicam passionem devenerunt solius aspirationis odore ex rabido cane adducto, cum deflectione quadam naturalis spiratio vexata venenosum aerem adducit et principalibus inserit partibus. Alii rabidi animalis unguibus laesi in rabiem devenerunt. Memoratur denique sic mulierem in hydrophobicam passionem venisse, cui facies fuerit leviter a parvulo catulo lacessita. Quidam a gallo gallinaceo pugnante leviter laesus in rabiem venisse dicitur. Sartrix etiam quaedam quum chlamydem scissam rabidis morsibus, sarciendam sumeret atque ore stamina componeret et lingua pannorum suturas lamberet assuendo, quo transitum acus faceret faciliorem, tertia die in rabiem venisse memoratur. Est praeterea possibile, sine manifesta causa hanc passionem corporibus innasci, cum talis strictio sponte generata, qualis a veneno (De morb. acut. III, cap. 9).

In den Fällen von Phrenitis (vgl. hierzu Bd. I, S. 391) hat man bei der Behandlung vor allem darauf Rücksicht zu nehmen, ob „strictura" oder „solutio" den Grundzustand bilden, erstere erfordert Abhaltung aller erregenden Einflüsse (daher Aufenthalt des Kranken in einem ruhig gelegenen Zimmer, mit weit vom Boden entfernten Fenstern, dunklen Wänden ohne Gemälde, Aderlaß etc.), letztere Zufuhr von Reizen (starke Belichtung etc.); darnach richtet sich auch die vorzuschreibende Diät. Caelius Aurelianus überliefert in ungemein ausführlicher Weise die pathologischen und therapeutischen Anschauungen der Vorgänger — handelt doch das ganze erste Buch von der Phrenitis. Im Gegensatz zu den Theorien, welche die Basis des Gehirns, das Herz, den Herzbeutel, die Aorta, die Hohlvene oder das Zwerchfell als Sitz der Krankheit erklärten, vertritt unser Autor die Meinung, daß die Phrenitis ein Leiden des ganzen Körpers sei, wenn auch der Kopf dabei vorzugsweise erkrankt wäre. Vom Wahnsinn unterscheide sie sich dadurch, daß bei ihr die Delirien dem Fieber folgen, während im Verlauf des Wahnsinns die umgekehrte Folge beobachtet werde. Das Gegenstück zur Phrenitis, der Lethargus, dürfe mit ähnlichen soporösen Zuständen, wie sie z. B. nach Vergiftung mit Mandragora oder Hyoscyamus auftreten, nicht verwechselt werden. Die „Manie" (furor sive insania), zu welcher auch der fixe Wahn gerechnet wurde, ist bei Caelius Aurelianus sehr ausführlich dargestellt, sowohl was die Aetiologie als die Symptomatologie anlangt; er hält sie in erster Linie für ein somatisches Leiden, namentlich deshalb, weil krankhafte körperliche Zustände vorausgehen. Die Behandlungsweise beruht auf der zweckmäßigen und dem besonderen Falle Rechnung tragenden Kombination von physischen und psychischen Mitteln. Zu den ersteren zählen geeignete Diät, Sorge für Schlaf, Fomentationen, Einreibungen, unter Umständen Blutentziehungen (auch mittels Blutegel), Bewegung, Bäder, die Metasynkrise. Zwangsmaßregeln sollen nur im Falle dringender Notwendigkeit und dann mit Schonung angewendet werden. Die psychischen Mittel bestehen in der Isolierung des Kranken unter Aufsicht verständiger Wärter, wobei auf die Einrichtung des Lagers, Abhaltung jeder Erregung etc. Rücksicht zu nehmen ist. Für Rekonvaleszenten eignen sich eine dem Bildungsgrade angemessene Beschäftigung (Festredeübungen), Anhören von Komödien oder Tragödien, Spiele u. s. w.[17]. Unter dem Begriff „Melancholie" ist auch die Hypochondrie subsumiert; Verdauungsstörungen, Furcht und Kummer gelten als die wichtigsten der auslösenden Momente.

Hautleiden. Das Kapitel, welches von der Lepra handelt (De morb. chron. IV, cap. 1), ist verstümmelt auf uns gekommen und enthält bloß Therapeutisches. Von Interesse ist namentlich die Notiz, daß von manchen Aerzten die vollständige Absonderung (Verbannung) der Aussätzigen vorgeschlagen wurde, um der Ansteckungsgefahr[18] zu begegnen: aegrotum in ea civitate, quae nunquam fuerit isto morbo vexata, si fuerit peregrinus, excludendum probant, civem vero longius exulare, aut locis mediterraneis et frigidis consistere, ab hominibus separatum, exinde revocari, si meliorem receperit valetudinem, quo possint caeteri cives nulla istius passionis contagione sanciari. Die Kritik des Caelius Aurelianus lautet: Sed hi aegrotantem destituendum magis imperant, quam curandum, quod a se alienum humanitas approbat medicinae.

Ohrenleiden wurden teils allgemein (z. B. antiphlogistisch), teils lokal behandelt; in letzterem Falle kam die Sonde als Arzneimittelträger zur Anwendung oder man machte Eingießungen „per clysterem oticum".

Zahnheilkunde. Die Angaben über schmerzstillende Mittel (unter anderem Zahnkitt aus Galbanum, Pfeffer, Opium; Kauen der Mandragorawurzel; Skarifikationen des Zahnfleisches mittels eines besonderen Instruments (περιχαράκτηρ) sind überreich, hingegen ist die Extraktion höchstens bei ganz lockeren Zähnen empfohlen, getreu dem Grundsatze: detractio amissio partis est, non sanatio [De morb. chron. II, cap. 4]).

Wie oben bemerkt wurde, machte Caelius Aurelianus das gynäkologische Werk des Soranos zum Gegenstand einer lateinischen Bearbeitung. Im Anschlusse daran wollen wir gleich hier erwähnen, daß wir einen aus dem 5. oder 6. Jahrhundert stammenden Hebammenkatechismus in Fragen und Antworten besitzen, welcher im wesentlichen ebenfalls auf Soranos (und auf dem gynäkologischen Teile der libri responsionum? des Caelius Aurelianus) beruht. Es ist dies die lateinisch abgefaßte Schrift des **„Moschion"** (Muscio) über die Weiberkrankheiten[19].

Ein allerdings weniger wertvolles Gegenstück zum Hauptwerke des Caelius Aurelianus bildet das Kompendium des Cassius Felix, mit welchem die medizinische Literatur Westroms endet. Der Autor stammte (nach dem barbarischen Latein und den im Texte vorkommenden punischen Ausdrücken zu schließen) aus Nordafrika[20] und beabsichtigte, wie aus der Vorrede erhellt, eine kurze Zusammenstellung der theoretisch-praktischen Lehrmeinungen der dogmatischen Schule; die Schrift wurde 447 verfaßt, ihr voller Titel lautet: de medicina ex graecis logicae sectae auctoribus liber translatus sub Artabure et Calepio consulibus (ed. Val. Rose, Lips. 1879). Im wesentlichen handelt es sich um eine (nach dem beliebten Prinzip a capite ad calcem angeordnete) spezielle Pathologie und Therapie, wobei die erstere ziemlich dürftig ausgefallen ist (Erklärung des Krankheitsnamens, Aetiologie, eventuell Pathogenese), und die letztere zum größten Teile aus Galens therapeutischen Werken stammt. So finden denn beide, der princeps methodicorum und der Pergamener, am Ausgang des Altertums ihre Vertretung in lateinischen Schriften!

Das Werkchen des Cassius Felix (82 Kapitel) wurde von mittelalterlichen Autoren benützt und bietet in mehrfacher Hinsicht Interessantes. Vor allem schon durch die an Caelius Aurelianus lebhaft erinnernde und stark zum Romanismus neigende Sprache, sowie durch die spätlateinische und zugleich griechische Terminologie. Das Rezeptarium ist ungemein reichhaltig. Unter den zitierten Autoren ragen neben Hippokrates (Aphorismen, Prognosticum) und Galen (methodus medendi, ad. Glauconem de medendi methodo, de compos. medicamentor. secundum genera, de comp. medicament. secundum locos, de locis affectis) Magnos der Iatrosophist, Philagrios und Vindicianus hervor. Cassius Felix benützte auch die fälschlich unter dem Namen des Galen gehenden Euporista (die echten waren schon zur Zeit des Oreibasios verschollen). Was den Inhalt anlangt, so sei darauf hingewiesen, daß Cassius ähnlich wie Caelius Aurelianus zur Diagnostik des Ascites resp. der Tympanitis die Perkussion und Palpation verwendete (cap. 76: palma pulsatus, tympani sonitum facit — inflatio cum digitis fuerit impressa concavitatis formam ostendit), daß er unter den Ursachen des Hydrops auch die Verhärtung der Nieren (renum saxietas) anführt, unter den Wurmmitteln auch der Klysmen mit Wermutdekokt gedenkt u. v. a. Mittel aus der Dreckapotheke stehen im Hintergrunde, chirurgische Eingriffe werden fast niemals empfohlen.

Die Scheidung zwischen West und Ost, welche unter dem Einflusse von Byzanz allmählich zu einer ganz eigenartigen Kulturentwicklung führte, hat auch in der medizinischen Literatur des 5. Jahrhunderts ihre Spuren hinterlassen. Im hellenischen Osten erhielt sich die Tradition ungeschwächt weiter, während sie, im barbarisch werdenden Westen morsch geworden, endlich in Trümmer zerfiel. In Byzanz waren treffliche, edel gesinnte Aerzte tätig — so z. B. Hesychios und dessen berühmter Sohn Jakobos — und wenn auch oft nur in den Farben sophistischer Manieriertheit leuchtend, die Gelehrsamkeit blühte noch immer in dem altehrwürdigen, der Verwitterung noch lange widerstehenden Alexandria. Dort war noch immer die hervorragendste Pflanzschule für die Jünger der Heilkunst, dort wirkten gelehrte Iatrosophisten wie Palladios und Severos, dort wurde der kenntnisreiche, vielseitige, mit wahrem Forscherblick begabte Asklepiodotos geboren, welcher unter günstigeren Verhältnissen wohl ein neues Zeitalter echter Naturforschung und blühender Heilkunst hätte begründen können!

Hesychios aus Damaskus ließ sich um 430 in Byzanz nieder, nachdem er schon 40 Jahre vorher an verschiedenen Orten (in Hellas, Aegypten, Italien) mit großem Erfolg als Praktiker tätig gewesen war. In weit höherem Ansehen stand sein Sohn Jakobos, der unter dem Kaiser Leo (457-474) Comes archiatrorum wurde und seinen Zeitgenossen als „Zeuxis und Pheidias der Heilkunst" galt. Man rühmte ihm nicht allein umfassendes ärztliches Wissen und praktische Tüchtigkeit nach, sondern pries auch seine warme Menschenliebe, seine seltene Uneigennützigkeit; in dem ehrenden Beinamen Σωτήϱ (Erretter), noch mehr in der Errichtung einer Statue fand die Verehrung, die ihm alle Stände begeistert zollten, Ausdruck. Von der literarischen Tätigkeit des Jakobos haben sich bei späteren Autoren einige Rezepte (gegen Podagra, Hemikranie, Neuralgie, Husten) erhalten, außerdem die Angabe, daß er auf eine kühlende und wässerige Diät den größten Wert legte („weil er sah, daß die meisten Menschen sehr geschäftig und geldgierig seien und ein Leben voll Kummer und Sorge führen"), weshalb er auch Psychrestos genannt wurde. „Ein guter Arzt" — so lautet einer seiner Aussprüche — „muß seinen Kranken entweder sogleich aufgeben oder ihn nicht eher verlassen, als bis er ihn um etwas gebessert." Als würdiger Anhänger des Jakobos erlangte der vielseitig begabte, scharfsinnige und kenntnisreiche Asklepiodotos hohen Ruhm, ein Forscher, welcher trotz seiner Zugehörigkeit zur neuplatonischen[21] Schule — er war ein Jünger des Proklos — der realistischen Methode zuneigte, hierin eine Ausnahmsgestalt in seinem schwärmerischen und unselbständigen Zeitalter[22]. Neben den philosophischen Zweigen und der Medizin pflegte er auch zoologische, botanische, mathematische und physikalische Studien mit hingebungsvollem Eifer, überall eigene Wege wandelnd. In der Medizin verehrte Asklepiodotos den Hippokrates und Soranos als Muster; er huldigte einer mehr energischen Therapie als die meisten der damaligen Aerzte (so führte er den Gebrauch der weißen Nieswurz wieder ein) und förderte seine praktischen Leistungen nicht wenig durch den Einfluß seines freundlichen und anmutsvollen Wesens, wie übereinstimmend berichtet wird.

Von dem Iatrosophisten Palladios sind noch Kommentare zu hippokratischen Schriften (nämlich zum VI. Buche der Epidemien und zur Lehre über die Knochenbrüche) vorhanden, welche deutlichsten Einblick in die spitzfindige, aber unfruchtbare Lehrweise der damaligen Alexandriner gewähren. Wahrscheinlich stammt von ihm außerdem noch eine Abhandlung über die Fieber, περὶ πυρετῶν σύντομος σύνοψις (in Idelers Physici et medi Graeci minor. I, Berlin 1840), aus welcher manche Bemerkungen Erwähnung verdienen. Das Fieber wird definiert als widernatürliche Erhitzung (θερμασία), welche sich vom Herzen aus durch die Arterien in den ganzen Körper verbreitet und die Körperfunktionen sinnlich wahrnehmbar stört. Die Krankheitsstoffe vermögen Fieber erst dann zu erregen, wenn sie zum Herzen gelangt sind. Fieberhitze folgt deshalb auf den Frost, weil das (während des Froststadiums) von der Peripherie ins Innere des Körpers zurückgedrängte Blut die natürliche Herzwärme verdopple, und diese sich sodann wieder durch die Arterien verbreite. Bei den Wechselfiebern ziehe sich der Fieberstoff während des Intervalles in die Muskeln zurück und errege durch seine Rückkehr ins Blut wieder von neuem einen Anfall. Septische Fieber beruhen auf Zersetzung, die gutartigen Fieber auf bloßer Erhitzung des Blutes in den Gefäßen. Hektische Fieber verschlimmern sich nach der Nahrungsaufnahme — ähnlich wie ungelöschter Kalk durch Zufuhr von Wasser erhitzt werde. (Dieser Analogie gedenkt auch Galenos.)

Der Iatrosophist Severos verfaßte eine Abhandlung über die Anwendung von Klistieren in der Therapie der Kolik, der fieberhaften Affektionen etc., περὶ ἐνετήρων ἤτοι κλυστήρων. (Severi de clysteribus liber, ed. F. Reinhold Dietz, Königsberg 1836.)

Medizinisches in den Werken der Kirchenväter.

Medizinische Fragen zu berühren, fanden die Kirchenväter gelegentlich Anlaß, vor allem bei Erörterung der christlichen Lebensweise. Namentlich Clemens Alexandrinus († zwischen 211 und 218) und Hieronymus (331-420) bringen die Diätetik und Hygiene zur Sprache, wobei sie bemerkenswerterweise zwar heftig gegen Schwelgerei, Trunksucht und Ausschweifung ankämpfen, aber — im Gegensatz zu manchen Sekten — kein absolutes Verbot des Fleisch- und Weingenusses geben und in gewissen Grenzen den Gebrauch von Bädern, Arzneien etc., überhaupt eine rationelle Körperpflege anempfehlen. So sagt Clemens Alexandrinus: „Wer den Wein, eine Arznei, unmäßig gebraucht, bedarf einer neuen Arznei wider den Wein." ... „Ich bewundere jene, die ein strenges Leben gewählt haben und den Trank der Mäßigkeit begehren, das Wasser, welche weit fliehen vor dem Wein wie vor einer Feuersgefahr. Es genügt übrigens, daß man Knaben und Mädchen im allgemeinen von diesem Pharmakon fernhält." ... „Schon bejahrten Leuten indes kann man einen mehr erheiternden Trunk nicht wehren ... doch gibt es auch für sie eine Grenze.... Ich erinnere mich, daß ein gewisser Artorius in seiner Makrobiotik die Meinung aufstellt, man solle nur so viel trinken, als zur Befeuchtung der Speise nötig ist, um sich eines längeren Lebens zu erfreuen." ... „Wasser sowohl wie Wein sind Schöpfungen Gottes, jenes aber ist notwendig, dieser ein Heilmittel bei geschwächter Gesundheit." ... „Zum Gebrauch von Bädern gibt es vier Motive: die Reinigung, die Erwärmung, die Gesundheit, das Vergnügen. Zum Vergnügen aber soll man nicht baden. Die Weiber müssen ein Bad nehmen im Interesse der Reinlichkeit und Gesundheit, die Männer im Interesse der Gesundheit allein. Ueberflüssig ist das Motiv der Erwärmung; den vor Kälte erstarrten Gliedern kann man auch auf andere Weise zu Hilfe kommen. Der fortgesetzte Gebrauch der Bäder aber setzt die Kräfte herab und erschlafft die natürliche Spannkraft; oft führen sie auch Entkräftung und Ohnmacht herbei."

Hieronymus, welcher einen sehr interessanten Abriß über die Nahrung der verschiedenen Völker hinterließ, warnt vor Uebermaß im Essen und Trinken und hält insbesondere zu viel Fleischgenuß für gesundheitsschädlich, wobei er sich auch auf das Gutachten eines Hippokrates und Galen beruft. „Wer krank ist," sagt er, „empfängt die Gesundheit nur wieder von schmaler Kost und eingeschränkter Lebensweise, was man magere Diät nennt. Mit den Speisen, mit denen wir die Gesundheit wieder erlangen, kann sie demnach auch bewahrt werden. Niemand möge glauben, daß Gemüse Krankheiten erzeuge. Wenn es aber auch nicht solche Kräfte verleiht, wie sie jener Milo aus Kroton besaß, die nur eine Folge von Fleischspeisen sind und durch sie erhalten werden, so ist darauf zu sagen: wozu ist denn auch dem weisen Manne und dem christlichen Philosophen eine solche Stärke zu besitzen notwendig, wie dem Fechter und Soldaten, deren Besitz doch nur zu Lastern aufreizt?"

Ganz besonders aber erwuchs den christlichen Apologeten ein sachliches Interesse für medizinische Fragen bei der Verteidigung gewisser Thesen, z. B. der Existenz der Seele, der leiblichen Auferstehung, der Zweckmäßigkeit der Weltordnung. Auf diesem Gebiete kam vorwiegend Physiologisches und Psychologisches in Betracht, und am meisten ragt hier der gelehrte und scharfsinnige Tertullianus (um 150-230) hervor, welcher mit Recht von sich rühmen durfte, er habe auch in die Medizin einen Blick getan; seine Schrift de anima verrät eine intensive Beschäftigung mit der medizinischen Literatur, und an vielen Stellen verwendet er medizinische Redewendungen und Gleichnisse. Die Seele betrachtet er als etwas Körperliches (allerdings nicht Grob-Materielles), was sich schon aus ihrer Empfindungsfähigkeit ergebe. Das oberste Lebens- und Denkzentrum (ἡγεμονικόν) verlegt er ins Blut. Bei der Darlegung seiner Psychophysik kommt er mehrmals auf den „methodicae medicinae instructissimus auctor" Soranos zu sprechen, dem er manches Argument entlehnt, auch berichtet er von verschiedenen psychophysischen Theorien, wonach die Aerzte Andreas und Asklepiades ein oberstes Denkprinzip geleugnet, während Hippokrates, Diokles, Herophilos, Erasistratos und vor allem Soranos die Annahme eines ἡγεμονικόν verteidigt hätten. Das oberste Seelenprinzip sei jedoch nicht im ganzen Körper verbreitet (Moschion), noch sitze es im Kopfe (Plato), noch im Scheitel (Xenokrates), noch im Gehirn (Hippokrates), noch in der Hirnbasis (Herophilos), noch in den Hirnhäuten (Erasistratus), noch in der Mitte zwischen den Augenbrauen (Straton), noch im ganzen Brustkasten (Epikuros), sondern im Herzen, nach dem Spruch des Orpheus oder Empedokles: αἶμα γὰρ ἀνθρώποις περικάρδιόν ἐστι νόημα. Asklepiades wollte durch Experimente an Tieren, denen er den Kopf abschnitt (Fliegen, Wespen, Heuschrecken) oder das Herz herausriß (Ziegen, Schildkröte, Aale), gezeigt haben, daß es kein oberstes seelisches Prinzip gebe; gegen ihn und seine Anhänger richtet Tertullian die Worte: „Asklepiades mag seine Ziegen suchen, die ohne Herz blöken, und mag seine Mücken jagen, die ohne Kopf fliegen, und alle jene, welche aus der Beschaffenheit der Tiere Schlüsse ziehen wollen auf die Einrichtung der menschlichen Seele, mögen wissen, daß sie selbst ohne Herz und Hirn leben"[23]. Auch die höchsten seelischen

Funktionen seien gleich vom Anbeginn da, was aus der Beobachtung des Säuglings erkannt werden könne, Erziehung und Umgebung bedingen die Verschiedenheiten der geistigen Entwicklung, das Wachstum der Seele gehe der körperlichen Entfaltung parallel (körperliche und geistige Pubertät — im 14. Jahre — fallen zusammen), die einzige natürliche Begierde sei der Nahrungstrieb. Mit großem Nachdruck vertritt Tertullian die Ansicht, daß die Seele nicht erst im Momente der Geburt mit dem Körper vereinigt, vielmehr mit demselben zusammen erzeugt werde. In derb-realistischer Weise führt er unter anderem folgendes zum Beweise an: „Ne itaque pudeat necessariae interpretationis. Natura veneranda est, non erubescenda.... Denique, ut adhuc verecundia magis pericliter quam probatione, in illo ipso voluptatis ultimae aestu, quo genitale virus expellitur, nonne aliquid de anima quoque sentimus exire atque adeo marcescimus et devigescimus cum lucis detrimento? Hoc erit semen animale protinus ex animae destillatione, sicut et virus illud corporale semen ex animae defaecatione." Er verweist auf die Kindesbewegungen, welche die Schwangeren fühlen und kommt auch auf die „Grausamkeit" der Geburtshelfer zu reden, welche, um das Leben der Mutter zu retten, die Frucht zerstückeln. Der Geschlechtsunterschied sei schon von der ersten Anlage an gegeben. — Clemens Alexandrinus sucht in der Widerlegung einer gnostischen Allegorie nachzuweisen, daß die Milch nur verwandeltes Blut sei, und auch er ergeht sich ausführlich über sexuelle Dinge. Die Gestaltung des Embryo erfolge durch den Samen, der sich mit dem reinen Reste des Menstrualblutes vermische, die dem Samen innewohnende Kraft wirke auf die Natur des Blutes, mache es gerinnen, wie das Lab die Milch. — Die Möglichkeit der leiblichen Auferstehung suchten die Apologeten zumeist durch den Hinweis auf die Entstehung des komplizierten Menschenleibs aus einem winzigen Samentropfen zu begründen. Vom medizinischen Standpunkt interessanter ist aber der Einwurf, den Methodios († um 312) in seinem Dialog über die Auferstehung des Fleisches durch den Arzt Aglaophon erheben läßt. Dieser fragt nämlich, welcher Leib auferstehen werde, der des Kindes oder des Jünglings oder des Greises, und verweist auf die stetige Umwandlung des menschlichen Körpers durch den Stoffwechsel (nach Aristoteles und dem hippokratischen Buche περὶ χυμῶν). — Ein fruchtbares Gebiet eröffnete sich den Kirchenvätern bei der teleologischen Betrachtung des menschlichen Körpers. Sie spielt bereits in der Schrift des Dionysius Alexandrinus (um die Mitte des 3. Jahrhunderts) „Ueber die Natur" eine Hauptrolle und dient als kräftiges Argument gegen die Atomistik. „Der Gebrauch der Glieder," sagt Dionysius am Schlusse, „ist bei Unwissenden und Wissenden gleich; jene haben nur nicht die Erkenntnis desselben ... sie schreiben töricht die treffliche, der größten Bewunderung würdige Erhaltung dem zufälligen Zusammentreffen der Atome zu. Die Aerzte aber, welche eine genauere Betrachtung dieser Dinge vornahmen und besonders die inneren Vorgänge genau untersuchten, haben, von

Bewunderung erfüllt, der Natur göttliches Wesen zugeschrieben." In umfassender Weise hat Lactantius († bald nach 325) dasselbe Thema in seiner von anatomischen, physiologischen und psychologischen Betrachtungen erfüllten Schrift de opificio dei behandelt. Er erläutert besonders im Anschluß an Aristoteles und Varro die Zweckmäßigkeit des Körperbaues und seiner Funktionen in allen damals bekannten Einzelheiten. Die Erkenntnis der unzähligen Varietäten der Lebewelt trotz der Einheit des Grundtypus kommt in den Worten zum Ausdruck: illud commentum dei mirabile, quod una dispositio et unus habitus innumerabiles imaginis praeferat varietates. nam in omnibus fere, quae spirant, eadem series et ordo membrorum est ... nec solum membra suum tenorem ac situm in omnibus servant, sed etiam partes membrorum ... Das Konvergieren der Augen habe seine Grenze und werde nur durch Absicht erreicht. Die Geschmacksempfindung sitze nicht im Gaumen, sondern in der Zunge. Bei der Beschreibung der inneren Fortpflanzungsorgane, resp. ihrer doppelten Anlage verweist Lactantius auf den Befund in tierischen Kadavern: Sicut enim renes duo sunt, ita testes, ita et venae seminales duae, in una tamen compage cohaerentes, quod videmus in corporibus animalium, cum interfecta patefiunt. Die beiden Theorien über den Ursprung des Samens: ex medullis — ex omni corpore, werden für ungewiß erklärt. Aus der rechten Seite gehen die männlichen, aus der linken Seite die weiblichen Embryonen hervor: sed illa dexterior masculinum continet semen, sinisterior femininum, et omnino in toto corpore pars dextra masculina est, sinistra vero feminina ... item in feminis uterus in duas se dividit partes ... quae pare in dextram retorquetur, masculina est, quae in sinistram feminina ... Die Entwicklung beginne nicht mit dem Herzen, sondern mit dem Kopfe — was aus der Beobachtung von Vogelembryonen hervorgehe. Der Geschlechtscharakter hänge davon ab, daß der männliche oder „weibliche" Same überwiege, doch bleibe es nicht ohne Einfluß, ob die Befruchtung in der rechten (männlichen) oder linken (weiblichen) Uterushälfte stattfinde; daraus erkläre sich dann die Entstehung von männlichen Individuen mit femininen Eigentümlichkeiten und umgekehrt. In seiner Psychologie nimmt Lactantius zwar von den verschiedenen Theorien Notiz, neigt auch zur Annahme, daß die Vernunft im Kopfe throne, doch verhält er sich auf diesem Gebiete sehr skeptisch: omnia quae ad motus animi animaeque pertineant, tam obscurae altaeque rationis esse arbitror, ut supra hominem sit, ea liquido pervidere.

Der Ausspruch des Gregorios von Nazianz (330-390): „Bewundere Mensch, wie du gebildet und gestaltet bist, und wie groß Gottes Weisheit in deiner Erschaffung sich bezeugt, und was für ein Naturgeheimnis darin innewohnt" leuchtet auch in den naturphilosophischen Schriften eines Gregorios von Nyssa (332-395) und Nemesios von Emesa (geb. um 340) durch und ist bei der Beurteilung ihres anatomisch-physiologischen Inhalts stets zu beachten, der nur das Piedestal für die Theologie abgibt[24]. In der Abhandlung des

Gregorios von Nyssa „Von der Erschaffung des Menschen" heißt es bedeutsam: „Ueber die genaue Einrichtung unseres Körpers belehrt sich ein jeder aus dem, was er sieht, erlebt und empfindet, und hat dabei seine eigene Natur zur Lehrerin. Indes können wir auch die von tüchtigen Gelehrten in Büchern ausgearbeitete Darstellung dieser Dinge vornehmen und in allem genaue Studien machen. Sollte jedoch jemand sich lieber die Kirche als Lehrerin über alle diese Dinge wünschen, um für nichts einer von außerhalb kommenden Belehrung zu bedürfen — so wollen wir in kurzen Worten auch darüber eine Auseinandersetzung geben." Drei Kräfte erhalten, nach Gregorios, das Leben: die erste durchdringt das Ganze mit Wärme, die zweite netzt das Erwärmte mit Feuchtigkeit, die dritte hält die Glieder zusammen und erteilt allen die Fähigkeit selbständiger und freiwilliger Bewegung — drei Organe sind unbedingt notwendig für's Leben: Herz, Leber, Gehirn. Das Fleisch ist empfindungsfähig; Bewegung erfolgt mittels der die Nerven durchströmenden Kraft, ihr Ursprung liegt in der Gehirnhaut, deren Zerreißung sofortigen Tod bedingt. Der ganze Körper ist von Kanälen durchzogen, von denen die einen vom Herzen entspringen und Pneuma führen (Arterien), während die anderen aus der Leber hervorgehen und Blut enthalten (Venen). Das Pneuma gelangt durch die Atmung in die Lunge und wird vom Herzen angezogen (nach Art der Blasebälge in den Schmieden). Der Atmungsprozeß erfolgt unwillkürlich, indem das an die Lunge angewachsene Herz durch seine Kontraktion und Expansion die Lunge abwechselnd herabzieht (erweitert) und dann wieder zusammendrückt (wodurch die Ein- und Ausatmung entsteht). Der durch das Herz in seiner Wärme erhaltene Magen verlangt umso stärker nach Nahrung (gleichsam nach Brennstoff), je mehr er in Hitze gerät, die Verdauung ist eine Verkochung des Stoffes, welcher in die gröberen und edleren Teile zerfällt. Der Bodensatz geht durch die Därme und gewährt ihnen eine Zeitlang Nahrung, die vielfachen Darmwindungen haben den Zweck, den Ausfall zu hemmen, damit nicht zu schnell wieder Verlangen nach dem Essen auftrete. Die Leber, welche Pneuma durch eine Arterie zugeführt erhält, wodurch das Blut gerötet wird, liegt deshalb vom Herzen entfernt, weil die beiden Quellen der Lebenskraft nicht auf allzu engem Raume zusammengebracht werden konnten. Die durch Vermischung der Feuchtigkeit und Wärme entstandenen Dünste nähren das Gehirn, dessen Haut sich röhrenartig durch den Wirbelkanal fortsetzt. In wunderbarer Weise gehen aus dem gleichen Nahrungsstoff die verschiedenartigsten Körpersubstanzen hervor. Die Haare entstehen durch Austritt der Dünste aus den Poren, und zwar die langen und geraden, wenn die Dünste den geraden Weg nehmen, die krausen oder geringelten, wenn sie durch krumme Kanäle getrieben werden.

Ebensowenig wie dem Gregorios von Nyssa, kann dem Nemesios von Emesa in anatomisch-physiologischen Dingen Originalität zugesprochen werden, verdient es doch schon vollste Anerkennung, daß die Theologen sich mit Eifer und Gründlichkeit in die Fachschriften des Aristoteles, Galenos u. a. vertieften, um ihre psychologischen Ausführungen auf eine solide Basis stellen zu können. Die Abhandlung des Nemesios περὶ φύσεως ἀνθρώπου (beste Ausgabe von Chr. Fr. Matthaei, Halae Magdeb. 1802, deutsche Uebersetzung von Osterhammer „Von der Natur des Menschen", Salzburg 1819) war im Mittelalter sehr verbreitet und wurde schon früh und wiederholt ins Lateinische übersetzt. In seiner Seelenlehre machte der patristische Philosoph von der Hypothese des πνεῦμα ψυχικόν, welches die Einwirkung des Geistes auf den Körper, die Sinnesempfindungen etc. erklären muß, Gebrauch und mit Poseidonios verlegte er die Einbildungskraft in die vordere, den Verstand in die mittlere, das Erinnerungsvermögen in die hintere Hirnhöhle. Die geistige und körperliche Beschaffenheit des Menschen betrachtete er nicht als vereinzelt dastehende Erscheinung, sondern als den Höhepunkt der Schöpfung, in welcher eine Stufenreihe von den anorganischen Bildungen bis zu den vollkommensten Wesen ansteigt. Im Anschluß an die herrschenden Lehren seines Zeitalters trug er die Elementartheorie vor und führte den Unterschied der Nahrungsmittel von den Arzneistoffen darauf zurück, daß erstere den Elementarqualitäten verähnlicht werden, die letzteren aber ihnen entgegenstehen. Der Same werde im Gehirn bereitet, dann durch die Adern hinter den Ohren abwärts geführt und in den Hoden abgesetzt (diese Lehre hatte sich von Zeiten der Pythagoräer durch die ganze Literatur fortgepflanzt); die Substanz der Lunge sei schaumiges Fleisch (Erasistratos, Galenos); die Galle unterstütze die Verdauung und befördere die Darmentleerung (Galenos); die Nerven unterscheiden sich von den Sehnen durch ihre Empfindungsfähigkeit. Diese und andere Bemerkungen wurden eine Zeitlang ganz mit Unrecht für etwas dem Autor Eigentümliches gehalten, und Neider Harveys gingen sogar so weit, aus Nemesios eine Vorahnung des Blutkreislaufes herauslesen zu wollen. Wir setzen seine Worte selbst hierher, damit sich der Unbefangene von der Haltlosigkeit derartiger Deuteleien überzeugen kann: „Die Pulsbewegung geht vom Herzen aus, besonders von dessen linker Kammer, der sogenannten pneumatischen, welche die Lebenswärme durch die Arterien nach allen Teilen des Körpers hin verbreitet, wie die Leber den Nahrungsstoff durch die Blutadern. ... Wenn die Schlagader sich erweitert, so zieht sie von den nächstgelegenen Venen das Blut an sich, das dem Lebensgeiste zur Nahrung dient; zieht sie sich zusammen, so leert sie alles Unreine durch den ganzen Körper und die unsichtbaren Poren aus." Von einer Selbständigkeit der Auffassung oder gar von grundlegenden Entdeckungen auf unserem Gebiete kann demnach keine Rede sein, und man wird dem Verdienste des Nemesios völlig gerecht, wenn man anerkennt, daß er auch seinerseits dazu beigetragen hat, physiologische Ideen der Antike zu erhalten. Noch höher aber ist es ihm anzurechnen, daß er, in derselben Schrift, den astrologischen Träumereien wuchtig entgegentrat — hierin seiner Zeit wahrhaft voraneilend!

Die Lehre des hl. Augustinus (354-430), daß der Fötus im zweiten Monate beseelt[25] und im vierten Monate geschlechtlich differenziert werde, spielte späterhin in der Gesetzgebung eine bedeutende Rolle, seine Anschauung über die Strafbarkeit des absichtlich hervorgerufenen Abortus wurde maßgebend. In der Schrift de nuptiis cap. 15 heißt es: Si quis causa explendae libidinis vel odii meditatione homini aut mulieri aliquid fecerit vel ad potandum dederit, ut non possit generare aut concipere vel nasci soboles, ut homicida tenetur.

Die Medizin im Talmud.

Vereinzelt finden sich bei antiken Autoren Hinweise auf jüdische Aerzte, wahrscheinlich ist es auch, daß jüdische Aerzte am Geistesleben Alexandrias regen Anteil genommen haben, von einem medizinischen Schrifttum derselben ist aber nichts bekannt geworden. Unter diesen Umständen gewährt bloß der Talmud, dessen Abfassungszeit sich vom 2. bis zum 6. Jahrhundert erstreckt, Einblick in die Heilkunde der Juden während der bezeichneten Zeitspanne. Bei Benutzung dieser Quelle ist aber wohl zu beachten, daß sie zum Teile nur volksmedizinische Anschauungen wiedergibt, und überdies, daß der Talmud, gemäß seinem Charakter als Gesetzbuch, ärztliche Dinge zumeist nur soweit behandelt, insofern der Ritus (Opfer-, Reinheits-, Speisegesetze u. a.) oder das Zivil- und Kriminalrecht davon berührt werden.

Die talmudische Medizin ist reichhaltig, aber begreiflicherweise unsystematisch, auf manchen Gebieten überrascht sie durch erstaunliche Kenntnisse, während auf anderen kaum Ansätze zu einer höheren Entwicklung angetroffen werden, bald tritt die Sonderart und Originalität hervor, bald machen sich die fremdländischen Einflüsse stark geltend; von diesen sind (neben den älteren ägyptisch-babylonisch-persischen) die durch Syrien und Alexandria vermittelten hellenischen besonders wichtig, sie verraten sich schon äußerlich in nicht wenigen hebräisierten Krankheits- oder Arzneimittelnamen.

Die Frage, ob und welche Beziehungen zwischen der Medizin des Talmuds und der mittelalterlichen abendländischen Heilkunde bestehen, bedarf noch der Untersuchung. In Anbetracht der Bedeutung, die den jüdischen Aerzten im Mittelalter zukommt, ist es wohl denkbar, daß durch dieselben manches in die Gesamtmedizin hineingetragen worden ist, was aus der Enzyklopädie des Talmuds herstammte.

Der Arzt des talmudischen Zeitalters (rōphē, auch assia) beherrschte die gesamte Heilkunde, ihm stand der Aderlasser (ummān) zur Seite, welcher die Venäsektion, das Schröpfen und auch die Beschneidung ausführte; die Geburtshilfe war — abgesehen von besonders schweren Fällen — Sache der Hebamme (chakama, chajja). Die Aerzte bereiteten die Medikamente selbst. Ueber ihren Studiengang erfahren wir nichts Näheres, die berufsmäßige Ausübung der Praxis scheint eine behördliche Approbation vorausgesetzt zu haben; in Fällen von erwiesener Fahrlässigkeit wurde der Arzt zur Verantwortung gezogen. Die Zahl der Aerzte war nicht gering; sie bildeten eine conditio sine qua non für jedes größere Gemeindewesen, wurden bei religionsgesetzlichen Zweifeln, als Sachverständige bei Gericht, bei Bemessung der Strafen, namentlich aber in allen Fragen der öffentlichen Gesundheitspflege zu Rate gezogen. Mit dem ausdrücklichen Titel, der Arzt, sind nur wenige Männer im Talmud erwähnt, hingegen heißt es von mehreren Talmudlehrern, daß sie auch in der Heilkunst tüchtig gewesen seien. Die meisten wissenschaftlich-ärztlichen Aussprüche rühren von dem Babylonier Mar Samuel (165-257) her, welcher als Arzt alle übrigen überragte und auch als Astronom berühmt war. Der ärztliche Beruf war sehr angesehen, dennoch behauptete sich neben der wissenschaftlichen stets auch die Volksmedizin.

Zur Anatomie, Physiologie und Embryologie. Hie und da wurden wissenschaftliche Untersuchungen an Tieren und an Föten angestellt[26].

Die osteologischen Daten stützen sich auf die Untersuchung der menschlichen Leiche[27], der größte Teil der anatomischen Kenntnisse beruhte aber — wie namentlich die Eingeweidelehre zeigt — nur auf den Beobachtungen, die man beim Schlachten der Tiere machte[28], weshalb sich ein näheres Eingehen auf die Details hier erübrigt. Interessant sind vom anatomischen Standpunkte die Angaben über angeborene oder später erworbene Leibesfehler (welche zum Priesterdienst untauglich machten); in der langen Liste kommen z. B. abnorme Kopfbildungen (der kegelförmige, birnförmige, hammerförmige, kahnförmige, der zu lange Schädel), Gibbus, Genu varum und Genu valgum, Plattfuß, Polydaktylie vor. — Betreffs der Funktion der einzelnen Organe lehrte eine volkstümliche Tradition folgendes: „Die Nieren raten, das Herz prüft, die Zunge schneidet zurecht (die Laute), der Mund vollendet (sie), die Speiseröhre nimmt alle Arten von Speisen auf und gibt sie weiter, die Luftröhre bringt die Stimme hervor, die Lunge saugt alle Arten von Flüssigkeiten auf, die Leber erregt Zorn, die Galle wirft in ihn einen Tropfen und beruhigt ihn, die Milz erregt Lachen, der Magen erregt Schlaf, die Nase bewirkt das Erwachen." Im einzelnen dürften in den gelehrten Kreisen ganz andere Ansichten geherrscht haben, so geht z.

B. aus einer Bemerkung hervor, daß man den Sitz des Verstandes im „Mark des Schädels" annahm. Man wußte, daß die Exstirpation der Milz und des Uterus bei Tieren nicht tödlich sei[29], daß Lähmung der unteren Extremitäten auf Verletzung des Rückenmarks schließen lasse u. a. — Nach der talmudischen Zeugungstheorie stammen die Knochen und Sehnen, die Nägel, das Mark im Kopfe und das Weiße im Auge vom Vater, „der das Weiße (Sperma) sät"; Haut, Fleisch, Blut, die Haare und das Schwarze im Auge von der Mutter, „welche das Rote sät"; Gott gibt Leben und Seele, den Glanz des Gesichts, das Sehen des Auges, das Hören des Ohres, die Sprache des Mundes, das Erheben der Hände, das Gehen der Füße, Verstand und Einsicht. Nach der Ansicht mancher beginnt die Entwicklung mit dem Kopfe, nach Ansicht anderer vom Nabel aus. Das Aussehen der Frucht wird mit einer Heuschrecke verglichen, die Augen sind wie zwei Fliegenpunkte, nur weit voneinander entfernt, die beiden Nasenlöcher ebenfalls wie Fliegenpunkte, nur nahe beieinander, der Mund ausgespannt wie ein haardünner Faden, das Genitale wie eine Linse, bei der weiblichen Frucht der Länge nach gespalten, wie ein Gerstenkorn, der Einschnitt an Händen und Füßen ist nicht vorhanden. Die Bestimmung des Geschlechts der Frucht erfolge im Augenblick der Kohabitation, wenn die Frau zuerst den Samen säe, so entstehe ein männliches, wenn der Mann, ein weibliches Kind. Gegenüber der herrschenden Lehre, daß die Entwicklung bei beiden Geschlechtern gleichmäßig stattfinde (Vollendung am 41. Tage), findet sich auch die Ansicht vertreten, daß die männliche Frucht mit 41, die weibliche dagegen mit 81 Tagen vollendet sei. Um männliche Kinder zu zeugen, wird geraten, daß der Mann sein Sperma zurückhalte (damit die Frau zuerst ejakuliere), oder daß das Bett zwischen Norden und Süden gestellt werde. Psychischen Einflüssen im Moment der Kohabitation schrieb man viel Bedeutung für die Gestaltung des Kindes zu. Die Dauer der Schwangerschaft wird mit 271-274 Tagen angegeben. In den ersten drei Monaten liege das Kind im unteren Teil seiner „Wohnung", in den drei folgenden im mittleren Teile, in den letzten Monaten im oberen Teile; „es hat seine Hände auf seinen beiden Schläfen, die beiden Ellbogen auf den beiden Hüften, die beiden Fersen auf den beiden Hinterbacken, sein Kopf ruht zwischen den Knien, der Mund ist geschlossen, der Nabel geöffnet, es ißt von dem, was die Mutter ißt, und trinkt von dem, was die Mutter trinkt, entleert aber keinen Kot, weil es sonst seine Mutter töten würde. Wenn es an das Licht der Welt herausgeht, öffnet sich das Geschlossene und schließt sich das Geöffnete." Ein Teil der Früchte werde von vornherein als Neun-, der andere als Siebenmonatskinder angelegt; werde eines der letzteren erst mit acht Monaten geboren, so bleibe es am Leben (damit sollte die von der antiken Tradition bestrittene, aber zuweilen beobachtete Lebensfähigkeit der Achtmonatskinder erklärt werden). Ein mit 6½ Monaten oder noch früher geborenes Kind ist nicht lebensfähig. — Von Mißbildungen sind verschiedenartige erwähnt, z. B. Anenkephalus, Cyklopie, Sirenenbildung, der Foetus papyraceus.

Zur Diätetik, Hygiene und Prophylaxe. Die Pflege des Körpers gilt als religiöse Pflicht. Was zunächst die Nahrungsweise anlangt, so wird vor jeder plötzlichen Aenderung derselben und namentlich vor Unmäßigkeit gewarnt, weil sonst Darmleiden entstünden. „Wenn deine Mahlzeit dir ein Genuß ist, dann ziehe deine Hand zurück." Kinder sollen nicht an Fleisch und Wein gewöhnt werden, wichtig sei ein kräftiger Morgenimbiß und der tägliche Genuß von frischem Gemüse. Als schädlich galt es, zu essen, ohne zu trinken. „Wer ißt, ohne zu trinken, ißt Blut (d. h. er zehrt vom eigenen Körper), und das ist der Anfang von Darmleiden." Das richtige Maß sei ein Becher auf ein Brot. Nicht wenige diätetische Regeln waren im Schwange, welche von dem Einfluß bestimmter Nahrungsmittel handelten. So heißt es z. B.: Mangoldbrühe ist gut für den Magen (Herz) und für die Augen und noch mehr für die Därme. Lauch ist gut für die Därme, aber schädlich für die Zähne, Milz umgekehrt, weshalb man Milz kauen und dann ausspeien, Lauch aber ungekaut verschlucken solle. Nach jedem Essen iß Salz, und nach jedem Trinken trinke Wasser, so wirst du nie zu Schaden kommen u. s. w. Zur Erhaltung der Gesundheit sind Bäder (es gab zahlreiche gut eingerichtete Badehäuser), Massage, Salbungen empfohlen; als prophylaktisches Mittel erfreute sich auch der Aderlaß großer Beliebtheit, jedoch wird vor dem Uebermaß und vor mißbräuchlicher Anwendung der Venäsektion bei alten Leuten gewarnt; der Aderlaß soll höchstens alle 30 Tage, vom 50. Lebensjahr an jedoch seltener vorgenommen werden. Widerraten war die Ausführung bei schlechtem Wetter und an astrologisch ungünstigen Tagen (z. B. am Dienstag, weil der Mars in der achten Stunde regierte); vor dem Aderlaß hatte man sich einem sehr restringierten Regime zu unterwerfen, nachher wurde eine nahrhafte, aber leicht verdauliche Kost (verboten waren z. B. Käse, Zwiebeln, Knoblauch, Kresse, Geflügel) verordnet, jede Anstrengung oder Koitus galt als schädlich, auch sollte man sich vor Erkältung in acht nehmen; wichtig war das Verbot, die Aderlaßwunde zu betasten. Nicht wenige Vorschriften betreffen die Regelung der Harn- und Stuhlentleerung (Konzentration der Gedanken auf das Vorhaben, abwechselndes Aufstehen und Niedersetzen am Aborte, Warnung vor zu starkem Pressen, laxierende Mittel, Waschung der Hände nach jedem Stuhlgang, Reinigung des Afters mit Scherben, Verbot, den Penis anzufassen u. s. w.), die Geschlechtshygiene (z. B. Bestimmung der Häufigkeit des Koitus, je nach dem Lebensberuf und Stand, Verbot sexueller Exzesse und Perversitäten etc.). Körperliche Arbeit ist nachdrücklich zur Erhaltung der physischen und moralischen Gesundheit empfohlen. Einen ganz besonders breiten Raum nehmen im Talmud die Reinheits- und Desinfektionsgesetze ein, wobei die sozial-hygienischen Prinzipien zumeist durch religiös-ethische, manchmal auch durch abergläubische (dämonistische) Motivierung verschleiert sind; in äußerst subtilen Distinktionen werden verschiedene Grade der Verunreinigungen angenommen und danach wieder die Maßnahmen des Reinigungsverfahrens bestimmt. Es würde zu weit führen, auf Einzelheiten einzugehen; es sei nur bemerkt, daß sich in den einschlägigen Vorschriften Ideen vorfinden, die gerade im Lichte der modernen Wissenschaft berechtigt erscheinen. Das Händewaschen vor und nach dem Essen, nach jeder Harn- und Stuhlentleerung, nach dem Aderlaß, nach dem Nägelschneiden, das Reinigungsbad für Menstruierende und Wöchnerinnen, die Maßregeln zur Verhütung der Krankheitsübertragung (z. B. durch Exkrete, Gebrauchsgegenstände, Nahrungsmittel) u. v. a. zählen hierher. Von einschneidender Bedeutung sind endlich die Bestimmungen über das Schlachten (Schächten), über die obligatorische Fleischbeschau und über die Zubereitung der Speisen. Zu genießen verboten ist jedes Schlachttier, bei dessen Untersuchung sich Verletzungen oder sonstige abnorme Zustände vorfinden, denen das Tier in absehbarer Zeit erlegen wäre. Die Erörterungen über das Thema, was als koscher oder als trepha anzusehen ist, gewähren einen auch kasuistisch interessanten Einblick in die erstaunlich entwickelte Veterinärpathologie. Zu den Befunden, welche den Genuß des Schlachttieres ausschließen, gehören: Perforation beider Häute des Oesophagus, perforierende Querwunden der Trachea, Perforation der Hirnhaut, des Herzens, Bruch der Wirbelsäule mit gleichzeitiger Trennung des Rückenmarks, Defekte der Lunge, Verletzung des Magendarmkanals, in deren Folge Speise- oder Kotmassen in die Bauchhöhle oder in das umliegende Zellgewebe austreten können, vollständige Entfernung der Leber, Perforation der Gallenblase, Eiterung oder fauliger Zerfall einer Niere; was die Lunge anlangt, so kommen namentlich in Betracht Perforation der Lunge oder Pleura (beim Aufblasen von der Trachea her, hört man ein zischendes Geräusch), fistulöse Kommunikation zweier Bronchien, Ulzeration der Bronchien (Unterscheidung von Bronchiektasien), Verwachsungen der Pleura (eingehend werden die Perlsuchtgebilde auf der Pleura geschildert, aber nicht für lebensgefährlich erklärt).

Zur allgemeinen Pathologie und Therapie. Abgesehen von der Grundansicht, daß Krankheit und Heilung Gottes Werk sei, finden im Talmud die verschiedenartigsten ätiologischen Anschauungen Vertretung, mystische sowohl wie rationelle. So werden Krankheiten einerseits von dämonischen Einflüssen oder vom bösen Blick hergeleitet, anderseits auf Erkältung, Erhitzung, auf die Luft, schlechtes Trinkwasser, fehlerhafte Lebensweise, auf die Galle, Plethora oder auf ein gestörtes Mischungsverhältnis (zwischen Blut und Wasser) zurückgeführt; der Einfluß der Erblichkeit und der Uebertragung (durch Personen und Gegenstände) ist ausdrücklich hervorgehoben. Als prognostisch günstige Zeichen galten Niesen, Schweiß, Stuhlgang, Pollution, Schlaf und Traum. Die Medikamente waren überwiegend pflanzlicher Herkunft (Droge im ganzen, Blätter,

Wurzeln, Rinde, pflanzliche Oele — Aufgüsse, Abkochungen, Pulver, Latwergen, Salben, Pflaster, Breiumschläge etc.), selten tierischen Ursprungs (z. B. Honig, Ziegenmilch, Galle, Saft einer Ziegenniere gegen Ohrleiden, Leber des tollen Hundes gegen Lyssa); großer Wertschätzung erfreute sich der Theriak. Außer den Arzneien verstand man auch die Heilwirkung des Sonnenlichtes, der Bäder (Warmbäder, Flußbäder, Seebäder, Schlammbäder, Heilquellen), des Luftwechsels zu nutzen. Der Aderlaß spielte im Heilverfahren bei verschiedenen Krankheiten (Fieber, Kopf- und Brustschmerzen, Bräune, Podagra etc.) eine Hauptrolle, namentlich im Beginne des Leidens (z. B. bei einem Fieber nach zweitägiger Dauer); gewarnt wird jedoch vor dem Mißbrauch des Aderlasses, vor der Anwendung beim stehenden Kranken, in der Akme des Fiebers u. s. w. Dem diätetischen Regime in der Krankenbehandlung wandte man größte Aufmerksamkeit zu; es gab diätetische Heilmittel und Heiltränke, und gewissen Nahrungsmitteln wurde eine spezifische Heilwirkung zugeschrieben. Von psychologischem Blick zeugt die noch heute sehr beherzigenswerte Mahnung, auch bei unheilbaren Krankheiten bestimmte Diätvorschriften zu geben. Verschiedene diätetische Regeln waren im Umlauf, z. B. folgende: Zehn Dinge bringen den Kranken zu seiner Krankheit zurück, und seine Krankheit wird schlimmer: Der Genuß von Ochsenfleisch, fettem Fisch, gebratenem Fleisch, von Geflügel, gebratenen Eiern, Kresse, Milch, Käse, das Scheren und das Schwitzbad, nach manchen auch der Genuß von Nüssen und großen Gurken. Sechs Dinge heilen den Kranken von seiner Krankheit, und ihre Heilkraft ist eine nachhaltige: Kohl und Mangold und Kamillen, der Labmagen, der Uterus, die Leber, nach manchen auch kleine Fische. — Auffallend wenig umfangreich ist die Dreckapotheke (erwähnt werden Harn, Hundekot, Kinderkot), sehr reich dagegen die magische Therapie in Form des Besprechens (z. B. gegen Fieber, Ausschläge, Verschlucken, Blutfluß, Lyssa), des Handauflegens, der Sympathiekuren, des Amulettgebrauchs (Amulette bestanden aus beschriebenen Gegenständen oder aus Kräutern, Knoten, Schellen).

Zur speziellen Pathologie und Therapie. Fieber wurde mancherseits als eine unter Umständen nützliche Reaktionserscheinung betrachtet. Man unterschied mehrere Arten von essentiellen Fiebern und führte unter den Ursachen auch Verdauungsstörungen an. Die Therapie bestand aus diätetischen Maßnahmen (anfangs Fasten), Aderlaß oder bewegte sich im Geleise des volksmedizinischen Aberglaubens. Zu den begünstigenden Momenten für das Auftreten von Epidemien rechnete man Anhäufung von vielen Menschen und Hungersnot, auch war es bekannt, daß durch Karawanen, Tiere (z. B. Schweine) etc. Verschleppung stattfinden könne. Von Krankheiten der Mundhöhle werden Foetor ex ore, Ranula, Stomatitis, Abszesse erwähnt; die häufig genannte Askara entspricht dem epidemischen Krupp. Unter „Polyp" der Nase ist wohl dem Zusammenhang nach, die

Ozäna zu verstehen; gegen Nasenbluten wird eine komplizierte Tamponade empfohlen. Bei Ohrleiden wurden, wenn sie mit Ausfluß verbunden waren, feste Arzneimittel (z. B. Steinsalz), sonst flüssige verwendet. Um zu erkennen, ob das aus dem Munde kommende Blut der Lunge entstamme, sollte man es mit einem Weizenstrohhalm prüfen; haftete es an, so galt dies als positives Zeichen. Wie das griechische καρδια bezeichnet das hebräische leb, libba so viel wie Magengrube = Herzgrube; bei den entsprechenden Krankheitsnamen: Schmerz, Schwäche, Schwere des leb oder libba handelt es sich wohl zumeist um Magenaffektionen; als Schutzmittel gegen Kardialgie diente der Genuß von Schwarzkümmel. Der Morbus cardiacus figuriert unter diesem Namen auch im Talmud. Von Verdauungsstörungen, Stuhlverstopfung etc., deren Ursache und Prophylaxe (diätetische Vorschriften) ist viel die Rede. Unter den Darmkrankheiten spielte die Dysenterie eine Hauptrolle. Bei Leibschmerzen und Darmaffektionen empfahl man erwärmende Einreibungen, Auflegen erwärmter Tücher, Aufsetzen einer Schüssel mit warmem Wasser, Aufstülpen eines Bechers auf den Nabel, Trinken von altem Wein, Pfefferkörner im Wein, Kümmel etc. Hämorrhoiden werden mit anderen Affektionen des Mastdarms zusammengeworfen. Man kannte mehrere Arten von Darmparasiten, zu den Wurmmitteln gehörten Knoblauch, Ysop, Lorbeerblätter mit Wein, Raukensamen. Ein Gallenmittel war aus Gerste, Saflor und Salz zusammengesetzt. Der von manchen Forschern als Gelbsucht gedeutete Krankheitsname wird von anderen auf Blutarmut bezogen. Gegen Milzleiden wird außer sympathetischen Mitteln unter anderem empfohlen: Blutegel in Wein, Trinken von „Schmiedewasser". Wassersucht glaubte man auch von Verstopfung herleiten zu können. Von Affektionen des Urogenitalsystems finden Strangurie (bei Blasenstein [?] Einspritzungen), Fisteln und Spaltbildungen des Penis, Kastratentum, Kryptorchismus, Hermaphroditismus, Pollutionen und Gonorrhoe Erwähnung. Ueber die Deutung der im Talmud vorkommenden Hautleiden herrscht trotz der relativ sorgfältigen Beschreibung noch ungeklärter Widerstreit. Bemerkenswert ist es, daß zwar die Zaraath vorwiegend als Gottesstrafe wegen verschiedener Laster gilt, bei anderen Hautleiden aber schlechte Ernährung, mangelnde Hautpflege u. a. ätiologisch verantwortlich gemacht werden. Vom „Aussatz" sind zwei Hauptformen unterschieden, je nachdem die Flecke glänzend weiß oder matt erscheinen. Fälle von Lepra mutilans werden erwähnt. Die Ausschließung der Aussätzigen wurde zwar beibehalten, doch zeigt sich gegenüber den biblischen Zeiten eine gewisse Milderung in der Form, wenigstens durfte der Lepröse im Lehrhause in einem abgesonderten, durch eine hohe Wand von den übrigen Besuchern getrennten Raum verweilen. In der Kosmetik spielen die Enthaarungsmittel (Erdarten) eine wichtige Rolle. — Als Ursache der Epilepsie wird sehr häufig anstößiges Verhalten der Eltern bei der Kohabitation angeführt, die

Erblichkeit des Leidens war bekannt, prophylaktisch oder therapeutisch standen auch Amulette im Gebrauch. In einem Gleichnis wird ein Fall erzählt, der lebhaft an hysterische Stummheit erinnert. Kopfschmerz galt als eines der häufigsten und schmerzhaftesten Leiden, Hemikranie dürfte als besondere Form unterschieden worden sein; in der Aetiologie tritt der Dämonismus bisweilen hervor, therapeutisch kamen Einreibungen mit Wein, Essig, Oel oder sympathetische Mittel zur Anwendung. Vom Irrsinn im engeren Sinne (Melancholie, Manie, Kynanthropie) wurden Schwachsinn, Verwirrtheit, Bewußtseinsstörungen im Verlauf akuter Krankheiten getrennt, auch ist der periodische Charakter der Psychosen hervorgehoben. Interessant ist der Satz: „Kein Mensch begeht eine Uebertretung, wenn nicht in ihn der Geist des Irrsinns gekommen ist." Von einer Behandlungsweise der Irren ist nichts erwähnt. — Gegen Lyssa wird in hergebrachter Weise die Leber des tollen Hundes empfohlen, doch knüpfte man an dieses Mittel keine allzu großen Hoffnungen.

Chirurgisches. Zum ärztlichen Instrumentarium gehörten ein größeres und ein kleineres Messer, der Trepan, die Lanzette und der „Nagel" (für den Aderlaß), Schröpfköpfe u. a. Bei Ausführung einer Operation hatte der Chirurg ein Schurzfell um; vor schwereren Eingriffen gab man zuweilen dem Kranken einen „Schlaftrunk". Bei der Behandlung von Wunden und Geschwüren kamen Oel und warmes Wasser, Balsam, Bähungen mit Essig oder Wein, Weizenbrei und gemahlener Kümmel, Kräuter etc., Watte, Schwämme, neue Lappen, Binden, Pflaster, Kataplasmen zur Verwendung; in gewissen Fällen wurden die Wunden ausgebrannt, vergiftete ausgesaugt. Stets mußte vom Verletzten eine bestimmte Diät eingehalten werden. Wichtig ist die Warnung vor Berührung der Wunden, weil „die Hand Entzündung mache". Abszesse wurden inzidiert oder ausgeschält. Spärlich und unklar sind die Bemerkungen über die Reposition von Luxationen (Unterkiefer) und Frakturen (Schienenverband). Von Operationen kommen vor Amputation (z. B. von leprösen und kariösen Gliedern), Trepanation, Operationen an den männlichen Genitalien (Beschneidung, Operation der Harnfistel, Epispadie), eine Bauchoperation zwecks Entfernung des übermäßigen Fettes, Anlegung eines künstlichen Afters bei Atresia ani. An einer Stelle heißt es, daß die Exstirpation der Milz nicht tödlich sei[30]. Die rituelle Zirkumzision setzte sich aus vier Akten zusammen: Abtragung der Vorhaut, Entblößung der Eichel bis zur Freilegung der Eichelkrone, Aussaugen, Verband (Vornahme in der Norm am 8. Lebenstage, bei kranken Kindern Aufschub bis zur vollen Genesung). Außer der rituellen Zirkumzision wird auch die Beschneidung bei Erwachsenen (Heiden) wegen einer Geschwürsaffektion am Penis erwähnt. — Interessant sind die Angaben über Prothesen (Ersatzstück für den Vorderteil des Fußes, mit einer Höhlung für Fetzenpolsterung versehen; ein zur Fortbewegung dienender Stelzstuhl für Krüppel), künstliche Zähne (auch aus Gold oder Silber).

Augenärztliches. Unter den im Talmud vorkommenden Namen für Augenleiden sind unter anderem Augenentzündung, Hornhauttrübung oder Star, Hornhautfell, Tränenfistel, Nachtblindheit, Tagblindheit zu verstehen. Umschläge von Wasser, Wein, Augenschminken und Salben bildeten die wichtigsten Heilmittel, doch standen auch viele abergläubische und absonderliche Prozeduren im Schwange (z. B. Bestreichen mit Speichel, mit dem Blut der Fledermaus oder des Auerhahns, sympathetische Mittel, Beschwörungen). Von Mar Samuel wird die Aeußerung angeführt: ein Tropfen kalten Wassers (ins Auge) und das Waschen von Händen und Füßen sind besser als alle Kollyrien.

Zur Geburtshilfe und Gynäkologie. Die Bezeichnungen der einzelnen Abschnitte des weiblichen Genitale sind nicht einwandsfrei zu deuten, jedenfalls unterschied man die Vagina vom Uterus. Die Untersuchung erfolgte in der Regel durch die Frauen selbst oder durch andere Frauen, welche dem Arzte resp. in foro Bericht zu erstatten hatten; gelegentlich der Erörterung über Blutungen wird das Spekulum erwähnt (Rohr, welches im Inneren einen Stab barg, der auf der Spitze Werg trug; eine bleierne Röhre, deren Mündung nach innen umgebogen war). Zu Geburten wurde der Arzt nur dann herangezogen, wenn Kunsthilfe unbedingt erforderlich schien. Bei beginnender Pubertät steige unter der Brustdrüse eine Falte auf oder bilde sich wenigstens eine seichte Rinne, die Brüste neigen sich nach vorn, die Warze färbe sich dunkler, die Mamilla lasse sich eindrücken und richte sich langsam wieder empor. Herkunft und Lebensweise beeinflussen das frühere oder spätere Eintreten der Geschlechtsreife (am häufigsten sei sie im 12. Jahre). Die Menstruation dauere normaliter 7 Tage und wiederhole sich in Zeiträumen von 30 Tagen (der geringste Intervall betrage 11 Tage), subjektiv markiere sie sich durch Gähnen, Niesen, Schmerzen in der Nabelgegend, Fieberschauer etc. Streng verboten war die Kohabitation mit einer Menstruierenden oder sonst aus dem „Blutquell" (Uterus) blutenden Frau; für die Menstruierende und überhaupt jede blutende Frau ist ein Reinigungsbad vorgeschrieben. Aus rituellen Gründen war die Diagnose, ob das Blut aus dem Uterus stammte, wichtig; manche Gelehrte sollen in der Unterscheidung verschiedener Blutarten (auch durch den Geruch) große Fertigkeit erlangt haben. Zum Nachweise von Blutflecken überhaupt, dienten 7 Reagentien (Speichel eines nüchternen Menschen, Bohnenwasser, zersetzter Harn, mineralisches Laugsalz, vegetabilisches Alkali aus der Asche verbrannter Salzpflanzen, alkalireiche Tonerde, Seifenwurzel); mit jedem derselben mußte der Fleck dreimal gewaschen, sodann abgespült werden; das Verschwinden oder Hellerwerden deutete auf das Vorhandensein von Blut. Gegen „Blutfluß" (Metrorrhagie) wurde eine ganze Reihe von Volksmitteln und sympathetischen Kuren angewendet. Bekannt war, daß Defloration auch ohne Blutung stattfinden könne. Ein altes Volksmittel zum Nachweise der Jungfräulichkeit bestand darin, daß man die Frau auf die Oeffnung eines

Weinfasses setzte, bei einer Deflorierten sollte ihr „Geruch ausströmen", bei einer Virgo nicht. — Mit dem Beginn der Schwangerschaft zessieren die Menses, das Blut verwandle sich in Milch, ausnahmslos aber sei das Zessieren der Menses nicht. Aeußerlich erkennbar sei die Gravidität, wenn sie 3 Monate bestehe. Kohabitation während der Schwangerschaft galt in den ersten 3 Monaten als schädlich für Mutter und Kind, in den zweiten 3 Monaten als schädlich für die Frau, in den Schlußmonaten aber als dienlich für beide. Die Schwangeren oder die es werden wollten, trugen zum Schutz vor bösen Zufällen den „Erhaltungsstein" (Aëtit, Klapperstein oder Jaspis). Die Möglichkeit der Ueberschwängerung wurde zugegeben, über das Problem der Superfötation herrschten divergierende Ansichten. Unmittelbar vor der Geburt finde das Stürzen (Culbut) des Kindes statt, der Lage von Mann und Frau beim Koitus entsprechend liegen die Mädchen bei der Geburt mit dem Gesicht nach oben (facie ad partes obscoenas), die Knaben nach unten (ad podicem matris conversi). Als normal galt nur die Kopflage. Die Hebamme benützte wahrscheinlich Oel zum Einschmieren der Geburtswege. Der Gebärstuhl stand sicher im Gebrauch. Die Nachgeburt (Fälle von Retention sind erwähnt) wurde aufbewahrt, „damit das Kind warm wird", verboten waren eine Reihe von heidnischen Gebräuchen, die sich an die Plazenta knüpfen. Die Wöchnerin galt als unrein 40 Tage nach Geburt eines Knaben, 60 Tage nach Geburt eines Mädchens. Die Wiederaufnahme des ehelichen Verkehrs hatte das rituelle Bad zur Voraussetzung. Bei gegebener Indikation durfte die Embryotomie auch des lebenden Kindes vorgenommen werden, vorausgesetzt, daß kein großer Teil — nach anderer Ueberlieferung der Kopf — geboren war. Der Kaiserschnitt post mortem wurde sogar am Sabbat ausgeführt. Daß unter dem Terminus Jocé dophen (d. i. ein durch die Wand, die Seite scil. des Bauches der Mutter herausgekommenes) entweder der Kaiserschnitt an der Lebenden gemeint, oder die Operation der Bauchschwangerschaft zu verstehen ist, kann als wahrscheinlich angenommen werden, aber es ist kein zwingender Beweis dafür zu erbringen, daß einer dieser Eingriffe zur Zeit des Talmuds auch wirklich ausgeführt worden ist; bestimmt ist nur, daß eine auf einem anderen als dem natürlichen Geburtswege erfolgende Geburt mit glücklichem Ausgange für Mutter und Kind bekannt war.

Zur Pflege des Neugeborenen. Zeichen der Reife sind die ausgebildeten Haare und Nägel. Zu den Maßnahmen, welche beim Neugeborenen zur Anwendung kamen, gehörte das Baden (auch in Wein) und die Abreibung mit Salz. Sofort nach der Geburt, jedenfalls aber noch vor Ablauf von 24 Stunden, wurde das Kind an die Brust gelegt, das Säugen galt als Pflicht der Mutter, an deren Stelle nur ausnahmsweise die Amme treten sollte. In der Regel säugte die Frau das Kind 24 Monate. Ueber das Säugen unmittelbar an der Tierzitze wird mehrmals gesprochen; mußte die Frau wegen erneuter

Gravidität das Säugen aufgeben, so wurde das Kind mit Milch und Eiern ernährt.

[1] Die von mancher Seite ins 3. oder 4. Jahrhundert verlegte Anonymi Introductio anatomica (εἰσαγωγὴ ἀνατομική), welche 1616 angeblich nach einer Handschrift von Peter Lauremberg veröffentlicht und übersetzt wurde (vgl. Anonymi Intr. anat. etc. cum not. Wilh. Trilleri et Jo. Steph. Bernard, Lugd. Batav. 1744), dürfte eine Fälschung sein. Der Inhalt ist größtenteils aus anatomischen Angaben des Aristoteles zusammengestoppelt.

[2] Vgl. den Index im 20. Bande der Kühnschen Ausgabe, in welchem mehr als zweihundert von Galen zitierte Autoren vorkommen.

[3] Oreibasios dient als Quelle für: Agathinos, Antyllos, Apollonios von Pergamon, Archigenes, Asklepiades, Athenaios, Demosthenes, Dieuches, Diokles, Erasistratos, Heliodoros, Herodotos, Kriton, Lykos, Meges, Menemachos, Mnesitheos, Philagrios, Philumenos, Philotimos, Rhuphos, Theophrastos, Xenokrates, Zopyros u. a.

[4] Hierher zählt z. B. Sabinos, von dessen klimatologischer Abhandlung Oreibasios ein sehr interessantes Fragment bringt. Der Verfasser erinnert in seiner Auffassung lebhaft an das hippokratische Buch de aëre, aq. et loc. und leitet aus seinen Wahrnehmungen Regeln ab für die Anlage der Straßen in den Städten. Sie sollen breit sein, um der Sonne Zutritt zu gestatten, gerade und ununterbrochen verlaufend, von Nord nach Süd und von Ost nach West sich schneidend, um den Winden offen zu stehen.

[5] Vgl. hierzu den entsprechenden Abschnitt bei Galenos, Bd. I, S. 391.

[6] Augustinus nennt den Vindicianus Afer „vir sagax, acutus senex, magnus ille nostrorum temporum medicus", auch berichtet er, daß Vindicianus im Gegensatz zu seinen Zeitgenossen der Astrologie keinen Glauben schenkte. Welch großen Ansehens er sich erfreute, geht auch aus den Worten des Theodorus Priscianus hervor, welcher von ihm sagen durfte: „nunc toto orbe celebratur".

[7] Der Herausgeber Hermann Graf von Neuenar nennt den Theodorus Priscianus — Octavius Horatianus (Octavii Horatiani rer. medicar. libr. quatuor etc. Argent. 1532). Wellmann (Sammlung der Fragmente griechischer Aerzte, herausgegeben von Wellmann und Fredrich, Bd. I, Berlin 1901) hat gezeigt, daß verschiedene Abschnitte des Anonymus Parisiensis (teilweise ediert von Rob. Fuchs, Rhein.

Mus. 1894/95 — wahrscheinlich von dem Eklektiker Herodotos herrührend) mit dem Traktat des Vindicianus übereinstimmen.

[8] Vgl. hierzu die Vorgänger in dieser Richtung Xenokrates (Bd. I, S. 323), Markellos (ibid. S. 336).

[9] Cuius scientiae beneficia vice mutua caritatis humanae cum omnibus infirmis, amicis, notis ignotisque, imo vero cum advenis magis et pauperculis communicare debetis, quia et deo acceptior et homini laudabilior misericordia, quae aegro hospiti ac peregrino egenoque defertur.

[10] Das Latein des Caelius Aurelianus ist ein höchst schwülstiges, zum Romanismus neigendes, auch seine griechischen Kenntnisse (Etymologie medizinischer Technizismen) sind voll von Irrtümern, wahrscheinlich waren beide Sprachen nicht seine Muttersprachen.

[11] Er selbst drückt sich darüber z. B. folgendermaßen aus: Soranus vero cujus haec sunt quae latinizanda suscepimus. ... Soranus autem cujus verissimas apprehensiones latino sermone describere laboramus. Es ist übrigens hervorzuheben, daß im Mittelalter immer wieder der Name des Soranos (nicht der des Caelius Aurelianus) auftaucht und mit Schriften in Verbindung gebracht wurde, die ihm gar nicht angehörten.

[12] Von der lateinischen Uebersetzung der gynäkologischen Schrift des Soranos ist noch ein Fragment erhalten, das dem zehnten Kapitel entspricht und zeigt, daß Caelius Aurelianus wörtlich übersetzt, aber abkürzt.

[13] Im Anschluß an die beiden Fragmente veröffentlichte Val. Rose l. c. die beiden pseudosoranischen Schriften Quaestiones medicinales (lateinische Bearbeitung der pseudogalenischen ὅροι ἰατρικοί vgl. Bd. I, S. 367, durch einen Gegner der Methodiker) und de pulsibus. Die quaestiones medicinales sind nach Art der responsionum libri des Caelius Aurelianus gearbeitet und enthalten in Fragen und Antworten die Erklärung zahlreicher medizinischer Termini, allgemeine Pathologie, Fieberlehre, Pulslehre (sehr kompliziert), Semiotik, allgemeine Chirurgie. Eingeleitet wird das Ganze (wörtlich übereinstimmend mit dem einschlägigen Texte in der pseudosoranischen Schrift in artem medicam isagoge) durch eine recht interessante Hodegetik und Deontologie. Es heißt daselbst bezüglich der Zeit, wann mit dem medizinischen Unterricht begonnen werden soll: sit ergo aetate quidem illa ex qua maxime a pueris homines transeunt ad juvenem, qui est in annis XV. haec enim aetas apta est ad sumendam sanctam artem medicinae. Gewünscht werden vom Jünger zum ärztlichen Berufe passende körperliche und moralische

Eigenschaften und eine Vorbildung, die sich auf Rhetorik, Geometrie und Astronomie erstrecken solle. Die Deontologie fängt mit den schönen Worten an: Perspiciamus autem qualem oporteat esse medicum. Sit ergo moribus clemens et modestus cum debita honestate, nec desit ei sanctitas, nec sit superbus, sed pauperes et divites, servos et liberos pariter curet. Una enim est apud eos medicina. Die Schrift de pulsibus wird durch recht interessante Bemerkungen über das Verhalten am Krankenbette (Fragen an den Patienten etc.) und über das Pulsfühlen eingeleitet (comprehensa itaque manu quattuor aut tribus digitis conversis ad arteriam, eorum capitibus in aliquantum premere debebis immobilem custodiens manum, ut etiam vires ordinemque omnemque motus differentiam pulsus comprehendere possis). — Die Form von „Fragen und Antworten" hatte schon Soranos bei der Darstellung gynäkologischer Dinge gewählt.

[14] Hier sei darauf aufmerksam gemacht, daß Empyem in der antiken Pathologie im weiteren Sinne nicht bloß die Eiteransammlung in der Brust, sondern Eiteransammlung im Körperinnern überhaupt bedeutete. Die am Beginne des einschlägigen Kapitels De vomicis sive internis collectionibus, quas Graeci ἐμπυήματα vocant (De morb. chron. V, cap. 10) stehende Definition lautet: Haec enim sunt quae in occultis nata collectiones nuncupantur, ut in splanchnis, ac membrana quae latera cingit, vel in pulmone, aut discrimine thoracis ac ventris, quod Graeci diaphragma vocant, item stomacho vel ventre, jecore, liene, intestinis, renibus, vesica aut mictuali via, vel matrice aut peritonaeo.

[15] De acut. Lib. II, cap. 30-40. Dort finden sich die mannigfachen Theorien der alten Aerzte über den Morb. cardiacus zusammengetragen. Für die Methodiker hatte die Frage, ob Herz oder „Magenmund" Sitz der Affektion, wenig Bedeutung, weil die Behandlung des allgemeinen Zustandes den therapeutischen Angriffspunkt bildete. Hervorhebenswert ist die Empfehlung von Nährklysmen als letztes Mittel. At si omnis spes fuerit absumpta erit per clysterem cibus injiciendus (l. c. cap. 37).

[16] Unter den Vorschriften für die Zubereitung der Milch (Einkochen zu einer gallertartigen Masse) ist namentlich jene bemerkenswert, welche den Zusatz von gebrannten Flußmuscheln während des Einkochens empfiehlt. Um den etwaigen Widerwillen der Patienten zu bekämpfen, verabreichte man das Präparat (vorher in Schnee) eingekühlt.

[17] Nam literalis etiam lectio adhibenda est, quae sit aliqua falsitate culpata, quo interius mentem exerceant aegrotantes. Quapropter

interrogationibus quoque erunt fatigandi ... tum sibi dimittendi, data lectione, quae non sit intellectu difficilis, ne plurimo labore vexentur. Haec enim si supra vires fuerint, non minus afficiunt quam corporis immodicae gestationes.... Tunc proficiente curatione erunt pro possibilitate meditationes adhibendae, vel disputationes.... Tunc post meditationem vel disputationem deducendus mox est atque perungendus leviter aegrotans et deambulatione levi movendus. Ei autem qui literas nescit immittendae quaestiones erunt, quae sint ejus artis propriae, ut rustico rusticationis, gubernatori navigationis: ac si ex omni parte iners fuerit curandus, erunt vulgaria quaedam quaestionibus tradenda vel calculorum ludus (De morb. chron. I, cap. 5, vgl. hierzu Bd. I, S. 316).

[18] Vgl. Bd. I, S. 388. Zu dem dort Gesagten sei noch eine Stelle aus dem römischen Geschichtschreiber Ammianus Marcellinus (um 330-400) angeführt, welche zeigt, daß man die Weiterverbreitung ansteckender Affektionen durch passende Maßregeln zu verhindern bemüht war. Es heißt dort nämlich: Hat man einen schwer erkrankten Freund, nach dessen Befinden sich ein Sklave erkundigt hat, so ist es gut, den mit Nachrichten zurückkehrenden Boten nicht in das Haus des Herrn einzulassen, bevor er in einer Badeanstalt ein Bad genommen hat. So verhütet man wohl am ehesten die eigene Erkrankung.

[19] Die Persönlichkeit des Verfassers ist historisch nicht bestimmt festgestellt, keinesfalls ist sie mit dem bei Soranos und Galenos erwähnten Arzte Moschion identisch. Das Werk spielte in der Geburtshilfe lange eine sehr bedeutende Rolle und hatte in der Literatur ein ganz eigenes Schicksal. Es wurde nämlich ins Griechische übertragen (in mehreren Handschriften erhalten) und, da man diese Uebersetzung für das Original hielt, später wieder ins Lateinische zurückübersetzt (ebenfalls in mehreren Handschriften). Vgl. Sorani gynaeciorum vetus translatio latina, in der Soranosausgabe von Val. Rose, Lips. 1882. Aeltere Ausgaben: Μοσχίωνος περὶ τῶν γυναικείων παθῶν, Basil. 1566, und griechisch-lateinisch ed. Dewez, Vienn. 1793. — Einige Handschriften besitzen Abbildungen des Uterus mit Eileitern und Ovarien, welche von Autoren der Renaissancezeit als Vorlage benützt worden zu sein scheinen. „Moschion" benützte auch das der Cleopatra zugeschriebene (wahrscheinlich aus dem 4.-5. Jahrhundert stammende) gynäkologische Werk γενέσια (abgedruckt in Spach, Harmania Gynaecior. Argent. 1597).

[20] Bemerkenswert ist es, daß aus Nordafrika eine ganze Reihe von Männern hervorging, welche sich in der römischen Literatur einen Namen machten, z. B. Fronto, Apulejus, Gargilius Martialis, die Kirchenväter Tertullian, Cyprian, Augustinus, der Rhetor Arnobius,

Martianus Capella, die medizinischen Autoren „Apulejus", Vindicianus, Caelius Aurelianus.

[21] Zu den hervorragenden Anhängern der neuplatonischen Schule zählten auch Aerzte.

[22] Damaskios, der letzte Lehrer der Philosophenschule von Athen, sprach sich folgendermaßen über Asklepiodotos aus: „Von Jugend auf galt er für den scharfsinnigsten und kenntnisreichsten seiner Altersgenossen, indem er unablässig nach allem forschte, was die Natur oder irgend eine Kunst Bewunderungswürdiges hervorbringt. So lernte er in kurzer Zeit alle Mischungen der Farbstoffe und alle zur Verschönerung der Gewänder angewandte Tünchen kennen, ebenso die tausendfachen Verschiedenheiten der Holzarten mit bald gewundenem, bald geradem Verlauf ihrer Fasern. Ferner beobachtete und erforschte er die Eigenschaften und Gestalten der Steine und Pflanzen, nicht nur der gewöhnlichen, sondern auch der seltensten, auf jede Weise. Den Handwerkern machte er viel zu schaffen, indem er sich fortwährend bei ihnen aufhielt und nach allem aufs genaueste fragte. Sehr hohen Wert legte er auch auf die Naturgeschichte der Pflanzen, noch höheren auf die der Tiere, indem er die einheimischen durch eigene Anschauung unterschied, über die fremden so viel als möglich Erkundigungen einzog und las, was die Alten darüber geschrieben." An dieses Lob knüpfte Damaskios einige Worte, die vom Standpunkt der neuplatonischen Hyperspekulation einen leisen Tadel einschließen, tatsächlich aber dem Asklepiodotos zum höchsten Ruhme gereichen. Er soll nämlich trotz seines tiefen Verständnisses der platonischen Philosophie doch in „der höheren orphischen und chaldäischen Weisheit, die den gewöhnlichen Verstand übersteige", zurückgeblieben sein und habe (auf ethischem Gebiete) die Theorie auf das Niedere und auf die Phänomene beschränkt, indem er, abweichend von den alten Spekulationen, alles auf die Natur der irdischen Dinge bezog und zurückführte.

[23] Ein verwerfendes Urteil hat Tertullian auch über die angeblichen Vivisektionen des Herophilos mit den Worten gefällt: Ille medicus aut lanius, qui sexcentos homines exsecuit, ut naturam scrutaretur, qui hominem odit, ut nosset, nescio an omnia ejus liquido explorarit, ipsa morte mutante quae vixerant, et morte non simplici, sed ipsa inter artificia exsectionis.

[24] Diese Art der naturphilosophischen Schriften der kirchlichen Autoren nahm ihren Ausgangspunkt von dem Hexaëmeron (Ueber die sechs Tage der Weltschöpfung), welches Basileios der Große (älterer Bruder des Gregorios von Nyssa) verfaßt hatte. In dem von glühender

Phantasie, echtem Natursinn, aber auch starrem Buchstabenglauben erfüllten Werke (das später im Abendlande vom hl. Ambrosius lateinisch überarbeitet wurde) fehlte eine Betrachtung über den Menschen. Die Lücke füllten Gregorios von Nyssa und später Nemesios aus. Von Basileios wollen wir hier anführen, daß er in seinen Schriften auffallend viele medizinische Gleichnisse verwendete und sich über den Wert der Medizin äußerst anerkennend ausgesprochen hat. Wie hoch er den ärztlichen Beruf schätzte, geht aus den schönen Worten hervor: ἔστι μὲν καὶ πᾶσιν τοῖς τὴν ἰατρικὴν μετιοῦσι φιλανθρωπία τὸ ἐπιτήδευμα (Brief an den Arzt Eustathios).

[25] Et ideo attendite, quod prius seminatur homo, postea concipitur in vulva et ibi caro formatur, deinde post dies quadraginta septem creatur anima et corpori infunditur (Sermones ad fratres, Sermo 25).

[26] An einzelnen Stellen ist die Rede von Sektionen, welche Gelehrte an Tieren vornahmen, um den Bau der Organe oder Funktionsstörungen zu erforschen.

[27] Nach den Autoren des Talmuds besteht das Skelett aus 248 Knochen. Diese Zahl wurde vielleicht bei der Untersuchung einer 16-17jährigen Person gewonnen, deren Leiche dem Kochungsprozeß unterworfen worden war, wobei die noch nicht durch feste Verknöcherung verschmolzenen Teile auseinanderfielen. Es wird berichtet, daß sich die Schüler des R. Ismael (um 100 n. Chr.) die Leiche einer zum Tode verurteilten Prostituierten ausbaten und dieselbe kochten, um die überlieferten Angaben über die Zahl der Knochen nachzuprüfen. — Der Arzt Thodos konnte als Experte mit Sicherheit aussprechen, daß eine ihm vorgelegte Anzahl von Wirbeln nicht von demselben Menschen stammte. — Die im Talmud vorkommende Legende von dem Knöchelchen Luz, welches infolge seiner Härte der Verwesung widerstehe, wurde von leichtgläubigen Anatomen noch im 17. Jahrhundert für bare Münze genommen; bald schien der 7. Halswirbel oder das Steißbein, bald ein Nahtknochen des Schädels oder ein Sesambein der großen Zehe dem Wunderknöchelchen zu entsprechen.

[28] Manche der Beschreibungen sind vom Standpunkt der Tieranatomie überraschend gelungen, das gilt namentlich für die pathologischen Befunde.

[29] Man berief sich darauf, daß die ägyptischen Händler den Kühen und Schweinen vor dem Verkauf in die Fremde die Gebärmutter ausschnitten, damit die Rasse in anderen Ländern nicht fortgepflanzt werden konnte.

[30] Interessant ist die Erwähnung der Tracheotomie an einem Schafe. Man schnitt demselben ein fensterartiges Stück aus der Luftröhre aus und verschloß es mit einer Rohrhaut. Der Bericht stammt aus dem 2. nachchristlichen Jahrhundert und bezieht sich vielleicht auf alexandrinische Aerzte.

Die Medizin im Mittelalter.

Zur Einführung.

Den Jahrhunderten des Verfalls der antiken Medizin folgte ein Jahrtausend, welches nur bei tieferem Eindringen und höchstens auf einzelnen Gebieten einen schwachen Fortschritt der Heilwissenschaft erkennen läßt, im großen und ganzen aber den Anschein zähen Stillstands erweckt.

Zwar versiegte der Quell der griechischen Heilkunst niemals gänzlich, aber er wurde getrübt und vorübergehend sogar verschüttet.

Während das Abendland von kümmerlichen Resten der antiken Literatur zehrte und die Heilkunde inmitten trostloser Barbarei nur bei den Mönchen Zuflucht fand, trat Ostrom das Erbe des reichen Bildungsschatzes an, wurde die **Medizin der Byzantiner** zur kontinuierlichen Fortsetzung der hellenisch-römischen. Aber diese Fortsetzung war keine wahre Weiterentwicklung. Mehr darauf bedacht, die Form unversehrt zu erhalten, als den geistigen Kern aus der Hülle zu lösen, in stolzem Selbstgefühl des Hellenismus auf den Besitz des Ueberkommenen pochend, jeder Neuerung abhold, ließen die Byzantiner die Medizin veröden. Sie waren eifersüchtige Schatzhüter, welche das Kleinod für bessere Zeiten, für andere Völker hüteten, aber sie verstanden das Ererbte nicht zu verwerten oder gar zu mehren.

Von diesem im späteren Verlaufe versandenden Hauptarme der hellenischen Heilkunst zweigte — auf dem Umwege syrisch-persischer und ägyptischer Vermittlung — die weit lebhafter pulsierende, neue Elemente heranziehende, aber im Wesen dem Galenismus sklavisch folgende **Medizin der Araber** ab. Sie schloß manchen hoffnungsvollen Keim für die Zukunft in sich, ihre welthistorische Bedeutung liegt aber vornehmlich darin, daß sie als Kollateralbahn griechisches Wissen und Können, allerdings in bizarrer, phantastischer Verzerrung, dem Westen zutrug und im Verein mit der Scholastik **die abendländische Heilkunde** auf eine wissenschaftliche Stufe erhob.

In der byzantinischen, in der arabischen, in der scholastischen Medizin usurpierte ein mit gelehrten Flittern prächtig umhülltes Phantom den Platz der wahren hippokratischen Heilkunst.

Der Hippokratismus war erloschen oder glomm nur im Verborgenen weiter. Erst am Schlusse des Zeitraums wurde er von neuem angefacht, als dem sinkenden, untergehenden Byzanz der echt antike Geist entströmte, um nunmehr in ungehemmtem Aufflug, hoch erhaben über die Schranken der Nation und Heimat, die Welt zu durchwehen.

Die Medizin bei den Byzantinern.

Motto:
Was du ererbt von deinen Vätern hast,
Erwirb es, um es zu besitzen. Goethe.

Durch die Zertrümmerung des weströmischen Reiches erlitt die abendländische Kultur unermeßliche Verluste. Herrliche Schöpfungen der Kunst, reiche Schätze der Literatur fielen der Zerstörung anheim, verfeinerte Lebensformen schwanden unter dem Tritt der rohen Gewalt; die urwüchsigen Eroberer knüpfte kein Band an die große Vergangenheit, unter dem tosenden Kriegslärm verstummten die geistigen Regungen, und bloß die Kirche verhinderte, in ihrer Weise, den völligen Untergang der alten Bildung. Nur äußerst langsam wandten sich die Dinge zum Besseren, aus einzelnen Kristallisationskernen wuchsen allmählich Neugestaltungen von kultureller Eigenart heran, aber es währte ein Jahrtausend, bis die abendländische Menschheit wieder jene Stufe erklomm, von der sie seit dem 2. Jahrhundert herabgesunken war.

Die Flut des geistigen Lebens strömte vom Westen zurück, Byzanz blieb der einzige Hort der Kultur, bis es von der noch unverbrauchten Kraft orientalischer Völker abgelöst wurde.

Die politische und kulturelle Präponderanz der Byzantiner beruhte auf dem ununterbrochenen Zusammenhang mit der hellenisch-römischen Vorzeit. Mühelos und unmittelbar übernahmen sie dasjenige als legitimen Besitz, was andere Völker erst in hartem Ringen und stückweise erwerben mußten. Unter der Flagge der ruhmvollen Ueberlieferung des Imperium Romanum stützte sich ihr Staat auf das römische Verwaltungs-, Rechts- und Heerwesen und verfügte über alle technischen Behelfe der Kaiserzeit; dieses breite historische Fundament erhielt das Reich der Romäer aufrecht inmitten der germanisch-slawisch-hunnischen Völkerflut und sicherte ihm die erstaunliche Widerstandskraft im aufreibenden Kampfe mit den Persern und Muslim, wiewohl die Bevölkerung nicht durch wahre Vaterlandstreue, sondern bloß durch straffe Zentralisation, sprachliche und kirchliche Gemeinschaft zu einer künstlichen Einheit verbunden war. Die wissenschaftlichen Bestrebungen schlossen sich direkt an die antike Literatur, und die reichlichst vorhandenen Bildungsmittel bewahrten das geistige Leben trotz des lähmenden Einflusses fortgesetzter äußerer und innerer Wirren vor dem oftmals drohenden gänzlichen Erlöschen, denn zündend blitzte auch aus der Asche griechisches Denken immer wieder empor. Ganz von selbst bot sich der Kunst die Antike als heimisches Vorbild dar, bereit zur Verflechtung mit den nach sinnlichem Ausdruck ringenden christlichen und den in Volksanschauungen, im Hof- und Kirchenzeremoniell, in der Gewandung vordringenden orientalischen Motiven.

Aber ebenso wie die anfangs kräftig zur Weltmacht aufstrebende Herrschaft der Romäer verhältnismäßig bald in ihren Expansionsgelüsten behindert und zu einer immer kläglicher werdenden Defensive gezwungen wurde, so büßte auch die byzantinische Kultur schon nach kurzdauernder Blüte ihre fortzeugende Kraft ein, worüber alle Breitenentfaltung nicht hinwegtäuschen kann, und verfiel einer vorzeitigen Seneszenz, die sich, wie bei den altorientalischen Völkern, durch starres Festhalten an versteiften Typen, durch ängstliche Abwehr des Neuen und Fremden, durch den Mangel der Anpassung an die veränderte Umgebung kundgab.

Abgesehen davon, daß es an günstigen Bedingungen für eine freie, aufsteigende Kulturentwicklung in einem Reiche fehlte, welches von außen von Feinden umlauert, im Inneren durch religiösen Zwist und Unduldsamkeit, Palastrevolutionen, Thronumwälzungen, Weiberintrigen und Günstlingswirtschaft zerrüttet war, dessen Untertanen unter dem Drucke des Cäsaropapismus schmachteten — läßt sich die frühe Ermattung des geistigen Lebens gerade auf jene Ursache zurückführen, die von vornherein den gewaltigen Vorsprung der Byzantiner bewirkt hatte, auf ihr Epigonentum. Angesichts des faszinierenden Reichtums der ererbten Schätze versiegte der Trieb und die Kraft zu eigenen Leistungen.

Schon in den letzten Jahrhunderten der römischen Kaiserzeit war unter dem Einflusse der geistigen Depression jede Hoffnung entschwunden, über die gegebene Kultur durch Erneuerung der wesentlichen Grundstoffe, durch Zufuhr frischer Triebkräfte jemals hinausdringen zu können; der Steinbruch der klassischen Antike galt als unerschöpflich, und die Aufgabe der Gegenwart wie der Zukunft schien lediglich in der Sammlung, Sichtung, Erklärung, Verarbeitung des aus der Vergangenheit überlieferten Wissensmaterials zu bestehen; die Kirche, welche ohnedies die Geister, von Natur und Leben abseits, dem Transzendenten zuwandte und auf allen Gebieten kanonischen Abschluß herbeiwünschte, nährte diese Anschauung ganz erheblich.

Die Byzantiner gingen auf der abschüssigen Bahn nur weiter. Uebersättigt mit Traditionen, welche alle Denkgewohnheiten zu Denknotwendigkeiten stempelten, erfüllt von dem hochfahrendsten Nationaldünkel, der sich mit dem Adel der hellenisch-römischen Vergangenheit brüstete, konnten und wollten sie die historische Brücke nicht abreißen, die morsche Ruine durch ein neues Gebäude ersetzen; ja es lag außerhalb ihres Interessenkreises, unter Betonung des merklicher werdenden Gegensatzes zwischen Gegenwart und Vergangenheit, nach Abscheidung des Veralteten und Leblosen in jenen bewußten Wettkampf mit der Antike zu treten, der den wahren Humanismus beseelt. Vergessend, daß eben der frei entfaltete Volksgeist die Vorzeit so groß gemacht hatte, ging man so weit, sogar die lebendigste Aeußerung desselben zu unterdrücken, indem man, steif am Attizismus festhaltend, der Umgangssprache den Zutritt zur Literatur verschloß; mehr und mehr unfähig, das Wesen zu erfassen, klammerte man sich krampfhaft an die Formen — ein Spiegelbild der Zeremonien- und Titelsucht im Staatsleben — und schleppte den toten Mechanismus, die Mumie der Antike fort durch ein Jahrtausend, statt aus den Elementen der alten Kultur ein neues Gebilde organisch zu entwickeln.

Wie im Leben, so war auch im Schrifttum die Form, der glänzende Schein, das oberste Gesetz, und gerade das Mißverhältnis zwischen dem schwülstigen Prunk der Rhetorik, dem geistheuchelnden Gaukelspiel der Dialektik einerseits und dem dürftigen Inhalt anderseits, verlieh der Literatur jene Züge von Steifheit, von gekünsteltem Wesen, von gleißnerischer Unwahrheit, welche den Byzantinismus sprichwörtlich gemacht haben; zu wirklichem Fortschritt konnte es dort nicht kommen, wo stets mit denselben Elementen gewirtschaftet wurde, wo die maßlose Verehrung der alten Autoritäten die freie Kritik erstickte, den Gedankenflug fesselte und den Mut zum originellen Schaffen verkümmern ließ. Bloß die Kunst gebar unter christlichem Anhauch einen neuen Stil, der auch orientalischer Prachtliebe Genüge leistete, und die Technik wurde durch die drängenden Erfordernisse des Tages vorwärts getrieben.

Aber die Wegspur der Antike war breit, und den Kärrnern bot gerade der Traditionalismus ein weites Arbeitsfeld des Excerpierens, Kommentierens, der enzyklopädischen Abrundung. Gefördert von wissensfreundlichen Herrschern, über den reichen Bücherschatz großangelegter Bibliotheken verfügend, war die literarische Tätigkeit der Byzantiner eine ungemein mannigfaltige, und was besonders hervorzuheben, unter den Autoren herrschte, obwohl theologische Fragen stets auf der Tagesordnung standen, das gebildete Laientum vor — ungleich dem Abendlande, wo um diese Zeit fast nur Mönche für Mönche schrieben. Am meisten und darunter höchst Ansehnliches wurde auf den Gebieten der Theologie, Rechtspflege, Philologie, Archäologie, Geschichte, Kriegswissenschaft geschaffen, während der letzten Jahrhunderte (als griechisches Wissen von den Persern und Arabern zurückströmte) auch in der Mathematik und Astronomie, ohne daß es jedoch zu wirklich originären Neuschöpfungen gekommen wäre. Dort aber, wo die eherne Kette der Ueberlieferung im Stiche ließ, wo es auf unbefangene Beobachtung, mutige Kritik, auf Gefühl und Phantasie ankam, versagte der Pedantismus der Byzantiner gänzlich, darum haben sie in den Naturwissenschaften nichts hervorgebracht, darum blieb ihre Philosophie eine bloß formale, und abgesehen von der kirchlichen oder volkstümlichen, war ihre Poesie ein totgeborenes Kind. Wie stets in den Zeiten geistigen Druckes, suchte der individuelle Drang seine Zuflucht im Halbdunkel der Mystik; neben Astrologie und Alchemie wucherte das Unkraut aller Gattungen des Aberglaubens üppig fort. Das künstlerische Schaffen mußte gerade deshalb, weil es den Kerngehalt des neuen Daseins, das Wesen des Byzantinismus zu charakteristischem Ausdruck brachte, ins Typische, Konventionelle, Schablonenhafte verfallen, sowie einmal die neue eigenartige Stilgattung entwickelt war; virtuose Darstellung fertig ausgebildeter Formen und höchste Prachtentfaltung bezeichnete das Endziel des Strebens, und alles lief auf einen künstlichen Mechanismus hinaus. Diese Tendenz führte die Architektur, mit ihrem geistvoll kombinierten stolzen Kuppelsystem, zur technischen Vollkommenheit (Hagia Sophia), erweckte eine bewunderungswürdige Kleinkunst, beschränkte hingegen die Plastik auf das Relief und hemmte den Aufschwung der ans Mosaik gebannten Malerei zur Wirklichkeitsfrische; die farbenglänzenden würdevollen, aber unendlich steifen, ausdruckslosen, langgestreckten Gestalten auf Goldgrund, bezeugen dies genügend.

Eingehende Detailstudien lehren freilich, daß im Verlaufe der byzantinischen Kultur Phasen des Aufschwungs (im Zeitalter Justinians, unter den Herrschern aus dem mazedonischen Hause, unter den Komnenen und Paläologen) und Phasen des Niedergangs und Stillstands (während des Bilderstreits, unter der Lateinerherrschaft) aufeinander folgen, zeitweilig wurde auch der starre Zauberbann von einzelnen großen Individualitäten (z. B. Photios, Psellos) durchbrochen, die dem Humanismus vorarbeiteten — von einer wahrhaft organischen Entwicklung kann aber nicht gesprochen werden. Die welthistorische Bedeutung des Byzantinertums liegt nicht in der Neugestaltung, sondern bloß in der mechanischen Aufbewahrung des antiken Denkstoffes.

Dem Rahmen der allgemeinen Kulturverhältnisse fügt sich die Medizin stilgerecht ein, die Beharrung macht ihren Grundzug aus und von origineller Schaffenstätigkeit finden sich bloß vereinzelte Spuren. Der Hauptsache nach ist das ärztliche Schrifttum der Byzantiner eine Blumenlese aus der antiken Literatur und gipfelt in enzyklopädischen Kompilationen, die sich weniger durch den Inhalt als durch die Ausführlichkeit und die mehr oder minder selbständige Kritik voneinander unterscheiden; aus der Reihe der fleißigen Sammler und gelehrten Interpreten ragt bloß ausnahmsweise einmal ein wirklicher Beobachter hervor, der überwiegenden Mehrheit galten die Lehrmeinungen der Alten als geheiligter Kanon, an dem nichts Wesentliches geändert werden dürfe. Nichtsdestoweniger besitzt die byzantinische Epoche für die Medizin eine sehr große Bedeutung, weil sie die Errungenschaften der Antike vor dem Untergang schützte und den Faden der Tradition so lange getreulich festhielt, bis das edle Reis der hellenischen Heilkunst in ein neues, für die Weiterentwicklung günstiges Erdreich überpflanzt werden konnte.

Die Phasen des Aufstiegs oder Niedergangs der byzantinischen Kulturmacht gingen zwar nicht spurlos an der medizinischen Literatur vorüber, aber tiefgreifend war die Wirkung kaum, da die ärztliche Kunst vom spezifisch byzantinischen Geistesleben wenig berührt wurde und ihre Impulse nicht von der Akademie in Konstantinopel[1], sondern von jenen Stätten empfing, die noch vom echten Geist der Antike umwoben waren. Deshalb bildete tatsächlich nur die Eroberung Alexandrias (642) durch die Araber, welche dem Griechentum die wichtigste ärztliche Schule raubte, eine wahre Cäsur im Ablauf des Ganzen, die Grenzscheide zweier wohlcharakterisierter Perioden der byzantinischen medizinischen Literatur.

Die erste dieser beiden Perioden fällt mit dem frühbyzantinischen, d. h. mit jenem Zeitalter zusammen, in welchem das antike römisch-hellenische Wesen erst nach langen Kämpfen dem allmählich erstarkenden mittelalterlichen christlich-byzantinischen Geiste unterlag. Da der letztere der wissenschaftlichen Heilkunde keine positive Förderung zu bringen vermochte, so wurde die Medizin von den allgemeinen Strömungen der Epoche nur so weit günstig beeinflußt, als die Antike noch darin prävalierte.

Das frühbyzantinische Zeitalter, mit der Aera des Justinian als Höhepunkt, reicht bis zur Mitte des 7. Jahrhunderts. Byzanz, das durch glänzende Eroberungen im Westen und Osten (Belisar, Narses, Kaiser Herakleios) schon auf dem Wege war, ein zweites Rom zu werden, wurde am Ende des Zeitraums auf enge Grenzen beschränkt (unglückliche Feldzüge gegen die Perser, Siegeslauf der Araber), nachdem schon lange vorher der Sektenstreit seine verheerende Wirkung entfaltet und eine fast 50 Jahre dauernde, von Erdbeben begleitete Seuche („Pest des Justinian" 531 bis 580) schwerstes Leid über das Reich verhängt hatte.

Die literarische Tätigkeit dieser Epoche war, auch abgesehen von der theologischen, eine reiche; die kirchliche Dichtung war jugendfrisch, die Geschichtschreibung nahm einen neuen Aufschwung, die Philosophie erlebte eine Nachblüte des Neuplatonismus und zeitigte wertvolle Kommentare zu Aristoteles (Johannes Philoponos). Unter Justinian wirkten treffliche Historiker (Agathias, Prokop), fand das Recht (Tribonianus) seinen Abschluß (Codex Justinianeus, Pandekten, Institutionen, Novellen), schuf die Baukunst die herrliche Hagia Sophia (Anthemios von Tralles, Isidoros von Milet), blühte Handel und Industrie (Einführung der Seidenraupenzucht). Aber die Schattenseite bildet die enorme Erhöhung der Abgabenlast und die Intoleranz der Orthodoxie, welche letztere sich in der Schließung der Schule von Athen (529) und Vertreibung der (heidnischen)

Philosophen ein herostratisches Denkmal setzte; wurde doch damit die Vernichtung der antiken Geistesfreiheit offenkundig dokumentiert.

Die Tendenz nach abschließender Zusammenfassung, welche dem frühbyzantinischen Zeitalter eignet und auf dem Gebiete der Kunst im Kuppelbau der Hagia Sophia, auf dem Felde der Wissenschaft in der Kodifizierung des Rechts vollendetsten Ausdruck fand, beherrschte auch die ärztliche Literatur, ohne aber den Trieb zur eigenen Beobachtung, den Mut zur unbefangenen Kritik völlig zu unterdrücken. Die Enzyklopädie des Oreibasios diente als Vorbild, aber man erstrebte das gleiche Ziel mit größerer Selbständigkeit und Kürze; Galen galt zwar viel, aber noch nicht alles, neben ihm blieb auch den übrigen Meistern der Antike die gebührende Stellung bewahrt, und wiewohl niemand mehr am theoretischen Lehrgebäude des Pergameners zu rütteln wagte, in praktischen Fragen wich man oft erheblich von ihm ab.

Repräsentiert wird die Epoche durch drei Autoren, welche in sehr ungleichem Maße eigenes Urteil und selbständige Erfahrung mit der Tradition zu verknüpfen verstanden, durch: **Aëtios, Alexandros von Tralles und Paulos von Aigina**. Aëtios erhob sich am wenigsten über den Stoff; sein „Tetrabiblon", welches das Gesamtgebiet der Heilkunde in sehr zweckmäßiger Anordnung behandelt, verrät zwar stellenweise die reiche Erfahrung und die selbständig erworbene Anschauung eines geistig hochstehenden Praktikers, haftet aber zum größten Teile sklavisch an den überaus fleißig benützten Quellen. Den wohltuendsten Gegensatz zu Aëtios bildet sein jüngerer Zeitgenosse Alexandros von Tralles, dessen zwölf Bücher über Pathologie und Therapie der inneren Krankheiten trotz sorgfältigster Berücksichtigung der vorausgegangenen Literatur nirgends frische Beobachtung, klare Auffassung und freies Urteil vermissen lassen, ja durch Inhalt und edle Darstellung geradezu an die Blütezeit der antiken medizinischen Literatur lebhaft erinnern; es ist der unverfälschte hippokratische Geist, der aus diesem Werke — für lange zum letzten Male — spricht. Auch das verhältnismäßig kurz, aber dabei sehr vollständig abgefaßte — aus sieben Büchern bestehende — Kompendium des Paulos von Aigina bildet zwar, wie der Verfasser selbst in der Vorrede zugesteht, im wesentlichen nur einen Auszug aus den alten Schriftstellern, enthält aber eine Fülle von eigenen Zutaten, die der lebendigen Praxis entnommen wurden; insbesondere tritt die Selbständigkeit des Autors im sechsten Buche hervor, welches die Chirurgie in glänzender Weise zur Darstellung bringt. Diese drei Hauptvertreter der frühbyzantinischen Heilkunde, auf denen der Nachglanz der Antike ruht, besitzen hohen literarhistorischen Wert — verdanken wir ihnen doch reichen Einblick in die hellenisch-römische Medizin, wo der Untergang der Originalschriften unausfüllbare Lücken hinterließ — sie haben aber auch, namentlich Alexandros und Paulos, den

Werdegang der Wissenschaft außerhalb der griechischen Heimat in bedeutendem Maße beeinflußt.

Was sonst aus der Literatur dieser Epoche auf uns gekommen, besteht aus Exegesen zu hippokratisch-galenischen Schriften, Machwerken, die größtenteils dem Galen entstammen, hygienisch-diätetischen Abhandlungen. Von Interesse sind höchstens einige Schriften des „Theophilos", welche der zunehmenden Vorliebe für subtile Pulsuntersuchung und Uroskopie Rechnung tragen und vom Standpunkte einer religiös angehauchten aprioristischen Teleologie die Lehre vom Bau und von den Funktionen der Körperteile behandeln. Eine zu betrübenden Schlußfolgerungen anregende Erscheinung bildet es, daß (im Gegensatze zu den Historikern Euagrios, Prokopios und Agathias) kein einziger ärztlicher Schriftsteller von den schweren, unzählige Opfer fordernden Seuchen etwas erwähnt, welche zur Zeit des Justinian im byzantinischen Reiche wüteten.

Durch den Eifer hervorragender Aerzte konnte wohl die spezielle Pathologie gefördert, die chirurgische Technik auf der Höhe erhalten werden — der allgemeinen Krankheitslehre aber verwehrte die völlige Stagnation der anatomisch-physiologischen Forschung[2] jeden tatsächlichen Fortschritt; die iatrosophistische Spekulation vermochte nicht einmal einen scheinbaren Ersatz zu bieten, da sie sich infolge ihrer Ideenarmut stets in jenem Kreise bewegen mußte, den die Antike gezogen hatte.

Die zweite, mit dem Untergang der alexandrinischen Schule einsetzende Hauptperiode stand unter einer ziemlich ungünstigen Konstellation. Die Heilkunde litt schwer in den Phasen des kulturellen Verfalls, ohne wie andere Wissenszweige in den Phasen des Aufschwungs an den fördernden Einflüssen entsprechend zu partizipieren; wenn man die bekannt gewordene medizinische Literatur überschaut[3], gewahrt man ein weites Flachland, aus dem nur einige wenige, nicht gar steile Höhen hervorragen.

Der reichen literarischen Tätigkeit des frühbyzantinischen Zeitalters folgte fast unvermittelt eine trostlose geistige Verödung, welche sich von der Mitte des 7. Jahrhunderts bis in die ersten Dezennien des 9. Jahrhunderts erstreckte und mit Ausnahme der Theologie alle Gebiete betraf. Besonders verhängnisvoll wirkten die Wirren des Bilderstreits (726-842), denn das Schwert, welches gegen das Mönchtum gezückt war, traf unbeabsichtigt gerade die Wissenschaft am empfindlichsten; mit der durch Leo den Isaurier geschlossenen Akademie in Konstantinopel verlor sie ihre wichtigste Pflegestätte. Vorboten des kommenden Aufschwungs machten sich zwar unter der Regierung des Kaisers Theophilos, der die öffentlichen Lehranstalten wiederherstellte, bemerkbar, der eigentliche Beginn einer kräftig aufstrebenden Entwicklung fällt aber erst in die Mitte des 9. Jahrhunderts und ist vorwiegend auf den gelehrten Patriarchen Photios zurückzuführen, welcher, begünstigt vom bildungsfreundlichen Cäsar Bardas und von Basilios I., den Sinn für höhere Bildung durch Wiederbelebung des Studiums der Antike erweckte. Unter der Herrschaft der Mazedonier, von denen manche (wie Leo der Weise und Konstantin Porphyrogennetos) selbst als Schriftsteller auftraten, unter den Komnenen und Dukas, entfaltete sich das wissenschaftliche Leben zu ungeahnter Blüte, freilich ohne wirkliche Schöpferkraft und in innigster Anlehnung an die Antike. Im 10. Jahrhundert wurden bedeutende Enzyklopädien (z. B. Lexikon des Suidas) geschaffen, das 11. wird durch die Lichtgestalt des Psellos repräsentiert, welcher den Platonismus erneuerte und als erstaunlicher Polyhistor auf verschiedenen Gebieten höchst anregend wirkte. Das 12. Jahrhundert bedeutet geradezu eine Renaissance für alle Arten des literarischen Schaffens und lockerte auch einigermaßen die konservative Starre durch Berücksichtigung der Zeitverhältnisse und der fremden Kultureinflüsse. Neuerdings wurde der Fortschritt gewaltsam unterbrochen, ja scheinbar vernichtet, als die Kreuzfahrer Konstantinopel einnahmen, die Schätze der Literatur und Kunst barbarisch zerstörten und die Herrschaft der lateinischen Kaiser aufrichteten. In dieser Zeit (1204-1261) fand die byzantinische Kultur nur an den Höfen von Nicaea und Trapezunt Zuflucht. Die Thronbesteigung der Paläologen eröffnete nach einem halben Jahrhundert der Verfinsterung eine neue — die letzte — Glanzepoche. Während der staatliche Organismus unaufhaltsam dem Verfall entgegenschritt, herrschte die regste wissenschaftliche Tätigkeit auf dem Felde der Exegese, Philologie, Geschichtschreibung, Philosophie, Naturkunde, Mathematik, Astronomie, versuchten sich rhetorisch-philosophisch gebildete, vom Geiste des Platonismus erfüllte Männer (z. B. Blemmydes und Georgios Pachymeres im 13., Nikephoros Gregoras im 14., Gemistos Plethon und Bessarion im 15. Jahrhundert) auf den verschiedensten Gebieten, blühte die Volkspoesie. Dem neuerwachten Geistesleben vermochte der Tag, da der Halbmond das Kreuz auf der Hagia Sophia (29. Mai 1453) verdrängte, kein Ende zu bereiten — die griechische Wissenschaft war durch Emissäre längst nach dem Westen verbreitet worden und hatte dort eine gesicherte Heimstätte gefunden.

Entsprechend dem allgemeinen kulturellen Tiefstand während der Epoche des Bilderstreits klafft auch in der medizinischen Literatur von der Mitte des 7. bis zum 9. Jahrhundert eine gewaltige Lücke, welche höchstens durch die (nach Art des Theophilos verfaßte) teleologische Abhandlung des Meletios über den Bau des Menschen und durch (handschriftlich erhaltene) Rezeptbücher oder populärmedizinische Schriften, Lehrgedichte u. dgl. ausgefüllt wird. Das 9. und 10. Jahrhundert ist durch die Kompendien des Iatrosophisten Leon und des Theophanes Nonnos repräsentiert. Eine reichere literarische Tätigkeit entfaltete sich erst wieder im 11. Jahrhundert. Hiervon liefert besonders die enzyklopädische, naturphilosophisch angehauchte Schriftstellerei des Polyhistors Michaël Psellos und seines

Ausschreibers Simeon Seth, das chirurgische Sammelwerk des Niketas und das Arzneibuch des Stephanos Magnetes Zeugnis. Die für die Kultur so verhängnisvolle Herrschaft der lateinischen Kaiser markiert sich in der medizinischen Literatur durch eine neuerliche Lücke; erst in der zweiten Hälfte des 13. Jahrhunderts stoßen wir auf die umfangreiche Rezeptsammlung des Nikolaos Myrepsos, welche auch für die Pharmakopöen des Abendlandes bedeutsam wurde, und auf die einer frischen Beobachtung entsprungene Spezialschrift des Demetrios Pepagomenos über die Gicht. Wie auf allen übrigen Gebieten, scheidet das Griechentum auch in der Medizin mit würdigem Abgang; in wahrhaft glänzender Weise schließt die byzantinische Medizin mit den Werken des Joannes Aktuarios über Diagnostik und Therapie, über Uroskopie, über Psychologie und Psychopathologie. Es ist ein in der antiken Literatur gründlichst bewanderter, philosophisch gebildeter, feinsinniger Schriftsteller, ein mit scharfer Beobachtungsgabe und gesunder Urteilskraft begabter Arzt, der sein Zeitalter und seine Umgebung weit überragend, zur Nachwelt spricht.

Auch von dieser zweiten Hauptepoche der byzantinischen Medizin gilt das oben Gesagte, nämlich daß zwar die Kenntnis einzelner Krankheiten erweitert wurde, aber die antiken Grundlagen der allgemeinen Pathologie unerschüttert blieben. Der Drang nach Betätigung führte zur Ausbildung einer subtilen Pulslehre und zu den Verwirrungen der Uroskopie, welche beide in Spezialschriften Vertretung fanden. Charakteristisch für die späteren Jahrhunderte ist es besonders, daß unter dem langsam zur Geltung kommenden Einflusse kultureller Beziehungen zum asiatischen Osten[4] persische, arabische und indische Arzneimittel in den Heilapparat Aufnahme fanden (Psellos, Simeon Seth), ja daß sogar arabische oder persische Werke ins Griechische übertragen wurden.

Auch in anderen Gebieten der Wissenschaft entwickelte sich namentlich in der Paläologenzeit eine Uebersetzungsliteratur, wobei den Griechen oft nur die vergessene Weisheit ihrer Vorfahren in fremdländischem Gewande vermittelt wurde; so lernten sie beispielsweise die μεγάλη σύνταξις des Ptolemaios in der orientalischen Form des Almagest wieder kennen.

Was die Byzantiner dem Orient entlehnten, ist gar nicht in Vergleich zu ziehen mit dem überreichen medizinischen Wissensschatz, der diesem insbesondere über Syrien und in erster Linie durch die heterodoxe Sekte der Nestorianer vermittelt zufloß. Indirekt hat Byzanz hierdurch eine Kulturtat höchsten Ranges vollbracht. Daß auch auf die abendländische Heilkunde des Mittelalters einigermaßen eingewirkt wurde, ist wohl als sicher anzunehmen, jedoch läßt sich die Tatsache bisher nur spurenweise nachweisen, das Ausmaß dieses Einflusses noch gar nicht bestimmen.

Neben der wissenschaftlichen Heilkunde wucherte in Byzanz auch die Volksmedizin üppig fort, und mehr als je verbreitete sich in allen Schichten der medizinische Wunderglaube, stets neuen Nährstoff heranziehend aus dem ergiebigen Boden der uralten orientalischen Mystik. Dem Drucke des Zeitgeistes nachgebend, trugen selbst hervorragende medizinische Autoren kein Bedenken, Sympathiemittel, Beschwörungsformeln, Amulette etc. mit dem Brustton der vollen Ueberzeugung oder wenigstens im Sinne ärztlicher Politik warm zu empfehlen.

Aëtios teilt überzeugungsvoll eine Fülle von Wundermitteln und abergläubischen Rezeptformeln mit, auffallender aber ist die Anerkennung der magischen Therapie durch den geistvollen, aufgeklärten Alexandros von Tralles (z. B. bei Singultus, Epilepsie, Kolik, Podagra). Derselbe beruft sich zur Entschuldigung auf Galen, welcher anfänglich auch skeptisch gewesen sei, aber späterhin seine Ansicht wesentlich geändert habe, und meint, ein verständiger Arzt dürfe kein Mittel unbeachtet lassen und müsse ebenso mit den (geheimnisvollen) Naturkräften wie mit wissenschaftlichen Gründen und der kunstgerechten Methode Bescheid wissen. Daß dem Alexandros wenigstens teilweise die Suggestion als Zweck vorschwebte, scheint die Stelle anzudeuten, wo er vor Empfehlung von Wundermitteln gegen Podagra sagt: „Da es manche Menschen gibt, welche weder eine bestimmte Lebensweise einzuhalten noch Arzneien zu vertragen im stande sind, und uns daher nötigen, Wundermittel und Amulette anzuwenden, so will ich dieselben besprechen; denn ein tüchtiger Arzt soll überall zu Hause sein und dem Kranken auf die mannigfaltigste Weise zu helfen verstehen."

Handschriftlich existiert eine Menge von sogenannten Iatrosophieen, d. h. populären, mit wüstem Aberglauben allerlei Art reichlichst durchsetzten Arzneibüchern, welche meist in vulgärgriechischer Sprache abgefaßt sind und zum Teil unter dem Namen berühmter Verfasser, z. B. Johannes von Damaskos, Psellos, Blemmydes laufen.

Dem Eindringen der Mystik in die Medizin und Naturkunde hat namentlich der Naturphilosoph Psellos, welcher hermetische Bücher benützt zu haben scheint und auch die Alchemie lebhaft förderte, Vorschub geleistet; insbesondere wurde seine Schrift über die Wunderkräfte der Steine von großer Bedeutung. — Wie manche der römischen, so waren auch einige der byzantinischen Kaiser den Geheimwissenschaften sehr zugetan, z. B. Leo VI. und Manuel (Astrologie).

Was die Unterrichts-[5] und Standesverhältnisse[6] anlangt, so gewähren uns die spärlich vorliegenden Nachrichten kaum den dürftigsten Einblick, doch ist der Analogie nach zu schließen, daß im allgemeinen die spätrömischen Zustände im wesentlichen persistierten.

Die Fürsorge des Staates richtete sich vornehmlich auf die Verbesserung des Heeressanitätswesens und auf die Vermehrung der Krankenhäuser, welche letztere übrigens für die Forschung sterile Stätten blieben, weil den Aerzten in ihren Mauern nicht der gebührende Wirkungskreis eingeräumt war und statt des wissenschaftlichen Betriebs die Bigotterie, der Aberglaube und der Dilettantismus das Szepter führten.

In byzantinischer Zeit gab es besondere Schiffsärzte. Die Reiterei wurde — wie aus den kriegswissenschaftlichen Werken der Kaiser Mauritius, Leo VI. und Konstantin Porphyrogennetos hervorgeht — von Sanitätskolonnen ins Feld begleitet. Die Sanitätssoldaten (δεσποτάτοι, διποτάτοι, σκρίβωνες) hatten die schwer Verwundeten aufzunehmen und die erste Hilfeleistung zu bringen; sie führten Wasserflaschen mit sich.

Von den byzantinischen Historikern werden an einzelnen Stellen die Namen von Leibärzten angeführt, jedoch keiner derselben hat sich ein Denkmal in der Geschichte der Wissenschaft zu setzen verstanden.

Zu den berühmtesten Krankenhäusern Konstantinopels gehörten: das in der Nähe der Sophienkirche gelegene, von Justinian I. bedeutend erweiterte Krankenhaus des hl. Samson, das von Alexius I. (1081-1118) erbaute „Orphanotropheion", welches eine außerordentlich große Ausdehnung besaß, ferner das von Isaak Angelos (1185-1195) begründete Hospital der vierzig Märtyrer. Außerdem gab es seit dem 5. und 6. Jahrhundert Leproserieen, Findelhäuser, Magdalenenhäuser (deren erstes von Justinian und seiner Gemahlin Theodora gestiftet wurde). In den byzantinischen Krankenhäusern spielten Mönche[7] und fromme Laien die Hauptrolle, manche der erhaltenen Rezeptsammlungen standen im Gebrauche derselben.

Das Interesse für Medizin reichte sehr hoch hinauf. Die berühmte Anna Komnena besaß medizinische Kenntnisse und führte sogar bei den Beratungen der Leibärzte (während der letzten Krankheit des Kaisers Alexius I.) den Vorsitz. Kaiser Manuel (1143-1180) verordnete Heiltränke und Salben zum Gebrauch in den Krankenhäusern und behandelte in dringenden Fällen sogar in eigener Person Kranke.

Die medizinische Literatur der Byzantiner.

Schriftsteller des 6. Jahrhunderts.

Aëtios wurde am Anfang des 6. Jahrhunderts zu Amida (in Mesopotamien) geboren, erlangte seine medizinische Ausbildung in Alexandria und lebte in der Blüte seiner Jahre am byzantinischen Kaiserhofe (unter Justinian I.) mit dem Range eines comes obsequii. Er hinterließ eine aus sechzehn Büchern bestehende Kompilation (βιβλία ἰατρικὰ ἑκκαίδεκα), welche gewöhnlich als Tetrabiblon zitiert wird, gemäß der (in einigen Handschriften üblichen) Einteilung in vier τετράβιβλοι zu je vier λόγοι.

Eine Gesamtausgabe des Tetrabiblon steht noch aus, wir besitzen bloß eine alte Ausgabe der ersten acht Bücher (Aetii Amideni librorum medicinalium tomus primus, Venet. 1534) und Partialeditionen von einzelnen Büchern oder von Bruchstücken. Die wichtigsten sind: Fragmente aus Buch 1-3, 5-6, 8, 10-12 ed. Daremberg-Ruelle (in Oeuvres de Rufus, Paris 1879), Bruchstücke aus Buch IX (in Συλλογὴ ἑλληνικῶν ἀνεκδότων Ἀνδρέου Μουστοξύδου καὶ Δημητριοῦ Σχινᾶ, Venedig 1816), Lib. XII Ἀετὶου λόγος δωδέκατος, πρῶτον νῦν ἐκδοθεὶς ὑπὸ Γεωργίου Α. Κοστομοὶρου (Paris 1892), Lib. XVI ed. Skévos Zervòs (Aetii Sermo sextidecimus et ultimus, Leipzig 1901). Uebersetzungen: Lateinische (des ganzen Werkes) von Cornarius und Montanus, Basel 1533-35 u. ö.; von Cornarius allein, Basel 1542, und in späteren Auflagen. Auch in der Sammlung des Henricus Stephanus, Medicae artis principes post Hippocratem et Galenum, Paris 1567. Deutsche Uebersetzung und Textausgabe des VII. Buches von J. Hirschberg „Die Augenheilkunde des Aëtius aus Amida", Leipzig 1899. Deutsche Uebersetzung des XVI. Buches (nicht ganz vollständig) von Max Wegscheider „Geburtshilfe und Gynäkologie bei Aëtios von Amida", Berlin 1901. — Verloren gegangen ist eine im Tetrabiblon erwähnte Abhandlung über Chirurgie.

Inhalt des Tetrabiblon. Buch I: die pflanzlichen Arzneistoffe in alphabetischer Anordnung; Buch II: die mineralischen und animalischen Arzneistoffe, die erwärmenden, abkühlenden, austrocknenden, anfeuchtenden etc. Medikamente; Buch III: allgemeine Therapie und Hygiene, Gymnastik, Geschlechtsleben, Blutentziehung, Purganzen, Klimatologie, Bäder, Kataplasmen und Derivantien; Buch IV: Diätetik der Kinder, Kinderkrankheiten, Diätetik des späteren Lebens und des Greisenalters, Temperamente; Buch V: Prognostik, allgemeine Pathologie und Diagnostik, Pest; Buch VI: Kopfleiden, Haar-, Nasen-, Ohrkrankheiten;

Buch VII: Augenkrankheiten; Buch VIII: Kosmetik (c. 12 Tätowieren), Mund- und Zahnleiden, Tonsillarhypertrophie, Fremdkörper in den Luft- und Speisewegen, Erkrankungen des Respirationstrakts; Buch IX: Krankheiten des Digestionsapparats, Würmer; Buch X: Leber- und Milzleiden, Wassersucht; Buch XI: Krankheiten des Harnapparats; Buch XII: Ischias, Rheuma, Gelenksaffektionen; Buch XIII: Bißwunden durch Tiere, Gegengifte, verschiedene Hautleiden; Buch XIV: Krankheiten des Mastdarms, Afters, der Geschlechtsteile, Hernien, Wund- und Geschwürsbehandlung, Blutung und Blutstillung, allgemeine Chirurgie, verschiedene Hautleiden, Luxationen, Nagelkrankheiten, Varices, Filaria medinensis; Buch XV: Geschwülste, Aneurysmen, Favus, Pharmazie; Buch XVI: Geburtshilfe und Gynäkologie, Vorschriften für kosmetische Präparate, Salben, Oele, Küchenrezepte und Räuchermittel, Mittel zur Einbalsamierung eines Toten[8].

Innere Medizin. Die Fieberlehre ist vorzugsweise nach Galenos vorgetragen, originell ist aber die Behauptung des Aëtios, daß „erysipelatöse" Entzündung der Eingeweide (Tetrabiblon V, 89) verschiedenartige Fieber erregen könne; hier wird in der Therapie (kühlende Behandlung, Trinken von kaltem Wasser) von der Tradition deutlich abgewichen. Befällt die Entzündung den Magen, so entsteht Lipyria, ein Fieber, wobei die inneren Teile von brennender Hitze verzehrt werden, während die äußeren frieren. Bildet die Leber den Ausgangspunkt, so erfolgt „Typhusfieber", bildet die Lunge den Ausgangspunkt, so erfolgt Frostfieber κρυμώδης). Ebenso gehört dem Aëtios unter anderem die Aufstellung einiger Formen von zerebralen Leiden an, z. B. die „erysipelatöse" Hirnentzündung, eine Hirnentzündung der Kinder (IV, 13); gut ist auch die Apoplexie beschrieben (VI, 27); eigene Erfahrungen leuchten hervor in der Schilderung des Aussatzes, der gastrischen Affektionen (IX, 24, 25), in der Behandlung der Pleuritis (Abführmittel, IV, 68) etc. Sehr bemerkenswert ist die Beschreibung einer epidemischen Halsaffektion, in deren Verlauf auch Lähmung des Gaumensegels vorkommen kann, und die wohl nur als Diphtherie zu deuten ist, es handelt sich um die ἕλκη ἐν παρισθμίοις λοιμώδη καὶ ἐσχαρώδη (IV, 46). „Bei Kindern entwickelt sich das Leiden fast stets aus vorhergehenden Aphthen. Die Geschwüre aber sind bald weiß und fleckenartig, bald von aschgrauer Farbe, oder sie gleichen den durch Kauterien erzeugten Schorfen. Es stellt sich sodann bei den Kranken Trockenheit des Schlundes ein, und heftige Atemnot tritt hinzu, hauptsächlich, wenn eine Rötung unter dem Kinn entsteht, oder wenn, nachdem diese Schärfe vorübergegangen ist, Noma und Fäulnis die Stellen ergreift.... Aber auch das Fieber bedarf der Fürsorge, denn gewöhnlich tritt es in heftigem Grade hinzu. Und während der Ausscheidungen muß man am meisten auf die Geschwüre achten. Denn die Mehrzahl der Kinder wird in der Periode der Ausscheidung von Krämpfen ergriffen, andere ersticken durch Austrocknung des Halses. Bei manchen wird auch das Zäpfchen zerfressen, und wenn dann nach langer Zeit die Geschwüre zum Stillstand kommen und sich vertiefen, indem Vernarbung sich einstellt, so reden sie undeutlich, und das Getränk dringt beim Schlucken in die Nase. So habe ich gesehen, daß noch nach dem 40. Tage ein Mädchen starb, welches sich bereits in der Genesung befand. Die meisten aber sind bis zum 7. Tage in Gefahr ..." (Vgl. hierzu Bd. I, S. 340, Aretaios und S. 335 Archigenes; die von dem letzteren herrührende Beschreibung der Diphtherie ist bei Oreibasios erhalten.) — Von großer literarhistorischer Bedeutung sind die Fragmente aus den Werken früherer Autoren, so des Archigenes über Fieber (V, 74), Lethargus (VI, 3), Schwindel (VI, 7), Manie (VI, 8), Starrkrampf (VI, 39), Lähmung (VI, 28), Ruhr (IX, 43), Kachexie (X, 19), Lepra (XIII, 120), Pruritus (XIII, 123, 126), des Rhuphos über Pest (V, 95), über Bluthusten (III, 8 ff.), des Herodotos über Helminthen und Anwendung der Granatwurzelrinde (IX, 39, 40), Therapie der Erkältung (IV, 45) etc., des Philumenos über Durchfall (IX, 35), des Philagrios über gastrische Fieber (V, 90), Leber-Milzkrankheiten (X, 7, 15), Spermatorrhöe (XI, 33), des Poseidonios über Hirnlokalisation und Nervenleiden (VI, 2, 7, 8, 12, 24, 30). — Von der Anhängerschaft des Aëtios an die magische Therapie bildet z. B. folgende Beschwörungsformel, welche eine im Halse stecken gebliebene Gräte lösen soll, ein Beispiel: Ὡς Ἰησοῦς Χριστὸς Λάζαρον ἀπὸ τάφου ἀνήγαγε, καὶ Ιωνᾶν ἐκ τοῦ κήτους· λέγε, κατέχων τὸν λάρυγγα τοῦ πάσχοντος· Βλάσιος ὁ μάρτυς ὁ δοῦλος τοῦ Θεοῦ λέγει, ἀνάβηθι ὀστοῦν ἢ κατάβηθι (VIII, 50). Hier kommt der Name des Heilands und eines christlichen Märtyrers vor, an anderen Stellen dagegen altheidnische Beschwörungsformeln oder Amulette (z. B. das Jaspisamulett des Königs Nechepso [II, 35]). Der Magnetstein soll Gichtschmerzen beseitigen, wenn man ihn in Händen halte.

Chirurgie. Aëtios schließt sich zum größten Teile den besten Vorgängern an und bringt aus den Werken derselben wichtige Bruchstücke. Die Lehre von den Wunden und der Geschwürsbehandlung stammt aus Galenos. Lib. XIV, cap. 51 enthält einen Auszug aus Rhuphos über Blutung und Blutstillung (Fingerdruck, Kompressivverband, Kälte, Adstringentien, Aetzmittel, Torsion, Ligatur, vollständige Durchtrennung angeschnittener Gefäße), sowie über die Entstehung traumatischer Aneurysmen aus Arterienverletzung. Von Archigenes entnommen sind die Kapitel über den Ileus (wobei auch der Brucheinklemmung gedacht wird, Lib. IX, 28), Leberabszeß (X, 4, 5), über die Behandlung der Ischias und Coxalgie mit dem Glüheisen oder mit Moxen (XII, 3). Nach Leonides sind folgende Abschnitte dargestellt: Eröffnung von Mandelabszessen (VIII, 5), Pathologie und Therapie (Exstirpation) der Drüsengeschwülste am Halse (XV, 5), der Balggeschwülste (XV, 7), der Lipome (XV, 8), Anwendung des Glüheisens in der Therapie des Mastdarmvorfalles (XIV, 8), Operation der

Mastdarmfistel (XIV, 11), Behandlung der Fissuren am Präputium (XIV, 14), Behandlung der Hydrokele (XIV, 22, Kauterisation durch wiederholte Applikation von Pflasterstreifen auf das Scrotum und nach Freilegung der Tunica vaginalis Eröffnung derselben), Hernien (XIV, 23, 24. Entstehung der Hernien teils durch Ausdehnung, teils durch Zerreißung des Bauchfelles; Repositionsmanöver, Bandage, Bruchpflaster), Filaria medinensis (XIV, 85). Von Philagrios überliefert sind Bruchstücke über die Entfernung von eingeklemmten Steinen aus der Harnröhre durch Urethrotomie (XI, 5) und über das Ganglion (XV, 9), von Rhuphos und Poseidonios Fragmente über die Lyssa (VI, 24). Von dem sonstigen Inhalt wäre folgendes hervorzuheben. Gute Beschreibung der Tonsillotomie. Entfernung von Fremdkörpern aus der Speiseröhre: man läßt den Patienten ein an einem starken Faden befestigtes, mit Terpentinharz befeuchtetes Stück Schwamm verschlucken, um damit den Fremdkörper zu fangen und herauszuziehen. Ausführliche Mitteilungen über die Behandlung der Verletzungen durch Tierbiß oder Insektenstiche. Therapie der Feigwarzen und spitzen Kondylome. Operation der Hämorrhoidalknoten durch Unterbindung und Abschneiden derselben. Behandlung der fressenden Mastdarmgeschwüre, Entzündungen und Geschwüre an den männlichen Genitalien, der Varices. Aëtios widerrät im allgemeinen die Operation der Aneurysmen, mit Ausnahme der durch Arterienverletzung in der Ellenbogenbeuge entstandenen und gibt folgende Methode an: man nimmt zunächst oberhalb des Aneurysma, 3-4 Zoll unterhalb der Achselhöhle eine doppelte Unterbindung der freigelegten Arterie vor, durchschneidet letztere zwischen den Ligaturen, sodann wird das Aneurysma eröffnet, ausgeräumt, endlich die verletzte Stelle zwischen Doppelligaturen gelegt und exstirpiert.

Geburtshilfe und Gynäkologie[9]. Die Schilderung der anatomischen Verhältnisse lehnt sich zumeist, aber nicht überall an Soranos an. Beim Coitus ziehe der Uterus den Samen durch die Eileiter von den Testes muliebres an; die Kotyledonen seien im menschlichen Uterus kleiner als im tierischen; die Geburt werde dadurch veranlaßt, daß der Eihautsack zu klein und die Blutversorgung unzureichend geworden sei, weshalb das Kind die Eihäute zerreiße und in aktiver Weise zu Tage trete. Die Lehre von der Schwangerschaft (auch von Anschwellungen der Füße ist die Rede), die Diätetik der Schwangeren (Empfehlung häufiger Bäder) ist sorgfältig dargestellt, als Zeichen der kommenden Geburt gelten Abnahme der Ausdehnung des Oberbauches, häufiger Urindrang, stärkere Schleimsekretion, leichtere Zugängigkeit der Gebärmutter für den untersuchenden Finger; wenn bei den Wehen das Drängen nach den unteren Teilen nicht stattfinde, so entstehe eine Anschwellung des Halses. In den Fällen, wo eine Geburt am normalen Endtermin der Mutter Gefahr bringen würde, wird der künstliche Abortus eingeleitet (Aderlaß oder die verschiedenen ἀτόκια und φθόρια); der geeignetste Zeitpunkt für die

Einleitung ist der 3. Monat; Zeichen des bevorstehenden Abortus sind wässerige, fleischwasserähnliche und blutige Abgänge. Zu den Mitteln, um eine abgestorbene Frucht herauszubefördern, gehört auch das Einlegen von trockenen Schwämmen oder Papyri (zuerst dünnere, dann dickere).

Im 22. Kapitel wird bemerkenswerterweise unter den Ursachen der Dystokie folgendes angeführt: „Ferner entstehen Schwierigkeiten bei der Entbindung, wenn die Knochen der Schamgegend miteinander verwachsen sind (die Symphyse verknöchert ist), so daß sie nicht im stande sind, während der Geburt auseinander zu weichen; denn bei den Frauen sind nicht wie bei den Männern diese Schambeine durch eine Fuge (fest) verbunden, sondern ein kräftiges Band hält sie aneinander. Ein Geburtshindernis entsteht auch, wenn die Kreuzbeingegend zu stark ausgehöhlt ist und daher der Uterus beiseite geschoben wird." Hier sind demnach Skelettanomalien als Geburtshindernis angeführt. Zuerst geschah dies von Herophilos und im Anschluß an ihn von Soranos, gleichzeitig wird aber auch an der von Soranos inaugurierten Irrlehre von dem Auseinanderweichen der Beckenknochen intra partum festgehalten.

Die Kapitel 23 und 24 sind nach Angabe des Aëtios dem Philumenos (vgl. S. 46) entnommen und beziehen sich auf Extraktion der Frucht, Embryotomie, Embryulkie und Entfernung der Nachgeburt; sie erinnern in den wichtigsten Stellen an Soranos. Untersuchung der Gebärenden mit dem Mutterspiegel (διόπτρα), um die Ursache des Geburtshindernisses festzustellen; Abtragung etwaiger Auswüchse, Inzision resistenter Eihäute u. s. w. „Sollte sich der Kopf des Kindes eingekeilt haben, so muß man auch die Füße wenden und es so ans Licht ziehen" (Wendung auf die Füße bei Kopflage). Im folgenden werden die Indikationen und die Technik der Perforation, Kephalotripsie, Dekapitation, Zerstückelung angegeben. Zur Herausbeförderung der Nachgeburt führt man bei geöffnetem Muttermund die linke Hand ein und nimmt die etwa gelöste Placenta leicht heraus; sitzt sie fest, so ist bei der Extraktion der direkte Zug nach abwärts zu vermeiden, damit kein Gebärmuttervorfall entstehe. Um den geschlossenen Muttermund zu erweitern, sind ölige Eingießungen, allmähliche Dilatation mit den Fingern der linken Hand, Breiumschläge, Niesmittel, Emmenagoga, Einlagen, Sitzbäder, aromatische Dämpfe etc. anzuwenden. — Die mannigfachen Frauenleiden werden in fast derselben Anordnung wie bei Soranos besprochen. Die Anzahl der mitgeteilten Heilmittel ist sehr groß, von Interesse sind vorzugsweise die chirurgischen Eingriffe. Bemerkenswert sind unter anderem die Ausführungen über die Differentialdiagnose der fressenden Geschwüre, Operation des Mammakarzinoms (nach Archigenes, Leonides), der Uterus- und Scheidenatresie, des Blasensteins (Vestibularschnitt), der Hydrocele muliebris (Ausschneidung eines Stückes der Cystenwand), der Inguinalhernien (wenn Bandagen versagen,

Radikalheilung durch Unterbindung und Vernähung des Bruchsackes), der Varices vulvae (Unterbindung und Exstirpation), die Amputation der Clitoris, Blasenmole (erste Beschreibung). Im 90. Kapitel gelegentlich der Besprechung der operativen Behandlung der Abszesse am Muttermunde wird die Anwendungsweise des Spekulums (ganz ähnlich wie bei Soranos vgl. das Kapitel bei Moschion Qua doctrina organo aperiendae sunt mulieres) geschildert. Diese Beschreibung stammt ursprünglich wohl aus einer Schrift des Archigenes und findet sich wörtlich auch bei Paulos von Aegina.

Augenheilkunde[10]. Die einschlägige Abhandlung (Lib. VII) ist nach fachmännischem Urteile die beste, geistreichste und, abgesehen von der mangelnden Beschreibung der Staroperation, die vollständigste des Altertums. Zwar stützt sich Aëtios auf die ganze vorausgegangene ihm bekannte Literatur, doch fehlt es nicht an zahlreichen eigenen Bemerkungen, namentlich hinsichtlich der Therapie. Er kennt 61 Augenaffektionen und befolgt schon einigermaßen eine anatomische Einteilung: „Die sogenannte eigentliche Augenentzündung, die Chemosis, die Bindehautreizung, die Schwellung, der Bluterguß und das Flügelfell sind Erkrankungen der Bindehaut. Allein sie schwärt auch, erkrankt an Karbunkel und Krebs: der trockene Bindehaut- und Lidrandkatarrh sind ein den Lidern und dem Auge selbst gemeinsames Leiden. An der äußeren Fläche der Lider entstehen Wasserblasen, Honigsackgeschwülste und Talggeschwülste; an der inneren Lidfläche treten Rauhigkeiten auf, mit ihren weiteren Folgen (Körner- und Feigenkrankheit), Hagelkörner, Verkalkungen, Verwachsung und Verschluß, und Hasenaugen heißen diejenigen, bei denen das obere Lid emporgezogen ist, so daß es den Augapfel nicht bedecken kann. Ausstülpungen heißen diejenigen Leiden, bei denen das untere Lid nach außen gedreht ist. Aber auch Spaltbildungen, Substanzverluste und Geschwürsbildung treten an den Lidern auf. An den Lidfugen kommt die sogenannte Haarkrankheit vor und der Schwund der Wimpern; sodann Läusesucht, Kleiengrind, Gerstenkörner, endlich Milphosis, bei der die Lidränder rot sind, wie Mennige. Die Augenwinkel sind die leidenden Teile bei den Tränensackgeschwülsten, aber nicht sie allein. Vergrößerung der Karunkel und Tränenfluß sind Leiden der Augenwinkel allein. An der Hornhaut treten auf neblige und wolkige Flecke, Randgeschwürchen, oberflächliches Geschwür, Abszeß, breites, flaches Geschwür, grubiges Geschwür, Durchbruch, Vorfall, Ringabszeß, Hypopyon, Pusteln, Karbunkel, Krebs. An der Beerenhaut kommen folgende Leiden vor: Vorfall, Fliegenköpfchen, Traubengeschwulst, Nagel; Pupillenerweiterung, Pupillenverengerung, Synchysis, Verzerrung der Pupille. Star tritt auf gerade an der Oeffnung der Beerenhaut, das heißt an der sogenannten Pupille. Aber auch der wässerigen Flüssigkeit Vermehrung und Verdickung hindert das Scharfsehen, und ihre Verminderung dörrt die Linse aus. Dies nennt man Glaukosis; sie ist nichts anderes als starke Austrocknung der Linse. Die Amaurose ist eine Verstopfung des Sehnerven, so daß die an derselben Leidenden durchaus nichts sehen können, obgleich die Pupille klar erscheint. Geschädigt an ihrem Sehwerkzeug, ohne äußerlich sichtbare Veränderung an den Augen, sind auch die Nachtblinden. Eine deutliche Schädigung des ganzen Augapfels ist auch das Herausdrängen des Augapfels." (Kap. 2.) Aëtios überliefert uns in seiner ophthalmologischen Abhandlung wichtige Fragmente des Demosthenes (z. B. über krebsige Geschwüre in den Augen, Abszesse, Augenschwäche, Amaurose, Star, Ektropium, Hasenauge), des Severos (über Augengeschwüre, Fremdkörper, Lidkarbunkel, Behandlung der eitrigen **Bindehautentzündung der Neugeborenen**[11], Trachom, Trichiasis, Entropium), des Leonides (über das Empor- und Herabnähen zur Behebung der Trichiasis), des Antyllos (Operation des Ektropiums). Vortrefflich ist die Beschreibung der Staphylomoperation: „Bei denjenigen Staphylomen, welche eine enge Basis und gutartige Natur besitzen, schafft eine Operation Ordnung, und zwar die mit Umschnürung. Ihre Ausführung geschieht folgendermaßen: Zwei Nadeln muß man nehmen, jede mit einer Zwirnsfadenschlinge, deren Enden gleich lang sind. Dann setze den Kranken und gib ihm eine richtige Lage, indem du gegen deine Unterschenkel seinen Kopf zurücklehnst; das Hinterhaupt desselben muß auf deine Kniee sich stützen. Während dann die Lider auseinandergehalten werden, muß man mitten durch die Basis des Staphyloms von oben nach unten die eine Nadel durchstoßen. Dieselbe sei nicht sehr dick und auch nicht zu lang. Während dann der Augapfel durch die eingestochene Nadel immobilisiert ist, führe man die zweite Nadel mit dem Zwirnsfaden gleichfalls durch, vom kleinen Augenwinkel zum großen, gleichfalls durch die Mitte der Basis des Staphyloms, so daß die beiden durchgestochenen Nadeln die Figur eines Kreuzes bilden oder annähernd die eines Chi (X). Denn wenn der Einstich ein wenig schief wird, ist hernach das Ausziehen der Nadeln leichter. Darauf schneiden wir den Kopf der Fadenschlinge durch, legen die beiden oberen Fadenenden unter das obere Ende der (senkrechten) Nadel, die beiden unteren unter das untere und schnüren (jedes Paar für sich) kräftig zusammen. Ebenso verschnüren wir auch die Fadenenden der wagrechten Nadel. Aber die eleganteste Abschnürung besteht darin, daß immer ein senkrechter Faden mit einem wagrechten verschnürt und so zusammengebunden wird. Darauf schneiden wir den Gipfel des Staphyloms ab und lassen nur die Basis stehen, wegen der Fäden." (Kap. 37.)

Ohrenleiden. Zur Entfernung von Fremdkörpern dienen Niesmittel, Erschütterung des Kopfes, der Ohrlöffel, die mit einem Klebemittel versehene Sonde; Würmer werden durch Eingießen von bitteren oder scharfen Mitteln herausbefördert.

Nasen-Mundkrankheiten. Bei den zahlreichen in dieses Gebiet fallenden Affektionen wird eine reichhaltige medikamentöse Behandlung empfohlen, die Chirurgie dagegen ganz übergangen. Selbst von der Extraktion der Zähne macht Aëtios keine Erwähnung.

Alexandros von Tralles (Lydien), der Sprößling einer hochbegabten Familie[12], wurde um 525 geboren und empfing den ersten medizinischen Unterricht von seinem Vater, dem vielbeschäftigten Arzte Stephanos. Nachdem er in seinem weiteren Studiengange, insbesondere durch den Vater des Kosmas (Indikopleustes?) gefördert worden war, reiste er nach Italien, Gallien, Spanien, Nordafrika, überall praktische Erfahrungen sammelnd, um sich schließlich dauernd in Rom niederzulassen; dort wirkte er, vielleicht auch als Amtsarzt und Lehrer, bis ins hohe Greisenalter. Das wissenschaftliche Ergebnis seiner langen und gewissenhaften ärztlichen Tätigkeit legte Alexandros in seinem Hauptwerke nieder, welches zum Teil in Form akademischer Vorträge, in schlichter, klarer und dabei anspruchsloser Darstellungsweise die Pathologie und Therapie der inneren Krankheiten behandelt (Originaltext und deutsche Uebersetzung von Theodor Puschmann, zwei Bände, Wien 1878-79). Dieses Werk bildet wahrhaft eine erfrischende Oase in der Wüste der byzantinischen Literatur, ja es erinnert stellenweise an die unbefangene Beobachtungskunst eines Hippokrates, an die lebendige, anschauliche Schilderung eines Aretaios; trotzdem der Verfasser die Literatur sorgfältig benützt[13], verschwindet seine eigene Persönlichkeit nirgends, und wiewohl er in der Theorie vorwiegend dem anerkannten Meister Galenos Gefolgschaft leistet, weiß er sich doch in allen praktischen Fragen unerschütterliche Selbständigkeit zu bewahren; erhaben über dem blinden Autoritätsglauben des Zeitalters, wagt Alexandros, wieder eigene, auf wirklicher Erfahrung beruhende Meinungen zu äußern[14]. Nur darin verleugnet er seine Epoche nicht, daß er, geleitet von einer Humanität, welche kein Mittel im Interesse des Kranken unversucht lassen will, auch abergläubische Heilverfahren empfiehlt, wenn die rationellen versagen — vorausgesetzt, daß die Patienten nach Wunderkuren Verlangen tragen.

Die Schriften des Alexandros übten sehr bedeutenden Einfluß auf die Entwicklung der Medizin; sie wurden nicht bloß von allen späteren Byzantinern stark benützt, sondern im Gewande von Uebersetzungen nach Ost und West verbreitet[15]; durch sie blieb wenigstens ein nachahmungswürdiges Vorbild der echten ärztlichen Beobachtung und Kritik selbst in den dunkelsten Zeiten erhalten.

Die in Puschmanns Ausgabe vorangestellte Abhandlung über die Fieber, welche früher zum Hauptwerke als 12. Buch gerechnet wurde, bildet neben demselben eine eigene Schrift, dasselbe gilt von dem „Brief" über die Eingeweidewürmer (Puschmann II, 586-599). Alexandros gedenkt auch einer von ihm verfaßten Schrift über die Augenkrankheiten, von der Puschmann zwei Bücher aufgefunden zu haben glaubte (Ausgabe und Uebersetzung in Berliner Studien f. klass. Philologie 1886, Bd. V, Heft 2,

„Nachträge zu Alexander Trallianus"); neuerdings wurde aber die Ansicht ausgesprochen, daß dieses Fragment aus späterer Zeit stamme. Eine Abhandlung über Kopfwunden und Knochenbrüche, welche Alexandros erwähnt, ist nicht auf uns gekommen. Mit Unrecht wurde Alexandros von Tralles früher auch zum Verfasser der Ἰατρικὰ ἀπορήματα καὶ φυσικὰ προβλήματα = ärztliche Fragen und naturwissenschaftliche Probleme (ed. in Idelers Phys. et med. gr. minor.) gemacht, einer Schrift, welche jetzt gewöhnlich auf Alexandros von Aphrodisias (vgl. Bd. I, S. 386) zurückgeführt wird. In dieser Schrift kommen Fragen und Antworten (228) über alle möglichen Gegenstände der Natur- und Heilkunde vor; von Interesse ist es unter anderem, daß die Kontagiosität der Krätze, Schwindsucht und epidemischen Augenentzündung angeführt wird (Probl. lib. II, 42, vgl. hierzu Bd. I, S. 388).

Da Alexandros von Tralles ausschließlich praktische Zwecke verfolgt, so berührt er nur gelegentlich die Anatomie und Physiologie, wobei er vorzugsweise die Angaben Galens wiederholt.

Allgemeine Pathologie. Von den eigentlichen Krankheitsursachen, die sich in der pathologischen Veränderung äußern, werden die Gelegenheitsmomente, wie z. B. Temperatureinflüsse, Diätfehler, Gemütsbewegungen etc., scharf gesondert. Bei der Entstehung der Krankheiten kommt der Krankheitsstoff (Lehre von den Dyskrasien), aber auch die Funktionsstörung der Lebenskräfte in Betracht. Die Beschaffenheit des Krankheitsstoffes beeinflußt den Charakter des Leidens. Es gibt lokale und allgemeine, primäre und sympathische Affektionen; die Symptome zerfallen in wesentliche und akzidentelle; in akuten Krankheiten sind drei Stadien ἀκμὴ, παρακμὴ, πέψις zu unterscheiden, die Kochung zeigt sich hauptsächlich durch die dunkle Färbung des Urins. Entzündung ist durch Temperaturerhöhung bedingt, welche der vermehrte Zufluß von Blut resp. Schleim, gelber oder schwarzer Galle hervorruft; der Eiter, den man an der Farbe, an dem Geruch (beim Verbrennen), sowie daran erkennt, daß er sich im Wasser auflöst und nicht zu Boden fällt (im Gegensatz zum Schleim), entsteht ebenfalls durch Fluxion von Krankheitsstoffen. Fieber beruht auf abnormer Steigerung der eingepflanzten Wärme, wobei entweder das Pneuma oder die flüssigen oder die festen Teile betroffen werden. Blutungen kommen durch Ruptur, Erosionen oder „Anastomosen" der Gefäße zu stande. Manche Krankheiten führen bei längerer Dauer zur Entartung der Gewebe.

Diagnostik. Inspektion (Farbe der Haut, der Haare, des Auswurfs, der Exkrete), Palpation (Temperatur der Haut), Pulsuntersuchung (harter, schwacher, großer, kurzer, schmaler, kleiner, seltener, undeutlicher Puls), Beobachtung der Atmung und Atmungsgeräusche, Harnuntersuchung (Sedimente etc.); ferner kommen in Betracht die Geschmacksempfindung des Kranken (bittere weist auf die Galle, salzige auf den Schleim, essigartige auf die schwarze Galle als Krankheitsstoff), die Wirkung der therapeutischen Verordnungen, die individuellen und allgemeinen Verhältnisse (Alter, Geschlecht, Konstitution, Jahreszeit, Gegend).

Allgemeine Therapie. Die Behandlung ergibt sich aus der Diagnose und hat in erster Linie die Beseitigung der Krankheitsursache anzustreben. Beobachtung der natürlichen Heilbestrebungen, Beförderung der kritischen Ausleerungen; leitendes Prinzip der Therapie das Contraria contrariis. „Die Aufgabe des Arztes ist es, das Warme zu kühlen, das Kalte zu erwärmen, das Feuchte zu trocknen und das Trockene zu befeuchten." Vermeidung der drastischen Kuren (z. B. reichliche und plötzliche Blutentziehung, starke Abführmittel, Arteriotomie, Kauterisation) und der Polypragmasie, Vorsicht beim Gebrauch der Narkotika, Rücksichtnahme auf die individuellen und ätiologischen Verhältnisse, Bevorzugung der hygienisch-diätetischen Behandlung, Prophylaxe. „Leider gibt es viele Leute, welche diejenigen Aerzte, die ihre Lust am Brennen und Schneiden haben, für tüchtiger halten als jene, die durch eine vernunftgemäße Diät die Heilung versuchen." Die Wirkung der Heilmittel beruht auf den elementaren Eigenschaften, physikalischen Kräften, auf der spezifischen Organwirkung oder auf geheimen Kräften; sie zerfallen in kühlende, erhitzende, anfeuchtende, trocknende, verdünnende, verdickende, zusammenziehende, erschlaffende, ätzende, anziehende, zurückhaltende, ablenkende, metasynkritische, spezifische und Geheimmittel. Ratio und (noch mehr) Experimentum bedingen die Wahl der Arzneimittel; die zusammengesetzten bezwecken, gleichzeitig verschiedenen Indikationen zu entsprechen. Neben den Arzneien spielen diätetische Maßnahmen und Bäder (Mineralquellen, Thermen, Seebäder) eine sehr bedeutende Rolle. Der Aderlaß wird herkömmlich an den bekannten Prädilektionsstellen vorgenommen, doch ist die Stelle gleichgültig, da sich die Blutentziehung auf die ganze Blutmasse verteile.

Spezielle Pathologie und Therapie: Fieberlehre. Im wesentlichen vertritt Alexandros hinsichtlich der Pathologie der Fieberkrankheiten die gleichen Anschauungen wie die Vorgänger; bei jeder Fieberform wird die Genese und Symptomatologie (darunter Puls- und Harnbeschaffenheit) angegeben. Der Unterschied der kontinuierlichen Fieber von den intermittierenden ist darin begründet, daß die Krankheitsstoffe sich bei den ersteren innerhalb, bei letzteren aber außerhalb der Gefäße anhäufen und durch das Aufsteigen zur Haut Frost erregen. Die Quotidiana wird entweder durch die gelbe Galle oder aber durch den schwarzgalligen Saft (hefenartige Blutbeschaffenheit) hervorgerufen, der Milztumor schwillt nach starken Entleerungen rasch ab. In der Therapie der Fieber kommen Bäder, Einreibungen, diätetische

Maßnahmen, außerdem aber je nach dem Falle Abführmittel, Schwitzmittel, Diuretika, bei Schlaflosigkeit Opiate, bei Schwäche Wein zur Verwendung.

Nervenleiden. Kopfschmerz kann die Folge von Säfteanomalien an Ort und Stelle sein oder im Verlauf von Magen-, Leber-, Milzkrankheiten, Fiebern vorkommen, oder durch übermäßigen Weingenuß, mechanische Gewalteinwirkung auf den Schädel veranlaßt werden. Chronischer Kopfschmerz entwickelt sich aus allgemeiner Plethora, Säfteanomalien des Kopfes, Erhitzung der Galle, Verdauungsstörungen, Schlaflosigkeit und Kummer. Als Symptom der Hirnhautentzündung ist der Kopfschmerz oft der Vorläufer von Krämpfen und Delirien, ja zuweilen eines plötzlichen Todes. Die Behandlung richtet sich nach der Ursache. Hemikranie entsteht primär im Kopfe, wenn sich unreine Stoffe festsetzen, verdicken und in Gase umwandeln, oder sekundär durch Affektionen des Unterleibs. Die Behandlung hängt von den zu Grunde liegenden Dyskrasien ab, die bekämpft werden müssen, Venäsektion ist nur bei allgemeiner Plethora indiziert. Ohnmacht wird bei den verschiedensten Zuständen beobachtet, bei Fiebern, allgemeiner Schwäche, Diarrhöe, starker Schweißsekretion, Inanition, heftigen Gemütsbewegungen, Magen-, Darm-, Gebärmutterleiden etc. Namentlich scheinen Ohnmachten leicht vom „Magenmund" hervorgerufen zu werden, wenn derselbe nämlich durch schleimige und gallige Säfte affiziert ist. Therapie: Frottieren, Baden, Besprengen mit kaltem Wasser, Reizmittel, Luftzufuhr, Binden der Extremitäten, Wein, kräftigende Speisen, erwärmende Umschläge, Einreibungen, Diuretika. Apoplexie besteht in der Aufhebung des Bewegungs- und Empfindungsvermögens. Paralysen beruhen darauf, daß entweder im Zentralorgan des Nervensystems oder in einzelnen peripheren Nerven Stockungen und Verstopfungen (durch die Säfte) auftreten. Ist das Gehirn beteiligt, so sind Hemiplegien oder Lähmungen der Nerven des Gesichtes zu erwarten. Therapie: Behebung der Säftestauung durch zyklische Stoffwechselkuren, durch Abführmittel, Venäsektion, Frottierungen, Bäder, Thermen; lokale Reizung der gelähmten Teile durch Applikation von Blutegeln, Skarifikation, Senfpflaster, Pechpflaster, aromatische Umschläge, Räucherungen etc. Epilepsie wird durch Verstopfung des Gehirns mit Schleim und schwarzer Galle hervorgerufen; es gibt drei Formen der Krankheit, je nachdem sie im Kopfe entsteht oder vom Magen oder einem anderen Körperteil ausgeht. Die Therapie richtet sich nach der Form der Epilepsie und nach dem Lebensalter des Kranken. Bei Kindern kommt vorzugsweise die erste Form vor. Handelt es sich um einen Säugling, so ist für gesunde und nahrhafte Milch Sorge zu tragen (Alexandros gibt vortreffliche Anleitungen für die Auswahl der Amme und für die Prüfung und Verbesserung der Milch), außerdem sind Bäder und Frottierungen anzuwenden. Bei älteren Kindern empfehlen sich Purgiermittel, Brechmittel. Bildet der Magen den Ausgangspunkt der Epilepsie, so ist für die Herstellung einer normalen Verdauung durch

Abführmittel oder schleimlösende Mittel nebst entsprechender Diät zu sorgen. Macht sich eine Aura epileptica an der Peripherie des Körpers deutlich fühlbar — diese charakterisiert die dritte Form der Epilepsie — so verordnet Alexandros neben einer systematischen Purgierkur, die in seiner Therapie der Epilepsie die Hauptrolle spielt, örtliche Reize verschiedener Art an der Ausgangsstelle der Aura. Alle drastischen Maßnahmen, wie z. B. Blutentziehungen, Inzisionen der Kopfhaut, Kauterisation, Arteriotomie, Trepanationen etc. werden verworfen, hingegen wird der Diät, den Leibesbewegungen, dem Bädergebrauch und gewissen Vorbeugungsmitteln (z. B. Vermeidung scharfer Gerüche) große Bedeutung zuerkannt. Anhangsweise gibt Alexandros eine Uebersicht über die gebräuchlichsten Wundermittel gegen Epilepsie, „damit der Arzt in der Lage sei, in jeder Weise seinen Kranken zu helfen". Dieser Absatz ist aus den Schriften des Archigenes und anderer Autoren, sowie auch direkt aus der Volksmedizin geschöpft.

Psychosen. „Phrenitis" gilt als eine durch die Galle erzeugte Entzündung des Gehirns und seiner Häute. Die Behandlung wird mit einer Venäsektion eingeleitet, darauf folgen beruhigende Applikationen (z. B. Mischung von Essig mit Rosenöl) auf den Kopf, Schlafmittel („denn der Schlaf ist das einzige und beste Heilmittel des Wahnsinns"), eventuell lauwarme Bäder, Frottierungen; Weingenuß kann denen, welche daran gewöhnt sind, gestattet werden; zur Nahrung empfehlen sich hauptsächlich schleimige Getränke und Suppen; Sorge für gesunde Wohnungsverhältnisse (Licht, Luft) und Ruhe (Besuche nur in beschränktem Maße und nur von vertrauten Freunden). „Lethargos", eine durch Schleimanhäufung im Gehirn verursachte Geisteskrankheit, die mit Schwäche und Somnolenz einhergeht, erfordert kühlende und reizende Mittel, ganz besonders angemessen ist aber der interne und externe Gebrauch von Bibergeil. Bei Karos ist eine ähnliche Behandlungsweise am Platze; der Sitz dieser Krankheit ist im vorderen Teile des Gehirns zu suchen. Melancholie ist nach Alexandros ein Krankheitsbegriff, der nicht bloß die gewöhnlich darunter verstandene Geistesaffektion, sondern auch Tobsucht, Wahnsinn, Verrücktheit und manche Fälle von Stumpfsinn in sich schließt. Die Krankheitsursache ist in einer schlechten Beschaffenheit des Blutes (zu große Menge oder schädliche Beimengungen von galligen, scharfen, schwarzgalligen Stoffen) zu suchen; die zum Gehirn aufsteigenden Dämpfe trüben das πνεῦμα ψυχικόν und erregen Wahnvorstellungen. Die (sehr eingehend besprochene) Therapie besteht in angemessener Diät, Bädern, Abführmitteln (der weißen Nieswurz wird der „armenische Stein" vorgezogen), Sorge für Ruhe, Schlaf; zuweilen bringt die psychische Heilmethode Erfolge (Eingehen auf die Wahnideen)[16], desgleichen Ortsveränderung, Reisen, Theaterbesuch, gesellige Unterhaltungen und leichte Beschäftigung. Manie ist eine zur Tobsucht gesteigerte Melancholie.

Krankheiten des Respirationssystems. Angina wird mit Gurgelwässern (schwach adstringierende Pflanzensäfte, später alkalinische Substanzen), Umschlägen, bei Vollblütigen auch mit Aderlaß (an den Venae sublinguales oder Venae jugulares), Abführmitteln behandelt. Husten kann als Symptom verschiedenartige Krankheiten begleiten, und bald von diesem, bald von jenem Organ ausgehen. Die Therapie hat sich nach der zu Grunde liegenden Dyskrasie zu richten, die besten Erfolge bringen die (nur mit Vorsicht anzuwendenden) Opiumpräparate, Räucherungen (mit Weihrauch, Bibergeil, verschiedenen ätherischen Harzen etc.), ölige Einreibungen auf der Brust. In den zahlreichen Rezepten, die Alexandros anführt, nehmen Storax, Myrrhe, Anis, Terpentin, Bibergeil, Süßholz, Schwefel die wichtigste Stelle ein. Je nachdem die Hämoptoë von einer Ruptur oder aber von einer Erosion der Gefäße herrührt, ist die Therapie des Bluthustens mit einem Aderlaß (an der Ellenbogenvene und am Fußknöchel) einzuleiten (3 Stunden nachher) oder aber davon abzusehen, außerdem kommen kühle (adstringierende) Getränke, kalte Brustumschläge, blande Diät, Ruhe, Milchkur, von Arzneimitteln der Blutstein in Betracht. Ueber die Behandlung der Pneumonie findet sich bei Alexandros wenig. Zu den diagnostischen Methoden, die Existenz eines Empyems nachzuweisen, gehört in erster Linie das Sukkussionsgeräusch. „Wenn der Eiter in der Brust sitzt, so läßt sich dies sowohl aus manchen anderen Erscheinungen, als auch besonders aus dem Gefühl der Schwere in dem betreffenden Teile der Brust, sowie daraus schließen, daß man bei plötzlichen Wendungen des Kranken ein Rauschen hört." Therapie: Regelung der Diät, Hebung des Kräftezustandes, ätherische Harze. In der Behandlung der Phthise ist die zweckmäßige Ernährung (verdauliche, kräftige Nahrung), der fortgesetzte Milchgenuß (Eselstutenmilch), der Gebrauch der Heilquellen das wichtigste, außerdem wirken Luftveränderung und Seereisen sehr günstig. Pleuritis (Entzündung der die Rippen bekleidenden Haut, zum Unterschiede vom Seitenschmerz) ist mit heftigem Fieber, stechenden Schmerzen, Atembeschwerden und Husten verbunden. Die Intensität des Fiebers bei diesem Leiden ist von der Nähe des Herzens herzuleiten. Die Farbe des Sputums läßt den Krankheitsstoff erkennen, rotes deutet auf das Blut, goldgelbes auf die gelbe Galle, weißes und klebriges auf den Schleim, schwarzes auf die schwarze Galle. In den ersten Stadien und bei manchen Formen der Pleuritis fehlt der Auswurf. Bei der Differentialdiagnose gegenüber manchen Leberleiden mit ähnlichen Symptomen ist zu beachten, daß letzteren der stechende Charakter der Schmerzen, die Härte des Pulses, der mit reichlichem Auswurf verbundene heftige Husten mangelt. Die Gesichtsfarbe des Leberkranken ist bleicher als diejenige, die man bei Pleuritikern beobachtet. Verschaffen Bähungen den Kranken Erleichterung, so genügen diese allein zur Zerteilung des Krankheitsstoffes; wo dies nicht der Fall, greife man zu Abführmitteln oder zum Aderlaß (jedoch nicht ohne dringende Notwendigkeit!). Statt der

Venäsektion empfiehlt es sich oft nur blutige Schröpfköpfe anzuwenden. Außerdem sind äußerlich warme Bähungen, Auflegen von Schwämmen (die in laues Wasser getaucht sind), Kataplasmen, erweichende Pflaster und Salben, innerlich schleimige Dekokte, Honiglimonade angezeigt. Leichtverdauliche Nahrung, Opiate nur bei gefahrdrohender Schlaflosigkeit.

Krankheiten des Digestionsapparates. Alexandros erörtert eingehend die Ursachen, welche den „Magenmund" (Stomachos, Kardia) so häufig zum Ausgangspunkt von Krankheiten machen (vgl. hierzu Galenos) und schildert die Symptomatik der Magenaffektionen. Appetitlosigkeit beruht auf der zu großen Menge oder auf der abnormen Mischung der Säfte, die sich im Magen ansammeln, Heißhunger ist auf die kalte Dyskrasie des Magens, die Erhitzung des Magenmundes und die Schwäche der hemmenden Kraft des Magens zurückzuführen, übermäßiger Durst ist eine Folge der Dyskrasien oder verdorbener Magensäfte, Erbrechen wird durch Ansammlung schädlicher Stoffe verursacht, die sich entweder nur im Magen oder im ganzen Körper bilden, Singultus[17] entsteht durch die Schärfe, seltener durch die Trockenheit des Mageninhalts, Auftreibung des Magens tritt dann auf, wenn Gase (aus unverdauten Speisen) keinen Ausweg finden. Die Therapie, welche empfohlen wird, ist im Sinne der Krasenlehre eine kausale; so kommen je nach der Indikation bald erwärmende und trocknende, bald kühlende und adstringierende, bald reizende oder stärkende Arzneien in Betracht, abgesehen von den ausleerenden Mitteln. Die angeführten Krankheitserscheinungen zeigen sich bei der Entzündung des Magens. Alexandros ist der letzte Autor, welcher eine Schilderung des viel umstrittenen „Morbus cardiacus" (καρδιακὴ διάθεσις) entwirft; nach seiner Ansicht wäre die bisweilen tödlich verlaufende Affektion eine Folge der Anhäufung ätzender und giftiger Säfte im Magenmunde. Kolik wird durch kalte, dicke, schleimige oder durch heiße und gallige Säfte, die sich im Dickdarm ansammeln, hervorgebracht, kann sich aber auch sekundär aus Affektionen benachbarter Organe (Entzündungen der Nieren, Leber, Milz, Blase etc.) entwickeln. Auch die differentialdiagnostischen Charakteristika der Kolik gegenüber anderen, namentlich Nierenleiden, werden ausführlich entwickelt. Zu den wichtigsten Heilmitteln gehören: warme Bähungen des Unterleibes, Kataplasmen, ölige Einreibungen, Frottierungen, warme Sitzbäder, Trinken von schwefelhaltigen Mineralwässern, warme Klistiere, Einblasungen von Luft in den After („Schlauchkur") mit nachfolgendem Klistier, Purgier-, Brechmittel und Carminativa, Opiate nur bei unerträglichen Schmerzen und sehr geschwächten Kranken[18]. Als eine im Verlaufe einer Kolik auftretende Erscheinung betrachtet Alexandros den Ileus. Von der „Cholera", welche sich in Erbrechen und Diarrhöen äußere und auf vollständiger Umwälzung des Magens beruhe, unterscheidet er vier Formen, wobei nicht bloß Fälle der Cholera nostras, sondern schon leichtere Magendarmaffektionen mitgezählt werden; unter den Schädlichkeiten, die krankheitserregend wirken können, ist auch der Genuß von Wassermelonen erwähnt. Gegen das Erbrechen wird ein Dekokt von Gartenminze verordnet, bei Kälte der Extremitäten sollen Reibungen mit erwärmten Händen, Umwickelungen, heiße Bäder u. dgl. vorgenommen werden, äußerlich kommen in der Magengegend aromatische, erwärmende Applikationen, auf den Leib trockene Schröpfköpfe zur Anwendung. Die Ruhr, deren Krankheitsbild mit Naturtreue entworfen wird, kann primär oder sekundär im Darm entstehen, im letzteren Falle gehen Affektionen der Leber („Leberruhr"), der Milz, der Mesenterialgefäße etc. voraus. Vom Sitz der Geschwüre hängt der klinische Verlauf ab. Wenn die oberen Partien des Dünndarms ergriffen sind, so treten erst einige Stunden nach heftigen Leibschmerzen dünne, hautartige, bluthaltige Entleerungen auf; tiefer gelegene Geschwüre bewirken früher mit einer geringen Beimischung von Eiter versehene Stuhlgänge; Geschwüre im Dickdarm machen Schmerzen in der unteren Bauchgegend, Tenesmus und fleischartige Entleerungen; solche im Mastdarm nur Tenesmus und blutige Ausscheidungen. Die sogenannte Leberruhr ist darauf zurückzuführen, daß infolge der geschwächten Leberfunktion Diarrhöen hervorgerufen werden, welche schließlich zur Bildung von Darmgeschwüren Anlaß geben. Bei der Behandlung ist auf den Sitz der Geschwüre und auf den Grad der Diarrhöe Rücksicht zu nehmen, eventuell auf den Ausgangspunkt des Leidens. Sitzen die Geschwüre im oberen Darmabschnitt, so werden die Heilmittel durch den Mund, sonst durch den After eingeführt. Starke Diarrhöen indizieren den Gebrauch von schleimigen und stopfenden Dekokten, adstringierenden Pflanzensäften, Opiaten, Pillen aus Arsenik, Sandarach, Opium u. dgl., Galläpfelpulver. Stuhlzäpfchen, Klistiere aus schleimigen, adstringierenden und narkotischen Substanzen, erwärmende Umschläge, Salben, Pflaster und Einreibungen ergänzen den Heilapparat, abgesehen von zweckentsprechender Diät.

Von Eingeweidewürmern zählt Alexandros drei Arten auf, in denen die Oxyuris vermicularis, der Ascaris lumbricoides und die Taenia zu erkennen sind. Die Symptomatologie wird treffend geschildert, auch der Wanderung der Askariden in den Magen gedacht. In einem Falle beobachtete man eine Taenia von 16 Fuß Länge. Die Entstehung der Würmer erkläre sich aus der Zersetzung der genossenen Speisen oder aus der Fäulnis der unverdauten Säfte des Magens. Zur Abtreibung der Bandwürmer und runden Würmer dienen die Blüten und Samen des Granatbaumes, Farnkrautwurzel, Wurmkraut, die Samen von Heliotropium europaeum, Scammonium, schwarze Nieswurz, Ysop, Rizinusöl, Myrtenblätter u. a. m. Gegen die runden Würmer noch speziell Dekokt aus Artemisia maritima, Koriandersamen, Thymian; gegen die dünnen kleinen Würmer Klistiere (Kamillentee, ätherische Oele), abführende Mittel (Wermut, Knoblauch, Kümmel, Aloë u. a.). Die Leberleiden zerfallen in die Entzündung, Verstopfung und Schwäche der Leber. Alexandros bemüht sich die diagnostischen Merkmale der verschiedenen Leberentzündungen (der Häute, der konvexen, der konkaven Seite) festzustellen, schildert die Symptomatologie (darunter Schmerzqualität, Hautverfärbung, Magen-Darmsymptome, Hustenanfälle) und kennt den Ausgang in Verhärtung oder Eiterung. Die Behandlung wird mit dem Aderlaß eingeleitet, sodann folgen, abgesehen von äußerlichen Applikationen, Diuretika, Sudorifera, Emetika und Laxantia. Die Verstopfung der Leber zeigt ähnliche Symptome, aber milderen Grades und verläuft ohne Fieber. Die Leberschwäche ist die Folge einer Dyskrasie. Bei der heißen Dyskrasie beobachtet man großen Durst, rauhe Zunge, Trockenheit der Haut, gallige, grünspanartige Massen im Erbrochenen, psychische Verstimmung; bei der kalten wenig Durst, schwarzen Stuhl, keinen galligen Auswurf, sauren Geschmack im Munde; bei der trockenen Dyskrasie Steigerung des Durstgefühles, Trockenheit des Körpers, spärlichen und dicken Stuhl; bei der feuchten keinen Durst, feuchte Zunge, Diarrhöen. Die Ursache der Wassersucht sucht Alexandros in einer Funktionsstörung der Leber, wodurch die Nahrung nicht in Blut, sondern in Wasser (Askites), Schleim (Anasarka) oder Gase (Tympania) umgewandelt wird. Beim Askites bewegt sich die in der Bauchhöhle befindliche Flüssigkeit wie in einem Schlauch umher, wenn der Kranke die Lage verändert (Fluktuation!). Bei der Tympania hört man, wenn man auf den Unterleib des Kranken klopft, einen Ton, welcher dem der Trommel gleicht (Perkussion!). Beim Anasarka bleibt der Fingerdruck in der Haut längere Zeit bestehen. Die Kranken leiden gewöhnlich an Verdauungsstörungen, Husten mit unbedeutendem Auswurf, Oligurie, manchmal an Stuhlverstopfung oder Diarrhöe, stechenden Schmerzen im Unterleib, Fieber. Ueber die Punktion des Abdomens erwähnt Alexandros nichts, in seiner Therapie spielen Abführmittel, Diuretika, Sudorifera, Eisenpräparate und Carminativa neben äußeren Applikationen die Hauptrolle. Uebrigens warnt er vor Polypragmasie und läßt Blutentziehungen (bei Anasarka) nur mit Vorsicht vornehmen. Seereisen, mäßige Bewegung; in den späteren Stadien Bäder und Heilquellengebrauch, Luftveränderung, Zerstreuung.

Krankheiten des Urogenitalsystems. Strangurie kann mit oder ohne Schmerzen verlaufen. Beschwerliche und schmerzhafte Harnentleerung deutet auf den Krankheitssitz in der Blase; enthält der Harn dabei Eiter, so sind Geschwüre der Blase vorhanden; sind die Schmerzen zwar mit Spannung, nicht aber mit dem Gefühl der Schwere verbunden, so befinden sich in der Blase aufblähende Gase. Wenn sich in der Gegend der Blase weder Schmerz, noch Geschwulst, noch Spannung zeigt, so hat das Leiden seinen Sitz in den Ureteren oder in der Niere. Therapie: urintreibende Arzneien, schweißerregende Dekokte, reichlicher Genuß lauwarmen Wassers und Wein, warme Vollbäder, Thermen. Bei der Nierenentzündung besteht vermehrter Zufluß von abnorm zusammengesetztem Blute; wenn es zur Eiterung kommt, so nehmen Fieber und Schmerzen zu, und ohne jede äußere Veranlassung stellen sich Frostschauer und Fieberanfälle ein; beim Liegen auf der gesunden Seite empfindet der Kranke eine größere Schwere als früher, und jede Bewegung steigert den Schmerz. Der Urin enthält Blut und Eiter und verbreitet zuweilen einen üblen Geruch. Aus der Untersuchung des Harns versucht Alexandros den Sitz der Geschwüre festzustellen. Therapie: Aderlaß, Abführmittel, Diaphoretika, urintreibende Getränke, alkalische und säuretilgende Arzneien, Trinken von lauwarmem Wasser. Nierensteine entstehen am häufigsten nach fieberhafter Erhitzung (Entzündung) der Nieren. Zum Unterschied von der Kolik ist der Schmerz bei Nierensteinen heftiger, mehr umschrieben (hauptsächlich in der Lendengegend), im Urin zeigen sich grießähnliche, sandige Abgänge (aus deren Menge sich ein Schluß ziehen läßt, ob die Steine gänzlich oder nur zum Teile entfernt worden sind). Therapie: warme Bäder (protrahiert), erwärmende Einreibungen, Bähungen, Kataplasmen, ölige Klistiere, Diuretika, innerlicher Gebrauch von geronnenem Bocksblut, Opiate. Prophylaxe: Vermeidung von gepfefferten, stark gewürzten, dicken und breiartigen Speisen, Kuchen, harten Eiern, Milch, Käse, fettem Fleisch, vielem Stehen u. a. Blasensteine erfordern dieselbe Behandlung, auf die operative Behandlung geht Alexandros nicht ein[19]. Unter „Blasenkrätze", gegen welche insbesondere Milchtrinken und Abführmittel verordnet werden, ist wohl die Cystitis chronica zu verstehen (Urin zeigt dicke Beschaffenheit und enthält kleienartige Schüppchen). „Gonorrhoe" = unwillkürliche Samenergießungen ist vorzugsweise durch Regelung der Lebensweise zu bekämpfen; gegen nächtliche Pollutionen wird empfohlen, Bleiplatten auf die Lenden zu legen, damit infolge des Druckes rechtzeitig das Erwachen erfolge. Priapismus entsteht, wenn sich das an Hohlräumen reiche Zeugungsglied des Mannes mit aufblähenden Gasen anfüllt. Therapie: Vermeidung von erhitzenden Speisen, kühlende Salben, Turnübungen, körperliche Anstrengungen.

Dem **Podagra** ist das letzte Buch der Pathologie des Alexandros ausschließlich gewidmet. Es werden vier Formen unterschieden, je nach dem zu Grunde liegenden Krankheitsstoff; verdankt das Podagra z. B. der Galle seine Entstehung, so erscheint das Gelenk zwar gerötet, aber nicht geschwollen; bildet der Schleim die Ursache, so fehlt die Hitze und Röte, dagegen ist die Spannung und der Schmerz sehr bedeutend u. s. w. Wenn die Menge des Blutes die Schuld trägt, so sind Aderlässe angezeigt, welche auch schon aus prophylaktischen Gründen vorgenommen werden können. Zu den sonstigen Mitteln zählen starke Purgantien, schweißerregende Dekokte, urintreibende Arzneien, Narkotika, äußerlich, je nach Bedürfnis, kühlende Salben und Umschläge, ölige und vinöse Einreibungen, erwärmende Pflaster, Hautreize und Vesikantien (Senfpflaster, Kanthariden), Bähungen mit Salz, warme Bäder u. dgl. Von großem Wert ist die Regelung der Lebensweise (nicht zu kräftige Nahrung, Vermeiden sexueller Exzesse und Abstinenz vom

Weingenuß), namentlich in Form der „zyklischen Kuren", die mit dem Gebrauch von milden Abführmitteln an bestimmten Tagen verbunden waren[20].

Dermatosen. Alopecie, Pityriasis, Achor und Favus werden beschrieben und im Sinne der Krasenlehre aufgefaßt. In der örtlichen Behandlung des Haarausfalles behaupten das Abrasieren der Haare an der erkrankten Stelle, Abwaschen der Kopfhaut, schwefelhaltige Präparate den Platz, unter den Bestandteilen von Haarfärbemitteln werden Galläpfel, Akazienextrakt, Rinde unreifer Nüsse und Eicheln, Rotwein, Myrrhen, Eisenhammerschlag, Kupfervitriol, Alaun, Bleifeile u. a. genannt. Gegen Pityriasis dienen fette Tonerde, Einreibungen mit Wein, Oel, gepulvertem Weihrauch, Waschungen mit Salzwasser.

Augenkrankheiten. Der in dem Hauptwerk des Alexandros enthaltene Abschnitt über Augenleiden stellt eine Rezeptsammlung dar, mit spärlichem verbindendem Text; eine genauere Erörterung ist nur dem Karbunkel der Lider gewidmet. Die Therapie findet ihren Stützpunkt in der Krasenlehre. Mittel zur Stärkung des Sehvermögens enthalten Kupfer, Galmei, Pfeffer u. a. Die ebenfalls dem Alexandros zugeschriebene Augenheilkunde (herausgegeben und übersetzt in Puschmanns „Nachträge zu Alexander Trallianus", Berlin 1886) ist bemerkenswert wegen der Unterscheidung der entzündlichen von der einfachen Chemosis und wegen der Beschreibung zweier Lidgeschwülste, des „Emphysems" und des Oedems. Am Schlusse des 1. Buches dieser Abhandlung finden sich interessante Bemerkungen über die Prädisposition zu Augenaffektionen. Es heißt unter anderem: „Trübungen des Sehvermögens und Glaukosis treffen ältere Personen und Blauäugige mehr, als Leute mit schwarzen Augen. ... Die Mydriasis befällt mit Vorliebe diejenigen, welche ziemlich große und schwarze Augen haben.... Wenn man kleine Dinge sehen will und sich Mühe gibt, starr darauf zu blicken, so entwickeln sich Entzündungen der Augen; ebenso werden Personen, welche sich beständig im Meere baden, in räucheriger Luft oder hauptsächlich in der Sonnenglut arbeiten und eine salzreiche Kost genießen, häufig von Augenleiden ergriffen.... Ferner erkranken solche, welche gern Bäder nehmen, reichlichem Geschlechtsgenuß frönen und in sehr heißen Orten, besonders in der Gegend des ägyptischen Theben, wohnen. Das angestrengte Lesen verursacht eine Disposition zu Augenleiden. Auch die Eisenarbeiter und Zimmerleute leiden sehr leicht an den Augen Schaden, die Läufer dagegen nicht...."

Ohrenleiden. Ohrenschmerz, Ohrentzündung, Blutungen, Fremdkörper des Ohres, Ohrensausen, Schwerhörigkeit und Taubheit sind die bekannten Krankheitstypen. Die Therapie gründet sich im Wesen auf die Lehre von den Dyskrasien und zeichnet sich durch Sorgfalt und Vorsicht aus. Gegen Otalgie aus entzündlicher Ursache kommen Einspritzungen (mit Rosenöl, Opium,

Bibergeil etc.), warme Bähungen, Räucherungen (Dämpfe, Wermutabsud), Kataplasmen, Narkotika und Aderlaß zur Anwendung. Bei Ohrkatarrh warnt Alexandros davor, sofort örtliche Mittel zu gebrauchen und empfiehlt statt dessen Bäder und Schröpfköpfe auf das Hinterhaupt. Blutungen werden, wenn sie anhalten, durch Einführung styptischer Medikamente (z. B. Galläpfelpulver) gestillt. Zur Entfernung von Fremdkörpern waren folgende Methoden gebräuchlich: die Ausspritzung, das Saugen mittels eines Rohres, das Herausziehen mit einem Ohrlöffel, der mit Wolle umwickelt und mit einem leimartigen Stoff bestrichen ist (bei der letztgenannten Methode wird Niesen erregt und dabei Mund und Nase geschlossen, damit die Luft den fremden Körper nach außen treibe). Ohrensausen soll durch blähende, dicke Luft und zähe, dicke Säfte im Innern des Ohres entstehen. Da die Schwerhörigkeit und Taubheit auf gallige oder zähe Säfte zurückgeführt wurde, so werden dagegen abführende, schleimentziehende und Niesemittel, Bädergebrauch etc. neben lokalen Einspritzungen empfohlen. Manche Aerzte, so erzählt Alexandros, haben auch die Arteriotomie vorgenommen, dem Kranken mit Hörnern ins Ohr geblasen und durch starke Geräusche das verlorene Gehör wiederherzustellen versucht. — Die Parotitis entstehen durch den Ueberfluß an unverdauten, dünnen und hitzigen oder dicken und kalten Säften. Therapie: Aderlaß, Kataplasmen von Leinsamen, erweichende Salben und Pflaster, kühle Umschläge etc.

Schriftsteller des 7. Jahrhunderts.

Theophilos (Protospatharios). Früher hat man sämtliche unter dem Namen Theophilos gehende Schriften dem zur Zeit des Heraklios (610-641) lebenden, mit dem Titel Protospatharios (= Oberst der kaiserlichen Leibwache) ausgezeichneten, Archiater Theophilos zugeschrieben. Da aber in den Handschriften bald ein Theophilos kurzwegs, bald ein Theophilos monachos, bald ein Theophilos Protospatharios als Autor genannt wird, so besitzt die Annahme ganz verschiedener Verfasser größere Wahrscheinlichkeit. Schriften: περὶ τῆς τοῦ ἀνθρώπου παρασκευῆς = über die Einrichtung des menschlichen Körpers, περὶ οὔρων = über den Harn, περὶ διαχωρημάτων = über die Kotausscheidung, περὶ σφυγμῶν = über den Puls. Außerdem gehen unter dem Namen Theophilos noch Scholien zu den Aphorismen des Hippokrates und eine noch ungedruckte Abhandlung περὶ φλεβοτομίας. Von mancher Seite wurde ihm jene Abhandlung über die Fieber zugeschrieben, welche wir unter Paladios (vgl. S. 75) angeführt haben.

Die Abhandlung περὶ τῆς τοῦ ἀνθρώπου παρασκευῆς βιβλία ε̇ (Ausgabe von W. A. Greenhill, Theophili Protospatharii de corporis humani fabrica, Oxford 1842) ist im wesentlichen ein jeder Originalität entbehrender Auszug aus Galens de usu partium und mehr eine physiologische als eine anatomische Schrift. Eine fromm begeisterte Teleologie bildet ihr Grundprinzip. Ausführlich ist nur die Lehre von den Eingeweiden und Sinnesorganen, minder genau die Knochenlehre dargestellt, bezüglich des Muskel-, Nerven- und Gefäßsystems verweist der Verfasser auf die einschlägigen Schriften Galens. Eine unbefangene Ueberprüfung des Inhalts (durch v. Töply) hat ergeben, daß man dem Theophilos nur auf Grund unrichtiger Deutungen ganz mit Unrecht die erste Beschreibung des Olfactorius zugeschrieben hat. Immerhin bleibt es anerkennenswert, daß er manches, was sich zerstreut oder in unklarer Darstellung in Werken der Vorgänger fand, in deutlicherem Zusammenhang und in größerer Klarheit wiedergab, dies gilt z. B. für die Lehre von der Blutbewegung und Ernährung; interessant ist die im 2. Kapitel des IV. Buches mitgeteilte Bemerkung, es hänge die Gestaltung der Schädelknochen und der Wirbelsäule von der Entwicklung des Gehirns und Rückenmarks ab.

Die jahrhundertelang als maßgebend geltende Schrift περὶ οὔρων (ed. in Idelers Phys. et medici gr. minor I) stützt sich auf die galenische Grundanschauung, daß der Harn aus der unteren Hohlvene abgesondert werde, fügt jedoch noch die Hypothese hinzu, daß die wässerigen Harnbestandteile schon in der Pfortader vorhanden seien und von dort durch äußerst feine, haarförmige Kanäle in die Hohlvene gelangen. Aus der Beschaffenheit des Urins kann man den Zustand des gesamten Blutes, aber auch die Leiden einzelner Körperteile erkennen. Farbe[21], Konsistenz, Trübungen, Bodensatz etc. des Harns werden ausführlich besprochen und zu diagnostisch-prognostischen Schlüssen verwertet. Die Uroskopie des Theophilos basiert zum großen Teile auf den Angaben Galens (de crisibus liber I) und anderer älterer Aerzte. In der Vorrede wird auch der Spezialarbeit eines Magnos über den Harn gedacht. Es ist dies wahrscheinlich nicht Magnos von Antiochia (vgl. S. 46), sondern **Magnos von Emesa** (6. Jahrhundert?); es sprechen manche Gründe dafür, daß die meisten Abschnitte der pseudogalenischen Schrift über den Harn von diesem herrühren.

Die Schrift περὶ διαχωρημάτων (über die Kotausscheidung, ed. in Idelers Phys. et medici gr. minor, I) lehnt sich an Hippokrates und Galenos an und stammt jedenfalls von dem Autor der Schrift über den Harn; sie ist deshalb von Interesse, weil sie zeigt, wie sehr die griechischen Aerzte bestrebt waren, alle Hilfsmittel für die Diagnostik auszunützen. Aus dem Inhalt wäre unter anderem folgendes zu erwähnen: Durchfälle entstehen durch Erschlaffung oder durch Reiz; Hämorrhoidalfluß ist oft heilsam, weshalb er Ασκληπιασμός genannt werde; bisweilen gehe Fett im Stuhl ab. Im Anschluß an die Vorgänger glaubt der Verfasser an die schädliche Einwirkung des Darminhaltes auf das Gehirn.

Die Schrift περὶ σφυγμῶν (ed. in Ermerins, Anecdota medica graeca, Leyden 1840) ist nur ein mangelhafter Auszug aus der galenischen Pulslehre. Mit der Pulslehre des Theophilos ist trotz großer Aehnlichkeit eine andere, nur in lateinischer Uebersetzung vorhandene Schrift „Liber Philareti de pulsibus" nicht zu verwechseln.

Stephanos von Athen, Schüler des Theophilos, verfaßte Scholien zum Prognostikon des Hippokrates, eine Exegese zu Galens methodus medendi ad Glauconem (ed. Dietz, Scholia in Hipp. et. Galen, Königsberg 1834) und schrieb über den Puls; die Identität mit dem Astrologen und Alchemisten Stephanos von Alexandria ist wohl zu bezweifeln.

Paulos von Aigina (daher **Aiginetes**) praktizierte in der ersten Hälfte des 7. Jahrhunderts in Alexandria und zeichnete sich ganz besonders als Chirurg und Geburtshelfer aus. Von seinen Werken kennen wir nur das aus sieben Büchern bestehende, ὑπόμνημα betitelte, Kompendium der Medizin, welches noch einmal das medizinische Wissen der Antike klar und prägnant zusammenfaßt. Nach arabischen Angaben soll er auch über Frauenkrankheiten und Toxikologie geschrieben haben. Für die große Wertschätzung, der sich Paulos erfreute, spricht es, daß sein Werk schon zwei Jahrhunderte nach seinem Tode ins Arabische und verhältnismäßig früh ins Lateinische übertragen wurde.

Die vorhandenen Ausgaben des ganzen Werkes (Venedig 1528 und Basel 1538) genügen den modernen Ansprüchen keineswegs, von den lateinischen Uebersetzungen — auch einzelne Bücher wurden übertragen — ist jene des Guintherus Andernacus (Paris 1532 u. ö.) und des J. Cornarius (Basel 1556) erwähnenswert. Wegen ihres ausführlichen Kommentares empfiehlt sich (die ohne Benutzung von Handschriften verfaßte) englische Uebersetzung von Fr. Adams, The seven books of Paulus Aegineta, (London 1845-1847). Das VI. Buch wurde (auf Grund von 19 Handschriften) herausgegeben und ins Französische übersetzt von René Briau unter dem Titel Chirurgie de Paul d'Egine, Paris 1855. Nach den Angaben arabischer Autoren schrieb Paulos noch eine Abhandlung über Frauenkrankheiten, welche aber verloren gegangen ist.

Inhalt der sieben Bücher. Buch I: Diätetik der Schwangeren und Kinder, Kinderkrankheiten, Massage, Gymnastik, Sexualhygiene, über das Erbrechen, Laxieren, Baden, Verhalten auf Reisen und Seefahrten, Ernährung und Ernährungstherapie, Schlaf. Buch II: allgemeine Pathologie, Fieberlehre, Semiotik. Buch III: Haarleiden, Kosmetik, Krankheiten des Gehirns und der Nerven, der Augen, der Ohren, der Nase, des Gesichts, des Mundes, der Zähne. Buch IV: Lepra, Hautleiden, Verbrennungen, Entzündungen, Schwellungen, Geschwülste, Wunden, Geschwüre, Fisteln,

Blutungen, Ankylose, Erschlaffung der Gelenke, Würmer. Buch V: Toxikologie. Buch VI: Chirurgie. Buch VII: Arzneimittellehre.

Wie Oreibasios widmet auch Paulos der Kinderheilkunde einige Aufmerksamkeit, wobei die einschlägigen Schriften des Mnesitheos, Rhuphos, Soranos, Athenaios u. a. den Ausgangspunkt bildeten. Eine Reihe von Mitteln soll zur Beförderung der Dentition dienen (z. B. häufiges Reiben des Zahnfleisches und Bestreichen mit verschiedenen Fettarten), nach dem Durchbruch der Zähne soll das Kind an geschälter Iriswurzel kauen, Eklampsie wird mit Bädern behandelt, Verstopfung mit Suppositorien, Honig etc., Durchfälle mit erwärmenden Umschlägen, Einreibungen (von Minze), Hirsebrei etc. Die Aphthen zerfallen in weißliche, rötliche und schwarze, von denen die letzteren die gefährlichsten sind. Was die Lungenleiden anlangt, so berichtet Paulos, mehrmals das Aushusten von Lungensteinen beobachtet zu haben; er kennt die Eiterversetzung nach der Blase im Verlauf der Phthise = tuberkulöse Blasengeschwüre, die vikariierende Hämoptöe bei Amenorrhöe und erwähnt differentialdiagnostische Kennzeichen des Rheumatismus der Brustmuskeln gegenüber der Pleuritis, die er mit Aderlaß, Purganzen oder scharfen Klistieren behandelt. Von der „Angina" unterscheidet er vier Formen der Entzündung, nämlich συνάγχη und παρασυνάγχη = Entzündung innerhalb und außerhalb des Pharynx, παρασυνάγχη und παρακυνάγχ = Entzündung innerhalb und außerhalb des Larynx. Weit mehr als alle übrigen griechischen Aerzte richtete Paulos seine Aufmerksamkeit auf die Herzaffektionen wenn er auch auf diesem Gebiete wegen mangelnder pathologisch-anatomischer Kenntnisse nicht weit vordringen konnte; er spricht von erysipelatösen Entzündungen des Herzens, die so tödlich seien wie Herzwunden, von sympathischen Herzaffektionen bei Gehirn- und Magenleiden und führte manche Fälle von Herzklopfen auf Plethora zurück. Von Erkrankungen des Magen-Darmtrakts werden erwähnt: Magengeschwüre, eine gastrische und eine dysenterische Form der Lienterie, Eingeweidewürmer, Ileus, der durch Indigestion, Obstruktion oder durch das Hinuntertreten der Därme in das Skrotum (Brucheinklemmung) entstehe. Im letzteren Falle wird Reposition und Anlegung einer Bandage empfohlen, von einer Operation des eingeklemmten Bruches ist keine Rede. Für die historische Pathologie von Wert ist die Schilderung einer Kolikepidemie des 7. Jahrhunderts, die sich seuchenartig über große Teile des römischen Reiches verbreitete und entweder mit Lähmungen (ohne Empfindungsstörung) oder mit epileptiformen Krämpfen endigte. Ueber die Gicht entwickelt Paulos eine sehr beachtenswerte Theorie. Nach seiner Ansicht entsteht nämlich infolge einer ungenügenden Assimilationsfähigkeit (θρεπτική δύναμις) der Körperteile aus dem Ueberfluß von Nahrung, bei träger Lebensweise und häufigen Verdauungsstörungen ein Krankheitsstoff, den in erster Linie die geschwächten Gelenke, aber auch Leber, Milz, Hals, Ohren, Zähne anziehen.

Die Theorie zieht also als Faktoren einerseits die Entstehung eines Krankheitsstoffes infolge von Stoffwechselstörungen, anderseits die Ablagerung desselben in „geschwächten" Teilen in Betracht. Von der Ischias, die anschaulich geschildert wird, kennt er die beiden Formen der I. postica und antica; zur Beseitigung des Leidens sollten Aderlässe dienen. Bei Apoplexie bildete die Venäsektion das Hauptmittel, bei Epilepsie soll die Ausgangsstelle der Aura mit Kanthariden geätzt werden, Tetanus wurde mit Opium behandelt. Von der „Phrenitis", die als Entzündung des Gehirns und der Gehirnhäute galt, trennte Paulos schärfer die Fieberdelirien, den Sitz der Anosmie suchte er in den vorderen Gehirnhöhlen. Unter den Psychosen, zu denen auch übermäßige Liebe gehöre, wird eine Form geschildert, bei der die Kranken mit höheren Mächten in Verbindung zu stehen glaubten und die Zukunft vorhersagten, ferner der Blödsinn. Hautleiden und Genitalaffektionen finden eine ausführliche, aber unklare Darstellung, immerhin behauptet Paulos die Kontagiosität der Lepra und gedenkt der Filaria medinensis, welche namentlich in Oberägypten und Indien vorkomme. Ein ganzes Buch (V.) handelt über die Behandlung der Intoxikationen durch Tierbisse oder Tierstiche, ferner durch den Genuß giftiger vegetabilischer oder mineralischer Substanzen. Bei der Behandlung vergifteter Wunden kamen innerliche und äußerliche Mittel (Aussaugen, Skarifizieren, Kauterisation) zur Anwendung. Die Hydrophobie entstehe durch den Biß eines an Lyssa leidenden Hundes und breche gewöhnlich um den 40. Tag, bisweilen aber später aus ... Paulos berichtet, er kenne keinen, der gerettet worden sei, wenn die Wutkrankheit schon ausgebrochen war, dagegen seien viele Gebissene vor Ausbruch der Krankheit gerettet worden. Die Behandlung derselben bestand in der Kauterisation der Wunde und scharfen Umschlägen, neben gewissen inneren Mitteln. — Die Heilmittellehre des Paulos ist aus Dioskurides, Galenos und Oreibasios entlehnt, doch sind noch manche früher nicht erwähnte Arzneipflanzen hinzugefügt.

Das VI. Buch gibt ein anschauliches Bild von der antiken **Chirurgie** (vgl. E. Gurlt, Geschichte der Chirurgie, Bd. I). Wie wohl aufgebaut auf die Schriften des Hippokrates und Galenos, des Leonides, Soranos und Antyllos, verrät die Darstellung doch überall das selbständige Urteil und die geschickte Hand des tüchtigen Fachmannes. Wir können hier nur auf einige der wichtigsten Abschnitte hindeuten.

Ueber die Venäsektion (vorwiegend an den drei Venen der Ellenbogenbeuge, aber auch an anderen Venen), das Schröpfen (am besten weitbauchige bronzene Schröpfköpfe), die Skarifikation (mit dem Bistouri), die Kauterisation (des Kopfes, z. B. bei Augenentzündungen, der Achselhöhle bei habitueller Schultergelenksluxation, der Bauchdecken bei Erkrankungen der Leber, der Milz, des Magens etc.) werden genaue Vorschriften erteilt; als

Blutstillungsmittel ist, abgesehen vom Glüheisen, zwar die Ligatur, keineswegs aber die Torsion erwähnt. Unter den Abschnitten über die Wundbehandlung besitzt das (88.) Kapitel über die Entfernung von Pfeilspitzen den interessantesten Inhalt, da es einen tiefen Einblick in die damalige Kriegschirurgie gewährt und durch die Fülle detaillierter Vorschriften überrascht (vgl. die deutsche Uebersetzung dieses Kapitels von Fröhlich, Wien. med. Wochenschrift 1880). Wertvoll sind die Angaben über die diagnostischen Kennzeichen der Verletzung lebenswichtiger Organe: „Wenn die Hirnhäute verwundet sind, ist ein heftiger Kopfschmerz vorhanden, mit Glänzen und Rötung der Augen, mit Verwirrung der Sprache und des Bewußtseins. Wenn das Gehirn mitverletzt ist, findet sich Kollaps, Aphonie, Verzerrung der Gesichtszüge, galliges Erbrechen, Blutausfluß aus der Nase und dem Gehörgange, Entleerung einer weißen, breiartigen Flüssigkeit durch die Wunde, wenn die Jauche daselbst einen Ausweg findet. Wenn ein Eindringen in die Brusthöhle stattgefunden hat, tritt Luft bei vorhandener Weite der Wunde aus. Bei Verwundung des Herzens findet sich der Pfeil nahe der linken Brustwarze, nicht wie in einem Hohlraum liegend, sondern wie in einem festen Körper steckend und bisweilen auch eine pulsierende Bewegung zeigend; dabei ist ein Ausfluß dunklen Blutes, wenn dasselbe einen Ausweg findet, vorhanden, mit Kälte, Schweiß und Ohnmacht, und ohne Verzug erfolgt der Tod. Ist die Lunge verwundet und die Oeffnung der Wunde weit, so wird schaumiges Blut entleert, ist sie es aber nicht, so wird das Blut vielmehr erbrochen; dabei sind die Gefäße am Halse ausgedehnt, die Züge in ihrer Farbe verändert, die Kranken atmen mühsam ein und trachten nach Kühlung. Bei Verwundung des Zwerchfells erscheint der Pfeil in der Gegend der falschen Rippen eingedrungen, die Inspiration ist mühsam und geschieht mit Schmerzen und Seufzen in allen zwischen den Schultern gelegenen Teilen. Hat am Bauche eine Verwundung stattgefunden, so erkennt man dies aus dem Entleerten, wenn die Wunde weit ist, oder wenn der Pfeil ausgezogen worden, oder der Schaft abgebrochen ist; denn aus dem Magen fließt Chylus, aus den Därmen Kot ab. Bisweilen fällt auch Netz oder Darm vor; bei Verwundung der Blase entleert sich Urin." — Die Lehre von den Frakturen und Luxationen ist mit außerordentlicher Gründlichkeit, im Anschluß an Hippokrates, Soranos und Galenos dargestellt, doch weicht Paulos von seinen großen Vorgängern in manchen wesentlichen Punkten ab. Soranos hatte acht Varietäten der Schädelverletzungen unterschieden, darunter auch die Fraktur durch Contrecoup, die letztere wurde aber von Paulos geleugnet. Auch gibt er für die Ausführung der Trepanation einige vom Herkommen abweichende Vorschriften. Eingehend schildert er die Frakturen der Nase, des Unterkiefers, des Schlüsselbeins, der Skapula, des Sternums, der Rippen, der Extremitätenknochen u. s. w. und überall werden detaillierte Angaben über die Lagerung, Verbände, Schienen etc. gemacht. Dabei zeigt sich, daß der

Standpunkt der Hippokratiker von den Neueren in mancher Hinsicht verlassen oder modifiziert worden war. So z. B. wurden Schienen gleich beim ersten Verbande angelegt, nicht, „wie es die Alten taten," erst nach einer Woche. In der Besprechung der komplizierten Frakturen wird erwähnt, daß Hippokrates die Reposition hervorstehender Fragmente für gefährlich hielt, „doch," setzt Paulos hinzu, „die Zeit hat inzwischen dargetan, daß das Verfahren bisweilen von Erfolg ist." Nach seiner Ansicht sind Schienen auch bei mit Wunden komplizierten Brüchen nicht zu entbehren, während „andere" z. B. bei der komplizierten Unterschenkelfraktur eine hölzerne oder tönerne Hohlschiene gebrauchten. Die Luxation definiert er als das Herausfallen eines Gliedes aus seiner Gelenkhöhle nach einer ungewohnten Stelle, wodurch die willkürliche Bewegung gehindert wird. Im Gegensatz zu Hippokrates, dem er in der Lehre von den Verrenkungen vorzugsweise folgt, rät er auch dann, wenn die Luxation mit Wunden kompliziert ist, zur baldigen Vornahme der Reposition, allerdings mit Auswahl der Fälle.

Operationen am Kopfe und Halse. Vortreffliche Beschreibung der Trepanation (mittels des Perforativtrepans), Indikation geben namentlich Schädelverletzungen; bei Hydrencephalocele verwirft Paulos ihre Anwendung. Die plastischen Operationen zur Deckung der Defekte sind nach Galenos und Antyllos dargestellt, ebenso die zur Behebung des „Ankyloglosson" vorzunehmende Durchtrennung des Zungenbändchens. Die Tonsillotomie soll erst nach dem Aufhören der Mandelentzündung ausgeführt werden (als Instrument diente das mit einer schneidenden Krümmung versehene Ankylotom). Fremdkörper (z. B. Fischgräten) entfernte man mit einer Art Schlundzange oder durch einen, an einem Faden befestigten Schwamm, den der Patient verschlucken mußte. Bei der Exstirpation von Drüsenanschwellungen am Halse, die recht sorgfältig geschildert ist, wird besonders vor Verletzung der Karotiden und der Nervi recurrentes gewarnt. Paulos überliefert uns die Vorschrift des Antyllos über die Ausführung des Luftröhrenschnittes (vgl. Bd. I, S. 404), die Stelle lautet: „Wenn wir dazu schreiten, werden wir unterhalb des Kehlkopfes, etwa am zweiten oder dritten Ringe, einen Teil der Luftröhre durchschneiden, denn sie ganz zu durchschneiden, würde gefährlich sein. Diese Stelle ist nämlich zweckmäßig, weil sie ohne Weichteile ist und weil die Gefäße entfernt von der Durchschneidungsstelle gelegen sind. Indem wir also den Kopf des Patienten nach hinten beugen, damit die Luftröhre deutlicher sichtbar werde, machen wir einen queren Einschnitt zwischen zwei Ringen derart, daß nicht der Knorpel getrennt wird, sondern die die Knorpel verbindende Membran. Wenn jemand bei der Operation etwas zaghaft ist, mag er die Haut trennen, nachdem er sie mit einem Haken angespannt hat, und mag darauf, wenn er auf die Luftröhre gekommen ist, indem er die Gefäße zur Seite schiebt, den Schnitt machen" (Paulos VI, 33). Unser Autor fügt zu dieser Beschreibung noch folgendes hinzu: „So verfuhr Antyllos, indem er die Luftröhre für eröffnet hielt, wenn die Luft aus derselben mit einiger Gewalt ausströmte und die Stimme verloren war. Sobald die Erstickungsgefahr vorüber ist, wendet man, nach Anfrischung der Wundränder, die Naht an, indem man jedoch bloß die Haut ohne den Knorpel näht und vereinigende Mittel anwendet." (l. c.)

Operationen am Thorax. Exstirpation der hypertrophierten männlichen Brustdrüse, Kauterisation des Carcinoma mammae oder Exstirpation desselben (mit nachfolgender Kauterisation). In der chirurgischen Therapie des Empyems scheut Paulos vor der Rippenresektion, ja sogar schon vor der einfachen Eröffnung zurück, statt dessen empfiehlt er die Kauterisation mit der in Oel getauchten und im Feuer erhitzten Wurzel der Osterluzei an bestimmt angegebenen Stellen des Thorax.

Operationen am Unterleibe. Applikation des Glüheisens bei Leberabszeß, bei Milzleiden, bei chronischen Magenkatarrhen auf der Haut über den betreffenden Organen. Die Parazentese bei Ascites geschieht in der Weise, daß man mit der Spitze eines sehr spitzigen Messers einen Einschnitt in die Bauchwand macht, etwas oberhalb desselben das Instrument durch das Peritoneum einstößt, sodann wird durch die beiden Wunden hindurch eine bronzene Röhre, welche ähnlich den Schreibrohren zugeschnitten ist, eingeführt; das Wasser wird durch die Röhre aber nicht vollständig abgelassen. Hämorrhoiden können durch Kauterisation des ligierten Knotens oder (nach der Methode des Leonides) dadurch beseitigt werden, daß man sie zuerst mit einem quetschenden Instrument anhaltend komprimiert und dann abschneidet; in der Beschreibung des Operationsverfahrens bei Mastdarmfisteln (geknöpftes Fistelmesser des Leonides) erwähnt Paulos das Spekulum (ὁ ἑδϱοδιαστολεὺς, τὸ μιϰϱὸν διόπτϱιον). Im Anschluß an die Vorgänger entwickelt Paulos die Lehre von den Hernien, als deren Ursache allen alten Aerzten Zerreißung oder Verlängerung des Bauchfells galten; es ist stets nur von Nabel-, Skrotal- und Inguinalbrüchen die Rede. Zur Behebung dienen dreieckige Pelotten und lokale Applikation von adstringierenden Substanzen oder die Radikaloperation (bei Skrotalhernien entfernt er jederzeit auch die Hoden!); Verschluß der Bauchfellwunde durch eine X-förmige Naht; nach der Operation mußten die Kranken sieben Tage lang, täglich fünf warme Bäder zur Verhütung der Entzündung gebrauchen. Operation der Hydrokele (Exzision der Tunica vaginalis mit nachfolgender Naht nach Antyllos), der Varicokele, des Scrotum pendulum etc., des Hermaphroditismus, der Hypospadie, der Phimose u. a. Kastration (mittels Zerquetschung oder Exstirpation). Von größtem Interesse sind die eingehenden Beschreibungen, welche sich bei Paulos über den Katheterismus und den Steinschnitt finden (Kap. 59 und 60). „Indem wir einen dem Alter und Geschlecht angepaßten Katheter auswählen, treffen wir die zu dessen Gebrauche erforderlichen

Vorbereitungen. Dieselben bestehen im folgenden: Wir binden um ein Stückchen Wolle in der Mitte einen leinenen Faden und führen mittels einer Binse den Faden durch die Höhlung des Katheters bis zu dem an seinem Ende angebrachten Fenster, schneiden darauf das Ueberschüssige von der Wolle ab und tauchen den Katheter in Oel. Nachdem wir den Patienten auf einen kleinen Stuhl sich haben setzen lassen, ergreifen wir den Katheter, führen ihn zuerst gerade bis zur Wurzel des Penis und ziehen darauf den letzteren aufwärts nach dem Nabel hin, denn an dieser Stelle ist der Blasenkanal gekrümmt, und schieben sodann den Katheter in dieser Weise vor. Wenn er am Perineum in die Nähe des Afters kommt, müssen wir wieder das Glied, mit dem darin liegenden Instrument, abwärts in seine natürliche Stellung bringen, denn vom Perineum an erstreckt sich der Blasenkanal aufwärts; wir schieben darauf den Katheter vor, bis er in die Höhle der Blase gelangt. Wir ziehen sodann den im Katheter liegenden Faden an, damit der von der Wolle angezogene Urin nachfolge, wie dies bei den Hebern der Fall ist. Dies ist die Art der Einführung des Katheters. Da wir jedoch häufig, wenn die Blase geschwürig ist, dieselbe ausspülen müssen, machen wir, wenn Ohrenspritzen im stande sind, die Injektion zu bewirken, von denselben auf die angegebene Weise Gebrauch. Wenn dies aber nicht möglich ist, so befestigen wir an dem Katheter eine Rindsblase und machen durch jenen die Einspritzung." Die Lithiasis ist bei Paulos unter den Krankheiten der Harnwerkzeuge (Lib. III, Kap. 45) beschrieben. Kleine Steine wurden durch Urethrotomie entfernt. Die Ausführung des Steinschnittes geschah folgendermaßen: „Wenn wir zur Operation schreiten, wenden wir zuerst das Schütteln an, sei es durch Mitwirkung von Gehilfen, sei es, daß der Patient selbst von einer Höhe herabspringt, damit der Stein in den Blasenhals hinabfalle. Wir bringen darauf den Patienten in eine Stellung, wie ein aufrecht Sitzender, in dem er seine Hände unter seine eigenen Oberschenkel legt, damit die Blase auf einen kleinen Raum zusammengedrängt werde. Wenn wir nun bei dem äußeren Zufühlen finden, daß der Stein infolge des Schüttelns bis zum Perineum herabgetreten ist, schreiten wir sofort zur Operation; wenn er aber nicht herabgetreten ist, führen wir den Zeigefinger der linken Hand, sobald der Patient ein Kind ist, oder auch den Mittelfinger bei einer älteren Person, mit Oel bestrichen, in den After ein, suchen mit den rückwärts gebogenen Fingern nach dem Steine und bringen ihn, wenn wir ihn gefunden haben, nach und nach in den Blasenhals, wo wir ihn festhalten, und drängen mit dem Finger oder den Fingern den so fixierten Stein nach außen, indem wir einem Gehilfen anbefehlen, die Blase mit den Händen hinabzudrängen, und einen anderen Gehilfen anweisen, mit seiner rechten Hand die Hoden hochzuhalten und mit seiner linken das Perineum nach der entgegengesetzten Seite von derjenigen zu spannen, wo der Schnitt gemacht werden soll. Wir selbst ergreifen das sogenannte Lithotom und machen zwischen dem After und den Hoden, jedoch nicht in der Mitte des

Perineums, sondern auf der Seite, nach der linken Hinterbacke zu, einen schrägen Schnitt, indem wir auf den darunter gelegenen Stein einschneiden, derart, daß der äußere Schnitt weiter ist, der innere aber nicht größer, als daß der Stein durch denselben hindurchfallen kann, denn in der Tat wird manchmal durch den Druck der Finger oder des Fingers im Mastdarm zugleich mit dem Schnitt und ohne Extraktion der Stein leicht herausgedrängt; kommt er jedoch nicht von selbst heraus, ziehen wir ihn mit Hilfe des Steinausziehers aus."

Geburtshilfe und Gynäkologie. Embryulcie und Embryotomie, Extraktion des toten Fötus, Lösung der Placenta. Die Wendung auf den Kopf wird nicht ausdrücklich, die Wendung auf die Füße nicht mit klaren Worten erwähnt — ein Umstand, der in der Folgezeit, bei der unbestrittenen Autorität des Paulos, das Verschwinden dieser wichtigen Operationen aus der Geburtshilfe verschuldete. Die Indikationen für die Zerstückelungsoperationen sind viel oberflächlicher als von Soranos und selbst von Aëtios angegeben. Bei Menstruationsanomalien auch Allgemeinbehandlung. Gegen Hysterie Binden der Glieder, gegen Nymphomanie Abtragung der Klitoris. Differentialdiagnostische Unterscheidung der Carcinoma uteri von der chronischen Metritis. Kondylome der weiblichen Genitalien etc. Im Absatz über die Abszesse am Muttermunde wird die Lagerung der Patientin bei gynäkologischen Operationen und die Anwendungsweise des Schraubenspekulums beschrieben: „Um zu operieren, wird die Frau auf einem Stuhle hintenüber gelagert, mit nach dem Bauche zurückgeschlagenen Beinen, die Oberschenkel voneinander entfernt. Ihre Vorderarme werden in die Kniekehlen gebracht und aneinander mit Schlingen befestigt, die am Nacken aufgehängt sind. Der auf der rechten Seite sitzende Operateur untersucht mit einem dem Lebensalter der Patientin entsprechenden Spekulum. Der Untersuchende muß mit einer Sonde die Tiefe der Scheide der Frau messen, damit nicht, wenn der Körper des Spekulums zu groß ist, die Gebärmutter gedrückt werde, und wenn man ihn größer findet als die Scheide, sind Kompressen auf die Schamlippen zu legen, damit sich das Spekulum auf sie stützen kann. Man führt den Körper des Spekulums mit nach oben gerichteter Schraube ein, und während das Spekulum selbst von dem Operateur gehalten wird, wird von dem Gehilfen die Schraube umgedreht, um durch Entfernung der Blätter derselben die Scheide zu erweitern" (Lib. VI, 73).

Augenheilkunde. Die Darstellung des Paulos gewährt einen erschöpfenden Einblick in das Wissen und Können der Alten auf diesem Gebiete. Vgl. die Zusammenstellung der wichtigsten Abschnitte und deren deutsche Uebersetzung in J. Hirschbergs Geschichte der Augenheilkunde (Leipzig 1899) S. 370 ff. Weit mehr als die Angaben über die Kauterisation des

Kopfes, Arteriotomie hinter den Ohren oder an den Schläfen, Hypospathismus (Unterminierung der Stirnhaut mit einer besonderen Spatel), Periskyphismus (Hautschnitt von einer Schläfe zur anderen)[22] — Verfahren, welche von der Humoralpathologie diktiert wurden — interessieren die Beschreibungen der Operationsmethoden bei Trichiasis, Ektropium, der Balggeschwülste, der Lidverwachsung, des Flügelfells, des Staphyloms und die Staroperation[23]. Was die letztere anlangt, so handelt es sich nur um die Depression (nicht um die Extraktion). „Wir setzen den Kranken ins helle Licht, aber aus der Sonne, verbinden sorgfältig das gesunde Auge, ziehen die Lider des kranken auseinander und nehmen von dem Hornhautrand nach dem Schläfenwinkel einen Abstand, so groß wie die Breite eines Sondenknopfes und markieren hier mit dem Knopf der Starnadel den Einstichspunkt. Dann drehen wir das Instrument wiederum und stoßen die Spitze der an ihrem Endstück abgerundeten Nadel kräftig an der markierten Stelle hinein, bis wir in den Hohlraum des Auges gelangen. Das Maß des Eindringens in die Tiefe ist der Zwischenraum zwischen dem Rande der Pupille und dem der Hornhaut. Nun führen wir die Starnadel nach oben zum Scheitel des Stars (man sieht aber das Metall ganz deutlich wegen der Durchsichtigkeit der Hornhaut) und versenken mittels derselben den Star in die Tiefe des Augengrundes. Ist derselbe sofort niedergedrückt, so warten wir ruhig einen Augenblick. Steigt er aber wieder auf, so drücken wir ihn noch einmal nieder. Nach der Versenkung des Stars ziehen wir behutsam die Nadel unter Drehbewegungen heraus" (Lib. VI, 21).

Otiatrie. Beseitigung der Atresie des äußeren Gehörganges mittels Durchtrennung und Exstirpation der verschließenden Membran oder Fortnahme der Wucherung. Entfernung von Fremdkörpern mit Ohrlöffel, Haken, Pinzette, durch Schütteln des Kopfes, durch Ansaugen mit einer Röhre, durch Erregen des Niesens mit nachfolgender Verschließung der Nase und des Mundes, eventuell durch Inzision hinter dem Ohrläppchen.

Rhinologie. Kauterisation bösartiger Nasengeschwülste, Abtragung der Nasenpolypen (Erweiterung des Nasenloches mit der linken Hand; der Polyp wird an der Ursprungsstelle in der Nase umschnitten und nach Umkehrung des Instrumentes mit dessen löffelähnlichem Teile ausgezogen. Wenn die in die Nase eingespritzte Flüssigkeit nicht am Gaumen in den Pharynx gelangt und es klar ist, daß in der Gegend des Siebbeins im obersten Teile der Nase sarkomatöse Massen sich befinden, fädelt man einen ziemlich starken schnurähnlichen Faden, der auf 2-3 Fingerbreite mit Knoten versehen ist, in das Oehr einer mit zwei Knöpfen versehenen Sonde ein und führt das andere Ende der Sonde in die Nase und durch die Choanen in den Mund, ergreift die Schnur mit beiden Händen und durchsägt mittels der Knoten sozusagen die fleischigen Massen. Während der ganzen Nachbehandlung werden bleierne Röhren in die Nase eingeführt).

Eine der letzten Leistungen der alexandrinischen Schule (im Beginne des 7. Jahrhunderts) war die Aufstellung eines Kanon der galenischen Schriften, der **„sechzehn Bücher"** des Galenos[24] — das Gegenstück zu einem ähnlichen Kanon von zwölf Schriften des Hippokrates. In der Gelehrtenkommission, welche die kanonische Auswahl vornahm, ragte insbesondere **Joannes von Alexandria** (Joannes Alexandrinus grammaticus s. medicus) hervor; derselbe verfaßte zu den „sechzehn Büchern" des Galenos, sowie zu einzelnen hippokratischen Schriften (de natura pueri, Epidem. VI) Kommentare (vgl. Dietz, Apollonii Citiensis etc. scholia in Hipp., Königsberg 1834), die sehr lange in hohem Ansehen standen[25]. In dieselbe Zeit (nach anderer Meinung aber schon ins 5. Jahrhundert) verlegt man gewöhnlich auch die „Medizinischen Pandekten" des Arztes und Presbyters **Ahron von Alexandria**, in welchen die Blattern beschrieben wurden; von den Pandekten (sie bestanden aus 30 Abteilungen und wurden ins Syrische und Arabische übersetzt) ist nur das Fragment einer arabischen Uebersetzung übrig geblieben.

Meletios, ein phrygischer Mönch, Verfasser der Schrift περὶ τῆς τοῦ ἀνθρώπου κατασκευῆς (ed. in J. A. Cramers Anecdota graeca, Oxford 1836, Bd. III, lat. Uebersetzung von Nicol. Petreïus Corcyraeus, Meletii philosophi de natura structuraque hominis opus, Venet. 1552) dürfte im 7. oder 8. Jahrhundert gelebt haben. Die Schrift über den Bau des Menschen verrät den naturphilosophischen Theologen und reiht sich den Abhandlungen des Gregorios von Nyssa (deutsche Uebersetzung von F. Oehler, Leipzig 1859) und Nemesios (vgl. S. 78-79) an. Abgesehen davon, daß Meletios eigener Erfahrung gänzlich entbehrte und bei seiner literarischen Sammelarbeit vorwiegend sekundäre Quellen benützte, lieferte er keine systematische Anatomie, sondern wählte nur solche anatomische Kapitel aus, die sich für physiologisch-psychologische Auseinandersetzungen im Sinne des religiös gefärbten Zweckmäßigkeitsgedankens verwerten ließen.

Dem 8. Jahrhundert gehört ein dem Archiater Joannes zugeschriebenes Rezeptbuch an, welches handschriftlich vorhanden ist und den Titel θεραπευτικαὶ καὶ ἰατρεῖαι συντεθεῖσαι παρὰ διαφόρων ἀνδρῶν ἰατρῶν κατὰ τὴν ἐκτεθεῖσαν ἀκολουθίαν τοῦ ξενῶνος führt. Es enthält Rezepte für alle Krankheiten und ist sprachlich wegen der vulgären pathologischen Benennungen von Interesse (vgl. Daremberg, Notices et extraits, Paris 1853).

Schriftsteller des 9.-12. Jahrhunderts.

Der unter dem Kaiser Theophilos (829-842) lebende Iatrosophist **Leon** schrieb ein medizinisches Kompendium Σύνοψις ἰατρική und nach Art des Meletios eine (handschriftlich erhaltene) Abhandlung σύνοψις εἰς τὴν φύσιν τοῦ ἀνθρώπου.

Die σύνοψις ἰατρική (ed. in Ermerins Anecdota graeca, Leyden 1840), ein kurzgefaßtes Handbuch der Medizin in sieben Büchern, enthält manches Bemerkenswerte. Insbesondere verdient der Umstand Erwähnung, daß in der Darstellung der Therapie auch der Chirurgie in bedeutendem Ausmaß Rechnung getragen wird (z. B. Operation der Nasenpolypen, Resektion der Tonsillen, operative Beseitigung der Mastdarmfisteln und Kondylome, Punctio abdominis). Leon bespricht die Sehnen- und Muskelzerreißung, zeigt in der Augenheilkunde einige Selbständigkeit (Empfehlung von Bädern und Diät bei Phthisis bulbi statt der Kollyrien, der ἁπλοτομία-Schnitt an der Bindehautseite des Lidrandes bei Trichiasis, Paracentese beim Star u. a. Erwähnung des Trachoms, des Blutergusses in die Bindehaut, der „Anschoppung" des Sehnerven, wobei die Kranken nicht sehen, obwohl sie am Auge selbst nichts haben, Differentialdiagnose des Stars gegenüber dem Mückensehen), auch gedenkt er der Perkussion des Abdomens (bei Tympanitis und Askites) und des beim Oedem stehen bleibenden Fingerdruckes.

Der gelehrte Patriarch von Konstantinopel Photios (ca. 820-891) berücksichtigte in seinem berühmten literarhistorischen Werke „Bibliothek" oder Myrobiblion (ed. J. Bekker, Berlin 1824) auch die medizinischen Autoren (mit kritischen Rezensionen versehene Exzerpte); besonders wichtig sind die Auszüge aus Dioskurides, Oreibasios, Aëtios.

Angeregt durch den Kaiser Konstantin Porphyrogennetos (912-959), welcher auf verschiedenen Wissensgebieten enzyklopädische Exzerptensammlungen herstellen ließ, (z. B. die Geoponika), verfaßte **Theophanes Nonnos** ein medizinisches Kompendium Ἐπιτομὴ τῆς ἰατρικῆς ἁπάσης τέχνης, auch kurz ἰατρικὸν genannt (Theophanis Nonni epitome de curatione morborum graece et latine recens. J. Steph. Bernard, Gotha u. Amsterdam 1794-95). Dieses Opus stellt ein Gemenge von kritiklos aneinandergereihten Auszügen aus den älteren Sammelwerken (Oreibasios, von dem sogar die Vorrede entlehnt ist, Aëtios, Alexandros, Paulos) dar. Die Krankheitsbeschreibung und Pathologie steht im Hintergrunde, die Chirurgie ist beinahe gänzlich übergangen; die medikamentöse Therapie, ziemlich den ganzen Arzneischatz umfassend, ohne ernstere Indikationsstellung zusammengewürfelt, macht die Hauptsache aus. Immerhin finden sich in dem Werke manche interessante Einzelheiten. Angenehm fällt es auf, daß Theophanes Nonnos die dämonistische Aetiologie der Epilepsie in Abrede stellt und auch sonst einigermaßen vom Aberglauben des Zeitalters frei bleibt. Er verfaßte außer seinem Hauptwerke noch eine kurze Abhandlung über Fieber, ferner eine Diätetik und ein Arzneibuch εὐπόριστα (handschriftlich erhalten).

Keinesfalls vor das 10. Jahrhundert ist die merkwürdige Pulslehre des Mönches **Merkurios** (Μερκουρίου μοναχου ἀναγκαιοτάτη διδασκαλία περὶ σφυγμῶν bei Ideler II) zu setzen, welche sich durch äußerste Spitzfindigkeit auszeichnet. Der Puls soll an der rechten Handwurzel des Kranken mit vier Fingern der rechten Hand palpiert werden; der Pulsschlag unter den einzelnen Fingern wird nach seiner Völle, Härte, Gleichförmigkeit und Frequenz beurteilt und deutet auf bestimmte Organe, so daß man mit dem Zeigefinger Leiden des Kopfes, mit dem Mittelfinger Leiden der Brust, des Magens und der Milz, mit dem Ringfinger Leiden des Darms, der Milz und der Blase, mit dem Kleinfinger Leiden der unteren Extremitäten nachweisen kann. Es braucht wohl nicht gezeigt zu werden, wie sehr dieses System an die chinesische Pulsuntersuchungsweise erinnert[26].

In das 10. oder 11. Jahrhundert gehört die Schrift des **Damnastes** περὶ κυουσῶν καὶ βρεφῶν θεραπείας (Handschrift in der Laurentiana zu Florenz).

(Konstantin, oder nach dem Mönchsnamen Michael) **Psellos**, der bedeutendste Mann des 11. Jahrhunderts (2. Hälfte), wirkte als ὕπατος τῶν φιλοσόφων an der Akademie in Konstantinopel und schrieb in der Weise der Polyhistoren zahlreiche Werke über Theologie, Jurisprudenz, Philologie, Archäologie, Geschichte, Naturwissenschaft, Alchemie, Mathematik, Astronomie u. a. Seine stärkste Seite liegt in der Form (Rhetorik) und in der Erneuerung des Platonismus, wodurch er seine Zeitgenossen aus dem Banne der Scholastik zu lösen suchte. Auch das Interesse für Naturforschung wußte er zu beleben, freilich im Sinne einer phantastischen an die Mystik anknüpfenden Naturphilosophie. Von den zahlreichen, unter seinem Namen (zum Teil wohl fälschlich) gehenden Schriften kommen nicht wenige auch für die Medizin in Betracht. Gedruckt sind folgende: Διδασκαλία παντοδαπή = allerlei Lehre, eine allgemeine Enzyklopädie, auch Physiologisches enthaltend (ed. in Fabricius Biblioth. graeca V), περὶ διαίτης (lat. Uebersetzung Basel 1529 und 1557), περὶ λίθων δυνάμεων = über die Kräfte der Edelsteine (mit lat. Uebersetzung, ed. Bernard, Leyden 1795), πόνημα ἰατρικὸν ἄριστον δι' ἰάμβων (med. Lehrgedicht, von welchem 1373 Verse vorhanden sind), περὶ λοῦτρου = über das Bad (sämtlich in Idelers Phys. et med. graeci minor.), περὶ τοῦ πῶς αἱ συλλήψεις γίνονται = über die Konzeptionen (Kap. 1 u. 5 in Fabricius Bibl. gr. V, die übrigen vier Kapitel ed. von Ruelle in Ann. de l'Assoc. pour l'encouragement des Etudes grecques en France 1879), περὶ καινῶν ὀνομάτων τῶν ἐν νοσήμασιν (med. Lexikon ed. F. Boissonade in Anecdot. graec. I, Paris 1829), περὶ ἐνεργείας δαιμόνων = über die Wirkung der Dämonen (ed. Boissonade, Nürnberg 1838). Handschriftlich sind vorhanden: die alphabetische Sammlung über die Kräfte der Nahrungsmittel = σύνταγμα ἐκλεγὲν ἀπὸ ἰατρικῶν βιβλίων καὶ ἐκτεθὲν κατὰ στοιχεῖον περὶ δυνάμεως τροφῶν καὶ τῆς ἐξ αὐτῶν ὠφελείας καὶ, ferner „Fragen und Antworten über medizinische Gegenstände", eine Sammlung „medizinischer Grundsätze", ein Hausarzneibuch. Die Frage, ob alle der erwähnten Schriften oder welche von ihnen mit Sicherheit dem Psellos zuzusprechen sind, harrt noch der Lösung.

In der Διδασκαλία παντοδαπή wird nach dem Muster der pseudoaristotelischen προβλήματα eine Reihe von physiologischen Fragen abgehandelt, z. B. die Lehre von den Temperamenten, die Theorie des Sehens (Vermischung des inneren und äußeren Lichtes), die Möglichkeit, nach Belieben männliche oder weibliche Kinder zu erzeugen, die Ursache des Heißhungers etc.

In περὶ λίθων δυνάμεων ist die Heilkraft der Steine besprochen. Der Achat heilt das Fließen der Augen, den Kopfschmerz, die Wassersucht und unterdrückt die Menstruation; Amethyst die Trunksucht und den Kopfschmerz; Bernstein Urinbeschwerden, Fieber und „Magenflüsse", auch stärkt er die Sehkraft; Beryll beseitigt Krämpfe, Augenentzündungen und Gelbsucht; Diamant das Fieber; Jaspis die Epilepsie; Magneteisenstein die Melancholie; Sardonyx (Karneolart) heilt das Fließen der Augen, verhindert (im Gürtel um den Leib getragen) die Frühgeburt; Smaragd wirkt zerrieben gegen Augenleiden, innerlich gegen Aussatz und Blutflüsse u. s. w.

Simeon Seth[27], Zeitgenosse des Psellos, benützte die Schriften desselben als Vorlage für die eigene enzyklopädische Vielschreiberei. Dies zeigt namentlich die Vergleichung seines medizinischen Hauptwerkes Σύνταγμα κατὰ στοιχεῖον περὶ τροφῶν δυνάμεων = Alphabetische Sammlung über die Heilkräfte der Nahrungsmittel (ed. Langkavel, Leipzig 1868) mit der ähnlich betitelten Schrift des Psellos. Außerdem verfaßte er Abhandlungen über physiologische Fragen φιλοσοφικὰ καὶ ἰατρικά (über Geruch, Geschmack und Gefühl, bei Ideler), über den Harn, über Diätetik, eine Schrift gegen die philosophischen Theorien Galens (alles bloß handschriftlich erhalten), ferner ein lateinisches Lexikon, eine Geschichte der Tiere, eine Erd- und Himmelskunde, auch übersetzte er ein arabisches Traumbuch ins Griechische. — Sowohl bei Psellos als bei Simeon zeigt sich schon deutlich arabischer Einfluß.

Die Schrift des Simeon über die Heilkräfte der Nahrungsmittel (inklusive der Gewürze und Brechmittel nach den Mahlzeiten) stützt sich nicht bloß auf griechische Vorarbeiten (Hippokrates, Theophrastos, Dioskurides, Rhuphos, Galen, Oreibasios, Aëtios, Paulos u. a.), sondern zieht auch die persische, arabische und indische Materia medica heran, weshalb sie für das Studium der Beziehungen zwischen morgen- und abendländischer Medizin von größtem Werte ist. So werden hier erwähnt: Kampfer (καφουρά, bei entzündlichen Affektionen und zur Herabstimmung der Geschlechtslust verwendet), Moschus (bei Schwächezuständen), Ambra (als stärkendes

Mittel), Gewürznelke, Muskatnuß, Haschisch, Sirupe (z. B. Veilchenwurz gegen Brustleiden), mehrere Bereitungen von Julep. Auch sonst trifft man in der Schrift manche interessante Bemerkungen über die Wirkung gewisser Nahrungsmittel, wobei wirkliche Erfahrungen zu Grunde liegen, wiewohl die Theorie auf der galenischen Elementarqualitätenlehre mit ihren graduellen Abstufungen basiert.

Aus dem Ende des 11. Jahrhunderts stammt die Sammlung chirurgischer Schriften (Hippokrates, Apollonios von Kittion, Soranos, Ruphos, Galenos, Oreibasios, Paulos, Palladios), welche **Niketas** veranstaltete und große Bedeutung für die Geschichte der antiken Chirurgie besitzt; eine Florentiner Handschrift enthält kolorierte Abbildungen. Gedruckt sind bisher daraus die Abhandlungen des Soranos und des Oreibasios über Knochenbrüche (griechisch-lateinische Ausgabe von A. Cocchi, Graecor. chirurgici libri, Florenz 1754) und der Kommentar des Apollonios von Kittion über Luxationen und deren Reposition (Schöne, Apollonius von Kittium, Leipzig 1896).

Wahrscheinlich von **Stephanos Magnetes** rührt das alphabetische Arzneibuch her, welches in der Wiener Handschrift fälschlich die Namen des Dioskurides und Stephanos von Athen trägt (lat. Uebersetzung Alphabetum conpiricum ed. Casp. Wolph, Zürich 1581). Die Krankheiten sind darin alphabetisch geordnet, und auf die Namen einer jeden folgen die entsprechenden Mittel. Unter diesen finden sich manche, welche erst unter dem Einfluß der Araber in die griechische Medizin aufgenommen wurden.

Schriftsteller des 13.-15. Jahrhunderts.

Demetrios Pepagomenes, Leibarzt des Kaisers Michael VIII. Palaiologos (1261-1281), verfaßte mehrere Spezialschriften, von denen nur zwei auf uns gekommen sind, eine tierärztliche (über die Ernährung und die Krankheiten der Jagdfalken) und eine andere über die Gicht (σύνταγμα περὶ τῆς ποδάγρας, ed. J. St. Bernard, Leyden 1743; lateinisch in der Sammlung des Stephanus) in 46 Kapiteln. Der Verfasser zeigt sich hierin als rationeller Beobachter und vorsichtiger Therapeut, getreu dem in der Vorrede ausgesprochenen Grundsatze: „ὁ γὰρ ἄριστα διαγνοὺς, ἄριστα καὶ θεραπεύει." Seine Vorbilder sind Hippokrates, Galenos, Alexandros von Tralles und Paulos. Im Bestreben, die Krankheitslehre auf die Kenntnis der Lebensvorgänge zu stützen, wählt Demetrios die Lehre von der Ernährung zum Ausgangspunkt und findet den Hauptfaktor der Gicht in einer Retention von krankhaften Auswurfstoffen (περιττώματα). Die Gicht ist also eine Diathese, welche den ganzen Körper ergreift, die Symptome erklären sich aus der Bewegung (dem Fluß, ῥευματισμός) der Auswurfstoffe nach den geschwächten Teilen (vorzugsweise Gelenken) und aus der Ablagerung (vgl. hierzu Paulos S. 122);

auch innere Organe, Herz, Leber und Gehirn, können von dem Leiden befallen werden. Ohne von den hergebrachten Theorien (Ausartung der schädlichen Säfte in Galle etc., vgl. Alexandros von Tralles S. 118) abzuweichen, unterläßt es Demetrios doch, über die Beschaffenheit der zu Grunde liegenden Dyskrasie spitzfindige Spekulationen anzustellen, hingegen legt er den Nachdruck auf die Aetiologie und Therapie. Da die Gicht ursprünglich durch Fehler der Lebensweise hervorgerufen werde — das Leiden pflanze sich hereditär in ganzen Familien fort — so kann der Krankheit nur durch ein diätetisches Regime, welches allerdings, wie er sagt, leicht anzuempfehlen, aber schwer zu befolgen ist — vorgebeugt werden, unterstützend wirke auch die prophylaktische Anwendung von Brechmitteln oder gelinden Abführmitteln (allmonatlich); bei Anfällen verordnete er Emetika, stärkere Laxantia (darunter die erst von den Arabern eingeführte Senna), sowie darauffolgend Molkenkur, Klysmen, bei Vollblütigen aber nur beim ersten Anfalle vorsichtige Venäsektion an der leidenden Seite (wenn der ganze Körper schon von Säfteverderbnis ergriffen sei, schade der Aderlaß, weil durch denselben die schädlichen Säfte zu den leidenden Stellen hingetrieben würden). Wie die meisten Vorgänger verbot er den Weingenuß, vom Fasten dagegen versprach er sich keinen Nutzen, weil es die Säfteverderbnis begünstige, und zu den vielerlei äußeren Linderungsmitteln (z. B. Mohnsaft mit Safran) nahm er nicht früher Zuflucht, als bis schon eine genügende Entleerung erfolgt war.

Ueber die prophylaktische Diät bei Gicht schrieb in der zweiten Hälfte des 13. Jahrhunderts **Joannes Chumnos** (Δίαιτα προφυλακτικὴ εἰς ποδάγραν, ed. Fr. Boissonade in Anecdota Nova, Paris 1844).

Nikolaos Myrepsos (μυρεψός = unguentarius), welcher am Hofe des Kaisers Joannes Dukas Vatatzes (1222-1255) zu Nicäa als ἀκτουάριος lebte, verfaßte eine berühmt gewordene Rezeptsammlung, das Δυναμερόν. Nach dem Berichte eines Zeitgenossen zeichnete er sich zwar als Praktiker aus, entbehrte aber höherer Bildung. Er sammelte eine Unmasse von Arzneiformeln — die meisten scheint er während seines Aufenthalts in Alexandrien, woher er stammte, und in Italien kennen gelernt zu haben — und veröffentlichte dieselben als Greis (etwa 1270-1290) in seinem Antidotarium (der Originaltext ist bis jetzt ungedruckt, lateinische Uebersetzung mit Kommentar von Leonhard Fuchs, Basel 1549 u. ö., auch in Stephanus, Medicae artis principes, Paris 1567). Es enthält 2656 Vorschriften, welche in 48 Abschnitten angeordnet sind. Die Titel derselben lauten in der lateinischen Uebersetzung folgendermaßen: Antidota; Sales; Unguenta; Apomeli et Apophlegmatismi (Hydromel, Masticatoria); Bechica; Glandes et Epomphalia (äußere Abführmittel in Form von Nabelpflastern); Muliebria et linguae mala; Drosata (Sirupe); Stomachica et Dysenterica; Emplastra; Epithemata (Bähungen); Hedrica (Suppositorien); Eligmata

(Linctus); Anthelmintica; Errhina (Niesemittel); Olea; Enemata; Smegmata; Zulapia et Decocta; Hepatica et Hemicranica; Suffimenta; Theriaca; Hierae; Collyria; Pasmata sive Inspersilia (Streupulver); Unctiones purgantes; Purgatoria et Condita; Purgantia eligmata; Cerata; Cataplasmata colica et cephalica; Pilulae; Lexopyreta (allgemeine Fiebermittel) et Lichenica; Malagmata et Unguenta; Nardina, Nephritica, Nomas sanantia, Abstersoria; Pulveres; Oxymelita, Oxyporia, Confectiones vini; Pessa; Propomata ad alopecias; Zulapia etc.; Satyriaca, Sapones, Sinapismi; Pastilli, Hypoglottides, Aquae etc.; Somnifera; Aquae, Diuretica, Uterina; Pediculos, lentigines etc. amolientia; Fissuras labiorum et strumas sanantia; Scabiem sanantia et Psilothra (Enthaarungsmittel); Auricularia. Das Arzneibuch des Nikolaos bildet für sich eine Pharmakopöe, welche aus griechischen, lateinischen und arabischen Autoren geschöpft ist. Von mineralischen Mitteln kommen Salmiak und Kochsalz in verschiedenartigen Verbindungen mit Pflanzenmitteln vor, das Quecksilber in Form von Salben gegen Hautaffektionen (Krätze). Der arabische Einfluß macht sich stark fühlbar — Moschus, Kampfer, Senna, Ambra u. a. bilden den Bestandteil vieler Arzneikompositionen, doch wird der Destillation nirgends gedacht. Sehr zahlreich sind die Antidota mit hochtrabenden Namen (z. B. Athanasia, A. isotheos, miranda, aphrastos, isochrysos, Mysterium etc.), die Besprechungsformeln und abergläubischen Gebräuche; Abortivmittel sind weggelassen.

Der letzte hervorragende byzantinische Arzt, **Joannes Aktuarios**[28], Sohn des Zacharias (Ende des 13. und Anfang des 14. Jahrhunderts), ein Schüler des Philosophen Rakendytes, verfaßte mehrere verdienstvolle Werke, welche in ihrer Diktion edle klassische Bildung, in ihrem Inhalt eine, mit selbständiger Kritik und Eigenerfahrung gepaarte, erschöpfende Literaturkenntnis verraten. Das Hauptwerk, Θεραπευτικὴ μέθοδος, zeigt, daß Joannes, geleitet von hippokratischem Geiste, in der Behandlungsweise nach Individualisierung strebte, die einfachen, milden Heilstoffe soweit als möglich den üblichen Arzneimischungen oder drastischen Mitteln vorzog[29] und daß er auf dem Wege unbefangener Beobachtung manche wertvolle klinische Erfahrung zu machen verstand. Die Theorie ist zwar im wesentlichen galenisch, doch suchte Joannes — wie dies namentlich aus der Darstellung der Pulslehre hervorgeht — die allzugroße Weitschweifigkeit und damit verknüpfte Unklarheit des Pergameners zu überwinden. Ueber die immer mehr beliebt gewordene Uroskopie schrieb er eine, später als grundlegend und klassisch angesehene, Monographie in sieben Büchern περὶ οὔρων, worin aber — im Gegensatz zur herrschenden Strömung — der Harnschau keineswegs der Wert eines diagnostischen Universalmittels beigelegt ist, sondern immer auch auf die Bedeutung der übrigen Untersuchungsmethoden verwiesen wird[30]. Seiner ganzen Richtung nach, wie schon aus dem Hauptwerke hervorgeht, schloß sich Joannes am meisten der Schule der Pneumatiker an[31]; von ihren Grundsätzen konnte er namentlich in der Psychologie und Psychopathologie (von welcher sich der philosophisch geschulte Arzt wohl ganz besonders angezogen fühlte) Gebrauch machen; die Frucht seiner einschlägigen Forschungen bildet die, auch praktisch bemerkenswerte, aus zwei Büchern bestehende Schrift περὶ ἐνεργειῶν καὶ παθῶν τοῦ ψυχικοῦ πνεύματος καὶ τῆς κατ' αὐτὸ διαίτης = über die Funktionen und krankhaften Störungen des Seelengeistes und die darauf bezügliche Diät.

Joannes war ein Vorbote jener Renaissance, welche der Medizin nach einigen Jahrhunderten beschieden sein sollte.

Joannes Aktuarios schrieb außer den oben genannten Werken noch über den Aderlaß, über Dysurie und Lebensordnung, über Gewichte, ferner Kommentare zu den hippokratischen Aphorismen und zu aristotelischen Büchern. In Idelers Phys. et med. gr. minor. sind die Originaltexte der sieben Bücher περὶ οὔρων, der beiden ersten Bücher der Θεραπευτικὴ μέθοδος, Methodus medendi, περὶ διαγνώσεως παθῶν und der Schrift περὶ ἐνεργειῶν περὶ ἐνεργειῶν καὶ παθῶν τοῦ ψυχικοῦ πνεύματος καὶ τῆς κατ' αὐτὸ διαίτης enthalten. Im 16. Jahrhundert wurden lateinische Uebersetzungen (zuerst der beiden letzten, dann aller sechs Bücher) des Methodus medendi, der Monographien über den Harn und über den Seelengeist veranstaltet, vgl. Opera omnia, Paris 1556 (Lugd. 1556) und die Sammlung des H. Stephanus, Medicae artis principes etc.

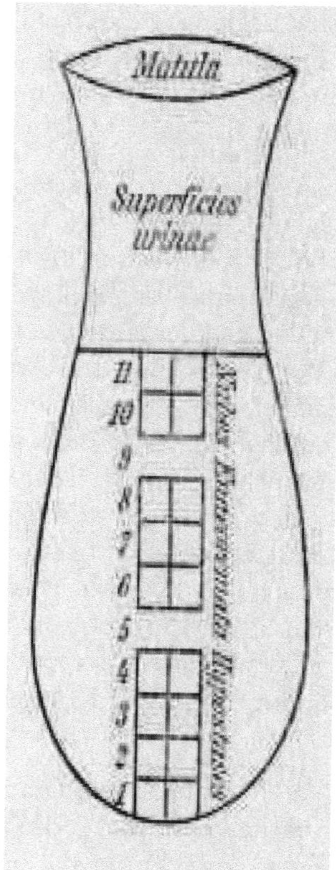

Die Schrift über den Harn verwertet mit besonnener Kritik die Beobachtungen des Hippokrates und Galenos, die Vorarbeiten des Magnos und Theophilos (vgl. S. 120, 121), enthält aber außerdem viele eigene Erfahrungen des Verfassers; die Theorie, auf welcher seine Uroskopie fußt, ist die galenische. Der Harn ist die Kolatur des Blutes und wird aus der unteren Hohlvene ausgeschieden[32], aus seiner Beschaffenheit lasse sich daher ein Rückschluß auf die Veränderungen des ganzen Blutes bei Krankheiten machen. Die Veränderungen, welche der Harn durch die besonderen Affektionen einzelner Organe erleidet, erklären sich aus der Sympathie. Joannes unterscheidet wie Theophilos (vgl. S. 121) zahlreiche Farben des Harns, er beobachtet den Bodensatz, das Enäorem[33], die Wolke und zieht aus den oft sehr subtilen Wahrnehmungen seine Schlüsse im Sinne der Humoralpathologie. Das Harngefäß soll aus weißem Glase verfertigt und zur genaueren Bestimmung in elf Grade eingeteilt sein. Der Bodensatz nimmt die vier untersten Grade ein, das Enäorem den sechsten, siebenten und achten, die Wolke den zehnten und elften; der fünfte und neunte bilden die Zwischenräume zwischen Bodensatz und Enäorem, bezw. zwischen diesem und der Wolke. Vgl. die vorhergehende Zeichnung S. 135.

Aus byzantinischer Zeit sind noch andere Abhandlungen über den Harn auf uns gekommen, so die Schriften des Joannes Tzetzes, des Syrers Isaak Taxeotes (handschriftlich) und mehrere anonyme oder pseudonyme (vgl. Ideler, Phys. et med. gr. minor. II).

Das Hauptwerk „μέθοδος θεραπευτική" schrieb Joannes zunächst zum Gebrauche seines ehemaligen Mitschülers Apokauchos, als dieser als Gesandter zu den hyperboräischen Skythen (Russen) ging. Das erste und zweite Buch enthält eine allgemeine Diagnostik, verbunden mit einer kurzen Uebersicht über die Erkrankungen der einzelnen Organe und Systeme. Das dritte Buch handelt von der Venäsektion und Arteriotomie, den Klysmen, Suppositorien, Einspritzungen, Gurgelungen, Purganzen, Bädern, von der Diät und der Fieberbehandlung. Das vierte Buch stellt ein Kompendium der speziellen Pathologie und Therapie dar. Die beiden letzten sind der Arzneimittellehre gewidmet, die sich vorteilhaft von der des Myrepsos unterscheidet. Die Chirurgie ist nur ganz spärlich vertreten; die Augenheilkunde zeichnet sich durch Genauigkeit aus (Text und deutsche Uebersetzung des einschlägigen Abschnittes in J. Hirschberg, „Die Augenheilkunde bei den Griechen", Arch. f. Ophth. 1887); so kennt Joannes das früh durch Angewöhnung, das durch Kontraktur entstandene, endlich das angeborene Schielen.

Hervorzuheben wäre es, daß Joannes die Lokalisationslehre des Poseidonios in dem psychiatrischen Abschnitte seines Werkes benützt, den Tetanus auf Säfteandrang zum Rückenmark zurückführt, die bei Vergiftung mit Bleiglätte auftretende Kolik kennt und zuerst den Peitschenwurm (Trichocephalus dispar) erwähnt. Die Pulslehre bearbeitete Joannes im Sinne Galens, doch weit übersichtlicher. Was seine Therapie anlangt, so wendete er sich gegen den Gebrauch der drastischen Abführmittel (ausgenommen Aloë), an deren Stelle die zwei Arten der Myrobalane, Senna, Manna u. a. traten (äußerlich ließ er mit Euphorbiumsalbe Einreibungen der Fußsohle zum Zwecke des Purgierens machen, als Brechmittel verordnete er auch Zäpfchen aus Nieswurz); wie die Vorgänger verordnete er Pfeffer in Wechselfiebern, Schwefel bei Brustleiden, Mohnsaft bei Dysenterie und bei chronischer Bronchitis, Moschus gegen Herzklopfen. Von der Venäsektion glaubte er, daß sie nicht bloß Plethora, sondern auch die Verderbnis der Säfte beseitigen könne, auch nahm er den Aderlaß bei den einzelnen Affektionen an bestimmten Stellen vor, z. B. bei Kopfleiden am Oberarm, bei Brustleiden an der Ellenbogenbeuge, bei Milz- und Leberleiden am Unterarm oder an der Hand. Gewöhnlich bevorzugte er derivatorische Aderlässe, die revulsorischen nur in bestimmten Fällen (z. B. am Fuße bei Kopfleiden, am Arm bei Entzündungen der Geschlechtsteile); bei Pleuritis empfahl er die Venäsektion auf der leidenden Seite.

Die Hauptsätze der Psychophysik des Joannes Aktuarios sind folgende: Das Göttliche im Menschen, die Seele, ist einfach und mit vielen Kräften begabt, körper- und gestaltlos. Das Organ der Seele ist das Pneuma, und dieses macht den wesentlichsten Teil des in der sinnlichen Welt lebenden Menschen aus. Das πνεῦμα φυσικόν wird aus der Nahrung in der Leber bereitet und vermittelt das Begehrungsvermögen; dasjenige Pneuma, welches durch die untere Hohlvene ins Herz gelangt, wird dort zum Lebensgeist, πνεῦμα ζωτικόν, umgewandelt und verbreitet sich auf dem Wege der Arterien im ganzen Körper. Die höchste Umwandlung erfolgt im Gehirn, wo der Seelengeist, das πνεῦμα ψυχικόν, entsteht. So wie sich der Saft der Pflanzen in allen Teilen verändere, so erleide auch das Pneuma in den einzelnen Teilen des Körpers Umwandlungen, und seine verschiedenen Verrichtungen werden durch den verschiedenen Bau der Organe bedingt, ähnlich wie das Licht die Farbe des von ihm durchschienenen Glases annehme. Die Sinnestätigkeit, welche durch das Pneuma vermittelt wird, erklärt Joannes nach der Emanationstheorie des Empedokles (vgl. Bd. I, S. 158), zum Beweise, daß beim Sehen aus dem Auge Pneuma ausströmt, wird das Glänzen der Augen bei vielen Tieren, die Erweiterung der Pupille beim Schließen des anderen Auges, das Funkensehen bei mechanischer Reizung angeführt. Als Geistestätigkeiten unterscheidet er die Wahrnehmung (αἴσθησις), die Einbildungskraft φαντασία), das Urteilsvermögen (μέρος δοξαστικόν), den Verstand (διάνοια) und die Vernunft (νοῦς). Die Vernunft nimmt die höchste Stelle ein und ist am wenigsten mit dem Pneuma verbunden, die Einbildungskraft ist den höheren Seelenkräften untergeordnet. (In der Seele der Tiere dagegen, welche sich hauptsächlich durch den Mangel einer Vervollkommnungsfähigkeit von der menschlichen unterscheide, bilde die Einbildungskraft den vornehmsten Teil.) Wiewohl Joannes das Verhältnis der Einbildungskraft zum Gedächtnis treffend erläutert, lokalisiert er doch mit Poseidonios die erstere in die vordere, das letztere in die hintere Hirnhöhle, und während er der Vernunft die mittlere zum Sitze anwies, blieb er in Ungewißheit, welche Hirnteile vom Urteilsvermögen und vom Verstande eingenommen werden. — Im zweiten Buche der Schrift werden die Einflüsse der Lebensweise (Nahrung, Getränke, Schlaf, Leibesbewegung, Bäder u. s. w.) besprochen.

Aus dem 15. Jahrhundert stammt eine ganz kurze griechische Aufzählung der Körperteile Ἑρμενεία τῶν τοῦ σώματος μερῶν von Georgius Sanguinaticius (mit dem Beinamen Hypatus), welcher um 1450 lebte, römischer Konsul und lateranensischer Graf war. Ausgabe und lateinische Uebersetzung in Anonymi Introductio anatomica graece et latine, cum notis Dn. W. Trilleri et J. St. Bernardi, Lugd. Batav. 1744.

Hygienisch-diätetische Schriften. Ὑγιεινὰ παραγγέλματα = Gesundheitsvorschriften (früher dem Asklepiades oder dem Oreibasios zugeschrieben), ed. Bussemaker in Poetae bucolici et didactici, Paris 1851; griech. Text in 83 jambischen Versen mit lat. und deutscher metr. Uebersetzung von v. Welz unter dem Titel „Des Asklepiades von Bithynien Gesundheitsvorschriften". Ein aus 21 Versen bestehendes Fragment Ἀσκληπιαδῶν ὑγιεινὰ παραγγέλματα bei Ideler (Phys. et med. gr. minor. I). — περὶ τροφῶν = über die Nahrungsmittel, dem Kaiser Konstantinos Pogonatos (668-685) gewidmet, Fragment, ed. Ermerins in Anecdota med. gr., Leyden 1840. — Dem Wiener Kodex des Dioskurides und der zweiten Aldine des Dioskurides, Venet. 1518, beigefügt ist ein griechisches Lehrgedicht über die Heilkräfte der Pflanzen (ed. M. Haupt im Index lectionum Berolinens, a. 1873/74). — περὶ τὰ ἐν πυθίοις θερμά = über die Pythischen Heilquellen, Gedicht des Paulus Silentiarius (ed. in Boissonade's Ausgabe des Anakreon, Paris 1831). — Aristotelis Epistola ad Alexandrum Magnum de conservatione sanitatis (alte ital. Uebersetzung in F. Puccinoti, Storia della medicina, Florenz 1870, Bd. II) geht auf ein byzantinisches Original zurück. — περὶ τῶν δώδεκα μηνῶν τοῦ ἐνιαυτοῦ ὁποίαις δεῖ χρῆσθαι τροφαῖς ἐνὶ ἑκάστῳ αυτῶν καὶ ἀπὸ ποίων ἀπέχεσθαι, ed. Fr. Boissonade in Anecdota graeca, Paris 1831, Bd. III und bei Ideler l. c. I. Aehnliche diätetisch-hygienische Vorschriften für die einzelnen Monate existieren in zahlreichen Codices. — Mehrere medizinische Kalender bei Ideler l. c. II. — περὶ καταρχῶν = de actionum auspiciis, Gedicht des Maximus, ed. Bussemaker (in Poet. bucolici et didactici, Paris 1851), enthält einen Abschnitt über den Einfluß der Konstellationen und die Wahl der Aderlaßtage.

Populäre Arzneibücher = ἰατροσόφια (zumeist in vulgärgriechischer Sprache), welche oft die Namen berühmter Verfasser (z. B. Blemmydes, Johannes von Damaskos, Psellos) tragen, ebenso **Schriften magisch-medizinischen Inhalts** (Astrologie, Beschwörungsformeln, Gebete gegen bestimmte Krankheiten etc.) sind handschriftlich in großer Menge vorhanden; vgl. hierzu K. Krumbacher, Geschichte der byzantinischen Literatur, München 1897.

Uebersetzungen. Synesios übersetzte von dem Reisehandbuch „Zad al Mosafer" des arabischen Arztes Dschafer Ahmed ben Ibrahim el Dschezzar unter dem Titel Ἐφόδια τοῦ ἀποδημοῦντος zwei Bücher ins Griechische; das erste handelt über Fieber (ed. St. Bernard, Amsterdam und Leyden 1749). Eine vollständige griechische Uebersetzung wird dem Constantinus Rheginus oder Memphites zugeschrieben. Georgios Choniates übersetzte ein persisches Werk über Gegengifte ins Griechische (handschriftlich erhalten).

[1] Die Akademie in Konstantinopel wurde (als Gegengewicht gegen das heidnische Athen) von Theodosius II. gegründet, während des

Bilderstreits geschlossen, sodann seit der zweiten Hälfte des 9. Jahrhunderts allmählich wiederhergestellt.

[2] Schon die Beschäftigung mit Tiersektionen konnte bei dem damals im Volke herrschenden Aberglauben in den Verdacht der „Zauberei" bringen.

[3] Ein sehr ansehnliches Material liegt nur handschriftlich vor und entzieht sich der allgemeinen Kenntnis, erst von der kommenden Forschung dürfen wir wirklichen Aufschluß erwarten.

[4] Gerade Aerzte haben zur Anbahnung dieser kulturellen Beziehungen viel beigetragen, sei es, daß sie aus Liebe zur Forschung Reisen unternahmen, sei es, daß sie als Gesandte in fremden Ländern verwendet wurden und ihren Aufenthalt für die Wissenschaft ausnützten, z. B. Stephanos von Edessa, Uranios.

[5] Der Unterricht war wahrscheinlich mit der Demonstration anatomischer Tafeln (vgl. Rob. Fuchs, Deutsche med. Wochenschr. 1898) verbunden.

[6] Als Titel von Hofärzten kommen je nach der Zeitperiode verschiedene Rangbezeichnungen vor, z. B. κόμης τοῦ ὀψικίου (comes obsequii) = Chef des kaiserlichen Gefolges, πρωτοσπαθάριος = Oberst der kaiserlichen Leibwache, ἀκτουάριος u. a.

[7] Es war überhaupt keine Seltenheit, daß Priester auch als Aerzte fungierten, von einem solchen ließ sich z. B. Justinian behandeln.

[8] Hauptquellen des Werkes sind Archigenes, Soranos, Galenos und Oreibasios. Soranos ist wohl indirekt durch die Kompilation des Philumenos benützt; Archigenes namentlich auch für die Lehre von den giftigen Tieren, Giften und Gegenmitteln. Außerdem kommen in Betracht: Adamantios (Zahnheilkunde), Antyllos, Asklepiades, Demosthenes, Didymos, Dioskurides, Heras, Herodotos (Wurmleiden), Hippokrates, Justos, Kriton, Leonides (Genital- und Afteraffektionen), Markellos von Side (Lykanthropie), Markianos, Philagrios (Milzleiden), Poseidonios (Gehirnleiden), Rhuphos, Severos.

[9] Vgl. die deutsche Uebersetzung des XVI. Buches von M. Wegscheider.
Aëtios bringt in diesem Buche Bruchstücke aus den einschlägigen Schriften des Archigenes, Galenos, Leonides, Philagrios, Philumenos, Rhuphos, Soranos. Bei nicht wenigen Kapiteln, die in ihrem Inhalt an Soranos erinnern, findet sich die Bezeichnung „nach Aspasia". Es ist die Vermutung ausgesprochen worden, daß es sich bei „Aspasia" um

ein so betiteltes, aus der methodischen Schule hervorgegangenes Buch, nicht um eine ärztliche Persönlichkeit handle.

[10] Vgl. die deutsche Uebersetzung von J. Hirschberg.

[11] Schon Soranos empfahl, unmittelbar nach der Geburt Oel in die Augen der Neugeborenen zu träufeln, um den Augenleiden vorzubeugen (vgl. Bd. I, S. 346). Auch Aëtios empfiehlt dies (Lib. IV. cap. 3).

[12] Von den vier älteren Brüdern des Alexandros erlangte der Erbauer der Hagia Sophia, Anthemios, der bedeutendste Mathematiker und Mechaniker seiner Zeit, unvergänglichen Ruhm, Metrodoros zeichnete sich als Grammatiker, Olympios als Jurist, Dioskoros als Arzt aus.

[13] Zitiert werden unter anderen Aëtios, Apollonios, Archigenes, Asklepiades, Dioskurides, Erasistratos, Galenos, Hippokrates, Jakobos Psychrestos, Magnos, Mnaseas, Philagrios, Philotimos, Rhuphos, Severos, Xenokrates.

[14] Bemerkenswert ist namentlich eine Stelle (ed. Puschmann II, 154), wo Alexandros den Galen wegen seiner Therapie tadelt und sich folgendermaßen entschuldigt: Hier gilt in Wahrheit jenes Wort, welches Galen über Archigenes sprach: „Er war ein Mensch, und es ist deshalb schwer anzunehmen, daß er sich nicht in manchen Dingen geirrt haben sollte, da er manches überhaupt gar nicht gekannt, anderes unrichtig gedeutet oder nur oberflächlich beschrieben hat." Zwar hätte ich nicht gewagt, dies von einem Manne zu sagen, der in wissenschaftlicher Hinsicht so hoch dasteht, wenn nicht die Wahrheit mir Mut eingeflößt, und ich das Schweigen für eine Sünde gehalten hätte. Denn wenn der Arzt sich eine Ansicht bildet und sie nicht ausspricht, so tut er großes Unrecht, handelt frevelhaft und bringt sich durch sein Stillschweigen freiwillig in großen Schaden. Man muß dabei den Grundsatz befolgen, welchen, wie er sagt, Aristoteles ausgesprochen hat: „Lieb ist mir Plato, lieb ist mir aber auch die Wahrheit, und wenn es sich um die beiden handelt, so muß man der Wahrheit den Vorzug geben."

[15] Ins Lateinische wurde Alexandros schon früh, jedenfalls lang vor dem 9. Jahrhundert übersetzt. Späterhin wurden Schriften des Alexandros ins Syrische, Arabische und Hebräische übertragen.

[16] Sehr interessant sind mehrere Fälle von Psychotherapie: „So heilte der Arzt Philotimos (vgl. Bd. I, S. 244) einen Kranken, welcher an der Idee litt, daß man ihn, weil er ein König gewesen wäre, enthauptet habe, dadurch, daß er ihm plötzlich eine bleierne Mütze auf den Kopf setzte, so daß er die Schwere fühlte und die Ueberzeugung bekam, er habe seinen Kopf wieder erhalten." ... „Eine Frau, die eine Schlange

verschluckt zu haben glaubte, wurde dadurch geheilt, daß man in ihren Auswurf ein kleines Tierchen setzte, welches vollständig dem Gebilde ihrer Phantasie glich und dem Tiere entsprach, wie es ihr leerer Wahn ihr vorgemalt hatte."

[17] Gegen Singultus werden, wie noch heute in der Volksmedizin, auch verschiedene Wundermittel empfohlen mit der Motivierung: „Man darf gewisse Dinge nicht gering achten, sondern man muß alles anwenden, aber bei der Behandlung zugleich die übrigen Vorschriften beobachten, welche die Wissenschaft gibt."

[18] Auch eine ganze Reihe von Wundermitteln wird aufgezählt, z. B.: „Man nehme einen eisernen Ring, mache den Reif desselben achteckig und schreibe auf das Achteck: Fliehe, fliehe o Galle! Die Lerche hat dich gesucht. Darunter mache man auf den Kopf des Ringes das Zeichen ϗ." „Ich rate euch," sagt Alexandros, „diese Mittel nicht dem ersten besten, sondern nur den Gläubigen und solchen, welche sie wohl zu bewahren verstehen, mitzuteilen."

[19] Hingegen werden Wundermittel mitgeteilt.

[20] Am Schlusse teilt Alexandros eine ganze Reihe von Sympathiemitteln gegen Podagra mit, z. B. folgendes: Man nehme ein goldenes Blatt und schreibe bei abnehmendem Monde die untenstehenden Worte darauf; dann binde man die Sehnen eines Kranichs darum und schließe es in eine dem Blatte entsprechende Kapsel ein, welche der Kranke an den Fersen tragen muß. „μεί, θρεύ, μόρ, φόρ, τεύξ, ζά, ζών, θέ, λού, χρί, γέ, ζέ, ών.. Wie die Sonne in diesen Namen fest wird und sich täglich erneuert, so macht auch dieses Gebilde fest, wie es früher war, schnell, schnell, rasch, rasch. Denn siehe! Ich nenne den großen Namen, in welchem das wieder fest wird, was dem Tode geweiht war: ἰάζ, ἀζύφ, ζύων, θρέγξ, βαίν, χωώκ. Macht dieses Gebilde fest, wie es dereinst war, schnell, schnell, rasch, rasch."

[21] Folgende sind die wichtigsten Farben, welche der Harn zeigen kann: λευκόν, γαλακτῶδης, γλαυκόν, χαροπόν, ὕπωχρον, ὠχρόν, ὑπόῤῥυον, πυρρόν, ὑπόξανθον, ξανθόν, ὑπέρυθρον, ἐρυθρόν, οἰνωπόν, κυανοῦν, χλωρόν, πελιδνόν, μέλαν.

[22] Vgl. Bd. I, S. 235 u. 318. Severos und ihm folgend Aëtios hatten diese Methoden als barbarisch bezeichnet.

[23] Der Star wurde als Gerinnung einer ausgeschwitzten Flüssigkeit betrachtet, und als sein Sitz galt der Raum zwischen Regenbogenhaut und Kristall.

[24] Die Zusammenstellung war folgende: I. de sectis; II. ars medica; III. de pulsibus ad tirones; IV. ad Glauconem de medendi methodo; V. de elementis secundum Hipp.; VI. de temperamentis; VII. de facultatibus naturalibus; VIII. fünf Bücher über Anatomie: a) de ossibus, b) de musculor. dissectione, c) de nervor. dissectione, d) de venar., e) de arteriar. anatome; IX. sechs Bücher über die Ursachen und Zeichen der Krankheiten: a) de differentiis morborum, b) de morbor. causis, c) de symptomat. differentiis, d) de symptomat. causis libri tres; X. de loc. affectis; XI. a) de differentiis puls., b) de dignoscendis pulsib., c) de causis puls., d) de prognosi ex pulsu; XII. de differentiis febrium; XIII. de crisibus; XIV. de diebus criticis; XV. Methodi medendi libri; XVI. de sanitate tuenda.

[25] Von den Kommentaren des Joannes Alexandrinus zu den galenischen Schriften sind jene zu unterscheiden, welche **Joannes Philoponos** im 6. Jahrh. verfaßt hatte.

[26] Es handelt sich wahrscheinlich um kein Originalwerk, sondern um eine Uebersetzung aus dem Arabischen (Avicenna?).

[27] Er wird in manchen Handschr. als πρωτοβεστιάριος = Obergarderobenmeister und als μαγιστὴρ Ἀντιοχείας = Oberaufseher des von Antiochos erbauten Palastes in Konstantinopel bezeichnet.

[28] Dieser Beiname rührt davon her, daß Joannes mit dem Titel eines ἀκτουάριος am Hofe der Paläologen lebte.

[29] Hier macht sich der Einfluß der inzwischen erstarkten arabischen Medizin geltend, welche insbesondere in der Fiebertherapie an Stelle der drastischen Purganzen anfeuchtende, kühlende Mittel einführte.

[30] Wenn auch Hippokrates, Galen, Oreibasios, Aëtios, Alexandros und Paulos bald mehr, bald weniger ausführlich über die Harnschau schrieben, so betrachtete doch keiner von ihnen die Uroskopie als diagnostisches Universalmittel, dem gegenüber die übrigen Methoden vernachlässigt werden dürften. Noch Aëtios legte auf die Pulsuntersuchung den Nachdruck, wenn er auch namentlich bei fieberhaften Affektionen die Harnschau für sehr nützlich hielt. Joannes Aktuarios suchte der durch Magnos, Theophilos u. a. begründeten einseitigen Vorliebe für die Uroskopie entgegenzutreten, indem er sogar in der Spezialschrift über den Harn die Notwendigkeit der Untersuchung des Pulses, der Atmung, des Sputums, der Fäces u. s. w. betonte. Im allgemeinen, sagt er, genügt keine einzige Methode für sich allein, um eine richtige Diagnose und Prognose zu stellen, namentlich bedürfe die (an sich leichtere) Uroskopie der Ergänzung durch die (schwierigere und weniger zuverlässige) Pulsuntersuchung, nur die

Vereinigung beider gebe die nötige diagnostische Sicherheit. Der Puls lasse auf die Beschaffenheit der inneren Wärme und Lebenskräfte schließen, der Harn zeige die Quantität und Qualität der Säfte an, die Exkrete endlich weisen auf die Art der Kochung (Verdauung etc.) hin. Welche Methode im einzelnen Falle am wichtigsten ist, hänge somit von der Natur der Krankheit ab.

[31] Die Prinzipien der Pneumatiker ließen sich am leichtesten mit der christlichen Weltanschauung vereinigen.

[32] Der Harn ist nach der Lehre des Joannes Aktuarios nichts anderes als ein Ausscheidungsprodukt, welches bei der Pepsis in der Leber entstehe. In der Aneignung und Umwandlung des Nahrungsstoffes unterschied er nämlich mehrere Stufen, nämlich 1. die Verdauung im Magen, 2. die Verarbeitung des Nahrungsstoffes in den Gekrösvenen, der Pfortader und im unteren Teile der Leber, 3. die weitere Umwandlung in den Gefäßen des oberen Teiles der Leber, 4. die Assimilation in den Organen; diesen vier Stufen entsprechen die verschiedenartigen Ausscheidungen: 1. Erbrechen und Stuhlgang, 2. Gallenabsonderung, 3. Harnabsonderung, 4. Ausdünstung, Schweiß und Ausschläge.

[33] Enaiorema = das Aufgehängte, d. h. die im Harn schweben bleibende Wolke. Galenos sagt im Kommentar zu Hipp. Progn.: „Ich nenne Enaiorema das Dichte und Weißliche im Harne, das weder oben in der Flüssigkeit, noch am Boden des Gefäßes, sondern ungefähr in der Mitte der flüssigen Masse oder doch etwas unter derselben sich sammelt.... Oft sammelt sich nun etwas ähnliches an der Oberfläche des Harns, und das nenne ich dann eigentlich Wolke (νεφέλη)."

Verpflanzung griechischer Medizin nach dem Orient durch syrische Vermittlung.

Syrien mit seiner buntgemischten, leichtbeweglichen, wegen mangelnder Eigenkultur zur Assimilation stark hinneigenden Bevölkerung war unter der Herrschaft der Seleukiden akut und intensiv hellenisiert worden und galt in römischen Zeiten als eine der am meisten kultivierten Provinzen; es besaß in seinen reichen Städten blühende Bildungsanstalten (namentlich in Antiochia und Berytos) und gab Männern den Ursprung, welche auf den verschiedensten Wissensgebieten Ruhm erlangten[1]. Die hellenischen Einflüsse erstreckten sich über die wechselnden Grenzen hinaus und kreuzten sich bisweilen wundersam mit semitischem Geiste, wie dies namentlich die merkwürdige Kultur Palmyras oder der mesopotamischen Stadt Harran[2] beweist.

Die Kirche, welche seit dem Ende des 2. Jahrhunderts in Syrien festen Fuß gefaßt hatte, beförderte auf den Wegen ihrer Missionstätigkeit noch mehr die Expansion der griechischen Bildung nach dem Osten[3], indem sie in Mesopotamien Schulen errichtete — die bedeutendsten waren in Nisibis und Edessa — in welchen neben der Theologie auch dem Studium der profanen Wissenschaften (Grammatik, Rhetorik, Poetik, Dialektik, Arithmetik, Geometrie, Musik, Astronomie, Medizin u.a.), teils zu den Zwecken der Exegese, teils um Vertreter verschiedener praktischer Berufe (darunter insbesondere Aerzte) heranzubilden, gebührende Sorgfalt zugewendet wurde. Von größter Tragweite aber war es, daß sich in den christlichen Lehranstalten — ausgehend von der Uebertragung der Bibel und der Kirchenväter — eine reiche, vielseitige Uebersetzertätigkeit entfaltete, welche seit dem 5. Jahrhundert eine wachsende Zahl von moraltheologischen, philosophischen (z. B. Schriften des Aristoteles in neuplatonischer Ueberarbeitung), mathematischen, naturwissenschaftlichen und medizinischen Schriften der Griechen den Einheimischen im Gewande der syrischen Sprache zugänglich machte[4]. Im Wetteifer der Lehr- und Uebersetzertätigkeit zeichneten sich die heterodoxen Sekten der Jakobiten (Schulen von Kinnesrin und Rasain) und Nestorianer (Edessa) am meisten aus. Der hervorragendste, namentlich für die Medizin in Betracht kommende, Uebersetzer war Sergios von Rasain (Presbyter und Arzt in der ersten Hälfte des 6. Jahrhunderts), welcher Werke des Hippokrates und Galenos ins Syrische übertrug.

Religiöser Fanatismus vertrieb die nestorianischen Gelehrten im Jahre 432 vorübergehend, 489 aber dauernd, aus ihrem Hauptsitz Edessa und zwang sie zur Flucht über die Grenzen des Byzantinerreiches nach Persien, wo sie sich unter dem Schutz der toleranten Sassaniden als Forscher und Lehrer frei betätigen konnten. Ihrem ersprießlichen Wirken dankte die alte Schule von Nisibis neuen Aufschwung, und bald entstanden auch andere Lehranstalten, unter denen die Akademie von Dschondisabur höchsten Ruf gewann. Daselbst wurden außer den theologischen auch philosophisch-naturwissenschaftliche Studien betrieben und Uebersetzungen griechischer Werke ins Syrische und Persische veranstaltet.

Griechische Kultureinflüsse machten sich in Persien[5] zwar schon zur Zeit der Partherherrschaft geltend, ganz besonders aber waren es die Sassaniden (seit 224 n. Chr.), welche trotz ihres strammen Nationalsinnes die Verpflanzung hellenischer Kunst und Bildung förderten. Wahrscheinlich kamen auch griechische Aerzte ins Land; eine eigentliche medizinische Lehranstalt scheint jedoch erst am Ende des 5. Jahrhunderts von den Nestorianern in Dschondisabur, im Anschluß an ihre kirchliche Schule, begründet worden zu sein. Unter der Regierung des weisen Chosrau Nuschirwan (532-579), welcher der Förderung medizinischer und philosophischer Studien ganz besonderes Interesse zuwendete[6], blühte die medizinische Schule von Dschondisabur empor und wurde späterhin sogar für Jahrhunderte die bedeutendste Hochschule des Orients; sie bildete den Kreuzungspunkt griechischer und indischer Heilkunst[7]. Die Verbindung der Anstalt mit dem Hospital erwies sich sehr vorteilhaft für die praktische Ausbildung der Zöglinge.

Als Persien unter die Herrschaft des Islam kam, verblieben die Nestorianer trotzdem im Besitze der Schule von Dschondisabur. Welch emsiges Streben dort geherrscht haben muß, beweist die rasche Entwicklung der arabischen Medizin, welche gerade dieser Schule so vieles verdankte.

[1] Unter ihnen waren viele Aerzte.

[2] Bei den Harraniern (Sabiern) verknüpften sich die Reste altbabylonischer Weltanschauung mit neuplatonischen Vorstellungen.

[3] Vorher hatten auch die jüdischen Schulen von Tiberias, Sepphoris und Nisibis die Verbreitung einer mit griechischen Elementen durchsetzten Kultur nach dem Osten begünstigt.

[4] Als älteste Uebersetzer werden Ihiba, Pruba (Probas), Kumi (Mitte des 5. Jahrhunderts) genannt, Lehrer von Edessa.

[5] Auch in Persien haben jüdische Gelehrte (Schulen von Sura, Pumbeditha, Nehardea) nicht wenig den späteren Missionären der westlichen Bildung vorgearbeitet.

[6] Zu Chosrau Nuschirwan flüchteten die sieben Philosophen, welche Justinian von ihren Lehrstühlen in Athen vertrieb. Als Beweis seiner Aerztefreundlichkeit wird folgendes erzählt: Einer der berühmtesten Praktiker seiner Zeit, Tribunos aus Palästina, hatte den König einst mit Erfolg behandelt und war reichlich beschenkt wieder entlassen worden. Als Chosrau aufs neue nach dem Arzt Verlangen trug, war er gerade mit Justinian in Krieg verwickelt. Er schloß mit dem Kaiser einen Waffenstillstand unter der Bedingung, daß Tribunos ein ganzes Jahr bei ihm bleiben solle. Nach Jahresfrist bat Tribunos zum Lohne für seine Leistungen um die Freilassung einer Anzahl vornehmer griechischer Kriegsgefangener, und der König gewährte nicht allein diese Bitte, sondern setzte noch außerdem 3000 andere Gefangene in Freiheit.

[7] Chosrau schickte seinen Leibarzt Burzweih (Barsudje) nach Indien, um von dort Arzneien zu holen und medizinische Werke zu studieren. (Burzweih brachte außerdem das Schachspiel und die Fabeln der Bidpai mit.) — Es scheint, daß neben den Nestorianern zeitweilig auch Inder an der Akademie von Dschondisabur als Lehrer tätig gewesen sind.

Die Medizin bei den Arabern.

Motto:
Gottes ist der Orient!
Gottes ist der Occident!
Nord- und südliches Gelände
Ruht im Frieden seiner Hände.
Westöstl. Diwan.

Das Erlöschen eines jeden Wettstreits und der Mangel an frischen Triebkräften hatte die Medizin in Byzanz zur Erstarrung gebracht; seit dem 8. Jahrhundert führte sie dort trotz zeitweiligen Aufflackerns nur mehr ein Scheinleben. Glücklicherweise war das Schicksal der Heilkunde im Mittelalter nicht an Byzanz allein gebunden! Wie ein spezieller Fall des Gesetzes von der Erhaltung der Kraft nimmt es sich aus, daß mit dem Sinken der geistigen Energie im Heimatlande eine zwar an Verirrungen reiche, aber doch lebendige Entwicklung der griechischen Heilkunst in der Fremde parallel läuft, daß die Medizin in der inzwischen entstandenen Welt des Islam eine Stufe erreichte, welche jedenfalls im Mittelalter unüberschritten blieb.

Der Aufschwung der Heilkunde in arabischen Landen knüpfte sich an die Machtstellung, an die erstaunlich rasch aufschießende, üppig blühende Kultur des Kalifenreiches, er beruhte auf der Neubelebung des griechischen Bildungsmaterials durch den fermentartig wirkenden Geist orientalischer Völker, die unter der siegesfrohen Fahne des Propheten zu einem Dasein voll Regsamkeit erwacht waren. Umgeackert durch die Pflugschar arabischer Tatkraft, ließ der alte Kulturboden Syriens, Mesopotamiens und Persiens, Aegyptens und Indiens aus seinen frisch gezogenen Furchen wieder eine reiche Saat emporkeimen, die wohl zumeist dem, in verschwenderischer Fülle verstreuten, Samen griechischer Gedanken entstammte, aber auch durch manche beigemischte Eigenart das spezifische Erdreich nicht verleugnete.

Es entstand ein neues, griechische mit orientalischen Elementen verschmelzendes Gebilde — die arabische Medizin, deren rasches Aufblühen nur durch die lange vorher in den alten Kulturländern Aegypten, Syrien, Mesopotamien und Persien geleistete Vorarbeit erklärlich wird. Aber nicht bloß die Grundlegung, sondern auch der Aufbau war nicht ausschließlich, ja nicht einmal überwiegend das Werk der Nationalaraber. Zwar stellt die reiche und vielseitige medizinische Literatur sprachlich und auch der Geistesrichtung nach, ein einheitliches Ganzes dar, aber an ihrer Schöpfung beteiligten sich außer den Arabern Angehörige der verschiedenen Nationen des islamischen Weltreiches, das sich in seiner Blüteepoche vom Himalaja bis zu den Pyrenäen, vom Schwarzen Meere bis zum Golf von Aden erstreckte.

Arabien selbst, das einer durch die gemeinsame Arbeit der Semiten, Arier und Hamiten geschaffenen Kultur den Namen gab, blieb für die wissenschaftliche Heilkunde ohne Einfluß; die Zentren der „arabischen" Medizin befanden sich in den Ländern mit reicher Mischbevölkerung.

Immerhin bedeutete die Kulturmedizin den arabischen Eroberern keineswegs etwas vollkommen Neues, denn sie hatten die Superiorität derselben bereits früher im Heimatlande, schon in der vorislamischen Zeit durch jüdische und christliche Aerzte kennen gelernt, welche unter ihnen lebten und neben den eingeborenen Volksärzten, den Vertretern einheimischer abergläubisch-empirischer Traditionen, tätig waren. Manche Spuren weisen darauf hin, daß schon in alter Zeit hie und da Verbindungen mit der syrischen, persischen oder indischen Medizin angeknüpft worden sind.

Der in der Epoche Muhammeds sehr angesehene (christliche) Arzt el Harits ben Kalada, aus el Taïf bei Mekka, studierte an der Hochschule von Dschondisabur und bereiste Indien, um seine Kenntnisse zu erweitern. Bemerkenswert ist es, daß er den Propheten in seinen hygienisch-medizinischen Anschauungen beeinflußte, wozu er umsomehr berufen schien, da er selbst auf Mäßigkeit und Reinlichkeit abzielende Gesundheitsregeln verfaßte, die der arabischen Lebensweise angepaßt waren.

Wie in den älteren Religionsurkunden, so spielen auch in den muhammedanischen hygienisch-medizinische Dinge eine wichtige Rolle. Der **Koran** besitzt einen, im Vergleich zum Alten Testament weit geringeren, doch immer noch ansehnlichen hygienischen Inhalt[1] — Vorschriften über Reinlichkeit (Waschungen), Nahrungsweise (Verbot des Schweinefleisches, des Weingenusses), Geschlechtsleben u. s. w. —, hingegen enthält er nur wenig, was zur Beurteilung der medizinischen Anschauungen[2] des Zeitalters benützt werden könnte. In dieser Hinsicht bilden die dem Propheten durch die Tradition zugeschriebenen Aussprüche, welche als Medizin des Propheten in später Redaktion vorliegen (vgl. Perron, Médecine du prophète, Alger et Paris 1860), eine interessante Ergänzung; neben der einheimischen volkstümlichen Tradition tritt darin bereits der fremdländische Einfluß zu Tage, welcher durch jüdische und christliche Aerzte vermittelt worden war. Der Prophet, welcher sich selbst in leichteren Fällen mit der Behandlung Kranker abgab, legte den Gläubigen die Pflege der Gesundheit sehr ans Herz, empfahl ihnen bei gewissen Krankheiten Arzneien oder rationelle Heilverfahren (z. B. gegen anhaltenden Kopfschmerz und Fieber kalte Uebergießungen und Skarifikationen[3]), ließ unter Umständen auch abergläubische Gebräuche zu, wenn sie dem

Monotheismus nicht allzusehr widersprachen, und gewährte in dringenden Fällen die Erlaubnis, bei Kranken von den rituellen Gesetzen abzuweichen[4]. Das Glüheisen dient als ultimum refugium in Krankheiten und als Blutstillungsmittel, die Behandlung der Knochenbrüche durch Reposition und Verband ist kurz erwähnt, gegen Biß der Schlangen oder des tollen Hundes wird Einschneiden der Wunde, Aussaugen, Schröpfen (mit dem Horn eines Tieres) empfohlen. Männern und Frauen ist es ausdrücklich gestattet, auch Kranke des anderen Geschlechts zu pflegen, selbst wenn es sich um die Genitalien handelt. Bei Ausbruch ansteckender Krankheiten wird Vorsicht empfohlen, doch verboten, das Land zu verlassen.

Als die tapfern und begabten, aber noch urwüchsigen Araber, entflammt durch religiöse Begeisterung, im Sturmeslaufe von den reichsten Kulturländern Besitz ergriffen, lag ihnen das Interesse für Bildung noch gänzlich fern; in ihrem barbarischen Stolze achteten sie die Gelehrsamkeit, das künstlerische Schaffen, den Gewerbfleiß der Unterworfenen höchstens in dem Sinne von Dienstleistungen, die dem waffenführenden Herrenvolke nützlich werden können. Ihr geistiges Streben wandte sich, abgesehen von der glutvollen und empfindungsreichen, nationalen Dichtkunst, ausschließlich dem religiösen Schrifttum zu, woran dann allmählich das Studium der arabischen Grammatik angeschlossen wurde, zwecks genauer Feststellung des heiligen Textes und mit Rücksicht auf die Neubekehrten, welchen der Koran nur im Original, nicht aber übersetzt, übermittelt werden durfte — ein Umstand, welcher die Erhebung des Arabischen zur Literatursprache bewirkte.

Genährt durch den Gegensatz der Sprache und der Religion, herrschte die Indolenz der Araber gegenüber der fremden Kultur während des 1. Jahrhunderts der Hidschra und noch darüber hinaus, umsomehr als ohnedies die besten Kräfte teils durch die Feldzüge, teils durch innere Wirren in Anspruch genommen waren. Wenn auch die Kalifen aus dem Hause der Omajjaden (661-750) ihre Residenz nach Damaskus, dem Hochsitze gräko-syrischer Bildung verlegten, die frühere Einfachheit der Sitten mit verfeinerten Lebensformen nach dem Muster der byzantinischen vertauschten, fremde Künstler, Gelehrte, Aerzte[5] beriefen und ihnen Einfluß gewährten — einer wirklich intensiven Förderung der nichtmuhammedanischen Wissenschaft stand der religiös inspirierte Nationalismus noch allzusehr entgegen. Zum größten Teile blieb die Pflege der Kunst und Wissenschaft den Ungläubigen überlassen. Nur wo praktische Interessen in Frage kamen oder der Mystizismus anlockte — auf dem Gebiete der Alchemie und Medizin — machen sich schon in dieser Epoche Spuren der Wißbegierde oder selbst ernsterer Aneignungsversuche bemerkbar, wobei vorerst die alexandrinische Gelehrsamkeit als Hauptquell diente. Namentlich als Förderer der Alchemie wird der omajjadische Prinz

Khaled ben Jezid genannt; um die Verbreitung griechischer Heilkunst sollen sich Theodokos und Abd el Malik ben Abhar Alkinâni Verdienste erworben haben. Ein jüdischer Arzt, Masardjaweih (um 683) aus Basra, übertrug die schon in syrischer Sprache vorliegenden Pandekten des Presbyters Ahron (vgl. S. 128) ins Arabische. Schon im Jahre 707 stiftete der kunst- und wissensfreundliche Kalif el Welid das erste Krankenhaus und stellte Aerzte an demselben an.

Der Muawide Khaled ben Jezid († 704) beschäftigte sich unter Anleitung des Mönches Marianos mit Alchemie, Medizin u. a. angeblich, um in seiner wissenschaftlichen Tätigkeit Trost für die Nichtwahl zum Kalifen zu finden; er galt als Autor mehrerer einschlägiger Abhandlungen.

Theodokos († 708) soll treffliche Schüler, darunter den jüdischen Arzt Forat ben Schânâsa, herangebildet haben und verfaßte ein noch lange angesehenes, häufig zitiertes Werk, das besonders von den Heilmitteln und ihrer Zubereitung handelte, Kannasch (Pandekten), wahrscheinlich das älteste medizinische Buch der arabischen Literatur. Abdalmalik ben Abhar Alkinani (ein zum Islam übergetretener Christ arabischer Abstammung) bemühte sich um die Verpflanzung der alexandrinischen Medizin nach Syrien und Mesopotamien. Masardjaweih (Masardjoje, Masardjis) schrieb auch selbständige Abhandlungen über die Kräfte der Medizinalpflanzen und Nahrungsmittel.

Zwar entwickelten sich schon im Zeitalter der Omajjaden Basra und Kufa, wo Muslimen, Christen und Juden zusammenströmten, zu Pflegestätten wissenschaftlichen Lebens, der eigentliche Aufschwung der arabischen Kultur erfolgte aber erst von der Zeit an, da die Abbassiden zur Herrschaft gelangten (750), und die ebenso so rasch ansteigende wie vielseitige Entwicklung, welche ihr unter den Kalifen aus diesem Hause beschieden war, hängt wenigstens im Beginne damit zusammen, daß das Nationalarabertum seinen Vorrang im Staate zu Gunsten der allmählich entstandenen Mischrasse verloren hatte, und namentlich die Perser, bezw. deren arabisierten Abkömmlinge, eine einflußreiche Stellung gewannen. Der Uebergang zu großzügigen, kosmopolitischen Tendenzen, mit dem Gefolge von höheren Formen des wirtschaftlichen und geistigen Lebens fand seinen Ausdruck alsbald in der Verlegung der Residenz nach Bagdad, welches, auf dem Boden des Zweistromlandes erbaut, die Traditionen altorientalischer Weltreiche verkörperte und als Knotenpunkt aller großen Handelsstraßen Vorderasiens zum Tummelplatz des Völkerverkehres wie geschaffen war. Von höfischem Prunk umstrahlt, byzantinischem Kunstsinn nacheifernd und persischen Luxus überbietend, magnetisch die Volksmassen und die Schätze aus zwei Weltteilen an sich ziehend, wuchs Bagdad zur größten und prächtigsten unter allen Städten empor[6]. Hier entsprangen jene mächtigen Impulse, welche zur Gewinnung und Verwertung der Naturschätze lockten, dem Gewerbfleiß stets neue Aufgaben stellten, den Umsatz der Produkte durch Ausbahnung und Vermehrung der Verkehrswege beschleunigten. Aber der Sitz einer weltgebietenden Macht, der Brennpunkt der Industrie und des Handels, die Stätte des maßlosen Luxus und des wahnsinnigen Genußlebens wurde auch eine Hochschule der Gelehrsamkeit[7], und nicht minder, wie für die materielle Kultur, war auch auf dem Felde des Geistes der Wille und Ehrgeiz der Kalifen anfangs die einzige, die stärkste Triebfeder für die erstaunlich fruchtbare Arbeit, mittels der man sich das kulturelle Fremdgut anzueignen wußte.

Am Ausgang des 8. und im Beginne des 9. Jahrhunderts, zu einer Zeit, da das Kalifat die höchste Macht besaß und die Wohlfahrt des muslimischen Reiches durch blühende Landwirtschaft, durch rege gewerbliche Betriebsamkeit und weit ausgedehnten Handel gesichert war, entstand jene bewundernswerte, welthistorisch bedeutungsvolle geistige Bewegung, welche dem Arabertum in kurzer Frist eine erstaunliche Fülle von abend- wie morgenländischer Bildung zutrug. Was in Syrien und Mesopotamien durch die Verpflanzung hellenischen Wissens begonnen, was in Persien unter den Sassaniden vorbereitet worden war, kam bei den Muslimen zu ungeahnter Vollendung, indem sie von einem unvergleichlich größeren Import des fremden Kulturgutes zu wirklicher Assimilation und auf manchen Gebieten auch zu originalen Leistungen fortschritten.

Im Anschlusse an die früheren Vermittlungsversuche der Syrer und Perser, bildete eine überaus reichhaltige Uebersetzungsliteratur die Basis der arabischen Wissenschaft.

Mögen auch schon vorher einzelne Schriften in die Sprache des Koran übertragen worden sein — eine systematische, allmählich alle Wissenszweige umfassende, Uebersetzertätigkeit großen Stiles entfaltete sich erst, als kulturfreundliche Abbassiden, hauptsächlich von ihren Leibärzten inspiriert, das Unternehmen mit reichen Mitteln förderten, für die kostspielige oder nur auf diplomatischem Wege mögliche Erwerbung der Originalhandschriften Sorge trugen und zur Ausführung eigene Gelehrtenkommissionen bestellten; begreiflicherweise erweckte das, von den Fürsten gegebene, Beispiel sehr bald unter den Großen des Reiches ein den gleichen Zwecken dienendes Mäcenatentum. Dauernd bewahrt die Geschichte in diesem Sinne die Erinnerung an die Abbassiden al-Mansur (754-775) und Harun ar-Raschid (786-809), an die hochgestellte Familie der Barmekiden; das herrlichste Denkmal setzte sich aber als Gönner der Wissenschaft der Kalif al-Mamun (813-833), welcher die größte Menge von Schriften zusammenbringen ließ und ein förmliches, unter Leitung der angesehensten Gelehrten stehendes Uebersetzungsinstitut errichtete, dessen imponierende Leistungen einen gewaltigen Wissensstoff weithin verbreiteten. Auch von den Nachfolgern dieses Fürsten — besonders den

Kalifen al-Mutassim, al-Mutawakkil und al-Mutadhid — begünstigt, zog sich die Uebersetzertätigkeit fort, um vom Beginne des 10. Jahrhunderts an der Kommentierung und freieren Bearbeitung des zugänglich gewordenen Bildungsmaterials Platz zu machen.

Neben griechischen Schriften, welche die Hauptmasse ausmachten und in der ersten Zeit auf dem Umweg über das Syrische, später direkt aus dem Original übertragen wurden[8], fand auch die persische und indische Literatur Berücksichtigung; was den Inhalt betrifft, so kamen — entsprechend den praktischen Zwecken — anfangs namentlich medizinische, mathematische, astronomische und geographische Werke in Betracht, im weiteren Verlaufe aber auch philosophische und naturwissenschaftliche[9].

Aus der langen Reihe der Uebersetzer — arabische Quellen zählen etwa hundert auf — ragen in Bezug auf das medizinisch-naturwissenschaftliche Schrifttum Jahja ben Māsawaih („Mesue"), Hunain ben Ischak („Johannitius"), dessen Neffe Hubaisch ben el Hasan, der Sabier Thâbit ben Kurra aus Harran und Kosta ben Luka besonders hervor.

Von medizinischen Autoren wurden alle bedeutenderen ins Arabische übertragen, namentlich aber Hippokrates, Dioskurides, Archigenes, Rhuphos, Galenos, Oreibasios, Philagrios, Alexandros von Tralleis, Paulos von Aigina. Die arabischen Uebersetzungen sind noch gegenwärtig von großer Bedeutung, teils aus textkritischen Gründen, teils deshalb, weil sie manche der großen Lücken in der antiken Literatur ausfüllen. [10]

Die ersten Abbassiden — namentlich al-Mamun[11] — erwarben eine Menge von Handschriften wissenschaftlicher Werke durch Ankauf oder erbaten sich wertvolle Manuskripte vom byzantinischen Kaiserhofe; von Harun ar-Raschid wird erzählt, daß er eine Anzahl in griechischen Städten erbeutete, von al-Mamun, daß er die Auslieferung solcher literarischer Schätze zur Friedensbedingung machte. Am frühesten (unter al-Mansur und Harun ar-Raschid) wurden die Elemente des Euklid, der „Almagest" des Ptolemaios, die Physik des Aristoteles und medizinische Schriften übersetzt, bei welch letzteren die syrische Vorarbeit (Nestorianer) gute Dienste leistete. Außer griechischen Werken übertrug man auch persische und indische Schriften ins Arabische; von den indischen[12] waren (abgesehen von der Sammlung indischer Tierfabeln) die mathematisch-astronomischen und medizinischen (Charaka, Susruta) am wichtigsten; manche der angeblich aus dem Indischen oder Chaldäischen übersetzten Werke, z. B. die Schrift Schanaks über die Gifte und die beiden von Ibn Waschija veröffentlichten chaldäischen Schriften über (die nabatäische) Landwirtschaft resp. über Gifte, scheinen nach neueren Forschungen zusammengestoppelte Falsifikate zu sein, denen freilich zum Teil alte indische resp. babylonische Quellen zu Grunde lagen.

Außer den Kalifen förderten auch die Wesire und hochstehende, reichbegüterte Männer durch Geldmittel die Uebersetzertätigkeit, so z. B. einzelne der Barmekiden, der Bachtischua, die drei Söhne des Musa ben Schakir, Muhammed, Ahmed und el-Hasan u. a.

Als Uebersetzer fungierten zumeist Syrer (darunter besonders Nestorianer und Sabier), Perser, Griechen, Juden, die meisten derselben übten den ärztlichen Beruf nebenbei oder ausschließlich aus. Nicht zum mindesten war es gerade die Heilkunde, wegen welcher die Kalifen der Sache so lebhaftes Interesse zuwandten.

Eine Hauptanregung für die Uebertragung medizinischer Texte ins Arabische ging zuerst von dem Nestorianer Dschordschis (Georg) ben Dschabril (Gabriel) ben Bachtischua aus, welcher dem Kalifen al-Mansur als Arzt diente und selbst einige Schriften übersetzt haben soll; als Förderer von Uebersetzungen machte sich auch sein Enkel Dschabril ben Bachtischua, Leibarzt des Harun ar-Raschid, verdient. In der Epoche von Harun bis al-Mutawakkil war der berühmte „Mesuë" = Jahjah ben Māsawaih mit der Sammlung und Uebersetzung griechischer Werke beauftragt. Die großartigste und vielseitigste Tätigkeit als Uebersetzer entfaltete Hunain ben Ischak, der Leibarzt des Kalifen al-Mutawakkil. Ueber gründlichste Kenntnis des Syrischen, Arabischen und Griechischen verfügend, lieferte Hunain einerseits selbst eine erstaunliche Zahl korrekter Uebersetzungen (hippokratischer, galenischer Schriften, Anatomie der Eingeweide aus Oreibasios, 7 Bücher des Paulos), anderseits revidierte und verbesserte er die von anderen gemachten Uebersetzungen (z. B. Uebertragung galenischer Schriften des Isa ben Jahja, die Dioskuridesübersetzung des Stephanos, Sohn des Basilios). Er ermunterte auch jüngere Leute, besonders seine Söhne und seinen Neffen Hubaisch ben al-Hasan zu gleicher nützlicher Arbeit. Der letztgenannte wirkte neben ihm als Hauptübersetzer galenischer Schriften. Die Zahl der medizinischen Uebersetzer, welche außer diesen wichtigsten erwähnt werden, ist sehr beträchtlich.

Hunain und sein Sohn Ischak widmeten sich auch der Uebersetzung philosophischer und mathematischer, astronomischer, physikalischer etc. Werke; auf diesem Gebiete zeichneten sich ganz besonders aus: al-Hadschadsch ben Jusuf ben Matar, Jahja ibn el Batrik, der Sabier Thabit ben Kurra (Arzt und Astronom des Kalifen el-Mutadhid), Kosta ben Luka (Arzt aus Baalbek) u. a.

Daß die Araber bei ihrem Uebersetzungseifer die dichterischen und historischen Werke der Antike außer acht ließen, erklärt sich einfach daraus, daß Poesie und Geschichtschreibung bei ihnen zur selbständigen

Entwicklung gekommen waren und daher keine Sehnsucht nach fremden Quellen erwachen ließen. Religion einerseits, starkes Nationalgefühl anderseits beraubte sie der Empfänglichkeit für die erhabensten Emanationen des antiken Geistes, machte sie verständnislos für die griechische Kunst und die griechische Dichtung. Wer in diesen Elementen die unersetzliche Grundlage wahrer Kultur erblickt, mag dies beklagen, aber daraus, wie es von manchen Autoren geschieht, einen gehässigen Vorwurf der Minderwertigkeit zu schmieden, sollte einer objektiven Geschichtsauffassung ferne liegen.

Durch die mit beispielloser Hingebung geförderte, zielbewußt und systematisch durchgeführte Uebersetzertätigkeit wurde den Arabern schon im Laufe des 9. Jahrhunderts eine erstaunlich große, in der Folgezeit stetig wachsende Summe von Wissen zugeführt, und während sonst überall die Studien noch schlummerten oder gänzlich verkümmerten, erlebte die antike Bildung im Irak eine glänzende Wiedergeburt. Mit jugendfrischer Wißbegierde las man in Bagdad aristotelische und platonische Schriften, gestützt auf Euklid und Ptolemaios trieb man dort Mathematik und Astronomie, mit Hippokrates und Galen als Führern trat man ans Krankenbett!

Doch verfehlt wäre die Annahme, daß sich diese Frühepoche arabischer Kultur lediglich mit sklavischen Uebertragungen begnügt hätte und ohne freiere Gestaltungen ganz in blinder Gefolgschaft, in widerspruchsloser Verehrung der fremden Meister aufgegangen wäre. Wohl verbreitete die gleichsam neu entdeckte Geisteswelt ihren blendenden Glanz, dem sich keiner zu entziehen vermochte, doch gerade der Kontakt mit dem überlegenen griechischen Denken entzündete die eigene Intelligenz, und die außerordentliche Mannigfaltigkeit der aus West und Ost zuströmenden, oft gegensätzlichen Bildungselemente schärfte die Kritik. Bald richtete der eroberungslustige, hochgemutete, zur Assimilation eminent befähigte Volkscharakter sein Streben dahin, das von außen Empfangene durch Verarbeitung und zweckentsprechende innere Weiterbildung in nationalen Eigenbesitz zu verwandeln. Freilich konnten sich selbständige Leistungen anfangs nur sehr vereinzelt und bloß auf wenigen Gebieten hervorwagen, doch schon im 2. und 3. Jahrhundert der Hidschra fehlte es der islamischen Welt nicht gänzlich an Männern, welche durch ihr reges Schaffen die frohe Botschaft verkündeten, daß Bagdad die Rolle Alexandrias nicht ohne berechtigte Hoffnung übernommen hatte.

Der Uebergang vom bloßen Uebersetzen zur paraphrastischen popularisierenden Darstellung vollzog sich rasch, und schon das Kommentieren der Texte erweckte eine mehr selbständige, den Zeitverhältnissen und dem Volksgeist Rechnung tragende Gedankenarbeit. Nicht nur eine, mit wahrem Bildungsfanatismus aus den Quellen schöpfende,

Polyhistorie[13] kennzeichnet die Glanzepoche der Abbassiden, sondern selbst humanistisch gefärbte Strömungen machten sich geltend, und bei den Versuchen zur Versöhnung von Wissenschaft und Glauben durfte die philosophische Spekulation wenigstens vorübergehend einen Aufflug nehmen, der sogar vor sehr kühnen Folgerungen nicht zurückzubeben brauchte[14] — freilich die nach al-Mamuns Tode leise beginnende, am Ausgang des 9. Jahrhunderts bereits mächtig erstarkte und vom Kalifenhofe fortan begünstigte, orthodoxe Reaktion wußte der Gedankenfreiheit nur allzu bald wieder Zügel anzulegen. Von größter Tragweite aber wurde es, daß in den gelehrten Kreisen Bagdads neben den theologisch-philosophischen, neben den philologisch-literarisch-historischen Studien, die mathematisch-naturwissenschaftlichen Fächer eine sehr intensive und dauernde Pflege fanden, und daß man gerade auf diesen Gebieten, trotz steter Anlehnung an die Errungenschaften der Alten, daran ging, das Ueberkommene durch neue Ideen, Beobachtungen und Erfahrungen weiterzuführen. Freilich hatte bereits im 8. Jahrhundert der große Geber[15] den Weg gewiesen, auf dem der arabische Genius seine größten Triumphe feiern sollte — aber erst in Bagdad, wo sich hervorragende Meister zu gemeinsamer Arbeit verbanden, wo die Mittel zu wissenschaftlichen Untersuchungen[16] freigebig flossen (z. B. Gründung von Sternwarten), konnte der nüchternen, mit Zahl, Maß und Gewicht hantierenden, auf Beobachtung gestützten, vom Bekannten stufenweise zum Unbekannten aufsteigenden Forschung eine genügende Menge von Jüngern gewonnen werden.

Für die Verbreitung der Bildung sorgten Schulen und reichhaltige öffentliche Bibliotheken[17]. Den Austausch der Ideen vermittelten gelehrte Vereinigungen. Der äußerst rege Verkehr[18], welcher zahlreiche Lernbegierige nach der Metropole führte, erleichterte das rasche Bekanntwerden neuer Schriften und geistiger Errungenschaften.

Bagdad bewahrte jahrhundertelang seinen Ruhm als Brennpunkt des geistigen Lebens, aber wie ein breiter Strom, in viele Arme geteilt, ergoß sich die Bildung von dort allmählich auch in die Provinzen bis in den äußersten Osten (Samarkand); selbst in Gegenden, wo heute wieder tiefste Unkultur herrscht, entstanden vorübergehend Pflegestätten der Wissenschaft — als Abglanz der Kalifenstadt.

Ursprünglich aus dem Mäcenatentum der Abbassiden hervorgegangen, war doch glücklicherweise der Fortbestand und die Weiterentwicklung der arabischen Kultur nicht ausschließlich von der Machtstellung der in Bagdad thronenden Kalifen abhängig. Während diese durch den Abfall ehrgeiziger Statthalter auf einen immer enger begrenzten Besitz beschränkt wurden und, die faktische Herrschergewalt an Söldnerführer (Bujiden, Seldschuken) verlierend, schließlich zu Schattenfürsten mit geistlichem Nimbus herabsanken, erhielt sich das Geistesleben noch jahrhundertelang in voller

Frische, ja gerade die Zersplitterung des Reiches in zahlreiche selbständige Sonderherrschaften wirkte fördernd, indem manche der neuen Dynastien, mit den Abbassiden und untereinander wetteifernd, allerdings in sehr verschiedenem Ausmaße, künstlerische und wissenschaftliche Bestrebungen unterstützten, Gelehrte heranzogen[19], Unterrichtsanstalten und Bibliotheken gründeten, so die Samaniden in Bochara, die Ghasnawiden in Ghasna, die Bujiden in Persien, die Hamadaniden in Aleppo und Mosul, die Aglabiden in Kairowan, die Idrisiden in Maghrib u. a.

Mit der in Bagdad erklommenen Höhe kann sich aber nur jene messen, welche in Andalus in dem völkerdurchmischten Spanien erreicht wurde, wo die Araber seit 711 festen Fuß gefaßt hatten; ein Jahrhundert später als im Oriente aufstrebend, lief die Entwicklung der arabischen Kultur an den Ufern des Guadalquivir parallel mit der am Euphrat und Tigris, um schließlich sogar die Errungenschaften des Mutterlandes in mancher Hinsicht zu überbieten.

Den Keim zu einer solchen Entfaltung legte der Zeitgenosse al-Mansurs, der Omajjade Abdarrahman, welcher allein dem von den Abbassiden angerichteten Blutbade entronnen war und in Cordoba das Banner der Unabhängigkeit aufgepflanzt hatte; Weisheit und Milde mit siegesstolzer Tapferkeit vereinend, schmückte dieser Fürst die Residenz mit herrlichen Bauwerken und suchte den Glanz abbassidischer Kultur über seinem Reiche zu verbreiten[20]. Dem vom Ahnherrn gegebenen Beispiele folgend, förderten die tatkräftigen Herrscher aus dem Hause der spanischen Omajjaden (755-1031) mit höchst anerkennenswertem Eifer und lang nachwirkendem Erfolge sowohl die materielle Wohlfahrt des Landes, als auch die geistigen Bestrebungen und künstlerischen Leistungen; namentlich unter Abdarrahman III. (912-961) und Hakam II. (961-976) brach ein wahrhaft goldenes Zeitalter an, wurde die Kalifenstadt Cordoba das Bagdad des Westens, der Sitz höchster Bildung und erlesenster Kunstpflege, eine Sammelstätte reicher Bücherschätze, ein Mittelpunkt wissenschaftlichen Strebens, eine Hochschule für Tausende von Lerneifrigen. Auch in anderen großen Städten entwickelte sich, seit dem 10. Jahrhundert, getragen von Arabern, Berbern, Juden und Mozarabern, ein blühendes Kulturleben, welches fortan dank seiner inneren Kraft die Zerrüttung, die Machteinbuße, ja sogar die Zertrümmerung des Reiches überdauerte und bis ins 13. Jahrhundert immer wieder aufs neue fürstliche Förderung empfing.

Die arabische Kultur Spaniens wird auch als maurische bezeichnet, weil die überwiegende Masse ihrer Träger aus Berbern zusammengesetzt war. Indessen ist daran festzuhalten, daß das Arabertum geistig den größten Anteil daran hatte. Cordoba blieb mit Bagdad durch ein geistiges Band verknüpft, wenn die Kultur in Andalus auch infolge der Einflüsse der

Landesverhältnisse oder der Rasse, namentlich aber infolge der Beziehungen zu den christlichen Spaniern einen mehr abendländischen Charakter erhielt.

Unter dem Zepter der fast ausnahmslos trefflichen Herrscher aus dem Hause der Omajjaden erlebte Spanien eine noch nicht wieder erreichte Blüte durch die Hebung der Landwirtschaft (Einführung von Nutz- und Zierpflanzen aus Asien und Afrika), der Viehzucht, des Bergbaues, der Gartenkunst, der Bewässerung u. s. w., durch die Förderung des Handels (Anlage von Landstraßen) und der Industrie (Weberei, Stickerei, Färberei, Glasarbeit, Töpferei, weltberühmte Lederindustrie, Schmiedekunst u. a.). In regster wirtschaftlicher und geistiger Verbindung mit der hochentwickelten Kultur des Ostens (über das Maghrib und Aegypten) genoß das maurische Spanien alle Vorzüge, ohne dabei unter dem despotischen Druck des Orients leiden zu müssen — eine günstige Lage, die mit derjenigen Griechenlands in der alten Welt einige Analogien besitzt; die Nähe stets kampfbereiter Feinde stählte die Tatkraft, die größere Milde des Klimas ließ neben kaltem orientalischen Ernst auch heitere Anmut aufkommen — Geisteseigenschaften, die in der spanisch-arabischen Kultur nicht ohne Ausdruck blieben. Der wirtschaftliche Aufschwung begünstigte Kunst und Wissenschaft. Noch heute bezeugt die von späten Epigonen errichtete Alhambra die einstige Pracht der Baukunst, die Reste der feinsinnigen Poesie erregen das Entzücken der Kenner. Die Wissenschaft stand wohl an Frühreife der morgenländischen nach, übertraf sie aber durch Stetigkeit. Schon die ersten der spanischen Omajjaden wirkten als Gönner der Kunst und Wissenschaft. Spanien war übrigens im 8. und 9. Jahrhundert noch gänzlich auf den Zuzug orientalischer Gelehrter, auf die Vermittlung der Errungenschaften aus dem östlichen Kalifat angewiesen und brachte es erst im 10. Jahrhundert zu selbständigen Leistungen einheimischer Forscher.

Abdarrahman III., welcher den spanischen Kalifat auf den Gipfel der Macht erhob (glückliche Kriege, Gesandtschaften des byzantinischen Kaisers Romanos, Mitregenten des Konstantinos Porphyrogennetos[21] und des deutschen Kaisers Otto I.), förderte während seiner langen Regierung den Wohlstand des Reiches außerordentlich, zog noch weit mehr als seine Vorgänger Gelehrte, Aerzte, Dichter und Künstler an sein glänzendes Hoflager; schon zu seiner Zeit hielten Gelehrte, nach Fachwissenschaften gesondert, Versammlungen ab. Hakam II., durch eigenst zu diesem Zwecke aus Bagdad berufene Gelehrte erzogen, suchte seinen Ruhm hauptsächlich in der Förderung von künstlerisch-wissenschaftlichen Bestrebungen und widmete sich selbst mit seltenem Eifer den Studien. Er zog Gelehrte aus dem Orient durch große Belohnungen heran, nahm persönlichen Anteil an wissenschaftlichen Streitfragen, versah die zahlreichen Schriften, die er las, mit gelehrten Anmerkungen, ließ für riesige Summen überall Bücher ankaufen, bereicherte die Bibliothek in Cordoba angeblich auf mehrere

Hunderttausende von Büchern und soll eine Art von Akademie (deren Mitglieder mit Spezialforschungen über Geschichte, Literaturgeschichte und Naturwissenschaft beauftragt wurden), sowie eine Menge von Volksschulen (in der Hauptstadt allein 27) errichtet haben. Nie wurde die Wissenschaft höher geschätzt!

Auch nach dem Untergang der Omajjaden, in der kalifenlosen Zeit, blühte die Kultur und fand an den Höfen der Teilfürsten reiche Pflege, lähmend wirkte nur die fanatische Orthodoxie der Almoraviden und Almohaden. Im 12. Jahrhundert soll das maurische Spanien 70 öffentliche Bibliotheken und 17 höhere Lehranstalten besessen haben, und nicht nur aus Cordoba, sondern auch aus Almeira, Murcia, Malaga, Granada, Valencia gingen viele Schriftsteller hervor.

Eine sehr wichtige Rolle im Geistesleben der damaligen Zeit spielten — analog den Syrern und Persern im Orient — die spanischen Juden, welche bis zur maurischen Eroberung unter dem Drucke der Westgoten geschmachtet hatten und sich später durch Einwanderung sehr vermehrten. Unter der arabischen Herrschaft genossen sie wahre Toleranz und durften ihre Fähigkeiten frei entfalten; manche von ihnen gelangten sogar zu hohen Staatsämtern (Veziere, Gesandte). Vermöge ihrer linguistischen Kenntnisse eigneten sie sich vorzüglich zu Vermittlungsdiensten in der Wissenschaft (Uebersetzern)[22] und dank ihrer ererbten alten Kultur zeichneten sie sich in hervorragendster Weise als Forscher auf verschiedenen Wissensgebieten, als Aerzte, Philosophen und Dichter (Ibn Gabirol, Jehuda Ha-Levi, Maimonides) aus. — In schroffem Gegensatz zu den bedeutenden Einflüssen, welche im Orient von den Nestorianern und Syrern ausgingen, erlangten die spanischen Christen nur geringe Bedeutung für die arabische Wissenschaft, weil der Klerus geistig tiefer als im Osten stand.

Geringere Pflege fand die Wissenschaft in Aegypten, dem jüngsten Kalifate. Immerhin ist es bemerkenswert, daß der Fatimide Hakim Biamrillah im Jahre 1005 zu Kairo das sogen. „Haus der Weisheit" errichtete, d. h. eine Art von Akademie und Hochschule, die mit einer 18 Säle füllenden Bibliothek verbunden war. Hier hielten reich besoldete Gelehrte (Theologen, Rechtskundige, Philosophen, Philologen, Mathematiker, Astronomen[23], Aerzte) für Studienbeflissene aller Bekenntnisse Vorträge ab.

Das „Haus der Weisheit" zu Kairo scheint nur etwa ein halbes Jahrhundert bestanden zu haben.

Was die Unterrichtsverhältnisse anlangt, so übertraf die islamische Epoche gerade darin alle vorhergegangenen. Ganz besondere Aufmerksamkeit wurde schon früh dem Volksunterrichte gewidmet — durch Errichtung von zahlreichen Elementarschulen im ganzen Reiche. Der Besuch begann mit dem 6. Lebensjahre (für unbemittelte Kinder unentgeltlich); die Kenntnis des

Lesens und Schreibens — im Anschluß an den Koran gelehrt — war allgemein verbreitet. So wie die Volksschulen gewöhnlich mit den Moscheen in Verbindung standen, so wurde ursprünglich auch in den Nischen, Gängen oder in eigenen Sälen derselben der höhere Unterricht erteilt, indem Gelehrte vor einem Kreise von Wißbegierigen der verschiedensten Altersklassen freie Vorträge oder Vorlesungen aus Heften über die verschiedensten Wissensgebiete hielten; die Lehrer lebten gewöhnlich von einem Nebenberuf (als Koranleser, Prediger, Richter, Aerzte, Kaufleute, Handwerker u. s. w.). Erst zur Zeit des beginnenden Verfalls der arabischen Kultur wurden durch Stiftungen oder Vermächtnisse eigene, dem höheren Unterrichte (vornehmlich der Theologie, Rechtspflege, Philosophie, Grammatik) dienende Anstalten, die „Medresen" (zumeist an den Moscheen), errichtet, welche große Bibliotheken, Lesesäle und Wohnräume für die Lehrer sowie einen Teil der Schüler besaßen; sehr berühmte Schulen dieser Art befanden sich in Bagdad, Damaskus, Nisabur, Basra, Bochara, Samarkand, Kairo, Fez und in Spanien (in der Blütezeit gab es dort 17). Belebt wurde der Unterricht dadurch, daß es den Zuhörern gestattet war, Fragen an den Lehrer zu richten resp. durch Disputatorien, welche sich dem Vortrag anschlossen; doch scheinen gerade die Medresen, im Geiste des wissenschaftlichen Dogmatismus und der religiösen Orthodoxie, vieles zur Stagnation des geistigen Lebens beigetragen zu haben — was die Gelehrten Transoxaniens voraussahen, denn bei Errichtung der ersten dieser Anstalten (in Bagdad) veranstalteten sie zu Ehren der Wissenschaft eine Trauerfeier. Die Studierenden ließen sich oft von ihren Lehrern Zeugnisse über den Besuch ihrer Vorlesungen ausstellen und schriftlich Lizenzen für eigene Lehrtätigkeit erteilen. Neben dem öffentlichen Unterricht verlor die private Unterweisung nie an Bedeutung, ja gerade letztere führte gewöhnlich zur höchsten Stufe des Wissens und der praktischen Beherrschung derselben.

Die Blüte der arabischen Kultur, welche an Lebhaftigkeit und Vielseitigkeit diejenige des kaiserlichen Rom (im 2. Jahrhundert), an Umfang alle früheren übertraf, erhielt sich bis ins 11. Jahrhundert. Späterhin wirkten die desolaten politischen Verhältnisse und der wirtschaftliche Niedergang zersetzend[24]. Nicht wenig trugen dazu auch die religiösen Parteiungen bei und namentlich die schließlich triumphierende Orthodoxie[25]. Das 13. Jahrhundert entschied den Verfall: im Westen besiegelte der Fall Cordobas (1236) das weitere Schicksal, im Osten setzte der Mongolensturm der Abbassidenherrschaft in Bagdad ein Ende (1258) und brachte die Kultur zu einer Versandung, aus der es kein Auferstehen gab. Doch noch jahrhundertelang nach der Blütezeit[26] wurde Bedeutendes namentlich im maurischen Spanien, Manches auch in Aegypten, wohin die Mongolen nicht vorgedrungen waren, geleistet, ja selbst unter dem Zepter der Seldschuken und Mameluken erlosch das geistige Streben nicht gänzlich[27], und unverweht haben sich bis heute die zahlreichen Spuren erhalten, welche die arabische Epoche dem Werdegang der Menschheit aufdrückte[28].

Die Arbeitssumme der arabischen Epoche ist eine enorme. Kein Hauptgebiet der Kultur ging dabei leer aus. Nach einem überraschend kurzen Vorstadium, in welchem alles verwertet und assimiliert wurde, was Natur und Geisteswelt entgegenbrachten, gelangten Künste[29] und Wissenschaften, Technik und Gewerbe zu einer herrlichen Entwicklung, von deren Intensität und Ausdehnung wir uns ohne Zuhilfenahme der Phantasie kaum ein volles Bild machen können. Es gab nach langer Unterbrechung wieder ein Fortschreiten nach verschiedenen Richtungen, ein äußerst reges wirtschaftliches, künstlerisches, wissenschaftliches Leben, und trotz aller Anknüpfung an die Vorbilder der großen fremden Vergangenheit machte sich in den Schöpfungen der Pulsschlag der Zeit, die Eigenart der Oertlichkeit, das Denken und Empfinden der Volksseele geltend.

Die Erhaltung der alten und die Anlage vieler neuer Städte gab den geeigneten Boden für die Pflege der Künste des Friedens, der bewundernswerte Aufschwung der Kultur war in hohem Maße durch das Verschwinden der aristokratischen Kriegerkaste begünstigt; das Fehlen eines eigentlichen Klerus bewahrte die Bildung davor, das Vorrecht eines Standes zu werden, und im befruchtenden Wechselverkehr der Völker, im Wettstreit der zahlreichen Kulturzentren konnte der Konventionalismus niemals so sehr erstarken, um jegliche Individualität zu ertöten. Eine reiche Literatur[30], welche sich vielverzweigt auf jedes Fach erstreckte, ein verhältnismäßig hochentwickeltes Unterrichtswesen sicherte die Kontinuität der Forschung, die Verbreitung des Wissens; das Zusammentreffen fördernder äußerer Umstände begünstigte den wissenschaftlichen Betrieb, ermöglichte die Ausführung kühngefaßter Projekte, die Verbesserung der Methodik.

Unter den Wissenschaften blühten — abgesehen von Theologie, Jurisprudenz, Philologie und Geschichte[31] — namentlich die mathematischen und empirischen Zweige, vornehmlich auf sie richtete sich schon die Tätigkeit der Uebersetzer und nachher der Fleiß der selbständigen Forscher. Es war nicht bloß der reine Erkenntnistrieb, sondern auch das Utilitätsprinzip, das den Ausschlag gab, ähnlich wie sich in der Geistesart der Wüstensöhne mit dem Eroberungsdrang kluger kaufmännischer Sinn mischte.

Namentlich in der Mathematik, Astronomie und Geographie, in der Mechanik und Optik, in der Chemie, Botanik und Mineralogie haben die Araber Bedeutendes geleistet und die Vorgänger durch neue wertvolle Forschungsergebnisse überholt. Hier folgten sie den Spuren der Alexandriner, nicht sklavisch, sondern selbständig. Reichliche

Beobachtungen und Experimente führten zu einer überraschend großen Bereicherung des überkommenen Wissensmaterials, scharfsinnige Analyse und Klassifikation sicherten die Herrschaft über die Fülle der mit erstaunlichem Sammeleifer aufgestapelten Tatsachen. Und wie sehr man für die Praxis aus der Theorie Nutzen zu ziehen verstand, davon zeugt besonders die hochentwickelte Technik.

Was die Mathematik anlangt, so wäre hervorzuheben, daß die Araber das indische Ziffernsystem einführten, die arithmetischen Grundoperationen verbesserten, die Algebra und die Trigonometrie erweiterten (Auflösung von Gleichungen höheren Grades mit Hilfe der Kegelschnitteigenschaften; Sinusrechnung, Tangente, Sekante). Allgemein bekannt sind die großen Verdienste um die Astronomie, die wissenschaftliche Terminologie erinnert noch heute daran. Die Araber vervollkommneten die Beobachtungsinstrumente (Astrolabien), berechneten genauer die Bahn der Sonne, des Mondes, der Planeten, die Schiefe der Ekliptik, die Jahreslänge etc., verfertigten musterhafte astronomische Tafeln, Himmelsgloben u. a. Die arabischen Geographen (Forschungsreisen) erweiterten in sehr bedeutendem Maße die Länderkenntnis (Innerasien, Afrika) und gaben ihrem Wissenszweige durch die Verbindung mit Mathematik und Astronomie größere Exaktheit[32]. Die Mechanik der festen und flüssigen Körper (Lehre vom Schwerpunkt, vom Schwimmen u. s. w.) wurde sehr sorgfältig bearbeitet; die arabischen Naturforscher verwendeten äußerst empfindliche Wagen, bedienten sich des Pendels zur Zeitmessung, ersannen neue Methoden zur Bestimmung des spezifischen Gewichts (Pyknometer)[33]. Man verfertigte Bewegungsmaschinen, automatische Apparate, Wasseruhren, Wasserräder, Springbrunnen etc. Auf mathematischen, respektive physikalischen Kenntnissen beruhend, erreichte die Baukunst, Feldmessung, Zimmermannskunst, der Schiffbau, die Pneumatik, die Geschützkunst[34] eine hohe Stufe. Was die Optik anlangt, so führten die Araber (durch Verwertung geometrischer Prinzipien und auf dem Wege des Experiments) die Lehre von der Reflexion (an sphärischen, zylindrischen, konischen Konkav- und Konvexspiegeln) und von der Brechung der Lichtstrahlen bedeutend weiter und benutzten die gefundenen Gesetze auch zur Beantwortung astronomischer Fragen (Dämmerung, Höhe der Atmosphäre u. a.)[35]. Ganz besonders glänzend war der Aufschwung, welchen die Chemie — freilich unter alchemistischen Gesichtspunkten — nahm, teils durch die Verbesserung und Bereicherung der Methoden, teils durch die Darstellung neuer Stoffe[36]. Die Botanik erfuhr in ihrem speziellen Teile einen enormen Zuwachs (Ibn Beitar), nebstdem wurde aber auch die Physiologie der Pflanzen (z. B. geschlechtliche Verschiedenheit, Saftbewegung), sowie die Geographie derselben zu bearbeiten begonnen. Durch Heranziehung der Methoden zur Bestimmung des spezifischen Gewichts gewann die Mineralogie (namentlich Kenntnis der Edelsteine) an

Exaktheit (al-Biruni). Die Zoologie (Damiri) schritt über den Standpunkt des Aristoteles kaum hinaus.

Durch neuere Forschungen ist es sicher gestellt, daß die Araber aus dem Osten (von den Chinesen) den Kompaß und die Papierbereitung entlehnten, wahrscheinlich verwendeten sie auch schießpulverähnliche Mischungen.

Verschiedener Ansicht kann man darüber sein, welche Bahnen eine solche Kultur wohl schließlich eingeschlagen hätte, wenn ihrer Fortentwicklung durch den politischen Verfall und die Orthodoxie[37] kein vorzeitiges Ende gesetzt worden wäre. Das tatsächlich Erreichte läßt aber, trotzdem so viele Leistungen ihren mittelalterlichen Ursprung fast vergessen machen, doch nur den Gesamteindruck aufkommen, daß der immensen Arbeit zwar eine sehr beträchtliche Mehrung des Erfahrungsmaterials, aber keine neue grundlegende allgemeine Erkenntnis als Ertrag entsprach, daß die Araber im Banne der späthellenischen Forschungsmethodik verharrten und niemals die Denkstufe ihrer Vorgänger wesentlich überschritten. Es handelte sich nicht um eine Wiedererweckung des echten, freien Griechengeistes, sondern bloß um eine kongeniale Fortführung des, durch den Neuplatonismus angekränkelten, Alexandrinertums.

Mit der alexandrinischen teilt die islamische Blüteepoche Vorzüge und Mängel, letztere noch verstärkt durch die Einflüsse des Epigonentums und der orientalischen Geistesanlage. Daher einerseits der erstaunliche Sammeleifer und die erfolgreiche Bearbeitung der Philologie, der Mathematik und einzelner Zweige der exakten oder beschreibenden Naturwissenschaft, anderseits der Hang zur enzyklopädischen Vielschreiberei, die Befangenheit in aprioristischen und superstitiösen Vorurteilen und jener verhängnisvolle Begriffsfetischismus, welcher mit einem durch das Sprachstudium gezüchteten Pedantismus sehr oft die bloß logischen an Stelle der realen Zusammenhänge rückte, überhaupt in der Dressur des formalen Denkens das Wichtigste sah.

Gleich dem Koran galt die griechische Wissenschaft als etwas Feststehendes von zeitlosem Wert, das wohl der Erläuterung, der Erweiterung, keineswegs aber der grundsätzlichen kritischen Ueberprüfung bedürfe, und so fiel denn der Forschung hauptsächlich die Aufgabe zu, das ererbte und neu erworbene Erfahrungsmaterial in ein abgeleitetes Wissen umzuwandeln, die überkommenen Denkgewohnheiten als Denknotwendigkeiten zu formulieren, die überlieferten Systeme durch lückenlose Beweisführung zu stützen. Unbeschadet, daß einzelne sich ihre Selbständigkeit wahrten, daß auch innerhalb der enggezogenen Schranken sehr Bedeutendes geleistet wurde, ging doch eine gewaltige Geistesenergie im Dienste der Syllogismentechnik verloren, und mancher hoffnungsvolle Ansatz zu einer Neubegründung der Naturanschauung blieb ungenützt, weil scharfsinnige

Scheinbeweise, verwegene Hilfsannahmen den Gegensatz zwischen den wissenschaftlichen Traditionen und den unbefangenen neuen Beobachtungen immer wieder verwischten[38].

Den Widerstreit zwischen Theorie und Wirklichkeit einzugestehen, dazu gebrach es an Mut, und der platte Rationalismus fand einen umso größeren Spielraum, weil jene produktive Phantasie fehlte, welche, hinwegsetzend über das Herkömmliche, auch in der Naturforschung zu dem wahrhaft Großen hinleitet. Wie die arabische Poesie kein Drama hervorbrachte, wie die arabische Kunst am Dekorativen haften blieb, so schwang sich auch die arabische Wissenschaft, trotz aller vorbereitenden Kleinarbeit, zu neuen umwälzenden Erkenntnissen nicht auf, sie stellt einen geistigen Verdauungsprozeß dar — keinen Zeugungsprozeß.

Den besten Beweis dafür, daß der Autoritätsglaube die freie Gestaltung fesselte und daß zwischen dem Scharfsinn und dem Tiefsinn zu Ungunsten des letzteren ein Mißverhältnis bestand, bietet die arabische Philosophie, welche zwar Jahrhunderte zuvor dieselben Probleme behandelte, die später das Abendland beschäftigten[39], aber niemals zur Selbständigkeit heranreifte. Auch die Größten im Reiche des abstrakten Denkens — im Osten Avicenna, im Westen Averroës — durchwanderten nur ein Land, das andere vor ihnen entdeckt hatten.

Die arabische Philosophie geht von den aristotelisch-neuplatonischen Vorstellungen der späteren Alexandriner aus und nähert sich zusehends einer mehr nüchternen Spekulation im Sinne der Peripatetik. Im Osten wird dieser Weg durch die Systeme des al-Kindi, al-Farabi und des Avicenna bezeichnet; nach diesem verflüchtigt sich die Philosophie in Mystik — Ghazzali — oder verdorrt in formaler Logik. Die Philosophie des Westens zeigt schon im Beginn ein rationalistisches Gepräge — Avempace, ibn Tofaïl (Abubacer)[40] — um im Intellektualismus des Averroës[41] zu enden. Sehr bedeutenden, ja weit tieferen Einfluß als auf die muhammedanische Welt übten diese philosophischen Strömungen zunächst auf das Judentum (ibn Gabirol, Maimonides u. a.), wo geradezu eine Verquickung der Religionslehre mit aristotelischen Philosophemen stattfand.

Mehr als die großen Aristoteliker wirkte auf die breite Masse die Popularphilosophie der „lauteren Brüder" (eines im 10. Jahrhundert in Basra entstandenen Geheimbundes), welche im Widerstreit der Orthodoxen, der Rationalisten (Mutaziliten) und Mystiker (Sufis) eine Versöhnung von Glauben und Wissenschaft herbeizuführen trachteten, wobei sie von allegorischen Erklärungen reichlichst Gebrauch machten. Die Philosophie der lauteren Brüder ist in einer, alle Wissenszweige umfassenden, nach Stoffen geordneten Enzyklopädie niedergelegt, die (in vier Hauptteilen) aus 51 Abhandlungen besteht. Aristoteles bildet die Grundlage in formaler

Hinsicht, während zur eigentlichen Lösung der spekulativen Fragen der Neupythagoräismus (Zahlenlehre) und Neuplatonismus (Weltseele) dienten[42].

In der Gesamtentwicklung der Wissenschaft bildete es anscheinend die Hauptaufgabe der Araber, die antiken Lehrsysteme durch konsequente logische Durchführung, durch Heranziehung eines reichen, angeblich beweiskräftigen, Erfahrungsmaterials bis in alle Feinheiten fortzubilden, ihre heuristische Leistungsfähigkeit bis zur Neige zu erschöpfen.

Die Unzulänglichkeit der Grundlagen, der Widerspruch zwischen Theorie und Wirklichkeit mußte sich gerade bei diesem Verfahren allmählich ergeben — für eine wahrhaft unbefangene, von Autoritätsglauben freie Betrachtungsweise. Zu einer solchen vermochte sich aber das muslimische Zeitalter nicht aufzuschwingen, es verbrauchte allzuviel von seiner Kraft für rettende Hilfsannahmen, advokatorische Scheinbeweise, versöhnende Kompromißversuche. Erst weit späteren Epochen, denen die arabische durch ihre lehrreichen Irrtümer, durch ihren empirischen Wissensinhalt als Vorstufe diente, fiel die Sprengung der erstarrten Begriffshülle, die Begründung einer neuen Naturanschauung zu.

Ein Paradigma von konsequenter, streng einheitlicher theoretisch-praktischer Durchführung eines antiken Lehrsystems, nämlich des **Galenismus**, bietet die Medizin der Araber.

Dieser Eindruck dürfte sich wohl auch dann kaum abschwächen, wenn einmal genügende Grundlagen für eine wirkliche Geschichte der arabischen Medizin herbeigeschafft sein werden; eine solche zu geben, ist heute noch unmöglich, da bisher das literarische Material nur zum geringsten Teile verarbeitet worden ist.

Eine ungeheure Menge von medizinischen Handschriften (vgl. die Spezialwerke von Wüstenfeld und Leclerc) ruht noch unverwertet in den Bibliotheken; arabisch gedruckt liegen bloß 18 medizinische Werke vor; in neuere Sprachen ist noch sehr Weniges — hauptsächlich anatomische, pharmakologische, augenärztliche Schriften — übersetzt worden. Ueber die mittelalterlichen lateinischen Uebertragungen der Hauptautoren herrscht einhellig ein sehr ungünstiges Urteil, aus ihnen allein läßt sich gewiß kein zutreffendes Bild von der arabischen Medizin gewinnen, doch möge anderseits nicht vergessen werden, daß die arabische Heilkunde gerade durch diese „Perversiones" (wie man sie verächtlich bezeichnet) auf die abendländische eingewirkt hat!

Die Heilkunde spielte bei den Arabern eine eminent wichtige Rolle, und demgemäß zeigt ihr geschichtlicher Verlauf eine scharf ausgeprägte Abhängigkeit von all jenen Momenten, welche den Gang der arabischen

Kultur im allgemeinen bestimmten. Sie hat eine außergewöhnlich reiche und vielseitige Literatur hinterlassen, deren beste Leistungen in der Zeit vom 10. bis zum 13. Jahrhundert zu stande gekommen sind.

Die hohe Wertschätzung, welche die Heilkunde bei den Arabern genoß, drückt sich in der Literatur unter anderem auch darin aus, daß medizinische Fragen nicht nur in ärztlichen, sondern auch in Schriften anderer Wissenszweige (z. B. in philosophischen, naturwissenschaftlichen und namentlich in Reisewerken) hie und da Erörterung finden[43].

Abgesehen von den weit zurückreichenden syrisch-alexandrinischen Einflüssen, welche vorbereitend wirkten (vgl. S. 145), ist die Nestorianerschule von Dschondisabur (vgl. S. 140) als eigentliche Wiege der arabischen Medizin anzusehen; denn von dort kamen jene Aerzte, welche ihrer Kunst am Abbassidenhofe das größte Ansehen erwarben, die so fruchtbare Uebersetzertätigkeit anregten (vgl. S. 147 ff.), und am meisten zur Verpflanzung der wissenschaftlichen Forschungs- und Lehrweise, des Medizinalwesens nach Bagdad beitrugen. Mit diesem Ursprung steht, wie gleich vorweg bemerkt sein möge, auch die Tatsache in einigem Zusammenhang, daß die Persoaraber dauernd eine dominierende Stellung in der arabischen Medizin eingenommen haben.

Die große Bedeutung der Schule von Dschondisabur, welche während der ersten Jahrhunderte des Islam dem ganzen Osten voranleuchtete, liegt nicht nur darin, daß sie den Kreuzungspunkt der gräko-syrischen und indischen Heilkunst und die Zentralstätte einer syro-persischen Uebersetzungsliteratur darstellte, sondern auch in dem Umstande, daß sie für eine praktische Ausbildung der Studierenden sorgte — in einem Krankenhaus, das auch mit einer gut eingerichteten Apotheke versehen war.

Der Ahnherr der berühmten Nestorianerfamilie Bachtischua, welche drei Jahrhunderte lang (von der Mitte des 8. bis zur Mitte des 11.) in der Geschichte der arabischen Aerzte glänzt, Dschordschis ben Dschabril ben Bachtischua (vgl. S. 148, 149), war, als er 765 an den Hof al-Mansurs berufen wurde, Direktor des Hospitals von Dschondisabur. Der Vater des Jahjah ben Masawaih (Mesuë) war Apothekergehilfe in Dschondisabur und studierte dabei Medizin, die er später mit Erfolg in Bagdad ausübte. Im Jahre 864 starb Sabur ben Sahl, Vorstand des Krankenhauses in Dschondisabur, der Verfasser eines Dispensatoriums (Grabaddin), das lange Zeit allgemein maßgebend blieb.

Dank der Anregung nestorianischer Leibärzte (der Bachtischua, des Mesuë) und namentlich infolge der bewunderungswürdigen Tatkraft des unermüdlichen Hunain (vgl. S. 149), um den sich eine erstaunlich große Zahl von eifrigen Uebersetzern scharte, wurden die Araber noch vor Ablauf des 9. Jahrhunderts mit der griechischen (und einigermaßen auch mit der indischen) Medizin vertraut gemacht, und zwar in einem Grade, daß der Uebergang zu einer paraphrastischen und immer mehr selbständiger werdenden Bearbeitungsweise des gegebenen Stoffes ungewöhnlich früh erfolgen konnte. Freilich darf hierbei nicht außer acht gelassen werden, daß diese Erstlingsfrüchte der arabischen Literatur zumeist von den christlichen Uebersetzern und am wenigsten von den Nationalarabern selbst herrührten.

Von der ziemlich ansehnlichen Literatur dieser Frühepoche haben sich einige Schriften in mittelalterlichen lateinischen Uebersetzungen erhalten, ein Beweis für die langanhaltende Nachwirkung. Es sind dies die Aphorismen des **Mesuë**[44] (d. Aelteren), ein einleitender Kommentar des Hunain, **Johannitius**, zu Galens ars parva — Isagoge[45] die Abhandlung des al-Kindi, **Alkindus**, de medicinarum compositarum gradibus und ein aus dem Syrischen übertragenes Sammelwerk über die spezielle Pathologie und Therapie, der Aggregator des (älteren) **Serapion**.

So spärlich das Material ist, im Verein mit Zitaten späterer Autoren, gewährt es doch genügenden Einblick in das Wesen, in die Bestrebungen und Leistungen der erwachenden arabischen Medizin. Syro-Perser und Araber, die einen als Erben alter Traditionen und Forschungsmethoden, die anderen als gelehrige Schüler, betrachteten die ärztlichen Meisterwerke der Griechen, insbesondere aber Galen[46], als untrügliches Orakel und richteten ihr eifriges Bemühen nur darauf, das in den Grundlagen und im Aufbau scheinbar vollkommene Lehrgebäude einerseits durch neue praktische (namentlich therapeutische) Erfahrungen auszuschmücken, anderseits durch logische Methoden und mathematisch-naturwissenschaftliche Entlehnungen zu stützen.

In der philosophischen Atmosphäre des Abbassidenhofes galt es als ein dringendes Erfordernis, alle Wissenszweige und daher auch die Medizin rationalistisch zu begründen, vom Standpunkte der aristotelischen Logik zu bearbeiten. Wie über die Grundlagen der Glaubens- und Pflichtenlehre, so wurde auch, anknüpfend an Galen, in gelehrten Sitzungen darüber disputiert, ob die Medizin auf Ueberlieferung, Erfahrung oder Vernunfterkenntnis beruhe, ob sie aus mathematisch-naturwissenschaftlichen Prinzipien logisch deduziert werden könne. Der Arzt sollte die „Naturen" der Nahrungs-, Genuß- und Heilmittel, die Mischungen des Körpers, die Einwirkungen der Gestirne kennen, er sollte beim Alchemisten in die Schule gehen, nach logisch-mathematisch-naturwissenschaftlichen Grundsätzen seine Kunst ausüben.

Neben tatsächlichen empirischen Fortschritten — auf dem Gebiete der Arzneimittellehre und Diätetik — macht sich daher schon von Anbeginn eine äußerst spitzfindige dialektische Bearbeitungsweise des gegebenen Stoffes in aristotelischer Manier, eine Sucht nach Distinktionen und

Klassifikationen, aber auch eine Art von exaktem Streben bemerkbar, welches sich freilich nur in Subtilitäten der Puls- und Harndiagnostik, in präzisen Aderlaßvorschriften[47], in Zahlenspielereien und astrologischen Deuteleien äußern konnte.

Die Isagoge des Hunain (Johannitius), welche während des ganzen Mittelalters als einführendes medizinisches Lehrbuch diente, gewährt eine knappe, mit logischer Konsequenz aufgebaute Uebersicht des galenischen Systems, ausgehend von den sieben res naturales [Elemente, Temperamente (Krasen, Komplexionen), Säfte, Glieder, Kräfte, Funktionen, Pneuma], den sechs res nonnaturales [Atmosphäre, Bewegung und Ruhe, Speise und Trank, Schlafen und Wachen, Verdauungsverhältnisse (Excreta et retenta), Affekte] und den drei res praeternaturales [Krankheit, Gelegenheitsursachen, Symptome]. Die Schrift bildet in gewisser Hinsicht ein Analogon zur Isagoge des Porphyrios, dessen fünf logischen Fundamentalbestimmungen (vgl. S. 161) für die medizinische Logik maßgebend wurden.

Eine Frucht der Distinktionssucht war die überaus komplizierte Lehre von den organischen Kräften (vgl. S. 162), welche sich schon in der Isagoge des Johannitius ausgebildet vorfindet. Diese Lehre beruhte übrigens auf der scharfsinnigen Analyse der physiologischen Funktionen und fand auch auf die Pathologie Anwendung, so wurden z. B. Atrophie oder Hypertrophie, gewisse Hautaffektionen auf Störungen in der Funktion der ernährenden Kraft u. s. w. zurückgeführt.

Ein klassisches Beispiel für die voreilige Anwendung der Mathematik auf die medizinische Theorie bietet die Abhandlung des „arabischen Philosophen" al-Kindi, welcher die galenische Lehre von den Qualitäten und Graden auch auf die zusammengesetzten Arzneimittel übertrug und mittels des Gesetzes der **geometrischen Progression** eine exakte Rezeptverschreibung begründet zu haben glaubte. Grad ist eine Steigerung der ersten Qualität über das Gleichgewicht (die gleiche Mischung, temperamentum) hinaus um eine volle Distanz. Es können auch Bruchteile von Graden angenommen werden. Im temperierten Medikament haben wir 1 Teil Wärme und 1 Teil Kälte; im 1. Grade 2 Teile der überwiegenden und 1 Teil der gebundenen Qualität; im 2. Grade 4 Teile, im 3. Grade 8 Teile, im 4. Grade 16 Teile der überwiegenden Qualität. Die Grade der Arzneimittel bewegen sich also in geometrischer Progression. Das Maß des ersten Grades ist das Doppelte, das Maß des zweiten Grades das Vierfache der gleichmäßigen Mischung, das Maß des dritten Grades ist das Achtfache und das Maß des vierten Grades das Sechzehnfache der gleichmäßigen Mischung oder das Achtfache des ersten Grades u. s. w. Dasselbe gilt auch von den zusammengesetzten Mitteln. Macht die Quantität der kalten Mittel die Hälfte der warmen aus, so muß das daraus zusammengesetzte Mittel warm im 1. Grade sein; macht die Quantität der kalten Mittel den vierten Teil der warmen aus, so ist die zusammengesetzte Arznei im 2. Grade warm; beträgt die Quantität der kalten Mittel nur den achten Teil der warmen, so ist die Zusammensetzung im 3. Grade warm. Folgendes Beispiel stellt eine Mischung dar, welche im 1. Grade trocken (die Summe der trockenen Teile ist doppelt so groß wie die der feuchten), hingegen in Rücksicht auf Kälte und Wärme völlig gleichmäßig ist.

Arznei	Gewicht	Warm	Kalt	Feucht	Trocken
Cardamom	ʒj	1°	½°	½°	1°
Zucker	ʒij	2°	1°	1°	2°
Indigo	ʒj	½°	1°	½°	1°
Emblica	ʒij	1°	2°	1°	2°
	ʒvj	4½°	4½°	3°	6°

al-Kindi ahnte bei dieser mathematischen Spielerei die Proportionalität der Sinnesempfindung voraus und erregte durch dieselbe nicht nur die Bewunderung der Zeitgenossen, sondern beeinflußte auch die meisten späteren Autoren bis in die Renaissancezeit. — Es sei hier bemerkt, daß al-Kindi, der die Mathematik (worunter besonders neupythagoräische Zahlenspielereien zu verstehen sind) als Grundlage der Philosophie bezeichnete, selbstverständlich ein Vorkämpfer der Astrologie war, hingegen erklärte er die Alchemie für Schwindel, weil es dem Menschen unmöglich sei, dasjenige hervorzubringen, was nur die Natur allein vermöge.

Die theoretisierende Richtung mit ihren vorgefaßten Anschauungen ließ nur schwer eine wahrhaft unbefangene, nüchterne Beobachtungsweise aufkommen. Durch die emsigen Uebersetzer war zwar das Wissen und die Lehrmeinung der griechischen Aerzte sehr rasch in das arabische Gewand gekleidet worden, aber der Geist, welcher das Größte in der antiken Medizin geschaffen hatte, blieb zumeist unerschlossen; in der Schule alexandrinisch-syrischer Interpretationskunst gedieh wohl Gelehrsamkeit, kaum aber das Verständnis für den unschätzbaren Wert selbständiger sinnlicher Erfahrung, und den freien Ausblick auf die echt hellenische Heilkunst in ihrer edelsten Form, den Hippokratismus, hemmte der, neben Aristoteles vergötterte Galen. Nur ganz Wenige wußten durch das Gestrüpp der Kommentare den Weg zum Meister von Kos zu finden, keiner aber in dem Maße, wie jener Arzt, mit dem die Epoche der mündig gewordenen arabischen Medizin überhaupt anhebt — **Rhazes**.

Rhazes wurde um 850 in Raj (einer Stadt in Chorasan, daher der Beiname ar-Razi) geboren, betrieb daselbst philologische, mathematische, philosophische Studien und widmete sich zunächst mit großem Erfolge der Musik (Gesang und Zitherspiel). Erst im 30. Jahre erwachte in ihm die Begeisterung für das Studium der Heilkunde. Er begab sich nach Bagdad, wo er namentlich unter der Leitung des Ali ben Sahl ibn Zein at-Tabari[48] eine ausgezeichnete medizinische Ausbildung erwarb. In der Folgezeit war er zuerst in Raj, sodann in Bagdad als Direktor des Krankenhauses, als Leibarzt und berühmter Lehrer tätig, machte weite Reisen zu Studienzwecken, stand mit den hervorragendsten Forschern in Verbindung und verfaßte mehr als 200 Schriften, welche sich nicht allein auf die Medizin, sondern auch auf Philosophie[49], Mathematik, Astronomie, Physik und namentlich Chemie bezogen. Wegen seiner erstaunlichen Gelehrsamkeit, Erfahrung, diagnostischer Geschicklichkeit und therapeutischer Sicherheit, stand er bei den Fürsten und beim Volke, das den humanen Arzt liebte, in sehr hohem Ansehen. Dem Glanz der Mannesjahre folgte aber ein verdüstertes und verbittertes Greisenalter. Rhazes starb erblindet[50] und (infolge allzugroßer Freigebigkeit) verarmt 923 oder 932.

Rhazes war ein Mann von seltenen Kenntnissen, der das Wissen seines Zeitalters mit den Errungenschaften der Vergangenheit verknüpfte, ein rastloser Schriftsteller von ungeheurer Produktivität und Vielseitigkeit, ein gefeierter Lehrer — aber er besaß noch ein köstlicheres Gut als Gelehrsamkeit, die Fähigkeit, im Buche der Natur selbst lesen zu können, er verfügte über den klinischen Blick, der am Krankenbett immer noch Neues erspäht, der den Einzelfall nach seiner Individualität zu erfassen und zu behandeln ermöglicht. Und hierdurch — nicht wegen seiner Bücherweisheit, worin ihn manche Nachfahren erreichten oder übertrafen — als Kliniker, erhebt er sich über die übrigen arabischen, vielleicht sogar über alle mittelalterlichen Aerzte, freilich ohne, daß es ihm gelingt, den galenischen Dunstkreis jemals ganz zu verlassen.

In der Krankheitstheorie war Rhazes Galenist[51], in der Praxis ließ er sich aber mehr von den Grundsätzen des Hippokratismus leiten, indem er eine, auf die Beobachtung des Krankheitsverlaufs gestützte individualisierende Behandlung anstrebte und auf hygienisch-diätetische Maßnahmen neben einfachen Arzneien besonderes Gewicht legte. „Im Anfang der Krankheit," sagte er, „wähle Mittel, durch welche die Kräfte nicht vermindert werden." „Wo du durch Nahrungsmittel heilen kannst, da verordne keine Arzneien, und wo einfache Mittel hinreichen, da nimm keine zusammengesetzten."

Er berücksichtigte den Einfluß des Klimas, der Jahreszeit, der Witterung, achtete darauf, daß in den Krankenzimmern gesunde Luft und angemessene Temperatur herrsche und erkannte den Wert rationeller Gesundheitspflege in vollstem Maße (zweckmäßige Anlage und Einrichtung der Wohnhäuser,

Beseitigung schlechter Gerüche durch Räucherungen, Sorge für gutes Trinkwasser, Waschungen, Bäder, Diät).

Charakteristisch für Rhazes ist es auch, daß er die Krankheitsbeschreibung höher bewertete als die theoretische Spekulation; in seinen Werken finden sich darum zahlreiche Krankengeschichten, welche seine ausgezeichnete Beobachtungsgabe bezeugen[52].

Große Sorgfalt verwendete er auf die Diagnostik und Prognostik, ohne dabei aber, wie die meisten seiner Zeitgenossen, die Harnschau zu überschätzen, insbesondere bekämpfte er energisch die scharlatanmäßige Ausartung derselben[53].

Den Weg selbständiger Erfahrung betrat Rhazes nicht nur auf dem Gebiete der Krankheitsbeschreibung, sondern auch in der Therapie, indem er Versuche mit chemischen Präparaten[54] anstellte.

Das medizinische Schrifttum des Rhazes besteht aus größeren Werken, kurzen Abhandlungen, Monographien etc. in sehr verschiedener Ausführung. Leider ist seine Autobiographie verloren gegangen.

In die Werkstätte seiner wissenschaftlichen Tätigkeit gewährt insbesondere das wahrhaft gigantische Hauptwerk al-Hawi = Continens (Behältnis der Medizin) Einblick, welches die Frucht eines langen, von unermüdlicher Arbeit erfüllten Lebens darstellt. Er enthält eine überraschende Fülle von (meist wörtlichen) Auszügen aus der griechisch-arabischen (von Hippokrates bis Hunain) und indischen Literatur sowie eine Menge von Aufzeichnungen aus der eigenen Praxis, welche das Gesamtgebiet der Medizin betreffen. Leider hat der Verfasser die letzte Hand an das Werk nicht gelegt, es wurde erst nach seinem Tode veröffentlicht, und die mangelhafte Anordnung des Stoffes, die ungleichmäßige Ausarbeitung der einzelnen Kapitel spricht dafür, daß es sich um eine riesige Sammlung von Exzerpten und eigenen Notizen handelt, die möglicherweise einmal einer planmäßig ausgeführten medizinischen Enzyklopädie zur Grundlage hätten dienen sollen.

Die erwähnten äußeren Mängel, insbesondere aber der kolossale Umfang des Hawi, der abschreckend auf den Leser wirken mußte, bewirkten es, daß ein zweites Werk des Rhazes, der Kitab al tib Almansuri = Liber medicinalis ad Almansorem, eine (dem Statthalter von Chorasan al-Mansur ibn Ischak gewidmete) kompendiöse Gesamtdarstellung der Medizin, in der Folgezeit mehr praktische Bedeutung gewann. Diese Schrift zeichnet sich durch Uebersichtlichkeit, gute Schreibart und reichen (allerdings vorwiegend kompilatorischen) Inhalt aus.

Der aus 10 Büchern bestehende Liber medicinalis ad Almansorem stützt sich hauptsächlich auf Hippokrates, Galen, Oreibasios, Aëtios und Paulos.

Außerdem verfaßte Rhazes noch zwei andere Kompendien, den liber divisionum und den liber pretiosus (Fakhir).

Dauernden Nachruhm verdankt Rhazes aber namentlich seiner Schrift über die Blattern und Masern = de variolis et morbillis (früher de pestilentia genannt), welche allgemein und mit Recht als eine Zierde der medizinischen Literatur der Araber betrachtet wird; sie ist äußerst wertvoll in historisch-epidemiologischer Beziehung als älteste Monographie über Variola — und zeigt uns Rhazes so ganz als gewissenhaften, von dogmatischen Vorurteilen fast freien Praktiker, im Sinne des Hippokratismus.

Die ältesten arabischen und abendländischen Nachrichten vom Vorkommen der Blattern beziehen sich auf das 6. Jahrhundert[55]. Die früheste ärztliche Erwähnung findet sich in den Bruchstücken, welche von den Pandekten des Ahron (vgl. S. 128) bei Rhazes erhalten sind. Ahron beschrieb die Blattern als eine Weltseuche, die infolge miasmatischer Einflüsse entstehe und besonders jene Leute befalle, welche die Venäsektion lange verabsäumt haben.

Rhazes zitiert in seiner Monographie einige arabische Vorgänger und meint, daß die Krankheit dem Galen bereits bekannt gewesen sei. Von den Pocken (Dschedrij) trennt er die Masern (Hasbah) nicht scharf, sondern beschreibt sie nur als eine, klinisch aber nicht nosologisch getrennte, Unterart derselben[56]. Die Krankheitstheorie ist humoralpathologisch und gipfelt in der Annahme, daß die Krankheit einen (der Gärung des Weins vergleichbaren) notwendigen Reinigungsvorgang des Blutes darstelle, welches im Fötalleben durch das (während der Schwangerschaft nicht ausgeschiedene) mütterliche Menstrualblut verunreinigt worden sei.

Sorgfältig schildert Rhazes die Initialsymptome und den klinischen Verlauf der Blattern (bezw. der Masern) — seit langem wieder einmal in der Literatur eine frische, wahrhaft naturgetreue Krankheitsbeschreibung —, und die therapeutischen Maßnahmen sind durchwegs aus der Krankheitsbeobachtung abgeleitet. Hierbei werden, je nach dem Falle und dem Krankheitsstadium, zwei verschiedene Wege eingeschlagen: der eine besteht in der beabsichtigten Kupierung und Entgiftung durch Refrigerantia und Exstinguentia (Genuß kalten Wassers, verschiedene Acetosa, kampferhaltige Mischungen, kalte Abwaschungen, Begießungen, Bäder, Aderlaß, Abführmittel), der andere in der Beförderung des Exanthemausbruches (Anwendung äußerer Wärme, namentlich warmer Wasserdämpfe, Vermeidung der Exstinguentia und jeder anderen Arznei). Die Indikation für das eine oder andere Verfahren gibt die Höhe des Fiebers, die Beschaffenheit des Exanthems, das Verhalten des Pulses, der Atmung, der Entleerungen u. s. w. Um den Komplikationen und Folgezuständen in Betreff des Auges, Ohres, der Nase, des Schlundes entgegenzuwirken, um

Verschwärungen und tiefere Narbenbildungen zu verhindern, werden ausführliche Vorschriften gegeben (Adstringentia, Eröffnung großer Blattern, fettmachende Mittel, Bäder etc.). Sehr genau ist auch die Prognose angegeben; als besonders ungünstig gelten fettfarbige, konfluierende, grüne und violette, harte, warzenähnliche Blattern.

Rhazes bildet eine herrliche Einleitung zur arabischen Medizin, er hat viele Schüler herangezogen, denen er bezeichnenderweise als ein zweiter Galen erschien, seine Werke blieben dauernd eine reiche und vielbenützte Quelle für die ärztliche Forschung, aber er fand nur wenige wahre Jünger und Nachfolger, soweit dasjenige in Betracht kommt, was seine Größe eigentlich ausmacht, — die nüchterne klinische Richtung.

Zu diesen wahren Nachfolgern gehört wohl der, in der zweiten Hälfte des 10. Jahrhunderts lebende Abul Hasan Ahmed ben Muhammed at-Tabari, dessen handschriftlich erhaltenes „Buch der hippokratischen Beobachtungen" Zeugnis von seiner klinischen Meisterschaft gibt.

Rhazes, der wirklich durch innere Vokation Arzt geworden war, die vorausgegangene griechische und arabische Literatur, wie selten jemand, beherrschte und unermüdlich seine Kenntnisse am Krankenbette, durch Lektüre und Studienreisen, im Verkehr mit den Gelehrten und dem Volke bereicherte, hatte eine sehr hohe Auffassung vom ärztlichen Berufe und erkannte mit offenem Blick die Grenzen und zeitlichen Mängel der Kunst. Dies beweisen, abgesehen vom sachlichen Inhalt seiner Werke, manche seiner Aussprüche, die noch heute, richtig verstanden, beherzigenswert sind, z. B.: „Die Wahrheit in der Medizin ist ein Ziel, das nicht erreicht wird, und die Heilart, wie sie in den Büchern beschrieben wird, steht weit unter der praktischen Erfahrung eines geschickten denkenden Arztes." — „Die Medizin ist eine zu erlernende Kunst, deren Ziel die Niedrigen im Volk erreichen; wie schwierig ist sie aber dem guten Arzte." Die Anforderungen, die er an die ärztliche Ausbildung stellt, sind sehr bedeutende. Insbesondere verlangt er gründlichste Kenntnis dessen, was die Vorgänger geleistet haben, da der Umfang der Wissenschaft die Kräfte eines Einzelnen weitaus übersteigt. Fieri enim nequit (heißt es in der lat. Uebersetzung des Liber medicinalis ad Almansorem IV, 32), ut vir unus, quantamcunque is aetatem attigerit, rem ita diffusam atque amplam animo comprehendat, nisi antiquorum vestigiis institerit, cum scientiae hujus ambitus longe extra angustos humanae vitae limites excurrat, quod utique non in hac solum sed in aliis plerisque artibus verum est. Haud pauci sunt ii auctores, quorum laboribus increvit medicina; atque horum monumenta intra paucorum annorum breve curriculum frustra percipere speres. Est ut per mille annos mille scriptores professionem hanc auxerint. Is autem qui in eorum libris intelligendis diligenter operam posuerit, intra exiguos vitae terminos aeque animum suum cognitione rerum instruet ac si millenos ipse annos medicinae

studio impendisset. Die literarische Kenntnis bildet aber im Sinne des Rhazes nur die Voraussetzung, und erst die eigene Erfahrung, welche den bloßen Folgerungen der „Logiker" vorzuziehen sei, macht den wahren Arzt aus.

Rhazes soll eine Reihe von kleinen Schriften verfaßt haben, welche die Apologetik der wahren Heilkunst und des ehrlichen Arztes zum Gegenstand hatten (z. B. „Warum einige leichte Krankheiten schwerer zu erkennen und zu heilen sind als schwerere"; „Ueber die Ursachen, weshalb der große Haufe den gescheiten Arzt tadelt". „Ueber zweifelhafte Krankheiten und Verteidigung des Arztes", „Daß auch der gescheite Arzt nicht alle Krankheiten heilen könne, daß jedoch dem Arzte Dank und Lob gebühre, wenn er dies auch nicht vermöge", „Daß der Mangel an Erkenntnis in dem Wesen der Künste überhaupt liege, nicht gerade in der Medizin" und „Ueber die Ursache, weshalb unwissenden Aerzten und gemeinen Weibern die Heilung einiger Krankheiten öfter gelingt als den Gelehrten" u. s. w.). Möglicherweise handelt es sich hierbei nur um verschiedene Titel derselben Abhandlung. Die Charlatanerie des Zeitalters schildert Rhazes mit großer Anschaulichkeit (im 27. Kap. des VII. B. ad Almansorem), in einigen Schriften hält er auch mit Vorwürfen gegen manche Standesauswüchse nicht zurück, überall echter Humanität das Wort führend[57].

Ein grelles Streiflicht auf die ärztlichen Standesverhältnisse und auf die stets gleichbleibende Psychologie des Publikums wirft die Abhandlung „Ueber die Umstände, welche die Herzen der meisten Menschen von den achtbaren Aerzten abwenden". Wir entnehmen daraus folgendes.

„Zu den Dingen, welche das Volk den verständigen Aerzten abwendig machen und den Betrügern in der medizinischen Praxis Vertrauen erwerben, gehört der Wahn, daß der Arzt alles wissen müsse, nichts zu fragen brauche. Wenn er den Urin ansieht oder den Puls befühlt, so soll er auch wissen, was der Kranke gegessen und sonst getan hat. Das ist Lug und Trug und wird nur durch Kunstgriffe, durch allerlei künstliche Reden und Fragen bewirkt, durch welche man den Sinn des Volkes betört. Mancher mietet Männer und Frauen, daß sie ihm alle Verhältnisse des Kranken mitteilen, alles, was dessen Diener, Freunde, Nachbarn betrifft, erzählen. Die Gemieteten, namentlich Frauen, begeben sich an das Tor des Arztes unter dem Vorwande, daß ihnen, ihrem Manne oder Bruder, etwas fehle; dort fragen sie die Wartenden aus und lassen den Arzt durch seinen Diener alles, mit den Wahrzeichen, wissen. Oder sie begeben sich zugleich mit dem Ausgefragten vor den Arzt und bedeuten ihm das Nötige durch Zeichen, Bewegungen der Glieder oder Worte, die sie in ihrer eigenen Angelegenheit vorbringen. Solche feine Kunstgriffe herauszufinden, ist oft den Kundigen schwer, geschweige den anderen. ... Es darf daher die Seele der Verständigen sich nicht dahin neigen, den Betrügern Glauben zu schenken, wenn er auch ihre Sachen nicht versteht und nicht dahinter kommt. ... Ich selbst, als ich die Heilkunst auszuüben begann, hatte mir vorgenommen, nichts zu fragen, nachdem man mir den Urin gegeben, und ich war sehr geehrt. Später, als man sah, daß ich umständlich nachfrug, sank mein Ansehen merklich, und man gab mir dies unumwunden zu erkennen: ‚Wir glaubten, wenn du den Urin siehst, werdest du alles verkündigen, was uns treffen wird, wir bemerkten aber das Gegenteil'. Umsonst bedeutete ich ihnen, daß dies außerhalb des Bereiches der Arzneikunst sei, indem sie bereits von dem Geschwätz der Charlatane eingenommenen waren. Wenn auch der Arzt aus den Symptomen vieles erkennen kann, was ihm der Kranke nicht mitteilt, so wird er doch niemals es so weit treiben, wie jene, welche z. B. sagen: ‚Wer diesen Urin gelassen, schlief gestern bei einer alten Frau oder hat auf der rechten Seite gelegen und zwar so viele Stunden der Nacht' u. dergl. Blödsinn. ... Ein anderer Grund zur Geringschätzung des Arztes, auch des scharfsinnigsten und erfahrensten, ist der Umstand, daß viele Krankheiten zu wenig von der Grenze der Gesundheit sich entfernen, also schwer zu erkennen und zu heilen sind; andere, an sich böse, erscheinen äußerlich unbedeutend. Wenn der Laie nun bemerkt, daß der Arzt an ihrer Heilung zweifelt, so zieht er eine sichere Folgerung, daß der Arzt noch weniger von den schweren umfangreichen Krankheiten verstehen und heilen werde. Dieser, auf Analogie gegründete Schluß ist aber falsch. Die Symptome solcher Krankheiten liegen weniger offen, weil diese sich weniger vom Normalzustande der Gesundheit entfernen, und ihre Heilung ist schwieriger, weil man keine drastischen Mittel anwenden darf, sondern nur solche, deren Wirkung erst allmählich sichtbar ist, wie Diät u. dergl. ... Einer der Angestellten des Krankenhauses klagte einst über Beschwerden bei der Bewegung einiger Fingergelenke wegen eines geringen, aber sehr harten Geschwüres am Mittelfinger, welches den an ihm versuchten Mitteln eine Zeitlang widerstand. Er fluchte und beschimpfte die Aerzte öffentlich, indem er rief: ‚Wenn sich ihre Praxis an einem kleinen Fingergeschwür als unzulänglich herausstellt, wie erst bei zerbrochenen Rippen und Armen?' Er suchte also Heilung bei Frauen und beim Pöbel. Dies ist also wieder eine Ursache, warum die Menge sich von den ehrbaren Aerzten abkehrt und die gemeinen vorzieht. Aber auch der kundige Arzt gerät oft in Zweifel und braucht längere Zeit, um das rechte Mittel zu finden. So erging es selbst Galen. ... Sollte jemand einwenden: Wem so etwas zukommen kann, ist weder ein Weiser noch ein Scharfsinniger, so erwidern wir: Diese Bezeichnungen sind nicht absolute, sondern relative, sie beziehen sich auf den Vorzug des Individuums vor seinen Zeitgenossen. Wenn uns ferner entgegnet wird, man solle aber eine Sache nicht demjenigen anvertrauen, von dem man nicht annehmen kann, daß er nicht in Irrtum verfalle, so erwidern wir: Man muß die Dinge demjenigen anvertrauen, der am weitesten vom Irrtum entfernt ist, am seltensten irrt ... wer also den Arzt nicht zuziehen wollte, gliche demjenigen, der nicht auf Pferden reiten oder auf bedeckten Betten schlafen wollte, weil die Pferde straucheln, die Decken einstürzen könnten, was ja zu den sehr seltenen Dingen gehört. ... Mitunter setzt man den Arzt herab, der sich um eine unheilbare Krankheit abmüht; man bedenke aber die Unvollkommenheit der Kunst, die in dieser Beziehung entgegengesetzt ist anderen Künsten, von denen die Menschen mehr wissen, als nötig ist ... während in der Heilkunst die Menschen noch nicht das Notwendigste erreicht, nicht für alle Uebel ein Mittel haben. Es liegt also an der Kunst und nicht am Arzte. ... Das Publikum verlangt, daß der Arzt im Augenblick, wie ein Zauberer, heile oder daß er wenigstens angenehme Mittel anwende u. dergl., was nicht zu allen Zeiten und bei jedem Kranken möglich; den Arzt für die Natur büßen zu lassen, ist ein großes Unrecht. Darum aber machen die Besprecher etc. ihr Glück, wenn sie auch schändlich handeln, und ihr niedriges Handwerk genügt für ihr Auskommen, während der Arzt bei großer Anstrengung kaum das Notwendigste erzielen kann. Manche halten einen geschickten Arzt für minder fähig, wenn es vorkommt, daß er den Kranken nur ein- oder zweimal besucht hat, während die Krankheit fortgesetzter Behandlung bedarf, damit er sich eine richtige Anschauung bilde aus dem regimen oder aus hinzutretenden Zufällen oder weil der Kranke sich ungenügend ausgesprochen hat. Der Kranke glaubt dann, daß der Arzt nichts mehr wisse, als was er zu Anfang vorgebracht oder daß er aus Unkenntnis in der betreffenden Krankheit nichts verordnet, während es doch oft am Kranken selbst liegt. ... Manche Krankheiten vermag der Kranke selbst nicht recht zu schildern, so daß der Arzt der Ausdauer bedarf. ... Es kommt aber auch bei den achtbarsten und hervorragendsten Aerzten vor, daß man ihnen die Heilung einer Krankheit nicht anvertraut, so lange dieselbe noch möglich ist, sondern erst, wenn dieselbe unheilbar geworden. Dann dringt man in den Arzt, bis er sich nicht entziehen kann; er soll aber den Kranken nur einmal ansehen und dann die Kur vollziehen, und wenn sie nicht gelingt, so heißt es: Er versteht nichts, während die Schuld ihre ist, nicht seine. ... Ferner wird das Herz der Menschen von den geschickten Aerzten ab- und den Toren zugewendet dadurch, daß es Unwissenden und Weibern manchmal gelingt, Krankheiten zu heilen, wo es die berühmtesten Aerzte nicht vermögen. Die Ursachen sind mannigfache: Glück, Opportunität u. s. w. Manchmal bewirkt der geschickte Arzt eine Besserung, die aber noch nicht sichtbar ist, der Kranke wird einem anderen Arzt übergeben, der nach kurzer Zeit die Heilung vollbringt, und sie wird diesem zugeschrieben. Manchmal wird der zweite Arzt gerade zur Zeit der Krisis gerufen, wo die Zufälle hervortreten, er gibt ein Mittel, und es tritt bald darauf Erbrechen, Abführen, Schweiß, Nasenbluten ein; die Krankheit endet, und der Unkundige schreibt die Heilung dem zweiten Arzt zu. In dieser Weise sind mir oft wunderliche Dinge zugekommen. ... Wenn man ohne Kenntnis starke Mittel anwendet, und sie helfen, so tritt die Wirkung deutlich hervor und wird als Geschicklichkeit angesehen. Wenn sie aber zufällig nicht zutreffen, so töten sie plötzlich oder führen den Kranken dem Tode zu. Die Menschen aber rühmen die plötzliche und sichtbare Wirkung und vernachlässigen diejenigen, welche diesen Weg nicht einschlagen. Sie machen viel Redens von den wunderbaren Kuren und vergessen oder verheimlichen das Gegenteil. Mancher Pfuscher ist sehr erfahren in der Behandlung einer Krankheit oder zweier oder mehrerer, je nach seiner Praxis oder weil er einen scharfsinnigen Arzt dieselben behandeln sah u. dergl. Der Unkundige glaubt aber, daß jener in allen Krankheiten eine gleiche Stufe einnehme, und vertraut sich ihm an. Es ist jedoch ein großer Irrtum zu glauben, daß wer ein wirksames Mittel gegen eine Krankheit hat, auch solche gegen alle habe. Ich selbst habe Heilmittel von Frauen und Kräutersammlern etc. gelernt, welche nichts von der Heilkunst verstanden. ... Es vermindert auch den Nutzen der Medizin die Furcht selbst erfahrener Aerzte vor drastischen Mitteln, so daß sie das gewöhnliche Heilverfahren verlassen, und zwar wenn der Heilende ein König oder ein angesehener, bekannter Mann ist, der an einer schweren oder verborgenen, zweifelhaften Krankheit leidet, worüber die Ansichten der Aerzte differieren; dann wendet sich der Arzt von starken Heilmitteln und überhaupt Medizinen ab und gebraucht Nahrungsmittel oder was ihnen ähnlich ist, um dem Zorn des Königs und dem Haß der Menschen zu entgehen. Am meisten geschieht dies dann, wenn der Arzt Feinde und Gegner unter seinen Kunstgenossen hat; dann wird jeder Nutzen von seiner Seite schwinden. ... Dieser Umstand verursacht den Königen und Fürsten großen Schaden, indem sie von der Kenntnis des erfahrenen Arztes nicht den nötigen Gebrauch machen können, weniger als der große Haufe und die geringsten Menschen. Es trägt auch hierzu bei, wenn der zu behandelnde Fürst voreilig, zornig, in der Kunst vollständig unwissend ist und, was am schlimmsten ist, keine Raison annimmt. ... Ich bemerke daher, daß es für einen verständigen Fürsten sehr nützlich ist, seinen Arzt nicht zu beunruhigen, ihn zu erfreuen, mit ihm viel zu verkehren, auch auszudrücken, daß er für die Heilung unheilbarer Krankheiten nicht verantwortlich sei, für Irrtum und Mißgriff nicht in die Klemme kommen solle."

Das 10. Jahrhundert, in welchem die bereits zur Blüte gebrachte arabische Kultur über die weite muslimische Welt vordrang, ein Zeitalter, dem ein Philosoph, wie al-Farabi, zahlreiche Mathematiker, Astronomen, Naturforscher und Geographen von glänzendem Namen angehörten, konnte auch für die Medizin nicht bedeutungslos sein, umsomehr als viele Gelehrte sich neben ihrem eigentlichen Fache auch der Heilkunde widmeten und im Umkreis der fürstlichen Gunst, abgesehen von den Bibliotheken, neue wissenschaftliche Pflegestätten in Form von Spitälern entstanden waren. In den volkreichen Städten entfaltete sich ein reiches ärztliches Leben, mächtig schwoll die medizinische Literatur an, längst von Uebersetzungen und Kommentaren zu selbständiger Bearbeitung (sogar einzelner Zweige)[58] übergehend, es fehlte auch nicht an neuen Errungenschaften in der speziellen Krankheitslehre, in der Diätetik und namentlich in der

Arzneimittellehre, aber im ganzen überwog zu sehr die Tradition gegenüber der unbefangenen Beobachtung, die aus den Alten schöpfende Gelehrsamkeit gegenüber der nach neuer Erkenntnis verlangenden Wissenschaft, und nicht selten ertötete das, in Doktrinen schwelgende, Lehrertum den fragelustigen — Forscher!

In der medizinischen Literatur sind jetzt nicht mehr bloß Irak und Persien, sondern auch Aegypten, Maghrib und Spanien vertreten.

Weitaus die größte Bedeutung für das Gesamtgebiet der Heilkunde erlangte das umfassende Lehrbuch, welches der Perser **Ali Abbas**, der Leibarzt des Bujiden-Emirs Adhad ad-Daula schrieb und diesem Fürsten unter dem Titel al-Maliki (das königliche Buch) widmete. Wie der Verfasser selbst bemerkt, sollte das Werk die Mitte halten zwischen dem zu umfangreichen Continens und dem zu knappen Mansurischen Buche des Rhazes. Es zeichnet sich durch klare, übersichtliche, systematische Darstellung aus und repräsentiert das zeitgenössische Wissen in vollendeter Weise. Ali Abbas räumt zwar den Theoremen einen viel größeren Spielraum ein[59] als Rhazes, doch deuten nicht wenige Stellen seines Handbuchs darauf hin, daß er sich nicht nur auf die Literatur, sondern auch auf eigene Erfahrungen am Krankenbette stützte und im Rahmen des Herkömmlichen hier und da zu selbständigen Urteilen den Mut besaß; den jungen Aerzten riet er ausdrücklich, sich in den Spitälern Belehrung zu holen. Das Beste leistete er in der Diätetik und in der Arzneimittellehre.

Entsprechend der, in Persien erwachten nationalen Bewegung, welche in Firdusis Schâhnâmeh ihren herrlichsten Ausdruck fand, entwickelte sich auch eine medizinische Literatur in neupersischer Sprache, natürlich im engen Anschlusse an die arabische. Das älteste Denkmal derselben ist die Arzneimittellehre des **Abu Mansur Muwaffak** (in der zweiten Hälfte des 10. Jahrhunderts verfaßt), welche durch die Verbindung gräko-arabischer mit indischer Wissenschaft höchst bemerkenswert ist.

Um die Verpflanzung der wissenschaftlichen Heilkunde nach Nordafrika erwarb sich insbesondere Ischak ben Amran Verdienste. Der anfangs in Aegypten, später in Kairowan tätige jüdische Arzt, **Isaac Judaeus**, hinterließ unter anderem Schriften über Diät, über Fieber, über den Harn, welche sehr hoch bewertet wurden und später auf die Gestaltung der mittelalterlichen Medizin des Abendlandes nicht geringen Einfluß ausübten. Sein Schüler **Ibn al-Dschezzar** ist der Verfasser eines oft erwähnten „Reisehandbuchs für Arme" (vgl. S. 138).

Dem Isaac Judaeus wird eine deontologische Abhandlung „Führung der Aerzte" zugeschrieben, welche manch interessantes Streiflicht auf die ärztlichen Verhältnisse wirft und noch heute beherzigenswerte Ansichten vertritt. Es heißt darin: „Wer sich mit dem Durchbohren von Perlen beschäftigt, muß bedächtig dabei verfahren, um nicht durch seine Eile die Schönheit dieser Arbeit zu schädigen. Ebenso ziemt es demjenigen, der mit der Heilung menschlicher Leiber, welche die edelste aller Schöpfungen der irdischen Welt ausmachen, sich befaßt, daß er die ihm vorkommenden Krankheiten genau bedenke und seine Anordnungen nach reiflicher Ueberlegung achtsam treffe, damit er keinen unverbesserlichen Fehler begehe. Daher sagt der Weise: So du einen Arzt über jede Krankheit, über die du ihn befragst, sofort Auskunft erteilen und seiner Heilmethode sich noch rühmen siehst, so halte ihn für einen Toren. Ebensowenig wie der Arzt in seinem Vorgehen sich übereilen soll, darf er lässig und saumselig sein, da die meisten Krankheiten ihm dazu keine Zeit lassen. — Die wichtigste Aufgabe des Arztes ist, Krankheiten zu verhüten. — Die meisten Kranken genesen durch die Hilfe der Natur. — Hast du die Wahl, durch Nahrungsmittel oder Arzneien zu heilen, so wähle stets die ersteren. — Gebrauche stets nur eine einzige Arznei auf einmal. — Achte wohl auf einfache, bis dahin dir nicht bekannte Heilmittel. — Ebenso wie das Studium aller, über praktische Medizin verfaßten, Werke ist auch die Kenntnis des Einschlägigen aus den Prinzipien der Naturwissenschaft notwendig, von der die Medizin nur ein Zweig ist. Auch gilt es in den Methoden der Logik bewandert zu sein, um die als Aerzte geltenden Ignoranten zu widerlegen. — Es gehört zum Charakter des Arztes, daß er in seiner Lebensweise mit einem beschränkten Maße gut bereiteter Speisen sich begnüge und kein Schlemmer und Prasser werde. Auch ist es beschämend für ihn, an einer langwierigen Krankheit zu laborieren, da sonst der Pöbel sagt: Wer sich selbst nicht heilt, wie wollte der andere heilen? — Prophezeiungen und apodiktischen Aussprüchen verschließe deinen Mund; was du sprichst, soll meist hypothetisch gefaßt sein. — Gib deinen Mund nicht dazu her, zu verdammen, wenn etwas einem Arzte zugestoßen, denn über jeden kommt seine Stunde. Dich sollen deine Taten preisen, nicht sollst du in anderer Schande deine Ehre finden. — Laß dir den Besuch und die Heilung armer und dürftiger Kranker besonders angelegen sein, da du ein verdienstvolleres Werk nicht stiften kannst. — Den Kranken sollst du beruhigen, wenn du auch selbst nicht davon überzeugt bist, da du damit die Natur unterstützest. — Wenn der Kranke deinen Weisungen nicht Folge leistet oder seine Diener und Hausleute nicht rasch deinen Anordnungen nachkommen oder dir nicht gebührende Ehre erweisen, so gib die Behandlung auf. — Dein Honorar von dem Kranken bestimme, wenn seine Krankheit im Zunehmen begriffen und am heftigsten ist; denn sobald er geheilt ist, vergißt er, was du an ihm geleistet hast. — Je mehr du für deine Behandlung fordern, je teurer du deine Kuren ansetzen wirst, desto höher werden sie in den Augen der Leute steigen. Gering wird deine Kunst nur solchen erscheinen, mit denen du dich umsonst abgibst. — Besuche den Kranken nicht zu oft und verweile bei ihm nicht zu lange, wenn nicht etwa die Behandlung es erfordert, denn immer nur der neue Anblick erfreut. — Allzugroße Beschäftigung und Anstrengung schwächt die Kraft des Arztes und beeinträchtigt seinen Geist, da er stets für jeden Kranken nachdenklich und besorgt ist, seine Genesung erhofft und für ihn betet, wie wenn er sein Blutsverwandter wäre!"

Im Verhältnis zur Kulturhöhe, welche das maurische Spanien im 10. Jahrhundert erreichte (vgl. S. 153) ist die Zahl seiner wirklich bedeutenden medizinischen Autoren in dieser Zeitperiode noch gering. Auffallend — und vielleicht nicht ohne Zusammenhang mit der nüchternen philosophischen Richtung — ist es, daß man in einem gewissen Gegensatz zum Orient die ins Große und Ganze abschweifende medizinische Spekulation weniger pflegte, hingegen manche Spezialgebiete fleißig bearbeitete, so z. B. die medizinische Botanik und Arzneimittellehre, welche in dem Dioskurideserklärer Ibn Dscholdschol einen glänzenden Vertreter besaß[60]. Aus Spanien ging auch der größte chirurgische Schriftsteller der Araber hervor — **Abulkasim.**

Ueber die äußeren Lebensumstände dieses Autors sind wir nur sehr dürftig unterrichtet. Er stammte aus Zahra (einer Sommerresidenz der Kalifen) bei Cordoba und soll Leibarzt des Hakam II. (vgl. S. 154) gewesen sein. Die Richtigkeit dieser Angabe vorausgesetzt, lebte er in der zweiten Hälfte des 10. Jahrhunderts. Als Todesjahr wird 1013 angegeben. Nach anderen wäre er aber ins 11. Jahrhundert zu verweisen.

Die Chirurgie des Abulkasim bildet nur einen Teil seines großen allgemein ärztlichen Werkes al-Tasrif[61] und lehnt sich stark an die Alten, namentlich Paulos an; eine Menge von eigenen Beobachtungen und kritischen Exkursen läßt aber erkennen, daß der Verfasser mitten in der chirurgischen Praxis stand und sichtlich bemüht war, die sehr tief gesunkene Wundarzneikunst wieder zu heben, die fast verschollenen Errungenschaften der griechischen Meister in Erinnerung zu bringen und fruchtbar zu machen. Dem didaktischen Zwecke sollten die, dem Werke beigegebenen, Abbildungen von chirurgischen Instrumenten dienen. Abulkasim hatte bei seinen Stammesgenossen nicht den erwarteten Erfolg, ihren geringen Bedürfnissen genügten die vorhandenen Handbücher der Medizin, wiewohl dieselben die Chirurgie in unvergleichlich geringerem Maße berücksichtigten — die verdiente, verständnisvolle Würdigung fand sein Streben erst später im christlichen Abendlande, das den Ruhm des Cordobaners durch die Jahrhunderte trug und ihn dem Celsus und Paulos an die Seite stellte. Das Werk des Abulkasim wurde frühzeitig ins Lateinische[62] übersetzt und erweckte durch seine Ordnung und Klarheit ein günstiges Vorurteil für die arabische Literatur überhaupt. Es bildet die Hauptquelle für unsere Kenntnisse über die arabische Chirurgie und mancher ihrer Nebenzweige.

Der Siegeskranz war einem anderen beschieden, der mehr als alle übrigen in seinem Schaffen den Wesenszug der arabischen Medizin — die Assimilation des Fremdgutes und die Systematisierung des Erfahrungsmaterials — zum höchsten Ausdruck zu bringen verstand — **Avicenna**. Seine Monumentalgestalt erhebt sich am Ausgang des 10. Jahrhunderts ziel- und richtunggebend nicht nur für die anbrechende Epoche und den arabischen Kulturkreis, sondern für die Heilkunde überhaupt, alle Vorgänger (selbst Galen) verdunkelnd — ein halbes Jahrtausend hindurch.

Avicenna wurde im August des Jahres 980 zu Afschena (einem Flecken in Chorasan) geboren, kam aber noch in zarter Kindheit nach Bochara, wo sein Vater ein hohes Staatsamt bekleidete. Dort, am Hochsitze der persoarabischen Kultur empfing er eine sehr sorgfältige Erziehung. Seine enorme Begabung verriet Avicenna schon sehr früh. Bereits im 10. Jahre wußte er den Koran auswendig, und die verschiedenen Lehrer, welche ihn in die Grammatik, Dialektik, Rechtswissenschaft, Mathematik, Physik und Philosophie einführten, vermochten kaum den Ansprüchen seines nach Wissen dürstenden Geistes zu entsprechen. Mehr als unter fremder Leitung suchte er selbständig durch unermüdliche Lektüre mit durchdringendem Scharfblick in die Tiefen der Wissenschaft einzudringen, wobei er seltene Fähigkeiten und erstaunlichen Eifer entwickelte; er gönnte sich nur wenig Schlaf, bekämpfte die Müdigkeit durch Waschen und geistige Getränke, und selbst in den Träumen beschäftigte sich das rege Gehirn mit schwierigen Problemen, deren Lösung suchend. In die Medizin, welche ihm verhältnismäßig leicht vorkam, wurde er besonders durch Abu Sahl el Messihi eingeführt, auch erwarb er sich auf diesem Gebiete einige Erfahrung durch Krankenbeobachtung. Als siebzehnjähriger Jüngling wurde er — ein Beweis für den großen Ruf, den er sich früh erwarb — bei einer Krankheit des Emirs Nuch ben Mansur zu einer Konsultation herangezogen, und der glückliche Erfolg der angeratenen Kur verhalf ihm zur unbeschränkten Benutzung der fürstlichen Bibliothek, was den weiteren intensiven Studien sehr zugute kam. Schon damals veröffentlichte er eine Reihe nichtmedizinischer Schriften[63]. Nach dem Tode seines Vaters, der ihm ein bedeutendes Vermögen hinterließ, begann für Avicenna ein sehr unstetes Wanderleben, indem er viele Jahre an den Höfen verschiedener persischer Dynasten zubrachte, als Staatsmann, als Arzt, Astronom, Lehrer und Schriftsteller, bis er endlich in Hamadan von Schems ed-Daula, dessen Gunst er durch eine erfolgreiche Behandlung gewann, zum Vezier ernannt wurde. Trotz der Staatsgeschäfte wußte er hier stets auch die Zeit für seine äußerst rege wissenschaftliche Tätigkeit zu finden, doch wurde er in politische Intrigen verwickelt, die ihn vorübergehend um seine Stellung und in Lebensgefahr brachten. Nach dem Tode des Schems ed-Daula geriet er nicht mit Unrecht in den Verdacht des Hochverrats und mußte mehrere Monate in Haft, auf einer Festung zubringen. Es gelang ihm jedoch in Verkleidung nach Ispahan zu entfliehen, wo er ehrenvolle Aufnahme am Hofe des (Ala ad-Daula) Ibn Kakujahs fand. Dort war es ihm gegönnt, sich vierzehn Jahre hindurch seiner Forscher- und Schriftstellertätigkeit, namentlich aber der Fertigstellung seiner medizinischen und philosophischen Hauptwerke (des Kanon und der philosophischen Enzyklopädie) widmen zu dürfen.

Uebermäßige geistige Anstrengung und Ausschweifungen in Baccho et Venere untergruben ein Leben, das voll von Arbeit und Genuß, reich an Exzentrizität in beiden, war. Den Entnervten raffte im 58. Jahre vorschnell eine Kolik hinweg (Juni 1037), als er seinen Fürsten auf einem Feldzuge nach Hamadan begleitete[64]. Daselbst ist noch heute Avicennas Grab zu sehen.

Avicenna soll 105 Schriften verschiedensten Inhalts, in arabischer und persischer Sprache, in Prosa und metrischer Gebundenheit, verfaßt haben, von den juristischen, mathematischen und astronomischen sind nur die Titel bekannt, von den philosophischen hat sich nur wenig, aber sehr Bedeutungsvolles in lateinischen Uebersetzungen erhalten, von den medizinischen ist leider seine Sammlung von eigenen Beobachtungen, welche als Anhang zu den theoretischen Werken bestimmt war, noch vor der Veröffentlichung verloren gegangen. Sein reiches Schaffen erfolgte nicht in stiller Einsamkeit, sondern mitten im Lärm eines bewegten Lebens, von dem jeder Augenblick, der nicht dem Genuß diente, ausgenützt wurde. Am Tage besorgte Avicenna die Staatsgeschäfte oder übte seine Lehrtätigkeit aus, der Abend war den geselligen Genüssen der Freundschaft und der Liebe geweiht, und manche Nacht fand den Unermüdlichen schriftstellerisch tätig, das Schreibrohr zur Hand, den Becher zur Seite. Auf Reisen verfaßte er Auszüge und kleinere Schriften, auf der Festung schrieb er Gedichte und mystische Betrachtungen; hatte er die nötige Muße, so arbeitete er am Kanon der Medizin oder an der philosophischen Enzyklopädie. Avicennas Philosophie ist vorwiegend aristotelisch und beabsichtigt auf dem Wege des Rationalismus eine Versöhnung von Wissen und Glauben herbeizuführen. Charakteristisch für sie ist der Verzicht auf die Emanationslehre und die Herleitung der sinnlichen Welt aus der Gestaltung des ursprünglichen Stoffes. Dem Orient galt und gilt Avicenna noch heute als der Fürst der Philosophie, obwohl sich anfangs gegen seinen Rationalismus von theologischer und mystisch-philosophischer Seite (Ghazzali) eine starke Reaktion geltend machte. Im Gedächtnis der Menschheit lebt er fort als Hauptrepräsentant der arabischen Medizin (neben Rhazes).

Der ungewöhnlich hohe, ja übermäßige Ruhm, welcher dem Avicenna von seinen Zeitgenossen und Nachfahren gespendet wurde[65], beruht weder auf bahnbrechenden neuen Erkenntnissen, noch auf praktischen Errungenschaften von besonderer Tragweite, sondern darauf, daß er mit kongenialem Assimilationsvermögen, mit bewundernswertem Organisationstalent die Quintessenz der gräko-arabischen Heilkunde in einem weitumfassenden, abgerundeten System zur Darstellung brachte, und hierdurch dem ärztlichen Denken und Handeln eine scheinbar für immer unverrückbare Grundlage gab.

Dieses System, welches im engeren Anschluß an aristotelische Prinzipien und mittels kluger Benützung des, inzwischen bedeutend angewachsenen, Erfahrungsstoffes der Hauptsache nach den Galenismus allseitig bis in die geringsten Einzelheiten mit größter Klarheit durchführt, füllt das medizinische Hauptwerk Avicennas, den aus fünf Teilen bestehenden Kanûn (Kanon), dessen stolze Bestimmung — das Gesetzbuch der Heilkunde zu werden — schon im Titel ausgesprochen ist.

Der ungeheure Erfolg und die nachhaltige Wirkung des Kanon, welcher den Hawi des Rhazes, das königliche Buch des Ali Abbas, ja beinahe die galenischen Schriften fortan in den Schatten stellte, gründete sich vorzugsweise auf formale Momente, die glänzende, lichtvolle Schreibart, die musterhafte, weit- und tiefgreifende, doch immer leicht überblickbare Anordnung, die logische Konsequenz. Was bei Rhazes bloß als ein enormes, doch ungesichtetes Inventar vorliegt, bei Ali Abbas zwar nicht der Reichhaltigkeit und systematischen Ordnung, aber noch der vollkommenen theoretischen Ausgestaltung entbehrt, ist bei Avicenna zu einem großen einheitlichen, wie aus einem Guß entstandenen Ganzen geworden, das dem Leser in einem einzigen Werke entgegentritt, nicht wie bei Galen erst aus zahlreichen weitschweifigen Schriften mühsam zusammengelesen werden muß. Der Kanon bedeutet den Abschluß der gesamten vorausgegangenen Entwicklung, die endgültige Kodifizierung der gräko-arabischen Medizin. Es ist eine Hierarchie von Gesetzen, die durch Fakten reich illustriert werden, die so sinnreich einander über- und untergeordnet sind, einander stützen und tragen, daß man den Scharfsinn des großen Systematikers bewundern muß, der mit einem unerreichten Gruppierungsvermögen aus dem, von allen Seiten herbeigeschafften, Baumaterial ein imponierendes Truggebäude errichtete. In der Beleuchtung, die ihr Avicenna zu Teil werden läßt, gewinnt die medizinische Wissenschaft seiner Zeit den Anschein fast mathematischer Exaktheit, wird die Therapie, wiewohl auch die Empirie noch einigermaßen Würdigung findet, geradezu als logische Konsequenz aus theoretischen (galenisch-aristotelischen) Vordersätzen abgeleitet — kann es da überraschen, daß die Mehrzahl der Forscher und Praktiker alsbald dem Zauber des vollendeten Formalismus anheimfiel und den Kanon wie ein untrügliches Orakel betrachtete, umsomehr als der logische Aufbau einwandsfrei war und die Prämissen im Rahmen der damaligen Naturanschauung als unwiderlegliche Axiome galten. Das Wunderwerk medizinischer Syllogistik, der Kanon, welcher in einer Zeit regeren Schaffens wenig beachtet worden wäre, wurde ein Markstein in der Geschichte der Heilkunde.

Avicenna verfügt meisterhaft über die Geste jener Pseudowissenschaftlichkeit, die sich über die schlichte Beschreibung des klinischen Tatsachenbefundes erhaben dünkt. Abgesehen von dem 1. Buche des Kanon, welches die allgemeinen Grundanschauungen enthält (wobei die galenischen Elementarqualitäten, Säfte, Komplexionen etc. und die aristotelischen Entelechieen, Zweckursachen etc. die Hauptrolle spielen), wird jedes einzelne Kapitel der speziellen Pathologie und Therapie anatomisch-physiologisch eingeleitet. Die Anatomie ist aus Aristoteles und Galen geschöpft, in der Physiologie dominieren die Teleologie und die bis zur äußersten Subtilität ausgesponnene Kräftelehre[66], doch geht Avicenna insofern über seine Vorgänger hinaus, als er häufig physiologische Vorgänge durch physikalische zu erklären sucht, die Pathologie wird von der Elementarqualitätentheorie und Pneumalehre beherrscht, die Diagnostik (Pulslehre, Uroskopie) ist nach gleichen Grundsätzen sehr spitzfindig dargestellt, die umfangreiche Arzneimittellehre beruht auf der Anwendung der Elementarqualitätenlehre und verrät keine besonderen naturgeschichtlichen Kenntnisse, die Chirurgie ist verhältnismäßig dürftig. Eine kurze, sehr übersichtliche Darstellung der Hauptlehren des Avicenna enthält seine Schrift „Canticum".

Um sich dem Banne, der von Avicenna ausging, entziehen zu können, dazu hätte die unbefangene klinische Beobachtung, wie sie durch Rhazes in so großzügiger Weise inauguriert worden war, einen Ausweg bieten können, aber das Gift, das benebelnd vom Kanon ausströmte, erweckte eine heute kaum mehr begreifliche Zuversicht zum Falschen und gewöhnte die überwiegende Mehrzahl der Aerzte, die Erscheinungen am Krankenbette nur durch die Brille vorgefaßter Theorien zu betrachten, nicht die Natur zu befragen, sondern Willkürkonstruktionen in sie hineinzutragen.

Voreilig aber wäre es, Avicenna kurzwegs mit seinen Nachbetern zusammenzuwerfen, denn der Kanon ergibt, auf seinen tatsächlichen Inhalt geprüft, manche Beweise von guter Beobachtung, er enthält treffliche Krankheitsbeschreibungen (namentlich der Haut-, Nerven-, Geistes- und Geschlechtsleiden), ausgezeichnete diätetische und bei allem Uebermaß sorgsam abwägende therapeutische Maßnahmen. Rühmenswert ist auch die Abneigung gegen die Astrologie. Und wenn auch dies alles kaum an die Leistungen des Ali Abbas, geschweige an die klinische Meisterschaft des Rhazes hinanreicht, so dürfen wir doch nicht außer acht lassen, daß diejenige Schrift, welche den wahren Maßstab für Avicenna als Praktiker geben würde, nicht auf die Nachwelt gekommen ist — seine als Anhang zum System bestimmten eigenen Beobachtungen.

Der gewaltige Einfluß, den Avicenna auf die Weiterentwicklung der Medizin ausgeübt hat, bestand aber unleugbar darin, daß fortan in den arabischen Schulen, wenigstens des Ostens, jene Richtung triumphierte, welche dem

Einzelgeschehen nur so weit Interesse zuwandte, insofern es aus den herkömmlichen allgemeinen Prinzipien ableitbar erschien, hingegen die Beobachtung der konkreten Erscheinungen an sich, vernachlässigte.

Ganz dasselbe macht sich in der arabischen Philosophie des Ostens nach Farabi und Avicenna bemerkbar; die in Rhazes und den „lauteren Brüdern" gipfelnde Naturphilosophie mußte allmählich der streng logischen Richtung weichen, welche in abstrakten Distinktionen und Wortspielereien das Um und Auf erblickte. Nach Avicenna wagte niemand mehr mit selbständigen philosophischen Anschauungen hervorzutreten, es kam die Zeit der Kommentare und Kompendien, der Glossen und Superglossen.

Aber noch mehr, der Kanon zog nicht nur von der unbefangenen klinischen Beobachtung und eigenen Untersuchung ab, sondern auch vom Studium der antiken Literatur, schien er doch, als höchste wissenschaftliche Konzentration, dasselbe nunmehr völlig überflüssig gemacht zu haben. Und so wurde es denn für die Besten in der Folgezeit zur Losung, Avicenna zu kommentieren, zu kompilieren, ihn, der selbst im Grunde seines Wesens, trotz allen täuschenden Schimmers, nichts anderes gewesen, als ein geistvoller Kommentator, ein vielgewandter Kompilator!

Im Orient kam es über Avicenna hinaus zu keinem Fortschritt im großen, wohl aber traten noch im 11. Jahrhundert und später manche treffliche Bearbeiter einzelner Spezialgebiete auf.

Diese Erscheinung entspricht in gewisser Hinsicht der glänzenden Vertretung, welche gerade um diese Zeit die mathematisch-physikalischen Spezialzweige (Ibn al-Haitam, vgl. S. 158) und die beschreibende Naturwissenschaft (al-Biruni, jüngerer Zeitgenosse Avicennas, vgl. S. 159) fanden[67].

Von größerer Bedeutung wurden namentlich die augenärztlichen Schriften des Ali ben Isa (**Jesu Haly**) und 'Ammar ben Ali al-Mausili, die synoptischen Tabellenwerke des **Ibn Botlan** (über Diätetik) und des **Ibn Dschezla** (über Nosologie und Therapie), der Kommentar des Ali ben Ridhwan (**Ali Rodoam**) zu Galens ars parva, die Arzneimittellehre (Liber de medicamentis simplicibus) des **Serapion** (d. Jüngern). Zweifelhaft ist es, ob die pharmakologisch-pharmazeutischen Werke des **„Mesue"** (d. Jüngeren) der arabischen Literatur zugerechnet werden dürfen; sie sind bloß lateinisch erhalten, und man vermutet, daß sich unter dem Namen „Mesue" ein lateinisch schreibender Autor des 11. oder 12. Jahrhunderts verbirgt, welcher seinen Schriften leichter Eingang verschaffen wollte. Immerhin tragen sie das Gepräge der arabischen Epoche und vermittelten — insbesondere das Antidotarium s. Grabadin — arabische Arzneimittelkenntnis und Apothekerkunst dem Abendlande.

Den Ausgaben der Opera Mesuës ist gewöhnlich als Anhang (in lat. Uebersetzung) ein Abschnitt aus dem Werke des Ibn Wafid (**Abenguefit**) über die einfachen Arzneimittel beigefügt; dieser hervorragende Toledaner Arzt repräsentiert die mehr dem Tatsächlichen zustrebende medizinische Richtung des islamischen Westens in mustergültiger Weise.

Im 12. Jahrhundert — im Zeitalter der Kreuzzüge und der Seldschukenherrschaft — beginnt die arabische Medizin im Osten von ihrer Höhe herabzusinken, wenn auch die literarische Produktion fortdauernd eine reiche und vielseitige bleibt. Zwar bestanden die alten Zentren (Bagdad, Damaskus, Kairo, Bochara, Samarkand u. a.) noch fort, zwar wurden der ärztlichen Wissenschaft noch immer durch Gründung von Spitälern, Bibliotheken und Schulen kräftige Impulse gegeben, aber abgesehen von manchen gut gepflegten Spezialzweigen, war tote Gelehrsamkeit an die Stelle ursprünglicher Schaffenskraft, Routine an die Stelle klinischer Erfahrung getreten. Bemerkenswert ist es, daß unter dem Einfluß fürstlicher Gunst (des Nureddin und des Saladin) die medizinischen Schulen von Damaskus und Kairo immer mehr den Vorrang gewannen, ferner, daß so wie in der Frühepoche der arabischen Kultur, auch jetzt wieder vorwiegend Christen und Juden den Ruf hervorragender ärztlicher Schriftsteller und Praktiker erlangten.

Weit regsamer und mit einer unverkennbar, vom Orient abstechenden, Eigenart entfaltete sich während des 12. Jahrhunderts die arabische Heilkunde im maurischen Spanien, wo trotz der Ungunst politischer Verhältnisse (Almorawiden- und Almohadenherrschaft) viele Keime, welche die Vergangenheit ausgestreut hatte, zur Entwicklung kamen. Wie die Meditationen der muslimischen Philosophen des Westens bereits das erste Wehen jenes freien Geistes ankündigen, der späterhin auf Sturmesfittichen das Abendland durchbrausen sollte[68], so verrät auch die spanisch-arabische Medizin, wenigstens wie sie sich unter den Händen ihrer besten Vertreter gestaltete, eine gewisse Annäherung an die naturwissenschaftliche Forschung, eine merkwürdige Hinneigung zur nüchternen Beobachtung am Krankenbette, mit gleichzeitig skeptischer Ablehnung unbewiesener Traditionen.

Den Spuren Dscholdschols und Ibn Wafids folgte in diesem Zeitraum mit besonderem Erfolge al-Gafiki, welcher die Heilmittellehre durch vorzügliche, über die Kenntnisse der Alten hinausgehende, botanische Beschreibungen wesentlich förderte, die klinische Meisterschaft verkörperte sich in der Familie Ibn Zohr, welche vom 11. bis zum 13. Jahrhundert bedeutende Aerzte hervorbrachte, unter ihnen den glänzendsten Vertreter spanisch-arabischer Heilkunst, Abu Merwan Ibn Zohr (**Avenzoar**).

Avenzoar wurde in der Nähe von Sevilla geboren und stammte aus einer sehr angesehenen, im Beginn des 10. Jahrhunderts nach Spanien eingewanderten Familie, welche Staatsmänner, Juristen und Mediziner zu ihren Mitgliedern zählte. Bedeutenden Ruf als Aerzte erlangten schon Avenzoars Großvater und Vater; von letzterem wird unter anderem berichtet, daß er Avicennas Kanon mißachtete und von seinem Exemplar dieses Werkes den unbeschriebenen Rand zum Rezeptschreiben benützte. Ausgezeichnet veranlagt und sorgfältig herangebildet, entwickelte sich Avenzoar bald zu einem vortrefflichen Praktiker und kam zu großem Ansehen. Er stand in fürstlichen Diensten[69] und wurde mit Ehren (Vezierat) und Geschenken überhäuft. Avenzoar starb hochbetagt im Jahre 1162 und wurde vor dem Siegestor von Sevilla begraben. Ein Umstand nimmt schon von vornherein günstig für Avenzoar ein. Er, der unter dem Einflusse alter Familientraditionen mit medizinischem Geiste durchsättigt und erst nach vieljähriger gründlichster Ausbildung die Praxis aufnahm, widmete alle seine reichen Fähigkeiten ausschließlich der Heilkunde, wollte mit Verzichtleistung auf enzyklopädische Vielwisserei und Vielschreiberei einzig allein — Arzt sein, indem er dabei die höchsten Anforderungen an sich stellte.

Avenzoar, der mit den drei großen Persoarabern in einem Atemzuge genannt wird, steht dem Bedeutendsten unter ihnen, dem Kliniker Rhazes, am nächsten. Wie dieser erblickt er nicht in der dialektischen Bearbeitungsweise und in Theoremen, sondern in der sorgfältigen Krankheitsbeobachtung die Quelle des Fortschritts ärztlicher Wissenschaft, ja er bildet unter den medizinischen Autoren der arabischen Epoche geradezu eine Ausnahmserscheinung durch die überraschende Freimütigkeit und Entschiedenheit, mit welcher er sich gegen die ärztliche Sophistik, den Doktrinarismus und Autoritätsglauben wendet. Aus seinen Schriften, namentlich dem an interessanten Krankheitsgeschichten so reichen Hauptwerke, al-Teïsir (Erleichterung betreffs der Heilmittel), tritt der Arzt κατ' ἐξοχὴν hervor, der, erfüllt von gesundem Realismus, die gleißenden Flitter der Philosophasterei verschmähend[70], in der rationellen Praxis Genügen findet, der trotz aller Verehrung für die Vorgänger keinen höheren Meister anerkennt als die eigene Beobachtung und das aus selbständiger Erfahrung geschöpfte Urteil. Der Inhalt des Teïsir bedeutet eine ganz erhebliche Vermehrung der nosologischen Kenntnisse (z. B. über Mediastinitis, Perikarditis, Pharynxlähmung, intestinale Phthisis, Krätze u. a.), wobei die nüchterne Schilderung des tatsächlichen Befundes, die getreue Beschreibung der Symptomenkomplexe, die Vermeidung jedweden Schematismus sympathisch berührt; aus manchen Angaben Avenzoars leuchtet sogar anatomisches Denken hervor, welches freilich hinsichtlich interner Affektionen vorwiegend auf hypothetischer Konstruktion, hingegen in der chirurgischen Kasuistik auf Anschauung (Studien an Knochenpräparaten[71] etc.) beruhte. Bemerkenswerterweise spricht er über die Indikationsstellung und Technik mancher chirurgischer Eingriffe mit einer Gründlichkeit und Sicherheit, welche nur durch praktische Erfahrung erworben werden kann, ebenso lassen seine therapeutischen Vorschriften auf gute Kenntnisse in der Arzneibereitung schließen[72]. Aus den Zeitumständen erklärlich ist es, daß Avenzoar im ganzen Galen anhing — aber nicht ohne gelegentlichen Widerspruch in praktischen und selbst theoretischen Dingen[73] — ebenso, daß er nicht selten trotz aller Bevorzugung rationeller Behandlungsmethoden in das Fahrwasser roher Empirie[74] geriet. Der Astrologie war er abhold. Alles in allem hinterläßt er das leuchtende Bild eines wahrhaft großen Praktikers, dessen Stimme zwar bei den Zeitgenossen und Nachfahren verhallte, dessen Wirken aber eine neue, vom Observantismus freie, Aera der Medizin ankündigte.

Weniger Günstiges läßt sich vom medizinischen Standpunkte über den großen Zeitgenossen, Anhänger und Freund des Avenzoar sagen, über den für die geistige Entwicklung des Abendlandes so bedeutungsvollen Philosophen **Averroës**[75], dessen medizinisches Hauptwerk (Kitab al-kullidschat = Buch der allgemeinen Prinzipien der Medizin) Colliget im Mittelalter fast die Autorität des Kanon besaß[76].

Averroës (Ibn Roschd) wurde 1126 zu Cordoba geboren, wo sein Vater und Großvater als Oberrichter wirkten. Gemäß den Traditionen seiner Familie widmete er sich zunächst der Rechtswissenschaft, trieb aber außerdem auch mathematische, philosophische und medizinische Studien. Er wurde zuerst in Sevilla, später in seiner Vaterstadt Kadi und erlangte außerordentliche Berühmtheit. Der Beherrscher von Marokko und Andalus al-Mansur Jakub schätzte ihn wegen seiner erstaunlichen Gelehrsamkeit und damit vereinten seltenen Charakterfestigkeit so sehr, daß er ihn 1196 sogar zum Statthalter von Andalus ernannte. Diese Würde bekleidete er aber nicht lange, denn seine Feinde verdächtigten ihn beim Fürsten der Ketzerei und wußten seine Verurteilung, Ausstoßung aus der Gemeinschaft der Rechtgläubigen, Verbannung (nach an-Nisaba, einem nur von Juden bewohnten Orte bei Cordoba) durchzusetzen. Im Jahre 1198 wurde Averroës auf Verwendung angesehener Männer, welche die Haltlosigkeit der Anklagen nachwiesen, freigelassen und vom Nachfolger des al-Mansur nach Marokko berufen, wo er bald darauf starb. Das ganze Leben dieses außerordentlichen Mannes war von regster Tätigkeit erfüllt — nur zwei Nächte verbrachte er, ohne zu arbeiten, nämlich diejenige, welche seiner Hochzeit und diejenige, welche dem Todestage seines Vaters folgte. Seine zahlreichen hochbedeutenden Schriften bezogen sich auf Philosophie, Philologie, Jurisprudenz, Astronomie und Medizin. Auf seine Stammesgenossen hat der Philosoph weit weniger eingewirkt als auf das Abendland, und zwar hauptsächlich durch seine berühmten Kommentare zu dem von ihm grenzenlos bewunderten und als einzige Wahrheitsquelle betrachteten Aristoteles (vgl. S. 161). Diese

Kommentare, welche dem Averroës im Mittelalter den Ehrennamen „der Kommentator" eintrugen, bezweckten die Wiederherstellung des reinen ursprünglichen Sinnes der aristotelischen Schriften, erreichten das Ziel aber nicht vollkommen, und aus der Mischung von peripatetischen, neuplatonischen und orientalischen Vorstellungen entstand diejenige Schattierung des Pantheismus, welche man noch jetzt als Averroismus bezeichnet.

Der außerordentlich umfangreiche, aus sieben Hauptabschnitten bestehende[77] Colliget enthält ein mit eiserner Konsequenz aufgebautes, vollkommen geschlossenes System der Heilkunde, er zeugt von enormer Belesenheit, scharfsinniger Kombinationsgabe und dialektischer Meisterschaft, aber er ist weit weniger das Werk eines Arztes als die virtuose Kunstleistung eines Philosophen, der es sich zum Ziele setzte, die Medizin gänzlich in die Fesseln der Peripatetik zu schlagen. Diese Absicht ist schon im Titel und in den ersten Sätzen des Colliget ausgesprochen; ja Averroës beansprucht, wie er selbst sagt, nur Leser, welche in die Geheimnisse der Dialektik und Naturphilosophie eingeweiht sind, für andere sei das Werk überhaupt unverständlich. Avicenna noch überbietend[78], den Rationalismus auf die Spitze treibend, erscheint in seiner Darstellung die Medizin als mechanische Anwendung feststehender allgemeiner Prinzipien, und wenn auch notgedrungen in der therapeutischen Beeinflussung des einzelnen Falles in letzter Linie doch noch an die Erfahrung appelliert werden muß — die fremden und gelegentlich angeführten eigenen Beobachtungen dienen hauptsächlich als Mittel, um dem Gespinst abstrakter Ideen Halt und Farbe zu geben.

Neue Tatsachen bietet der Colliget kaum[79]; der praktische Inhalt stellt die üppige Lesefrucht des Verfassers dar, dessen Lebensstellung schon an und für sich zur Erwerbung eigener ärztlicher Erfahrung wenig geeignet war. Bei seiner fanatischen Hinneigung zum Aristotelismus unterlaufen ihm übrigens sogar in der Beurteilung von Fakten resp. angeblichen Tatsachen hie und da lächerliche Ungereimtheiten. In der Theorie stellt Averroës durch noch konsequentere Anwendung der aristotelischen Prinzipien (Eutelechien etc.) sogar Avicenna in den Schatten.

Averroës hat nur verrostete Theorien gestützt und die praktische Heilkunde gewiß nicht weiter gebracht, aber abgesehen von dem aufklärenden Einfluß seiner Philosophie, in seinem medizinischen System lag etwas unscheinbar verborgen, was einstens zu einem für die Umgestaltung der Medizin höchst bedeutungsvollen Faktor werden sollte. Als Aristoteliker nämlich, der den Lehren seines vergötterten Meisters auf allen Gebieten ausschließliche Geltung zu verschaffen suchte, trat er dort, wo zwischen dem Stagiriten und dem Pergamener keine Uebereinstimmung herrschte, stets zu Gunsten des ersteren ein und hierdurch rüttelte er zuweilen nicht unerheblich an den

Grundfesten des galenischen Lehrgebäudes[80]. Daran anknüpfend oder dem gegebenen Beispiele folgend, haben Spätere einen fruchtbaren Weg beschritten, den Weg, der scheinbar zurück zu Aristoteles und tatsächlich vorwärts zur Natur lief!

Nach Herkunft und Bildung ist auch der berühmte jüdische Religionsphilosoph und Arzt **Maimonides** („Rabbi Moyse") dem Kulturkreise des maurischen Spaniens zuzurechnen, wiewohl derselbe seine Wirksamkeit in Aegypten entfaltet hat.

Moses ben Maimon wurde 1135 in Cordoba geboren und empfing eine sehr sorgfältige Ausbildung, welche sich nicht bloß auf die Wissenschaft des Judentums, sondern auch auf Mathematik, Astronomie, Philosophie und Heilkunde erstreckte. Durch die Religionsverfolgungen der Almohaden aus Andalusien vertrieben, fand er mit seinem Vater zunächst in Fez (1159) für einige Jahre Zuflucht, sodann, nach einer Reise über Akko und Jerusalem (1165), in Fostat (Altkairo) eine dauernde Heimstätte[81]. In Aegypten erwarb er sich wegen seiner eminenten Gelehrsamkeit und wegen seiner viel in Anspruch genommenen ärztlichen Geschicklichkeit ein ganz besonderes Ansehen, was unter anderem in seiner Stellung als Leibarzt des Veziers al-Fahdil und der Söhne Saladins Ausdruck fand. Hochbegabt und mit unermüdlicher Arbeitskraft ausgestattet, hatte sich Maimonides eine ungewöhnliche Kenntnis der wissenschaftlichen Literatur aller Zweige, namentlich auch der griechischen (aristotelischen) Philosophie erworben, wovon seine reiche und vielseitige schriftstellerische Tätigkeit glänzende Beweise lieferte. Als Religionsphilosoph verfolgte er unablässig das Ziel, die Grundsätze des Glaubens mit der Vernunft in Einklang zu bringen, wie dies insbesondere in der berühmten (auch von christlichen Theologen geschätzten) Schrift „Führer der Verirrten" zu Tage tritt. Anfangs heftig angefeindet, erlangte später seine rationalistische, an Aristoteles stark anklingende Richtung die größte Bedeutung für die Entwicklung des Judentums. Maimonides starb im Jahre 1204.

In seinen medizinischen Werken, von denen im Abendlande besonders die Aphorismen, die Schrift über die Gifte und das diätetische Sendschreiben sehr geschätzt wurden, erweist sich Maimonides als ein höchst gelehrter und erfahrener, vom Mystizismus völlig freier, nüchtern beobachtender Arzt, welcher in der Therapie das diätetisch-exspektative Verfahren entschieden bevorzugt. Die Methode der Beschneidung hat er wesentlich verbessert. In der Theorie blieb er dem Galenismus zwar treu, doch führte ihn gerade seine durchdringende Kenntnis desselben dazu, gelegentlich an dem Pergamener Kritik zu üben.

Die Reihe der arabischen Aerzte von allgemeiner Bedeutung schließt im 13. Jahrhundert mit dem Hauptrepräsentanten der Arzneimittellehre — **Ibn al-Baitar**.

Ibn al-Baitar[82] stammte aus Malaga, widmete sich unter Leitung hervorragender Lehrer[83] besonders der Botanik und bereicherte seine einschlägigen Kenntnisse auf Reisen, die ihn von Nordafrika über Aegypten nach Syrien und Kleinasien führten. In Aegypten, wo er als Leibarzt am Hofe und später auch als „Vorgesetzter der Aerzte und Botaniker" tätig war, schrieb er eine große Heilmittellehre, welche nicht nur das Wissen der Vorgänger (des Dioskurides und Galenos, sowie zahlreicher arabischer Autoren), zusammenfaßt, sondern auch auf vielen eigenen Untersuchungen beruht und viele den Alten unbekannte Pflanzenbeschreibungen enthält. Er starb in Damaskus im Jahre 1248.

Das fernere Schicksal der arabischen Medizin, welche noch im 13. Jahrhundert manche anerkennenswerte Leistung in einzelnen Zweigen (Arzneimittellehre, Augenheilkunde) zeitigte und erst seit dem 14. Säkulum in totale Stagnation verfiel, entbehrt des universalhistorischen Interesses. Daran ändert auch der Umstand nichts, daß sie die große Vergangenheit noch Jahrhunderte hindurch überdauerte, ja selbst in unseren Tagen über weite Länderstrecken[84] verbreitet ist — gleich der indischen und chinesischen Medizin bloß vom einstigen Ruhme zehrend, erstarrt, versteinert, eine sieche Greisin.

Da das bisher bearbeitete handschriftliche Material im Verhältnis zum Umfang der Originalliteratur noch ein sehr dürftiges ist, und die Forschung — wie es mehrmals geschehen — manchen höchst überraschenden Fund ans Licht bringen kann, so sind wir derzeit außer stande, über die Leistungen der arabischen Medizin im einzelnen ein abschließendes Urteil abzugeben. Wir kennen nur ihre Hauptrichtung und strenggenommen auch diese bloß insoweit, als sich dieselbe in den Einwirkungen auf die abendländische Heilkunde — auf dem Wege der mittelalterlichen lateinischen Uebersetzungen — offenbarte. Immerhin wird damit das Fazit gezogen, welches der Gesamtentwicklung der Heilkunde tatsächlich zu gute gekommen ist.

Mit diesem Vorbehalt dürfen wir sagen, daß die Araber die Hinterlassenschaft der antiken Medizin durch die Verbindung des Galenismus mit orientalischen Elementen, durch den scharfsinnigen Ausbau der Theorie, durch eine auf manchen Gebieten ganz erhebliche Zufuhr des Erfahrungsmaterials eigenartig ausgestaltet, den Zeitverhältnissen und Volkssitten angepaßt haben, daß es ihnen aber an Selbständigkeit fehlte, an den überkommenen Leitprinzipien fruchtbringende Kritik zu üben und etwas grundsätzlich Neues von umwälzender Bedeutung zu schaffen. Im ganzen handelte es sich nur um eine äußerst regsame Kleinarbeit nach gegebenen Mustern, um ein teilweise recht intensives Fortschreiten in den längst bestehenden Bahnen, nicht um ein wahrhaftes Aufstreben zu einer höheren Entwicklungsstufe.

Als ursächliche Momente ließen sich im allgemeinen alle jene Umstände anführen, welche auch auf andere Gebiete der geistigen Kultur schädlich einwirkten, die übermäßige Verehrung der griechischen Ueberlieferung im Sinne des Buchstabenglaubens, die Vorherrschaft der dialektischen Methode, der konservative, autoritätsfrohe, nach dogmatischer Synthese drängende Geisteszug des Orientalen u. a. — speziell für die Medizin ist aber die Wurzel des Uebels in dem Mangel der anatomischen Untersuchung zu suchen. Damit war die wichtigste Quelle der Erkenntnis verstopft, die Hauptader rationeller Kritik unterbunden, schon von vornherein jeder Ausweg versperrt, der galenischen Physiologie und Pathologie jemals entrinnen zu können, und gerade, je intensiver der Kausaltrieb sich entfaltete, desto tiefer mußte er in den Irrgarten der Spekulation geraten, in das Gehege der Teleologie, des Dynamismus, der Elementarqualitätenlehre, der Humoralpathologie.

Die Anatomie der Araber folgt nahezu sklavisch den Lehrmeinungen des Aristoteles und Galen. Abgesehen von der Autorität der griechischen Meister, war hier die selbständige Nachprüfung fast gänzlich gehemmt, weil die Glaubenslehre die Vornahme von Leichenzergliederungen verpönte — vereinzelt unternommene Tiersektionen (z. B. von Rhazes) oder gelegentliche Untersuchungen von menschlichen Knochen (Avenzoar, Abd el Letif)[85], boten nur einen sehr schwachen Ersatz, vermochten höchstens einige der galenischen Doktrinen zu erschüttern oder zu berichtigen. Damit soll aber keineswegs gesagt werden, daß die arabischen Aerzte den Wert der Anatomie verkannten, im Gegenteil, alle hervorragenden Autoren machten mehr oder minder ausführliche anatomische Erörterungen, verknüpft mit teleologischen Spekulationen, zur Grundlage der Krankheitslehre. So sind z. B. in dem Handbuch der Medizin des Rhazes 26, in dem des Ali Abbas 37, in dem des Averroës 37, in dem Kanon des Avicenna 95 Kapitel der Anatomie gewidmet. Ueberdies gibt es in der arabischen Literatur zahlreiche Spezialschriften anatomischen Inhalts (z. B. über die Anatomie einzelner Organe)[86]. Sehr bemerkenswert ist es, daß manche Handschriften mit anatomischen Abbildungen (z. B. Kreuzung der Sehnerven) geschmückt sind[87].

Unter solchen Umständen verharrte auch die Physiologie in den alten ausgefahrenen Bahnen. Höchstens auf einzelnen Gebieten (z. B. in der Sinnesphysiologie) wurden Fortschritte gemacht, im großen ganzen herrschte die bis ad absurdum getriebene teleologische Spekulation vor. Die Methode des Experiments, welches in der Physik und Chemie schöne

Resultate zu Tage förderte, kam in der Physiologie nicht zur Anwendung. Daß die allgemeine Pathologie keine Fortschritte, über den Galenismus hinaus, machen konnte, bedarf keiner näheren Begründung, sie wurde wie ein Zweig der Philosophie spekulativ mit allen Finessen der Dialektik bearbeitet.

In Anlehnung an den Galenismus und nach dem Vorbilde der alexandrinisch-syrischen Schulen wurden aber nicht allein die theoretischen, sondern auch die praktischen Fächer unter die Vormundschaft der Spekulation gebracht, wobei man allen Scharfsinn darauf verwandte, die Vorgänger durch minutiöse Pedanterie und dialektisches Raffinement zu übertreffen. So wuchs die, hauptsächlich auf eine äußerst spitzfindige Pulslehre und komplizierte Harnschau gegründete, Semiotik zu einem ganzen Systeme aus, welches anscheinend eine exakte Diagnostik und Prognostik[88] verbürgte; ebenso erhielt die Therapie durch anatomisch-physiologische Fiktionen[89] und durch die, bis in feine Details ausgesponnene, Elementarqualitätenlehre[90] scheinbar die Gewähr, die Behandlung jedes Einzelfalles nach unverrückbaren Grundsätzen, mit fast mathematischer Sicherheit formulieren zu können. Bei dem großen Ansehen, in welchem die Astrologie bei den Arabern stand, kann es nicht wundernehmen, daß auch diese Pseudowissenschaft in die Medizin hineinspielte[91].

Die hie und da erwachende Skepsis war viel zu schwach, das übernommene und weitausgebaute medizinische Lehrsystem zu erschüttern oder gar etwas Besseres an seine Stelle zu setzen[92]; glücklicherweise wirkten aber mehrere Umstände zusammen, die es gestatteten, daß auch innerhalb der starren theoretischen Schranken doch auf einigen Gebieten die wahre Beobachtung und der, auf reale Erfahrung gerichtete, Sammelfleiß zur Geltung kommen konnten, daß auch jenen Forschern, welche in der Medizin etwas anderes als ein bloßes Anhängsel der formalen Philosophie, etwas anderes als einen Spielball geistreicher Begriffskonstruktionen erblickten, noch eine Wirkungsstätte übrig blieb. In dieser Hinsicht ist in erster Linie auf die großartige Institution der Spitäler zu verweisen, welche von den Arabern, neben ihrem humanen Zwecke, auch in ganz hervorragender Weise für die ärztliche Forschung und den Unterricht ausgenützt worden sind[93].

Das Spitalwesen (vgl. S. 145) bildet wahrhaft einen Glanzpunkt in der arabischen Kultur und zeugt von dem humanen Sinn der Fürsten und Großen des islamischen Reiches. Stiftungen und Vermächtnisse ermöglichten im Laufe der Zeit die Gründung und (oft luxuriöse) Einrichtung von Krankenhäusern in zahlreichen Städten, worüber namentlich Reisebeschreibungen und geschichtliche Werke mehr oder minder eingehende Kunde bringen. So hören wir von Krankenhäusern, welche in Bagdad, Damaskus, Antiochia, Jerusalem, Mekka, Medina, Mosul,

Hama, Harran, Aleppo, in Merw, Raj, Ispahan, Schiras, in Alexandria, Kairo, Fez, Algesiras, Cordoba und an anderen Orten bestanden. Als Vorbild diente den ältesten arabischen Spitälern das Krankenhaus in Dschondisabur (vgl. S. 141), worauf schon die aus dem Persischen entnommene Bezeichnung el Mâristân hindeutet.

In Bagdad existierte schon im 9. Jahrhundert ein Krankenhaus, woran sich nach und nach mehrere andere, mit größeren Mitteln ausgestattete Spitäler reihten, so z. B. das im Jahre 914 von dem menschenfreundlichen Vezier Ali ben Issa errichtete. Das größte war jenes, welches der Bujide Adhad Addaula 977 stiftete. Hier überwachten 24 Aerzte (darunter Spezialisten) die Kranken, welche je nach dem Leiden in besonderen Abteilungen (für innere, chirurgische und Augenleiden) untergebracht waren; für die Zubereitung der Speisen sorgte das Pflegepersonal, die Verwaltung leitete ein Oekonom, der unter einem hohen Beamten (z. B. ein Kadi) stand. Ueber merkwürdige Fälle wurden (wie auch sonst in den arabischen Spitälern) Krankengeschichten geführt. Dieses Krankenhaus existierte jedenfalls noch im 13. Jahrhundert.

In Damaskus gab es ebenfalls mehrere Spitäler, das größte von diesen (angeblich erst von Nurredin errichtet) besaß Spezialabteilungen und zeichnete sich durch eine so gute Verpflegung aus, daß mancher sich krank stellte, um nur dort bleiben zu dürfen; es diente auch als Lehranstalt und enthielt eine reichhaltige medizinische Bibliothek.

Am besten sind wir über die Spitäler Aegyptens unterrichtet. Das erste wurde schon 875 von Ibn Tulun mit reichen Mitteln gestiftet und erfreute sich einer vortrefflichen Einrichtung (Bäder, gute Verpflegung, eigene Irrenabteilung), weiterhin hören wir von Krankenhäusern in Misr (957 errichtet), in Fostat (eines existierte schon im 10. Jahrhundert, ein anderes entstand unter Saladin) u. a. Das größte und am besten eingerichtete war später, wie gleich hier bemerkt sein soll, das Mansurische Hospital zu Kairo, welches durch den Machtspruch des al-Mansur Gilâvûn 1283 mit einem ungeheuren Kostenaufwand zu stande kam und aus den zugewiesenen Landgütern die reichsten Einnahmen bezog; mit der Krankenanstalt wurde eine Moschee, eine Hochschule, eine Bibliothek und ein Waisenhaus verbunden. In der Beschreibung Makrizis (vgl. Wüstenfeld in Janus I, 1846) heißt es unter anderem: „Als der Bau vollendet war ... ließ al-Mansur einen Becher mit Wein aus dem Hospitale bringen, trank daraus und sprach: ‚Dieses habe ich gestiftet für meines Gleichen und Geringere, ich habe es bestimmt für den Herrscher und den Diener, den Soldaten und den Emir, den Großen und den Kleinen, den Freien und den Sklaven, Männer und Frauen.' Er bestimmte die Medikamente, die Aerzte und alles übrige, was jemand darin in irgend einer Krankheit nötig haben konnte; stellte männliche und weibliche Bettmacher an zur Bedienung der Kranken und bestimmte ihre Gehalte, er richtete die Betten für die Kranken ein und versah sie mit allen

Arten von Decken, die in irgend einer Krankheit nötig waren. Jede Klasse von Kranken bekam einen besonderen Raum: Die vier Säle des Hospitals bestimmte er für die an Fiebern und dergleichen Leidenden, einen Hof sonderte er für die Augenkranken, einen für die Verwundeten, einen für die, welche an Durchfall litten und einen für die Frauen ab; ein Zimmer für die Rekonvaleszenten teilte er in zwei Teile, den einen für Männer und den anderen für Frauen. In alle diese Stellen ist das Wasser geleitet. Ein besonderes Zimmer war für das Kochen der Speisen, Medikamente und Sirupe, ein anderes für das Mischen der Konfekte, Balsame, Augensalben u. dgl.; an verschiedenen Orten wurden die Vorräte aufbewahrt, in einem Zimmer waren die Sirupe und Medikamente, allein in einem Zimmer hatte der Oberarzt seinen Sitz, um medizinische Vorlesungen zu halten. Die Zahl der Kranken war nicht begrenzt, sondern jeder Bedürftige und Arme, welcher dahin kam, fand darin Aufnahme; ebensowenig war die Zeit des Aufenthalts eines Kranken darin bestimmt, und es wurde daraus sogar denjenigen, welche zu Hause krank lagen, alles, was sie nötig hatten, verabreicht." In der Folgezeit erfuhr dieses Hospital noch manche bauliche Verbesserung und Erweiterung. Die Verpflegung war eine vortreffliche, mit den Mitteln für die Kuren wurde nicht gespart, und beim Verlassen der Anstalt erhielt jeder Pflegling eine Unterstützung, damit er nicht sofort schwere Arbeit zu verrichten brauchte. — Das im Jahr 1420 eröffnete Muajjidische Spital in Kairo diente nur kurze Zeit als Heilanstalt.

Es gab bei den Arabern in Bagdad, Damaskus, Kairo eigene Augenkliniken und Irrenanstalten. Bezüglich letzterer sei rühmend hervorgehoben, daß die Geisteskranken in den Ländern des Islam sorgfältige, liebevolle Pflege fanden und nicht, wie solange in der abendländischen Welt, nach Art der Verbrecher behandelt wurden.

In den gut eingerichteten und unter rein ärztlicher Leitung stehenden Spitälern ergab sich am ehesten die Gelegenheit, die nosologischen und therapeutischen Kenntnisse zu mehren. Daß man diese Gelegenheit nicht ungenützt ließ, beweist der wiederholte Hinweis auf die Register, welche in den Krankenanstalten über interessante Beobachtungen geführt wurden. Wenn auch die neuen klinischen Ergebnisse zur Zahl der ärztlichen Schriftsteller und Spitäler in einem Mißverhältnis zu stehen scheinen, so dürften doch die Fortschritte, welche die Araber in einigen Zweigen der speziellen Pathologie und Therapie über die griechische Ueberlieferung hinaus unleugbar gemacht haben, zu nicht geringem Teile den Erfahrungen in den Krankenhäusern zu danken sein. Am meisten gewann die Symptomatologie der Haut-, Nerven- und männlichen Geschlechtsleiden, die Epidemiologie und namentlich die Augenheilkunde. Uebel stand es dagegen um die Chirurgie, welche einerseits infolge der mangelhaften anatomischen Grundlagen, anderseits durch ethische Bedenken des höheren

Aerztestandes und durch das Volksempfinden am Aufschwung gehemmt war; die aus zwiefacher Ursache entspringende Scheu vor blutigen Eingriffen erzeugte eine verhängnisvolle Bevorzugung des Glüheisens oder medikamentöser Aetzmittel gegenüber dem Messer. Noch trauriger war es um die Geburtshilfe bestellt.

Bezüglich der Leistungen im einzelnen vgl. die unten in der literarhistorischen Uebersicht bei den Hauptautoren gemachten Angaben, über die Chirurgie, Zahn- und Ohrenheilkunde besonders Abulkasim.

Die intensive Pflege der Augenheilkunde[94] äußert sich in einer erstaunlich umfangreichen Literatur. Abgesehen von den sehr eingehenden Darstellungen in den Werken allgemein ärztlichen Inhalts[95] wurden (etwa 30) eigene Lehr- oder Handbücher der Augenheilkunde und zahlreiche Sonderschriften verfaßt. Die wertvollsten Lehrbücher — es haben sich 13 erhalten — rühren von Ali ben Isa, 'Ammar ben Ali al-Mausili (beide aus dem 11. Jahrhundert), Chalifa und Salah ad-din (beide aus dem 13. Jahrhundert) her; vgl. „Die arabischen Augenärzte", nach den Quellen bearbeitet von J. Hirschberg, J. Lippert und E. Mittwoch, Leipzig 1904 u. 1905, 2 Bände. Wiewohl im wesentlichen auf griechischen Vorlagen und manchen indischen Zusätzen beruhend, zeichnen sich die arabischen Schriften über Augenheilkunde doch durch größere Vollständigkeit und weit bessere Anordnung des Stoffes, namentlich durch eine bedeutend genauere Schilderungsweise der Operationsmethoden aus. Die arabische Operationsmethode geht in vielen namentlich praktischen Einzelheiten weit über die griechischen Ueberlieferungen hinaus. Die Bereicherungen betreffen die Kenntnis von vorher nicht beschriebenen Affektionen[96], die Untersuchungsweise und namentlich die Therapie. Besonders wäre hervorzuheben: Die Beschreibung und Behandlung des Pannus (Abtragung eines breiten Streifens der Augapfelbindehaut rings um die Hornhaut), die Therapie des Trachoms (Abschaben), die Vervollständigung der Theorie über die Leiden der tieferen Teile des Auges (Affektionen des Glaskörpers, der Netzhaut, der Aderhaut, des Sehnerven), die Beschreibung der tierischen Schmarotzer des Auges (Lidläuse [Therapie: Quecksilbersalbe], Fadenwurm, Fliegenlarvenkrankheit), der Augenkrankheiten der Kinder; die Verwertung der Pupillenreaktion auf Lichteinfall für die Prognostik des Stars, die Vermehrung des augenärztlichen Heilschatzes[97] (z. B. Kampfer, Moschus, Ambra, Muskatnuß), und Verbesserung der Verschreibungsweise, die minutiöse Sorgfalt, welche der Vorbereitung und Ausführung der Staroperation[98] (Depressionsmethode), sowie der Nachbehandlung zugewendet wurde, endlich die (allerdings später wieder vergessene) Radikaloperation des Stars durch Aussaugen (Hornhautschnitt oder -stich und Einführung einer gläsernen Röhre; Lederhautstich, Einführung einer metallischen Hohlnadel)[99] bei weichem oder halbweichem Star.

Möglicherweise wurde hie und da auch wundärztliche Betäubung (Mandragora) vorgenommen. Das augenärztliche Instrumentarium war ein reiches, wie aus den 36 (in der Handschrift erhaltenen) Abbildungen der Augenheilkunde des Chalifa hervorgeht (vgl. hierzu S. 198 ff. der vorzüglichen „Geschichte der Augenheilkunde bei den Arabern" von J. Hirschberg, Leipzig 1905, in Graefe-Saemisch Handbuch der gesamten Augenheilkunde).

Die Chirurgie fand bei den Arabern keineswegs die gebührende Pflege, da sich die Mehrzahl der höher gebildeten Aerzte von ihr fernhielt und im Volke aus fatalistischen Gründen eine tiefe Abneigung gegen blutige Eingriffe wurzelte; die Ausführung mancher Operationen scheiterte übrigens schon an der übertriebenen Schamhaftigkeit der Orientalen (vgl. S. 186). Abulkasim, der bedeutendste chirurgische Autor, beklagt in der Einleitung zu seinem Spezialwerke die mangelhaften anatomischen Kenntnisse seiner Zeitgenossen und illustriert den Tiefstand der Chirurgie durch die Mitteilung einer Reihe schwerster Kunstfehler, die von unwissenden Wundärzten begangen wurden. Von selbständigen Beobachtungen in der chirurgischen Pathologie oder Neuerungen in der Technik zeigen sich nur ganz wenig Spuren; das meiste, was die Literatur bietet, ist den Griechen, namentlich Paulos von Aigina, entlehnt. Die operative Tätigkeit beschränkte sich auf eine geringe Zahl von Operationen und namentlich solche, bei denen der Blutverlust gering und die Blutstillung leicht war. Die Pyrotechnik spielte die Hauptrolle.

Die Geburtshilfe fiel gänzlich den Hebammen zu, diese vollzogen auch in pathologischen Fällen die operativen Eingriffe; die Aerzte standen zu dem Fache fast nur in einem theoretischen Verhältnisse. Bemerkenswerterweise bezogen aber nicht nur die Werke allgemein ärztlichen Inhalts (Rhazes, Ali Abbas, Abulkasim, Avicenna) den Gegenstand in ihre Darstellung ein, sondern es erschienen auch Spezialschriften über Geburtshilfe (so verfaßte z. B. Arib ben Said aus Cordoba im 10. Jahrhundert eine solche). Die Kenntnisse der Araber in der Geburtshilfe stützten sich zum größten Teile auf Paulos Aiginetes und ließen manches Wichtige unberücksichtigt, was ältere griechische Autoren enthielten. Der Dammschutz ist vergessen, die Wendung auf die Füße ist unbekannt. Die Lehre von der Dystokie steht unverrückt auf dem alten Standpunkt, nur daß auch der schmalen Hüften, aber ohne Bezugnahme auf die Räumlichkeit des Beckens, gedacht wird. Als normal gilt nur die Kopflage; alle geburtshilflichen Maßnahmen wurden von dem Bestreben geleitet, alle anderen Lagen — selbst die vollkommene Fußlage — in Kopflagen zu verwandeln; die hierzu nötigen Eingriffe sind nur mangelhaft beschrieben. Neu ist die Anwendung von Schlingen zur Extraktion des toten Kindes. Zerstückelungsoperationen wurden sehr häufig (auch bei lebendem Kinde) vorgenommen. Unter den geburtshilflichen

Instrumenten — wovon Abbildungen bei Abulkasim erhalten sind — finden sich neben Dilatatorien (auch mit Schraubenwirkung), Haken etc. auch Zangen mit gekreuzten Armen (darunter solche mit Kopfkrümmung). Daß die Araber Zangen zur Extraktion des lebenden Kindes gebrauchten, läßt sich nicht bestimmt erweisen.

Wahrhaft selbständig zeigte sich die arabische Medizin auf dem Gebiete der Diätetik und Arzneimittellehre; hier erntete die Schaffenskraft reiche Erfolge und brachte Leistungen hervor, welche die Nachwelt anerkennen muß.

Der Diätetik kam, abgesehen von griechisch-indischen Vorbildern, namentlich der Umstand zu statten, daß der Koran die hygienische Regelung des Lebens jedem Gläubigen zur religiösen Pflicht machte und somit in den weitesten Volksschichten die stabile Gewohnheit erzeugte, jederzeit auf diätetische Maßnahmen sorgfältig Bedacht zu nehmen; was schon für die Tage der Gesundheit, für die Prophylaxe Geltung hatte, wurde natürlich mit noch größerer Rigorosität auf die Behandlungsweise der Krankheiten übertragen und bis in minutiöse Details für therapeutische Zwecke präzisiert. Die diätetische Therapie ist in den medizinischen Lehrbüchern an die Spitze gestellt und bildete auch einen beliebten Vorwurf für Spezialabhandlungen.

Der Arzneischatz nahm beträchtlich zu; zur Vermehrung trug hauptsächlich der rege Handelsverkehr bei, welcher Drogen aus Vorder- und Hinterindien und China nach dem Westen brachte, nebstdem kam aber noch, wenn auch in untergeordneter Weise, die emporstrebende Chemie durch ihre Präparate in Betracht. Die Araber haben nicht wenig neue Arzneimittel — besonders Aromatika und Lenitiva — und zuerst eigentliche chemische Präparate eingeführt. Sie suchten die Drastika der Griechen durch milde, eröffnende Mittel (z. B. Cassia, Senna, Tamarinden) zu ersetzen oder stark wirkende Substanzen (z. B. Scammonium) durch indifferente Zusätze (Veilchenwurz, Zitronensaft etc.) abzuschwächen. Die Arzneimittellehre fand intensivste Pflege, und schon seit dem 8. Jahrhundert entwickelte sich eine umfangreiche Fachliteratur über medizinische Botanik, welche an die Alten, insbesondere Dioskurides, anknüpfte, aber auf dem Wege emsigster Eigenforschung über die Ueberlieferung hinausschritt. Im Anschluß an die Arzneimittellehre und unter dem Einfluß gewisser kultureller Verhältnisse wurde auch die Toxikologie eifrig und erfolgreich bearbeitet.

Der Umfang des Arzneischatzes und die Erfindung neuer Arzneiformen (z. B. Sirup, Julep, Roob, Sief u. a.), die Vorliebe für künstlich zubereitete, kompliziert zusammengesetzte Medikamente und die höhere Entwicklung der pharmazeutischen Technik (systematische Anwendung des Destillationsverfahrens etc.) machten eine Arbeitsteilung nötig, welche in der Existenz eines eigenen Apothekerstandes, in der Gründung von öffentlichen Apotheken zum Ausdruck kam! Es ist sehr wahrscheinlich, daß die

Apotheken unter staatliche Beaufsichtigung gestellt wurden und daß nach den, von der Obrigkeit autorisierten, Antidotarien (Grabadinen = Dispensatorien) gearbeitet werden mußte.

Das Apothekergewerbe ging aus dem Stande der Spezereiwarenhändler hervor, worauf die ursprüngliche Bezeichnung Szandalani (Verkäufer von Sandelholz) hindeutet. Die Apotheker erfreuten sich bei den Arabern nicht geringen Ansehens — im Gegensatz zu den Pharmakopolen etc. der Griechen und Römer — und verdankten dies dem Aufschwung der pharmazeutischen Technik, die sie über das Niveau des bloßen Arzneihandels erhob. Auch große Aerzte hielten hie und da Apotheken. Die erste öffentliche Apotheke in Bagdad wurde zur Zeit des al-Mansur gegründet. Es scheint, daß Visitationen üblich waren, auch gab es Feldapotheken für die erkrankten Soldaten. Die Krankenanstalten waren mit Apotheken verbunden.

Die berühmtesten Dispensatorien rührten von Sabur ben Sahl (vgl. S. 165), al-Antari und Ibn at-Talmid her.

Ob die Medizin der Araber in ihren Fortschritten anderen Wissenszweigen gleichkam oder nachstand, darüber wird das Endurteil beim Rückblick auf das Ganze schwanken — einhellige Anerkennung verdient aber jedenfalls vom didaktischen Standpunkt die Art, wie das überkommene und neu erworbene Wissensmaterial in einen allgemein zugänglichen, leicht übersehbaren Lehrstoff verwandelt wurde. Die Araber waren es, welche Licht und Ordnung in die oft unklar gefaßte, nur in Bruchstücken vorliegende Ueberlieferung der Antike brachten, sie haben an Stelle der mechanischen Auszüge, der geistlosen Kompilationen, der verwirrenden Sammelschriften der Byzantiner wirkliche umfassende Handbücher mit einheitlichem, alle Spezialfächer organisch verbindendem Grundzug geschaffen, sie haben den Lehrzweck in mannigfachen Formen (Kompendien, Tabellenwerke, Lehrgedichte etc.) zu erreichen verstanden und der lebendigen Muttersprache — nicht einem längst erstorbenen Idiom — eine mustergültige wissenschaftliche Terminologie abgerungen.

Entsprechend der Höhe des Unterrichtswesens (vgl. S. 155) im allgemeinen — im Orient war das Autodidaktentum stets verpönt — erfreute sich auch der medizinische Unterricht sorgfältiger Pflege. Während an den Hochschulen der Schwerpunkt auf die Theorie gelegt wurde, sorgten die als Lehranstalten dienenden Krankenhäuser (mit ihren Spezialabteilungen und Ambulatorien) vorzugsweise für die praktische Unterweisung. Von großer Bedeutung war es, daß sich bei den Arabern ein Prüfungswesen entwickelte, welches die Ausübung der ärztlichen Praxis von dem erbrachten Befähigungsnachweise abhängig zu machen strebte — eine Institution, die gewiß eine Verbesserung der ärztlichen Standesverhältnisse hätte herbeiführen können. Leider scheint es aber an einer strengen Durchführung, wenigstens auf die Dauer und an verschiedenen Orten, gefehlt zu haben.

Neben der fortdauernd üblichen privaten Unterweisung einzelner Jünger durch ältere erfahrene Aerzte, besaßen jene medizinischen Lehranstalten, welche mit Hospitälern verbunden waren, die höchste Bedeutung für die ärztliche Ausbildung; die Medresen, deren Entstehung überhaupt erst der späteren Zeit angehört, berücksichtigten in ihrem Studienplan nicht immer auch die Heilkunde und, wenn dies geschah, vorzugsweise nur die Literatur und die theoretischen Zweige derselben. Dem ärztlichen Unterricht diente die Lektüre und Interpretation der Uebersetzungen ausgewählter griechischer und byzantinischer Autoren zur Grundlage, daran schlossen sich Disputationen, welche eine große Rolle spielten; die praktische Fertigkeit in der Diagnostik, Prognostik (besonders Pulsuntersuchung und Harnschau), in der Arzneimittelbereitung und Therapie konnte in den Krankenanstalten unter Leitung der, auch als Lehrer tätigen, Spitalsärzte gewonnen werden. Nach dem Beispiel der nestorianischen und jüdischen Schulen kam allmählich der Gebrauch auf, daß sich die Studierenden Zeugnisse über den Besuch der Vorlesungen ausstellen und die Erlaubnis zur eigenen Lehrtätigkeit schriftlich erteilen ließen (i-gaze). Die medizinischen Schulen der Araber waren auch den Christen und Juden zugänglich, ebenso bildete für die Lehrtätigkeit, selbst unter den weniger toleranten Verhältnissen der späteren Zeit, der Glaubensunterschied kein unübersteigliches Hindernis.

Von einem Befähigungsnachweise für die ärztliche Praxis in Form einer von der Obrigkeit angeordneten Prüfung hören wir einige Male, ob aber diese Institution, welche dem Unfug der Scharlatanerie steuern sollte, eine ständige oder bloß vorübergehende war, läßt sich nicht entscheiden; die überlieferten Berichte zeigen jedenfalls, daß man es unter Umständen mit der Sache nicht sehr genau nahm. Als Examinatoren fungierten die „Vorsteher" der Aerzte = Protomedici, denen überhaupt die Beaufsichtigung des ärztlichen Standes zufiel. Ohne daß die Berufsfreiheit für die Dauer gänzlich aufgehoben wurde, regulierten sich die Verhältnisse wahrscheinlich von selbst in der Weise, daß allmählich nur jene Aerzte Ansehen und Klientel erlangten, welche auf ihren Studiengang unter Leitung anerkannter Lehrer hinweisen konnten.

Am Hofe wie im Volke galt der Arzt als Hauptrepräsentant der Gelehrsamkeit, weil der Nutzen seines Wissens von vornherein jedermann einleuchtete. Im allgemeinen nahmen deshalb die Aerzte im sozialen Leben eine hohe Position ein. Ganz besonders gilt dies natürlich von den einflußreichen Leibärzten, welche nicht nur verschwenderisch besoldet, sondern außerdem noch mit Geschenken und Auszeichnungen (nicht wenige waren Veziere) überhäuft wurden, freilich oft auch den Wechsel despotischer Laune hart zu spüren bekamen. Gelungene Kuren wurden von den Reichen freigebig honoriert, und es scheint, daß die Bezahlung auf freiwilliger Vereinbarung vor oder nach der Behandlung beruhte.

Daß übrigens nicht selten die Aerzte auch über Undank zu klagen hatten, und daß das glänzende Los einzelner Auserwählter keinen Maßstab für die materielle Lage der großen Masse der Praktiker abgibt, beweisen z. B. die Aeußerungen des Rhazes und des Isaac Judaeus (vgl. S. 174 u. 177). Bei der sehr beträchtlichen Zahl der Aerzte in den großen Städten war der Konkurrenzkampf ein schwerer, umsomehr als rohe Empiriker und Scharlatane in den mannigfachsten Spielarten, trotz aller Bekämpfung, ihr Unwesen trieben; unter diesen Umständen ist es nur zu begreiflich, wenn die kollegialen Verhältnisse und die ärztliche Ethik manches zu wünschen übrig ließen.

Es ist sehr wahrscheinlich, daß die Aerzte in Kollegien oder Gilden vereinigt waren, das Spezialistentum gedieh üppig, ohne daß es aber, wie in der Augenheilkunde, stets durch wirklich wissenschaftlich gebildete Praktiker vertreten war; befördernd wirkte hier der Umstand, daß sich die gelehrten Aerzte von den chirurgischen Fächern zumeist fernhielten und dieselben den Empirikern überließen.

Bemerkenswert ist es, daß einzelne Familien (wie die Bachtischuah, Kurra, Hunain, Zohr) durch mehrere Generationen angesehene Aerzte lieferten, was einerseits die Ausbildung sehr beförderte, anderseits aber die Erstarrung der Tradition begünstigte.

Das auf Tradition pochende Selbstgefühl der arabischen Aerzte und die Begeisterung für die ärztliche Wissenschaft fand den erhebendsten Ausdruck in der Pflege der Geschichte der Medizin, deren Höhepunkt ein Arzt des 13. Jahrhunderts, **Ibn Abu Useibia**, bezeichnet. Seine „Quellen der Belehrung über die verschiedenen Klassen der Aerzte", von den Anfängen der Heilkunde bis zum Zeitalter des Verfassers reichend, bilden die wichtigste Grundlage für die neueren Darstellungen der arabischen Medizin.

Die medizinische Geschichtsforschung der Araber besitzt einen vorwiegend chronistischen, bio- und bibliographischen Charakter, sie umfaßte auch Autobiographien (z. B. des Rhazes, Avicenna), Darstellungen einzelner Epochen (z. B. Dscholdschol über das Leben einiger Aerzte und Philosophen zur Zeit des Mowajjidbillah), die Geschichte einzelner Spitäler u. a. Die medizinische Biographik, Bibliographie resp. Geschichte wurde auch in solchen Werken oft sehr eingehend berücksichtigt, welche die wissenschaftliche Literatur im allgemeinen (namentlich die philosophische) oder die kulturelle und politische Universalgeschichte behandeln. In dieser Hinsicht kommen besonders in Betracht der Kitab-al-Fihrist des Muhammed ben Ischak an-Nadim (10. Jahrhundert) und das Gelehrtenlexikon des Dschamal ad-Din ibn al-Kifti (13. Jahrhundert), die

Geschichte Aegyptens des Abd el-Letif und des Makrizi, die Geschichte der Dynastien des Abul Faradsch Dschordschis (Bar Hebraeus, 13. Jahrhundert).

Der literarhistorische Sinn der arabischen Aerzte wurde durch ihre Bibliomanie angefacht und unterhalten. Beispielsweise wird berichtet, daß al-Dschezzar bei seinem Tode eine Bibliothek hinterließ, welche 25 Zentner wog.

An die arabische Medizin ist nicht derselbe Maßstab zu legen, wie an die griechische, denn ihr Leben nährte sich meist nur vom Lichte, das die Sonne untergegangener Geschlechter im Scheiden warf. Die fruchtbaren Keime zu einer Neugestaltung, welche in ihr lagen, vermochte sie selbst nicht zur Entfaltung zu bringen. Sie war der Hauptsache nach ein Bau, der die Trümmer der Vorzeit in architektonischer Schönheit zusammenschloß. Aber dieser Bau gewährte noch Jahrhunderte lang der ärztlichen Wissenschaft ein schützendes Heim.

In den arabischen Aerzten ward der Orient noch einmal der Lehrer des Westens. Dankbar für das, was sie den Nestorianern schuldeten, eröffneten die Muslimen den Christen des Abendlandes willig die Pforten der wissenschaftlichen Heilkunde und erschlossen ihnen die Schätze antiker Geistesarbeit, freilich oft in bizarrer Umhüllung. Und darin lag eine hohe Mission!

Neuen Rassen fiel es zu, das Ueberlieferte von den Schlacken zu befreien, in reiner ursprünglicher Form wieder darzustellen und durch selbsttätiges Schaffen zu ungeahnter Höhe fortzuführen. Als bloß vorbereitende Uebergangserscheinung konnte die arabische Medizin dem Ansturm der Zeiten nicht widerstehen, das Gerüst mußte fallen, entsprechend dem ehernen Gesetze des Fortschritts — an der Geschichte aber ist es, auch den vermittelnden Bindegliedern der Geistesentwicklung ein ehrendes Gedenken zu bewahren.

Die Geschichte des arabischen Einflusses auf die abendländische Heilkunde und der allmählich erstarkenden Reaktion gegen den Arabismus macht den Hauptinhalt der Geschichte der Medizin im späteren Mittelalter und im Beginne der Neuzeit aus.

[1] Seine Vorschriften fußen zum großen Teile auf den mosaischen, unterscheiden sich aber dadurch, daß manches vereinfacht oder den örtlichen Verhältnissen angepaßt ist, wodurch oft vernünftige Erleichterungen, manchmal aber auch hygienische Rückschritte erzielt wurden. Eine große Tat war das, sonst in keinem Religionssystem mit solcher Strenge ausgesprochene Verbot, berauschende Getränke zu genießen. — Merkwürdigerweise ist eine der wichtigsten Zeremonien

des Islam, die Beschneidung, im Koran (im buchstäblichen Sinne) gar nicht erwähnt.

[2] In der Krankheitsätiologie des Koran spielen jedenfalls neben rationellen Momenten auch Satan und Dämonen eine wichtige Rolle.

[3] Widerraten ist das Schröpfen in der Nackengegend, weil es den Verlust des Gedächtnisses, das im hinteren Teile des Gehirns seinen Sitz habe, nach sich ziehe.

[4] Als ein Kranker dem Propheten gegenüber den Wunsch äußerte, Schweinefleisch zu essen, gestattete es dieser und sagte: „Wenn ein Kranker irgend etwas begehrt, muß man es ihm verschaffen."

[5] Der Umstand, daß Muhammed selbst einen Ungläubigen zum Arzte genommen und denselben empfohlen hatte (vgl. S. 143), erleichterte der wissenschaftlichen Medizin außerordentlich das frühzeitige Eindringen in die Länder des Islam.

[6] In der Glanzzeit soll Bagdad 2 Millionen Einwohner gehabt haben. Die Stadt war mit prächtigen, im Innern luxuriös eingerichteten, Palästen geschmückt; in der Umgebung gab es Villen, Tiergärten etc.

[7] So wie Bagdad in politischer Hinsicht Damaskus in den Hintergrund drängte, so überstrahlte es bald auch in Bezug auf das wissenschaftliche Leben die bisherigen Pflegestätten Basra und Kufa.

[8] Die Uebersetzungen wurden oftmals erneuert; in dem Maße, als man auf das Original zurückging, und die arabische Sprache durch wissenschaftliche Technizismen bereichert wurde, schwand die anfängliche Fehlerhaftigkeit.

[9] Die wichtigsten der übersetzten philosophischen Autoren waren: Aristoteles, Platon, Theophrastos, Nikolaos von Damaskos, Alexandros von Aphrodisias, Plotinos, Porphyrios, Themistios, Jamblichos, Proklos. Die Mathematiker und Physiker sind besonders repräsentiert durch Euklid, Archimedes, Apollonios von Pergae, Diophantos, Pappos, die Astronomen durch Hipparchos und Ptolemaios.

[10] Beispielsweise befand sich von den anatomischen Schriften Galens weit mehr im Besitze der Araber, als auf uns gekommen ist. Die kolossale Lücke im Original der ἀνατομικαὶ ἐγχειρήσεις Bücher IX-XV wird nur durch die arabische Uebersetzung ausgefüllt. Seit kurzem liegt uns dieselbe in deutscher Uebertragung vor: Sieben Bücher Anatomie des Galen, zum ersten Male veröffentlicht nach den Handschriften einer arabischen Uebersetzung des 9. Jahrh. n. Chr., ins Deutsche übertragen und kommentiert von Dr. med. Max Simon, 2 Bde., Leipzig

1906. Es bedarf keines besonderen Hinweises, wie sehr diese verdienstvolle Publikation unsere bisherigen Kenntnisse über die galenische Anatomie erweitert.

[11] Der hervorragende Bildungssinn dieses Kalifen, dem im Gegensatze zu seinen Vorgängern al-Mansur und Harun neronische Anlagen fremd waren, steht vielleicht damit im Zusammenhang, daß er als Sohn einer Perserin geboren wurde.

[12] Als Uebersetzer wird z. B. der indische Arzt Manka genannt, der den Kalifen Harun ar-Raschid erfolgreich behandelte.

[13] Der glänzendste Repräsentant der Polyhistorie war im 9. Jahrhundert der „arabische Philosoph" al-Kindi.

[14] Unter dem Kalifen al-Mamun wurde das rationalistische (auch die Atomenlehre vertretende) System der Mutaziliten sogar staatlich anerkannt.

[15] Der im Abendlande unter diesem Namen bekannte Großmeister der Alchemie hieß Dschabir ben Hajjan es-Sufi und lebte um die Mitte des 8. Jahrhunderts in Kufa; er stammte vielleicht aus dem Kreise der Sabier (Harran) und war Schüler des sechsten Imam der Aliden Dschafer es-Sadik, welcher sich wegen seiner Kenntnisse in der Astrologie, Alchemie etc. großen Ruf erworben hatte.

[16] Es sei hier nur erwähnt, daß unter al-Mamun die Messung eines Breitengrades zur Bestimmung des Erdumfangs ausgeführt worden ist.

[17] Bücherliebhaberei gehörte zu den noblen Passionen, es gab eigene Büchermärkte, und nicht wenige, welche Neigung und den nötigen Fonds besaßen, legten sich Privatbibliotheken an, die zuweilen hinter den öffentlichen nicht gar weit zurückgeblieben sein sollen.

[18] Gute Straßen, Brücken, Karawanen, Herbergen, Brunnen etc., begünstigten das Verkehrsleben im ganzen Reiche; die Aufhebung der Binnenzölle gewährleistete Freizügigkeit. Für die Schiffahrt wurde durch Hafenanlagen gesorgt. Der Reisedrang, durch die gewaltige Ausdehnung der arabischen Herrschaft angeregt, war sehr verbreitet, er entsprang nicht bloß religiösen Momenten (Pilgerzüge) oder Handelsinteressen, sondern auch reiner Wißbegierde. Soll doch schon ein Ausspruch Muhammeds gelautet haben: „Wer sein Haus verläßt, um der Wissenschaft nachzuforschen, der wandelt auf dem Pfade Gottes bis zu seiner Heimkunft." Das Bewußtsein, überall im weiten Reiche auf Kenntnis der arabischen Sprache, auf Gesinnungsgenossen, auf gastfreundliche Aufnahme rechnen zu können, ließ auch die weitesten Entfernungen

überwinden, wenn es galt, neue Kenntnisse zu erwerben, berühmte Lehrer zu hören. „Durchwanderer aller Zonen" war ein Ehrentitel. Ganz besonders kam dieser wissenschaftliche Reisetrieb der Erdkunde zu gute — einem Gebiete, auf welchem die Araber wahrhaft Großes geleistet haben. Der vollendetste Typus eines solchen Forschungsreisenden, der durch Beobachten und Nachfragen, nicht durch Traditionsglauben und reine Vernunftschlüsse das Leben seiner Zeit kennen lernen wollte, war der Geograph Makdisi (10. Jahrhundert), welcher nur Selbstgeschautes beschrieb und sein Wanderleben folgendermaßen schildert: Ich habe allgemeine Bildung und Pflichtenlehre unterrichtet, bin als Prediger aufgetreten und habe von dem Minarette der Moscheen den Gebetsruf erschallen lassen. Gelehrten Sitzungen und frommen Uebungen habe ich beigewohnt. Ich habe Suppe mit den Sufis, Brei mit den Mönchen und Schiffskost mit den Matrosen gegessen. Ich ging mit den Einsiedlern des Libanon um und dann wieder lebte ich am fürstlichen Hofe. Kriege habe ich mitgemacht, auch saß ich gefangen und wurde als Spion in den Kerker geworfen. Mächtige Fürsten und Minister gaben mir Gehör, dann schloß ich mich wieder einer Räuberbande an und saß als Kleinhändler auf dem Markte.

[19] Ein Fürst beneidete den anderen um besonders hervorragende Gelehrte; manche von diesen zogen bald flüchtig, bald unter sicherem Geleit von Hof zu Hof.

[20] Wie ein Symbol nimmt es sich aus, daß er auf spanischem Boden die erste Palme pflanzte — ein Ereignis, das in einer, von ergreifender Sehnsucht nach Bagdad erfüllten, Elegie verherrlicht wurde.

[21] Unter den Geschenken, welche diese Gesandtschaft überbrachte, befand sich auch ein Exemplar des Dioskurides. Auf Wunsch des Kalifen kam der gelehrte Mönch Nikolaos nach Cordoba und besorgte eine Uebersetzung dieses Autors.

[22] Beispielsweise leistete Abu Jusuf Chisdai ibn Schaprut, welcher unter Abdarrahman III. und seinem Nachfolger als Finanzminister fungierte, sehr wichtige Dienste bei der unter Leitung des Mönches Nikolaos angefertigten Dioskuridesübersetzung.

[23] Im Auftrage Hakims stellte Ibn Junis berühmt gewordene Sterntafeln her.

[24] Das Arabertum, dessen Wehrkraft gesunken war, wurde im Staatsleben im Westen von den Berbern, im Osten von Söldnern (Seldschuken, Mameluken) zurückgedrängt. Steuerdruck, unaufhörliche Kriege, Seuchen etc. vernichteten den Wohlstand.

[25] Die Angriffe von seiten der abendländischen Welt (Kreuzzüge) erregten begreiflicherweise allmählich religiöse Intoleranz und nährten die Orthodoxie.

[26] Als längst die Blüte vorbei war, besaß Bagdad noch 36 Bibliotheken, in Merw bestanden um 1200 zehn, von denen eine 12000 Bände zählte.

[27] In Persien bestanden Wissenschaft und Literatur sogar während der Mongolenherrschaft fort. Sogar der blutige Hulagu gründete eine großartige Sternwarte in Meraga.

[28] Der Sprachschatz der europäischen Völker und der europäischen Wissenschaft enthält eine Fülle von Worten, welche auf die arabische Kultur und ihre weitreichenden, nachhaltigen Einflüsse hindeuten. Hierher gehören nicht nur zahlreiche Bezeichnungen der Astronomie, Mathematik, Chemie, Pharmazie, des Seewesens, des Handelsrechts u. s. w., sondern auch viele Namen von Genußmitteln, Stoffen, Kleidungsstücken, Gebrauchsgegenständen des täglichen Lebens etc.

[29] Unter den Künsten blühte — da die Bildhauerei und Malerei durch religiöse Grundsätze behindert war — am meisten die Baukunst (Spitzbogen, Hufeisenbogen, starke Verwendung von Stuck, Vorliebe für Farbe und Ornament: Arabesken). Zu großartiger Entwicklung gelangte auch die Tonkunst (Streichinstrumente), wobei die Perser als Lehrer dienten. Die seit alten Zeiten gepflegte Dichtkunst bereicherte in der Glanzperiode der Kalifen ihren Stoff außerordentlich und spiegelte einerseits Lebensfreude (Liebeslieder, Weinlieder), anderseits den philosophischen Pessimismus wieder; später entartete sie durch Sprachkünstelei und Ueberladenheit.

[30] Die fast unübersehbare Literatur erstreckte sich auf alle Wissenszweige und Künste (z. B. Musiktheorie), auf die verschiedensten Gewerbe, auf die Landwirtschaft, die Kriegskunst etc., aber auch auf Wahrsagerei, Zauberei, Taschenspielerkunst u. s. w. Sehr wichtig waren die zahlreichen Sammelwerke, Enzyklopädien, Lexika.

[31] Die Sprachwissenschaft entwickelte sich auf nationaler Grundlage zu vollendeter Meisterschaft. — Die anfangs bloß annalistische und lokale Geschichtsschreibung reifte allmählich zum Universalismus und zur philosophischen Betrachtungsweise heran. Ein später Vertreter der letzteren — Ibn Khaldun (1332-1406) — stellte gründliche Forschungen über den kausalen Zusammenhang der geschichtlichen Geschehnisse an und rückte bereits das soziale Leben, die gesamte geistige und materielle Kultur in den Mittelpunkt der Betrachtung. — Sehr sorgfältig wurde auch die Geschichte einzelner wissenschaftlicher

Zweige, einzelner Stände, der Parteien etc. und die Biographik bearbeitet.

[32] Die Werke mancher arabischer Geographen, welche jahrzehntelang durch die Welt zogen, sind von höchstem Interesse wegen ihrer lebendigen Schilderungen der Länder und Städte, der Volkssitten, der Landesprodukte u. s. w.

[33] Das Aräometer benutzten bereits die Alexandriner. Durch Bestimmung der Dichte glaubte man auch in das Wesen alchemistischer Prozesse eindringen zu können.

[34] Es gab ein eigenes Bombardierkorps.

[35] Diese großen Errungenschaften sind dem, im Abendlande unter dem Namen Alhazen bekannten, Ibn al-Haitam zu danken, welcher auch als Mathematiker (Monographie über den Asymptotenbegriff u. v. a.) und Astronom Hervorragendes leistete und sich mit philosophischen Fragen eifrig beschäftigte. Ibn al-Haitam stammte aus Basra und wurde von al-Hakim nach Aegypten gerufen, um daselbst, wie er sich dessen berühmt hatte, das Steigen des Nils (durch eine Stauwehranlage?) gleichförmig zu gestalten. Da ihm dies aber nicht gelang, so zog er sich den Zorn des Fürsten zu, simulierte Wahnsinn und mußte sich bis nach dessen Tode verborgen halten. Er verdiente sich sein Brot als Abschreiber mathematischer Texte und starb 1038. Besonders wichtig ist seine Sehtheorie, welche die griechische Irrlehre, daß vom Auge ausgehende Strahlen das Sehen bewirken, bekämpfte.

[36] Repräsentiert wird die arabische Chemie (Alchemie) durch Geber (vgl. S. 150). Er kannte sehr genau das Wesen der Amalgamation und Legierung, verstand die Metalle zu oxydieren, zu sulfurieren. Der wesentlichste Fortschritt bestand darin, daß sich, neben der bisher vorzugsweise betriebenen Chemie der Schmelzprozesse, das Verfahren auf nassem Wege entwickelte, mittels Anwendung der Salpetersäure (gewonnen durch Erhitzen von Salpeter und Vitriol), der Schwefelsäure (gewonnen durch Glühen von Alaun), des Königswassers (Zusatz von Salmiak zur Salpetersäure, Lösungsmittel des Goldes) — das Altertum kannte nur die Essigsäure. Durch das Auflösen der Metalle kam man zur allerdings unreinen Darstellung von bisher unbekannten Verbindungen, namentlich von Salzen, wobei außer dem Destillieren auch das Umkristallisieren, die Sublimation, das Filtrieren als geeignete Verfahren dienten (auch Wasserbäder und Oefen zum chemischen Gebrauch waren bekannt). Dargestellt wurden Höllenstein, Quecksilberoxyd, Pottasche, Kalilauge, Natronlauge, Schwefelmilch u. v. a. — An die großen Leistungen der Araber erinnern viele

Bezeichnungen in der Chemie, z. B. Elixier, Alkohol, Alkali, Salmiak, Soda, Alaun etc.

[37] Diese wurde ganz besonders dadurch gestärkt, daß Berbern und Türken anstatt der mehr indifferenten oder skeptischen Araber die Hegemonie erlangten.

[38] So erhielt sich z. B. die Lehre von den vier Elementen trotz der chemischen Fortschritte.

[39] Eines der Hauptprobleme war der sogenannte Universalienstreit, d. h. die Frage, ob die allgemeinen Begriffe, Gattungen und Arten etwas Wirkliches oder bloße Gedanken seien. Angeregt wurde dieses Problem durch die Isagoge des (neuplatonischen und als Vorkämpfer des Vegetarianismus interessanten Philosophen) Porphyrios (vgl. S. 31), in welcher die fünf Begriffe (Universalia) γένος, διαφορά, εἶδος, ἴδιον und συμβεβηκός = Gattung, Wesensverschiedenheit, Art, Proprium, Accidens abgehandelt werden. Die Isagoge (Εἰσαγωγὴ περὶ τῶν πέντε φονῶν), eine Einleitung zum aristotelischen Organon, diente jahrhundertelang als Lehrbuch der Logik.

[40] Er suchte im Gewande eines Romans „Hai ibn Jakzan" zu zeigen, daß der Mensch, ganz abgesehen von aller Offenbarung, im stande sei, zur Erkenntnis der Natur und Gottes zu gelangen. Ibn Tofaïl war Vezier und Leibarzt.

[41] Averroës betrachtete den Aristoteles als die höchste Inkarnation des, einem Sterblichen überhaupt erreichbaren, Wissens und setzte es sich daher zur Aufgabe, die vielfachen Mißverständnisse der früheren Erklärer zu beseitigen, die Lehre des Stagiriten, richtig erfaßt, darzustellen. Averroës sah die Welt als einen streng an den Kausalnexus gebundenen, ewigen Werdeprozeß an, durchdrungen von der Gemeinvernunft, welche Erkenntnis schaffend in die Seele des Menschen hineinleuchtet; er lehrte die Vergänglichkeit alles Individuellen.

[42] Die Abhandlungen der lauteren Brüder (vgl. die Schriften von Fr. Dieterici) gewähren ein abgerundetes Bild von der Naturanschauung und dem Wissen der Araber im 10. Jahrhundert. Für uns sind besonders die Abhandlungen 22-30, welche über die leibliche und geistige Beschaffenheit des Menschen handeln, von großem Interesse. Es heißt dort (vgl. Dieterici, Die Anthropologie der Araber etc., Leipzig 1871): „Als Gott den Körper des Menschen schuf ... glich die Gründung dieses Körperbaues und die Fügung seiner Teile der Gründung und dem Bau einer Stadt. ... Also verfuhr Gott. Zuerst begann er mit der Schöpfung und Herstellung der vier für sich

bestehenden Naturen (Hitze, Kälte, Feuchte, Trockenheit), die mit einander sich befehdenden Kräften versehen sind. Darauf verband er je zwei derselben, so daß vier Elemente, mit sich entsprechenden Kräften, entstanden. Das sind die Elemente (Feuer, Luft, Wasser und Erde). Darauf begründete Gott den Bau dieses Körpers aus den vier Elementen und rief die vier Mischungen mit zwar einander widerstreitenden Naturen, doch sich entsprechenden Kräften hervor (Blut, Schleim, Gelbgalle, Schwarzgalle). Darauf tat Gott diese vier Mischungen zusammen und schuf daraus neun verschieden gestaltete Substanzen (Knochen, Mark, Nerven, Adern, Blut, Fleisch, Haut, Nägel, Haar). Diese sind die Stütze des Körperbaues; dann fügte und setzte er eines über das andere als zehn geometrisch genau verbundene Stufen zusammen (Kopf, Hals, Brust, Bauch, die zwei Weichen, Unterleib, die zwei Schenkelpfannen, zwei Ober-, zwei Unterschenkel, die zwei Sohlen). Diese verband er und stellte sie als 248 Säulen (Knochen) von gleichem Schnitt her. Er zog die Bänder derselben und band ihre Gelenke zusammen mit 720 dehnbaren darüber gewundenen Bändern (Ligamente). Darauf bestimmte er die Depots und verteilte die Schatzkammern, er setzte deren elf, die mit verschieden gearteten Substanzen angefüllt wurden (Gehirn, Lunge, Herz, Leber, Milz, Galle, Magen, Eingeweide, zwei Nieren, zwei Hoden, zwei Röhren [Luft- und Speiseröhre]). Er zog die Gänge, öffnete Weg und Tor und bestimmte 360 Laufgänge (Schlagadern) für die Bewohner der Stadt. Er ließ Quellen aus den Depots hervorgehen und zerteilte von ihnen aus 360 verschiedene Bäche (Venen), die nach allen Seiten hinliefen. In die Mauer brach er zwölf rundliche Tore (zwei Ohren, zwei Augen, zwei Nasenlöcher, zwei Gänge [Geschlechtsteile], zwei Brüste, Mund und After) als Ausgänge für die Depots. Er übergab dann die so angelegte Stadt den Händen von acht sich einander helfenden Werkleuten (die anziehende, anhaltende, reifmachende, scheidende, mehrende, zeugende, nährende, formbildende Kraft). Dies sind die Meister jener Stadt, auch betraute er mit ihrer Bewachung fünf Wächter (die fünf Sinne), um ihre Grundelemente zu überwachen." ... „Die natürlichen Kräfte und angeborenen Anlagen zerfallen in drei Gattungen: a) Die Kraft der Pflanzenseele hat ihre Stätte in der Leber, ihre Wirkung reicht durch die Venen bis zu allen Enden des Leibes. b) Die Kraft der Tierseele hat ihren Sitz im Herzen und übt durch die Pulsadern ihre Wirkung bis zu allen Enden des Leibes aus. c) Die Kraft der Vernunftseele hat als Stätte das Gehirn, durch die Nerven reicht ihre Wirkung bis zu allen Enden des Leibes. Diese drei Seelen sind aber nicht als einzelne, voneinander getrennte, zu betrachten ... die Seele ist dem Wesen nach eine und hat je nach ihren Wirkungen verschiedene Namen. Schafft sie im Körper Ernährung und Wachstum, heißt sie

Pflanzenseele, bewirkt sie im Körper sinnliche Wahrnehmung, Bewegung, heißt sie Tierseele, und schafft sie Ueberlegung und Unterscheidung, so heißt sie Verstandesseele." — Nach der Darstellung der lauteren Brüder werden die Funktionen durch 23 Kräfte hervorgebracht, die in mannigfacher Wechselbeziehung (Diener-Herrscher) zueinander stehen. „Vier davon" — der Vergleich des Körpers mit dem städtischen Leben wird bis ins einzelne durchgeführt — „sind den Häuptlingen vergleichbar (Wärme, Kälte, Feuchtigkeit, Trockenheit), acht, die einander entgegengesetzt wirken, gleichen den Handwerkern (die anziehende, festhaltende, reifmachende, scheidende, nährende, formende, zeugende und Wachstum verleihende Kraft), fünf, die einander gleichgeartet sind, entsprechen den Händlern (die fünf Sinne), drei andere reichen sich einander zu, wie die Diener (Vorstellungskraft, Denkkraft, Gedächtniskraft), drei aber endlich befehlen wie Herren" (Begehr-, Zornes- und Verstandeskraft). — Bemerkenswert ist der Satz: „Jedes Glied des Körpers hat eine ihm speziell zukommende Kraft. Die Seele schafft durch diese Kraft und dieses Glied eine Wirkung, welche sie nimmer mit einem anderen Glied und einer anderen Kraft schaffen kann. Man nennt nun diese Kraft die Spezialseele jenes Gliedes." — Aus den Störungen im Kräftespiel werden Krankheiten erklärt. — Es sei hier noch die Ansicht über die Lokalisation der Geisteskräfte und über die Apperzeption angeführt. „Die Seele denkt mit dem Mittelhirn über die Dinge nach, stellt sich das sinnlich Wahrgenommene mit dem Vorderhirn vor und bewahrt die Wissensobjekte mit dem Hinterhirn." ... „Vom Vorderhirn breiten sich feine Nerven aus, diese verbinden sich mit den Sinnen, d. h. den Organen, sie zerteilen sich dort und bilden hinter denselben ein Gewebe wie das Gespinst der Spinne. Gelangt nun die Qualität des Wahrgenommenen zu den im (normalen) Mischungszustand befindlichen Sinnen und ändert es dieselben in ihrer Qualität, so gelangt diese Aenderung von diesen Nerven aus zum Vorderhirn. Weil nun alle Sinne ihre Empfindung hieher senden, sammeln sich alle Bilder des sinnlich Wahrgenommenen bei der Vorstellungskraft. ... Haben sich bei ihr die Bilder gesammelt, so übergibt sie dieselben der Denkkraft, deren Sitz im Mittelhirn ist, um dieselben zu betrachten, ihren Sinn zu erfassen, ihre Eigentümlichkeiten, eigentliche Eigenschaft, ihren Nutzen und Schaden zu erkennen, dieselben der bewahrenden Kraft (im Hinterhirn) zuzustellen und sie dann bis zur Zeit der Erinnerung aufzubewahren." — Unverändert oder bloß modifiziert finden sich die physio- und psychologischen Anschauungen der lauteren Brüder auch bei den späteren arabischen Philosophen und bei den Aerzten.

[43] In Betracht kommen z. B. die Werke des al-Masudi, al-Biruni, al-Idrisi Abd-al-Latif, al-Kazwini. Auch Dichter behandelten gelegentlich medizinische Stoffe, z. B. einer der bedeutendsten, Mutanabbi beschrieb in einem Lehrgedicht das Fieber, welches er selbst infolge mangelnder Bewegung bekommen haben will (lat. Uebers. bei Reiske opusc. med. ex monum. Arab. ed Gruner 1776).

[44] Wir gebrauchen hier, wie im folgenden, vorzugsweise die im abendländischen Mittelalter aufgekommenen Autorennamen und Büchertitel und erwähnen fast nur jene ärztlichen Schriftsteller, welche eine über den arabischen Kulturkreis hinausgehende Bedeutung erlangt haben.

[45] Die Isagoge des Johannitius, nach dem Muster der galenischen verfaßt, gehört zu den, am frühesten ins Lateinische übersetzten Schriften.

[46] resp. den Kanon der galenischen Schriften vgl. S. 128.

[47] Bei Serapion d. Ae. finden sich subtile Vorschriften über den Ort der Aderlässe. Im Anschluß an die galenische Gefäßlehre entwickelte sich bei den Arabern eine praktisch eminent wichtige Lehre von der Wahl der Vene, je nach dem Krankheitssitz. Meistens wurde die **Revulsio e contrario** bevorzugt, d. h. es wurde der Aderlaß (z. B. bei Pleuritis) nicht auf der leidenden, sondern auf der gesunden Seite vorgenommen. Während Hippokrates und Galen in der Regel auf der kranken Seite den Aderlaß ausführten, machten im Altertum die Methodiker aus der Revulsio e contrario ein Gesetz, und auch Archigenes sowie Aretaios venäsezierten gewöhnlich auf der gesunden Seite.

[48] Sohn des jüdischen Arztes und Astronomen Zein at-Tabari (= aus Tabaristan).

[49] Als Naturphilosoph wendete er sich einerseits gegen die Leugnung eines Weltschöpfers, anderseits verteidigt er die Ewigkeit der Urmaterie und lehrte, daß der Körper das Prinzip der Bewegung in sich selbst habe. Bemerkenswerterweise war er der Dialektik sehr abhold.

[50] Die Erblindung wird zumeist auf eine Mißhandlung von seiten des Fürsten al-Mansur von Chorasan zurückgeführt; dieser habe ihm nämlich aus Zorn darüber, daß die in der Confirmatio artis chemiae beschriebenen Experimente nicht glücken wollten, einen Peitschenschlag über den Kopf versetzt. Anfangs wollte er sich operieren lassen, doch stand er davon ab, da der Augenarzt seine Frage, „wie viel Häute das Auge habe", nicht zu beantworten wußte. Als man

ihm dennoch zur Operation weiter zuredete, sagte er: Ich habe von der Welt so viel gesehen, daß ich ihrer überdrüssig bin.

[51] Im Widerstreit der pathologischen Theorien der alten Autoren mußte nach einem festen Anhaltspunkt gegriffen werden. Galen war anscheinend am meisten berufen, die oberste Autorität zu bilden.

[52] Unter den verloren gegangenen Schriften befand sich eine Sammlung von Beobachtungen aus dem Krankenhaus in Bagdad.

[53] Die betrügerische Harnschau hatte manchen zu Reichtum und Würden verholfen. Es sei beispielsweise nur erwähnt, daß im Jahre 766 der Apotheker Abu Koreisch Isa deshalb zum Leibarzt des Kalifen al-Mahdi erhoben wurde, weil er der Gemahlin desselben die Geburt eines Sohnes mittels Uroskopie vorausgesagt hatte.

[54] Dies war eine Konsequenz seiner eifrigen Beschäftigung mit der Alchemie, welche er in einer eigenen Schrift gegen al-Kindi (vgl. S. 167) verteidigte. Rhazes war sichtlich bemüht, die Chemie in den Dienst der Medizin zu stellen.

[55] Im Koran, Sure 105 und bei den arabischen Geschichtschreibern (al Wagidi und Abd el Malik ben Hischam) ist die Rede vom sogenannten Elefantenkrieg, in welchem das Heer der Abyssinier während der Belagerung von Mekka durch eine Seuche aufgerieben wurde.

[56] Er hält die Masern im allgemeinen für gefährlicher als die Blattern, mit Ausnahme der durch letztere häufig bewirkten Erblindung. Der Begriff Hasbah war übrigens gewiß weiter als der heutige Begriff Morbilli und schloß wahrscheinlich Scharlach u. a. in sich. — Außer der Spezialschrift handeln auch Stellen im Continens (Lib. XVIII, cap. 8), im liber ad Almansorem und im liber divisionum (cap. 149) von demselben Gegenstand.

[57] In den „Aphorismen" heißt es: Qui quamplures medicorum interrogaverit, in errorem incidit plurimum. — Eine Schrift bezog sich auf das Thema „quod medicus non solum prudens esse debeat, sed aegrotorum desideriis indulgens." Von edelster humaner Gesinnung zeugt die, in den „Aphorismen" ausgesprochene, Mahnung, daß der Arzt auch dann den Patienten noch trösten solle, wenn bereits die Zeichen des bevorstehenden Todes sichtbar werden. Man beachtet hier gegenüber der Antike den, unter dem Einfluß der monotheistischen Religionen eingetretenen Fortschritt im humanen Auftreten der Aerzte, vgl. hierzu S. 40 und 85.

[58] Z. B. der Geburtshilfe und der Kinderkrankheiten.

[59] Abgesehen von anderen Spitzfindigkeiten achtete er sogar auf die Temperatur des Pulses. In der Einleitung macht er es dem Rhazes zum Vorwurf, daß er auf die allgemeinen Prinzipien zu wenig eingegangen sei.

[60] Eine kulturhistorisch interessante Hinterlassenschaft dieser Epoche ist der sogenannte Kalender von Cordoba (arabisch mit hebräischen Lettern und lateinisch erhalten), welcher neben Astronomischem, Meteorologischem, Landwirtschaftlichem auch hygienisch-therapeutische Vorschriften für die einzelnen Monate enthält.

[61] Das Medizinische ist zum Teil aus dem Hawi des Rhazes geschöpft. Besonders bemerkenswert sind die Abschnitte über die Zubereitung der Arzneipräparate (der mineralischen hauptsächlich durch Sublimation). Bei der Destillation kam ein besonders konstruierter Ofen zur Verwendung, dessen Feuerungsmaterial sich automatisch ersetzte.

[62] Auch ins Hebräische und sogar ins Provenzalische.

[63] Man vgl. hierin und in anderen Zügen der Frühreife die Aehnlichkeit mit Galen.

[64] Der Tod soll durch eine unzweckmäßige Selbstbehandlung beschleunigt worden sein. Deshalb sagt ein arabischer Dichter boshaft von Avicenna, seine Philosophie habe ihn nicht gute Sitten, und seine Heilwissenschaft habe ihn nicht die Kunst gelehrt, sich Gesundheit und Leben zu erhalten.

[65] Es wurden ihm die Beinamen el Scheich, Arrajis, d. i. der Ehrwürdige, der Erhabene, der Fürst gegeben.

[66] Vgl. hierzu S. 162. Die Kräftelehre macht sich z. B. in der Ernährungstheorie stark geltend, wobei das temporale Verhältnis, d. h. die einzelnen Phasen des Ernährungsprozesses, kausal ausgedrückt wurde. Zunächst sollte in den feinsten Gefäßenden aus dem Blute eine Feuchtigkeit abgesondert werden, die zu den feinsten gleichartigen Teilen gelange, aus dieser entstehe dann eine tauähnliche, endlich eine konsistentere Flüssigkeit, welche (von den Geweben) assimiliert werde. Für diese komplizierten Veränderungen setzte man eine eigene „umwandelnde" Kraft voraus. Bemerkenswert ist es, daß man eine aktive Attraktion des Nahrungsstoffes, eine spezifische Wahlanziehung und ein spezifisches Assimilationsvermögen in jedem Körperteile annahm (vgl. Canon Lib. I, Fen. I, Doctr. VI, cap. 2).

[67] Biruni (973-1048), ein eminenter Polyhistor und positivistischer Philosoph, beschäftigte sich mit Mathematik, Astronomie, Länder- und Völkerkunde, Geschichte und Medizin. Er soll lange Zeit in Indien gelebt und daselbst wissenschaftliche Studien gemacht haben. In einem allgemein naturgeschichtlichen und in einem (noch erhaltenen) Werke über die Steine, besprach er auch Medizinisches.

[68] Im maurischen Spanien entfaltete sich die Philosophie verhältnismäßig recht spät, lange nachdem schon Mathematik, Naturwissenschaften, Medizin, Geographie und Geschichte eifrig betrieben worden waren. Da im Westen die mannigfachen alten Kulturschichten und Parteiungen mit ihren Divergenzen fehlten, so bedurfte es, nicht wie im Oriente, der vielfach abgestuften philosophischen Vermittlungsversuche zwischen Glauben und Wissen, und ungestört von der Dialektik konnte die Orthodoxie das Zepter führen. Gerade aber unter diesen einfacheren Verhältnissen mußte sich bei einzelnen überlegenen Denkern der Gegensatz zur gläubigen Masse viel schroffer entwickeln als anderswo. So wird es auch verständlich, daß eben in der Zeit des höchsten Geistesdruckes, im Zeitalter der Almorawiden und Almohaden, wenn auch im Verborgenen und von wenigen kühnen Anhängern getragen, jene Strömung aufkam, welche schließlich in den, im Sinne der Theologie, irreligiösen Averroismus einmündete.

[69] Ein Beispiel seiner aristokratischen Behandlungsweise ist folgendes. Als der Emir Abd-al-Mumin Purgiermittel nehmen wollte, ließ Avenzoar einen Weinstock mit Purgierwässern begießen; von der reif gewordenen Rebe genoß der Fürst, wonach die erwünschte Wirkung eintrat.

[70] Beispielsweise verwirft er den Streit über die größere Wichtigkeit des Gehirns, der Leber, des Herzens, da auf dem Zusammenwirken der Organe das Leben beruhe, die spekulative Dosologie des Kindi (vgl. S. 167) u. a.

[71] Daß er solche Studien betrieben, betont er ausdrücklich.

[72] Vom Vorurteil befangen, hielten es vornehme Aerzte unter ihrer Würde, sich mit manuellen Verrichtungen, chirurgischen und pharmazeutischen zu befassen, Avenzoar hatte aber, wie er selbst sagt, in beiden während seiner Ausbildungszeit gediegene Kenntnisse erworben. Nur die Ausführung des Steinschnitts von seiten des Arztes verwarf er aus Gründen der Dezenz (Entblößung der Genitalien).

[73] Gelegentlich rüttelt er in speziellen Fragen an der galenischen Qualitätenlehre, behauptet gegen Galen die Empfindungsfähigkeit der Knochen und Zähne etc.

[74] Z. B. Empfehlung der Konkremente von Hirschaugen gegen Ikterus, des Smaragds gegen Dysenterie, des Magnetsteins gegen Exostosen — verschiedener Sympathiemittel.

[75] Averroës spricht in Ausdrücken größter Verehrung von Avenzoar und erklärt ihn für den Größten nach Galen. Avenzoar widmete dem Averroës seinen Teïsir.

[76] Um die Erhaltung, Verbreitung und Verdolmetschung der Werke des Avenzoar und Averroës haben sich die Juden die größten Verdienste erworben.

[77] Anatomie, Physiologie, allgemeine Pathologie, Semiotik, Arzneimittellehre, Hygiene, allgemeine Therapie.

[78] Der Colliget ist gleichsam der kolossale Kommentar zum 1. Buch des Kanon, Averroës kommentierte übrigens Avicennas Canticum, welches er für die beste Einleitung zur Medizin erklärte.

[79] Interessant sind hingegen manche theoretische Erörterungen, z. B. die sehr rationelle Widerlegung von Kindis Lehre über die Grade der Arzneimittel.

[80] Einen Kompromißversuch stellt seine Schrift concordia inter Aristotelem et Galenum dar.

[81] Durch den Fanatismus der Almohaden vertrieben, waren auch andere jüdische Aerzte Andalusiens nach Aegypten gezogen, wo sie zur Zeit Saladins eine ganz hervorragende Rolle spielten.

[82] D. h. Sohn des Tierarztes.

[83] Darunter der berühmte Botaniker Abul Abbas Annabati aus Sevilla († 1239).

[84] Persien, Indien, Türkei, Aegypten, Nordafrika.

[85] Abd el Letif (1162-1231) berichtigte auf Grund zahlreicher Untersuchungen an menschlichen Schädeln den Irrtum Galens, daß der Unterkiefer aus zwei getrennten Teilen zusammengesetzt sei, auch lehrte er, daß das Kreuzbein in der Regel nicht aus sechs, sondern in der Regel nur aus einem Knochen bestehe.

[86] Als Verfasser von Schriften anatomischen Inhalts wären z. B. Jahja ben Masawaih, Thabit ben Kurra, Rhazes hervorzuheben.

[87] Z. B. die Handschrift des Morched = Direktor des Muhammed el-Gafiki enthält nicht nur Abbildungen von Instrumenten, sondern auch Darstellungen des Faserverlaufs der Arterienhäute, der Schädelnähte und des Chiasma opticum, ebenso finden sich in augenärztlichen Schriften schematische anatomische Abbildungen.

[88] Die Araber standen auch bei den Byzantinern als Prognostiker in hohem Ansehen.

[89] Vgl. das S. 166 über den Aderlaß Gesagte.

[90] Gemäß der Elementarqualitätenlehre erfolgte (nach dem Grundsatze Contraria contrariis) die Wahl der Mittel und in zusammengesetzten Arzneien die Bestimmung der Dosis jedes einzelnen Bestandteils.

[91] Ein im abendländischen Mittelalter geschätztes Werk, welches diesen Gegenstand betrifft, rührt von dem berühmten jüdischen Gelehrten Abraham ben Meïr ibn Esra (Avenares, Avenerzel) aus Toledo (um 1150) her und zeigt, wie kompliziert sich allmählich das astrologische System in seiner Einwirkung auf die Medizin gestaltete (lat. unter dem Titel de diebus criticis, Lugd. 1496 u. ö.). — Von einzelnen überlegenen Denkern wurde freilich die Berechtigung der Astrologie energisch bestritten (z. B. Avicenna, Avenzoar, Averroës).

[92] Die gleiche Erscheinung läßt sich, trotz mancher Anläufe zur scharfen Kritik, im Verhalten zum Ptolemäischen Systeme beobachten.

[93] Vgl. hierzu die byzantinischen Zustände S. 103.

[94] Die Augenheilkunde wurde zum großen Teile von wissenschaftlich gebildeten Spezialisten betrieben. In Bagdad, Damaskus, Kairo gab es eigene Augenabteilungen in den Krankenhäusern, ja sogar eigene Augenkliniken.

[95] So bei Rhazes, Ali Abbas, Abulkasim, Avicenna, Avenzoar, Averroës u. a.

[96] Bei Ali ben Isa sind 130 Augenkrankheiten beschrieben, bei einem Autor des 14. Jahrhunderts sogar 153.

[97] Ali ben Isa nennt 143 einfache Arzneimittel.

[98] Operiert wurde (nach dem Vorbild der Griechen) in der Regel mit dem Lederhautstich schläfenwärts (etwa 4 mm vom Hornhautrande entfernt); als Vorakt diente (um ein sanfteres Eindringen der Starnadel zu bewirken) eventuell ein Einschnitt in die Bindehaut (indisches Verfahren).

[99] Das Verfahren des Aussaugens mittels der Röhre stammte aus dem Irak, die Anwendung einer Hohlnadel wurde wahrscheinlich zuerst von 'Ammar ersonnen.

Die Operationskunst, sagt er, ist bei uns verschwunden, fast ohne irgendwelche Spuren zu hinterlassen. Nur in den Schriften der Alten findet man noch einige Hinweise darauf, aber auch sie sind durch schlechte Uebersetzungen, durch Irrtümer und Verwechslungen nahezu unverständlich und unbrauchbar geworden.

Von den Arabern „Alkawabeli" genannt, d. h. der Geburtshelfer (κατ' ἐξοχὴν).

Hier sei übrigens bemerkt, daß sich die Aerzte bei ihren diätetischen Vorschriften nicht immer streng an rituelle Gebote hielten, dies gilt namentlich hinsichtlich des Weingenusses. So haben z. B. Abulkasim und Avicenna den Wein als wichtiges Mittel verordnet. Der strenggläubige Muslim, der den in Oxford befindlichen Kodex des Abulkasim abschrieb, setzte allerdings die Worte hinzu: „Wein hat uns Allah verboten. Wenn es dem Kranken beschieden ist, gesund zu werden, wird er auch ohne Wein gesund werden." Interessant ist es auch, daß Isaac Judaeus das Schweinefleisch als eine sehr gesunde Speise empfiehlt. Vgl. S. 144 Anm. 1.

In arabischen Reisewerken finden sich Berichte über die Herkunft und Gewinnungsart vieler Drogen (z. B. Kampfer, Moschus, Ambra, Santalum, Kubeben, Aloe, Rheum, Crocus, Asa foetida etc.).

Viele Aerzte waren eifrige Botaniker und machten botanische Exkursionen; in später Zeit wurden auch botanische Gärten angelegt.

Julep unterscheidet sich vom Sirup dadurch, daß er nicht so lange gekocht wird, daher weit dünner ist.

Augenkollyr.

Auch hier war das Vorbild der Nestorianer in Dschondisabur (vgl. S. 165) maßgebend.

Zum Beweise diene folgende köstliche Prüfungsgeschichte. „Im Jahre 319 d. H. erfuhr al-Muktadir (der Kalife), daß einer von den Aerzten einen Kunstfehler bei einem Manne gemacht hatte, woran dieser gestorben war. Da befahl er dem Polizeimeister, allen Aerzten die Ausübung der Praxis zu verbieten, falls sie nicht Sinan ben Tabit ben Kurra geprüft und ihnen einen Praktizierschein ausgestellt hätte, und er befahl dem Sinan sie zu prüfen und jedem einzelnen die Erlaubnis zur Ausübung des Teiles der Heilkunde zu erteilen, den er verstand. Und es erreichte ihre Zahl auf beiden Seiten Bagdads 800 und einige 60

Mann, abgesehen von denen, die ihre Berühmtheit von der Prüfung entband ob ihrer hervorragenden Bedeutung in der Kunst und von denen, die im Dienste des Kalifen standen. Und zu dem drolligen, was bei der Prüfung der Aerzte passierte, gehörte, daß zu Sinan ein Mann hineingeführt wurde, vornehm an Kleidung und Aussehen, ehrfurchtgebietend und würdevoll. Da ehrte ihn Sinan nach Maßgabe seiner Erscheinung und gab ihm einen Ehrenplatz und pflegte, wenn etwas passierte, sich an ihn zu wenden und hörte nicht auf, so zu tun, bis er seine Aufgabe an diesem Tage beendet hatte; da erst wandte sich Sinan an ihn und sagte: Ich würde mich freuen, etwas vom Scheiche zu hören, was ich mir von ihm merken könnte und wenn er mir seinen Lehrer in der Heilkunde nennen würde. Da zog der Scheich aus seinem Aermel eine Rolle heraus, darin blanke Denare waren, legte sie vor Sinan hin und sagte: Ich verstehe nicht zu schreiben und zu lesen und habe nie etwas gelesen, aber ich habe eine Familie und mein Lebensunterhalt ist ein immer volles (?) Haus und ich bitte dich, daß du mir das nicht abschneidest. Da lachte Sinan und sagte: Unter der Bedingung, daß du nicht auf einen Kranken losgehst mit dem, was du nicht kennst und nicht zu einem Aderlaß oder zu einem Abführmittel rätst, außer zu dem, was von den Krankheiten naheliegt. Da sagte der Scheich: Das ist meine Methode; mein Lebenlang bin ich nicht über Zuckerkand und Rosenwasser hinausgegangen. Und er ging davon. Und anderen Tags wurde ein Jüngling zu ihm hineingeführt, prächtig im Anzug, schön von Antlitz und klug. Da blickte Sinan auf ihn hin und sagte: Bei wem hast du gelesen? Er sagte: Bei meinem Vater. Wer ist denn dein Vater? Er antwortete: Der Scheich, welcher gestern bei dir war. Sinan sagte: Ein wackerer Scheich und du befolgst seine Methode? Er sagte ja. Da sagte Sinan: Ueberschreite sie nicht, und ging in Begleitung ab." — Eine ganz ähnliche Anekdote wird aus dem 12. Jahrhundert von Ibn at-Talmid als Prüfer erzählt. — In Cordoba setzte der Emir Dschedur ben Muhammed (im 11. Jahrhundert) eine ärztliche Prüfungsbehörde ein und verfolgte die Scharlatanerie.

Das Studium des Dioskurides wurde durch botanische Exkursionen ergänzt.

Ursprünglich konnte jeder als Arzt und medizinischer Lehrer auftreten, ohne über die erworbene Ausbildung Rechenschaft geben zu müssen.

Das Amt des Protomedikus versah gewöhnlich der Leibarzt des Fürsten.

Ein Beispiel bildet Dschabril ben Bachtischua, dessen jährliches Einkommen sich auf ungefähr 280000 Franken belaufen haben soll.

Solche Aerzte verstanden es auch, ihrem Reichtum entsprechend, zu leben. Von der luxuriösen Lebensweise des Sohnes des Dschabril berichtet ein Augenzeuge folgendes: Ich besuchte ihn an einem außerordentlich heißen Tage und fand ihn in einem tapezierten Sommergemache, dessen kuppelförmiges Dach mit Rohrmatten bedeckt und von außen mit feinster Leinwand überzogen war. Er trug einen schweren Kaftan aus südarabischem Seidenstoff und hüllte sich noch überdies in einen Mantel ein. Ich staunte über diesen Anzug bei solcher Hitze, aber kaum hatte ich Platz genommen, so empfand ich eine auffallende Kälte. Da lachte er, ließ mir einen Kaftan und Mantel bringen und befahl einem Diener, den Tapetenstoff von der Wand zu entfernen. Nun erst sah ich, daß sich in der Wand Oeffnungen befanden, die in einen Raum gingen, der ganz mit Schnee gefüllt war; Diener aber waren unablässig beschäftigt, mit großen Fächern die kühle Luft, die sich dort ansammelte, in das Gemach zu fächeln. Es wurde nun das Essen aufgetragen und der Tisch mit den köstlichsten Speisen bedeckt. ... Ein anderes Mal besuchte ihn derselbe an einem kalten Wintertage, wo er ihn in einem Gewächshause, wie in einem Garten sitzend, antraf. Vor ihm stand ein silbernes Kohlenbecken, in welchem mit wohlriechenden Hölzern die Glut unterhalten wurde. Als der Besucher sich über die angenehme Wärme wunderte, ließ der Hausherr den Tapetenstoff der Wände entfernen, und da sah er, daß hinter dem Gemache Sklaven beschäftigt waren, stets Feuer zu unterhalten, dessen Wärme das Gemach füllte.

Vgl. die Titel der standesärztlichen Abhandlungen des Rhazes und namentlich seine Schrift „über die Umstände, welche die Herzen der meisten Menschen von den achtbaren Aerzten abwenden", S. 172 u. ff. Die Schriften über ärztliche Ethik knüpften an die hippokratischen an. Es ist auch nicht zu übersehen, daß bei der großen Menge beständig die rohempirischen und abergläubischen Praktiken der Volksärzte (Tabib), ebenso die Zaubermedizin (Amulette, Talismane) und die Theurgie (Händeauflegen, Koranstechen etc.) auf starken Anhang rechnen konnten. Von den Arten des medizinischen Aberglaubens ist der (unter indischem Einflusse) erstarkte Glaube an die Heilkraft der Steine (in Form von Amuletten) der interessanteste. Ueber dieses Gebiet handelte die mineralogische Literatur (Steinbücher) mit größtem wissenschaftlichen Ernst. Den Ausgangspunkt bildete eine fälschlich dem Aristoteles zugeschriebene Schrift arabischer Herkunft über die Steine (lat. ed. von Val. Rose, Zeitschr. f. d. Altertum N. F. VI, 1875).

Die Augenärzte bildeten eine besondere Korporation.

Es gab Wundärzte, Schröpfer, Zahnärzte, Steinschneider etc.

Wichtige Quellen aus späterer Zeit sind die Werke des Hasan Ibn Muhammed Alwazzan, als Christ Leo Africanus, und das Lexicon bibliographicum des Hadschi Khalfa (beide im 16. Jahrhundert).

Literarhistorische Uebersicht.

Vorbemerkung.

Im folgenden sind nur die allerwichtigsten Autoren und vorzugsweise solche Werke berücksichtigt, welche in gedruckten Uebersetzungen (ins Lateinische oder in moderne Sprachen) vorliegen.

Schriftsteller des 9. Jahrhunderts.

Jahja (Juhanna) ben Masawaih, christlicher Arzt (777-857) — **Mesuë (der Aeltere)** war Schüler des Dschabril ben Bachtischua und wurde von ihm zum Direktor des Krankenhauses in Bagdad ernannt; er genoß das Vertrauen der Kalifen von Harun bis Mutawakkil. Abgesehen von seiner Uebersetzertätigkeit (vgl. S. 149) verfaßte er eine Reihe von medizinischen Schriften, die sich auf Anatomie, Diätetik, Arzneimittel, Behandlung verschiedener Krankheiten, Augenleiden u. a. bezogen. Aus den bei Rhases vorkommenden Zitaten geht hervor, daß er die scharfen Abführmittel durch gelinde (z. B. Cassia, Tamarinden, Senna) zu ersetzen trachtete, die Blattern auf eine (notwendige) Gärung des Blutes zurückführte etc. Die Aphorismi Johannis Damasceni (Bonon. 1489) werden ihm gewöhnlich zugesprochen. (In lateinischen Uebersetzungen wird nämlich Mesuë häufig zu einem „Janus Damascenus" infolge Verwechslung mit einem anderen Arzte dieses Namens.)

Hunain ben Ischak, christlicher Arzt aus Hira (809-873) — **Johannitius** — der bedeutendste der medizinischen Uebersetzer (vgl. S. 149), war Schüler des Jahja ben Masawaih, mit dem er jedoch später zerfiel. Erfüllt von großer Wißbegierde, begab er sich zur Vervollkommnung seiner sprachlichen und medizinischen Kenntnisse auf Reisen (Mesopotamien, Persien, Griechenland), um sodann in Bagdad als Arzt aufzutreten und Vorlesungen zu halten (letztere hatten solchen Erfolg, daß selbst der alte Dschabril ben Bachtischua dieselben besuchte). Der Kalif al-Mutawakkil ernannte Hunain, nachdem er seine Ehrenhaftigkeit in einer harten Gewissensprobe erwiesen hatte, zum Leibarzt und betraute ihn mit der Herstellung von Uebersetzungen, auf welchem Gebiete er sich die größten Verdienste erwarb. Er starb — verdächtigt von religiösen Gegnern, deren Haß er sich wegen seines Abscheus vor dem eingerissenen Bilderdienst zugezogen hatte — wahrscheinlich durch Selbstvergiftung. Hunain schrieb eine Menge von Abhandlungen über Diätetik, Bäder, Puls, Harn, Arzneimittel, Fieber, Dysurie, Steinkrankheit, Magenleiden, Epilepsie, Augenleiden, Chirurgie,

Anatomie u. a. Am meisten Verbreitung fand seine Einführung in Galens Mikrotechne (vgl. Bd. I, S. 368), welche schon früh ins Lateinische übersetzt wurde und an den mittelalterlichen Universitäten des Abendlandes als eines der wichtigsten Lehrbücher diente: Isagoge Johannitii ad Tegni Galeni (Venet. 1483, 1487, Lips. 1490), Johannitii isagoge in artem parvam Galeni (Argentor. 1534). Die Schrift ist nach dem Muster der pseudogalenischen εἰσαγωγή verfaßt und enthält eine ungemein spitzfindige Ausführung galenischer Grundgedanken (so ist z. B. die Kräftelehre bedeutend erweitert und spezifiziert). Hunains Werk über Augenheilkunde soll nach den neuesten Forschungen in zwei mittelalterlichen lateinischen Uebertragungen als liber de oculis translatus a Demetrio und als liber de oculis Constantini Africani überliefert worden sein. — Auch der Sohn Ischak ben Hunain und der Neffe Hubeisch haben neben den Uebersetzungen einzelne Originalarbeiten verfaßt.

Jakub ben Ischak al Kindi (813-873?) — **Alkindus** — Sohn eines Statthalters von Kufa, lebte in Basra, sodann in Bagdad, wo er bei den Kalifen al-Mamun und al-Mutasim wegen seiner eminenten Gelehrsamkeit in höchstem Ansehen stand. Er schrieb mindestens 200 Abhandlungen über Philosophie, Mathematik, Astronomie, Astrologie, Physik, Musik u. a. Unter seinen (etwa 22) medizinischen Schriften erlangte das Buch über die Grade der Arzneimittel die größte Bedeutung (vgl. S. 167): De medicinarum compositarum gradibus, investigandis libellus (Argent. 1531 und öfter mit den Oper. Mesues; auch in den opuscul. illustr. medicorum de dosibus, Patav. 1556 u. ö.).

Thabit ben Kurra (826 oder 836-901) aus Harran (Sabier), hervorragend durch seine linguistischen, philosophischen, mathematischen und astronomischen Kenntnisse, erfreute sich der Gunst des Kalifen Mutadhid, der ihn unter seine Astronomen aufnahm. Er soll außer seinen Uebersetzungen gegen 150 wissenschaftliche Schriften verfaßt haben, darunter auch medizinische, z. B. über anatomische Fragen, über den Puls u. a.

Jahja ben Serabi (ben Serafiun), christlicher Arzt aus Damaskus (zweite Hälfte des 9. Jahrhunderts) — **Serapion (d. Aeltere)** — kompilierte in syrischer Sprache[1] ein größeres aus 12 und ein kleineres aus 7 Büchern bestehendes Werk über spezielle Pathologie und Therapie. Letzteres ist in lateinischen Uebersetzungen unter verschiedenen Titeln, Practica, Breviarium, Therapeutice methodus, Aggregator, öfters herausgegeben (Venet. 1479 u. ö., Ferrariae 1488, Basil. 1499 u. ö., Lugdun. 1510). Die Anordnung in der Pathologie ist sehr mangelhaft, auf Rezeptformeln wird das Hauptgewicht gelegt. Serapion empfahl bei den meisten entzündlichen Affektionen den Aderlaß und gab subtile Vorschriften über die Wahl der Venen bei Ausführung der Venäsektion. Die unter Mesuë angeführten

Aphorismi Johannis Damasceni wurden von manchen dem (älteren) Serapion zugeschrieben[2].

Rhazes (um 850-923 oder 932),

Abu Bekr Muhammed ben Zakarijja ar-Razi (d. h. aus Raj in Chorasan) — **Rhases**, Rasis, Abubater, Albubeter, Bubikir u. a.

Rhazes verfaßte mehr als 200 Schriften, teils medizinischen, teils philosophischen, mathematisch-astronomischen oder chemisch-physikalischen Inhalts, wovon aber das Meiste verloren gegangen ist. Die wichtigsten unter den medizinischen sind nachfolgende:

Al-Hawi = Continens (Behältnis der Medizin), ein wenig geordnetes, hauptsächlich auf den Leistungen der Griechen und der vorhergegangenen arabischen Aerzte beruhendes Riesenwerk über alle Zweige der Heilkunde. Lateinische Uebersetzungen Brescia 1486, Venet. 1500 u. ö. Die Anzahl der Bücher in den verschiedenen Ausgaben ist 25 oder 37. In einer vollständigen arabischen Handschrift des Escurial besteht das Werk aus 70 Büchern. Inhalt: Erkrankungen des Kopfes; Augenleiden; Ohrenleiden; Nasenleiden; Sprachkrankheiten; Mundleiden; Krankheiten der Atmungsorgane; Blutungen aus dem Munde; Brustkrankheiten; Magenkrankheiten; Purgiermittel; Bauchfluß; Hypertrophie, Atrophie; Krankheiten der Mamma; Herzleiden; Leberleiden; Ikterus; Hydrops; Milzleiden; verschiedene Arten von Kolik; Gebärmutterleiden; Krankheiten der Harnorgane; Krankheiten des Anus, der Vulva, der Hoden, der Harnröhre, Hernien; Würmer; Erkrankungen der Extremitäten, Gibbus, Varices, Elephantiasis, Filaria medinensis; Abszesse, Krebs, Phlegmone, Karbunkel, Erysipel, Verbrennungen, Hydrocephalus; Wunden, Geschwüre, Aderlaß, Schröpfköpfe, Blutegel, Kontusionen, Stich- und Bißwunden etc.; Frakturen und Luxationen; Fieber; Symptomatologie; Verdauung, Zeiten der Krankheit, Krisen, Krankheitsursachen; Heilung, Rezidive; Biß von giftigen Tieren, Toxikologie; Haar-, Hautkrankheiten; Arzneimittellehre. Die Fülle von Zitaten, welche sich in diesem Werke vorfinden — meist wörtliche Auszüge — macht dasselbe zu einer Fundgrube für die literarhistorische Forschung. Das größte Interesse bieten die von Rhazes selbst beobachteten Krankheitsfälle.

Kitab al tib Almansuri — Liber medicinalis Almansoris — liber medicinae Mansuricus. Lat. Ad Almansorem libri, Mediolani 1481, Venet. 1494 u. ö., Lugd. Batav. 1511, Argent. 1531, Basil. 1544. Kompendium der Medizin, welches durch knappe und übersichtliche Darstellung ausgezeichnet ist; zerfällt in 10 Traktate: 1. Anatomie (die erste systematische Darstellung, welche aus der arabischen Literatur auf uns gekommen ist), 2. Physiologie, allgemeine Pathologie und Diagnostik, 3. Lehre von den Nahrungsstoffen und einfachen Arzneimitteln, 4. Gesundheitslehre, 5. Kosmetik, 6. Gesundheitsregeln auf Reisen, 7. Allgemeine Chirurgie, 8. Toxikologie, 9. Spezielle Therapie, 10. Fieberlehre. Das neunte Buch (nonus Almansoris) diente im Abendlande lange Zeit als Grundlage der akademischen Vorlesungen; deshalb wurde es auch selbständig oder gemeinschaftlich mit anderen Werken lateinisch herausgegeben (Venet. 1483 u. ö., Patav. 1480). — Textausgabe und französische Uebersetzung des 1. Buches von P. de Koning in Trois traités d'Anatomie arabe, Leyden 1903. — Deutsche Uebersetzung des augenärztlichen Teiles von W. Bronner, Die Augenheilkunde des Rhases, Berlin 1900, Dissert.

De variolis et morbillis — früher liber de pestilentia genannt — über die Blattern. Neuere Ausgaben: Arab.-lateinisch. Ed. Channing, London 1766. Lateinische Uebersetzung von Channing, Göttingen 1781; englische Uebersetzung von Greenhill, Lond. 1847; französische Uebersetzung von Leclerc und Lennoir, Paris 1866.

Unter dem Titel Opera parva (z. B. Venet. 1500, Lugd. 1510 u. ö.) sind folgende Schriften zusammengefaßt: Antidotarium (Vorschriften zur Bereitung von Arzneien, darunter auch heilkräftigen Oelen), Divisiones (liber divisionum) = Kompendium der Medizin in 159 Kapiteln, Introductio in medicinam, Aphorismi (Director) aus sechs Abschnitten bestehend (Prognostik, Heilmittel gegen einzelne Krankheiten, Krankengeschichten, Diätetik, Paraphrasen zu hippokratischen Lehrsätzen, Aphoristische Sätze), außerdem noch eine Reihe kleinerer Schriften, z. B. de juncturarum aegritudinibus (über Gliederkrankheiten), de praeservatione ab aegritudine lapidis (prophylaktische Diät gegen Steinkrankheit), de aegritudinibus puerorum et earum cura (zusammenfassende Darstellung der wichtigsten Kinderkrankheiten und der entsprechenden Arzneien), de sectionibus, cauteriis et ventosis, de facultatibus partium animalium. Die Schrift über die Prophylaxe der Steinkrankheit gab P. de Koning in Traité sur le calcul dans les reines et dans la vessie par Abu Bekr Muhammed Ibn Zakariya al Razi (Leyden 1896) arabisch-französisch zugleich mit einer anderen Abhandlung des Rhazes heraus, welche auch das Chirurgische berücksichtigt. Letztere Abhandlung stammt aus einem bisher nicht veröffentlichten Kompendium des Rhazes, Fakhir = liber pretiosus de morbis particularibus membrorum a vertice ad pedes.

Nach einem hebräischen Texte veröffentlichte Steinschneider (Virchows Archiv Bd. 36 und 37) die deutsche Uebersetzung der Schrift „über die Umstände, welche die Menschen von den achtbaren Aerzten abwenden". Eine französische Uebersetzung (mit arabischem Text) der kleinen Abhandlung „über rasche Kuren mancher Leiden" (fundamentum medicinae, de morbis, qui intra horam sanari possunt) gab J. Guigues unter dem Titel „La guérison en une heure de Razès", Paris 1904, heraus; hier findet sich die Widerlegung der These, daß Krankheiten ebenso viel Zeit zu ihrer Heilung wie zu ihrer Entstehung bedürfen.

Aus dem reichen Inhalt der medizinischen Werke des Rhazes wäre unter vielem anderen folgendes hervorzuheben.

Aus der **inneren Medizin**: Unterscheidung der bloß symptomatischen von den essentiellen Fiebern. Schweißausbruch bedeute keine wahre Krisis, sondern zeige nur an, daß die Natur eine anderweitige Entscheidung bewirken werde; manche unregelmäßige Fieber entstehen durch Vereiterung der Nieren; die Behandlungsweise der Fieber soll sich nach den Ursachen richten. Bei hitzigem Brennfieber empfahl Rhazes die Anwendung von kaltem Wasser (Continens Lib. XVI, cap. 2), bei putrider Brustentzündung stärkende Mittel und Wein (l. c. Lib. IV, cap. 3), bei Phthise Milch und Zucker, bei schlechter Verdauung Buttermilch und kaltes Wasser. Wassersucht könne auch durch Nierensteine hervorgerufen werden, Gelbsucht entstehe durch Verstopfung der Gallengänge. Bemerkenswert ist die Empfehlung des Schachspieles zur Behandlung der Melancholie und die Schilderung der Hypochondrie, des Gesichtsschmerzes etc. (Lib. XVIII, cap. 5, Lib. Division. Tr. VII, cap. 14). Die schädlichen Folgen der Sumpfluft waren ihm bekannt. Den übermäßigen Gebrauch der Purganzen schränkte Rhazes wesentlich ein, bei Ileus zieht er Oele dem Quecksilber vor. Den Aderlaß verwendete Rhazes bei den verschiedensten Affektionen (namentlich Phrenitis, Pleuritis, Hämoptoe), doch ließ er es insofern nicht an Vorsicht fehlen, als er Jahreszeit, Klima, Alter und Konstitution berücksichtigte, bei Kindern und Greisen sollte nur in den allerdringendsten Fällen die Venäsektion vorgenommen werden, unter den zahlreichen Gegenanzeigen kommt auch die Fettleibigkeit vor. Die Auswahl der Venen gründet sich auf Galens Gefäßtheorie; so wurde z. B. bei Leiden oberhalb des Schlüsselbeins die Cephalica, bei Affektionen des Thorax und Unterleibs die Basilica geöffnet, bei Hämoptoe nahm Rhazes den Aderlaß am Fuße, bei Leber- und Milzentzündung an der leidenden Seite vor, bei vollblütigen Pleuritischen zuerst auf der gesunden und dann auf der kranken Seite etc.

Aus der **Diätetik und Arzneimittellehre**. Auf diätetische Mittel legte Rhazes größten Wert; zu diesen zählten verschiedene leichtverdauliche Gerichte aus der Krankenküche (Ptisane, Linsenabkochung, Zubereitungen aus Schaf- oder Hühnerfleisch, gehacktem Fleisch), Gemüse, Obst, die bei der sauren Milch ausgeschiedene käsige Masse, Wein, reines Brunnenwasser, Granatäpfelsaft, Rosenwasser mit Zucker, Zitronen-, Trauben-, Quittensaft, einige Syrupe etc.; Bäder und Waschungen empfiehlt Rhazes selbstverständlich ganz besonders; hingegen war er kein Freund vom diätetischen Erbrechen. — Der Arzneischatz ist ein bedeutender, da neben der griechischen auch die indische Materia medica herangezogen ist, außer pflanzlichen werden auch tierische (Milch, Blut, Hirn, Auswurfstoffe etc.)

und mineralische Stoffe benützt. Besonders wären hervorzuheben: Kampfer, Moschus, Ambra, Cardamomum, Muskatnüsse, Kubeben, Anakardien, Cassia fistula, Manna, Nux vomica, Senna, Caryophilli, Salmiak, verschiedene Oele (z. B. Eieröl, Rosenöl, Mandelöl, Zitronenöl), verschiedene alkoholische Getränke, Arrak. Was die Formen der Arzneien anlangt, so kennt Rhazes für den internen Gebrauch Dekokte, Infuse, Pulver, Pillen, Linctus, Syrupe, Pastillen, Mus, Roob (dickflüssiges Extrakt); für die äußere Anwendung Salben (darunter Quecksilbersalbe gegen verschiedene Hautleiden), Linimente, Pflaster, Cerate, Suppositorien, Gurgelwässer, Niesemittel, Umschläge, Räucherungen, Klistiere, Augenkollyrien.

Chirurgie. Bei penetrierenden Bauchwunden wird empfohlen: Fomentieren der aufgeblähten vorgefallenen Därme mit warmem Wein, Reposition der Därme im warmen Bade, Wegschneiden des mit beginnendem Brande behafteten Netzes nach Unterbindung seiner Gefäße mit feinen Fäden (Lib. medic. VII, cap. 3). Unter den Hautaffektionen ist auch Erysipel, „Ignis sacer oder persicus", erwähnt (l. c. cap. 18, Continens lib. 27, 7. u. 8. Tr.); um die Filaria medinensis zu entfernen, band man ein kleines Bleigewicht an den Wurm (Lib. medic. VII, cap. 24, Contin. 26, 2 Tr. cap. 2). Beim Ausziehen der Pfeile etc. kam eine Zange zur Verwendung, deren Maul rauh wie eine Feile war (l. c. cap. 25, vgl. die deutsche Uebersetzung dieses Abschnittes bei H. Fröhlich, „Aus der Kriegschirurgie vor 1000 Jahren", v. Langenbecks Arch. f. klin. Chir. 1883, S. 862 ff.). Im VIII. Buch des Lib. medic. ist die Lehre von den Bissen und Stichen giftiger Tiere abgehandelt. Nach einem Viperbiß soll man das Glied fest oberhalb der Wunde umschnüren, und wenn es sich um eine sehr schlimme Art jener Tiere handelt, das Glied sogleich abschneiden (l. c. cap. 2). Zur Entfernung von Fremdkörpern aus der Speiseröhre ist ein eigens konstruiertes Instrument beschrieben (Lib. medic. L. IX, cap. 49). Harnverhaltung kann durch einen Stein oder durch Lähmung bewirkt sein (Divisiones, lib. I, cap. 71); haben Arzneimittel keinen Erfolg, so ist der Katheter zu applizieren (Lib. medic. IX, cap. 73). Sehr ausführlich sind Ursprung, Symptome und Behandlung der Blasensteine (Steinschnitt) im 23. Buche des Continens geschildert. Bei Behandlung der Hernien werden auch Bandagen empfohlen (Lib. medic. IX, cap. 89), bei Behandlung der Hüftgelenksentzündung das Glüheisen (l. c. cap. 90). Die Tracheotomie nach der Methode des Antyllos ist im VII. Buche des Continens (2 Tr. cap. 2) beschrieben. Wichtig ist die Schilderung der Spina ventosa im 28. Buche des Continens. — In der Schrift de morb. infant. erwähnt Rhazes einen Fall von monströsem Hydrocephalus und empfiehlt beim Nabelbruch Pflaster mit Adstringentien oder mit Leim; eventuell Kauterisation ringsherum.

Geburtshilfe (Continens Lib. IX und in Liber medic. ad Almansorem). Zur Erweiterung der Geschlechtsteile bei schwierigen Fällen dienen Instrumente mit Schraubenwirkung (Paulos von Aigina). Als einzig normale Lage gilt die Kopflage, die Wendung auf den Kopf hat man daher mit allen möglichen Verfahren (auch Schüttelungen) selbst bei vollkommener Fußlage zu versuchen. Ist weder diese, noch die Extraktion an den Füßen ausführbar, so schreite man zur Zerstückelung des Kindes. Bei starkem Kinde wird die Herausbeförderung durch **Zug an umgelegten Schlingen** angeraten.

Augenheilkunde. Im Continens (Lib. II) finden sich zahlreiche eigene Beobachtungen des Rhazes. Gegen Lidläuse ist Quecksilbersalbe empfohlen. Sehstörungen, welche vom Gehirn herrühren, werden von Kopfschmerz und Ohrsausen begleitet; liegt die Ursache im Sehnerven, so beobachtet man dabei Erweiterung der Pupille, wenn das andere Auge geschlossen wird; wenn nichts von beiden vorliegt, so sitzt die Krankheit im Auge. Man muß die Pupille betrachten. Unter den Operationen werden die Abtragung des Pannus, des Flügelfells, die Operation der Lidverwachsung beschrieben, ferner der Starstich nach Antyllos[3], die Aussaugung des Stars mittels einer gläsernen Röhre[4], das Ausbrennen der Tränenfistel, die Trepanation derselben, die Operation der Haarkrankheit und des Entropium. Im IX. Buche des Liber medicinalis Almansoris befindet sich eine sehr knapp gefaßte Augenheilkunde; wichtig ist besonders die Bemerkung, daß sich die Pupille auf Lichteinfall verengert. Auch im Liber divisionum wird die Augenheilkunde kurz abgehandelt. Außerdem verfaßte Rhazes noch eine Reihe von (nicht mehr erhaltenen) augenärztlichen Sonderschriften über die Beschaffenheit des Sehens, über die Gestalt des Auges, über die Bedingungen des Sehens, über die Verengerung der Pupille bei Lichteinfall und über ihre Erweiterung in der Dunkelheit, über die Chirurgie des Auges, über die Arzneien des Auges. — Hinsichtlich der Ohrenheilkunde wäre hervorzuheben, daß Rhazes das Ohr im einfallenden Sonnenlichte untersuchte; was die Zahnheilkunde anlangt, so kannte er die Ausfüllung kariöser Zähne mit einer Mischung von Mastix und Alaun.

Schriftsteller des 10. Jahrhunderts.

Persien und Irak.

Abul Hasan Ahmed ben Muhammed at-Tabari (aus Tabaristan, zweite Hälfte des 10. Jahrhunderts). Sein nur in arabischen Handschriften erhaltenes „Buch der hippokratischen Behandlungen" besteht aus 10 Büchern: 1. Von den für den Arzt, der nicht Philosoph ist, unentbehrlichen Vorbegriffen; 2. Krankheiten der Haut des Kopfes und Gesichtes; 3. Krankheiten der inneren Teile des Kopfes; 4. Augenkrankheiten; 5. Krankheiten der Nase und des Ohres; 6. Krankheiten des Mundes, der Zähne, des Gaumens, des Rachens, der Kehle; 7. Hautkrankheiten; 8. Krankheiten der Brust, der Lungen, des Zwerchfells, des Herzens und seines Beutels; 9. Krankheiten des Magens und der Speiseröhre; 10. Krankheiten der Leber, der Milz und der Baucheingeweide. Bisher wurde nur der augenärztliche Teil von Hirschberg (in seiner Geschichte der Augenheilkunde) verdientermaßen gewürdigt; nach dem Urteil dieses Forschers ist Tabari ein hervorragender Kliniker von reicher Erfahrung und selbständiger Denkweise.

Ali ibn al-Abbas al-Madschusi (d. h. der Magier = Feueranbeter), Leibarzt des Emirs Adhad ed-Daula († 994) — **Ali Abbas** (Haly Abbas) — widmete diesem sein Hauptwerk al-Malaki = Liber regius (regalis dispositio), lat. Uebersetzung Venet. 1492, Lugdun. 1523[5]. Das königliche Buch zerfällt in zwei Teile, in einen „theoretischen" und in einen praktischen, zu je 10 Büchern. Der erstere handelt über Anatomie, Physiologie, Diätetik, allgemeine Pathologie, Semiotik, über spezielle Affektionen (z. B. Abszesse, Hautkrankheiten, Wunden und Geschwüre), über innere Krankheiten und Prognostik. Der praktische Teil enthält: Hygiene, Diätetik, Lehre von den Arzneimitteln und deren Anwendung, spezielle Pathologie und Therapie, Chirurgie, Materia medica. P. de Koning hat (in Trois traités d'anatomie arabes, Leyde 1903 und in Traité sur le calcul dans les reines et dans la vessie etc., Leyde 1886) die einschlägigen anatomischen und urologischen Abschnitte arabisch mit französischer Uebersetzung veröffentlicht. Das Augenärztliche liegt in der Berliner Dissertation (1900) von Gretschischeff „Die Augenheilkunde des Ali Abbas" vor. Ueber die geburtshilflichen Abschnitte vgl. v. Siebold (Gesch. d. Geburtshilfe I, 269).

Aus dem Inhalt wäre unter anderem hervorzuheben, daß die Diätetik vortrefflich bearbeitet ist, wobei auf die verschiedenen Lebensalter, Jahreszeiten, Klimate, namentlich auf die Lebensgewohnheiten Rücksicht genommen wird; auch die Wirkung des Wassers (Mineralwässer), der Kleidung etc. auf die Gesundheit findet Erörterung. Den Aderlaß verwendete Ali Abbas bei sehr vielen Affektionen (jedoch bei Kindern und Greisen nur in den dringendsten Fällen); dabei kamen, je nach dem betroffenen Organ, verschiedene Venen in Betracht. Bei der Pleuritis wurde, wenn Schmerz in der Claviculargegend bestand, auf der gesunden Seite zur Ader gelassen, hingegen, wenn es sich um protrahierte Fälle handelte, an der Basilica der kranken Seite venäseziert. Wie andere arabische Aerzte rühmt Ali Abbas den Nutzen des Zuckers als Nahrungsmittel für Neugeborene; Schwindsüchtigen empfiehlt er Milch und Zucker. Manche Krankheitsbeobachtungen (z. B. Kolik mit Lähmungen) entbehren nicht des Interesses. Die Pulslehre ist sehr spitzfindig entwickelt. Ueber die Wirkung neu eingeführter Arzneimittel solle man sich durch Versuche (eventuell an Tieren) Erfahrung erwerben. Was die Geburtshilfe anlangt, so wird die Tatsache von der Geburtstätigkeit des Uterus (im Gegensatz zu der hippokratischen Annahme von dem aktiven Austreten des Kindes) gebührend betont; von Operationen am toten Kinde sind Abtragung von

Extremitäten, Oeffnen und Zusammendrücken des Schädels, Hakenextraktion geschildert.

Aegypten und Maghrib.

Abu Jakub Ischak ben Soleiman al-Israeli († in hohem Alter gegen die Mitte des 10. Jahrhunderts) — **Isaac Judaeus** — jüdischer Arzt, welcher zuerst in Aegypten augenärztliche Praxis betrieb, später nach Mauretanien auswanderte und zuletzt in Kairowan als Leibarzt wirkte. Von seinem reichen Wissen verdankte er vieles dem Ischak ben Amran, einem sehr gelehrten Arzte aus Bagdad, welcher sich um die Verbreitung der wissenschaftlichen Medizin in Nordafrika große Verdienste erworben hatte, aber infolge von Verdächtigungen auf Befehl eines Aglabitenfürsten hingerichtet wurde[6]. Die Schriften des Isaac Judaeus (namentlich über Diät, über Fieber, über den Harn) waren im christlichen Abendlande sehr angesehen und verbreitet, wofür die lat. Gesamtausgabe (Lugd. 1515) und die Spezialausgaben de diaetis universalibus et particularibus (Patav. 1487) und de febribus (in Collectio de febribus, Venet. 1576) zeugen. In der Gesamtausgabe sind außer den genannten noch enthalten de elementis, de urinis, liber definitionum, Viaticum[7] u. a. (ferner das in einen theoretischen und praktischen Teil zerfallende „Pantechnum" [Pantegni], welches sich mit dem Liber regalis des Ali Abbas deckt). Dem Isaac Judaeus wird zumeist auch die sehr interessante Schrift „Führer der Aerzte" (richtiger Führung oder Sitte der Aerzte) zugesprochen, welche nach dem hebräischen Urtexte Musar harophim zuerst von Soave italienisch (Giornale Veneto delle scienze mediche 1861), sodann von D. Kaufmann in deutscher Sprache (Magaz. f. d. Wissensch. d. Judentums, Berl. 1884) herausgegeben worden ist.

Abu Dschafar Ahmed ben Ibrahim **al-Dschezzar** (Algizar, Algazirah) aus Kairowan († 1004), Schüler des Isaac Judaeus. Das ihm zugeschriebene „Reisebuch für Arme", Zad el Mosafer, die Urquelle einer im Mittelalter verbreiteten populären Schrift „Viaticum" wurde ins Griechische (Synesios und Konstantinos Rheginos), Lateinische und Hebräische (Dzedat el-derachim) übersetzt. Ausgabe eines Buches der Uebersetzung des Synesios (über Fieber; enthält eine Schilderung der Pocken und Masern) von St. Bernard, Synesios, de febribus gr. et latine, Amstelod. et Lugd. Batav. 1779, mit dem Anhang einer alten lateinischen Uebersetzung Viaticum peregrinantium. M. G. Dugat, Etudes sur le traité de médecine d'Abou Djâfar Ah'mad (Extrait du Journal asiatique), Paris 1853. (Uebersetzung von 2 Kapiteln: über die Liebe und über die Wasserscheu.) Er war ein fruchtbarer Schriftsteller und schrieb unter anderem über die Ursachen der Pest in Aegypten u. a.

Abu Abdallah Muhammed **at-Tamimi** aus Jerusalem, später in Aegypten lebend (um 980), schrieb hauptsächlich über Arzneikompositionen (dabei Pflanzenbeschreibungen) und Diätetik.

Spanien.

Abu Daud Soleiman ben Hassan **Ibn Dscholdschol**, Leibarzt des spanischen Kalifen Hischam II (976-1013), machte sich besonders um die Arzneimittellehre verdient und verfaßte unter anderem die beiden Schriften: „Auslegung der Namen der Heilmittel des Dioskurides" und „Ueber die in dem Werke des Dioskurides fehlenden Arzneimittel". Auch schrieb er über Geschichte der Medizin und Philosophie.

Abul Hasan Garib ben Said ist bemerkenswert als Verfasser eines (handschriftlich erhaltenen) Werkes über Geburtshilfe und Kinderheilkunde (vgl. Siebold, Gesch. d. Geburtshilfe).

Abul Kasîm Chalaf ben Abbas al-Zahrawi (wahrscheinlich zweite Hälfte des 10. Jahrhunderts) — **Abulkasim** (Abulcasis, Albucasis, Bucasis, Alzaharavius etc.). — Sein umfassendes Werk über Medizin Altasrif (aus 30 Abschnitten bestehend) erlangte mehr als bei den Arabern, im christlichen Abendlande langdauerndes Ansehen, namentlich durch den chirurgischen Teil. Derselbe besitzt wegen der beigegebenen Abbildungen von Instrumenten noch heute große historische Bedeutung. Unvollständige lateinische Uebersetzung des medizinischen Teils: Liber theoricae nec non practicae Alsaharavii (Aug. Vindel. 1519). Wahrscheinlich stellt die Schrift Liber Servitoris sive liber XXVIII. Bulchasim Benaberaçerin, Venet. 1471, die Uebersetzung des Abschnittes von der Zubereitung der Heilmittel dar. Die Chirurgie liegt uns vor: in der arabisch-lateinischen Ausgabe von J. Channing, Albucasis de chirurgia, Oxon. 1778, und in der französischen Uebersetzung von L. Leclerc, Abulcasis Chirurgie, Paris 1861. Die auf Weiberkrankheiten bezüglichen Kapitel sind enthalten in den Gynaeciis von Casp. Wolf, Basil. 1566 und von J. Spach, Argentor. 1597. Die Kapitel über den Steinschnitt veröffentlichte P. de Koning (arabisch-französisch) in seiner Schrift Traité sur le calcul dans les reines et dans la vessie etc., Paris 1886.

Die **Chirurgie** zerfällt, abgesehen von der Einleitung, in 3 Bücher. Sie beruht hauptsächlich auf Paulos. Das erste Buch handelt von der Anwendungsweise, Indikation und Kontraindikation der Kauterisation. Dieselbe wurde vorwiegend mit passend geformten, aus Eisen verfertigten Instrumenten (vgl. die Abbildungen in der Ausgabe von Leclerc), seltener mit Aetzmitteln an bestimmten Stellen vorgenommen. Eine Unzahl von Leiden gibt die Indikation zur Ausführung der Kauterisation (z. B. Drüsengeschwülste, Abszesse, Anasarka, Hernien, Hämorrhoiden, Mastdarmfisteln, Gelenkleiden, rezidivierende Luxationen, Krebs, Gangrän, Lepra etc.). Bei den verschiedensten inneren Leiden (z. B. Lähmung, Kopfschmerz, Migräne,

Gesichtsschmerz, Magen-, Leber-, Milzleiden) dient die Kauterisation als Ableitungsmittel. Die Ausführung der Thorakocentese wird als lebensgefährlich verurteilt. Das letzte Kapitel ist der Blutstillung gewidmet. Auch hier spielt die Kauterisation gegen arterielle Blutungen eine große Rolle, nebstdem werden aber auch die anderen Methoden, nämlich völlige Durchtrennung der verletzten Arterie, Ligatur (doppelte Unterbindung der mittels Haken emporgehobenen Arterie mit doppeltem Faden), styptische Mittel, im Notfalle Digitalkompression, erläutert.

Im zweiten Buche, welches den größten Teil der Chirurgie erschöpfend behandelt, tritt die Anlehnung an Paulos, selbst in der Anordnung, hervor — immerhin finden sich auch nicht wenige eigene Beobachtungen oder abweichende Methoden beschrieben, was, abgesehen von den erläuternden Abbildungen, dem Werke Bedeutung verleiht. Aus dem gewaltigen Inhalt heben wir nur folgendes hervor. Abulkasim beschreibt unter den verschiedenen Arten der Nähte die umschlungene Naht (z. B. gelegentlich der Kolobomoperation), die Kürschner- und Doppelnaht (gelegentlich der Behandlung penetrierender Bauchwunden), er schildert eingehend den Steinschnitt (bei Frauen Vaginalschnitt), die Lithotrypsie (im medizinischen Teile des Altasrif Tr. XXI), die Circumcision; hinsichtlich der Tracheotomie bemerkt er, daß er niemanden kenne, welcher diese Operation ausgeführt habe. Bei den Resektionen (interessanter Fall von Nekrose der Tibia) kamen verschiedenartige Sägen zur Anwendung, für die Amputationen bilde Gangrän, welche durch innere oder äußere Ursachen entstehen könne, die Indikation; zulässig ist die Vornahme der Amputation bis hinauf zum Ellenbogen- und Kniegelenk, gehe der Brand höher hinauf, so sei der Tod unvermeidlich. „Und die Weise, das Glied abzuschneiden oder es abzusägen, ist, daß du zusammenziehest ein Band unterhalb der Stelle, welche du abschneiden willst, und ein anderes Band befestigest über der Stelle; und es zieht ein anderer Diener das obere Band aufwärts, du aber schneidest das Fleisch zwischen den beiden Binden mit einem breiten Messer, bis daß abgeschält ist das ganze Fleisch, alsdann schneidest du oder sägest" (II, cap. 89). Blutungen während der Operation werden durch das Glüheisen und Styptika gestillt, von der Ligatur ist hier nicht die Rede. In den letzten Kapiteln wird ausführlich beschrieben: Die Venäsektion (bisturiartiges Phlebotom), das Schröpfen (Schröpfköpfe von verschiedener Größe, aus Horn, Holz, Kupfer und Glas; für das blutige Schröpfen werden 14 Applikationsstellen angegeben) und die Applikation von Blutegeln.

Das dritte Buch enthält die Lehre von den Frakturen und Luxationen. Der Verband besteht (nach Ausführung der Koaptation und der Applikation eines, auf weiches Werg gestrichenen Linimentes) aus auf- und wieder abwärts steigenden Bindentouren, die an den Bruchstellen am festesten angezogen sind, Ausfüllung der Unebenheiten mit Werg oder

Leinwandlappen) und Schienen (aus gespaltenem Rohr, Holz, Ruten u. s. w. mit Binden und darüber mit Bändern befestigt). Die Schienen dürfen wegen der Entzündung nicht vor dem 5. oder 7. Tage angelegt werden. Das Wiederzerbrechen eines fehlerhaft geheilten Knochens verwirft Abulkasim energisch. In dem Kapitel (9) über die Wirbelbrüche werden die Lähmungserscheinungen (verschiedenartig je nach der Höhe des Sitzes) erörtert. Bei einer Fraktur des Schambogens soll man, im Falle es sich um eine Frau handelt, die Reposition dadurch zu erreichen suchen, daß man in die Scheide eine Schafblase einführt und diese durch ein Rohr aufbläst (erste Spur des Kolpeurynters). In der Behandlung der mit einer Wunde komplizierten Frakturen spielt das Einschneiden eines Fensters in dem Verbande eine bedeutende Rolle — zum Zwecke der Freilegung der Wunde.

Geburtshilfe (im zweiten Buche der Chirurgie cap. 75-78). Die einschlägigen Abschnitte sind sehr bemerkenswert wegen Erörterung der Behandlungsmethoden bei Vorfall einer Hand, bei Fußlage, beim Vorliegen der Kniee und der Hände, bei Querlage mit Vorfall einer Hand, beim Vorliegen mit der Weiche. Neu ist die Empfehlung, bei vollkommener Fußlage nach dem Zurückdrängen der Füße die Geburt in Steißlage zu erstreben, die Vornahme eines geburtshilflichen Eingriffes bei Hängelage, die Anwendung von Schlingen zur Extraktion des Kindes. Abulkasim weist auch bereits auf die Gesichtslage hin. Kapitel 77 enthält die Beschreibung mehrerer geburtshilflicher Instrumente, deren Abbildung beigefügt ist. Darunter findet sich eine Zange mit gekreuzten Armen, die eine ziemlich kreisförmige Kopfkrümmung bilden.

Augenheilkunde. Im zweiten Buche der Chirurgie sind folgende Augenoperationen beschrieben: Abtragung von Lidwarzen, Behandlung des Hagelkorns, Operation der Hydatis, der Haarkrankheit, des Hasenauges, des Ectropium, der Lidverwachsung, des Flügelfells, der Karunkelgeschwulst, des Ectrop. sarcomat., der Chemosis, des Pannus, der Tränenfistel, Zurückbringung des vorgefallenen Augapfels, Ausschneidung des Irisvorfalls, Behandlung des Hypopyon, Staroperation (Depression). Das Aussaugen des Stares wird als eine im Irak übliche Operation erwähnt[8].

Ohrenheilkunde. Die Entfernung von Fremdkörpern soll stets bei einfallendem hellem (Sonnen-) Lichte vorgenommen werden, und zwar durch Verfahren, welche der jeweiligen Beschaffenheit der eingedrungenen Substanzen entsprechen. Es gibt vier Arten von Fremdkörpern, harte Körper (z. B. Stücke Eisen und Glas), Samen von Vegetabilien (z. B. Bohnen), Flüssigkeiten und endlich lebende Tiere. Bei festen Körpern hat man die Entfernung zu versuchen durch Oeleingießen, Anwendung von Niesemitteln (bei gleichzeitigem Verschließen der Nasenlöcher und Emporziehen der Ohrmuschel), Ansaugen (durch eine in den Gehörgang eingesetzte Kanüle), Ausziehen mit einer Pinzette oder einer Sonde, welche mit einem Klebmittel bestrichen ist. Bleiben diese Versuche erfolglos, so wird die Ohrmuschel zur Hälfte abgelöst und die Extraktion vorgenommen. Ein aufgequollener vegetabilischer Fremdkörper ist zuerst mit einem kleinen leichten Messer zu zerkleinern. Um lebende Tiere zu entfernen, soll man warme Oelinjektionen (durch eine Spritze) machen oder die Fremdkörper durch eine Kanüle ansaugen. — Zur Behebung von Gehörgangsatresien sind zweckmäßige Operationsverfahren angegeben.

Zahnheilkunde. Entfernung des Zahnsteines mittels verschieden gestalteter Schabeisen. Die Zahnextraktion soll erst dann zur Anwendung gelangen, wenn das ganze Arsenal medikamentöser Mittel im Stiche gelassen hat. Der Extraktion ging das Ablösen des Zahnfleisches, die allmähliche Lockerung mit den Fingern voran. Das Ausziehen erfolgte in der Längsrichtung, mittels einer kräftigen, aus gehärtetem Stahl verfertigten Zange, deren Zähne ineinander griffen. Die Höhle des Zahnes soll vorher mit Leinwand ausgefüllt werden. Zur Extraktion der Wurzeln dienten verschiedenartige Instrumente, darunter storchschnabelförmige Zangen. Unregelmäßig entwickelte Zähne wurden ausgezogen oder abgefeilt, lose gewordene Vorderzähne durch Umwinden mit Gold- oder Silberdraht an den festgebliebenen Zähnen befestigt, verlorene Zähne durch künstliche aus Rindsknochen ersetzt.

Avicenna (980-1037),

Abu Ali al-Husain ben Abdallah **Ibn Sina**. Von dem medizinischen Hauptwerke des Avicenna, dem Kanon (El kanun fi't-tib), Canon medicinae, gibt es ungefähr 30 lateinische Ausgaben, von denen die Juntinen am geschätztesten sind; die sehr gute lateinische Uebersetzung des Vopiscus Fortunatus Plempius (ed. Lovan. 1658) enthält nur die beiden ersten Bücher und einen Teil des vierten Buches. Arabische Ausgaben: Rom 1593 und Bulak 1877. Lateinische Uebersetzung der Abschnitte über Geisteskrankheiten von P. Vattier (Abugalii filii Sinae sive, ut vulgo dicitur, Avicennae de morbis mentis tractatus ... interprete Petro Vatterio), Paris 1659, vgl. Bumm, Münch. med. Wochenschr. 1898. Uebersetzungen einzelner Partien in moderne Sprachen. Kurt Sprengel, Ebn Sina: Von den Primitivnerven, arabisch und deutsch, in Beitr. z. Gesch. d. Med., 3. Stück, Halle 1796; Jos. v. Sontheimer, Die zusammengesetzten Heilmittel der Araber, nach dem fünften Buch des Canons von Ebn Sina übersetzt, Freiburg 1844; P. de Koning: in Traité sur le calcul dans les reines et dans la vessie etc., Leyde 1886 — die Abschnitte über Nieren- und Blasensteine, und in Trois Traités d'Anatomie Arabes, Leyde 1903 — die anatomischen Abschnitte französisch übersetzt; Hirschberg und Lippert, Die Augenheilkunde des Ibn Sina, Leipzig 1902.

Der Kanon besteht aus fünf Büchern. Jedes derselben zerfällt in folgende Unterabteilungen: fen = Abschnitt; taalim = tractatus, doctrina; dsch'omlat = summa, fasl = capitulum. Inhaltsangabe Buch I: 1. Definition und Aufgabe der Medizin, Lehre von den Elementen, Temperamenten und Säften, vom Bau und den Verrichtungen der Organe; 2. von den Ursachen und Symptomen der Krankheiten im allgemeinen, Pulslehre und Uroskopie; 3. Diätetik des kindlichen Alters (mit Einschluß der Kinderkrankheiten), Diätetik und Gymnastik in den verschiedenen Lebensaltern, für Gesunde und Kranke, Prophylaxe (Vorbeugungsregeln gegen Hitze, Kälte, schlechtes Wasser etc. und auf Reisen); 4. allgemeine Therapie (Abführmittel, Klistiere, Umschläge, Aderlaß, Schröpfen, Blutegel, Onkotomie, Kauterisation etc.). Buch II: Lehre von den einfachen Arzneimitteln; berücksichtigt werden Name und Beschaffenheit, Kennzeichen der Güte, Elementarzusammensetzung und Grad, Wirkung und Eigenschaft im allgemeinen, medizinische Verwendung, Surrogate. Buch III: Spezielle Pathologie und Therapie a capite ad calcem (den Schilderungen der Erkrankungen der einzelnen Körperteile gehen stets anatomisch-physiologische Erörterungen voran); Krankheiten des Gehirns, der Augen, Ohren, der Nase, des Mundes, der Zunge, der Zähne, der Lippen; Erkrankungen des Pharynx und Larynx; Krankheiten der Lungen, des Herzens, der Brustdrüsen; des Magens, der Leber, der Milz, der Gedärme, der Harnorgane und der männlichen und weiblichen Geschlechtsorgane, Hernien, Krankheiten der Extremitäten (besonders der Gelenke). Buch IV: Ueber die Fieber (darunter auch Dschedrij, Hasbah, Humak = Blattern, Masern, Röteln u. a.), Semiotik, Prognostik und Krisenlehre, Chirurgie (Phlegmone, Erysipel, Brand, Drüsenabszesse, Geschwülste, Lepra, Wunden, Verbrennungen, Geschwüre, Knochenleiden, Luxationen, Frakturen), Toxikologie, Behandlung der Verletzung durch Biß oder Stich giftiger Tiere, Kosmetik, Haar-, Hautkrankheiten, Bekämpfung zu großer Magerkeit und Fettleibigkeit, Erkrankung der Finger und Nägel. Buch V: Antidotarium, Lehre von den zusammengesetzten Arzneimitteln.

In der Krankheitslehre des Kanon stößt man auf manche dem Verfasser eigentümliche Ideen und Beobachtungen. Unter anderem wäre hervorzuheben, daß Avicenna auf die Schmerzqualitäten (deren er 15 unterscheidet) viel Gewicht legt, die Verbreitung der Krankheitsprodukte durch den Boden und das Trinkwasser kennt, die Pleuritis von der Mediastinitis sondert, die Phthise für kontagiös hält etc. Besonders sorgfältig sind z. B. die Hautleiden, die männlichen Geschlechtsleiden (sexuelle Perversitäten), die nervösen Affektionen (verschiedene Arten des Kopfschmerzes, Gesichtsschmerz etc.) bearbeitet. Vortrefflich ist die Diätetik dargestellt.

Am meisten hat man in neuerer Zeit der Psychiatrie Avicennas Aufmerksamkeit geschenkt, weshalb wir hier die Hauptsätze seiner in dieses Gebiet fallenden Anschauungen wiedergeben wollen. Psychische Alterationen beruhen auf krankhaften Veränderungen in den Mischungsverhältnissen des Gehirns. Sie zerfallen in bloß elementare geistige Störungen (des Vorstellens, des Gedächtnisses etc.) und in eigentliche Psychosen (Melancholie, Manie, Schwachsinn, Blödsinn). Lokalisation und Intensität der Mischungsverhältnisse bedingen die Verschiedenheit der psychischen Affektionen. Geistesstörungen, aus schwarzer Galle entstanden, verraten sich durch Aengstlichkeit und Traurigkeit; liegt gelbe Galle zu Grunde, so treten Verwirrtheit, Reizbarkeit und Gewalttätigkeit hervor, übermäßig angehäufter, faulender Schleim erzeugt eine ernste, düstere Stimmung. Anomalien des Vorderhirns bekunden sich durch Störungen des Wahrnehmungsvermögens (sei es, daß der Kranke halluziniert, sei es, daß er sich die Objekte nur ungenau vorzustellen vermag), Schwachsinn und Blödsinn beruhen auf Anomalien des mittleren, Gedächtnisstörung auf Anomalien des hinteren Hirnventrikels[9]. Phrenitis — verursacht durch Anhäufung von gelber Galle in den Gehirnhäuten oder im Gehirn — ist eine bei akuten fieberhaften Leiden vorkommende Geistesstörung, welche sich mit Vergeßlichkeit für die jüngste Vergangenheit einleitet und sich in Verwirrtheit mit Bewegungsunruhe äußert. Lethargus — verursacht durch intrakranielle Schleimanhäufung — manifestiert sich in Vergeßlichkeit mit großer Erschöpfung, mäßigem Fieber und profusen Schweißen. Coma vigil = Schlafsucht mit Unbesinnlichkeit und Vigilia veternosa = leiser, schreckhafter Schlaf sind durch Anhäufungen des Schleims und der Galle bedingt, im ersteren Falle überwiegt der Schleim, im letzteren die Galle. Manie hat als Symptome: Schlaflosigkeit, Irrereden, große Unruhe und Gewalttätigkeit. Die kausale Behandlung besteht in der Anwendung von Purgiermitteln oder Aderlässen, je nachdem die Galle allein oder aber Ueberfüllung mit Blut, Schleim, gelber und schwarzer Galle die Krankheit bedingen. Bei der symptomatischen Behandlung kommen Narkotika (decoctum papaveris, Einreibung mit narkotischem Oel), ableitende Mittel (feuchtkalte Umschläge auf den Kopf und die Extremitäten), diätetisches Regime (leichtverdauliche Speisen, verdünnter Wein, Vermeidung heißer Getränke und harntreibender Substanzen); wenn Selbstbeschädigungsgefahr vorhanden, soll der Kranke festgebunden werden etc. Eine besondere Art der Manie ist jene, bei der sich der Kranke nach Art der Hunde aggressiv und zugleich kriechend, unterwürfig zeigt. Melancholie bietet die Symptome: krankhaftes Vorstellen, Furcht und Angst, Hang zur Einsamkeit, Lebensüberdruß, Herzklopfen, Schwindel, Beschwerden in den Hypochondrien etc. Ursache: unverbrannte schwarze Galle. Die kausale Behandlung besteht in der Anwendung der Purgantia und Vomitiva (bei Amenorrhoe Emenagoga). Die symptomatische Therapie zerfällt in eine hygienisch-diätetische (Aufenthalt an Orten mit gemäßigtem Klima und feuchter Luft, leichtverdauliche Speisen, Genuß von verdünntem Weißwein, Bäder, Massage), medikamentöse (Narkotika, Roborantia, Stomachika, Vomitiva), chirurgische (Aderlaß, Schröpfen) und psychische; letztere bezweckt die Aufheiterung der Kranken durch Lektüre und Musik, in hartnäckigen Fällen die Erregung von Furcht und Angst. Eine Unterart der Melancholie ist die Lykanthropie (Entstehungszeit am häufigsten im Februar). Eine gewisse Aehnlichkeit mit Melancholie besitzt der amor insanus, dessen Diagnose aus dem Pulse (heftige Schwankungen bei Erwähnung des Namens der geliebten Person) gemacht werden könne[10]. — Alpdrücken kommt auch als Prodromalstadium der Epilepsie, Apoplexie und Manie vor. — Die mittlere Inkubationszeit der Hydrophobie betrage 40 Tage. — Schließlich finden auch die Folgezustände der passiven Päderastie Erörterung.

Die Arzneimittellehre beruht auf einer spitzfindigen Anwendung der Theorie von den Elementarqualitäten. Bei Beurteilung der Wirkung ist zu berücksichtigen, 1. daß das Mittel in seinem natürlichen Zustand angewandt wird, 2. daß die Krankheit, gegen die es gebraucht wird, eine einfache ist, 3. daß die Probe des Mittels in zwei entgegengesetzten Fällen gemacht wird, 4. daß die Kraft des Arzneimittels der Heftigkeit der Krankheit ex contrario entspricht, 5. daß die Zeit genau beobachtet wird, wenn das Mittel zu wirken beginnt, 6. daß sorgfältig beobachtet wird, ob das Mittel immer oder wenigstens meistens denselben Effekt hat, 7. daß der Versuch am menschlichen Körper gemacht werde. Geschmack, Farbe, Geruch etc. lassen schon von vornherein Schlüsse auf die Wirkungsweise zu. Der Arzneischatz beruht auf Mitteln des Galen und Dioskurides, sowie auf der arabisch-indischen Materia medica; er umfaßt etwa 760 Arzneistoffe. Die Beschreibungen, welche Avicenna gibt, sind in Bezug auf das Botanische dürftig; bemerkenswert ist die Rücksichtnahme auf klimatische Momente bei der Auswahl der Mittel. Die zahlreichste Klasse bilden die harzigen Substanzen, die metallischen finden zwar zumeist nur äußere Anwendung, doch gelten z. B. Gold und Silber als herzstärkende Arzneien (daher der Gebrauch des Vergoldens und Versilberns der Pillen!), die Dreckapotheke (Fäces oder Urin verschiedener Tiere, Menstrualblut etc.) ist sehr reichhaltig.

Was die allgemeine Therapie anlangt, so verdienen Avicennas Anschauungen über den Aderlaß einige Aufmerksamkeit. Bei seiner Anwendung beabsichtigte er hauptsächlich zweierlei: die Entfernung der überschüssigen Materie (wenn dieselbe aus Blut oder schwarzgalligen Säften besteht) und die Entleerung der (gekochten) Krankheitsstoffe. Außerdem bilden Hämorrhagien eine Indikation (um dem Blute eine andere Richtung zu geben). Avicenna gibt Vorschriften über die Wahl der Vene (z. B. Cephalica bei Affektionen der oberen, Saphena bei Affektionen der unteren

Körperhälfte, Jugularvenen bei Aussatz), Form der Venenöffnung, Maß der Blutentziehung (nach der Beschaffenheit des Pulses, der Konstitution), Lagerung des Patienten (Horizontallage), über das Verhalten nach dem Aderlasse und entwickelt eingehend die Lehre von den Indikationen und Kontraindikationen (z. B. in kalter Gegend, bei Personen unter 14 Jahren, bei Greisen, bei Blutarmen, Fettleibigen). Im allgemeinen empfiehlt er, den Aderlaß auf der gesunden Seite auszuführen, wenn man den Erfolg erst nach einiger Zeit wünscht und zugleich auf längere Zeit hinaus ableiten will. Vorsichtige Zurückhaltung wird namentlich bei fieberhaften Krankheiten angeraten, damit die Widerstandsfähigkeit in der Krisis erhalten bleibe, erst wenn die Zeichen der Kochung vorhanden, darf venäseziert werden.

Zur Chirurgie und Geburtshilfe: Andeutung der Intubation des Larynx, Beschreibung der Tracheotomie (Lib. III, Fen. 9, cap. 11), Operation des Empyems mit dem Glüheisen oder Messer (allmähliche Entfernung, Fen. 10, Tract. 5, cap. 5), Operation des Ascites (nur im äußersten Notfall, Schnitt an verschiedenen Stellen je nach dem Ausgangspunkt, Fen. 14), Behandlung der Hämorrhoiden und Mastdarmfisteln mittels Unterbindung (Fen. 17, cap. 4 u. 19), Steinschnitt, Behandlung der Hernien mit Adstringentien und dem Glüheisen (Fen. 22, Tract. 1, cap. 11). Unter den Verfahren zur Blutstillung (Lib. 4, Fen. 4, Tract. 2, cap. 16-18) kommen auch die Ligatur, Tamponade und Aetzung (mit Aetzmitteln) vor. Unter den Knochenkrankheiten (l. c. Tract. 4, cap. 9) ist die ventositas spinae erwähnt. In der Behandlung der Knochenleiden vorkommende Manipulationen: Ausschaben, Kauterisieren, Aushöhlen, Exstirpation, Resektion; in der Schilderung der Luxationen ist die Erwähnung der Luxation des Steißbeins (Fen. 5, Tract. 1, cap. 23) und die Repositionsmethode des Oberarmkopfes durch direkten Druck (l. c. cap. 9-11) bemerkenswert. Unter den Ursachen der Dystokie wird auch der „schmalen Hüften" gedacht. Zur Beförderung der Geburt in schwierigen Fällen dienen Arzneimittel, Dämpfe, Bäder, Druck auf den Leib, Knieellbogenlage, eine den Verhältnissen entsprechende Lagerung, um den Kopf über den Muttermund zu bringen (Lib. III, Fen. 21, Tract. 2, cap. 24). Als einzig normale Lage gilt die Kopflage; dieser am nächsten steht die vollkommene Fußlage, bei welch letzterer aber schon Kunsthilfe nötig ist (l. c. cap. 20, 25). Zur Unterstützung der Extraktion dienen umgelegte Schlingen, so z. B. wenn die Geburt wegen der Größe des Kindes Schwierigkeiten macht (l. c. cap. 28). Bevor man zur Zerstückelung schreitet, ist noch der Versuch zu machen, die Extraktion mit (nicht näher bezeichneten) Zangen zu machen. Die Art, wie diese Vorschrift bei Avicenna stilisiert ist, läßt im Zweifel, ob es sich nur um die Extraktien toter oder lebender Kinder handelte.

Was die Augenheilkunde des Avicenna anlangt, so läßt seine Darstellung bei aller Vollständigkeit die Anschaulichkeit und Originalität vermissen, dasselbe gilt von der Ohrenheilkunde.

Den meisten Ausgaben des Kanon sind auch einige kleinere Schriften des Avicenna beigegeben; so besonders seine Cantica und die Schrift de viribus cordis (de medicamentis cordialibus).

Cantica (Venet. 1484, Groning. 1649), aus vier Büchern bestehend, enthält in aphoristischer Fassung theoretische und praktische Grundsätze der Medizin; Medicamenta cordialia (in einigen Ausgaben des Kanon). Diese Schrift handelt nach einer allgemein theoretischen Begründung über 57 Herzmittel aus dem Pflanzen- und Mineralreiche. Auf Grundlage der Pneumalehre wurde nämlich von den Arabern gewissen durch Glanz oder Wohlgeruch ausgezeichneten Substanzen eine unmittelbar aufheiternde Wirkung auf Depressionszustände des im Herzen sitzenden Lebensgeistes zugesprochen. Liber liberationis, Kompendium in drei Abteilungen öfters lateinisch gedruckt unter dem Titel de removendis nocumentis; Tractatus de syrupo acetoso (lat. mehrmals).

Schriftsteller des 11. Jahrhunderts.

Irak.

Abul Hasan al-Muchtar **Ibn Botlan** († 1063), christlicher Arzt zu Bagdad — Elluchasem Elimithar — bereiste Syrien, Aegypten, hielt sich eine Zeitlang in Konstantinopel auf und trat zuletzt in Antiochia in ein Kloster ein. Von seinen Werken erlangte eine kompendiöse diätetisch-therapeutische Schrift — Takwim es-sihha = Tabula sanitatis — nicht so sehr wegen ihres Inhalts als wegen ihrer Form besondere Bedeutung. Sie besteht nämlich aus synoptischen Tabellen, worin die nützliche oder schädliche Einwirkung der Luft, Nahrung, Bewegung und Ruhe, des Schlafens und Wachens, der Säfte, der Affekte vorgeführt wird und die Mittel zur Beseitigung der schädlichen Einflüsse angegeben werden. Lateinisch unter dem Titel Tacuini sanitatis Elluchasem Elimithar etc., Argent. 1531, davon eine deutsche Uebersetzung, das. 1533. Die Ausgabe ist bemerkenswert durch eine Reihe von Holzschnitten, welche Naturkörper, Kunstprodukte, Leiden und Handlungen, ja sogar Jahreszeiten und Winde darstellen.

Abu Ali Jahja ben Isa **Ibn Dschezla** († 1100) aus Bagdad, ein zum Islam übergetretener Christ — Buhahylyha, Byngezla, Bengesla etc. — verfaßte unter anderem ein Werk über Pathologie und Therapie in Form synoptischer Tabellen — Takwim al abdan. Lateinisch Tacuini aegritudinum et morborum fere omnium corporis humani cum curis eorundem Buhahylyha Byngezla autore, Argent. 1532 (1532 das. mit den synoptischen Tabellen des Ibn

Botlan als Canones tacuinorum gedruckt). Deutsch von M. Herum mit den Botlanschen Tafeln, Straßburg 1533: Schachtafeln der Gesundheit. In 44 Tabellen wird die Pathologie und Therapie von 352 Krankheiten (Name, Temperament, Alter, Jahreszeit, örtliches Vorkommen, Gefährlichkeit, Ursachen, Zeichen, Indikation, Behandlungsweise) vorgeführt, in der Reihenfolge: Fieber, Hautleiden, Wunden, Vergiftungen, Organleiden a capite ad calcem. Der Aderlaß spielt eine Hauptrolle. Ausführlich sind die Frauenleiden behandelt, doch wird die Therapie der Hysterie den Hebammen zugewiesen. Unter den therapeutischen Maßnahmen sind solche, welche für reiche Leute bestimmt sind, und solche, welche auch von den Armen befolgt werden können, angegeben.

Ali ben Isa = **Jesus Haly** (bis zur ersten Hälfte des 11. Jahrhunderts), der hervorragendste arabische Augenarzt[11]. Sein aus drei Abteilungen bestehendes „Erinnerungsbuch für Augenärzte" ist das älteste vollständig erhaltene Spezialwerk über Augenheilkunde. Alte lateinische Uebersetzung „De cognitione infirmitatum oculorum et curatione eorum" (Venet. 1497, 1499, 1500). Neue lateinische Uebersetzung der ersten Abteilung von C. A. Hille, Ali ben Isa monitorii ocularioruni s. compendii ophthalmiatrici latine redditi specimen (Dresd. u. Lips. 1845). Neue verbesserte Ausgabe der mittelalterlichen lateinischen Uebersetzung des ganzen Werkes von P. Pansier in Collectio ophthalmologica veterum auctorum Fasc. III Epistola Jhesu filii Haly de cogn. infirmitat. oculor. (mit biographisch-literarischer Einleitung), Paris 1903. Deutsche Uebersetzung von J. Hirschberg und J. Lippert, Ali ben Isa Erinnerungsbuch für Augenärzte aus arabischen Handschriften übersetzt und erläutert, Leipzig 1904. Nach einer kurzen Einleitung handelt das Buch I über die Anatomie und Physiologie des Auges (nach Galen). Buch II enthält die sinnfälligen Krankheiten des Auges und ihre Behandlung, wobei Krankheiten der Lider, des Tränenwinkels, der Bindehaut, der Hornhaut, der Regenbogenhaut beschrieben werden. Der Star gilt als eine Ausschwitzung, welche an der Vorderfläche der Pupille gerinnt. Buch III betrifft die nicht-sinnfälligen Augenleiden: Differentialdiagnose solcher Gesichtserscheinungen, welche von Magen- und Hirnleiden, und solcher, welche vom Star ausgehen, Krankheiten der Eiweißfeuchtigkeit, der Kristallfeuchtigkeit, Schädigungen des Sehgeistes, Nachtblindheit, Tagblindheit, Krankheiten des Glaskörpers, der Netzhaut, des Sehnerven (Verstopfung, Pressung, entzündliche Schwellung, Zerreißung), Vorfall, Schrumpfung des Auges, Krankheiten der Aderhaut, der harten Haut, Krampf oder Lähmung der Bewegungsmuskeln, Schwäche der Sehkraft; hierauf folgen diätetische Vorschriften, Behandlungsweise des Kopfschmerzes und der Migräne, welche dem Augenschmerz folgen, endlich eine Aufzählung der einfachen (143) Augenheilmittel mit der Angabe ihrer Wirkungsweise. Von mineralischen Substanzen finden sich Blei, Bleiweiß, Antimon, Salpeter, Zinkblume, Eisenhammerschlag, Kupfer, Grünspan,

Zinnober, Vitriol, Alaun, Bluteisenstein, Tonerde, Galmei, Lasurstein, Salz, Natron u. a. Abergläubische Mittel fehlen. Im ganzen sind 130 Augenaffektionen sorgfältig beschrieben.

'Ammar ben Ali al-Mausili (aus Mosul), Zeitgenosse des Vorigen, verfaßte ein vorzügliches Werk über Augenheilkunde, „Buch der Auswahl von den Augenkrankheiten", ausgestattet mit instrumentellen und anderen Abbildungen. Deutsche Uebersetzung von Hirschberg, Lippert u. Mittwoch, in „Die arabischen Augenärzte", nach den Quellen bearbeitet, Bd. II, Leipzig 1905.

Aegypten.

Ali ben Rodhwan (Ridhwan) oder **Rodoam** († 1068?), unter dem Kalifen al-Hakim Protomedikus von Aegypten, erlangte als Lehrer Berühmtheit, war aber wegen seiner Streitsucht gefürchtet. Unter seinen Schriften hatten namentlich die Kommentare zu hippokratischen und galenischen Werken sowie zum Centiloquium des Ptolemaios Bedeutung. Der Kommentar zu Galens Mikrotechne wurde ins Lateinische übersetzt (Venet. 1496).

Spanien.

Ibn Wafid el-Lachmi = **Abenguefit** (997-1070) wirkte als Hospitalsarzt in Toledo und war eine Zeitlang Vezier. Er zeichnete sich durch eine sehr rationelle Behandlungsweise aus. Sein Prinzip bestand darin, so weit es möglich war, mit diätetischen Maßnahmen auszukommen; waren Arzneien nötig, so bevorzugte er die einfachen gegenüber den zusammengesetzten. Von seinen Werken wurden am bekanntesten de medicamentis simplicibus (ein Teil in lateinischer Uebersetzung mit anderen Schriften gedruckt)[12] und de balneis sermo, Venet. 1553 (in De balneis quae exstant apud Gr., Lat. et Arabes). Ueber die wahre Wirkung der Arzneien erlange man Aufschluß, wenn man folgende acht Prinzipien berücksichtige. Man muß 1. wissen, daß die Arznei frei von jeder fremden Zutat ist, 2. muß die Krankheit, bei der ein Mittel erprobt wird, einfach sein, 3. muß die Behandlung ex contrario geschehen, 4. muß die Kraft des Mittels dem Krankheitsgrad entsprechen, 5. muß beobachtet werden, ob die Medizin kalt oder warm macht, 6. ob die Wirkung bei jedem Körper und zu jeder Stunde eintritt, 7. muß sich die Beobachtung auf den menschlichen Körper beziehen, 8. muß man zwischen Arzneien und Nahrungsmitteln unterscheiden.

Schriftsteller des 12. Jahrhunderts.

Spanien.

Abu Bekr Muhammed Ibn Baddscheh († 1138) — **Avempace** — einer der bedeutendsten Philosophen und Dichter der Araber, war auch als Arzt und medizinischer Schriftsteller tätig. Er lebte in Saragossa, Sevilla, Granada, zuletzt am Almoravidenhofe in Fez (als Vezier); angeblich wurde er auf Veranlassung neidischer Aerzte vergiftet. Unter seinen medizinischen Schriften erlangten die pharmakologischen das meiste Ansehen.

Muhammed **al-Gâfiki** (oder **ar-Rafiki**), Arzt in Cordoba, Verfasser des Morched = Director. Dieses Werk besteht aus 6 Teilen: 1. Eid des Hippokrates. Von den Elementen; 2. Anatomie des Kopfes und des Auges; 3. Hygiene; 4. Krankheiten im allgemeinen; 5. Medikamente und Hygiene des Auges; 6. Augenkrankheiten und deren Behandlung.

Abu Dschafer **al-Gâfiki** (oder **ar-Rafiki**), vermutlich Sohn des Vorigen († 1164), in Cordoba, zeichnete sich namentlich durch seine reichen und gründlichen Kenntnisse in der Heilmittellehre aus, worüber er später ein viel zitiertes Werk schrieb; er lieferte die meisten und genauesten Pflanzenbeschreibungen.

Abu Merwan ibn Zohr († 1162) — **Avenzoar** (Avenzohar, Abumeron, Abhomeron etc.).

Hauptwerk: El-Teisir filmodawat wel-tedbir = Adjumentum de medela et regimine. Lat. Ausg. Venet. 1490 u. ö., Lugd. 1531; dazu als Anhänge in lat. Ausgaben Colligens und Antidotarium. Von den übrigen Schriften sind in lat. Ausgaben vorhanden: Excerpta de balneis (in De balneis quae exstant apud Graec., Lat. et Arab.), Venet. 1553, de curatione lapidis (unter dem Titel Alguazir Albuleizor Liber de cur. lap.), Venet. 1497, de regimine sanitat, Basil. 1631, de febribus (in Collect. Venet. de febribus, Venet. 1594). In der nur handschriftlich vorhandenen Jugendschrift Iktisad kommt eine Bemerkung vor, aus der hervorgeht, .daß man die Anatomie an Knochenpräparaten studiert hat. Tatsächlich stützen sich manche chirurgische Bemerkungen des A. auf gründliches anatomisches Wissen.

Im Teisir finden sich nicht wenige höchst interessante Krankengeschichten, welche von selbständiger Beobachtung zeugen. Avenzoar kennt den schädlichen Einfluß der Sumpfluft auf die Gesundheit, unterscheidet primäre und sekundäre Herzleiden, bespricht die seröse Perikarditis, die Mediastinitis, die Pharynxlähmung, Mittelohrentzündung u. v. a. Ob er mit vollem Recht als Entdecker der Krätzmilbe anzusehen ist, bleibt zweifelhaft. Was die Therapie anlangt, so zeigt er sich dem Gebrauch der Purgiermittel sehr abgeneigt, hingegen befürwortet er in zu weit gehendem Maße den Aderlaß (er machte ihn einmal sogar bei seinem eigenen 3jährigen Knaben!) und verteidigte die Venäsektion auf der entgegengesetzten Seite. Bei Schwindsucht verwendete er Ziegenmilch. Bei Lähmung des Schlundes und Oesophagus empfiehlt er künstliche Ernährung (Eingießen von Milch durch eine in den Schlund eingeführte Röhre, Lib. I, Tract. 10, cap. 18) oder Nährklystiere (Apparat bestand aus einer Tierblase, an derem Halse eine silberne Röhre befestigt war), letztere nach vorausgegangener Reinigung des Darms. Die Tracheotomie findet er angezeigt in Fällen von drohender Erstickung, auch erzählt er, daß er diese Operation einmal experimentell an einer Ziege ausgeführt habe.

Alcoati (**Alcoatim**, Alcoatin), christlicher Arzt aus Toledo (um 1159). Ausgaben seiner Augenheilkunde (von deren 5. Buche der arabische Urtext handschriftlich allein erhalten ist) von J. L. Pagel in Neue literarische Beiträge zur mittelalterlichen Medizin, Berlin 1896, II, „Die Augenheilkunde des Alcoatim" und von P. Pansier in Collectio ophthalmologica veterum auctorum, Paris 1903, Fasc. II, „Congregatio sive liver de oculis quem compilavit Alcoatin, Christianus Toletanus anno MCLIX". Deutsche Uebersetzung einzelner Abschnitte in den von Pagel inspirierten Berliner Dissertationen von K. Felsch, Die Augenheilkunde des Alcoatim ins Deutsche übersetzt etc. (1898), Allard, Schlepckow, Schorß, Schwarzweiß, Wilm, Windmüller (sämtliche 1899).

Abul Welid Muhammed ben Ahmed ibn Roschd al Maliki (1126-1198) — **Averroës**. Das Hauptwerk, der Kitab al-Kullidschat (Colliget), wozu Avenzoar einen speziellen Teil schreiben wollte) zerfällt in 7 Bücher, welche die Anatomie, Physiologie, allgemeine Pathologie, Semiotik, Materia medica, Hygiene und allgemeine Therapie behandeln. Lat. Ausgab. Venet. 1482; mehrmals mit Avenzoar oder Rhazes und Serapion zusammen gedruckt, z. B. Venet. 1490 u. ö., Argent. 1530. Der praktische Wert des Werkes ist gering. Erwähnenswert ist die Bemerkung, daß man nur einmal von den Blattern befallen werde. Von anderen Schriften sind lateinisch gedruckt: Commentarius in Canticum Ibn Sinae, Venet. 1484, und in Aristot. opp. cum comment. Averrois; Tractatus de Theriaca in Opp. Aristot. cum comm. Averrois, auch zusammen mit mehreren anderen Abhandlungen in dem Sammelwerk Averrois liber de venenis, de concordia inter Aristotelem et Galenum de generatione sanguinis, secreta Ypocratis s. l. e. a.; Tractatus de febribus in Collect. Veneta. de febribus 1594.

Orient.

Amin ed-Daula Ibn et-Talmid († 1164), christlicher Arzt von großem Ruf in Bagdad, schrieb einen Traktat über Aderlaß und ein Antidotarium (Grabadin).

Hibat Allah ibn Dschami, hervorragender jüdischer Arzt aus Fostat, Leibarzt des Saladin († 1193). Außer Schriften über Diätetik und Arzneimittel, einem Kommentar zum 5. Buche des Kanon, soll er auch eine medizinische Topographie Alexandriens verfaßt haben.

Abu Imran Musa ben Majmun (1135-1204) — **Maimonides** (Rabbi Moses ben Maimon). Von seinen medizinischen Schriften liegen folgende in gedruckten Uebersetzungen (ins Lateinische oder in moderne Sprachen) vor: Ueber Vergiftungen und ihre Behandlung, franz. von J. M. Rabbinowicz (Traité de poisons de Maimonide), Paris 1867; deutsch von M. Steinschneider in Virch. Arch. Bd. 52, 1873. Inhalt: Biß giftiger Tiere, allgemeine und spezielle Behandlung, Prophylaxis in Betreff innerlicher Gifte, Verhalten vermeintlich oder wirklich Vergifteter, Gegenmittel. Von giftigen Tieren finden Erwähnung: Skorpione, Spinnen, Bienen, Wespen, Schlangen, tolle Hunde („der gefährlichste Biß von allen aber ist der Biß des nüchternen Menschen!"). Von Giften sind genannt: Hyoscyamus, Mandragora, Solanum nigrum, giftige Schwämme, Kanthariden etc. Bei der Behandlung vergifteter Wunden spielt die Einschnürung der Bißstelle, das Aussaugen des Giftes (vermittels der mit Oel bestrichenen Lippen oder Schröpfköpfe), das Offenhalten der Wunde die wichtigste Rolle, nebstdem kommen äußere (Kochsalz, Zwiebel, Asa foetida, Kot verschiedener Tiere) und innere Mittel (Brechmittel, Mithridat) zur Anwendung. Als wichtigste innerliche Gegengifte gelten Mandragora, Edelsteine, z. B. Smaragd, Bezoar, verschiedene Arten des Theriaks, verschiedene Aromatika. Aphorismen. Der Inhalt stammt zum großen Teil aus Galens Werken und anderen Autoren, verknüpft mit selbständiger Erfahrung. Besonders wichtig sind die zahlreichen Stellen, wo dem Galen Irrtümer und Widersprüche nachgewiesen werden. Lateinisch Bonon. 1489; Venet. 1497, 1500 mit Rhazes ad Almansorem, Basil. 1570, 1589. Abhandlung über Hygiene (diätetisches Sendschreiben an den Sohn Saladins al-Malik al-Afdahl). Lateinisch Tractatus de regimine sanitatis Flor. s. a. Venet. 1514, 1521, Aug. Vind. 1518, Lugd. 1535; deutsch von D. Winternitz, Diätetisches Sendschreiben an den Sultan Saladin (!), Wien 1843 (nach einer hebräischen Uebertragung). Diese Schrift besteht aus vier Büchern, in denen die Lebensweise in gesunden und kranken Tagen besprochen wird, woran sich dann allgemeine Gesundheitsregeln anreihen. Fälschlich ist in manchen lat. Ausgaben ein 5. Traktat beigegeben, welcher der selbständigen Abhandlung über die Ursachen der Zufälle entspricht, de causis accidentium apparentium. Von H. Kroner, Oberdorf-Bopfingen wurden 1907 zwei Traktate, welche über den Koitus handeln, hebräisch und in deutscher Uebersetzung herausgegeben. Die (vielleicht unechte) Schrift Sepher Rephuoth ed. mit englischem Kommentar von Großberg, London 1900, ist diätetischen Inhalts. Außerdem sind in hebräischen oder arabischen Handschriften noch andere medizinische Werke resp. Abhandlungen vorhanden, ein Kommentar zu den Aphorismen des Hippokrates[13], ein Auszug aus Galen, Schriften über Hämorrhoiden, Asthma, Beischlaf u. a.[14].

Fachr ed-Din er-Razi († 1210) aus Tabaristan, einer der gefeiertsten Lehrer seiner Zeit (in Herat). Unter seinen zahlreichen (vorwiegend philosophischen) Schriften erlangte der Kommentar zu Avicennas Kanon großes Ansehen.

Ali ben Ahmed **ibn Hobal** Muhaddih ed Din (1117-1213) aus Bagdad, lebte in Mosul und Achlat. Aus seinem umfassenden medizinischen Werke (Electus de arte medica) ist der Abschnitt über die Steinkrankheit mit französischer Uebersetzung publiziert in P. de Koning, Traité sur le calcul dans les reins et dans la vessie etc. (Leyde 1886). Eine Stelle darin bezieht sich auf den eingesackten Blasenstein.

Schriftsteller des 13. Jahrhunderts.

Abu Muhammed **Abd-el-Letif** (1162-1231), ein vielseitiger Gelehrter, welcher als Philolog und Philosoph, aber auch als Arzt bedeutenden Ruf erlangte und eine fruchtbare Tätigkeit als Schriftsteller (auch anatomische Kompilationen), wie als Lehrer (zu Bagdad, Mosul, Damaskus, Kairo) entfaltete. Die seltene Selbständigkeit des Urteils, welche ihm eigen war, kam in seiner Abneigung gegen die Alchemie, gegen die Werke Avicennas und namentlich in der Aufdeckung anatomischer Irrtümer Galens zum Ausdruck. Die anatomischen Bemerkungen finden sich neben anderen medizinischen Angaben (z. B. über die Pest) in seinem Werke über Aegypten (Compendium memorabilium Aegypti ed. J. White, Oxonii 1800, franz. Uebersetzung von Silv. de Sacy[15], Paris 1810).

Nedschib ed-Din es-Samarkandi († 1227 bei der Einnahme von Herat durch die Tartaren) schrieb unter anderem ein im Orient sehr geschätztes Werk über die Ursachen und Kennzeichen der Krankheiten.

Abu Muhammed Abdallah ben Ahmed **Ibn Baitar**. Seine Heilmittellehre Dschami el Mufradat = Corpus simplicia medicamentorum et ciborum continens ist das umfassendste botanisch-pharmakologische Werk der arabischen Literatur; handschriftlich war es schon früh in Europa bekannt. Deutsche Uebersetzung von Sontheimer (Große Zusammenstellung über die Kräfte der bekannten Heil- und Nahrungsmittel von Ebn Beithar), Stuttgart 1840-42; franz. Uebersetzung von Leclerc (Traité des simples par Ibn Beithar), Paris 1877. Die gesamte Materia medica wird von Ibn Beithar in 2330 Absätzen, in alphabetischer Reihenfolge abgehandelt, wobei nicht nur die Berichte des Dioskurides, des Galen und der arabischen Vorgänger benützt, ergänzt und berichtigt werden, sondern auch eigene Beobachtungen zu Grunde liegen. Die Zahl der Simplicia beträgt ungefähr 1400, darunter befinden sich etwa 300 neue, zum ersten Male erwähnte Arzneisubstanzen. Das Werk ist nicht nur wegen seines wahrhaft erstaunlichen naturwissenschaftlichen Inhalts (Pflanzenbeschreibungen), sondern auch vom literarhistorischen (zahlreiche Zitate) und sprachwissenschaftlichen Standpunkte (altspanische, berberische, persische und andere Synonyma) von großem Wert. Von Ibn Beitar rühren außerdem noch her: ein Handbuch über einfache Arzneien mit Berücksichtigung ihrer therapeutischen Wirkung, Schriften über die medizinischen Maße und Gewichte, über die Apothekerpraxis, über Fehler in dem Werke Ibn Dschezlas u. a.

Ibn Abu **Useibia** Muwaffik ed-Din (1203-1273), Sprößling einer Aerztefamilie, welche sich ganz besonders der Augenheilkunde widmete, war anfangs in seiner Geburtsstadt Damaskus, sodann in Kairo als Hospitalsarzt tätig und lebte später am Hofe eines Emirs in Syrien. Er machte sich hauptsächlich durch sein medikohistorisches Werk, „Quellen der Belehrung über die verschiedenen Klassen der Aerzte" verdient, welches über 399 Aerzte und Naturforscher bio- und bibliographische Nachrichten bringt. Arabische Ausgabe von Aug. Müller, Königsberg 1884. Die lateinische Uebersetzung, welche Reiske (Ende des 18. Jahrhunderts) verfertigte, ist bisher nicht aufgefunden worden. Uebersetzungen einzelner Bruchstücke enthalten Dietz, Analecta medica, Lips. 1833 (über die indischen Aerzte, über Ibn Beitar; lateinisch), Sanguinetti, Cinq extraits de l'ouvrage arabe d'Ibn Aby Osaïbi etc., Paris 1854-56 (Anfänge und Zeitperiode Muhammeds; französisch). Die Spezialwerke von Ferd. Wüstenfeld, Geschichte der arabischen Aerzte und Naturforscher (Göttingen 1840) und Luc. Leclerc, Histoire de la médicine arabe (Paris 1876) sind hauptsächlich auf Grund der bio-bibliographischen Angaben Usaibias verfaßt. Das Werk zerfällt in folgende 15 Abschnitte: Ursprung der Medizin. Die ersten Aerzte und Erfinder von Heilmitteln. Die griechischen Aerzte seit Aeskulap. Hippokrates und seine Schüler etc. Galen und seine Zeitgenossen. Die alexandrinischen Aerzte. Aerzte zur Zeit Muhammeds. Syrische Aerzte unter den ersten Abbassiden. Uebersetzer und deren Gönner. Aerzte in Irak und Mesopotamien. Aerzte in Persien. Indische Aerzte. Aerzte im Maghrib und in Andalus. Aerzte in Aegypten. Aerzte in Syrien.

Abul Faradsch Dsordschis, auch **Bar Hebraeus** genannt (1226-1286), beschäftigte sich vorwiegend mit Geschichte, Philosophie, Theologie, Grammatik, eignete sich aber auch medizinische Kenntnisse an (namentlich im großen Hospital zu Damaskus); später wurde er Bischof, schließlich Metropolit der Jakobiten. Er verfaßte mehrere medizinische Kompilationen und Kommentare zu einigen griechischen und arabischen Aerzten und begann eine Uebersetzung des Avicenna ins Syrische. Sein Hauptwerk ist die „Geschichte der Dynastien" (lat. Ausgabe Historia orientalis autore Gregorio Abul Pharajio ed. Pocock, Oxon. 1672; deutsch von Bauer, Leipzig 1783-85).

Abul Abbas Ahmed ben Jusuf Ettifaschi (**Tifaschi**), Arzt in Aegypten, verfaßte 1248 ein Werk über wertvolle Steine, in welchem auch deren Heilkraft besprochen wird. Dieses berühmte arabische Steinbuch wurde von Raineri ins Ital. übersetzt, Florenz 1818.

Abul Muna ibn Chaffats al Kuhin (= **Kohen**) **al-Attar** (der Apotheker), jüdischer Arzt in Kairo, schrieb um 1259 ein Werk über Pharmazie, welches wohl das beste dieser Art in der arabischen Literatur ist und dementsprechend jahrhundertelang großes Ansehen in der morgenländischen Welt genoß. Es zerfällt in 25 Kapitel, von denen das erste der Deontologie gewidmet ist, die folgenden zwanzig die einzelnen Formen der Medikamente besprechen, während die letzten von den Gewichten, dem Sammeln, Aufbewahren und Prüfen der Arzneien handeln. Der Verfasser hat nicht nur die Vorgänger umsichtig benützt, sondern stützt sich auch auf viele eigene Erfahrungen.

Izz ad-din **es Suwaidi** el-Ansari aus Damaskus (1203-1291) schrieb ein Notizbuch über einfache Arzneien für Krankheiten der einzelnen Körperteile.

Ibn an Nafis el-Karschi († 1288 oder 1296), einer der gefeiertesten Lehrer in Damaskus, machte sich im Orient namentlich durch seine Kommentare zum Kanon des Avicenna berühmt; Ausgabe Moojiz-ool-Quanoon, Calcutta 1828.

Abul Faradsch Jakub ben Ischak **Ibn el Koff** (1226-1286), christlicher Arzt armenischer Abkunft, verfaßte eine Reihe von Schriften, darunter den „Pfeiler der Chirurgie".

Kotb ed-din es-Schirazi (1236-1311), berühmter Lehrer, verfaßte unter anderem einen Kommentar zu Avicenna und eine Augenheilkunde.

Najim ad-din Mahmud, wahrscheinlich ein Perser, schrieb ein Buch von der Behandlung der Krankheiten, dessen 5. Abteilung (zusammengesetzte Arzneimittel) von Guigues mit französischer Uebersetzung herausgegeben wurde: Le livre de l'art du traitement etc., Beyrouth 1902.

Hervorragende Augenärzte: **Chalifa** ben Abil Mahasin aus Aleppo (Buch vom Genügenden in der Augenheilkunde, um 1256) und **Salah ad-Din** ben Jusuf aus Hama (Licht der Augen, um 1296). Deutsche Uebersetzung von Hirschberg, Lippert und Mittwoch, „Die arabischen Augenärzte", Leipzig 1904 u. 1905, 2. Band.

Schriftsteller des 14. und 15. Jahrhunderts.

Ibn el Kotbi esch-Schafi el Bagdadi (angeblich armenischer Abkunft) schrieb (in der ersten Hälfte des 14. Jahrhunderts) eine Arzneimittellehre, welche nach den Anfangsworten Malajesa (= quod nefas est medico ignorare) bekannt wurde und im wesentlichen eine berichtigte Ausgabe des pharmakologischen Hauptwerkes von Ibn Beitar darstellt.

Muhammed ben Abdallah **Ibn el Katib** (geb. 1313, enthauptet 1374) spielte in Granada eine bedeutende politische Rolle und zeichnete sich durch umfassende Gelehrsamkeit aus. Seine schriftstellerische Tätigkeit bezog sich nicht nur auf Medizin, sondern auch auf Geschichte, Philosophie, schöne Künste. Er verfaßte ein Handbuch der Medizin und eine Reihe von Spezialschriften über verschiedene Themen, z. B. über Pest, Bereitungsweise des Theriak, über die Erhaltung der Gesundheit in den einzelnen Jahreszeiten, über die Entstehungsweise des Fötus.

Sams ad-din al Afkani († Kairo 1348), Verfasser von enzyklopädischen Werken und einer augenärztlichen Schrift.

Sadaka as-Schadili (zweite Hälfte des 14. Jahrhunderts) verfaßte eine Augenheilkunde (Augenärztliche Stütze), vgl. über diesen und den vorigen Autor Hirschberg.

Dschelal ed-Din **es-Sojuti** (1445-1505) zu Kairo, berühmt wegen seiner umfassenden Gelehrsamkeit und Schreibseligkeit (560 Nummern). Seine medizinischen Schriften standen bis in die neueste Zeit namentlich in Algier in hohem Ansehen und bezeugen durch die starke Hinneigung zu allerlei Aberglauben (insbesondere Amuletttragen) den tiefen Verfall. — Lat. Uebersetzung seiner Schrift über den medizinischen Nutzen der Tiere in De proprietatibus et virtutibus medicis animalium etc. ed. Abr. Ecchellensis, Paris 1647[16].

Unter den arabischen Aerzten der **späteren Zeit** wären zu nennen:

Abu Muhammed **Dâud** (Dawud) ben Omar **el Antaki** ed Eddhari = der Blinde (in Kairo, † 1597 oder 1599 zu Mekka) verfaßte ein großes Handbuch der gesamten Medizin (Tadkira = Erinnerungsbuch), welches sich durch seinen Reichtum an Arzneimitteln (1712) auszeichnet.

Abd-er-Rezzak ben Muhammed Eddschezzairi (erste Hälfte des 18. Jahrhunderts). Seine Arzneimittellehre wurde von L. Leclerc (Traité de matière médicale de Abd-er-Rezzaq, Paris 1874) ins Französische übertragen.

Zweifelhafte Autoren.

Mesue (der Jüngere) — Joannes filius Mesuae filius Hamech filii Haly Abdala regis Damasci — Joannes Mesue Damascenus — Joannes Mesuae — Joannes Nazarenus filius Mesuae. Nach einer wenig zuverlässigen Angabe soll der Autor der unter den angeführten Namen bloß lateinisch (übersetzt?) vorliegenden Werke ein jakobitischer Christ des 10. Jahrhunderts gewesen sein, welcher seine Ausbildung in Bagdad empfing und am Fatimidenhofe in Aegypten als Leibarzt tätig war. Arabische Originale fehlen. Es liegt die Vermutung sehr nahe, daß sich unter dem Namen Mesue ein lateinisch schreibender Autor des 11. oder 12. Jahrhunderts verbirgt, der seinen Schriften unter dieser Flagge leichter Eingang verschaffen wollte. Mit welchem Erfolg — das beweist die Tatsache, daß „Mesues" Werke fast so häufig wie diejenigen Avicennas gedruckt worden sind und noch im 16. Jahrhundert kommentiert wurden. Schriften: De medicinis laxativis (solutivis, purgatoriis), auch de simplicibus oder Consolatio (= Correctio simplicium) genannt, besteht aus einem allgemeinen und einem speziellen Teile, die zuweilen als zwei getrennte Schriften angeführt werden. Antidotarium sive **Grabadin** medicamentorum compositorum. Practica medicinarum particularium s. liber de appropiatis — auch als 2. Buch des Grabadin angesehen (daher Grabadin morborum particularium) — ist ein unvollständiges Handbuch der speziellen Therapie, welches mit der Behandlung der Herzleiden aufhört. Es gibt nicht weniger als 26 Ausgaben der Opera Mesuae, z. B. Venet. 1471, 1540, 1549, 1561. Italienische Uebersetzungen Modena 1475, Venezia 1487 u. ö., Firenze (um 1490). Außerdem mehrere Teilausgaben.

Die Schrift de consolatione medicinarum handelt von der Auswahl der Purgiermittel nach ihren Eigenschaften und Wirkungen, von der Korrektion derselben, d. h. Beseitigung ihrer schädlichen Bestandteile (oder Paralysierung derselben), von der Eventualität, daß das Mittel seinen Dienst versagt und von der Ausgleichung der durch das Mittel im Organismus etwa hervorgerufenen Störungen. Die medicamenta solutiva umfassen sowohl Brech- als Purgiermittel. Die Brechmittel zerfallen in gelinde wirkende (z. B. Semen Anethi), mittelstarke (z. B. Nux vomica) und heftig wirkende (z. B. Helleborus albus). Die Abführmittel zerfallen in die gelinde und in die drastisch wirkenden; zu den ersteren gehören z. B. Wermut, Tamarinden, Rhabarber, zu den letzteren z. B. Helleborus, Scammonium, Koloquinthen. Die Abführmittel wirken in der Weise, daß sie die Säfte anziehen und zwar jedes Mittel den ihm verwandten und passenden Stoff; einige dehnen ihre Wirkung auf besondere Körperteile aus, so auf die Säfte des Kopfes (z. B. die Koloquinthen), auf die Säfte der Brust (z. B. Manna), auf die Milz, die Leber, den Magen (z. B. Rhabarber, Wermut, Tamarinden) u. s. w. Die Korrektion der Purgiermittel erfolgt durch Kochen oder Waschen, durch Infusion (mit Wasser, Essig, Milch u. a.) oder durch das Zerreiben der Arzneistoffe.

Das Antidotarium s. Grabadin enthält in 12 Abschnitten (de electuariis[17], de medicinis opiatis, de medicinis solutivis, de conditis, de speciebus Loch, de syrupis et robubus, de decoctionibus, de trochiscis, de pillulis, de sussuf et pulveribus, de unguentis et emplastris, de oleis)[18] die Vorschriften über die Zubereitung der Arzneien. **Dieses Werk stand als Kanon der Apothekerkunst im Abendlande während des ganzen Mittelalters in**

hohem Ansehen. Mesue wurde geradezu als „pharmacopoeorum Evangelista" angesehen.

Vollkommen verschieden von diesem Autor ist ein dritter „Mesue", welcher als Verfasser einer aus dem 13. Jahrhundert stammenden (lateinisch geschriebenen) kompilatorischen Chirurgie auftritt. Diese führt den Titel Cyrurgia Johannis Mesuë, quam magister Ferrarius Judaeus cyrurgicus transtulit in Neapoli de Arabico in Latinum. Ausgabe der drei ersten Bücher von J. L. Pagel, „Die angebliche Chirurgie des Johannes Mesuë junior etc.", Berlin 1893; des vierten und fünften Buches in den von Pagel inspirierten Berliner Dissertationen von F. A. Sternberg (1893), Walther Schnelle (1895), Hans Brockelmann (1895).

Serapion (der Jüngere). Unter diesem Namen läuft ein Werk über die einfachen Arzneimittel (Liber de simplici medicina, Mediol. 1473, Venet. 1497, 1552, Argentor. 1531 und mit den Schriften des älteren Serapion), welches im Abendlande während des Mittelalters und darüber hinaus sehr geschätzt wurde. Ueber den Verfasser herrschen nur Vermutungen; jedenfalls wäre er frühestens ins 11. Jahrhundert zu versetzen. Im wesentlichen handelt es sich um eine Kompilation aus griechischen und arabischen Vorgängern. Vgl. Guigues, Les noms arabes dans Sérapion, Journal asiatique 1905.

Canamusali (Alcanamusali de Baldach). Unter diesem Namen geht ein von abendländischen mittelalterlichen Autoren zitiertes Werk über Augenheilkunde (de oculorum curationibus). Neudruck in Pansier, Collectio ophthalmologica veterum auctorum, Paris 1903-1904, Fasc. IV. Während früher angenommen wurde, daß es sich um die Uebersetzung der Augenheilkunde des 'Amar ben Ali al-Mausili handle, wurde die Schrift von Hirschberg für eine plumpe Fälschung erklärt.

Werke in persischer Sprache.

Abu Mansur Muwaffak ben Ali Harawi, Verfasser einer Arzneimittellehre (zwischen 968-975), deren Bedeutung besonders darin liegt, daß darin nicht bloß indische Heilmittel, sondern auch indische Grundanschauungen über Medizin auffallend bevorzugt werden. Ausgabe von R. Seligmann, Liber fundamentorum pharmacologiae, Wien 1830-1833, deutsche Uebersetzung von Abul Chalig Achundow in R. Koberts historischen Studien des pharmakologischen Instituts der Universität Dorpat, Bd. 3, Halle 1893. Das Werk bespricht 585 Arzneimittel, wovon 466 pflanzlichen, 75 mineralischen und 44 tierischen Ursprungs sind. Die Substanzen teilt Abu Mansur nach ihrer Wirkung auf den menschlichen Körper in vier Gruppen. Zur ersten gehören diejenigen, welche äußerlich und innerlich mit Nutzen gebraucht werden können (z. B. Weizen, innerlich als Speise und äußerlich als Streupulver bei Hautleiden), zur zweiten Gruppe gehören diejenigen, welche innerlich als Speise dienen können, äußerlich aber reizend wirken (z. B. Knoblauch), zur dritten Gruppe zählen diejenigen, welche äußerlich in gewissen Fällen heilsam, innerlich aber in größeren Dosen giftig wirken (z. B. Kupfersalze), die vierte Gruppe umfaßt jene Stoffe, welche äußerlich und innerlich giftig wirken (z. B. Akonitpräparate). Die vier Qualitäten des menschlichen Körpers erfahren durch eingenommene Arznei- und Nahrungsmittel eine gewisse Veränderung. Die Beeinflussung besteht gewöhnlich in einer Steigerung einer der vier Qualitäten, wobei vier Grade der Wirkung unterschieden werden. Die zur ersten der oben genannten Gruppen gehörenden Stoffe wirken im 1. Grade, weshalb sie meist als Nahrungsmittel dienen können; die zur vierten Gruppe gehörenden wirken im 4. Grade, d. h. sie erzeugen die höchste Steigerung, sie sind die spezifischen Gifte. Die im 2. und 3. Grade wirkenden Substanzen sind teils zu Heilzwecken dienende Nahrungsmittel, teils eigentliche Arzneistoffe. Um die kleinen Unterschiede, welche die verschiedenen Substanzen in der Wirkung zeigen, genau beurteilen zu können, werden bei jedem der vier Grade drei Unterabteilungen unterschieden, so daß die Kälte oder Wärme, Feuchtigkeit oder Trockenheit erzeugende Wirkung eines Mittels im Anfang oder in der Mitte oder am Ende eines Grades sein kann. Die Gifte werden in drei Klassen geschieden. Zur ersten gehören die Tiergifte, welche nur durch Beißen oder Stechen dem Körper beigebracht werden, zur zweiten gehören diejenigen pflanzlichen oder mineralischen Gifte, welche schon in kleineren Dosen wirken (z. B. Akonit, Secale cornutum), die dritte Klasse umfaßt die „langsam tötenden" Gifte, welche hauptsächlich auf ein bestimmtes Organ spezifischen Einfluß ausüben (z. B. Kanthariden — Nieren, Akonit — Herz, Mandragora — Gehirn, Arsenikpräparate — Darm). Aufschlüsse für die Diagnose der Vergiftung geben gewisse Symptome; so deuten Hitze, Brennen und Schmerz im Darmtrakt mit gleichzeitigem Schwitzen auf eine akute Vergiftung (z. B. durch Arsenik oder Quecksilberpräparate), Besinnungslosigkeit, Schwäche und Kälte des Körpers auf Narkotika; besonders wichtig ist der Geruch, Geschmack und die Farbe des Erbrochenen (die Therapie wird daher meist mit einem Brechmittel eingeleitet); ein allgemeines Antidot gibt Abu Mansur nicht an.

Zarrin-Dast verfaßte (um 1088) eine Augenheilkunde, vgl. Hirschbergs Geschichte der Augenheilkunde bei den Arabern.

Aus späterer Zeit wären die Werke über Arzneimittel von Hadschi Sein eddi Ali ben Husain el Ansari (betitelt Bismillah, verfaßt 1386), Nurredin Muhammed Abdullah (betitelt Elfas el Edijeh, verfaßt 1553, auszugsweise ins Englische übersetzt von Gadwin)[19], Mir Muhammed-Zeman-Tunkabuni (betitelt Tohfat-ul Mowmin, verfaßt 1669, von dem Karmelitermönch P. Angelus [Jos. de Labrosse] ins Lateinische übersetzt, „Pharmacopoea Persica ex idiomata Persico in Latinum conversa", Paris 1681), Mir Muhammed

Husain (betitelt Mukhzun al-Udwieh, verfaßt 1771; macht bereits von europäischer Arzneikunde Gebrauch) zu erwähnen.

Armenisch.

Mechithar aus Her, „der Doyen der ärztlichen Schriftsteller Armeniens", verfaßte 1148 die Schrift „Trost bei Fiebern". Deutsche Uebersetzung von E. Seidel, Leipzig 1908. Dieselbe beruht auf arabischen, persischen und (hinsichtlich der Therapie auch auf) armenischen[20] Quellen und besteht aus 46 Kapiteln. Fieber wird definiert als Vermischung fremder mit der angestammten Wärme, welcher Vorgang im Herzen stattfindet und sich von hier in den ganzen Körper unter Herabsetzung seiner natürlichen Funktionen fortpflanzt. Die Ursachen zerfallen in äußere (z. B. heiße Luft, Kälte, adstringierende Wässer) und innere (z. B. heiße Speisen und Getränke, Gemütserregungen), abgesehen davon, daß manche besonders komplizierte Fieber als Gottesstrafe aufzufassen sind. Die prädisponierenden Momente sind teils in den sieben „natürlichen Dingen", teils in den sechs „nichtnatürlichen Dingen", teils in den außernatürlichen Dingen zu suchen[21]. Fieber entstehen im Pneuma (Eintagsfieber), in den trockenen oder festen Teilen (Zehrfieber), oder in den Säften (Schimmel- oder Faulfieber); letztere sind kontinuierlich oder intermittierend (Wechselfieber), je nachdem die Fäulnis innerhalb oder außerhalb der Adern vor sich geht. Die Anzahl der Fieberarten und Unterarten ist sehr bedeutend, die Diagnose stützt sich auf die Anamnese (Schweregefühl, Hitze- und Frostempfindungen etc.), auf die Beobachtung des Pulses, Urins, der Zunge, der Haut (Farbe, Spannung; Temperatur mit der aufgelegten Hand bestimmt), der Exkrete; an einer Stelle wird auch der Trommelton des meteoristisch aufgetriebenen Bauches und die Prallheit der Milz erwähnt. Therapeutisch kommen außer zahlreichen Arzneimitteln, sorgfältigen diätetischen Maßnahmen und Blutentziehungen auch Hydrotherapie (warme und laue Bäder, Dampfbäder, Dunstumschläge; bei Doppeltertiana Kaltwasserkur) und Frottieren in Betracht, in Fällen von psychischer Depression Musik und erheiternder Zuspruch, gelegentlich auch Amulette und Sympathiemittel (namentlich bei der Quartana).

[1] Infolge frühzeitiger Uebersetzung bürgerten sich die Schriften Serapions in der arabischen Literatur ein.

[2] Da Serapion von seinem späteren Herausgeber Albanus Torinus (Basil. 1543) „Janus Damascenus" genannt wird, so wurde er öfter mit dem älteren Mesuë verwechselt.

[3] Aus der verloren gegangenen Chirurgie des Antyllos wird folgende Beschreibung mitgeteilt: Beim Starstich sitze der Kranke im Schatten, entgegengesetzt dem Sonnenball. Sein Kopf werde festgehalten. Er

blicke gegen den größeren Augenwinkel hin, ohne von dieser Richtung abzuweichen. Nun entferne der Arzt das Instrument vom Hornhautrande (schläfenwärts) ebenso weit, wie von demselben die Pupille absteht. Der Arzt ergreife das stumpfe Ende des Stieles der Nadel und drücke dasselbe hier ein, so daß eine Marke davon entsteht und somit die Nadel nicht gleite bei der Durchbohrung. Das Maß des Eindringens der Nadel sei der Abstand zwischen dem Rand der Pupille und dem der Hornhaut, so daß es den Rand der Pupille nicht überschreitet oder doch höchstens um das Maß eines Gerstenkorns. ... Nun wird die Spitze der Nadel aufgesetzt an dem Ort der Marke und die Bindehaut und die harte Haut durchbohrt. ... Ist nun die Nadel im Auge, so bringe deinen Mund an das Auge und blase auf dasselbe, damit die Pupille ordentlich bleibt. Das Instrument verharre an seinem Orte. Du betrachte seine Spitze. Ist sie noch nicht genügend nahe (dem Star), so drücke sie ein wenig vor. Hat sie den Ort des Stares überschritten, so ziehe sie zurück, daß sie in gleicher Höhe mit dem Stare sei. Ist dies geschehen, so hebe die Handhabe der Nadel ein wenig nach oben, daß die im Innern des Auges befindliche Spitze nach unten gedrückt wird und durch dieses Manöver der Star nach dem unteren Teil des Auges niedergedrückt werde. Ist der Star schwierig, weil er beim Niederdrücken nach oben hin zurückkehrt, so zerstückle ihn nach den Seiten hin, wo es dir leichter erscheint, ihn zu beseitigen, bis der Kranke dann sofort sieht. Ist dies gelungen, so ziehe die Nadel aus und leg auf das Auge Eiweiß mit Rosenöl auf 3 Tage. (Im weitern folgen Vorschriften über die Rückenlage, Verbinden des zweiten Auges, Aufenthalt im dunklen Zimmer, Inachtnahme vor Niesen, Reden, Husten; Abnahme des Verbandes nach 3 Tagen.)

[4] Ebenfalls aus Antyllos: Einige spalteten den unteren Teil der Pupille und zogen den Star heraus; das geht nur beim dünnen Star, beim dicken nicht, weil die Eiweißfeuchtigkeit mit herausfließt. Einige führten an Stelle der Nadel eine gläserne Röhre ein und saugten die Eiweißfeuchtigkeit mit aus.

[5] Diese Ausgaben enthalten die Uebersetzung des Stephanus von Antiochien. Eine frühere von Constantinus Africanus herstammende lateinische Uebertragung ist in dessen opera (Basil. 1536) und in der Gesamtausgabe der Werke des Isaac Judaeus als „Pantegni" veröffentlicht.

[6] Unter seinen Werken behandelte eines die Lehre von Arzneimitteln. Die von Ibn Beitar überlieferten Stellen verraten ausgezeichnete botanische Kenntnisse. Eine Schrift über Melancholie wurde von A. Bumm ins Deutsche übertragen (Die Identität der Abhandlungen des

Ischak ibn Amran und des Constantinus Africanus über Melancholie), München 1903.

[7] Von maßgebender Seite wird übrigens für das Viaticum Ahmed ben Ibrahim al Dschezzar in Anspruch genommen.

[8] Im Liber servitoris ist eine eingehende Beschreibung des Verfahrens enthalten, um aus Ebenholz, Buchsbaum oder Elfenbein Augenstempel (vgl. S. 10) herzustellen. Die in Handschriften enthaltenen Abbildungen von Kollyrienstempeln sind von P. Pansier (Collectio ophthalmologica veterum auctorum II) veröffentlicht worden. Der Name des Arztes fehlt auf den Stempeln der spanischen Araber. Der Gebrauch stammte aus der römischen Zeit und war im Irak und in Aegypten unbekannt.

[9] Entsprechend der bekannten Lokalisationslehre.

[10] Avicenna machte angeblich selbst eine solche Diagnose bei dem liebeskranken Neffen des Kalifen Kabus in Dschordschan, indem er während der Untersuchung alle Namen der im Palaste wohnenden Personen nennen ließ und dabei bemerkte, wie der Puls bei der Nennung eines bestimmten weiblichen Namens in starke Erregung geriet. Vgl. hierzu die recht ähnlichen Erzählungen in der Biographie des Hippokrates und Erasistratos.

[11] Nicht zu verwechseln mit Isa ben Ali (um 885), einem Schüler Hunains, welcher ein Buch über die Gifte verfaßte.

[12] Mit den opera Mesuës (Venet. 1549 u. ö.), mit Ibn Dschezlas Tacuin sanitatis und Alkindus, Argentor. 1531.

[13] Die Vorrede des Maimonides zu diesem Kommentar im Original und mit deutscher Uebersetzung von Steinschneider veröffentlicht in der Zeitschr. d. deutschen Morgenländ. Gesellsch. 1894.

[14] Welche Bewandtnis es mit dem bereits mehrere Male in deutscher Sprache veröffentlichten „Gebet des Maimonides" hat (vgl. Israelit. Familienblatt, Hamburg 1902), muß weiteren Forschungen vorbehalten bleiben.

[15] Es heißt darin: car les preuves qui tombent sous les sens, sont bien supérieurs à celles qui ne sont fondées que sur l'autorité. En effet, quoique Galien ait apporté la plus scrupuleuse exactitude et le soin le plus attentif à tout ce qu'il a fait et à tout ce qu'il a rapporté, cependant le témoinage des sens mérite d'être cru préférablement au sien, ce qui n'empêche pas qu'on ne puisse ensuite chercher, s'il est possible, un moyen d'expliquer ses paroles de manière à y trouver un sens que le justifie.

[16] Diese Schrift ist ein Auszug aus der sehr reichhaltigen, aber auch phantastischen Naturgeschichte der Tiere, welche Kemal ed-Din el **Demiri** (**Domairi**), † 1405, hinterlassen hat.

[17] Unter diesen befindet sich auch die (später jahrhundertelang in den abendländischen Pharmakopöen als hervorragendes Cardiacum und Pestmittel gerühmte) Edelsteinlatwerge Electuarium de gemmis, bestehend aus weißen Perlen, Fragmenten des Saphirs, Hyazinths, der Granaten, Smaragde, aus roten Korallen, Ebenholz, Gold- und Silberfolie, aromatischen Wurzeln und Substanzen, Moschus und Ambra, die mit Rosenhonig o. a. zur Konsistenz gemischt werden. Dem Mittel wurde große Wirksamkeit nachgerühmt gegen Krankheiten des Herzens, Gehirns, der Leber, des Magens, des Uterus, auch sollte es Melancholische aufheitern. „Wegen solcher Vorzüge," heißt es, „ist dieses Mittel bei Königen und Fürsten sehr beliebt."

[18] Bemerkenswert ist insbesondere die Destillation der empyreumatischen Oele, z. B. Ol. Juniperi, Ol. fraxinum. Sie geschah aus dem Destillationsfaß, einem großen, inwendig glasierten Tongefäß mit engem Hals. In einer mit Töpferton ausgemauerten Grube befand sich als Vorlage ein aufrecht stehender, inwendig glasierter Krug mit weiter Mündung, die durch eine siebartig durchlöcherte, fest anliegende Eisenplatte geschlossen war. Hiermit wurde der Hals des Fasses bogenförmig mittels Töpferton verkittet, so daß von den Dämpfen aus beiden Oeffnungen nichts entweichen konnte (Berendes).

[19] Vgl. R. Seligmann, „Ueber drei höchst seltene persische Handschriften", Wien 1833.

[20] Ein (aus dem Persischen übertragenes) Medizinbuch des Armeniers Kakga (Ende des 10. bis Anfang des 11. Jahrhunderts) und eine anonym aus arabischen Vorlagen zusammengestoppelte Pharmakopöe.

[21] Vgl. S. 166.

Die Medizin im christlichen Abendlande.

Zur Vorgeschichte.

Wie im Osten, so dehnte sich auch im Westen das Verbreitungsgebiet der Kulturmedizin immer mehr in die Weite.

Schon im späteren Altertum drang die griechisch-römische Heilkunst mit dem Legionsadler von Italien nach Hispanien, Gallien und Britannien vor, an den Rhein und an die Donau, bis in die fernsten westlichen Provinzen des Römerreiches[1]. Dabei blieb die Ausübung der ärztlichen Kunst keineswegs bloß auf römische Feldlazarette und Standlager beschränkt, sondern faßte auch außerhalb Italiens im Lande selbst festen Fuß, wie dies der Ruf gallo-römischer Medizinschulen und das Ansehen gallo-römischer Aerzte beweist[2]. Ja sogar über das Imperium Romanum hinaus, auf das angrenzende freie Germanien erstreckte sich wenigstens in gewissem Grade der Einfluß der antiken Heilkunst[3]. Während der Völkerwanderung und in den folgenden Jahrhunderten wurde zwar sehr vieles verschüttet, doch schon in dem Maße, als die Romanisierung germanischer Stämme fortschritt, gewann die Kulturmedizin wieder an Terrain; den ausschlaggebenden Faktor aber für die Rückgewinnung ihres Gebietes und noch mehr für die spätere Ausdehnung desselben über die ganze Westhälfte Europas bildete die christliche Missionstätigkeit, welche im Verlaufe des Mittelalters nicht nur das gesamte Abendland dem Kreuz unterwarf, sondern mit dem Evangelium auch Keime der antiken Bildung weithin selbst in jene Gegenden trug, die von römischen Kriegern nie betreten worden waren.

Der noch im Altertum begonnene, im Verlaufe des Mittelalters zu Ende geführte Siegeszug der Kulturmedizin durch Mittel- und Nordeuropa bedeutete zugleich ein Zurückdrängen und allmähliches Verdrängen der primitiven Heilkunde, welche sich bei den keltischen und germanischen Stämmen entwickelt hatte.

Unsere Kenntnisse über die **Heilkunde der Kelten** stützen sich auf gelegentliche Bemerkungen antiker Autoren, besonders des Plinius. Diese dürftigen Angaben betreffen die Verhältnisse in Gallien und Britannien, wo das Druidentum in Blüte stand und nicht nur Kult und Rechtspflege versah, sondern lehrend und forschend das gesamte Wissen repräsentierte[4].

Von den drei Klassen des Druidenordens[5] waren es besonders die Vates (vaids), welche sich mit Naturkunde und Heilkunst, mit Prophezeiung und Zeichendeutung (mittels der Opferschau), mit Magie abgaben. Diese Verbindung wirft schon ein klärendes Streiflicht auf die Eigenart der Druidenmedizin, d. h. dieselbe charakterisierte sich durch ein inniges Ineinandergreifen von Empirie, Kult und Zauberwesen. Entsprechend den ziemlich umfangreichen Kenntnissen in der Kräuterkunde[6] spielten pflanzliche Mittel die Hauptrolle, wobei aber mit dem Einsammeln und Aufbewahren kultisch-magische Handlungen und astrologische Vorstellungen (Einfluß des Mondes) verknüpft waren. Als Panacee galt ein, aus der Mistel[7] bereiteter, Trank; neben der Mistel wurden die sechs Kultpflanzen[8] Selago, Samolus[9], Trifolium, Primula, Hyosciamus, Verbena[10] besonders hoch geschätzt. Außerdem kamen noch Artemisia, Betonica, Bryonia, Centaurea, Fumaria, Lycopodium clav., Rumex, Serpentaria, Belladonna, Helleborus, Mandragora u. a. in Betracht. Mit dem Gebrauch von Arzneikräutern (in Form von Tränken und Pflastern) wurden auch diätetische Maßnahmen, Bäder, Trinken von Heilquellen verbunden[11].

Eine große Wirksamkeit schrieb man der magischen Therapie, dem Besprechen, Beschwören, den Amuletten und Talismanen zu. Mehrere gallische Zauberformeln — leider meist ins Lateinische übersetzt — und Vorschriften für die Verfertigung von Amuletten haben sich bei Marcellus Empiricus erhalten[12]. Was die Amulette anlangt, so bestanden dieselben aus Pflanzenteilen, Tierzähnen oder Steinen[13].

Neben den Druiden zeichneten sich auch Druidinnen (welche beim Kult der gallischen Gottheiten eine große Rolle spielten) in der Heilkunst, namentlich in der magischen, aus; besonderen Ruf als Zauberinnen, Wahrsagerinnen und Aerztinnen erlangten jene von der Insel Sein (quas Galli Senas vocant).

Die Heilkunde der Germanen, in welche der Sprachschatz, die mittelalterlichen Volksepen und zum Teil auch die, weithin in die Vergangenheit zurückreichende, Volksmedizin unserer Tage einigen Einblick gewähren, setzte sich aus eng miteinander verbundenen Kultgebräuchen, Zauberhandlungen und empirischen Kenntnissen zusammen. Das Heilwesen verteilte sich auf verschiedenartige, isolierte Vertreter, es verkörperte sich nicht in einem eigentlichen Aerztestand, da die auf primitiver Kulturstufe hierzu nötige Voraussetzung, eine organisierte Priesterschaft, bei den, in zahllose Sippen zersplitterten, der einigenden Zentren (Städte) entbehrenden, germanischen Stämmen fehlte.

Seit Urzeiten und niemals aus seiner führenden Stellung verdrängt, wirkte vor allem das germanische Weib als Spenderin ärztlicher Hilfe. Gestützt auf uralte, von Geschlecht zu Geschlecht fortgepflanzte Traditionen (Kenntnis von Heilpflanzen, Handgriffen, magischen Gebräuchen) bewährten sich die Frauen in der Pflege und Behandlung von Wunden[14], Verletzungen, inneren Schäden und selbstverständlich auch als Helferinnen in Geburtsnöten[15]. In höchstem Ansehen bezw. auch in unheimlichem Ruf als Heilkundige standen aber die aus dem Opferblut weissagenden Kultpriesterinnen, die „Sagas", d. i. die „weisen Frauen"[16], und das an abgelegenen Waldorten hausende wilde Weib[17], die Alpzauberin, welche nach dem Volksglauben über geheimnisvolle Kräfte, dämonische Zauberlist geboten und besonders wirksame, im Verborgenen wachsende Heilkräuter kannten. Weit später läßt sich die ärztliche Tätigkeit des Mannes nachweisen. Wenn es galt, die Seuchendämonen von Haus, Sippe oder Land abzuwehren, kam der opferleitende „Gode" in Betracht, während der, dem Opferpriester zur Seite stehende eigentliche Medizinmann, der „Lachener", der „Galler" (Galsterer), der giftkundige „Lüppner"[18] mit allen Mitteln seiner Zauberkunst — worunter sich freilich auch tatsächliche Empirie verbarg — das einzelne Individuum von dem unholden Krankheitsdämon zu befreien suchte. Eine mehr beschränkte Rolle spielten der Einrenker oder Streicher, und im engen Raum der isolierten Sippensiedelung erlangten wohl auch der Hirt, der Schäfer, der Schmied den Ruf als Heilkünstler, weil ihnen ihr Beruf häufig Gelegenheit zur Krankenbeobachtung (bei Tieren) gab.

Die Krankheiten wurden nur zum geringsten Teile auf natürliche Ursachen zurückgeführt, zumeist betrachtete man dieselben als Werk unholder Dämonen (Alp, Mar, Troll u. a.) oder auch als Strafe der erzürnten Gottheiten, welche die Krankheitsgeister entsenden; diese metaphysische Aetiologie machte sich insbesondere in der Auffassung der Seuchen, der Fieberkrankheiten, der Nerven- und Geistesleiden, der chronischen, mit Abzehrung verbundenen Affektionen, der Hautleiden, der Mißbildungen geltend. Man stellte sich vor, daß der Dämon den Kranken im Schlafe überfällt oder durch Hieb, Stich, Schuß ihn verletzt — darauf deuten z. B. die Krankheitsbezeichnungen[19] Trudendruck, Schlag, Alpstich (Pneumonie), Elben-, Maren-Hexenschuß — oder als geisterhaftes Tier in ihn fährt, als elbischer Wurm an ihm zehrt[20]. Bei der Besichtigung der Kranken, der sog. Zeichenschau, wurde daher besonders auf die „Malzeichen" oder „Lintzeichen" geachtet, welche als sicherer Beweis der Wirkung elbischer Dämonen galten[21].

Entsprechend den Krankheitsvorstellungen hing die Therapie, selbst soweit sie in der Anwendung wirklicher, empirischer Mittel bestand, mehr oder minder mit Kult und Zauberwesen zusammen.

Die Grundbedingung des Krankheitsschutzes und Heilerfolges lag darin, die Gunst der Götter zu erlangen, bezw. ihren Zorn durch Opfergaben (blutige Opfer)[22] oder deren Stellvertretung, Kultspeisen und gewisse Kulthandlungen zu beschwichtigen. Der Opferpriester hatte durch seine feierlichen Bannsprüche die Krankheitsdämonen abzuwehren, ihm war auch die Gabe verliehen, durch bloßes Berühren der leidenden Stelle mit seinen Heilhänden, durch Berühren mit dem, in das Opferblut getauchten, „Kedfinger" (Wodansfinger)[23], durch Anhauchen, Anblasen oder mit Salz und Wasser u. s. w. den Krankheitsgeist zu vertreiben. Besonders vor dem

Auftreten, während der Herrschaft und nach dem Aufhören der Seuchen wurden kultische Mittel[24] in Anspruch genommen.

Indirekten Zusammenhang mit dem Kult hatten unter anderem: die Bevorzugung gewisser Heilkräuter und die Ausgrabung derselben zu bestimmten Zeiten (z. B. in der Donnerstagfrühsonne), die Sitte, durch den Maitau auf den Wiesen in den Morgenstunden zu streifen (zur Stärkung der Glieder), der Besuch von, auf sonnigen Höhen gelegenen, Genesungsstätten, „Heilbergen" (Sonnenkultorten, Votivgaben, Sonnenwärme als Heilmittel gegen Fieber), der mit der Spendung von Opfergaben verbundene Gebrauch von heißen (einer einheimischen Sonnengottheit geweihten) Heilquellen (meist an Donnerstagen)[25].

Abwehr und Vertreibung der vermeintlichen Krankheitsdämonen beherrschte als Leitmotiv das therapeutische, ganz vom Begriff des „Zaubers"[26] durchdrungene Gebaren des germanischen Medizinmannes, wenn er mit magischen Zeichen, Besprechungs- und Beschwörungsformeln, mit Zaubergesängen und Runen[27], mit Lärm und Tanz, mittels massierender Streichbewegungen[28] oder mechanischer Gewalt (z. B. Prügeln des Patienten) oder mittels Transplantation (in das Zaubergerät, in Fetischtiere, in Bäume etc.) die Krankheit zu beseitigen trachtete. Aber der gleiche Gedanke schwebte der Hauptsache nach auch dann vor, wenn Heilpflanzen[29] in Form von Räucherungen, Bähungen oder Tränken zur Anwendung kamen. In solchem Gesichtskreise finden Amulette und Talismane, welche zum Teile auch aus Rudimenten wirklich erprobter Mittel bestanden, als prophylaktische Schutzmittel ihre Berechtigung. Dieselben waren pflanzlicher oder tierischer Herkunft (Zähne, Krallen, Knochenteile von Ebern und Wölfen; Belemniten, Echiniten) oder bestanden aus runenbeschriebenen Metallgegenständen (Hammer, Ringe, eiserne Pfeile etc.) und Steinen (Feuersteine, „Lebenssteine"). So bildeten denn der Wort(Runen-)zauber, der Krautzauber und der Steinzauber das Um und Auf der germanischen Therapie, wie es noch im deutschen Mittelalter durch Freidanks Spruch bezeugt wird:

Kraut, Steine und Wort

Haben an Kräften großen Hort.

Ganz besonders machte sich der Mystizismus natürlich auf dem Gebiete der Geburtshilfe, bei der Behandlung kranker Kinder und bei der Behandlung Irrsinniger geltend. Die Geburtshilfe und Wochenbettspflege, bei welcher mancherlei Kultzeremonien eine Rolle spielten, und bei der die zauber- und runenkundigen Mitweiber in Aktion traten, erforderte den Beistand der notlösenden Dämonen (Perchta, Nornen, Saligen, Idisen) und die Abwehr der Schrecken erregenden unholden elbischen Geister (durch glänzende

Amulette, Absingen von Zaubersprüchen, gellendes Schreien, Räucherungen mit Wacholder u. a.); die Geburtsstellung dürfte die mit kauernden Knieen gewesen sein; um das „Mutterschloß" (Beckengürtel = Bannschloß, welches sich in der Gebärnot verschließe) zu eröffnen, wandte man (entsprechende Bähungen, Tränke oder Räucherungen) verschiedene Kompressionsmethoden, Stürzen der Kreißenden, massierendes Streichen, äußere Wendung an. Die durch äußere Wendung oder den Kaiserschnitt lebend entbundenen Kinder galten als elbische Glückskinder; mißgestaltete oder sonst kranke Neugeborene wurden ausgesetzt. Die künstliche Ernährung bestand darin, daß man Kuhmilch aus dem spitzen Ende eines Bockshorns gab. Die Kinderkrankheiten, namentlich die, mit Krämpfen verbundenen, führte man auf den schreckhaft wirkenden Einfluß elbischer Nachtgeister zurück, zur Abwehr gebrauchte man Amulette aller Art, zur Beseitigung der Leiden schlaferregende Zauberrunen und narkotisch wirkende Heilmittel (Solanum, Papaver). Was die Geisteskranken anlangt, so galten dieselben von Dämonen Besessene, ihre Behandlung war wesentlich ein Kultakt (z. B. Tänze im Allah zur Zeit der Sonnenwende, Fesselung mit Kultpflanzen) oder eine antidämonische (Hervorlocken des parasitären Dämons aus dem Gehirn durch ableitende Brandwunden).

Selbst die Hilfeleistung bei chirurgischen Fällen — so sehr empirische Handgriffe die Hauptsache ausmachten — war nicht ganz losgelöst von antidämonistischen Gebräuchen. Die traditionelle Behandlungsweise der Wunden[30] strebte Heilung unterm Schorf an. Nach dem „Besehen" der Wunden, der „Heil-Schauet" (eventuell Untersuchung mit der Drahtsonde), Entfernung der Blutgerinnsel, Abschneiden der Hautfetzen, Aussaugen des Giftes, Beseitigung von Knochensplittern oder Fremdkörpern mit der Zange[31], reinigte man mit lauem Wasser oder Wein die Umgebung, legte einen Verband mit Schorfkrautabsud oder ausgepreßtem Pflanzensaft darüber, rieb mit Alaun = ahd. Peizstein (zur Abwehr der Wundfieber erzeugenden Dämonen) ein und gab einen Wundtrank. Um den normalen Verlauf der Wundheilung zu sichern, strich der Lachner oder die Lachnerin mit dem Finger im Kreise um die Wunde und sprach den Wundsegen[32]. Trat dennoch Rotlauf, Brand etc. auf, so mußte zu den entsprechenden Zauberkräutern, kultischen und magischen Behandlungsmethoden gegriffen werden. Auch bei der Blutstillung (bei größeren Blutungen Tamponade und Kompression mit Moos, Erdrasen, Steinen, Anwendung von siedheißem Pech, bei kleinen Blutungen mit Spinngewebe) spielten althergebrachte Zauberformeln eine Rolle, desgleichen bei der Behandlung von Verrenkungen (mittels Streichung, Dehnung und Reibung)[33]. Zum Verband bei Knochenbrüchen — Gräberfunde beweisen die gute Ausheilung z. B. von Unterschenkelfrakturen — benützte man biegsame aber doch feste Zweige (Weidenrute), Baummoos und Ulmenbast (zur Polsterung), bei langwierigen Gelenkkrankheiten sorgte man für

Ruhestellung der Gelenke. Was operative Eingriffe anlangt, so kannten die Germanen eine Art von Aderlaß (Ritzung mittels eines Dornes, später Anwendung eines feineren Messerchens — Adersax), das Schröpfen (Ausziehen des Blutes mit einer Bockhornspitze), die Eröffnung von Abszessen (durch Aufkerben); zur Beseitigung von Geschwülsten scheint das Brenneisen verwendet worden zu sein.

Auf die Heilkunst der Germanen hat die keltische anscheinend nicht unbedeutenden Einfluß ausgeübt.

[1] Dies bezeugen Inschriften und Funde von chirurgischen Instrumenten, Okulisten = Siegelsteinen, Arzneikästchen. Römische chirurgische Instrumente wurden an verschiedenen Orten Spaniens, Frankreichs, Belgiens, Englands, der Schweiz, Deutschlands (besonders im Rheinland), Oesterreich-Ungarns und Serbiens aufgefunden. — In Windisch, dem alten Vindonissa, in der Schweiz, sind die umfangreichen Ruinen eines, mit ärztlichen und pharmazeutischen Gerätschaften ausgerüsteten, römischen Militärlazarettes aufgedeckt worden (vgl. die Schrift „Ein römisches Militärspital", Zürich, Polygraph. Institut [ohne Verfasser und Jahr]).

[2] Besonders als Augenärzte taten sich die Gallorömer hervor. — Gallier waren Jul. Ausonius (387-377), Leibarzt Valentinians und Marcellus Empiricus.

[3] Dies geht aus dem Inhalt mancher germanischer Volksgesetze hervor, welche in ihren Krankheitsschilderungen den fremden Einfluß erkennen lassen, ferner aus dem frühzeitigen Eindringen ärztlicher Fachausdrücke in germanische Sprachen.

[4] Das Druidentum — ursprünglich vielleicht keine indogermanische Institution — wurde von Britannien nach dem Kontinent gebracht, blieb aber in Gallia cisalpina, in den östlich vom Rhein gelegenen keltischen Gegenden, im Donaubecken, ebenso wie bei den Galatern in Kleinasien unbekannt. Die Druiden bildeten eine überaus mächtige, wegen ihres Wissens hoch angesehene, wegen ihrer Zauberkunst gefürchtete Korporation, deren Mitglieder als Priester und Seher, als Lehrer und Erzieher, als Richter und Aerzte tätig waren. Der Unterricht, den sie ihren zahlreichen Zöglingen erteilten, erstreckte sich auf Theologie, Moralphilosophie, Psychologie, Rhetorik, Naturkunde, Mathematik, Astronomie, Rechtskunde, Arzneiwissenschaft, Musik, Dichtkunst und Magie; den in Verse gebrachten Lehrstoff mußten sich die Schüler durch Auswendiglernen (von 20000 Versen) aneignen; die Niederschrift war streng verboten, wodurch die Geheimhaltung der Lehre bezweckt wurde. Berühmte Druidenschulen gab es zu Chartres,

Bordeaux, Autun, Besançon. Die britannischen Druiden sollen die gallischen in mathematischen, astronomischen und praktischen mechanischen Kenntnissen übertroffen haben. Neben den Druiden gab es auch Druidinnen, welche sich besonders mit Wahrsagerei und Zauberei abgaben. Die Macht des Druidentums in Gallien wurde nach der Eroberung des Landes durch die Römer gebrochen, an Stelle der Druidenschulen traten gallo-römische Bildungsanstalten (oft durch Umwandlung aus den ersteren entstanden), aber trotz der Verfolgungen unter Tiberius und Claudius (aus politischen Gründen) erhielt sich der Druidismus im geheimen mit Zähigkeit noch jahrhundertelang, wobei die magische, scharlatanhafte Seite seines Wesens immer mehr ausschließlich zur Geltung kam. Noch im 5. Jahrhundert und später mußte die Kirche alles daran setzen, um gewisse, aus der Druidenzeit erhaltene, Volksgebräuche zu beseitigen.

[5] Barden, Vates (Ovates, Euhages), Druiden im engeren Sinne.

[6] Keltische Pflanzennamen finden sich unter den Synonymen des Dioskurides, bei Apulejus und Marcellus Empiricus. Vgl. Grimm, Ueber Marcellus Empiricus, Berlin 1849 (Akad. d. W.).

[7] Die Mistel erschien den Druiden als das heiligste Produkt des Pflanzenreiches, als Quelle alles Guten, der Gesundheit und des Lebens. Am Neujahrstage wurde die Mistel unter feierlichen Zeremonien von einem Druidenpriester mit einer goldenen Sichel geschnitten und in einem weißen Tuche, damit die Erde nicht berührt werde, aufgefangen. Plinius (Hist. nat. XVI, 95) berichtet darüber: Nihil habent Druidae visco et arbore in qua gignatur, si modo sit robur, sacratius ... est autem id rarum admodum inventu et repertum magna religione petitur et ante omnia sexta lunae, quae principia mensium annorumque his facit et saeculi post tricesinum annum quia jam virium abunde habeat nec sit sui dimidia, omnia sanantem appellantes suo vocabulo. Sacrificio epulisque rite sub arbore comparatis duos admovent candidi coloris tauros quorum cornua tum primum vinciantur. Sacerdos candida veste cultus arborem scandit, falce aurea demittit; candido id excipitur sago. Tum deinde victimas immolant precantes, suum donum deus prosperum faciat his quibus dederit. Fecunditatem eo poto dari cuicumque animali sterili arbitrantur, contra venena esse omnia remedio. An anderer Stelle (XXIV, 6) wird der Mistel Heilwirkung bei Kröpfen, Epilepsie, Sterilität nachgerühmt. Noch heute wird sie in Wales Allheal genannt.

[8] In Beziehung zur Mondgöttin Koridwen. — Heilgott (dem Apoll entsprechend) war Belen, der Sonnengott. — In irischen Sagen

erscheint Diancecht als Heros der Heilkunde, auf ihn wurden noch lange Zeit Rezepte zurückgeführt.

[9] Selago (Plinius XXIV, 62) (wahrscheinlich Kampferkraut, Camphoreta hirsuta Monspeliensium), nach anderen Lycopodium clavatum oder L. Selago galt ebenfalls als Mittel gegen alle Uebel; namentlich sollte der Rauch gegen Augenleiden wirken. Wie die Mistel mußte auch Selago — sollte die Pflanze ihre Wunderkraft entfalten — mit großer Sorgfalt nach dargebrachtem Opfer von einem weißgekleideten Druiden gesammelt werden und zwar mit der rechten, vom Mantel bedeckten Hand, während die linke aus dem Aermel gesteckt wurde, als wollte man etwas stehlen. — Samolus (Plinius XXIV, 63), wahrscheinlich Anemone Pulsatilla, mußte mit der Linken und zwar nüchtern gepflückt werden.

[10] Verbena officinalis wurde für eine zauberkräftige, besonders Fieber abwehrende Pflanze gehalten; sie mußte unter gewissen Zeremonien beim Aufgehen des Hundesterns ausgegraben werden; Blätter, Stiele und Wurzel trocknete man getrennt im Schatten (Plinius XXV, 59).

[11] Arataios erwähnt keltische Heilmittel gegen Lepra.

[12] Scharfsinnig hat Jacob Grimm l. c. p. 26 die von Marcellus Empiricus (ed. Helmreich cap. VIII, p. 87, zur Beseitigung der ins Auge geratenen sordicula) empfohlenen unverständlichen Sprüche

tetunc resonco bregan gresso,

in mon dercomarcos axatison

auf das Keltische

tet un cre son co bregan gresso

immon derc omar cos ax atison

zurückgeführt und die Uebersetzung gegeben:

Fleuch von uns Staub hinnen zu der Lüge Genossen!

Lieblich (sei das) Augenbett, Weh und Schwulst (sei) fort!

[13] Gallische Amulette sind in Gräbern gefunden worden.

[14] Tacitus berichtet in der Germania (cap. 7): ad matres, ad conjuges vulnera ferunt, nec illae numerare et exigere plagas pavent.

[15] Hebamme ahd. hebh-anna = hebende Ahnfrau, Großmutter, d. h. das mithelfende ältere Weib.

[16] Tacitus l. c. cap. 8 nennt als Beispiele solcher Frauen die Velaeda und Albruna.

[17] Noch im Mittelalter erzählte man von wilden Weibern, die im Besitze von Heilmitteln seien und Kunde davon an bevorzugte Menschen geben; so heißt es in der Gudrun 529 si heten in langer zîte dâ vor wol vernomen, daz Wate arzât waere von einem wilden wîbe.

[18] Der eigentliche Name für den germanischen Medizinmann wäre Lachner (Zauberer, Besprecher) gewesen, got. lêkeis, ahd. lâhhi, angels. laeca, engl. leech, nordgerman. laeknari; keltisches Lehnwort oder aus einer Wurzel stammend mit der keltischen Arztbezeichnung, irisch liaig, entsprechend einem gallischen lêg; der Name kommt von Lach, d. h. dem, mit roter (Mennig-) Farbe aufgetragenen, Mal, mit welchem der Medizinmann unter Besegnungs- und Besprechungsformeln die Stelle bezeichnete, wo der Krankheitsdämon im Körper sitzen sollte. — Die Bezeichnung Galler oder Galsterer kommt von dem „gellen" Laut, womit er die Dämonen verscheuchen sollte (beschreien, berufen = bezaubern, Vergalsterung = Verzauberung) oder von dem laut geschrieenen Zaubergesang („galster"). — „Lüppner" kommt von den Giftkräutern = Lüppe, mit denen der germanische Zauberer vorzugsweise tätig war.

[19] Abgesehen von der dämonistischen Krankheitsauffassung sind die germanischen Krankheitsnamen hauptsächlich von den sinnfälligen Hautveränderungen, subjektiven Schmerzempfindungen und augenscheinlichen Gebrechen und Funktionsstörungen hergenommen (z. B. Brand, Gicht, Sucht, Lähme).

[20] Z. B. Fingerwurm = Panaritium, Ohrwurm = Parotitis. Chronische, mit Abzehrung (Schwinden, Darre) verbundene Krankheiten oder Hautaffektionen wurden nach germanischem Glauben von mitessenden, elbischen Würmern, Maden, verursacht.

[21] Hierzu gehörte auch die Farbe der entleerten Würmer (elbischen Dämonen). Wie der germanische Wortschatz andeutet, scheint beim Kranken auf den allgemeinen Zustand, die Schmerzart, die Hautveränderungen, die etwaigen Formveränderungen kranker Glieder, Ausdruck der Augen, Farbe, Glanz und Stellung der Haare, Schleimhautfarbe, Blutgeruch und Blutgeschmack u. a. geachtet worden zu sein; vielleicht wurden auch gelegentlich Tastuntersuchungen vorgenommen.

[22] Dem Opfer und der Opferschau entsprangen die anatomischen bezw. pathologisch-anatomischen Kenntnisse, über welche der germanische Wortschatz genügende Aufschlüsse erteilt. — Das germanische Opferwesen war auch die Quelle der therapeutischen Verwendung von Tierorganen, denen Zauber- und Heilwirkung zugeschrieben wurde.

[23] Genannt nach dem Heilgott, dem Allvater Wodan-Odin, der als „Alpverdruß" die lichtscheuen Krankheitsdämonen und nächtlichen Fiebergeister vertrieb und der im Besitze der mächtigsten Bannsprüche war. Bei den Deutschen hieß der Zauberfinger auch Metzgerfinger. Bei den Nordgermanen waren es die Priesterkönige, welche durch Auflegen ihrer Heilhand (Königshand) heilten.

[24] Hierher gehörten das Opfer (dem Gotte Thor dargebracht), der Opferrauch, das Anzünden von Notfeuer, das Fasten, die bis zur ekstatischen Verzückung getriebenen Kulttänze (Reigentänze) und andere dämonenvertreibende Mittel.

[25] Was den Bädergebrauch überhaupt anlangt, so wissen wir nach dem Zeugnis römischer Autoren (z. B. Caesar, Tacitus), daß derselbe bei den Germanen ungemein beliebt war, und zwar kamen schon in urgermanischer Zeit nicht nur Flußbäder, sondern auch häusliche Warmbäder und Schwitzbäder in Betracht (ahd. stuba, stupa, von stieben — die Dampfentwicklung erfolgte durch Aufgießen von heißem Wasser auf die vorher erhitzten Steine der Badstube).

[26] Bezeichnet ursprünglich die rote Mennigfarbe (taufra), mit welcher der Heil-, Arzt- oder Lachnerfinger des Medizinmannes den Dämonensitz bestrich, vgl. S. 236, Anm. 5.

[27] „Astrunen sollst du kennen, eh' du willst Lachner werden," lehrte Sigtraut den Sigfried. — Die Runen waren mit roter Mennigfarbe in Stäbchen geritzt, der Zauberer mußte dieselben zu lesen verstehen, darum hieß er auch „Ableser".

[28] Das Bestreichen des Abdomen war verbunden mit der Mitwalgerung eines Gegenstandes (z. B. eines Käfers), wohl in der Absicht, die Krankheit dabei zu transplantieren.

[29] Es gab Wundkräuter, Brandkräuter, Schußkräuter, Giftkräuter, Unholdenkräuter, Wut- und Tollkräuter (gegen Erregungszustände), Qualmkräuter, Ruhrkräuter (z. B. Alantwurz, Eichenrinde), Zitterach- oder Sprungkräuter (gegen Hautkrankheiten), Schloßkräuter (zur Erleichterung der Geburt, z. B. Chamomilla, Alchemilla, Arnica, Artemisia als Bähung oder Trank, Hanf als Räucherung), Wehenkräuter u. s. w. Zu den betäubenden oder schmerzstillenden Mitteln zählten

Hyosciamus, Lactuca, Mohn, Solanum, Mandragora, Atropa, Belladonna, Conium, Cannabis.

[30] Aus den germanischen Volksgesetzen, dem Niederschlag langer Zeiträume, läßt sich ersehen, daß auf Grund der wundärztlichen Erfahrung eine Anzahl von Wundarten (gemäß der Dignität der Wunde) unterschieden wurde.

[31] Bei aufgeschlitztem Abdomen wurden die heraushängenden Eingeweide zurückgestopft und die Wundränder zusammengeheftet.

[32] Die auffallende Uebereinstimmung der Wundbesegnungsformeln bei den germanischen Stämmen weist auf einheitlichen Ursprung. Ihr Inhalt verrät, daß man eine ganze Reihe von Abnormitäten des Wundheilungsprozesses kannte.

[33] Allbekannt ist der Merseburger Zaubersegen

bên zi bêna

bluot zi bluodo

lid zi geliden

sôse gelîmida sîn.

Die Medizin im frühen Mittelalter.

Vom Standpunkt der Gesamtentwicklung betrachtet, bildete die Sammlung und Verarbeitung antiker Ueberlieferungen das Ziel, welches der mittelalterlichen Medizin vorgesteckt war. Zur Erreichung desselben bedurfte der Westen infolge besonders ungünstiger Einflüsse weit längerer Zeit als Byzanz und der islamische Kulturkreis.

Schon in den letzten Jahrhunderten des römischen Kaisertums entartet und verkümmert, dämmerte die Heilkunde des Abendlandes im Mittelalter mehr als ein halbes Jahrtausend dahin, bevor sich auch nur Ansätze zum Aufschwung aus geistiger Oede zeigten; zur Höhe der Wissenschaftlichkeit gelangte sie eigentlich erst in jenen späten Tagen, da den Arabern die Fäden bereits wieder zu entgleiten begannen.

Die Heilkunde des Abendlandes im frühen Mittelalter ist streng genommen überhaupt kaum ein Objekt für die Geschichte der Wissenschaft, falls man unter einer solchen eine zusammenhängende Darstellung fortschreitender Geschehnisse versteht — es können höchstens, soweit es die spärlichen Quellen ermöglichen, Streiflichter auf die medizinischen Verhältnisse und auf die medizinische Literatur geworfen werden. Denn Unzulänglichkeit der wissenschaftlichen Grundlagen, totale Stagnation der Forschung, eine jeder höherer Gesichtspunkte entbehrende, schablonenhafte, rudimentäre Praxis machen den Grundzug der Heilkunde dieses Zeitraums aus, der schon durch die Art, wie das Arzttum hauptsächlich vertreten wurde, beinahe an primitive Entwicklungsstufen erinnert. So düster aber die Eindrücke sind, auch hier tritt der Zusammenhang mit der gesamten Kultur und somit die geschichtliche Notwendigkeit unverkennbar hervor, ja noch enger als sonst ist in dieser traurigen Periode das Schicksal der Medizin an den Zeitgeist gekettet.

Um den Tiefstand der Heilkunde aus dem Charakter der Epoche abzuleiten, bedarf es keiner weitläufigen Schilderung des historischen Hintergrunds, es genügt in wenigen Strichen die markantesten Erscheinungen von allgemeiner Bedeutung festzuhalten.

Die für die Völkerverjüngung Europas so bedeutungsvolle Aufrichtung der germanischen Herrschaften auf den Trümmern des orbis romanus war mit dem Opfer zahlloser Menschenleben, mit dem Verluste reicher Schätze der Kunst und Literatur, mit der Verheerung weiter Landstrecken und der Verödung vieler Städte, mit der Vernichtung des Wohlstands, mit dem Verfall der höheren Lebens- und Wirtschaftsformen verbunden. Wenn auch nicht unmittelbar, so doch jedenfalls in seinen Folgen bedeutete der durch jahrhundertelange Zersetzung vorbereitete Untergang des weströmischen Reiches den Zusammenbruch einer zwar längst morsch gewordenen, aber immer noch sehr ansehnlichen Kultur; ihrer Aufnahme durch das Volkstum der germanischen Eroberer standen vorerst noch die andersartigen Triebe, Neigungen und Traditionen derselben, der sprachliche Gegensatz und der Mangel jener feineren Empfänglichkeit entgegen, welche nur der Arbeit vieler Generationen entspringen kann. Auch vermochten sich in der romanisch-germanischen Welt erst nach einer langen, von wildem Kampfeslärm, vom Wirrsal der Rassenmischungen, der politischen Zerfahrenheit, der sozialen Verschiebungen erfüllten Uebergangszeit wieder derart gefestigte Zustände herauszubilden, welche eine Neugestaltung der Kultur als unerläßliche Vorbedingung erheischt. In den öden Jahrhunderten, da das Alte gänzlich zu zerbröckeln drohte, ohne daß das Werdende schon sichtbar wurde, hielt bloß die Kirche, unerschüttert durch alle Veränderungen, ein Bollwerk in der wogenden Völkerflut, die Verbindung mit der Vergangenheit aufrecht. Sie pflanzte ihr Banner auf den Schutt des Altertums und wehrte von den Künsten des Friedens die Gefahr des gänzlichen Untergangs ab. Insbesondere das Mönchtum erwarb sich dadurch ein unvergängliches Verdienst, daß es der Bildung in seinen Klöstern eine Freistätte inmitten der Barbarei eröffnete und weithin vermittelnd selbst dort die Keime der Kultur zugleich mit der Heilslehre ausstreute, wohin die römischen Legionen niemals vorgedrungen waren. Das Ite et docete omnes gentes wurde zur Tat. Aber der zumeist aus spätrömischer Zeit übernommene Grundstoff der Bildung war dürftig und seine Verarbeitung verfolgte lediglich formale Zwecke oder solche Tendenzen, welche die Gebundenheit des Glaubens diktierte[1]. Das wissenschaftliche Leben des frühen Mittelalters, dem der Kerzenschimmer der Kirche und die Studierlampe des grübelnden Mönchs fast allein zur Leuchte ward, blieb im großen und ganzen ein mattes, es erhob sich nicht über die Stufe einer noch dazu meist seichten Reproduktion, es brachte keine vollsaftigen Früchte hervor, denn nur dort, wo reich die Quellen sprudeln und wo sie um ihrer selbst willen gepflegt wird, kann echte Wissenschaft gedeihen.

Betrachtet man die Dinge von dem Standpunkte, daß es sich um einen neuen Anfang, um die kulturelle Entwicklung von neuen Volksstämmen handelt, die erst nach einer jahrhundertelangen Erziehung zur Aufnahme der Errungenschaften des griechisch-orientalischen Geistes heranzureifen vermochten, so erscheint manches in helleren Farben, nicht bloß die poetischen und künstlerischen Regungen, sondern selbst die wissenschaftlichen Tastversuche. Verfolgt man dagegen — wie wir es tun — den Verlauf der Kultur als Ganzes, so drängt sich stets der Vergleich, wenn schon nicht mit der Antike, so doch mit den synchronen Verhältnissen des Ostens auf, wobei der Eindruck einer regressiven Metamorphose erweckt wird.

Bei dem Vergleich der Verhältnisse des Abendlandes im frühen Mittelalter mit den Zuständen des Orients nach dem Siegeszug der Araber sind zahlreiche Momente zu berücksichtigen, welche für den krassen Unterschied der kulturellen Entwicklung des Westens und des Ostens ausschlaggebend gewesen sind, unter anderen folgende. Die weströmischen Länder, welche den erborgten Schimmer des Hellenismus seit dem 3. Jahrhundert immer mehr einbüßten, standen schon vor ihrer Unterwerfung unter die Herrschaft der Germanen nicht auf jener Höhe, welche Syrien, Persien und Aegypten zur Zeit der arabischen Eroberung einnahmen; ihre Verheerung durch völkermordende Kriege und Seuchen war weit furchtbarer als späterhin die Verwüstung des Ostens; während dort zu den bestehenden nicht wenige neue großartige Städte und damit Zentren der Bildung, des Handels, der Gewerbstätigkeit hinzukamen, deren Produkte in einem drei Erdteile umspannenden Verkehr verbreitet wurden, fielen im Abendlande zahlreiche Städte der Zerstörung anheim oder sanken doch zur Bedeutungslosigkeit herab. An Stelle der im Osten stets fortdauernden und noch gesteigerten Geldwirtschaft mit ihren kulturellen Konsequenzen trat im Westen nach der germanischen Eroberung eine niedrige Wirtschaftsform, die naturalwirtschaftliche, es erhielt das ganze Leben einen mehr bäuerlichen Zuschnitt, da es bei der einseitigen Bevorzugung des Landbaues, bei dem stockenden Handel, dem Verfall des Gewerbes, dem verödeten Verkehr, der zunehmenden Verarmung an den Mitteln zur verfeinerten Lebensführung fehlte. In demselben Maße, als die anfängliche politische Einheit des Kalifats und seine byzantinische Nachbarschaft die Kultur förderte, bildete die Zersplitterung der germanischen Herrschaft in zahlreiche Sonderexistenzen mit konsekutiver Isolierung lange ein Hemmnis des Fortschritts, wenngleich gerade dadurch der spätere fruchtbringende Wettstreit der europäischen Nationen vorbereitet wurde. Der rasche Anstieg und die erstaunliche Verbreitung der wissenschaftlichen Betätigung unter den „Arabern" ist, abgesehen von den erwähnten Vorbedingungen, hauptsächlich darauf zurückzuführen, daß die griechische Literatur sehr bald in weitem Umfange in die, der Regierung und dem allgemeinen Verkehr dienende, lebendige Sprache des Koran übertragen und durch Bibliotheken und Schulen breiten Schichten des regsamen Mittelstandes zur reichhaltigen und mannigfachen Benützung zugänglich gemacht wurde. In der islamischen Welt waren es die Sieger, welche durch ihre eigene Religion und Sprache dem Kulturleben der Unterworfenen das Siegel arabischer Nationalität aufdrückten und über das assimilierte Gut wie über Selbsterworbenes in Freiheit geboten. Im christlichen Abendlande hingegen mußten sich die, ursprünglich nicht durch die Bande des Nationalgefühls und der Religion geeinten, germanischen Eroberer einer fremden, der christlich-lateinischen Kultur unterordnen, deren Träger fast allein der Klerus war. Derselbe nahm im staatlichen Organismus eine Sonderstellung ein, ging noch lange Zeit aus der römischen

Bevölkerung hervor und sicherte der lateinischen Sprache wegen ihrer altehrwürdigen Beziehung zum kirchlichen Schrifttum, sowie um die völkerverbindende Einheitlichkeit des Kultus zu wahren, den Vorrang als Ausdrucksmittel für jede höhere geistige Tätigkeit gegenüber den Idiomen des Landes. Die lateinische Sprache konnte den Germanen — das Bildungsbedürfnis und die Bildungsfähigkeit derselben vorausgesetzt — in ihr niedergelegten, übrigens nur einen sehr beschränkten Teil der antiken Bildung umfassenden Wissensschätze[2] nicht direkt vermitteln[3]. Während die bürgerlichen Triebe fehlten, wurde alle, der alten Kultur noch verbliebene, Lebenskraft in die Kirche geleitet. Ein schon von vornherein ungenügendes, mit dem der Araber nicht entfernt vergleichbares, Grundmaterial, das in die spröde Form einer erstarrten Sprache eingeschlossen war, an freier Ausgestaltung durch ein unverrückbar vorgesetztes Bestimmungsziel gehindert wurde, von außen keinen Zuwachs und kein anregendes Ferment zugeführt erhielt, — wie konnten daraus lebenskräftige Schaffensprodukte entstehen?

Unter der Ungunst der äußeren Verhältnisse ihrer Bildungsanstalten mehr und mehr beraubt, ja durch die verhängnisvolle Umwandlung der wirtschaftlichen Zustände und Lebensformen beinahe in ihrer beruflichen Existenz gefährdet, gelangte auch die Heilkunde — ohnedies längst eine Wirkungssphäre des religiösen Eifers und der werktätigen christlichen Nächstenliebe — immer mehr unter die Leitung der Kirche. An die Stelle der Philosophen, der Weltkinder, traten Priester und Asketen als Aerzte. Man spricht geradezu von einer Epoche der Mönchsmedizin — was übrigens, wie gezeigt werden soll, mancher Einschränkung bedarf. Die ärztliche Wissenschaft als solche spielte unter dieser Führung begreiflicherweise nicht nur gegenüber den kirchlichen, sondern selbst gegenüber den anderen profanen Wissenszweigen bloß eine untergeordnete Rolle, sie zehrte kümmerlich von den schalen Ueberbleibseln der spätrömischen Zeit und geriet in die Dunstatmosphäre der Mystik, in die bedenkliche Gesellschaft der naiv gläubigen, volksmedizinischen Empirie. Ein seichtes Wasser wird eben leicht zur Pfütze.

Der Grundton der Medizin des frühen Mittelalters war entschieden ein kirchlicher, dennoch ist es ein Irrtum, zu glauben, daß die Präponderanz des Klerus und des Mönchtums, welche in der Literatur so grell hervortritt, überall die Laienpraktiker gänzlich zum Verschwinden gebracht hätte. Ebenso widerspricht die Vorstellung den Tatsachen, daß sich das traurige Schicksal der Medizin wie der gesamten antiken Bildung mit ähnlicher Schnelligkeit vollzogen hätte, wie der Untergang der römischen Weltmacht[4] — die Epochen der Kultur lösen einander nicht katastrophenartig ab, sie beruhen auf allmählicher Evolution, ihre Grenzen sind fließende — auch unter germanischer Herrschaft dauerte römisches Wesen anfangs noch weiter, führten manche Schulen der Gelehrsamkeit, welche in der römischen Kaiserzeit gestiftet worden waren, wenigstens eine Zeitlang ein schattenhaftes Dasein fort[5].

Es ist nicht das gleiche Bild, welches die einzelnen Länder der abendländischen Welt im Beginne des Mittelalters darbieten — erst später wirkte die Barbarei einigermaßen nivellierend — und die anfängliche Verschiedenheit hängt wesentlich davon ab, ob die römische Kultur tiefe Furchen gezogen hatte oder nur wie Flugsand flüchtig verstreut worden war oder ob gar noch jungfräulicher Boden vorlag.

Wie sich diese Verschiedenheit in den medizinischen Verhältnissen wiederspiegelte, darüber können, bei der Dürftigkeit der Nachrichten, nur wenige Andeutungen gegeben werden.

Um den Aerztestand und das ärztliche Unterrichtswesen im Beginne des Mittelalters war es jedenfalls am besten in Italien bestellt, nämlich solange dort die Ostgoten herrschten, welche mit der Wahrung ihrer nationalen Eigenart hohe Achtung vor der römischen Kultur zu verbinden wußten und daher, statt mit roher Hand einzugreifen, die Einrichtungen des öffentlichen Lebens unangetastet ließen.

Unter Theoderich d. Gr. durchlebte Italien, welches im 5. Jahrhundert so schwer heimgesucht worden war, eine Dezennien lange Epoche des Friedens und erfreute sich nicht nur materieller Wohlfahrt und der zartfühlendsten Rücksichtnahme auf das römische Herkommen in der Verwaltung, sondern auch der Förderung von Kunst und Wissenschaft. In letzterer Hinsicht genügt es, bloß auf die Namen eines Cassiodorius, Boëthius und Ennodius zu verweisen. Theoderich, der edelste Fremdling, der je über Italien geboten hat, wollte den Römern mehr ein Schirmherr als ein Eroberer sein, darum beließ er sie im Besitz ihrer Rechte und Institutionen, wenn er auch seine Macht auf die Goten stützte, die allein den Kriegerstand repräsentierten und nach dem alten Einquartierungssystem ein Drittel des Bodens zugewiesen erhielten. Beide Völker, die Römer und die arianischen Goten, lebten nach heimischer Sitte nebeneinander, ohne daß eine überstürzte Verschmelzung, sondern höchstens eine allmähliche Versöhnung der Gegensätze beabsichtigt wurde; leider trübte sich das, besonders infolge der Religionsverschiedenheit stets kühle, Verhältnis schon in den letzten Regierungsjahren Theoderichs — die Hinrichtung des Boëthius auf Grund von Verdächtigungen liefert davon Zeugnis — und noch mehr unter seinen Nachfolgern durch gegenseitigen, vom byzantinischen Hofe genährten, Argwohn. Schließlich war es gerade der nationale Dualismus des Reiches, der den Untergang der Gotenherrschaft und damit den Anbruch der traurigsten Zeit für Italien herbeiführte.

Die Goten, zuerst von den germanischen Stämmen, zur Zeit der Blüte des Arianismus, christianisiert (zweite Hälfte des 4. Jahrhunderts) und durch die lange Berührung mit Ostrom kulturell beeinflußt, waren bei ihrer Ankunft in Italien kaum noch Barbaren zu nennen, sie besaßen eine verhältnismäßig hochentwickelte Sprache (Urkunden im 6. Jahrhundert!), und manche von ihnen gewannen auch Neigung für die von den Römern wieder lebhafter betriebenen wissenschaftlichen Studien[6], wenn auch die Volksmeinung im allgemeinen in einer gelehrten Erziehung eine Gefahr für die kriegerische Tüchtigkeit erblickte[7]. Es ist bekannt, daß Theoderichs geniale Tochter, Amalaswintha, mit Griechen griechisch, mit Lateinern lateinisch redete und ihren Sohn Athalarich in den Künsten Roms erziehen ließ[8], ebenso daß ihr Vetter, der treulose Theodahad, ein Kenner der antiken Literatur war und sich mit Platonischen Studien beschäftigte.

Bei solcher Schonung des Bestehenden ist es schon von vornherein selbstverständlich, daß auch die römische Medizinalverfassung, wie sie sich in der späteren Kaiserzeit entwickelt hatte, erhalten blieb; glücklicherweise sind wir aber nicht auf bloße Vermutungen angewiesen, da noch eine, wahrscheinlich von Theoderich herrührende, pomphaft stilisierte Verordnung über die Rechte und Pflichten des Comes archiatrorum (vgl. S. 14) auf uns gekommen ist, durch welche die Existenz eines gebildeten und organisierten Aerztestandes bewiesen wird.

Formula comitis archiatrorum.

Inter utillimas artes, quas ad sustentamdam humanae fragilitatis indigentiam divina tribuerunt, nulla praestare videtur aliquid simile quam potest auxiliatrix medicina conferre. ipsa enim morbo periclitantibus materna gratia semper assistit, ipsa contra dolores pro nostra inbecillitate confligit et ibi nos nititur sublevare, ubi nullae divitiae, nulla potest dignitas subvenire. Causarum periti palmares habentur, cum negotia defenderint singulorum: sed quanto gloriosius expellere quod mortem videbatur inferre et salutem periclitanti reddere, de qua coactus fuerat desperare! ars quae in homine plus invenit quam in se ipse cognoscit, periclitantia confirmat, quassata corroborat et futurorum praescia valetudini non cedit, cum se aeger praesenti debilitate turbaverit, amplius intellegens quam videtur, plus credens lectioni quam oculis, ut ab ignorantibus paene praesagium putetur quod ratione colligitur. Huic peritiae deesse judicem nonne humanarum rerum probatur oblivio? et cum lascivae voluptates recipiant tribunum, haec non meretur habere primarium? habeant itaque praesulem, quibus nostram committimus sospitatem: sciant se huic reddere rationem, qui operandam suscipiunt humanam salutem. non quod ad casum fecerit, sed quod legerit, ars dicatur: alioquin periculis potius exponimur, si vagis voluntatibus subjacemus. unde si haesitatum fuerit, mox quaeratur. Obscura nimis est hominum salus, temperies ex contrariis umoribus constans: ubi quicquid horum excreverit, ad infirmitatem protinus corpus adducit. hinc est quod sicut aptis cibis valitudo fessa recreatur, sic venenum est, quod incompetenter accipitur. habeant itaque medici pro incolumitate omnium et post scholas magistrum, vacent libris, delectentur antiquis: nullus justius assidue legit quam qui de humana salute tractaverit. Deponite, medendi artifices, noxias aegrotantium contentiones, ut cum vobis non vultis cedere, inventa vestra invicem videamini dissipare, habetis quem sine invidia interrogare possitis, omnis prudens consilium quaerit. dum ille magis studiosior agnoscitur, qui cautior frequenti interrogatione monstratur. in ipsis quippe artis hujus initiis quaedam sacerdotii genere sacramenta vos consecrant: doctoribus enim vestris promittitis odisse nequitiam et amare puritatem[9]. Sic vobis liberum non est sponte delinquere, quibus ante momenta scientiae animas imponitur obligare. et ideo diligentius exquirite quae curent saucios, corroborent imbecillos: nam videro, quod delictum lapsus excuset, homicidii crimen est in hominis salute peccare. sed credimus jam ista sufficere, quando facimus qui vos debeat admonere. quapropter a praesenti tempore comitivae archiatrorum honore te decoramus, ut inter salutis magistros solus habearis eximius, et omnes judicio tuo cedant, qui se ambitu mutuae contentionis excruciant. esto arbiter artis egregiae, eorumque distingue conflictus, quos judicare solus solebat effectus. in ipsis aegros curas, si contentiones noxias prudenter abscidas. magnum munus est, subditos habere prudentes, et inter illos honorabilem fieri, quos reverentur ceteri. Visitatio tua sospitas sit aegrotantium, refectio debilium, spes certa fessorum. requirant rudes, quos visitant, aegrotantes, si dolor cessavit, si somnus affuerit. de suo vero languore te aegrotus interroget, audiatque a te verius, quod ipse patitur. habetis et vos certe verissimos testes, quos interrogare possitis. perito quidem archiatro venarum pulsus enuntiat, quid intus natura patiatur; offeruntur etiam oculis urinae; ut facilius sit, vocem clamantis non advertere, quam hujusmodi minime signa sentire. Indulge te quoque palatio nostro: habeto fiduciam ingrediendi, quae magnis solet pretiis comparari. nam licet alii subjecto jure serviant, tu rerum dominos studio praestantis observa. fas est tibi, nos fatigare jejuniis fas est, contra nostrum sentire desiderium, et in locum beneficii dictare, quod nos ad gaudia salutis excruciet. talem tibi denique licentiam nostri esse cognoscis, qualem nos habere non probamur in ceteris. Cassiodorius, Variar. lib. VI, c. 19.

Ebenso wie die schulmäßige Pflege der literarischen Studien, der Grammatik, Rhetorik, Jurisprudenz u. s. w. fortdauerte[10], dürfen wir auch den Weiterbestand der ärztlichen Bildung nach Art der abwelkenden spätrömischen Zeit mit Sicherheit voraussetzen.

Ein Antrieb zur schriftstellerischen Tätigkeit der Aerzte war freilich fast nur durch das Verlangen nach lateinischen (wörtlichen oder auszugsweisen) Uebersetzungen bezw. mehr oder minder freien Bearbeitungen und

Kompilationen einzelner praktisch wertvoller Schriften der alten Literatur gegeben. Dieser Weg, welcher schon in der letzten Phase der römischen Medizin (Caelius Aurelianus, Cassius Felix) infolge abnehmender griechischer Sprachkenntnis und infolge der Neigung zu kompendiöser Zusammenfassung eingeschlagen worden war, mußte jetzt noch mehr im Interesse der germanischen Elemente unter den Aerzten beschritten werden. Das solcherart zu stande gebrachte literarische Material — späterhin natürlich ergänzt — erlangte für die abendländische Medizin des frühen Mittelalters eine ähnliche konstituierende Bedeutung, wie die Uebertragungen aristotelischer und anderer antiker Schriften durch Boëthius[11].

Immerhin ist aus der Ostgotenzeit wenigstens eine Schrift auf uns gekommen, welche einen Schimmer von Originalität besitzt, nämlich die in barbarischem Latein verfaßte Diätetik des Anthimus — ein Werkchen, das ein merkwürdiges Denkmal der von Italien ausgehenden Kultureinflüsse bildet.

Anthimus, ein aus Byzanz verbannter griechischer Arzt, der mit Theoderich d. Gr. nach Italien zog und eine Zeitlang am Hofe des Frankenkönigs Theuderich (511-534) als Gesandter der Ostgoten lebte, verfaßte in barbarischem Latein (Uebergang ins Romanische) eine diätetische Schrift in Form eines Sendschreibens: Epistula Anthimi viri inlustris comitis et legatarii ad gloriosissimum Theudericum regem Francorum de observatione ciborum (ed Val. Rose in Anecd. gr. et graecolat., Berlin 1870 und nochmals Lips. 1877). Das Werkchen stützt sich größtenteils auf die Vorarbeiten (secundum praecepta auctorum medicinalium), nebstdem sind aber auch Erfahrungen verwertet, welche Anthimus selbständig bei den Goten und Franken gemacht hatte — die einschlägigen Bemerkungen sind von großem kulturhistorischem Interesse. Für die langanhaltende Beliebtheit der Schrift sprechen spätere Einschiebsel, die aus der Dynamidia und dem Liber de virtutibus herbarum stammen. In der Einleitung wird hervorgehoben, daß eine rationelle Ernährung die Grundlage der Gesundheit bilde und Krankheiten verhüte; die Kost soll leicht verdaulich sein, man möge auf Mäßigkeit im Essen und Trinken bedacht sein, und selbst auf der Reise dürfe man die geeignete Zubereitung der Nahrungsmittel nicht außer acht lassen. Dem Einwurf, daß es Völker gebe, die sich trotz des Genusses von rohem Fleisch die Gesundheit bewahren, wird mit dem Hinweis begegnet, daß hier die Schädlichkeit teils durch die geringe Quantität, teils durch die Einförmigkeit der Nahrungsmittel kompensiert werde. Im folgenden bespricht Anthimus etwa 100 Nahrungsmittel und Getränke (Brot, Fleischsorten, Speck, Met, Bier, Honigwein, Geflügel, Eier, Fische, Austern, Gemüsearten, Hülsenfrüchte, Getreidemehle, Milch, Butter, Käse, Obst), an verschiedenen Stellen auch die Genußmittel (Salz, Pfeffer, Ingwer, Fenchel,

Dill, Koriander u. s. w.). In manchen Abschnitten geht der Verfasser sehr genau in die Details ein, so z. B. wenn er die einzelnen Teile vom Schwein, Rind etc. hinsichtlich ihrer Verdaulichkeit und ihres Nährwertes würdigt, sorgfältig beschreibt er auch die zuträgliche Bereitungsweise. Er warnt unter anderem vor dem Genusse des eingepökelten Fleisches, der Speckschwarten, der Schweinsnieren, der Turteltauben (weil diese öfter Helleborus gefressen haben), der harten Eier und des alten Käses, der meisten Pilze, alter Fische und Austern (austrea, si olent et quis manducaverit, altero veneno opus non habet). Neben dem diätetischen ist auch der therapeutische Nutzen gewisser Nahrungsmittel und Getränke angeführt, so wird z. B. Speck (ein Universalmittel der Franken) gegen Eingeweidewürmer empfohlen, Rebhühnerfleisch gegen Durchfall, Gerstenmehlbrei mit lauem Wasser verdünnt (alfita s. fenea s. polenta) gegen Fieber, Reis in Ziegenmilch gegen Dysenterie, frisch gemolkene Kuhmilch[12], Ziegen- oder Schafmilch, frische aber ungesalzene Butter bei beginnender Phthise, Mandelmilch oder Feigen bei Katarrh und Angina, Quittenschleim gegen Durchfall u. s. w.

Anthimus ist für lange Zeit der letzte abendländische Autor weltlichen Standes, den wir kennen, und fortan bleibt Jahrhunderte hindurch die literarische Führung in den Händen des Klerus bezw. des Mönchtums.

Der allmähliche Uebergang des Wissenschaftsbetriebes auf die kirchlichen Kreise — denn das von der Heilkunde Gesagte gilt gleicherweise für die übrigen Zweige — hatte das Absterben der antiken Einrichtungen, das Erlöschen der noch aus dem Altertum hereinragenden Bildungsanstalten zur Voraussetzung. Dieser Auflösungsprozeß vollzog sich im Verlaufe des 6. Jahrhunderts, in jener schrecklichen Zeit, da der langwierige Kampf zwischen Ostgoten und Byzantinern, sodann der Einfall und die Festsetzung der Longobarden und am meisten die den völkermordenden Kriegen folgenden, von furchtbaren Elementarereignissen eingeleiteten, Seuchen[13] von den Alpen bis zur Südspitze Italiens Verheerung und Verwüstung, Hungersnot[14] und Elend, Rohheit und Barbarei verbreiteten. Es ist nur zu verständlich, daß die furchtbaren Drangsale der, an entsetzlichen Ereignissen so reichen, Zeit den Sinn für Wissenschaft lähmten, das Vertrauen zu derselben untergruben, die Schulen der weltlichen Gelehrsamkeit bis auf kümmerliche Reste zum Verschwinden brachten, hingegen den religiösen Eifer und die schwärmerische Askese entzündeten. Ebenso begreift man, daß die lateinische Bevölkerung, von den damals noch ungezügelten, fremdes Recht schonungslos niedertretenden Longobarden bedrängt, von den Byzantinern im Stich gelassen oder ungenügend beschützt, bei der römischen Kirche bald allein ihre Zuflucht suchte. Zur Territorialmacht werdend, konnte diese gerade infolge der Zerklüftung Italiens eine kräftige Realpolitik treiben, mit dem Nimbus der ewigen Roma umstrahlt, die Selbständigkeit und Zivilisation des Westens gegen feindliche Eingriffe wirksam verteidigen und eine ungemein segensreiche Tätigkeit als Retterin der Verfolgten entfalten. Beinahe aller sonstigen Hilfe entbehrend, mußte sich auch die Wissenschaft, wollte sie fortbestehen, in den Schutz der Kirche begeben und aus der trostlosen Welt in die Verborgenheit des Mönchtums flüchten — ein Weg, den kein Geringerer als „der letzte Römer" Cassiodor gewiesen hatte. Ihres Zusammenhangs mit der Vergangenheit bewußt, immer mehr in den Beruf einer Erzieherin der abendländischen Menschheit hineinwachsend, die anfängliche Abneigung gegen den heidnischen Geist der antiken Bildung überwindend[15], ergriff die Kirche, während draußen die Zeitenstürme blind wüteten, die hohe Aufgabe, die Erhaltung der überkommenen Literatur durch mönchischen Fleiß zu fördern — freilich ohne dem, in der heillosen Epoche üppig emporwuchernden, Wunderglauben entgegenzutreten.

Beides spiegelt sich in der Heilkunst, wo das Christentum schon früh eine schwankende Stellung eingenommen hatte (vgl. S. 39), deutlich wieder. Der von Kirche und Mönchtum begünstigte Wunderglaube ging friedlich einher neben dem höchst anerkennenswerten Eifer, die Reste der antiken ärztlichen Literatur und die Traditionen der rationellen Praxis zu erhalten.

Die Sitte, hilfsbedürftige Kranke in die Kirche zu bringen, damit die Priester sie mit Weihwasser besprengen und Gebete verrichten, erlangte in den ersten Jahrhunderten des Mittelalters allgemeine Verbreitung. Namentlich übten jene Kirchen eine starke Anziehungskraft aus, wo Gebeine von Heiligen ruhten (Reliquienkult).

Der Glaube an die medizinische Wundertätigkeit der Heiligen, der Reliquien u. s. w. mußte ganz besonders in der Zeit der Seuchen, an denen das 6. Jahrhundert so reich war, übermäßig anschwellen, da die entsetzliche Furcht Schreckbilder der Phantasie vorgaukelte und das verstandesgemäße Urteil trübte. Man erhoffte alles Heil nur mehr von überirdischer Hilfe, umsomehr als sich die ärztliche Kunst tatsächlich als ohnmächtig erwies.

Beachtenswert ist folgende geschichtliche Tatsache. Papst Felix IV. (526-530) ließ nicht weit vom Forum Pacis, gerade an jener Stelle, wo Aerzte schon in alter Zeit ihren Versammlungsort gehabt hatten und wo auch Galen gewohnt haben soll, die Basilika der Heiligen Kosmas und Damian errichten, wobei zum Baue zum erstenmal unzerstörte antike Gebäude verwendet wurden. Eine Inschrift bezeichnet die heiligen Zwillingsbrüder ausdrücklich als Aerzte, welche dem Volke die Hoffnung des Heiles sichern, vgl. S. 39. Die kirchliche Literatur strotzt geradezu von medizinischen Wundern, welche die Heiligen vollzogen.

Das Studium medizinischer Autoren und die Rettung des ärztlichen Schrifttums vor völligem Untergang nahm der, noch in ostgotischer Zeit gestiftete, Orden des hl. Benedikt auf sich, seitdem Cassiodor dem Fleiß der Mönche auch die berufsmäßige Pflege der Wissenschaft eingefügt und auf den hohen Wert der alten Literatur für die Kleriker hingewiesen hatte. Veranlassung lag umsomehr hierzu vor, als der Orden schon von Anbeginn her durch das Gebot der Krankenpflege mit der Heilkunst in Beziehung getreten war — allerdings nicht ohne einen starken theurgischen Einschlag (Gebetsheilung, Exorzismus) in der Praxis.

In demselben Jahre, da Justinian die Philosophenschule zu Athen für immer schloß (529), gründete Benedictus von Nursia an der Stätte eines alten Apollotempels auf einem einsamen, steilen Berge in Campanien das berühmte Stammkloster seines Ordens, Monte Cassino. Die wahrscheinlich noch in ihrer ursprünglichen Gestalt erhaltene Regula St. Benedicti, durch welche das Mönchsleben der orientalischen Beschaulichkeit und Ueberspannung entzogen wurde, um es im praktisch sittlichen Geiste den Verhältnissen des Abendlandes anzupassen — auch die Diätetik spielt darin keine geringe Rolle —, enthält zwar die Vorschrift der täglichen Handarbeit und geistlichen Lektüre, aber von einem eigentlich wissenschaftlichen Studium wird nirgends gesprochen. Die wissenschaftliche Arbeit ist von den Benediktinern in ihre Regel oder richtiger in ihre Praxis erst später aufgenommen worden, als es zu einer Vereinigung der von Cassiodorius gegründeten Klöster mit denen des hl. Benedikt kam. Erst dann wurden die Benediktiner die Nestorianer des Westens! Cassiodor (480-575), der nach langjähriger staatsmännischer Tätigkeit unter Theoderich und seinen Nachfolgern Mönch ward, um den Rest seines Lebens Gott und der Wissenschaft zu weihen, zog sich 538 in ein von ihm selbst unfern von Squillacium an der bruttischen Küste gegründetes Kloster, Vivarium, zurück, welches mit einer ansehnlichen Bibliothek und mit allem für nächtliche Studien erforderlichen Hausrat ausgestattet wurde. Cassiodor war es zuerst, der beispielgebend für die Folgezeit das Kloster nicht bloß zu einer Stätte der Askese, sondern auch zu einem Asyl der Wissenschaft machte und das Abschreiben der Codices (natürlich in erster Linie die handschriftliche Vervielfältigung biblischer, kirchlicher Schriften) als würdigste Handarbeit erklärte.

Der hl. Benedikt legte die Pflege der Kranken seinen Ordensgenossen ganz besonders ans Herz. Infirmorum cura ante omnia adhibenda est, ut sicut re vera Christo, ita eis serviatur — und vertraute sie hauptsächlich der Fürsorge des „Cellerarius" an (Cellerarius omni congregationi sit sicut pater. Infirmorum, infantium, hospitum pauperumque cum omni sollicitudine curam gerat); er verrichtete auch, wie berichtet wird, zahlreiche Wunderkuren. — Cassiodor aber ging viel weiter, indem er den Mönchen das Studium der Heilkunde empfahl und ihnen ausführliche Ratschläge darüber gab, welche medizinischen Schriftsteller des Altertums hierzu als Grundlage benützt werden sollten.

In seiner summarischen Enzyklopädie Institutiones divinarum et saecularium lectionum (litterarum), welche den Klosterbrüdern eine Uebersicht der für sie empfehlenswertesten Literatur und Kenntnisse in den weltlichen Wissenschaften überliefern sollte und tatsächlich großen Einfluß auf das Studium im Mittelalter ausübte[16], ruft Cassiodor den Mönchen zu: Lernet die Eigenschaften der Kräuter und die Mischungen der Arzneien kennen, aber setzet alle eure Hoffnungen auf den Herrn, der Leben ohne Ende gewährt. Wenn[17] euch die Sprache der Griechen nicht bekannt ist, so habt ihr das Kräuterbuch des Dioskorides, welcher die Pflanzen des Feldes mit überraschender Richtigkeit beschrieben und abgebildet hat. Nachher leset den Hippokrates und Galen in lateinischer Uebersetzung, d. h. die Therapeutik des letzteren, welche er an den Philosophen Glaukon gerichtet hat, und das Werk eines ungenannten Verfassers, welches, wie die Untersuchung ergibt, aus verschiedenen Autoren zusammengetragen ist. Ferner studiert die Medizin des Aurelius Caelius, das Buch des Hippokrates über die Kräuter und Heilmethoden und verschiedene andere Schriften über die Heilkunst, welche ich in meiner Bibliothek aufgestellt und euch hinterlassen habe.

Die Mahnung Cassiodors fiel auf einen höchst fruchtbaren Boden — noch jetzt sind die von ihm empfohlenen Werke bezw. Uebersetzungen zum Teil in zahlreichen Handschriften vorhanden. Insbesondere im Stammkloster der Benediktiner, in dem in gesündester Gegend gelegenen Monte Cassino, wo gewiß schon frühe auch Kranke verpflegt wurden[18], nahm man im Zusammenhang mit der sonstigen Bildungspflege, das Abschreiben, Uebersetzen und Kompilieren, die lexikalische Exegese alter medizinischer Autoren in Angriff; die weitere Verbreitung erfolgte allmählich durch das Netz der Tochterklöster. Die erworbenen Kenntnisse drängten alsbald auch zur praktischen Verwertung und bewirkten es, daß die Mönche — in der Folge auch der Weltklerus — immer mehr neben den psychischen Mitteln heilsame Kräuter und Medikamente, deren Wirksamkeit aus der Literatur bekannt geworden war, bei den Kranken anwandten. Ein frühes Denkmal dieses bedeutungsvollen Umschwungs kann in dem winzigen therapeutischen Kompendium, Commentarium medicinale, einem Lehrgedicht des Mailänder Erzbischofs Benedictus Crispus, erblickt werden, welcher zur Zeit des Longobardenkönigs Aribert II. lebte und zum Benediktinerorden in naher Beziehung stand[19].

Benedictus Crispus (Benedetto Crespo) war seit 681 Erzbischof von Mailand († 725 oder 735). Das ihm zugeschriebene, seinem ehemaligen Zöglinge, dem Klosterpräpositus Maurus, gewidmete, aus 241 schlechten Hexametern bestehende medizinische Lehrgedicht Commentarium medicinale (mit einer in Prosa verfaßten Vorrede), welches er noch in seiner Diakonatszeit verfaßt haben soll (ed. in Ang. Mai Auctor. class. ex codic.

vatican. edit. T. V, in Renzi's Collect. Salern. I., ferner von J. V. Ullrich, Kizingae 1835), handelt über die Heilkräfte verschiedener Pflanzen bei 26 Krankheiten (in der Anordnung a capite ad calcem); der Inhalt ist hauptsächlich dem Pseudoplinius und dem Dioskurides entlehnt, für die Form bildete Serenus Samonicus das Muster.

Mönche und Klerikerärzte füllten aber bloß die klaffenden Lücken aus, welche sich seit dem Verfall und Untergang der weltlichen Bildungsanstalten in der ärztlichen Gelehrsamkeit und im ärztlichen Stande geltend machten, sie ersetzten den Teil der staatlichen Armenpflege, der einstens den archiatri populares zufiel, abgesehen aber von rohen Empirikern, hat es in Italien, im Gegensatz zu allen anderen Ländern, zu keiner Zeit gänzlich an angesehenen Laienpraktikern und damit an privater Unterweisung gefehlt[20]. Es hängt dies gewiß damit zusammen, daß dort inmitten der Ruinen einer großen Vergangenheit die alten Traditionen nie gänzlich erloschen, sondern noch unter der Asche glommen und zeitweilig angefacht wieder aufflackerten, daß überhaupt ein Rest heidnisch-antiker Bildung als Nachhall der alten Rhetorenschulen unabhängig und selbst im Gegensatz zur Kirche über die Stürme hinaus bis in bessere Tage gehütet wurde.

Dem Zauber der überlegenen Kultur vermochten sich übrigens auf die Dauer auch die Longobarden nicht zu entziehen, und in dem Maße, als zwischen ihnen und der römischen Bevölkerung der Ausgleich bis zur bürgerlichen Gleichstellung, religiösen und völkischen Verschmelzung zu stande kam (Katholisierung, Romanisierung seit der zweiten Hälfte des 7. Jahrhunderts), begann nicht nur Landwirtschaft, Handel und Gewerbe zu blühen, sondern auch die Kunst und die Wissenschaft fingen wieder an neue Triebe zu entfalten. Während in Rom selbst, mit Ausnahme der geistlichen Musik, ein Verfall der Bildung eingetreten war, welcher sich schon in der Barbarei der zertrümmerten lateinischen Sprache ausdrückte, erlebten in Lucca, Mailand, Pavia, Benevent und Salerno Grammatik, Dialektik, Rhetorik, Geschichtschreibung und Jurisprudenz einen Aufschwung, wurden mitten im Tumult der politischen Umwälzungen Italiens Künstler und Gelehrte an den Höfen gefeiert, wandten bildungsfreundliche longobardische Fürsten den literarischen Studien ihre Gunst zu. Und zwar waren es gerade Nachkommen der furchtbaren Begleiter des Alboin, Longobarden, welche sich besonders hervortaten[21], wie dies namentlich das leuchtende Beispiel des Paulus Diaconus beweist, des hochbegabten Geschichtschreibers seines Volkes, der, am Hofe des Ratchis erzogen, die reichbegabte Tochter des Desiderius, Adelberga, zur Schülerin hatte und den Gatten derselben, Arichis, den Herzog von Salerno, den gebildetsten Fürsten der damaligen Zeit nennen durfte. Daß im Umkreis der wieder erstarkenden Laienbildung, welche nicht zum mindesten auch durch die byzantinischen Einflüsse im Exarchat und in Unteritalien genährt wurde, die Medizin nicht ganz in mönchischen Händen blieb, beweisen z. B. schon Urkunden aus Lucca und Pistoja aus dem 8. Jahrhundert, welche longobardische Aerzte aus dem Laienstande erwähnen[22], bezeugt ein Mailänder Manuskript, wonach am Ende des 8. Jahrhunderts zu Ravenna öffentliche Vorträge über Hippokrates und Galen gehalten worden sind. Wie die erwachende Bildung überhaupt, so ergoß sich in Italien eben auch die Heilkunde fürderhin aus zwei Quellbächen, einem kirchlichen und einem nichtkirchlichen, welche in ihrem späteren Laufe einander immer näher kommen sollten. Sind auch bis zum 10. Jahrhundert bloß Handschriften klösterlichen Ursprungs auf uns gekommen — so z. B. die medizinischen Werke des gelehrten Abtes von Monte Cassino Bertharius (857-884), de innumeris remediorum utilitatibus und de innumeris morbis —, welche von dem literarischen und praktischen Eifer der arzneikundigen Mönche Nachricht bringen, so läßt doch die ganze spätere, erst auf ihrem Höhepunkte ans volle Licht der Geschichte tretende Entwicklung mit größter Wahrscheinlichkeit vermuten, daß schon damals in Laienkreisen eine Zusammenfassung des medizinischen Wissens (Summa medicinae) unternommen wurde, eine schulmäßige Verpflanzung der ärztlichen Lehre erfolgte und eine gildenartige Vereinigung der Vertreter des ärztlichen Berufes wenigstens in den Anfängen bestand[23].

Die Hauptquelle der medizinischen Kenntnisse bildeten die spätrömischen Autoren und mehr oder minder freie lateinische Uebersetzungen[24] von Werken der griechischen und frühbyzantinischen Literatur. Was die ersteren anlangt, so wäre hervorzuheben, daß weniger Caelius Aurelianus selbst, als auszugsweise Bearbeitungen seiner Schriften, namentlich der im 6.-7. Jahrhundert entstandene „Aurelius" und „Esculapius", verbreitet waren.

Zu den beliebtesten Autoren gehörten wegen ihres bequem benutzbaren therapeutischen Inhalts Serenus Sammonicus, Gargilius Martialis, Pseudo-Apulejus und Pseudo-Plinius, dessen Machwerk Breviarium oder Medicina (vgl. S. 59) im 6. Jahrhundert willkürlich zerstückt zur Grundlage einer neuen, größeren, auch aus Cael. Aurelianus, Apulejus, Vindicianus u. a. schöpfenden Kompilation gemacht wurde (gedruckt als Buch 1-3 in der Ausgabe Plinii Secundi de medicina opus von Th. Pighinucci, Rom 1509, sowie in Sammlung de re medica von A. Torinus, Basel 1528)[25].

Ueber Caelius Aurelianus und die pseudosoranischen (lateinischen) Schriften vgl. S. 62. Wahrscheinlich wurde auch das lateinische, unter dem Namen des Muscio gehende Hebammenbuch im 6. Jahrhundert geschrieben (vgl. S. 72).

Der „Aurelius" (ed. Daremberg in Henschels Janus II, besond. Abdr. Vratisl. et Paris 1857) handelt von den akuten, der „Esculapius" (ed. Argent. 1533, ferner im Experimentarius medicinae, Argent. 1544) von den chronischen Affektionen, beide stehen in nächster Beziehung zu den medicinal. respons.

libri des Cael. Aurel., sind aber nicht bloß aus methodischen, sondern auch aus dogmatischen Quellen kompiliert.

Ins Lateinische wurden im Zeitraum vom Ausgang des 5. bis zum 8. Jahrhundert übersetzt: einzelne Schriften des Hippokrates (z. B. Aphorismen, Prognosticum, de diaeta in acut., de diaeta Lib. I und II, de hebdomadibus), des Rhuphos, des Galen (z. B. Therap. ad. Glauconem = de curatione febr., Ars parva), des Oreibasios (Synopsis und Euporista = 'Apla, herausgegeben in Oeuvres d'Oribase ed. Bussemaker et Daremberg, Bd. V und VI), die Hauptwerke des Alexander von Tralles (gedruckt unter dem Titel Alexandri Iatros practica, Lugd. 1504, Pavia 1520, Venet. 1522) und des Dioskurides (nach dem mit 500 Abbildungen versehenen Münchner Kodex in sog. longobardischer Schrift herausgegeben von Auracher, fortgesetzt von Stadler in Vollmöllers Roman. Forschungen I, X, XI)[26]. — Wie aus späteren Angaben erhellt, besaß man auch eine lateinische Uebersetzung der Augenheilkunde des Demosthenes, diese ist aber verloren gegangen. — Es haben sich sogar Kommentare zu hippokratischen und galenischen Schriften aus dieser Zeit erhalten.

Das Grundmaterial wurde weiter verarbeitet, mannigfach kompiliert und zu Sammelschriften kombiniert — darauf lief jahrhundertelang, abgesehen von der bloßen Kopistentätigkeit, alle literarische Betriebsamkeit hinaus, wobei die Tendenz zur Entwicklung einer Summa medicinalis immer deutlicher hervortritt.

Zu den literarischen Produktionen des frühen Mittelalters gehören mehrere, in Briefform gehaltene, pseudonyme Abhandlungen, für welche wohl die griechische Epistola ad Ptolemaeum regem de hominis fabrica (ed. Ermerius in Anecdot. med. gr. 1840) ein Muster gab, z. B. die Epistola Hippocratis (bekannt unter dem Namen Capsula eburnea), die Schriften Dynamidia (Hippocrates de virtutibus herbarum) und Hippocrates de cibis (ed. Val. Rose in Anecdot. gr. et graecolat. II, 131 ff.), beide enthalten Bruchstücke einer lateinischen Uebersetzung des zweiten Buches der hippokratischen Schrift περὶ διαίτης, wozu in der Dynamidia noch Auszüge aus Gargilius Martialis hinzukommen), der aus Auszügen aus dem galenischen de locis affectis bestehende Passionarius, das pseudogalenische Buch de simplicibus ad Paternianum (gedruckt unter den Spuriis in den Galenausgaben) etc.

Ein Beispiel wüster Zusammenstellung verschiedener Schriften findet sich in der, mit einem Codex Vaticanus aus dem 10. Jahrhundert so ziemlich übereinstimmenden, Druckausgabe Oribasii de simplicibus libri V von Schott (Argent. 1553); dort enthält das 1. Buch einen Auszug aus Pseudoapulejus, das 2. entspricht der Dynamidia Hippocratis, das 3. ist aus Galen und Apulejus entnommen, das 4. ist eine erweiterte Uebersetzung von Lib. II der Euporista des Oreibasios, das 5. enthält nicht vollständig die pseudogalenische Schrift de simplicibus = de pigmentis; besser geordnet findet sich die gleiche Zusammenstellung in einem Kodex des 9. Jahrhunderts von St. Gallen.

Eine, aus einem pathologischen und therapeutischen Teile bestehende, „Summa medicalis" kann man in dem Kod. 97 von Montecassino (Ende des 9. Jahrhunderts) erblicken, derselbe enthält den Brief des Vindicianus an Pentadius (über Humoralpathologie), verschiedene pseudonyme Briefe des „Hippokrates", eine Abhandlung Galens über Harn und Puls, den Aurelius = Escolapius, einen Teil des Pseudoapulejus, eine Abhandlung über pflanzliche und tierische Mittel u. a. Von großem Interesse ist ein, in diesem Sammelwerke vorkommendes, deontologisches Fragment:

Quomodo visitare debes infirmum.

Non omnem infirmum uniter visites, sed si integre audire vis disce. Mox qui ingredieris ad infirmum interroga eum si quid forsitan dolet: et si tibi dixerit eo quod aliquid dolet, item require ab eo si fortis est dolor an non: est assiduus an non; postea tenes ei pulsum et vides si febrit an non. Si enim aliquid ei dolet, invenies ei pulsum ad tactum qui dicitur fluidus atque citatus: et require ab eo si cum frigore ei ipse dolor veniet, et si sint ei vigiliae: et interroga si ex ipsa infirmitate sint ei vigiliae, aut faciendo aliquam rem: et si legitime ventrem facit aut urinam: et inspicis utrasque partes et vide si periculum forsitan sit illi, si tamen acuta fuerit infirmitas. Nam si temporalis fuerit nihil agnoscis, sed inquire initium infirmitatis, et quid dixerunt priores medici, qui eum visitaverunt, si omnes uniter dixerunt an alter aliud. Et require qualis esse corpus potuit sive frigidus, sive aliud simile, aut si solutum ventrem habuit, aut si somniculosus est, et si assidua est illi infirmitas, an non, et si ita tales erant illi infirmates aliquando. Quoniam cum haec omnia requisieris facile ejus causas agnoscis et cura tibi difficiles non videtur (publiziert in Renzi, Collectio Salernitana, Napoli 1852 seq., II, p. 73).

Bevor wir den Spuren der Heilkunde in Italien weiter nachgehen, wollen wir einen Blick auf die medizinischen Zustände der übrigen Länder des frühmittelalterlichen Kulturkreises werfen. Stehen uns auch nur dürftige Angaben zu Gebote, so tritt doch die fundamentale Tatsache deutlich hervor, daß der Klerus und das Mönchtum jenseits der Alpen in der Medizin, wie im gesamten Bildungswesen, eine weit mehr dominierende Stellung einnahmen als in Italien, ja sogar die längste Zeit unbestritten die Alleinherrschaft besaßen.

In Spanien, das seit den letzten Dezennien des 5. Jahrhunderts unter der drückenden Herrschaft der Westgoten schmachtete, verfielen früher als in anderen einst römischen Provinzen die Schulen der Kaiserzeit (z. B. Corduba) und damit auch der Aerztestand, dessen Beruf zu einem Gewerbe herabsank. Welch geringes Ansehen derselbe genoß, ersieht man aus den, von äußerstem Mißtrauen erfüllten, Bestimmungen des westgotischen Rechts, das nicht nur die Honorarverhältnisse beleuchtet, sondern auch die Art des Unterrichts (persönliche Unterweisung durch einen erfahrenen Meister) andeutet[27].

Der Arzt hatte vor der Uebernahme der Behandlung mit dem Kranken oder dessen Verwandten einen Honorarvertrag zu schließen und Kaution zu stellen. Für verschiedene Kuren gab es bestimmte Taxen, z. B. für die Staroperation 5 Solidi. (Si quis medicus hipocisim de oculis abstulerit et ad pristinam sanitatem infirmum revocaverit V solidos pro suo beneficio consequatur.) Starb der Kranke, so hatte der Arzt keinen Anspruch auf ein Honorar, durfte aber die Kaution ohne weitere Behelligung zurückziehen. Für begangene Kunstfehler hatte der Arzt eine Geldbuße zu leisten, z. B. für eine durch ungeschickten Aderlaß verursachte Schädigung 150 Solidi. Wurde durch die Behandlung der Tod des Kranken herbeigeführt, so hatte der Arzt, falls es sich um einen Knecht handelte, einen anderen dafür zu stellen, hingegen wurde er, falls es sich um einen Freigeborenen handelte, der Sippe desselben zur willkürlichen Bestrafung (Blutrache) ausgeliefert. Bei weiblichen Personen aus dem Stande der Freien durfte der Arzt nur in Gegenwart ihrer Verwandten einen Aderlaß vornehmen, selbst im Falle dringender Gefahr sollten bei einer Strafe von 10 Solidi Nachbarn, Mägde oder Sklaven zugegen sein, weil sonst derartige Gelegenheiten leicht zu unsittlichen Scherzen mißbraucht werden könnten (quia difficillimum non est, ut interdum in tali occasione ludibrium adhaerescat). — Für den Unterricht in der Heilkunde, den ein Arzt seinem Schüler erteilte, war ein Lehrgeld von 12 Solidi festgesetzt (Si quis medicus famulum in doctrinam susceperit, pro beneficio suo duodicim solidos consequatur). (Leg. Wisigoth. lib. XI, tit. 1, de medic. et aegrot.) — Eine solche drakonische Gesetzgebung lähmte natürlich die ärztliche Tätigkeit, denn höchstens herumziehende Pfuscher konnten sich über die, bei der Behandlung drohenden, kriminellen Gefahren hinwegsetzen.

Von der Anteilnahme des Klerus an der Heilkunde bildet die angebliche Vornahme des Kaiserschnitts an einer Schwangeren durch den Bischof Paulus von Merida[28] die früheste Spur, weiterhin hören wir, daß Bischof Masona von Merida daselbst um 580 ein großes Hospital erbauen ließ[29]. Es ist sehr wahrscheinlich, daß sich hierbei Einflüsse der um die Heilkunde so verdienten Nestorianer geltend machten[30]. Seit dem Uebertritt der arianischen Westgoten zum Katholizismus (586) nahm begreiflicherweise das Mönchtum und das geistliche Unterrichtswesen einigen Aufschwung. Wir dürfen bestimmt annehmen, daß Stifte und Klöster mit eigenen Aerzten versehen waren[31]. Aus einer der geistlichen Schulen[32] ging der berühmte Bischof Isidorus von Sevilla (Isidorus Hispalensis), einer der großen Bildner des Mittelalters, hervor, welcher wohl in Gefolgschaft des Cassiodor, aber bedeutend über denselben hinausdringend, aus der alten Literatur alles Wissenswerte zusammentrug und durch seine zwanzig Bücher „Etymologiae", eine Enzyklopädie umfassendster Art, auch für die Heilkunde — soweit Kleriker sich mit ihr beschäftigten — von lang nachwirkender Bedeutung geworden ist.

Isidorus Hispalensis, Bischof von Sevilla (um 570-636), der gelehrteste Mann seines Zeitalters, machte sich um die Erhaltung der Wissenschaft sehr verdient und wurde durch seine zahlreichen Schriften (theologischen, philosophischen, philologischen, naturwissenschaftlichen Inhalts) einer der einflußreichsten Lehrer des Mittelalters. Für die Medizin kommt das Hauptwerk in Betracht — Originum s. Etymologiarum libri XX — eine alle Wissenszweige umfassende, lateinische Enzyklopädie (ed. Friedr. Wilh. Otto, Lips. 1833 in Lindemanns Corp. grammaticor. latin. veter. Tom. III, ferner in der Gesamtausgabe von Arevalo, Rom 1797-1803), welche aus etwa 80 Schriftstellern, oft wörtlich, geschöpft ist. Das 4. Buch — hauptsächlich im Anschluß an Caelius Aurelianus (medicinal. interrogationum ac responsionum libri, vgl. S. 62) — gibt einen Ueberblick über die Heilkunde, wobei die (oft ganz verfehlte) Ableitung der griechisch-lateinischen Termini die Hauptrolle spielt, während das Sachliche meist nur gestreift wird. Die 13 Kapitel des Buches handeln: de Medicina, de nomine ejus, de inventoribus ejus, de tribus heresibus medicorum, de quatuor humoribus corporum, de acutis morbis, de chronicis morbis, de morbis, qui in superficie corporis videntur, de remediis atque medicaminibus, de libris medicinalibus, de instrumentis medicamentorum, de odoribus et unguentis, de initio medicinae. Isidorus stellt die Medizin der Philosophie an die Seite (utraque enim disciplina totum hominem sibi vindicat) und hebt hervor, welch vielseitiger Ausbildung der Arzt bedürfe[33]. Den Namen der Medizin leitet er, mit abenteuerlicher Etymologie, von modus ab, d. h. von ihrer maßvollen Anwendung; ihre ersten Urheber Apollo, Aesculap und Hippokrates seien auch die Stifter der drei Sekten, der methodischen, empirischen und dogmatischen, gewesen. Zu einer wirklichen Krankheitsbeschreibung schwingt sich Isidorus kaum auf, ihren Platz nehmen (oft höchst wunderliche) etymologische, zum Teil auch oberflächliche Realdefinitionen ein — ein Ausfluß zusammengetragener Buchweisheit. Als abschreckende Beispiele mögen folgende etymologische Erklärungen dienen: Dicta autem pestilentia, quasi pastulentia, quod veluti incendium depascat. ... Dysenteria est divisio continuationis, id est ulceratio intestini, Δὺς enim divisio est, entera intestinum. ... Phrenesis appellata sive ab impedimento mentis seu quia dentibus frendent, nam frendere est dentes concutere. Von den Heilmitteln werden die Hauptwirkungen und Anwendungsformen, von einigen Instrumenten und ärztlichen Utensilien ganz oberflächlich die Gebrauchsweisen angegeben. Unter dem Titel de libris medicinalibus finden sich nur kurze Erklärungen darüber, was man unter „Aphorismus",

„Prognostica provisio", „Dynamidia" (ubi herbarum medicinae scribuntur), „Botanicum" zu verstehen habe. — Das 11. Buch handelt über die Körperteile, die Altersstufen, Mißgeburten und Verwandlungen. Der anatomisch-physiologische Inhalt des 1. Kapitels ist hauptsächlich aus sprachlichen Gründen interessant. Es sei hier folgendes daraus hervorgehoben: Toles gallice lingua dicuntur, quas vulgo per diminuationem toxillas (toxillos, tusillos) vocant, quae in faucibus turgescere solent. ... Humeri dicti quasi armi ad distinctionem hominis a pecudibus mutis, ut hi humeros, illi armos habere dicantur. Nam proprie armi quadrupedum sunt. ... Palae sunt dorsi dextra laevaque eminentia membra. ... Femina femorum partes sunt, quibus equitando tergis equorum adhaeremus. ... Veretrum, quia viri est tantum sive quod ex eo virus emittitur, nam virus proprie dicitur humor fluens a natura viri. — Im 10. Kapitel des 13. Buches wird die Wirkung der Heilquellen (im Anschluß an Plinius) besprochen, im 2. und 3. Kapitel des 20. Buches die Diätetik. — In einem anderen Werke, de natura rerum (ed. Becker, Berl. 1857), einem im Mittelalter viel benützten Handbuche der Naturlehre, findet sich ein Kapitel über die Pest; dasselbe erinnert lebhaft an die Schilderung des Lucretius.

Aehnlich, ja in der Folge noch viel trauriger waren die medizinischen Verhältnisse bei den Franken zur Zeit der Merowinger. Aus den dürftigen Nachrichten (bei Gregor von Tours und Fredegar) ersehen wir zwar den Fortbestand der Archiatrie[34], welche teils Einheimische, teils Fremde (Griechen) bekleideten[35], doch erfahren wir fast nichts über das Bildungswesen der fränkischen Aerzte. Wie sich aus einzelnen Stellen bei Gregor ergibt, waren sie in chirurgischen Dingen erfahren[36]. Welch geringes Ansehen die Heilkünstler besaßen, verrät schon die harte Behandlung, die selbst den königlichen Leibärzten unter Umständen zu teil wurde[37]. Das Volk setzte sein Vertrauen auf handwerksmäßig ausgebildete Wundärzte, namentlich aber auf die Wunderkraft der Heiligen und die kirchliche Theurgie, welche unter dem furchtbaren Eindruck mörderischer Seuchen (Pest, Ruhr, Blattern) das selbst für die frühmittelalterlichen Zustände zulässige Maß weit überstieg und in den bizarrsten Formen prangte. Auch Scharlatane aller Art hatten im Dunkel krasser Unwissenheit und grenzenloser Leichtgläubigkeit leichtes Spiel[38].

Ueber die kirchliche Wundermedizin im Zeitalter der Merowinger sind wir genügend durch die Berichte orientiert, welche der fränkische Geschichtschreiber, Bischof Gregor von Tours (538-593), in seiner Geschichte der Franken und in seinen Büchern über die Mirakel der Heiligen liefert.

Das fränkische, noch recht grobkörnige, durch keine dogmatische Produktion geläuterte, Christentum stellt geradezu eine Reinkultur robusten Volksglaubens dar, es bildete den günstigsten Boden für die Entfaltung einer alles überwuchernden Theurgie, die sich namentlich an jene Kirchen knüpfte, in denen die Gebeine von Heiligen (Martin von Tours, Julian von Brioude) ruhten. Hier erfolgten zahllose Wunderkuren (besonders an kirchlichen Festtagen) an Lahmen, Krüppeln, Besessenen, Blinden u. dgl. Zu den Formen der theurgischen Therapie gehörte nicht bloß Gebetsheilung und Exorzismus, das Berühren der heiligen Reliquien, das Betasten und Berühren der Grabsteindecke etc., man ging in dem Glauben an die unerschöpflich ausströmende Wunderkraft sogar soweit, das Grabsteinpulver, das von den Votivkerzen abtropfende Wachs, die Dochtasche der Kerzen, die Fransen der Grabsteindecke, das Oel der Kirchenlampen, das Wasser von der Osterreinigung etc. als Amulett bezw. inneres Heilmittel zu gebrauchen. An den Tempelschlaf in den Asklepiosheiligtümern erinnert das Verfahren, wonach Kranke die Nächte in den Kirchen zubrachten in der Hoffnung, daß ihnen der Heilige erscheinen und im Traumschlaf das Uebel beheben werde. Der Zudrang der Kranken war namentlich in Seuchenzeiten ein kolossaler. Mit der theurgischen Therapie wurden übrigens seitens der Priesterschaft auch gelegentlich hygienische Maßnahmen (z. B. Verbot geistiger Getränke, des Fleischgenusses etc.) verknüpft. Gregor nennt auch zwei in der Heilkunde erfahrene Priester, Aurius und Venantius (De glor. conf. cap. 10 und 15). Daß man die Kunst der Aerzte im Vergleich zur übersinnlichen Behandlungsweise recht tief einschätzte, geht aus den Worten Gregors hervor, die sicher als Ausdruck des Zeitgeistes betrachtet werden können: „Was vermögen die Aerzte mit ihren Instrumenten? Es ist mehr ihres Amtes, Schmerz hervorzubringen, als ihn zu mildern. Wenn sie das Auge aufsperren und mit ihren spitzigen Lanzetten hineinschneiden, so lassen sie jedenfalls die Qualen des Todes vor Augen treten, ehe sie wieder zum Sehen verhelfen. Und sobald nicht alle Vorsichtsmaßregeln genau befolgt werden, ist es überhaupt mit dem Sehen vorbei. Unser lieber Heiliger dagegen hat nur ein Stahlinstrument, das ist sein Wille, nur eine Salbe, das ist seine Heilkraft." Es ist hierbei zu beachten, daß Gregor zwar den Wunderglauben seiner Epoche in hohem Maße teilte, aber manche Krankheitsfälle ganz rationell beurteilte und auch für seine Person vorerst zu den Arzneimitteln griff.

Den einzigen Lichtblick bietet die Errichtung von Hospizen, in denen auch Kranke gepflegt wurden[39]. Der Gang, den die Geschichte des Merowingerreiches gegen Ende des 6. Jahrhunderts einschlägt — es ist nichts anderes als eine Kette von mörderischen Bürgerkriegen, von Verrat und Tücke, Lasterhaftigkeit und Rohheit — erklärt es zur Genüge, daß auf solchem Boden die Existenz einer wissenschaftlichen Heilkunde zur Unmöglichkeit wurde, umsomehr, als der Wissenschaft hier die Stütze eines bildungsfreundlichen Klerus gänzlich mangelte. Auch Geistlichkeit und Mönchtum der fränkischen Kirche hatten der Sittenlosigkeit und Barbarei nicht zu widerstehen vermocht und waren in Unwissenheit verfallen — eine Besserung der ganz verrotteten Kulturverhältnisse vermochte nur ein starker äußerer Einfluß anzubahnen, vermochte nur ein eiserner Herrscherwille durchzuführen.

Bessere Verhältnisse traten im fränkischen Reiche erst ein, als das Schattenkönigtum der letzten Merowinger durch die kräftige Herrschaft der Karolinger verdrängt worden war und der Klerus unter straffere Zucht kam. Seit dem 9. Jahrhundert ist der kulturelle Aufschwung unverkennbar. Vorbereitet wurde derselbe durch die Wirksamkeit irischer und angelsächsischer Wandermönche, welche, nach dem Festlande pilgernd, nicht nur allenthalben den religiösen Eifer anfachten und in die entlegensten Gegenden das Evangelium trugen, sondern auch Keime der Bildung von den neu gestifteten Klöstern aus verbreiteten.

Es erscheint wie eine wunderbare Fügung, daß während der furchtbaren Verheerungen im 6.-8. Jahrhundert, in einer wahrhaft trostlosen Zeit des allgemeinen Bildungsuntergangs, das Erbe des Altertums in der äußersten Thule der Christenheit, in dem, vom römischen Heere niemals betretenen, im 5. Jahrhundert hauptsächlich durch Patricius christianisierten, Irland geborgen wurde. Dort (späterhin auch auf schottischem Boden) pflegten seit der zweiten Hälfte des 5. Jahrhunderts, fernab vom Kampfgetümmel, fleißige Mönche neben der strengen Askese das Handwerk, Künste und Wissenschaften, dort wurden in den Klöstern nicht nur geistliche Werke, sondern auch zahlreiche Schriften der Antike gesammelt, abgeschrieben, studiert und für den Unterricht benützt, dort allein erhielt sich noch die Kenntnis der griechischen Sprache, als sie in Italien schon zu erlöschen begann. Bangor und Hy (oder Iona) wurden Zentralstätten glühender Religiosität, aber auch gelehrter Bildung. Den keltischen Mönchen lag ein nomadischer Trieb im Blute, das Pilgern ward ihnen zur frommen Pflicht; schon seit dem Ende des 6. Jahrhunderts zogen die eifrigsten unter ihnen, keine Entbehrung, keine Gefahr achtend, von der grünen Insel und von Schottland nach dem Frankenlande, nach Burgund, durch Alemannien, Bayern, Thüringen u. s. w., selbst bis nach Oberitalien, überall zur Bußfertigkeit und christlichen Zucht anfeuernd und bemüht, den kirchlichen Gedanken durch Klostergründungen zu stärken. Im Namen der „Schottenklöster" — bis Ende des 11. Jahrhunderts erhielt sich stellenweise ein reger Verkehr zwischen den kontinentalen Klöstern und dem irischen Mönchtum — lebt die Erinnerung an die irischen Mönche noch weiter. Wie in der Heimat, so setzten sie auch in der Fremde die gelehrte Beschäftigung fort, legten den Grund zu manchen Klosterbüchereien — noch jetzt bezeugen dies viele Handschriften in der, den Iren eigenen, spitzigen Schreibform — und suchten unter gelehrigen Jüngern Wissen und nützliche Künste zu verbreiten. Es genüge hier der Hinweis, daß außer zahlreichen Klöstern in den Südvogesen und an den Schweizerseen das, mit Monte Cassino später an Gelehrsamkeit wetteifernde, Bobbio (unweit von Pavia) eine Stiftung des großen irischen Missionärs Columban des Jüngeren war, daß das, nachmals so berühmte, Kloster St. Gallen von dem Gefährten desselben, dem hl. Gallus, angelegt wurde (Anfangs des 7. Jahrhunderts).

Während die Benediktiner auf dem Kontinent später häufig erst in die Fußstapfen der Iren traten, liefen die Bestrebungen beider in England eine Zeitlang parallel. Dort war zwar noch in Römerzeiten das Evangelium unter die britische Bevölkerung verpflanzt worden, doch mit der Vernichtung oder Verdrängung derselben durch die Picten, Scoten, Angeln, Sachsen und Jüten um die Mitte des 5. Jahrhunderts schwand das Christentum bis auf geringe Reste. Gegen Ende des 6. Jahrhunderts begegneten sich die von der keltischen Kirche Irlands und von Rom (596) unter Gregor dem Großen ausgehende Missionstätigkeit zur Bekehrung der heidnischen Angelsachsen, nicht ohne gegenseitige Eifersucht und sogar Feindseligkeit. Gerade der Wetteifer mit den irischen Sendlingen machte es zur Notwendigkeit, daß Rom seine besten Kräfte ins Feld rückte und daß der angelsächsisch-römische Klerus auch auf dem Gebiete wissenschaftlicher Bestrebungen dem Nebenbuhler gleichzukommen suchte. Schon Papst Gregor hatte für Bücher reichlichst Sorge getragen, auch sein Sendbote Augustinus wirkte in diesem Sinne, aber noch lange mußten anglische Geistliche und Mönche, die nach der Regula St. Benedicti organisiert wurden, den Abschluß ihrer Bildung in irischen Klöstern suchen. Von nachhaltigem Einfluß wurde erst das Wirken des gelehrten Erzbischofs von Canterbury, des Griechen Theodor aus Tarsus (seit 669), welcher im Verein mit dem griechisch gebildeten Abte Hadrian (einem Afrikaner), an Kirchen wie an Klöstern Schulen nach italischem Muster gründete und die klassische Bildung der Geistlichkeit so sehr erweiterte und vertiefte, daß es noch zwei Menschenalter nach ihm nicht an Männern fehlte, welche das Griechische wie ihre Muttersprache redeten.

Von ihren häufig unternommenen Pilgerfahrten nach Rom brachten Bischöfe, Aebte, Mönche, aber auch Fürsten und reichbegüterte Laien[40] Handschriften nach der Heimat und durch vervielfältigendes Abschreiben (auch in den Nonnenklöstern) schwoll der Bücherschatz der Dom- und Klosterschulen bedeutend an, namentlich in Kent, Malmsbury, York, Weremouth und Yarow. Im 8. Jahrhundert übertraf der angelsächsische Klerus den aller übrigen Länder weitaus an Wissen; von allen Seiten strömten gelehrige Schüler herbei, und der wachsende Bildungssinn wandte sich nicht bloß den eigentlich kirchlichen, sondern auch den weltlichen Wissenschaften mit Eifer zu[41]. Wie die Iroschotten zogen aber auch die angelsächsischen Mönche als Glaubensboten durch die Welt — der größte unter ihnen war Bonifatius, welcher auf seinen Wanderzügen durch Deutschland an verschiedenen Orten Kirchen, Klöster (zuletzt Fulda) und Schulen stiftete und bekanntlich nicht nur dem Christentum unablässig neuen Boden gewann, sondern auch die Unterwerfung der fränkischen Kirche unter die päpstliche Oberherrschaft durchführte; er fand bei den heidnischen Friesen den Märtyrertod. Mit der Niederlassung angelsächsischer Mönche war auch der Unterricht der Jugend und die Verbreitung von Handschriften verknüpft, wie dies schon früher und gleichzeitig durch die Iren geschah[42].

Es ist sicher, daß unter den praktischen Kenntnissen, welche die Iroschotten und die angelsächsischen Benediktiner pflegten bezw. verpflanzten, auch medizinische inbegriffen waren, denn aus Aeußerungen Columbans, aus dem Briefwechsel des Bonifatius, ganz besonders aber aus den Werken des Beda Venerabilis (674-735) können wir entnehmen, daß die Mönche Irlands und Englands bei ihren Studien die Heilkunde nicht vernachlässigten[43], um die handschriftliche Erhaltung der einschlägigen Literatur sehr bemüht waren und die erworbenen Kenntnisse am Krankenbett verwerteten.

Aus Columbans des Jüngeren Worten im Eingang seiner Instructio (IV) geht hervor, daß die Heilkunde in irischen Klöstern einen Teil des Unterrichts ausmachte, denn offenbar aus eigener Erinnerung an die strenge Zucht ruft er aus: quantis verberibus, quibus doloribus musicarum discentes imbuuntur! quantis fatigationibus vel quantis maeroribus medicorum discipuli vexantur! Von einer Wunderkur des hl. Gallus an der kranken Tochter des Herzogs Cunzo erzählt die Legende. In manchen Handschriften der Schrift de laude virginitatis des angelsächsischen Abtes Aldhelm von Malmesbury († 709) wird unter den Studien neben der Arithmetik, Geometrie, Musik, Astronomie, Astrologie, Mechanik auch die Medizin genannt. Eine Stelle im Briefwechsel des Bonifatius beweist, daß die angelsächsischen Klosterbibliotheken medizinische Werke besaßen, denn es schreibt der Korrespondent aus der Heimat: Nec non et si quos saecularis scientiae libros nobis ignotos adepturi sitis, ut sunt de medicinalibus, quorum copia est aliqua apud nos ... (Bonif. Epist. p. 120).

Beda Venerabilis, Presbyter des Klosters Weremouth, einer der gelehrtesten Männer seiner Zeit, vermittelte die Kontinuität zwischen den letzten Ausgängen des römisch-christlichen Weltalters und dem beginnenden Geistesleben der christlich-germanischen Völker. Sein reiches Schrifttum, welches von umfassender Gelehrsamkeit zeugt (Gesamtausgabe von Giles, London 1843), besitzt auch einige Beziehung zur Medizin. So enthält die berühmte Historia ecclesiastica gentis Anglorum Schilderungen von Seuchen, sie berichtet über Wunderkuren, besonders des Bischofs St. John of Beverley (darunter finden sich auch solche, die rationell leicht erklärbar sind, z. B. die sehr interessante Heilung eines Falles von Aphasie mittels methodischer Sprechübungen) und wirft interessante Streiflichter auf die Heilkunst der angelsächsischen Periode, in welcher neben heilkundigen Mönchen und Priestern (z. B. Bischof Tobias von Ross) auch Volksärzte, leeches (als Wund- und Hautärzte), tätig waren; wir hören auch, daß schon Theodor von Tarsus (vgl. S. 264) sich mit Medizin abgab und den Mönchen und Nonnen z. B. Vorschriften über die Ausführung des Aderlasses hinterließ. Nach Beda führte nämlich John of Beverley in einem Falle die üblen Folgeerscheinungen eines Aderlasses darauf zurück, daß er an einem ungünstigen Tage vorgenommen worden sei, wobei er sich auf Theodor berief: Memini enim beatae memoriae Theodorum episcopum dicere, quia periculosa sit satis illius temporis phlebotomia, quando et lumen lunae et rheuma oceani in cremento est. In den „Elementa philosophiae", einer umfassenden Enzyklopädie, findet sich viel Naturwissenschaftliches, aber nur eine höchst dürftige, dem Aristoteles entlehnte, Physiologie. Die kleine Abhandlung de minutione sanguinis, welche unter Bedas Namen geht, stellt der Hauptsache nach ein Verzeichnis der für die Vornahme des Aderlasses geeigneten Venen und der günstigen resp. ungünstigen (dies Aegyptiaci) Aderlaßtage dar.

So verdienstvoll aber die Vorarbeit der angelsächsischen Missionen auch war, ihre zarten Anpflanzungen wären wahrscheinlich in den rauhen Zeiten wieder entwurzelt worden, hätte die Bildung nicht in dem mächtigsten Schirmherrn der abendländischen Welt, in Karl dem Großen, ihren Beschützer und tatkräftigen Förderer gefunden. Es würde viel zu weit führen, wollte man hier des näheren ausführen, wie der „rector regni" und der „rector ecclesiae" in Verfolgung höchster Ziele den fränkischen Klerus aufrüttelte und für die Errichtung oder Wiederherstellung von zahlreichen Dom- oder Klosterschulen im ganzen Reiche, selbst an den äußersten Grenzen, Sorge trug, wie er seinen Hof zum Ausgangspunkt der Gelehrsamkeit und vielseitiger literarischer Bestrebungen machte, wie er nicht nur den Nachwuchs der Geistlichkeit, sondern auch die Laien zum Unterricht durch sein eigenes Beispiel anzueifern suchte. Bekanntlich gelangten die großangelegten Pläne Karls hauptsächlich durch Alkuin (735-804) zur Ausführung[44]. Dieser reichbegabte Angelsachse war der Mittelpunkt der aus Gelehrten verschiedener Nationalität zusammengesetzten höfischen Akademie[45], die Seele der mustergültigen schola palatina, der Schöpfer der, für den ganzen Klerus der fränkischen Länder, vorbildlichen Klosterschule von Tours, wo durch fleißige und streng beaufsichtigte Kopistentätigkeit ein Sammelplatz wertvoller Handschriften geschaffen wurde[46]. Alkuin, welcher die wissenschaftlichen Traditionen der Schulen von York, Winchester und Canterbury nach dem Festlande verbreitete, ist es zu danken, daß neben den grammatischen und logischen Studien auch auf die mathematisch-astronomischen Kenntnisse besonderes Gewicht gelegt wurde, vielleicht auch, daß die Heilkunst im Lehrplan ihr Plätzchen fand. Wenigstens heißt es in einem seiner Gedichte, in dem er scherzend das gelehrte Treiben am Hofe schildert:

„Schon auch kommt Hippokrates' Schar, es kommen die Aerzte;

Schlägt der eine die Ader, so mischt der andere die Kräuter,

Und mit kräftigem Trank füllt Becher und Schalen ein dritter"[47].

Ebenso wird auch in den Versen des karolingischen Hofdichters, des Hibernicus exul, der die Freskenbilder der Pfalz besingt, unter den Wissenschaften und Künsten ausdrücklich der Medizin gedacht[48].

Jedenfalls ordnete Karl der Große späterhin den ärztlichen Unterricht an — im Capitulare von Thionville (Diedenhofen) 805 de medicinali arte, ut infantes hanc discere mittantur — wobei wohl außer der Lektüre medizinischer Schriften und dem Studium der Arzneipflanzen auch praktische Uebungen in Betracht kamen, wie Alkuins Gedicht andeutet[49]. Rühmlich muß es auch hervorgehoben werden, daß sich ein Capitulare von 813 gegen den Heilaberglauben wendete und den Priestern bei scharfer Strafe verbot, das heilige Salböl zur Heilung oder zum Zauber herzugeben[50].

Der Eifer des Kaisers, dem christlichen Weltreiche eine entsprechende Kultur zu geben, wurde durch Erfolge gekrönt, welche eine neue Aera heraufführten und nicht mit dem Tode ihres Urhebers schwanden[51]. Durch die Zöglinge der Hofschule und des Klosters von Tours nahm seit dem 9. Jahrhundert das Unterrichtswesen und die wissenschaftliche Betätigung in den Stifts- und Klosterschulen erfreulichen Fortgang und trotz der schweren Wirren infolge der Zwistigkeiten im Karolingerhause, und der Teilung des Reiches, trotz der furchtbaren Bedrängnisse durch äußere Feinde, reihte sich auch auf ost- und westfränkischem Boden in glänzender Kette Name an Name von blühenden geistlichen Bildungsstätten[52], die einen tüchtigen Klerus heranzogen und der Erhaltung der alten Literatur die sorgsamste Pflege angedeihen ließen — allen voran Fulda, Reichenau und St. Gallen.

Der Unterricht bewegte sich im Geleis spätrömischer Ueberlieferung, d. h. er bezweckte die Aneignung der „septem artes liberales", der sieben freien Künste, in der Anordnung, wie sie der Neuplatoniker des 4. Jahrhunderts, Martianus Capella, in seiner barocken Allegorie de nuptiis Philologiae et Mercurii zusammengestellt hatte: Grammatik, Dialektik, Rhetorik, Arithmetik, Geometrie, Astronomie und Musik. Von diesen bildeten die drei ersten das, formale Bildung vermittelnde, Trivium, die vier übrigen das Quadrivium, welches zum eigentlichen Fachwissen führte[53]. Die Begriffe dieser Lehrgegenstände umfaßten aber damals zum Teil mehr als heute, so z. B. die Grammatik auch Lektüre und Interpretation, Stilistik und Metrik, im Anschluß an die Rhetorik wurde auch Geschäftsstil und Gesetzeskunde gelehrt, unter der „Geometrie" subsumierte man Geographie, Naturgeschichte, Anthropologie und Meteorologie[54]. Selbstredend war der Unterricht durchaus vom Hauch der Theologie erfüllt und diente vornehmlich nur den praktischen Zwecken der Kleriker, z. B. Arithmetik besonders zur Berechnung des kirchlichen Festkalenders u. s. w.

Wichtig ist die Tatsache, daß seit dem 9. Jahrhundert die Medizin in den Lehrplan der fränkischen Klosterschulen aufgenommen wurde, wofür hinlänglich Zeugnisse vorliegen. Wir verweisen nur auf den Lieblingsschüler Alkuins, auf den „primus praeceptor Germaniae", Magnentius Hrabanus Maurus, der in seiner maßgebenden Schrift de clericorum institutione unter den, für den Studiengang der Kleriker wünschenswerten, Fächern eigenst arzneiliche Kenntnisse erwähnt („differentiam medicaminum contra varietatem aegritudinum") und in seiner, nach dem Muster des Isidorus verfaßten, Enzyklopädie, Physica s. de universo, auch der Medizin einen Platz einräumt.

Hrabanus Maurus (776-856) entstammte einem Mainzer Patriziergeschlechte (daher Magnentius), wurde schon in früher Jugend für den geistlichen Stand bestimmt und empfing seine Ausbildung zuerst im Benediktinerkloster zu Fulda, sodann unter Leitung Alkuins in Tours. Er gehörte zu den hervorragendsten Schülern desselben und verdankte ihm den Beinamen Maurus (Lieblingsschüler des heiligen Benedictus). Nach der Heimat zurückgekehrt, wirkte Hrabanus im Kloster zu Fulda als Lehrer, später als Abt (822-842), während der letzten Lebensjahre (847-856) fungierte er als Erzbischof in Mainz. Um die Begründung des deutschen Schulwesens, um die Förderung der deutschen Sprache und um die Erhaltung der alten Klassiker hat er sich die größten Verdienste erworben[55]. Hrabans reiche schriftstellerische Tätigkeit bezog sich zwar hauptsächlich auf die Theologie, behandelte aber unter dem Gesichtspunkte derselben das gesamte Wissen der Zeit. (Gesamtausgabe ed. Colvenerius, Colon. Agrippin. 1626.) In enger Anlehnung an Isidors Origines (vgl. S. 260) stellte er dasselbe in der umfassenden, aus 22 Büchern bestehenden, Enzyklopädie Physica s. de universo klar und übersichtlich zusammen. Das 6. und 7. Buch dieses Werkes handelt vom Menschen und seinen Teilen, über die Lebensalter, Nachkommenschaft, Mißgeburten etc., im 18. Buche ist eine ganz flüchtige Uebersicht über die Krankheiten und die Heilmethoden enthalten (vgl. die deutsche Uebersetzung von Fellner, Compendium der Naturwissenschaften an der Schule zu Fulda im 9. Jahrhundert, Berlin 1879). Physiologisches findet sich hie und da auch in einer anderen Schrift, in dem Traktat de anima, wo die bemerkenswerte Stelle vorkommt: recte credendum est, animam in vertice sedem habere. Vom sprachwissenschaftlichen Standpunkte interessant ist das, im 6. Bande der obenerwähnten Gesamtausgabe mitgeteilte, Verzeichnis der Körperteile — wegen der häufig beigefügten deutschen Erklärungen anatomischer Termini[56]. Z. B. Vertex, Scheitila — Pupilla seha — Supercilia id est uvindbrauna — Dentes ceni — Molares, chinni ceni — Arteriae id est Weisunt — Gurgulio chela —

Mentum chinni — Humeri Scultyrre — Cubitum helina — Costae ribbi — Latus sita — Scapula ahsala — Polmon lungun — Jecor lebera — Splen id est miltzi — Fel id est galla — Stomachus id est mago — Intestina id est tharma — Venter id est hwamba — Vesica blatra — Renes lendibraton — Lumbi lendin — Umbilicus nabulo — Surae Wadon — Pes phuoz.

Die Medizin wurde als Teilgebiet der „Physica"[57] gelehrt. Zumindest aber für jene Schüler, die später als heilkundige Kleriker fungieren sollten[58], konnte der Unterricht nicht bloß bei einigen allgemeinen theoretischen Kenntnissen stehen bleiben, sondern er mußte zur gewissenhaften Lektüre der medizinischen Autoren[59] fortschreiten und — was die Hauptsache war — auch praktische Uebungen in sich schließen. Letztere bestanden im Aufsuchen und Sammeln von Arzneipflanzen, in der Bereitung von Medikamenten und, wie mit großer Wahrscheinlichkeit anzunehmen, in Hilfeleistungen am Krankenbette.

Welche Arzneipflanzen in den Klostergärten gezogen wurden, darüber bringt uns das reizende Lehrgedicht des Abtes von Reichenau, Walahfrid Strabo, der „Hortulus" Kunde.

Walahfrid Strabo[60] (Strabus) aus Schwaben, der bedeutendste Schüler des Hrabanus, einer der gelehrtesten und poetisch begabtesten Männer seines Zeitalters, Abt des Klosters Reichenau (dem er die erste Ausbildung verdankte), starb 849 erst 42 Jahre alt. Von seinen Schriften besitzt der Hortulus, ein anmutiges, idyllenartiges (aus 444 Hexametern bestehendes) Lehrgedicht, in welchem er mit ausgesprochenem poetischen Talent die im Klostergarten gezogenen Arzneipflanzen mit ihren Heilwirkungen beschreibt, einige medizinische Bedeutung; zahlreiche Ausgaben z. B. von Choulant im Anhang zum Macer Floridus, Leipzig 1832, von F. A. Reuß, Würzburg 1834 (nebst Angabe der Parallelstellen aus Lucretius, Virgil, Ovid, Columella, Plinius, Serenus Samonicus, Plinius Valerianus), von F. H. Walchner, Karlsruhe 1838, in E. Dümmler, Poëtae lat. aevii carolin. I, Berl. 1880. Die besungenen Pflanzen, jede in einem Kapitel, sind folgende: Salvia, Ruta, Abrotanum, Cucurbita, Pepones, Absinthium, Marrubium, Feniculum, Gladiola, Libysticum, Cerefolium, Lilium, Papaver, Sclarea, Mentha, Pulegium, Apium, Betonica, Agrimonia, Ambrosia, Nepeta, Raphanus, Rosa. In den therapeutischen Angaben folgt Walahfrid den alten Mustern. Der Hortulus gewann nicht nur den Beifall des ganzen Mittelalters, sondern auch noch den der Humanisten.

Zur praktischen Verwertung der erworbenen Kenntnisse ergab sich Gelegenheit in den Infirmarien und in den klösterlichen oder stiftischen Hospizen; außerdem haben die Klerikerärzte den Bedürftigen gewiß auch außerhalb der Klostermauern ihre Hilfe gewährt.

Die Benediktinerregel verordnete, daß den kranken Brüdern eine Sonderzelle eingeräumt und ein besonders geschickter und gewissenhafter Krankenpfleger beigegeben werde. Aus dieser Krankenzelle wuchsen mit der räumlichen Entwicklung der Klöster die Infirmarien heran, d. h. Krankensäle bezw. ganze Spitalsanlagen für die Mönche oder Nonnen, in denen vielleicht auch kranke Schüler und Angehörige der klösterlichen Gemeinschaft Aufnahme gefunden haben mögen. Davon zu unterscheiden sind die Hospize (Hospitäler), in welchen Fremde beherbergt und nebstbei auch Kranke verpflegt wurden. Wie sehr die Krankenpflege und die ärztliche Tätigkeit wenigstens bei größeren Klosteranlagen Berücksichtigung fand, beweist der noch erhaltene Idealplan von St. Gallen aus dem Anfang des 9. Jahrhunderts[61]. Auf diesem sehen wir eine ganze Spitalsanlage von mehreren Gebäuden, deren eines Zimmer für Schwerkranke enthält, welche in engster Verbindung mit den Wohnungen der Unterärzte und des Oberarztes stehen; wir finden ferner verschiedene Baderäume (für Kranke, für die Mönche, die Schüler, die Diener) verzeichnet, einen Aderlaßraum, der zugleich als Gemach zum Einnehmen der Heilmittel (Abführmittel) diente, eine Kräuterkammer (armarium pigmentorum), in welcher wohl nicht bloß Heilmittel (pigmenta) aufbewahrt, sondern auch manche Arzneien fertiggestellt wurden; auf den Beeten des zum Kloster gehörigen Kräutergartens sollten die Heilkräuter (Carum Carvi, Foeniculum, Foenum graecum, Gladiolus, Iris, Levisticum, Mentha piper., Pulegium, Rosmarinus, Ruta, Salvia, Sisymbria, Tanacetum und eine Faba-Art) gezogen werden. Daß aus der Klosterapotheke nicht nur an die Angehörigen des Konventes selbst, sondern auch an Außenstehende Medikamente abgegeben wurden und daß Klerikerärzte auch nach auswärts gingen, scheinen unter anderem die Formelbücher (eine Art von Briefstellern) von St. Gallen und Reichenau anzudeuten[62]. — Der Bedarf an ausländischen Arzneistoffen konnte bei den aus Italien heimkehrenden Kaufleuten gedeckt werden.

Die Heilmittel, welche zur Verwendung kamen, waren vorherrschend pflanzliche, unter den Arzneiformen war der Trank (pflanzliches Dekokt) am meisten beliebt, z. B. die potio Paulina (Alantwein, der Name pot. Paul. beruht auf der bekannten Timotheusstelle). Nicht nur therapeutischen, sondern auch prophylaktischen Zwecken dienten Warmbäder (in Bottichen), Heißluftbäder (durch Aufguß auf erhitzte Steine), und Aderlässe (minutio sanguinis); daher wurde bei der Anlage von Klöstern auf Baderäume und Aderlaßräume Rücksicht genommen (vgl. oben). Frühzeitig machten die Mönche auf den Gebrauch der Heilquellen aufmerksam, nicht selten wurde in der Nähe solcher ein Kloster gestiftet (schon im 9. Jahrhundert stellten Benediktiner von Weißenfels das in der Völkerwanderung zerstörte Baden-Baden wieder her).

Unter den geistlichen Aerzten des 9. und 10. Jahrhunderts erlangten manche den Ruf reicher Erfahrung und Geschicklichkeit, und von dem Eifer für medizinische Studien legen die Klosterhandschriften (z. B. von St. Gallen, Reichenau, Chartres) hinreichendes Zeugnis ab.

Sehr großes Ansehen als Arzt genoß Notker (10. Jahrhundert), genannt Pfefferkorn (quem pro severitate disciplinarum Piperis-Granum cognominabant), ein vielseitiges Talent (doctor, pictor, medicus). Er war ein hervorragender Praktiker und in der Literatur sehr erfahren (in afforismis medicinalibus, speciebus quoque et antidotis et prognosticis Ypocraticis singulariter erat instructus). Seine diagnostische Fertigkeit stützte sich namentlich auch auf Harnschau, was folgende Anekdote andeutet. Herzog Heinrich von Bayern schickte ihm, um ihn zu täuschen, den Harn einer liederlichen, schwangeren Bauernmagd anstatt des seinigen zur Besichtigung, Notker aber antwortete: Ein unerhörtes Wunder wird Gott jetzt vollbringen, denn dieser Herzog wird um den 30. Tag von heute ab einen, aus seinem Leib geborenen, Sohn an seine Brüste legen. Notker soll auch den Ausbruch von Blattern aus dem Blutgeruch vorausgesagt haben. Ein Jahrhundert vor Notker war der Mönch Iso in St. Gallen als Arzt berühmt (uti plurima doctus, cum unguenta quidem facere nosset, leprosos et paraliticos sed et caecos curavarat aliquot). Weiterhin wären als hervorragende Klerikerärzte dieser Epoche beispielsweise zu nennen: Bischof Wikbert von Hildesheim (Ende des 9. Jahrhunderts), qui in suo tempore medicinae peritissimus erat; Thiedegg aus Corvey, Bischof von Prag, Leibarzt des Herzogs Boleslaw von Böhmen († 1017), Bischof Bernward von Hildesheim († 1022), Hugo, Abt von St. Denys, Didon, Abt von Sens, Sigoald, Abt von Epternac, Derold, Bischof von Amiens († um 946), in arte medicinae peritissimus.

Von größtem Interesse ist eine Handschrift aus dem Ende des 9. Jahrhunderts — Codex Bruxellensis 3714 —, welche nicht nur den Text des Moschion (vgl. S. 64) enthält, sondern auch durch seine auf alte Tradition zurückgehende Illustrationen (Kindeslagenbilder) überrascht (vgl. Weindler, Fr., Gesch. d. gynäkologisch-anatomischen Abbildung, Dresden 1908 und Sudhoff, Studien z. Gesch. d. Medizin Heft 4, Leipzig 1908).

Trotzdem Deutschland unter den Ottonen eine kulturelle Glanzära (St. Gallen, Frauenkloster Gandersheim, Domschulen von Köln, Magdeburg, Würzburg u. a.) erlebte, rissen doch im Laufe des 10. Jahrhunderts die Kloster- und Domschulen Frankreichs die Führung an sich, und dementsprechend scheinen dort auch die bedeutendsten geistlichen Lehrer der Medizin gewirkt zu haben, so namentlich in Chartres. Aus dieser Schule gingen nicht wenige berühmte Aerzte hervor, und wir hören von Richerus, daß er 991 eigens eine beschwerliche Reise dorthin unternahm, um des Unterrichts bei dem gelehrten Heribrand teilhaftig zu werden, welcher bedeutende Kenntnisse in der Arzneimittellehre, Botanik und Chirurgie besessen haben soll[63]. Wanderungen begabter Jünger oder Entsendungen derselben nach solchen Kloster- und Domschulen, wo einzelne Wissenszweige besonders gepflegt wurden, gehörten ja zu den charakteristischen Zügen der erwachenden Lernfreudigkeit. Richerus war einer der zahlreichen Jünger des freiesten Denkers seines Zeitalters, des großen Polyhistors Gerbert (um 950-1003), welcher mit wahrhaft humanistischem Eifer den Handschriftenschatz der Bibliotheken mehrte, die philosophische Spekulation belebte und den mathematisch-astronomischen Studien des Abendlandes neuen Geist einhauchte[64]. Aus den Epistulae (Migne Patr. lat. 139) dieses genialen Franzosen ersehen wir, daß er eine das gewöhnliche Maß übersteigende literarische Kenntnis der Heilkunde besaß, aber die praktische Ausübung derselben verschmähte[65].

Der immer mehr erstarkende Einfluß der geistlichen Schulen Frankreichs machte sich in der Folgezeit nicht allein in Deutschland, sondern auch in England bemerkbar, wo unter der Normannenherrschaft die seit dem Ausgange des 9. Jahrhunderts reich entfaltete nationale Literatur der Angelsachsen, von der auch medizinische Schriften auf uns gekommen sind, erlosch.

Während der langen Leidenszeit, welche die Einfälle der Dänen hervorriefen, war in England die Bildung von ihrer Höhe herabgesunken, aber in den letzten Dezennien des 9. Jahrhunderts gelang es Alfred d. Gr., einen neuen Aufschwung herbeizuführen. Wie Karl d. Gr. bemühte sich Alfred den Wissensstand der Geistlichkeit zu heben und noch erfolgreicher als der Frankenherrscher wußte er das Volkstum für Bildungsbestrebungen empfänglich zu machen. Neben der lateinischen entwickelte sich bei den Angelsachsen — ein Unikum damals im Abendlande — eine nationale Literatur, welche nicht nur Dichtungen, sondern religiöse und wissenschaftliche Schriften umfaßte. Den Weg hierzu mußten Uebersetzungen aus dem Lateinischen bereiten, womit der König selbst begann, indem er die geschichtlichen Werke des Orosius und Beda, das Buch Gregors über die Seelsorge, des Boethius Schrift über die Tröstung der Philosophie mehr oder minder frei ins Angelsächsische übertrug. Ein Teilgebiet der nationalen Prosaliteratur bildete das angelsächsische medizinische Schrifttum, von dem noch Reste erhalten sind. Aus der Zeit Alfreds d. Gr. und bald nach ihm rühren her die Uebersetzungen des Apulejus (mit der pseudonymen Schr. de herba Vettonica) und des Sextus Placitus (ed. O. Cockayne in Leechdoms, Wortcunning and Starcraft of early England, London 1864-66, vol. I = Rer. britannic. med. aevii scriptor. XXXV, 1) und das Leech book (ed. Cockayne l. c. vol. II = Rer. britannic. med. aevii scriptor. XXXV, 2 mit englischer Uebersetzung), ein in der ersten Hälfte des 10. Jahrhunderts niedergeschriebenes Arzneibuch in angelsächsischer Sprache in drei Büchern. Das erste Buch (nach Krankheiten a capite ad calcem geordnetes Rezeptbuch) und das zweite (mehr wissenschaftlich gehalten, besonders die inneren Affektionen betreffend) gehören zusammen und bilden das Leech book des (Arztes) Bald[66], während das dritte Buch für sich ein eigenes, kürzer gefaßtes, ähnliches Werk darstellt. Der Inhalt des Leech book erweist sich als ein merkwürdiges Gemenge von antiker Buchweisheit (aus lateinischen Autoren und lat. Uebersetzungen griechischer Werke[67] geschöpft) und einheimischer Empirie. Die Therapie steht weitaus im Vordergrunde. Die nur stellenweise auftauchende Krankheitstheorie, Symptomatologie und Diagnostik (weder Pulsbeobachtung noch Harnschau ist erwähnt) geht auf die antike Ueberlieferung zurück; neben den wissenschaftlichen finden sich auch angelsächsische Krankheitsnamen (z. B. Fever-adle = Fieberkrankheiten, darunter lent-adle = Tertiana, Poccas oder Poc-adle = Variola). Der Heilschatz besteht teils aus rationellen und empirischen Mitteln (wobei die überraschend große Zahl einheimischer pflanzlicher Arzneistoffe, das Vorwalten der Simplicia und die primitive Zubereitungsweise auffällt[68]), teils aus magischen, zumeist christianisierten, Gebräuchen (Besprechen, Beschwören, Amulette, Transplantation, symbolische Handlungen etc.). Die Chirurgie (Wund- und Frakturenbehandlung, Skarifikation, Schröpfen, Kauterisation, Aderlaß, Amputation gangränöser Glieder u. a.) ist verhältnismäßig schwach vertreten. Bei der Schilderung mancher komplizierter Eingriffe (Inzision des Leberabszesses, Hasenschartenoperation) bleibt es zweifelhaft, ob dieselben wirklich ausgeführt wurden oder ob es sich nur um kompilierte Buchweisheit handelt. — Größtenteils mit der, auf angelsächsische und keltische Volkstraditionen zurückgehenden, Zaubermedizin beschäftigt sich das Buch Lacnuga (Cockayne l. c. vol. III = Rer. britannic. med. aevii scriptor XXXV, 3). Die angelsächsische medizinische Literatur setzte sich bis in die Mitte des 12. Jahrhunderts fort.

Bei aller Anerkennung des literarischen Sammeleifers der Klöster und trotz aller Würdigung des praktischen Wirkens einzelner Klerikerärzte darf man sich aber die medizinischen Zustände dieser Epoche nicht in allzu hellen Farben ausmalen. Nicht nur, daß der Wissensschatz der antiken Heilkunde nur in sehr geringem Ausmaße und noch dazu nicht immer in bester Vertretung bekannt wurde[69], daß die Praxis selbständiger Beobachtungen entbehrte, über karge Hilfsmittel verfügte, im Banne schematischer Regeln stand, ohne aus dem Borne eigener Forschung Neues zu empfangen, war die Medizin in der Hand zahlreicher Mönche nichts anderes als eine fromme Krankenwartung, die nur losen Zusammenhang mit profaner Gelehrsamkeit besaß, und der überwiegenden Menge galten noch immer die kirchlichen Wundermittel oder die christianisierten Heilgebräuche des Volkes weit heilsamer als alle Arzneien[70]. Wie konnte dies auch anders sein in einer Zeit, da der religiöse, vom Irdischen abgewandte Gedanke die Vorherrschaft besaß und sich unbeschadet der Erhaltung antiker Praxis[71] die geistige Selbständigkeit höchstens in der symbolisierenden, allegorisierenden Naturbetrachtung offenbarte[72].

Dem Charakter der Priestermedizin entsprach namentlich die Behandlung, welche die Geisteskranken, mit Ausnahme der Schwachsinnigen, erdulden mußten; man hielt sie für Besessene und demgemäß bildete der Exorzismus das souveräne Mittel[73]. Im Anschlusse daran sei gleich hier erwähnt, daß man schon frühzeitig im Hinblick auf das allgemeine Wohl nicht unberechtigte Maßnahmen zur Absonderung der Leprösen in eigenen unter geistlicher Aufsicht stehenden Aussatzhäusern traf[74].

Neben den Klerikerärzten gab es wohl Empiriker (Wundärzte)[75], aber keine gebildeten Laienärzte, mit Ausnahme der bürgerlich abseits stehenden jüdischen Heilkünstler, deren Existenz sich schon sehr früh auf dem Boden des fränkischen Reiches nachweisen läßt.

Nach einer Chroniknachricht vom Jahre 576 (Aronius, Regesten z. Gesch. d. Juden) heißt es, der erblindet gewesene Erzhelfer Leonast von Bourges habe durch ein Wunder in der Martinskirche zu Tours das Augenlicht erhalten, er sei dann nach Hause zurückgekehrt und hätte, um die Sehkraft noch mehr zu stärken, einen jüdischen Arzt zu Rate gezogen, der ihm Schröpfköpfe auf die Schultern setzen ließ, worauf er aufs neue erblindete — eine Erzählung, deren Tendenz recht durchsichtig ist. — Unter Karl d. Gr. begleitete ein sprachkundiger jüdischer Arzt die fränkische Gesandtschaft an den Kalifen nach Bagdad. — Ludwig der Fromme und sein Sohn Karl der Kahle hatten den Juden Zedekias zum Leibarzt. Die Gunst, welche derselbe genoß, und sein überlegenes Wissen brachten ihn beim Volke in den Verdacht eines Zauberers; nach dem Tode Karls des Kahlen wurde er grundlos verdächtigt, seinen Herrn vergiftet zu haben — merkwürdigerweise spricht aber kein Autor von seiner Bestrafung, und in den Annalen von Fulda heißt es von Karl dissinteriae morbo correptus cum magna periit tristitia. — In einem Schreiben aus der Zeit 798-821 bittet ein ungenannter Erzbischof einen Grafen, ihm und einem anderen Bischof einen jüdischen Arzt zu senden (Aronius, Regesten).

Ein jüdischer Arzt Italiens ist es auch, von dem allein unter allen Laienärzten aus so früher Zeit ein medizinisches Werkchen (in hebräischer Sprache) wenigstens fragmentarisch auf uns gekommen ist, nämlich Donnolo (10. Jahrhundert), dessen Antidotar durchaus auf rein griechisch-römischer Tradition beruht.

Sabbatai ben Abraham, genannt **Donnolo** (= Domnulus) jüdischer Arzt aus Oria bei Otranto (913 bis nach 965), war an verschiedenen Orten Unteritaliens tätig und erfreute sich eines bedeutenden Rufs als Praktiker. Dies geht unter anderem aus der Biographie des hl. Nilus (Acta Sanctorum,

September, Bd. VII, p. 313) hervor, wo es heißt: Postero die vir sanctus de loco illo descendit, et cum ingressus esset in civitatem, accessit ad eum Judaeus quidam, Domnulus nomine, qui notus illi erat a prima aetate, quod esset admodum studiosus et in medendi arte non vulgariter doctus. Coepit ergo ad patrem ita dicere: audivi de aspera vivendi ratione, qua te exerces, magnaque abstinentia et mirabar, sciens corporis tui habitudinem, quod non esses lapsus in epilepsiam. Ergo si lubet, dabo tibi pharmacum temperamento congruens, ut posthac toto vitae tuae, tempore nullum pertimescas morbum. Et magnus Pater, Unus, inquit, ex vestris Hebraeis dixit nobis: Bonum (sic!) est confidere in Domino quam, confidere in homine. Nos igitur confidentes nostro medico Deo et Domino nostro Jesu Christo, non indigemus pharmacis a te confectis, quam si te jactes, quod Nilo dederis de tuis medicamentis. Medicus, his auditis, nihil respondit. Das in hebräischer Sprache geschriebene Bruchstück seines Antidotars (ed. Steinschneider, „Donnolo, Fragment des ältesten medizinischen Werkes in hebräischer Sprache", Berlin 1868, deutsche Uebersetzung und Kommentar in Virchow Arch. 38-42) erweckt den Anschein eines Originals. Es enthält eine Aufzählung von 120 (meist pflanzlichen) Arzneimitteln mit Vorschriften für die Zubereitung von Medikamenten, Salben und Pflastern. Abgesehen von wenigen aus Bibel und Talmud entlehnten Drogen und einem unzweifelhaft arabischen Präparate („Kelkh" = galbanum), handelt es sich durchaus um die Materia medica griechisch-römischer Herkunft.

Donnolos Lebenszeit fällt in jene, vom Lichtstrahl der Geschichte noch wenig erhellte, Epoche, da sich in Italien die ersten Anzeichen aufstrebender medizinischer Entwicklung zu zeigen begannen. Wohl hatten sich auch dort nicht wenige Kleriker im 9. und 10. Jahrhundert rühmlichst als Heilkundige hervorgetan, wohl bildete dort Monte Cassino, dessen Mönche von ärztlichem Ruhm umwoben waren[76], eine reiche Rüstkammer der medizinischen Literatur[77], aber schon trat der, auf dem Gebiete der Heilkunst nie ganz durch die Geistlichkeit zurückgedrängte, Laienstand in seine Rechte.

Von seiner Organisation, von der gilden- und schulmäßigen Vereinigung solcher Männer, die ganz in ihrem Berufe aufgehen konnten, rein wissenschaftliche anstatt der seelsorgerischen und theologischen Zwecke an die Spitze stellten, hing die Zukunft der Medizin ab. Diese Voraussetzung wurde zuerst in Salerno erfüllt. Dort zuerst ist die Heilkunst nach langer Vormundschaft wieder mündig geworden!

[1] Der Zweck, der mit der Konservierung der Antike verfolgt wurde, spiegelt sich deutlich in der christlichen Kunst ab, welche das Material antiker Bauwerke zur Errichtung von Kirchen benutzte.

[2] Ohne auf Einzelheiten hier einzugehen, sei nur ganz im allgemeinen bemerkt, daß bei der Seltenheit der griechischen Sprachkenntnisse sekundäre Quellen, d. h. bloß lateinische Werke oder lateinische Uebersetzungen griechischer Schriften, das wissenschaftliche Grundmaterial bildeten, wobei hinsichtlich letzterer die geringe Zahl zu berücksichtigen ist. In der Blüteepoche bedurften die gebildeten Römer kaum der Uebertragungen aus dem Griechischen, da sie dasselbe beherrschten, die lateinische Uebersetzertätigkeit beginnt, abgesehen von Cicero, erst in der Verfallszeit der Antike einen etwas größeren Umfang anzunehmen.

[3] Daß Uebertragungen von Anbeginn an möglich gewesen wären, beweist die Bibelübersetzung des Ulfilas und späterhin namentlich die angelsächsische Literatur, welche nicht wenige gelehrte Werke umfaßte, zur Genüge. Spuren früher Anteilnahme von Germanen an wissenschaftlichen Studien sind deutlich nachweisbar, wenn auch ihrem einfachen Wesen im allgemeinen „die fremde Kunst" ferne lag.

[4] Uebrigens bestand das Imperium Romanum fiktiv in der politischen Auffassung noch fort, und die römische Kaiseridee bestimmte wesentlich den Gang der Geschichte des Mittelalters; von der tiefgreifenden Veränderung der Dinge hatte jedenfalls anfangs niemand das rechte Bewußtsein.

[5] Unzweifelhaft in Italien und Gallien.

[6] Z. B. in der Physik und Astronomie.

[7] Nach Prokopios meinten die Goten, wer einmal die Rute des Lehrers gefürchtet habe, könne keinem Schwert und keinem Speere mehr mit festem Blick begegnen.

[8] Gegen den Willen der gotischen Großen, welche einen tapferen Krieger, aber keinen Grammatiker zum König haben wollten.

[9] Die öffentlichen Lehrer der Heilkunst — doctores — nahmen also von ihren Schülern ein Gelöbnis entgegen.

[10] Neben den litteratores werden grammatici, oratores, juris expositores genannt. Von der lernbegierigen Jugend besuchte höhere Schulen gab es noch in allen bedeutenderen Städten Italiens. In Rom selbst lehrten oratores und expositores an der durch Valentinian III. begründeten Hochschule als öffentlich angestellte Staatsbeamte, ja ein aus der Gotenzeit erhaltener Erlaß schärft ausdrücklich dem Senate ein, für die unverkürzte Auszahlung der Gehalte an dieselben Sorge zu tragen.

[11] Boëthius (um 480-524), von dessen Werken das im Kerker geschriebene Buch de consolatione philosophiae dauernde Berühmtheit besitzt, beeinflußte die Bildung des Mittelalters namentlich durch seine Uebersetzungen bezw. Bearbeitungen und Interpretationen der logischen Schriften des Aristoteles, der mathematischen Werke des Nikomachos, Euklides, Archimedes, Ptolemaios u. a. In gerechter Würdigung seines Wirkens schrieb Theoderich (oder vielmehr in dessen Namen Cassiodor) an ihn: Du hast die Weisheit der Griechen den Römern zu eigen gemacht, denn du hast aus ihren reinsten Quellen geschöpft. Deine Uebersetzungen in der Hand liest der Römer den Pythagoras, den Meister der Harmonien, und Ptolemäus, den Astronomen; er liest den Arithmetiker Nikomachos und den Geometer Euklides. Plato, der Theolog, und Aristoteles, der Logiker, reden nun in der Sprache Latiums, und den Siciliern hast du den Mechaniker Archimedes in lateinischem Gewande wiedergegeben.

[12] Nach Anthimus soll die Milch auch von Gesunden, entweder gekocht oder gemischt mit Honig, Wein oder Met, resp. mit einem Zusatz einer geringen Menge von Salz genossen werden. Die Milch ist beim Melken in einem Tongefäß aufzufangen.

[13] Die fast ein halbes Jahrhundert hindurch grassierenden Seuchen werden unter dem Namen der „Pest des Justinian" zusammengefaßt, welche seit 543 auch in Italien unzählige Opfer forderte, vgl. S. 97. Unter den ungewöhnlichen Naturereignissen sind zahlreiche Erdbeben, Vulkanausbrüche, Kometen, Ueberschwemmungen genannt.

[14] In den letzten Jahren des ostgotisch-byzantinischen Krieges waren Ober- und Mittelitalien einer beispiellosen Hungersnot ausgesetzt.

[15] Der Zweifel, ob die antike Bildung mit wahrem Glauben zu vereinigen sei, reicht weit zurück und brachte zwei verschiedene Richtungen, eine ablehnende und eine freundliche, hervor, welche schon bei den Kirchenvätern ihre Vertretung finden, vgl. S. 40. Doch im Grunde war auch den Verteidigern das Studium der heidnisch-klassischen Schriften nur ein, den geistlichen Zwecken untergeordnetes, Hilfsmittel zur formalen Bildung und zur Erklärung der kirchlichen Schriften. In Gregor dem Großen, der so tief auf Dogma und Kultus der mittelalterlichen Kirche eingewirkt hat, kam zwar die ablehnende Richtung zum Worte — rühren doch von ihm die Aussprüche her: es sei eines Christen unwürdig, die Weissagungen der göttlichen Propheten unter die Regeln des Donatus zu zwingen, und das Lob Christi und Jupiters könne nicht aus einem Munde fließen —

dennoch hält es schwer, den Papst, der selbst vielseitige Gelehrsamkeit besaß, für einen wirklichen Verächter derselben zu halten, wenn man erwägt, daß gerade unter seinem besonderen Schutz der wissensfreundliche Orden der Benediktiner seine verdienstliche Tätigkeit begann. Uebrigens erklärt sich die Stellungnahme des Papstes gegen den heidnischen Klassizismus aus temporären Verhältnissen, welche den substantiellsten Teil der Kirche bedrohten.

[16] Das Werk sollte den Mangel einer theologischen Hochschule im Abendlande einigermaßen ersetzen.

[17] I, 31. quodsi vobis non fuerit graecarum litterarum nota facundia, imprimis habetis Herbarium Dioscoridis, qui herbas agrorum mirabili proprietate disseruit atque depinxit. post haec legite Hippocratem atque Galenum latina lingua conversos i. e. Therapeutica Galeni ad philosophum Glauconem destinata et Anonymum quendam qui ex diversis auctoribus probatur esse collectus. deinde Aurelii Caelii de medicina et Hippocratis de herbis et curis (cibis?), diversosque alios de medendi arte compositos quos vobis in bybliothecae nostrae sinibus reconditos dereliqui.

[18] Sichere Nachrichten darüber, daß in Monte Cassino eigentliche Krankenanstalten bestanden, gehen freilich nicht über das 11. Jahrhundert zurück, doch ist zu bemerken, daß das Kloster mehrmals zerstört wurde.

[19] Auf seine Veranlassung soll das Benediktinerkloster in Mailand erbaut worden sein.

[20] Es sei hier bloß darauf verwiesen, daß in der zweiten Hälfte des 6. Jahrhunderts Alexander von Tralleis in Rom wirkte und daselbst vielleicht sogar Lehrtätigkeit ausübte, ferner daß Papst Gregor den brustkranken Erzbischof von Ravenna, Marianus, zu einer ärztlichen Kur nach Rom einlud.

[21] Longobarden zeichneten sich als Handwerker und Künstler, aber auch als Gelehrte aus.

[22] Guidoald (727), Fredus (748), Leon (777). Im Codex Lombardus finden sich viele Namen von Aerzten aus verschiedenen italienischen Städten. — Im Edictum Rotharis (643) ist den Aerzten in gewissen Fällen eine begutachtende Stelle angewiesen, auch wird des Honorars gedacht, jedoch über dessen Höhe ist nichts angegeben.

[23] Für andere Berufe sind Innungen schon früh nachweisbar.

[24] Vgl. die aus Cassiodorius angeführte Stelle S. 252.

[25] Das 4. Buch ist ein Auszug aus Gargilius Martialis, das 5. stammt aus der lateinischen Uebersetzung aus Alexander von Tralles, es ist der liber diaetarum Alexandri et aliorum.

[26] Eine zweite Uebersetzung oder richtiger Bearbeitung ist der handschriftlich erhaltene Dioscorides de herbis femininis (ebenfalls illustriert, in 71 Kapiteln, ed. Kästner, Hermes XXXI). Der, erst in der Epoche der Schule von Salerno entstandene, im Mittelalter überwiegende, **„Dyascorides"** beruht auf der wörtlichen lateinischen Uebersetzung des Dioskurides, ist aber alphabetisch geordnet und durch Exzerpte aus Oreibasios, Gargilius Martialis, Pseudoapulejus, der pseudogalenischen Schrift de simplicibus ad Paternianum, Isidorus u. a. bereichert (gedruckt zu Colle 1478).

[27] Die früher verächtlich als Leges barbarorum bezeichneten germanischen Volksrechte, welche hauptsächlich in der Zeit vom 6.-8. Jahrhundert lateinisch niedergeschrieben wurden, gehen auf alte heimische Ueberlieferungen zurück, zeigen aber starken römischen Einschlag. Die schon Ende des 5. Jahrhunderts begonnene schriftliche Fassung der westgotischen Gesetze übte in ihren Anfängen auch auf andere germanische Völker (Burgunder, Franken u. a.) Einfluß. Von medizinischem Interesse sind namentlich die Bestimmungen über die Strafen von Verletzungen und anderen Verbrechen gegen die Person, wobei auch manches Streiflicht auf die soziale Stellung der Aerzte geworfen wird. Solche Beschränkungen der ärztlichen Wirksamkeit, wie sie sich bei den Westgoten finden, kommen in anderen Volksrechten nicht vor, häufig spielt sogar in diesen die ärztliche Aussage keine unbedeutende Rolle für die Urteilsverhängung (so heißt es z. B. in den, im 8. Jahrhundert niedergeschriebenen, Leges Alamannorum tit. 59, c. 6, si autem testa transcapolata fuerit, ita ut cervella appareat, ut medicus cum pinna aut cum fanone cervellam tangat, cum XII sol. componat). Sehr schwer wurde nach dem westgotischen und anderen germanischen Volksrechten der kriminelle Abortus bestraft — hier hatte sich der Einfluß der Kirche (vgl. Augustinus, S. 80) stark geltend gemacht. Nach der Lex Bajuvariorum tit. VII, c. 19 hatte nicht nur derjenige, welcher ein abtreibendes Mittel gegeben hatte, sondern auch seine Nachkommen bis zum siebenten Grade einen Solidus zu zahlen.

[28] Paulus, von dem erzählt wird, daß er aus dem Orient nach Merida gekommen sei und ärztliche Ausbildung genossen habe (natione Graecum, arte medicum, de Orientis partibus in Emeritensium urbem advenisse), war ungefähr 530-560 Bischof. Der Fall, um den es sich handelte, betraf eine vornehme Erstgebärende mit einem schon längst abgestorbenen Kinde; die Operation selbst dürfte eine wenig

umfängliche Laparotomie bei einer Extrauterinschwangerschaft gewesen sein (mira subtilitate incisionem subtilem subtili cum ferramento fecit atque ipsum infantulum jam putridum membratim compadiatim abstraxit). Zur Ausführung derselben entschloß sich der Bischof, auf Bitten des Gatten und der Mönche, erst nach langem Widerstreben. (Die Geschichte findet sich in dem Werke des Paulus, Diaconus von Merida, De vita et miraculis patrum Emeritensium, in Florez, Espana sagrada Tom. XIII.)

[29] Masona hatte jedenfalls byzantinische Vorbilder vor Augen. Paulus, Diakon von Merida l. c. erzählt von ihm: Xenodochium fabricavit, magnisque patrimoniis ditavit, constitutisque ministris vel medicis peregrinorum et aegrotantium usibus deservire praecepit, taleque praeceptum dedit, ut cunctae urbis ambitum medici indesinenter percurrentes quemcumque servum, seu liberum, Christianum seu Judaeum reperissent aegrum, ulnis suis gestantes ad xenodochium deferrent. straminibus quoque lectulis itidem praeparatis eundem infirmum ibidem superponentes, cibos delicatos et nitidos eousque praeparantes, quousque cum Deo aegroto ipsi salutem pristinam reformarent.

[30] Die Bevölkerung von Merida hatte einen starken griechischen Einschlag und erhielt auch zu dieser Zeit bedeutenden Zufluß aus dem byzantinischen Orient. Es ist denkbar, daß manche Nestorianer zu den arianischen Goten flohen.

[31] In der oben erwähnten Erzählung sagt der Bischof Paul von Merida: dabimus medicos Ecclesiae, qui illi adhibeant medicinam.

[32] Es gab solche z. B. in Saragossa, Toledo, Sevilla.

[33] Nam et grammaticam medicus scire jubetur, ut intelligere vel exponere possit, quod legit; similiter rhetoricam, ut veracibus argumentis valeat definire quod tractat, nec non et dialecticam propter infirmitatum causas ratione adhibita perscrutandas atque curandas. Sic arithmeticam propter numerum horarum in accessionibus et periodis dierum; non aliter et geometriam, propter qualitates regionum et locorum situs, in quibus doceat, quid quisque observare debeat. Porro musica incognita illi non erit. Nam multa sunt, quae in aegris hominibus per hanc disciplinam facta leguntur. ... Postea et astronomiam notam habebit, per quam contempletur rationem astrorum et mutationes temporum.

[34] Es hängt dies damit zusammen, daß die Franken viele römische Einrichtungen übernahmen. Chlodwig und die Merowinger des 6. Jahrhunderts zeigten Interesse für römische Bildung. An ihrem Hofe

wurde die Blüte des Adels nach römischem Muster in einer schola palatina erzogen, wirkten Romanen als Erzieher, Gesandte, ja sogar Rhetoren und Dichter (z. B. Venantius Fortunatus). Erst Ende des 6. Jahrhunderts beginnt der gänzliche Verfall der Kultur im fränkischen Reiche, unaufhaltsam bis zur tiefsten Barbarei fortschreitend. Während Childebert II., wie manche seiner Vorgänger, die sich sogar im Versemachen übten, noch gelehrtes Wissen besaßen, vermochten die Merowinger des 7. Jahrhunderts kaum ihren Namen unter die Urkunden zu setzen. Das Werk Fredegars (erste Hälfte des 7. Jahrhunderts) und die Schriftzüge jener Zeit bezeugen hinlänglich den Tiefstand der Epoche.

[35] Zu den ersteren gehören Reoval und Marileif (Gregor. Turon. Hist. Francor. X, 16, V, 14), zu den letzteren Petrus (Fredegar. Chron. c. 27), im 5. Jahrhundert nennt Apollinaris Sidonius den bischöflichen Leibarzt Palladius.

[36] Die einst blühenden Schulen Galliens (Marseille, Toulouse, Lyon, Arles u. s. w.) verfielen gegen Ende des 6. Jahrhunderts und kamen kaum mehr für die Medizin in Betracht. Reoval, der eine Hodenexstirpation mit glücklichem Erfolge auszuführen verstand, hatte nach eigener Angabe seine Kenntnisse in Byzanz erworben. Aus einer Bemerkung Gregors über ihn geht hervor, daß die Aerzte bei den Franken bisweilen als Sachverständige zu Gerichtsverhandlungen zugezogen wurden.

[37] Marileif, Archiater König Chilperichs, wurde gegeißelt, seines Eigentums beraubt und der Kirche als Leibeigener übergeben. — Als Austrichildis von einer Seuche, die 580 im ganzen Reiche wütete, ergriffen wurde und ihren Tod herannahen fühlte, verlangte sie von ihrem Gatten, dem König Guntram, daß ihre beiden Aerzte, Nicolaus und Donatus, zur Strafe dafür, daß die verordneten Mittel wirkungslos geblieben waren, enthauptet würden. Der Wunsch der Sterbenden wurde getreulich erfüllt, damit, wie es höhnisch hieß, die Herrin nicht allein das Reich des Todes betrete.

[38] Die Kirche trat manchen derselben entgegen und steuerte dem Unfug. Einer der berühmtesten Scharlatane war Desiderius von Tours, welcher vorgab, Wunder tun zu können, ein anderer heilte durch Berührung mit den Händen, bei einem dritten Zauberarzt fand man einen großen Sack, der mit Wurzeln, Maulwurfszähnen, Mäuseknochen, Bärenklauen etc. gefüllt war.

[39] Childebert I. gründete 542 das Hôtel-Dieu zu Lyon, Radegunde, die Gemahlin Chlotar I., das Hospital von Poitiers, um dieselbe Zeit entstanden Hospitäler zu Rheims und Autun, d. h. Hospize, welche

auch der Krankenpflege dienten. Um die Mitte des 7. Jahrhunderts (660), nach anderen vor 691, fällt die Gründung des Hôtel-Dieu zu Paris, welches jedoch erst seit dem 12. Jahrhundert ausschließlich Krankenanstalt wurde. — Aussatzhäuser gab es z. B. in Verdun und Metz.

[40] Es wanderten so zahlreiche Pilger (besonders auch Laienpersonen aus der Mittelschicht) nach der Apostelstadt, daß dort schon 718 zu ihrer Aufnahme und zur Beherbergung der höhere Ausbildung suchenden Geistlichkeit eine Schola Saxonum gegründet wurde, die aber um die Mitte des 9. Jahrhunderts vollständig abbrannte.

[41] Insbesondere der Arithmetik und Astronomie.

[42] So soll z. B. der Stifter des Klosters Reichenau, St. Pirminius, aus seiner Heimat 50 Bücher mitgebracht haben.

[43] In einer Glosse zu einer (jetzt in Karlsruhe befindlichen, aus dem Kloster Reichenau stammenden) Handschrift der Schrift de ratione temporum des Beda aus dem Ende des 8. oder Anfang des 9. Jahrhunderts liest man das Wort archiater erklärt durch das irische Wort huasallieig.

[44] Den Antrieb zu seinen Bestrebungen empfing Karl der Große durch Italien, dessen Kulturdenkmale und Bildung er schon auf seinem Zuge gegen die Longobarden kennen gelernt hatte, entscheidend aber war sein Zusammentreffen mit dem Zögling der Schule von York, Alkuin, in Rom im Jahre 781.

[45] Außer Alkuin und seinen Genossen gehörten zu derselben z. B. die Iren Clemens und Dungal, die Longobarden Paulus Diaconus und Paulinus von Aquileja, der Westgote Theodulf. Bei Alkuin und Petrus von Pisa erwarb sich Karl der Große seine eigene Bildung.

[46] Im Saale der Kopisten las man Verse Alkuins, welche ihnen Sorgfalt anbefahlen.

[47]

Accurrunt medici mox Hippocratica tecta

Hic venas fundit, herbas hic miscet in olla,

Ille coquit pultes, alter sed pocula praefert

Et tamen, o medici, cunctis impendite gratis

Ut manibus vestris adsit benedictio Christi.

(Alcuinii carmina ed. Dümmler, Poet. lat. aevi Carolini t. I, p. 245.)

[48] L. c. p. 410.

[49] Karl der Große folgte allerdings, was seine Person anlangte, mehr dem eigenen Gutdünken als dem Rat der Leibärzte, so erzählt sein Biograph Einhard (Vita Carol. in Pertz Mon. hist. II, 455): „Et tunc quidem plura suo arbitratu quam medicorum consilio faciebat, quos pene exosos habebat, quod ei in cibis assa, quibus assuetus erat, dimittere et elixis adsuescere suadebant." In der Vita St. Sturmi (in Pertz Mon. hist. II, 377) erwähnt Eigil den Wintarus als einen der Leibärzte. Der Kaiser selbst hatte in seiner Bibliothek das Buch des Serenus Sammonicus. Gelegenheit zu botanisch-pharmakologischen Studien boten die kaiserlichen Gärten und die Klostergärten. In den ersteren wurden 73 Medizinalpflanzen gezogen (Capitulare de villis), z. B. Rheum Rhaponticum, Erythraea, Centaureum, Squilla, Levisticum.

[50] St. Gallus und St. Pirminus hatten früher, freilich erfolglos, die Votivgaben für Heilungen (Nachbildungen von Körperteilen) als heidnischen Gebrauch gebrandmarkt.

[51] Dies bezieht sich aber nur auf die kirchlichen Kreise, denn sehr bald nach Karls Hinscheiden verlor sich das Interesse der Laien an wissenschaftlichen Bestrebungen, die schola palatina büßte ihre weittragende Bedeutung schon unter Ludwig dem Frommen ein und namentlich die Volksbildung geriet ins Stocken. Seit 817 wurde in den Klöstern die eigentliche Mönchsschule (schola interior) von der, für Laienzöglinge bestimmten, Außenschule (schola exterior) getrennt.

[52] Z. B. Poitiers, Marmoutiers, Ferrières, Lisieux, Soissons, Fontenay, Luxeuil, Lyon, Rheims, Fleury u. s. w., Fulda, Reichenau, St. Gallen, Hersfeld, Osnabrück, Corvey u. s. w. Auch in Italien wurden — gemäß dem Capitulare Lothars von 824 — eine Menge von Studiensitzen von Friaul bis Vicenza, von Cremona bis Fermo geschaffen.

[53] Die Idee der septem artes liberales geht wohl auf griechische Quellen zurück, Martianus Capella stützte sein im ganzen Mittelalter als Schulbuch benütztes Werk auf Varros enzyklopädische Zusammenfassung (Disciplinarum libri IX), welche aber außer den genannten Zweigen auch die Medizin und die Architektur behandelte. Ein bekannter Mönchsvers aus später Zeit gibt folgende Charakteristik der sieben freien Künste:

Gram. loquitur, Dia. vera docet, Rhe. verba colorat,

Mus. canit, Ar. numerat, Ge. ponderat, As. colit astra.

[54] So wird es verständlich, daß Isidorus (vgl. S. 260) das Studium „der Geometrie" für den Arzt als besonders wichtig erklärt. Der Grammatiker Virgilius Maro des 6. Jahrhunderts sagt in einem seiner Briefe: Geometria est ars disciplinata, quae omnium herbarum graminumque experimentum enuntiat, unde et medicos hac fretos geometres vocamus, id est, expertos herbarum.

[55] Fecit et bibliothecam, quam tanta librorum multitudine ditavit, ut vix dinumerari queat, sagen die alten Akten von Fulda.

[56] Dieses Verzeichnis wurde unter Hrabans Anleitung von Walahfrid Strabo hergestellt. Hrabans Interesse für die Muttersprache bekunden auch die, ihm zugeschriebenen, althochdeutschen Glossen zur Bibel, die Mitteilung der Runen u. a.

[57] Um die Mitte des 9. Jahrhunderts schreibt Bischof Ermenrich von Passau an den Abt Grimaldus von St. Gallen: Physica dividitur in arithmeticam, astronomiam, astrologiam, mechanistiam, medicinam, geometricam, musicam ... (Mon. Germ. Epist. V, 541).

[58] In den Annalen der alten Klöster werden gewöhnlich einige Mönche als besonders heilkundig erwähnt, so wie andere Mönche z. B. als Dichter, Maler, Kunsthandwerker etc. hervorragten.

[59] So enthielt z. B. die Bibliothek des Klosters Reichenau (bei Konstanz) nach einem Bücherverzeichnis etwa aus dem Jahre 841 außer naturwissenschaftlichen Werken (z. B. die Etymologiae und De naturis rerum des Isidorus) einen „Liber perisfegmonis de positione et situ (statu) membrorum" (galenischen Schriften über den Puls und über Anatomie entsprechend?), einen liber Alexandri, einen liber Vindiciani de olei[s] confectionibus, von demselben Autor „epistolae" und confectionum malagmatum antidotum et emplastrorum et dicta medicinae in codice uno, Prognostica Democriti, den Herbarius des Apuleius Platonicus sowie andere nicht genauer bezeichnete medizinische Bücher und „Excerpta" aus solchen.

[60] D. h. der Schieler.

[61] Bauriß des Klosters St. Gallen v. J. 820, herausgegeben von Ferdinand Keller, Zürich 1844.

[62] Es werden z. B. folgende Briefformeln angeführt: „Pigmenta ac medicamenta, quae vobis congrua puto, vestrae dilectioni dirigere puto" — Posco, ut, si ullo modo fieri valeat, post festivitatem ... jubeatis illum medicum ad me venire, quia adjutorio ejus indigo (Pertz, Mon. Germ. Leges Sect. V, p. 421 u. 374).

[63] Richer, der sich nachmals durch seine Geschichte Frankreichs „Historiarum libri IV" (in Pertz, Mon. Germ. V. Scriptor. III) berühmt machte, erzählt darin (IV. cap. 50), daß er Heribrand aufsuchte, um bei ihm die Erklärung der Aphorismen des Hippokrates zu hören. Da ihm aber dieses Studium allein nicht genügte (cum tantum prognostica morborum accepissem et simplex egritudinum cognitio cupienti non sufficeret), so las er mit dem Lehrer auch das Buch „de concordia Hippocratis, Galieni et Surani". Von der erlangten medizinischen Bildung machte Richer auch in seinem obengenannten Geschichtswerke Gebrauch, indem er sich in weitläufigen Schilderungen der Krankheiten einzelner berühmter Personen gefällt.

[64] Gerbert, welcher in Aurillac, Vich (in der spanischen Mark) und Rheims studiert hatte, überstrahlte alle seine Zeitgenossen nicht nur als gründlicher Kenner der klassischen (lateinischen) Literatur, als Rhetor und Dialektiker, sondern insbesondere durch seine Kenntnisse auf dem Gebiete der Mathematik, Astronomie und Mechanik (Konstruktion astronomischer Instrumente, Apparate etc.). Anregung zu den realen Studien hatte er in reichlichem Maße während seines Aufenthalts in der spanischen Mark empfangen, wo er mindestens unter dem indirekten Einfluß der arabischen Kultur stand. Gerbert drang weit über den engen Gesichtskreis der vorausgegangenen kirchlichen Enzyklopädisten hinaus, blieb nicht am leeren Formalismus hängen, erkannte den Wert der realen Fächer und suchte die Bildung praktisch fürs Leben nutzbar zu machen. In diesem Sinne lehrte er in Rheims, mit dessen Schule sich während seiner Wirksamkeit keine andere des christlichen Abendlandes messen konnte; später wurde er nach mancherlei Wechselfällen am deutschen Kaiserhofe Erzieher Ottos III., dessen Gunst er endlich das Pontifikat (Sylvester II.) verdankte. Die Bewunderung, welche Gerbert (besonders durch physikalisch-chemische Kunststücke) erregte, hatte natürlich den Argwohn der geistig Zurückgebliebenen zum Begleiter, und noch nach Jahrhunderten schimmert in den Sagen, die sich um seine Gestalt spannen, der schlecht verhüllte Neid hindurch; selbst vor der päpstlichen Würde nicht zurückbebend, erklärte man Gerbert bezw. Sylvester als einen Schwarzkünstler, der mit dem Teufel im Bunde stand und diesem seine Ueberlegenheit verdankte.

[65] Nec me auctore, quae medicorum sunt, tractare velis, praesertim cum scientiam eorum tantum adfectarim, officium semper fugerim (Ep. 151). Aus Ep. 9 und 130 geht hervor, daß Gerbert auch die verloren gegangene Augenheilkunde des größten antiken Okulisten Demosthenes in lat. Uebersetzung kannte, aus Ep. 15, daß man Celsus

noch las (Quem morbum tu corrupte postuma, nostri apostema, Celsus Cornelius a Graecis ἡπατικὸν dicit appellari).

[66] Am Schlusse des zweiten Buches steht der Vers: Bald habet hunc librum, Cild quem conscribere jussit.

[67] Z. B. des Alexander von Tralles.

[68] Arzneiformen waren: Infuse, Dekokte, Mischungen (z. B. mit Milch, Honig), Pulver, Salben, Pflaster (auch medikamentöse), Dampfbäder, Klystiere (mit einem Horn appliziert). — Der Theriak und andere hochzusammengesetzte Präparate der griechisch-römischen Medizin waren den Angelsachsen unbekannt, resp. konnten nicht zubereitet werden. In einem Kapitel des Leechbook ist erwähnt, daß Helias, Patriarch von Jerusalem (Ende des 9. Jahrhunderts) eine Reihe von Rezepten (wahrscheinlich zugleich auch die zugehörigen orientalischen Drogen) sandte.

[69] So übten z. B. die allgemein beliebten und weit verbreiteten, häufig bearbeiteten Rezeptbücher des Serenus Samonicus und Pseudoapulejus einen sehr ungünstigen Einfluß aus.

[70] Zumindest war es eine sehr verbreitete Anschauung, daß die natürlichen Mittel nur in Verbindung mit theurgischen, mystischen Prozeduren ihre Wirksamkeit entfalten, erst aus diesen ihre Heilkraft ziehen.

[71] So erhielt sich über die Jahrhunderte hinweg die Praxis in der Architektur, Mechanik und sogar in der Chemie (Färberei).

[72] Das Bestreben, in allen Naturdingen geheimnisvolle Beziehungen, allegorische Hindeutungen aufs Uebersinnliche ausfindig zu machen, tritt besonders in den Umarbeitungen des aus christlich alexandrinischen Kreisen hervorgegangenen Physiologus zu Tage, welcher (12) wirkliche oder phantastische Tiere als Versinnbildlichung gewisser Tugenden und Laster betrachtet (vgl. Lauchert, Gesch. des **Physiologus**, Straßburg 1889). Der Physiologus fand im Mittelalter eine fast beispiellose Verbreitung, indem er schon früh in orientalische Sprachen und ins Lateinische, späterhin ins Angelsächsische, Althochdeutsche, Altfranzösische, Provenzalische, Spanische u. s. w. mehr oder minder frei übertragen wurde. Dabei hat er natürlich bedeutende Umwandlungen erfahren.

[73] Darstellungen solcher Exorzismen finden sich in den Wandmalereien alter Kirchen, z. B. in Goldbach (am Bodensee), oder in den Miniaturen von Handschriften (z. B. Codex Egberti, 10. Jahrhundert), vgl. K. Künstle, Die Kunst des Klosters Reichenau im 9.

und 10. Jahrhundert, 1906; F. X. Kraus, Die Miniaturen des Cod. Egberti, 1884.

[74] Die Leprösen waren zur Verhinderung der Ansteckung aus der Gemeinschaft ausgeschlossen, für bürgerlich tot erklärt — einschlägige Bestimmungen erließen schon Pippin (757) und Karl d. Gr. (786) —, für ihren Unterhalt sorgte, soweit sie über keine eigenen Mittel verfügten, die christliche Wohltätigkeit; frühzeitig scheinen sie, wo sie in größerer Anzahl beisammen waren, in gemeinsamen Wohnungen untergebracht worden zu sein. Schon um 736 sammelte z. B. der hl. Otmar die Aussätzigen aus seinem Sprengel und vereinte sie in einem Leprosorium (hospitiolum ad suscipiendos leprosos) in der Nähe des Klosters von St. Gallen. — In den erwähnten Malereien des Goldbacher Kirchleins, der Kirche St. Georg zu Oberzell auf der Reichenau selbst und in den Miniaturen des Codex Egberti findet sich auch eine Darstellung des Aussätzigen, abgesehen von den Flecken der Haut, gekennzeichnet durch das Horn, das er trägt; wenn die Leprösen ausgingen, um Almosen zu sammeln oder Speise beizutreiben, mußten sie nämlich ihr Kommen durch das Hornsignal kundgeben, daher die Bezeichnung „Hornbrüder".

[75] Sprachliche Zeugnisse verbürgen die wundärztlichen Kenntnisse der Volkspraxis, so die schon im 8. Jahrhundert vorkommenden Lehnwörter Pflaster, Salbe, Balsam, Büchse.

[76] Unter anderem wird eine merkwürdige Heilung berichtet, die an Kaiser Heinrich II., der an Blasensteinen litt, auf operativem Wege — allerdings nicht ohne das Eingreifen des hl. Benedictus — vollzogen wurde.

[77] Vgl. über die Bibliothek von Monte Cassino Tosti, Storia della badia di Monte Cassino, Napoli 1842-43 und A. Caravita, I codici e le arti a Monte Cassino, M. Cass. 1869-70. Zu den ältesten medizinischen Handschriften (vgl. S. 257) zählen Sammelwerke und lateinische Uebersetzungen aus dem 9. und 10. Jahrhundert, darunter z. B. Uebersetzungen hippokratischer, galenischer (bezw. pseudohippokratischer und pseudogalenischer) Schriften, des Paulos von Aigina u. a., Schriften des „Apulejus", „Aesculapius"; auch ein liber Aurelii wird de oculis erwähnt. — Die Titel der Traktate, welche Kodex 97 enthält, sind folgende: Prologus Galieni de pulsis (!) et orinis — De effemeris febribus — Prologus Galieni, libri primi de febrium diversitate — Capitula libri Aurelii de oculis (!) passionibus — Capitula Scolapii medici — Prologus super expositionem Aforismi — Capitula libri primi Alexandri Trosophiste — Alfabeta herbarum — Ex libris Dioscoridis feliciter — Herbarium Apulei Platonis quem accepit ab

Scolapium et Chirone centauro magistro Achilli — De quadrupedibus. — Bei dieser Gelegenheit sei hier darauf verwiesen, daß ein Traktat über Arzneimittel (größtenteils in tironischen Noten) aus dem 9.-10. Jahrhundert (in Cod. Vatic. Lat. 846) veröffentlicht wurde, welcher hauptsächlich aus Apulejus und Pseudoplinius entlehnt ist, vgl. „Miscellanea Tironeana", ed. Schmitz, Leipzig 1896.

Die Medizin im 11. und 12. Jahrhundert.

Die Blütezeit der Schule von Salerno.

Die Geschichte der Wissenschaften erinnert lebhaft an das Wachstum organischer Gebilde. Wie in einem homogenen Plasma zunächst einzelne Kerne entstehen, welche sich vergrößern, als Kraftsphären wirken und später zur höheren Einheit verschmelzen, so läßt auch der historische Rückblick auf die abendländische Medizin des Mittelalters nach dem Stillstand eines halben Millenniums vorerst nur isolierte Zentren erkennen — rein ärztliche Schulen in spärlicher Zahl —, welche seit dem 11. Jahrhundert aus der Grundmasse eintöniger Gleichförmigkeit scheinbar spontan auftauchen und für lange alle wissenschaftliche Energie in sich konzentrieren. Mit ihnen erwacht das erstarrte medizinische Leben endlich wieder aus der Latenz zu frisch pulsierender Aktivität.

Das Aufblühen der Medizin fällt auch diesmal wieder mit einem allgemeinen kulturellen Anstieg zusammen, der im Laufe des 11. und namentlich im 12. Jahrhundert deutlich wird, so z. B. auf dem Gebiete der theologischen Dialektik (Anselm von Canterbury, Roscellin, Abälard, Petrus Lombardus, Johannes von Salisbury etc.), der Jurisprudenz (Neubelebung des Studiums des römischen Rechts, Irnerius), der Geschichtschreibung, der Kunst (namentlich Architektur; romanischer Baustil), der Dichtung (Nationalpoesie), der Musik (Guido von Arezzo, Harmonie, Kontrapunkt), nicht zu reden von der reicheren Erschließung der antiken Literatur und der Erweiterung des geistigen Horizonts infolge reger Beziehung zur Welt des Ostens, von der Vertiefung des religiösen Empfindens (Cluniacenser, Cistercienser, Prämonstratenser; Bernhard von Clairvaux), von der Festigung der politischen und sozialen Zustände (Machtstellung des Kaisertums und Papsttums; Feudalsystem), vom Aufschwung des Handels und des wirtschaftlichen Lebens überhaupt — Verhältnisse, die zum Teil als Ursache oder Folge mit den Kreuzzügen in Beziehung zu bringen sind.

Frappierend wirkt es im ersten Augenblick, daß in dieser Fortschrittsepoche gerade die Medizin in ihrem Aufblühen allen übrigen Kulturzweigen vorangeht, schon in der ersten Hälfte des 11. Jahrhunderts einen Höhepunkt erreicht, wodurch das so oft bestätigte historische Gesetz durchbrochen zu sein scheint, wonach die Medizin meist im Nachtrab zu finden ist. Tatsächlich liegen hier aber die Dinge ganz anders. Das Emporkommen der Heilkunst im 11. und 12. Jahrhundert ist keine allgemeine, sondern nur eine lokale Erscheinung, es ist nicht der Teilausdruck des herrschenden neuen

Zeitcharakters, es gleicht dem verspäteten Aufkeimen einer Pflanze, deren Same lange Zeit hindurch ungenützt ruhte, bis er endlich die zu seiner Entwicklung nötigen Bedingungen erhielt. Darum lag auch der Schauplatz der ersten medizinischen Glanzepoche des Abendlandes nicht inmitten der spezifischen Kulturströmung, sondern eher entrückt von derselben, nämlich in dem, fremden östlichen Einflüssen stark ausgesetzten, Unteritalien.

Der Ruhm, die älteste ärztliche Schule des christlichen Abendlandes in ihren Mauern beherbergt zu haben, kommt der, am Tyrrhenischen Meere, südlich von Neapel, in einer der schönsten und gesündesten Gegenden Unteritaliens gelegenen Stadt Salerno zu. An die Schule von Salerno, die im Mittelalter jahrhundertelang ein Ansehen genoß wie die alexandrinische im Altertum, knüpfen sich zwar keine umwälzenden Fortschritte in der theoretischen Erkenntnis und in den praktischen Leistungen, aber trotzdem besitzt sie als Bindeglied zwischen der antiken und der Medizin des Abendlandes eine ganz immense Bedeutung.

So unerwartet die Schule von Salerno im 11. Jahrhundert am historischen Horizont erscheint — organisatorisch gefestigt und literarisch entfaltet — das von vornherein Unverständliche dieses Phänomens vermindert sich einigermaßen, wenn man erwägt, daß es in Italien während der Epoche des frühen Mittelalters an einer Fortpflanzung medizinischer Kenntnisse in nichtkirchlichen Kreisen, an Vertretern der ärztlichen Kunst aus dem Laienstande, an besoldeten Stadtärzten und somit an den Vorbedingungen für einen Schulverband nicht gänzlich mangelte (vgl. S. 254 u. 255). Im Gebiete der einstigen Magna Graecia, wo byzantinische Einflüsse fortdauernd zur Geltung kamen und daher griechische Sprachkenntnis nicht völlig erlosch[1] und bildungsfreundliche Fürsten longobardischer Herkunft die Erneuerung der Kultur auf antiker Grundlage förderten[2], lagen die Verhältnisse besonders günstig für die Wiederanknüpfung des Fadens spätrömischer Traditionen. Solche mögen es gewesen sein, welche dazu führten, daß sich gerade das, schon im Altertum ob seines heilsamen Klimas gerühmte[3] und von Kranken oft aufgesuchte, Salerno zur Civitas Hippocratica, zu einem Sammelpunkt von Aerzten entwickelte, die sich allmählich zu gemeinsamer Wirksamkeit vereinigten — analog oder gar in Erneuerung einer „schola medicorum" der Römer. Im 10. Jahrhundert erfreuten sich jedenfalls die Aerzte Salernos bereits eines Ansehens, das weit über das Weichbild der Stadt hinausreichte. Wie und wann, ob gänzlich unabhängig oder unter dem Einflusse äußerer Einwirkungen aus dem ärztlichen Kollegium, Collegium Hippocraticum, eine ärztliche Lehranstalt wurde, darüber läßt sich auf Grund der zugänglichen, von Legenden umsponnenen, Quellen nichts Sicheres aussagen, nur das Eine steht fest, daß die Schule von Salerno keineswegs eine kirchliche Stiftung war und durch ihren von Anbeginn an laikalen Charakter inmitten der geistlichen

Bildungsanstalten, inmitten der Klerikermedizin, eine ganz isolierte Stellung einnahm.

Salerno, das von einer Reihe antiker Autoren (Strabon, Lucanus, Silius Italicus, Vellejus Paterculus, Plinius) erwähnt wird, genoß schon in der römischen Kaiserzeit den Ruf eines Kurorts (wetteifernd mit Bajae). Während des Mittelalters spielte es eine wichtige Rolle in der politischen Geschichte Unteritaliens und diente den Herzögen von Benevent, später eigenen Fürsten als Residenzstadt.

Der Ursprung der Schule von Salerno ist trotz eingehendster Nachforschungen in Dunkel gehüllt. Von den Vermutungen, die im Laufe der Zeit darüber geäußert wurden, entbehren manche jeder ernsten Grundlage, wie z. B. daß Karl der Große, daß alexandrinische Flüchtlinge oder gar, daß die Araber als Gründer anzusehen seien. Gegen die früher allgemein verbreitete Meinung, daß die Stiftung von den Benediktinern, von Monte Cassino, ausging, sprechen nicht wenige Argumente — abgesehen von der bedeutenden Lokaldistanz zwischen Salerno und dem Stammkloster der Benediktiner und von dem vielsagenden Schweigen der geistlichen Chroniken über eine solche Stiftung — insbesondere der Umstand, daß in Salerno die Vorsteher der Schule verheiratet waren, und daß sogar Frauen zur Lehrtätigkeit zugelassen wurden, was mit einem geistlichen Charakter der Anstalt unvereinbar gewesen wäre. Freilich schloß es die laikale Gründung der Schule nicht im geringsten aus, daß an ihr auch Kleriker dozierten, und wahrscheinlich trugen zum ersten Aufschwung die Benediktiner manches indirekt bei[4]. Die in den Chroniken von Salerno (vgl. Mazza, Urbis Salernitanae histor. et antiquitat., Napoli 1681) niedergelegten Nachrichten, wonach die dortige Schule von vier Aerzten verschiedener Nationalität gegründet worden sei, von denen jeder in seiner Muttersprache vorgetragen habe — Helinus primum Salerni Medicinam Hebraeis de litera Hebraica legit, Magister Pontus graecus de litera graeca Graecis, Adela Saracenus Saracenis de litera Saracenica, Magister Salernus Latinis Medicinam de litera latina legit[5] — sind in den Bereich der Legende zu verweisen, aber sie geben vielleicht einen Fingerzeig in der Richtung, daß sich möglicherweise außer der griechisch-römischen Tradition auch jüdische und arabische Einflüsse, letztere wohl von Sizilien her, in freilich nicht bestimmbarem Ausmaße geltend gemacht haben[6].

Als älteste Aerzte sind urkundlich nachweisbar Josep und Josan, Mitte des 9. Jahrhunderts, sodann Ragenifrid (950) und Grimoald (um 1000). Ueber einen in Salerno gebildeten Arzt, der in Frankreich vor dem Jahre 924 am Hofe Ludwigs des Einfältigen lebte, berichtet Richerus (Histor. II, 59) — was gewiß schon für den Ruf der Schule spricht[7]. Jedenfalls kamen schon seit dem 10. Jahrhundert weltliche und geistliche Fürsten oft aus weiter Ferne, um bei den Medici Salernitani Hilfe zu suchen, so z. B. Adalberon, Bischof von Verdun, im Jahre 984, der Abt von Monte Cassino, Desiderius (später Papst Victor III.), um 1050, Bohemund, der Sohn des Herzogs Guiscard, Robert, der Sohn Wilhelm des Eroberers, die beiden letzteren, um ihre im Kriege erhaltenen Wunden heilen zu lassen. Während der Kreuzzüge suchten heimkehrende kranke Krieger häufig in dem günstig gelegenen Salerno Zuflucht, wodurch die Erfahrung der Aerzte bedeutende Bereicherung empfing. Den hohen Ruhm der Schule bezeugen der Dichter und Arzt, spätere Erzbischof von Salerno, Alphanus (Mitte des 11. Jahrhunderts)[8], der kirchliche Geschichtschreiber Ordericus Vitalis († 1141)[9], ein 1162-1164 am Hofe des Bischofs Reinald zu Köln verfaßtes Carmen Archipoetae de itinere Salernitano[10], der jüdische Reisende Benjamin von Tudela, der Erzbischof und Arzt gekrönter Häupter Romualdus (Chron. p. 172, Civitas medicinae utique artis diu famosa atque praecipua) u. a. Allbekannt ist die Rolle, welche Salerno in dem Gedichte „Der arme Heinrich" von Hartmann von der Aue (um 1200) spielt.

Den medizinischen Unterricht erteilten gleichzeitig mehrere (später 10) Lehrer, an der Spitze des „Collegium Hippocraticum" stand ein Praeses, Praepositus, Prior (d. h. ein Dekan); die Lehrer waren anfangs auf das Honorar angewiesen, welches die Schüler für den Unterricht zahlten, später genossen sie (gleich den Studierenden) Steuerfreiheit, zuweilen auch die Nutznießung von Häusern und Grundstücken. Zu ihren Vorträgen hatten Angehörige jeder Nation und jedes Glaubensbekenntnisses Zutritt. Ende des 11. Jahrhunderts sollen sich unter der gewiß beträchtlichen Zahl oft aus weiter Ferne herbeikommender Studierenden auch viele Juden befunden haben. Als die Stadt Salerno mit ganz Unteritalien (seit 1075) unter die Herrschaft der Normannen kam und späterhin mit dem Königreich Neapel und Sizilien vereinigt wurde (1130), wurde die Schule nicht minder gefördert, ja gerade unter dieser Herrschaft erreichte sie den Gipfel ihres Ruhmes. Bis in die Mitte des 13. Jahrhunderts erhielt sie sich im blühendsten Zustande. Sprößlinge der vornehmsten Geschlechter Salernos verschmähten es nicht, dem Collegium Hippocraticum anzugehören.

Die reiche, von den Salernitanern ausgegangene, Literatur ist hauptsächlich durch Henschel und Salvatore de Renzi bekannt geworden. Henschel fand 1837 in der Breslauer Bibliothek ein, aus 35 Schriften bestehendes, Sammelwerk — Compendium Salernitanum —, das im letzten Drittel des 12. Jahrhunderts in Italien geschrieben wurde und meist nur Bearbeitungen oder Auszüge aus salernitanischen Originalarbeiten enthält; Renzi durchforschte die Handschriftenschätze Italiens in Betreff des Vorhandenseins salernitanischer Schriften und veröffentlichte die Ergebnisse seiner verdienstvollen Bemühungen in der, unter Mitwirkung von Henschel, Daremberg und Baudry de Balzac zustande gebrachten, Collectio Salernitana, ossia documenti inediti e trattati di medicina appartenenti alla scuola medica Salernitana (Napoli 1852-59), 5 Vol. In letzter Zeit bereicherte Piero Giacosa unsere Literaturkenntnis wesentlich durch Herausgabe mancher bisher unbekannter salernitanischer Schriften in dem Werke Magistri Salernitani nondum editi etc., Torino 1901.

Die ältesten Literaturdenkmäler der Schule von Salerno, in barbarischem Latein und zu rein didaktischen Zwecken verfaßt, rühren aus der ersten Hälfte des 11. Jahrhunderts her und beruhen auf jenen Traditionen unverfälscht griechisch-römischen Ursprungs, wie sie sich in den dunklen Jahrhunderten des frühen Mittelalters fortgepflanzt hatten. Sie sind der Hauptsache nach Kompilationen aus spätrömischen Autoren und dem dürftigen lateinischen Uebersetzungsmaterial, welches extraktweise einen Rest der griechisch-byzantinischen Literatur bewahrte. Der Schwerpunkt liegt in der Therapie, welche Spuren von Selbständigkeit nicht vermissen läßt, die medizinische Theorie ist ein Gemenge von Fragmenten der Humoralpathologie und des Methodismus. Unverkennbar ist es mehr die ärztliche Genossenschaft in toto als die Individualität einzelner Verfasser, welche in den Erstlingsschriften der Salernitaner zu Worte gelangt[11].

Als Hauptrepräsentant der salernitanischen Frühepoche ist Gariopontus († um 1050) anzusehen, von dessen (angeblichen) Werken sich insbesondere ein Handbuch der speziellen Pathologie und Therapie, der „Passionarius" als Prototyp für die medizinischen Studien größter Beliebtheit bei Zeitgenossen und späteren Aerzten erfreute. Es ist dies keineswegs ein selbständiges Opus, sondern nur eine geschickte, mosaikartige Zusammenfügung von verschiedenartigen literarischen Bruchstücken, die teils aus spätrömischen Autoren (namentlich Theodorus Priscianus), teils aus alten lateinischen Uebersetzungen (bezw. Bearbeitungen) antiker und byzantinischer Schriftsteller herstammen[12]. Gariopontus kann dabei nicht einmal das Verdienst in Anspruch nehmen, mit seiner Kompilation, abgesehen vielleicht von der Auswahl und Anordnung der Exzerpte, etwas Eigenartiges hervorgebracht zu haben, denn tatsächlich handelte es sich bloß um eine Neuredaktion alter Vorlagen. In das Zeitalter des Gariopontus — vielleicht aber noch weiter zurück — ist auch die Practica des „Petroncellus" zu verlegen, welche mit einer historischen Einleitung anhebt. Von der schriftstellerischen Tätigkeit einiger anderer zeitgenössischer Autoren, des Alphanus, des älteren Joh. Platearius und des älteren Kophon haben wir nur durch Hinweise oder einzelne Fragmente in der späteren Literatur Kenntnis. Wie die Genannten, ja teilweise sogar in noch höherem Grade, erfreute sich die salernitanische Aerztin Trotula (um 1059) eines lang anhaltenden Ansehens als Verfasserin von Schriften über die Pathologie und Therapie, namentlich über die Krankheiten der Frauen und deren Behandlung. Manches, was davon auf uns gekommen ist, mag freilich nur mit Unrecht ihren Namen tragen und weit später entstanden oder mindestens durch Interpolationen sehr verändert worden sein[13].

Gariopontus (Guaripotus, Garimpotus, Garimpontus, Warmipotus, Warimbotus, Raimpotus, Warbodus u. s. w.) war wahrscheinlich ein Longobarde und wirkte in der ersten Hälfte des 11. Jahrhunderts. Der unter dem Namen des Gariopontus gehende Passionarius, auch unter dem Titel ad totius corporis aegritudines remediorum πϱάξεων libri quinque (Basil. 1531), eine Kompilation aus lateinischen Uebersetzungen griechisch-byzantinischer Autoren (Hippokrates, Galen ad Glauconem, Alexander von Aigina), ferner aus Caelius Aurelianus, Theodorus Priscianus, Aurelius = Esculapius u. a. wurde von ihm nicht verfaßt, sondern wohl nach weit älteren Vorlagen umredigiert. Der Passionarius erfreute sich bei den Zeitgenossen und den späteren Aerzten großen Ansehens, was besonders aus dem, einer ganz falschen Voraussetzung entspringenden, Titel „Galeni Pergameni Passionarius" (Lugd. 1526) hervorgeht. Mit den fünf Büchern des Passionarius bildete wahrscheinlich der, in manchen Ausgaben vorkommende, Traktat de febribus ursprünglich ein Ganzes. Das Werk ist sprachlich interessant (wegen mancher Uebergänge vom Lateinischen ins Italienische) und gewährt einen ausgezeichneten Einblick in die, zur damaligen Zeit geltenden medizinischen Grundanschauungen (Vermengung der Humoralpathologie mit dem Methodismus). In den Handschriften wird der Passionarius nicht immer auf Gariopontus zurückgeführt. Bezeichnenderweise lautet in der Baseler Hdschr. der Titel: Passionarium, seu Practica morborum Galeni, Theodori Prisciani, Alexandri et Pauli, quem Gariopontus quidam Salernitanus ejusque socii una cum Albicio emendavit, ab erroribus vindicavit et in hunc librum redegit. Die früher für einige pseudogalenische Schriften, de simplicibus medicamentis ad Paternianum de dynamidiis, de catharticis, in Anspruch genommene Autorschaft des Gariopontus ist auf Grund neuerer Forschungen abzuweisen, wahrscheinlich war er aber an der, in salernitanischen Kreisen unternommenen, Redaktion dieser Schriften beteiligt. Von Gariopontus berichtet Petrus Damianus folgendes: Dicam, quod mihi Guarimpontus senex, vir videlicet honestissimus, apprime litteris eruditus ac medicus retulit.

Petroncellus (Petrocellus, Petricellus, Petronsellus, Petronius). Die unter diesem Namen laufenden Fragmente rühren nicht von einem und demselben Autor her. — Von der Practica (Coll. Salern. IV, 185-291) stammt das erste Buch, welches sich sprachlich durch eine Menge von latinisierten griechischen Worten charakterisiert, aus der Epoche des Gariopontus oder aus noch früherer Zeit; das zweite und namentlich das dritte Buch (beide nur in Bruchstücken erhalten) sind davon erheblich verschieden. In der Materia medica des Petroncellus kommen bereits einzelne, durch den Handelsverkehr zugeführte, arabische Drogen vor. Die fragmentarischen

Curae (Coll. Salern. IV, 292-315) dürften weit späteren Ursprungs sein. — Der angelsächsische Traktat (um die Mitte des 12. Jahrhunderts) περὶ διδάξεων = Lehren sc. der mediz. Schulen (ed. O. Cockayne in Leechdoms etc. vol. III) erweist sich zum größten Teile als eine Uebersetzung der Practica des Petroncellus (vgl. die Parallelstellen bei M. Löweneck in Erlanger Beitr. zur engl. Philologie XII, 1896).

Alphanus (um die Mitte des 11. Jahrhunderts), vorübergehend Mönch in Monte Cassino, Freund des Desiderius, später Erzbischof von Salerno, verfaßte nach Angabe des Petrus Diaconus u. a. die Schriften de quatuor elementis corporis humani, de unione corporis et animae.

Trotula, aus der Familie der Ruggiero, vermutlich Gattin des Joh. Platearius I., von den Zeitgenossen wegen ihrer Gelehrsamkeit gefeiert[14], „sapiens matrona", und von späteren Autoren häufig zitiert, gilt als Verfasserin mehrerer, zumeist bloß handschriftlich erhaltener, Schriften. Die unter ihrem Namen gedruckte Schrift „de mulierum passionibus ante, in et post partum" erweist sich als ein literarisches Produkt des 13. Jahrhunderts, stellt aber höchstwahrscheinlich den Auszug aus einem, die gesamte Medizin behandelnden, Werke der Trotula dar (ed. in der Coll. Aldina, Venet. 1547, in Casp. Wolph., Gynaec., Basil. 1566, in Spach, Gynaecior., Argent. 1597, als Einzelausgabe ed. Kornmann, Leipz. 1778). Die Schrift handelt auch über manche, nicht zum Titel passende Gegenstände, z. B. über körperliche Erziehung der Kinder, Dentition, Kosmetik etc. Neben vielem Abergläubischen findet sich in den geburtshilflichen Kapiteln die seit Soranus vergessene Vorschrift über den Dammschutz (vgl. Bd. I, S. 345), die Beschreibung der Perinaeoraphie bei totalem Dammriß, die Empfehlung, zur Austreibung des toten Kindes Schüttelungen vorzunehmen. — Fragmente über verschiedene Themen der Medizin finden sich in der anonymen Schrift de aegritudinum curatione, vgl. unten.

In diese Epoche (um 1050) gehört auch das **Speculum hominis** (Coll. Salern. V, 173-198), ein unvollständig erhaltenes medizinisches Lehrgedicht (1011 Verse), welches wahrscheinlich ein Italiener um die Mitte des 11. Jahrhunderts verfaßt hat. Es handelt vom Menschen und seinen Teilen, von den Altersstufen, von den Verwandtschaftsverhältnissen, der Ehe, von akuten und chronischen Leiden. Der Hauptsache nach liegt eine Versifikation der entsprechenden Abschnitte des Isidorus (Origin. XI. 1, 2, IX. 5, 6, 7, IV. 6, 7) vor, weshalb auch hier die etymologischen Erklärungsversuche vorwalten. Der Zweck und die Quelle des Lehrgedichts ist in den nachfolgenden Versen angegeben:

Est homo mens: nitor de partibus eius 5.

Ethimologias, et earum ponere causas.

Que mea metra serunt, aliorum prosa fuerunt,
Prosam imitavi, quia metrum plus placet auri.

De variis hominis sum partibus ista locutus
Ysidorum super hiis pro magna parte secutus.

Die Erstlingsschriften der Schule von Salerno zeigen in anerkennenswerter Weise, was der strebsame Geist echten Arzttums selbst einem äußerst kärglichen Boden noch an Früchten fürs praktische Leben zu entlocken vermag. Ein Hinauswachsen über die einmal erreichte, bescheidene Höhe lag aber schon deshalb kaum im Bereiche der Möglichkeit, weil die Stoffzufuhr aus der kümmerlichen Hinterlassenschaft der Antike gerade bei intensiver Verarbeitung derselben allzu rasch versiegen mußte. Darum besitzt die Salernitaner Medizin dieser Epoche zwar den Reiz keuscher Jugendfrische, aber sie erscheint mit ihrem recht losen theoretischen Unterbau, mit ihrer roh gezimmerten Symptomatik, mit ihrem noch armseligen therapeutischen Rüstzeug naiv und dürftig, wenn die Bilder der gleichzeitigen byzantinischen oder gar der arabischen Heilkunde auftauchen.

Eine Entwicklung im Sinne einer strafferen und breiter angelegten Theoretisierung, im Sinne einer feiner ausgesponnenen Symptomatik und erweiterten Therapie macht sich erst seit den letzten Dezennien des 11. Jahrhunderts in der, nunmehr auch bedeutend anschwellenden, Literatur geltend. Dieser Umschwung, der fast akut einsetzte, wurzelt nicht in inneren Momenten, sondern ist auf die ungemein fruchtbare schriftstellerische Tätigkeit eines Mannes zurückzuführen, dessen Beziehungen zur Schule von Salerno zwar keineswegs klar gestellt sind, dessen kräftige Impulse aber in ihren Leistungen während der Folgezeit deutlich zu Tage treten, nämlich auf das Wirken des Constantinus Africanus († 1087), welcher durch seine lateinischen Uebersetzungen und Kompilationen der Medizin des Abendlandes neues Forschungsmaterial zuführte und zugleich (auf dem Umwege über das Arabische) das weithin verschüttete Quellgebiet der Antike wieder in größerem Umfange bloßlegte.

Die Nachrichten, welche über die Lebensgeschichte des Constantinus (Afer s. Africanus, auch C. Memphita) auf uns gekommen sind, bieten nur wenig sichere Anhaltspunkte und sind zum größten Teil ins Gebiet der Mythe zu verweisen. Constantinus dürfte im ersten Viertel des 11. Jahrhunderts (um 1018) in Karthago geboren worden sein (ob als Christ ist zweifelhaft) und soll sich auf vieljährigen Studienreisen, die sich tief in den Orient erstreckten (angeblich nach Babylonien, Indien, Aegypten, Aethiopien) eine erstaunliche und vielseitige Gelehrsamkeit, verknüpft mit gründlichster Kenntnis der morgenländischen Sprachen, erworben haben. Er kehrte zunächst nach seiner Vaterstadt zurück, mußte aber von dort schon nach kurzer Zeit flüchten, weil er wegen seines überlegenen Wissens in den Verdacht der Zauberei geriet und daher Verfolgungen ausgesetzt war. Constantinus zog nach Italien und lebte einige Jahre in Salerno (angeblich als Sekretär des Herzogs Robert Guiscard), ohne daß wir bestimmt wissen, ob er an der dortigen Schule als Lehrer auftrat. Sichergestellt ist nur, daß er in der klösterlichen Abgeschiedenheit von Monte Cassino, wo er (nach 1070) unter dem gelehrten und um die dortige Bibliothek so verdienten Abte Desiderius als Mönch freundlichste Aufnahme fand, seine umfangreiche schriftstellerische Tätigkeit entfaltete. Dort dürfte er um 1087 oder noch später gestorben sein.

Ausgaben der Werke des Constantinus.

Opera, Basil. 1536 enthalten: De omnium morborum, qui homini accidere possint, cognitione et curatione (7 Bücher)[15], de remediorum et aegritudinum cognitione = „Liber aureus" (cui autor ipse titulum fecit aureus, qualem jure meretur, cum propter brevem omnium morborum descriptionem tum magnam remediorum vim), de urinis, de stomachi naturalibus et non naturalibus affectionibus liber vere aureus, de victus ratione variorum morborum liber, de melancholia, de coitu, de animae et spiritus discrimine, de incantationibus et adjurationibus epistola, de mulierum morbis, de ea medicinae parte quae dicitur Graecis χειρουργία liber, de gradibus quos vocant simplicium liber.

Operum reliqua, Basil. 1539, enthalten: De communibus medico necessariis locis (10 Bücher)[16].

Als Anhang zur lateinischen Ausgabe der Werke des Isaac Judaeus Repertoriorum seu indicum omnium operum Ysaac in hoc volumine contentorum coadunatio, Lugd. 1515, finden sich: Libri Pantechni (quorum primi decem theoricam, alii autem decem practicam concernunt), de gradibus medicinarum, Viaticum (7 Bücher), de oculis, de stomacho, de virtutibus simplicium medicinarum, Therapeutica: megatechni libri Galeni, a Constantino Africano ... studiose abbreviati et ad epitomatis formam reducti), de oblivione.

Liber de humana natura, de membranis principalibus corporis humani, de elephantie et de remediorum ex animalibus materia (aus Albucasis Methodus medendi), Basil. 1541.

Therapeutica s. megatechni (in Symphorianus Champerius Speculum medicinae, Galeni, Lugd. 1517).

Breviarium dictum viaticum (in Rhazis opera parva), Lugd. 1510.

Die Chirurgie der Pantegni (nach einer von den Druckausgaben abweichenden Berliner Handschrift) ed. Pagel, Archiv f. klin. Chirurgie 81, Bd. I[17].

Die angeführten Schriften führen zum größten Teile ganz mit Unrecht den Namen des Constantinus. Einerseits trägt dieser selbst daran Schuld, weil er Uebersetzungen oder Bearbeitungen fremder Schriften als eigene ausgab, anderseits kommt auch der Irrtum späterer Abschreiber in Betracht. Ohne hier auf die Einzelheiten der bisherigen, noch nicht abgeschlossenen, Forschungen einzugehen, seien nur einige der Identifizierungen beispielsweise angeführt. Der Liber Pantegni (Pantechni) entspricht dem Liber regalis des Ali Abbas, das Viaticum rührt von Ibn al-Dschezzar her, de oculis ist eine Bearbeitung des, von Hunain ben Ischak verfaßten, Lehrbuchs der Augenheilkunde, de melancholia ist wahrscheinlich identisch mit der gleichbetitelten Schrift des Ischak ben Amran; de animae et spiritus discrimine gehört dem Kosta ben Luka, die Chirurgie entspricht dem 9. Buch der Practica des Liber regalis des Ali ben Abbas u. s. w., außerdem finden sich in der Sammlung pseudogalenische Schriften, z. B. de incantationibus, de mulierum morbis, de humana natura = de compagine membrorum[18].

Abgesehen von einer nicht geringen Zahl angeblich eigener Werke, von denen sich aber die meisten der bekannt gewordenen als Bearbeitungen oder Uebertragungen von arabischen erwiesen haben (Ali Abbas, Isaac Judaeus, Ibn al-Dschezzar u. a.) übersetzte Constantinus (nach arabischen Versionen) mehr oder minder frei z. B. die hippokratischen Aphorismen, die Ars parva (Mikrotechne) Galens und Kommentare dieses Autors zu hippokratischen Schriften ins Lateinische, wodurch der Umkreis medizinischer Kenntnisse im Abendlande unleugbar ganz erheblich erweitert, das Studium der antiken Literatur neu belebt und ein Vorbild wissenschaftlicher Zusammenfassung und Darstellungsweise für die Zukunft gegeben wurde.

Als eigentliche Schüler des Constantinus sind bloß die Mönche Atto[19] und Johannes Afflacius bekannt, welch letzterer eine Zeitlang in Salerno gelebt haben dürfte und in seinen Schriften de febribus et urinis und Curae (Afflacii) manchen Beweis von guter Beobachtung liefert.

Johannes Afflacius (um 1040-1100) „Saracenus". Der dem Constantinus zugeschriebene „Liber aureus" rührt wahrscheinlich von ihm her oder beruht auf seinen Schriften. Tractactus de febribus aus „curae de febribus et urinis" (Coll. Salern. II, 737-767). Hier findet sich die Vorschrift, bei Fiebernden für die Abkühlung der Luft im Krankenzimmer folgendermaßen zu sorgen: fiat etiam artificialiter pluvialis aqua circa aegrum et haec facienda sunt si tempus fuerit calidum. Pluviali modo fiat. Accipiatur olla in fundo minutissime perforata et impleatur aqua, postea ligetur fortiter cum corda juxta lectum aegrotantis, ita ut guttae cadant in eum et sic infrigidabitur aer, ejus infrigidatio magis confert aegrotanti quam medicina interius recepta.

Der Einfluß des „magister orientis et occidentis"[20] reicht aber viel weiter, er läßt sich deutlich bei allen nun folgenden Salernitanern nachweisen, von denen ihn manche auch zitieren.

Nicht als ob mit Constantinus die Systemsucht und Polypharmazie der Araber sogleich ihren Einzug gehalten hätte — dafür war der Boden im Abendlande noch gar nicht vorbereitet, auch sind es verhältnismäßig ungekünstelte arabische Autoren gewesen, wie Isaak und Ali Abbas, welche der Mönch von Cassino zugänglich gemacht hatte! Nicht als ob durch Constantinus die hippokratische Tradition in Salerno verdrängt worden wäre — in der salernitanischen Literatur während des ausgehenden 11. und während der ersten Dezennien des 12. Jahrhunderts herrscht die schlichte Beobachtung, die einfache Deutung, die unbefangene, klare kasuistische Schilderung der Krankheitsvorgänge, die Neigung zu einer diätetischen oder doch mit Medikamenten nicht gar zu sehr überladenen Therapie noch weitaus vor. Aber nach dem Auftreten des Constantinus ist die Darstellungsweise, ohne in Schwülstigkeit und gelehrte Zitatenwut zu verfallen, unverkennbar gereifter geworden, die wissenschaftliche Grundlage ist — dank der Vermittlung bisher verschollener oder unvollständig bekannter Schriften antiken Ursprungs — bedeutend breiter, der Sinn für die medizinische Theorie prävaliert nunmehr entschieden gegenüber der früheren Empirie, die Auffassungen in der Pathologie zeigen größere Schärfe und Präzision, der Galenismus beginnt zusehends die letzten Reste des aus Römerzeiten noch nachklingenden Methodismus zu überwinden und gleichzeitig verfeinert sich die Semiotik, freilich hauptsächlich im Sinne einer subtilen Pulslehre und Harnschau.

Derartigen Charakter besitzt die Practica des Bartholomaeus, die Ars medendi des jüngeren Kophon, die Practica brevis des jüngeren Johannes Platearius.

Von Kophon hat sich auch ein Werkchen erhalten, welches deshalb von besonderem Interesse ist, weil es zum ersten Male in der mittelalterlichen Literatur des Abendlandes vom praktischen Betriebe der Anatomie Kunde bringt — die sog. Anatomia porci. Im Zusammenhang mit einer, bald darauf verfaßten anonymen, gewöhnlich als Demonstratio anatomica bezeichneten, Schrift erhalten wir durch diese Abhandlung überraschenden Einblick in das, freilich nur durch Tierzergliederung erworbene, anatomische Wissen und in die anatomischen Unterrichtsverhältnisse der Salernitaner, welche gewiß nicht jungen Datums waren.

Ein nicht minder wertvolles Gegenstück hierzu — nämlich insofern wir daraus ein deutliches Bild von dem Betragen des Salernitaner Arztes am

Krankenbette empfangen —, bildet die ärztliche Hodegetik und klinische Propädeutik des Archimatthaeus, betitelt De adventu medici ad aegrotum s. de instructione medici. Dieselbe enthält Maximen der ärztlichen Politik, Anweisungen über das Untersuchungsverfahren (besonders Pulsfühlen und Harnschau), über die eventuelle Vornahme des Aderlasses, über die Krankendiät, über das Verhalten des Arztes bei der Prognosenstellung und schließt mit Ratschlägen, wie man sich hinsichtlich der Honorarfrage benehmen solle. Aus allem spricht reiche Erfahrung und ein höchst anerkennenswertes Streben nach einer individualisierenden, vorzugsweise diätetischen, Behandlungsweise. Eine von demselben Verfasser, leider nur unvollständig, auf uns gekommene Practica will, wie einleitend gesagt wird, nichts anderes als eine Sammlung von klinischen, auf eigener Erfahrung beruhenden Vorträgen bieten; sie zeigt, welche unverdorbene jugendfrische Beobachtungsgabe den Vertretern der Schule eigen war, wie man den Unterricht auch am Krankenbette pflegte, und wie man mit einfachen vorzugsweise diätetischen Mitteln eine oft ganz zweckmäßige Therapie einzuschlagen wußte.

Bartholomaeus verfaßte ein übersichtliches Lehrbuch, die Practica (Coll. Salern. IV, 321-408), mit dem Nebentitel „Introductiones et experimenta in practicam Hippocratis, Galieni, Constantini, graecorum medicorum". Für die langdauernde Beliebtheit desselben sprechen Kommentare, namentlich frühzeitige Uebersetzungen resp. Auszüge und Bearbeitungen in verschiedenen Nationalsprachen. Bruchstücke einer niederdeutschen Bearbeitung in J. v. Oefele, die angebliche Practica des B., Papierhandschr. d. herzogl. Sachsen-Coburg-Gothaischen Bibliothek, Neuenahr 1894. Bruchstücke einer altdänischen Uebersetzung in H. Harpestreng's Danske Laegebog ed. Chr. Molbech, Kopenhagen 1826. Bartholomaeus erscheint als vortrefflicher Beobachter und nach feinerer Diagnostik strebender Arzt.

Kophon (II.) der Jüngere (denn er zitiert einen anderen, also älteren [vgl. S. 284], welcher der ersten Salernitanerperiode angehört haben muß und ebenfalls schriftstellerisch tätig gewesen zu sein scheint), verfaßte (1085-1100) eine anatomische Abhandlung, die gewöhnlich als Anatomia porci (fälschlich früher A. parvi galeni) bezeichnet wird (Coll. Salern. II, 388-391, weit vollständiger herausgegeben von J. Schwarz in „Die medizinischen Handschriften der k. Universitätsbibliothek zu Würzburg", Würzburg 1907, p. 71-76) und eine Practica, mit vorangehender Ars medendi s. Modus medendi et conficiendi (Coll. Salern. II, 415-505).

Die Anatomia porci ist eine Anleitung zum praktischen Studium der Anatomie an einem Schweine, gegründet auf das Beispiel der Alten, welche die Ergebnisse von Tierzergliederungen auf den Menschen anwendeten, und auf die Annahme, daß die inneren Organe des Schweines den menschlichen am meisten ähneln: Quoniam interiorum membrorum corporis humani

compositiones omnino erant ignotae, placuit veteribus medicis et maxime Galeno, ut per anatomiam brutorum animalium interiorum membrorum partes manifestarentur. Et cum bruta animalia quaedam, ut simia, in exterioribus nobis inveniantur similia „interiorum partium nulla inveniuntur adeo similia, ut porci, et ideo in eis anatomiam fieri destinavimus". Einige Textproben mögen die Darstellungsweise beleuchten. „Est autem anatomia recta divisio, quae sic fit. Porcum debes inversum ponere, quem per medium gutturis incides, et tunc primum tibi lingua occurret, quae dextrorsum et sinistrorsum quibusdam nervis alligata est, qui motivi dicuntur. ... In radicibus linguae oriuntur duo meatus, scilicet trachea arteria, per quam transit ad pulmonem aer, et aesophagus, per quem mittitur cibus ad stomachus, et est trachea arteria super aesophagum, super quam est quaedam cartilago, quae dicitur epiglottis, quae clauditur aliquando, ut cibus et potus per eam non descendat, et aperiatur, ut aer intret et exeat. ... Tunc debes separare tracheam arteriam ab aesophago, et invenies pulmonem et cor. Cor vero est magis in sinistra parte; quorum quidlibet in sua capsula continetur. In capsula cordis colligitur materia, quae facit syncopen, in capsula pulmonis colligitur, materia, quae facit peripneumoniam. ... Et quod pulmo sit cavernosus, potestis probare, si cum calamo intromisso infletur. ..." Man ersieht aus diesen Sätzen, daß jedenfalls auch eigene, freilich sehr rohe Untersuchungen (selbst pathologisch-anatomischer Art) angestellt wurden. Die eigentümlichen anatomischen Bezeichnungen kennzeichnen deutlich die Abhängigkeit von griechischen und arabistischen Schriften, nämlich dem liber pantegni des Constantinus, z. B. zirbus, siphach.

Die Ars medendi (um 1090 entstanden) betrifft die allgemeine Therapie (diätetische Vorschriften, Verhaltungsmaßregeln nach der Purgation, Behebung von Verdauungsstörungen) und enthält auch einige Kapitel über Arzneizubereitung (de modo conficiendi); die Practica behandelt nach einer Einleitung über Pathologie und Therapie zunächst die Fieber, sodann die übrigen Krankheiten (darunter auch Ulzerationen des Rachens, Polypen der Nase und Kondylome), zum Schlusse die Lepra. Die Schrift unterscheidet sich durch verhältnismäßige Reinheit der Sprache und auch inhaltlich vorteilhaft von anderen. Gestützt auf die hippokratischen Aphorismen befleißigt sich der Verfasser im Gegensatz zu den Zeitgenossen einer mehr einfachen, das Krankheitsstadium berücksichtigenden, häufiger mit äußeren als inneren Mitteln hantierenden Therapie. In dieser kommen Grundsätze der Methodiker noch hie und da zur Geltung. Die Diagnostik beruht zum großen Teile auf der Uroskopie.

Demonstratio anatomica (Coll. Salern. II, 391-401). — Die Demonstratio anatomica stellt eine Vorlesung dar, welche sich auf eine vorzunehmende und auf eine im vergangenen Jahre vorgenommene Sektion eines Schweines bezieht, im wesentlichen bildet der Inhalt nur eine erweiterte Ausführung der

Anatomia porci des Kophon. Der Verfasser apostrophiert heftig seine Schüler, polemisiert mehrfach gegen Kophon, beruft sich auf Hippokrates (Aphorismen), Galen, den Liber pantegni, auf Isaac Judaeus (de urinis) und gedenkt seiner eigenen Erläuterungen zu Philareti lib. de pulsibus, sowie zu Johannes Damascenus. Bezüglich der Vorbereitungen zur Sektion wird empfohlen, das Schwein mittels Durchschneidung der Halsgefäße zu töten und, an den Hinterbeinen aufgehängt, gehörig ausbluten zu lassen. Die Tötung durch Herzstich sei zu verwerfen, weil sonst viel Blut in die „Membra spiritualia" eindringe, wodurch deren Demonstration erschwert würde; ebenso müsse man mit der Zergliederung beginnen, noch bevor der Kadaver erkaltet ist, weil sich sonst die „Arterien, Venen und Nerven" zusammenzögen und undeutlich würden. Die Körperteile sind unterschieden nach der Funktion als Membra animata, spiritualia und naturalia, die letztgenannten zerfallen wieder in nutritiva und generativa. In jeder dieser Gruppen gibt es wieder Haupt- und Nebenorgane mit unterstützenden Funktionen. Inter animata cerebrum est principale, quia virtus animalis in eo principaliter fundatur et quia alia ab eo oriuntur ut nervi, et ipsum quaedam sunt defendentia, quaedam expurgantia, quaedam adjuvantia vel deservientia. Defendentia sunt haec pia mater, quae in modum piae matris amplectens cerebrum defendit ipsum a duritie durae matris et dura mater, quae defendit cerebrum et piam matrem a duritie carnis et carneum, quae defendit omnia ab exterioribus. Expurgantia et adjuvantia sunt aures, oculi, nares et lingua cum palato. Aures namque depurgant ipsum a superfluitate colerica, oculi a melancholico, nares a sanguinea et flegmatica, palatum namque a flegmatica tantum. Haec eadem sunt adjuvantia. In der Gruppe der membra spiritualia ist das Hauptorgan das Herz; Schutzorgane sind für dasselbe Rippen, Häute, Zwerchfell, Herzbeutel; Reinigungsorgane und Hilfsorgane: Brustmuskel, Lunge, Arterien; Hauptorgan der membra nutritiva ist die Leber, zu ihren Schutzorganen zählen die Venen, zu den Reinigungsorganen Lunge, Hirn, Milz, Gallenblase, zu den Hilfsorganen z. B. Zähne, Magen, Därme. Nach denselben Prinzipien werden die membra generativa eingeteilt. In der folgenden sehr eingehenden Beschreibung einer Sektion wird stets auf die Physiologie (Teleologie) Rücksicht genommen, auch beziehen sich manche Bemerkungen auf die Pathologie. Beispielsweise setzen wir die Schilderung des Herzens hierher: Post haec inspicietis cor latere sinistro locatum, a pulmone lateraliter circumdatum et quodam panniculo undique apertum qui et dicitur capsula cordis in qua bene potest fieri apostema in corde aut nunquam aut difficillime. Saepe autem abundant in eo humor corruptus, qui facit syncopim, sed substantia cordis de partibus villosis et nervosis diverse positis et carne dura est composita, et hoc est propter motuum dilatationis scilicet et constitutionis diversitatem, eorundemque magnitudinem et velocitatem, ne molli substantia compositum ex his facile competeretur, sed forma ejus pineata est inferius lata superius acuta concava ex concavitatibus diversis, ut et facilior fieret motus et ne in angulis retenta superfluitas causa esset molestia.

Johannes Platearius[21] (II.) der Jüngere, so bezeichnet zum Unterschied von seinem Vater — Johannes Platearius (I.) —, verfaßte ein systematisch geordnetes Handbuch der inneren Medizin Practica brevis (Ferrara 1488, Venet. 1497 u. ö., Lugd. 1525), von dem noch handschriftlich alte italienische und französische Uebersetzungen vorhanden sind[22], ferner Regulae urinarum (Coll. Salern. IV, 409-412); wahrscheinlich geht auf ihn auch die Schrift de conferentibus et nocentibus corpori humani (!) zurück.

Archimathaeus, vielleicht identisch mit Matthaeus de Archiepiscopo (Matteo de Vescova), von dem eine Schrift de urinis (Coll. Salern. IV, 506-512) erhalten ist, gilt als Verfasser einer Practica (Coll. Salern. V, 350-376) und einer an alte Vorlagen (vgl. S. 257) anknüpfenden ärztlichen Hodegetik de adventu medici ad aegrotum (Coll. Salern. II, 74-81) oder de instructione medici (Coll. Salern. V, 333-350). Die Practica enthält eine Kasuistik mit daran angeschlossenen klinischen Vorträgen, wobei auf Systematik verzichtet wird („Nec librum de novo contexere, nec ordinem me servare proposui, nec quocunque de quallibet egritudine sum dicturus, sed tantum ea que in quibusdam non omnibus experimento didici meliora et in quibus in manu mea Deus optatum posuit effectum"); auf die diätetische Therapie ist das Hauptgewicht gelegt.

Die Schrift des Archimathaeus de instructione medici deckt sich mit der anonym überlieferten de adventu medici, nur ist letztere weniger ausführlich in den Einzelheiten. Der deontologische Abschnitt derselben — ein Gemisch von Frömmigkeit, Naivität und Schlauheit — gibt ein ausgezeichnetes Bild von dem genau geregelten Betragen des mittelalterlichen Arztes am Krankenbette, von seiner Untersuchungsweise, von seinem Verkehr mit den Kranken und seiner Umgebung. Unterlag doch im Mittelalter das ganze äußere Benehmen bestimmten Regeln, gegen die ein Gebildeter niemals verstoßen sollte, so daß etwas Stereotypes durch die Menschen ging, wofür die Bilder in den Handschriften die anschaulichsten Zeugnisse geben.

Cum igitur, o medice, ad aegrotum vocaberis, adjutorium sit in nomine Domini. Angelus qui comitatus est Tobiam affectum mentis et egressum corporis comitetur.

Intrante tuo a nuntio sciscitare quantum est ex quo infirmus, ad quem vocaris, laboraverit; qualiter ipsum aegritudo invaserit: haec autem sunt necessaria, ut quando ad ipsum accesseris, aegritudinis ejus non omnino inscius videaris; ubi post visa urina, considerato pulsu, licet per ea aegritudinem non cognoveris, tamen si sinthoma quod praesciveras dixeris, confidet in te, tamquam in autore suae salutis, ad quod summopere laborandum est. Cum igitur ad domum ejus accesseris, antequam ipsum adeas, quaere si conscientiam suam sacerdoti manifestaverit, quod si non fecerit vel faciat vel se facturum promittat; quia si inspecto infirmo consideratis aegritudinis signis super his sermo fit, de sua incipiet desperare salute, quia et te desperare putabit. Ingrediens ad infirmum nec superbientis vultum, nec cupidi praetendas affectum, assurgentes tibi pariter et salutantes humili vultu resalutans et gestu eis sedentibus sedeas. Cum vero jam potus resumpseris, quibusdam verbis interpositis, quibus debes situm regionis illius laudare, dispositionem domus in qua es, si expedit, commendare, vel liberalitatem gentis extollere.

Tandem ad infirmum conversus qualiter se habeat quaeras et bracchium tibi exhiberi praecipias. Et quia ex carne spiritus, in te moti sunt, et infirmus, quia in adventu tuo multum delectatur, vel quia tamquam avarus de munere cogitat, propter diversas complexiones tum tui tum infirmi multoties in pulsuum cognitione deciperis. Data ergo securitate aegro interea jam spiritu quiescente pulsum consideres et attende ne super latus illud jaceat, ne digitos habeat extensos, vel in palmam reductos, et tu cum sinistra sustentes bracchium et usque ad centesimam percussionem ad minus consideres, ubi et diversa pulsuum genera investiges, et astantes ex longa expectatione, verba tua gratiora suscipiant.

Post jubeas tibi afferri urinam, ut aeger et aegritudinem non solum per pulsum sed per urinam cognovisse putet. In urina autem diu attendas colorem, substantiam, quantitatem et contentum; post aegroto cum Dei auxilio salutem promittas. Cum autem ab eo recesseris, domesticis ejus dicas ipsum multum laborare, quia ab hoc, si liberabitur, majoris meriti eris et laudis, si vero moriatur testabuntur et a principio de ejus desperasse salute. Unde praeterea moneo ne uxorem vel filiam, vel ancillam oculo cupido respicias; haec medici excoecant animum operantis et Dei immutant sententiam cooperantis, et medicum aegro faciunt onerosum et de se minus bene sperantem. Sis ergo sermone blandus, vitae spectabilis, divino attentius expetens auxilio adjuvari. Cum autem te ad prandium, ut solet fieri, qui domui praesunt invitaverint, nec te importunum ingeras, nec in mensa primus eligas locum, licet sacerdoti et medico, ut solet fieri, primus, accubitus praeparatur; potum vel cibum non contemnas, nec fastidias quae forte de rure et ergo rusticano pane miliaceo ventris exuriem vix consueveras, refrenare. Dum autem comedis per aliquem astantium aegri saepe statum requiras; sic enim de te plurimum confidet infirmus, quem viderit inter delicias sui oblivisci non posse. Surgens autem de coena dicas tibi optime ministratum fuisse, de quo aeger valde laetabitur. ... Nun folgen Vorschriften über die Krankendiät, über die (schon von Anbeginn der Kur an nötige) Verordnung der Digestiva (z. B. Oxymel, Syr. rosarum vel violarum, Syr. acetosus etc.) event. leichten Diuretica (z. B. Aq. petroselini, foeniculi, sparagi etc.) über den Aderlaß.

Bezüglich des letzteren ist auf das Krankheitsstadium, die Jahreszeit, den Kräftezustand und das Lebensalter des Kranken und den Krankheitssitz zu achten. Et a principio autumni usque ad principium veris a sinistro detrahe sanguinem, a principio autem veris a dextro; et propter passionem cerebri venam incide cephalicam, pro morbo spiritualium (Herz-, Lungenleiden) medianam, pro aegritudine nutrimentorum epaticam (= basilicam). Sanguinis colorem attendas ut si fieri potest tamdiu detrahatur sanguis donec color malus mutetur in bonum.

Sehr interessant ist die Bemerkung, daß die exspektative Behandlung nach den Regeln des Hippokratismus, aus Gründen der ärztlichen Politik, unter Umständen durch eine Scheintherapie verschleiert werden müsse: Sed quia quidam aegri avaritiae inebriati veneno, dum vident sine medici auxilio naturam triumphasse de morbo, meritum medici retrahunt pariter et retardant dicentes: quid fecit medicus? Syrupis, unctionibus, fomentis videamur salutem inducere quam dedit natura et in alterius intremus labores, dicentes morbum post facturum graviorem insultum, nisi ei per medicinam succuratur, et sic quod natura fecit imputabitur medico.

Ziemlich eingehend werden die Zeichen der Krise und die Therapie während derselben, ferner die Behandlung der Rekonvaleszenten erörtert. Den Schluß der Schrift bildet eine Anweisung über das angemessene Verhalten des Arztes beim Abschied.

Die beste Uebersicht über die spezielle Pathologie und Therapie der Schule von Salerno während ihrer Blüteepoche gewinnt man aus einem anonymen, im 12. Jahrhundert niedergeschriebenen Werke De aegritudinum curatione[23], welches in seinem ersten Teile die Fieberlehre, in seinem zweiten, ziemlich umfangreichen Teile die örtlichen Krankheiten a capite ad calcem abhandelt. Während die Fieberlehre — an Einfachheit der Klassifikation hervorstechend — von einem und demselben unbekannten Verfasser herrührt, ist die zweite, die Lokalaffektionen betreffende, Abteilung eine Nebeneinanderstellung der Lehrmeinungen von sieben der bedeutendsten Meister der Schule über die gleichen Gegenstände, wobei die (S. 293 erwähnte) Practica des Joh. Platearius (die ihrem ganzen Umfange nach aufgenommen ist) den Faden bildet, und sodann stets in der nämlichen Anordnung Kapitel aus den Werken des Kophon, Petronius, Afflacius, Bartholomaeus, hie und da auch Abschnitte aus den Schriften des Ferrarius[24] und der Trotula[25] folgen. Dieses mosaikartige Kompendium, welches geradezu als Schulbuch der inneren Medizin von Salerno betrachtet werden kann, spiegelt den, in der ersten Hälfte des 12. Jahrhunderts erreichten, Wissensstand wohl am getreuesten wieder und zeigt, daß sich die führenden Meister schon bis zu einem gewissen Grade zur Selbständigkeit in der Krankheitsauffassung und Behandlungsweise emporzuringen vermochten. Nur ganz vereinzelt lassen sich — in Hinweisen auf Janus

Damascenus (vgl. S. 204) und die „Libri Saracenorum" — die Vorboten des beginnenden, aber noch recht unwesentlichen Einflusses der arabischen Medizin erkennen.

De aegritudinum curatione (Coll. Salern. II, 81-385). Nach dem Vorbilde der antiken Doktrinen werden die Fieber (je nachdem am Pneuma, in den festen Teilen oder in den Säften die Krankheitsursache liegt) eingeteilt in Eintagsfieber (effimera), hektische (ethica) und Faulfieber (putrida); die Faulfieber zerfallen wieder in intermittierende (interpolata: cotidiana, tertiana, quartana) und kontinuierliche (mit verschiedenen Unterarten: z. B. Synochus und Hemitriteus). Die Behandlung war vorzugsweise diätetisch oder kühlend (Umschläge, Einpackungen, Bäder), im Sinne einer Kausaltherapie wandte man Purganzen, bei Wechselfiebern Brechmittel an. Nervenleiden und Psychosen. Phrenitis (frenesis) gilt als Apostema (Abszeß) der vorderen Gehirnkammer, Lethargus (litargia) als Apostem der hinteren Gehirnhöhle. Gleiche Lokalisationsversuche finden sich in den Definitionen anderer Affektionen, z. B. Apoplexia est opilatio omnium ventriculorum cerebri cum privatione vel diminutione sensus et motus.... Epile(m)psia est opilatio principalium ventriculorum cerebri.... Mania est infectio anterioris cellulae capitis cum privatione imaginationis. Melancholia est infectio mediae cellulae capitis cum privatione rationis (vgl. hierzu die Gehirnlokalisationen des Poseidonios und Nemesios). Melancholie und Manie unterscheiden sich dadurch, daß bei der ersteren der Sitz der Vernunft, bei der letzteren der Sitz der Einbildungskraft betroffen ist. Unter den Ursachen werden auch Gemütsaffekte, Ueberanstrengung, Geldverlust etc. angeführt. Das Krankheitsbild variiert je nach der zugrunde liegenden Säfteanomalie; liegt die Krankheitsursache in der gelben Galle, so sind Symptome der Exaltation im Vordergrunde (furor, maniaca confidentia, clamant, saltant, currunt, se et alios percutiunt, vigilant), während die schwarze Galle Depressionserscheinungen und Zwangsvorstellungen hervorruft (timent, plangunt, in angulis domorum et in latebris latitant, sepulcra mortuorum inhabitant vel falsas et varias habent suspiciones, quidam putant se non habere caput, quidam putant, angulum sustinere mundi ... alii tenent pugnum clausum ita quod non potest aperiri, credunt nimirum se tenere thesaurum in manu, vel totum mundum ...). Die Therapie der Psychosen war somatisch (Diät, Purgieren, Blutentziehungen, innere und äußere Mittel) und psychisch (verborum, dulcedine et etiam artificio falsae suspiciones removendae sunt ... adsint soni musicorum instrumentorum u. a.). In der Behandlung der Epilepsie spielt die Diät eine wichtige Rolle (unter anderem Enthaltung a medullis, cerebellis) neben vielerlei absonderlichen Mitteln (darunter auch sanguis per scarificationem extractus cum ovo corvi). Paralysis ist definiert als lesio partis cum privatione vel deminutione sensus vel motus vel utriusque; der begleitende Tremor wird erklärt durch die Annahme einer unterbrochenen Nervenleitung. Krampf entsteht ex inanitione et repletione;

aus sedativ wirkenden Substanzen zusammengesetzte Pflaster sind am Hals und an der Wirbelsäule zu applizieren (est nimirum ibi origo omnium nervorum et principium!). Ungemein reichhaltig ist der Abschnitt über die verschiedenen Formen des Kopfschmerzes und ihrer Begleiterscheinungen (cephalea, emigranea), daran reiht sich dolor frontis, inflatio cerebri, scotomia (vertigo). Gegen Hysterie, suffocatio matricis, kommen vorzugsweise scharf riechende Medikamente (Moschus und Ambra) zur Anwendung, überdies Vorschriften, die sich aufs Geschlechtsleben beziehen. Unter den Affektionen des Respirationstraktes finden Nasenleiden (Epistaxis, Fetor narium, Nasenpolypen), Ulceration der Trachea, Synanche (squissantia, Sammelbegriff für Krupp, Angina, Retropharyngealabszeß etc.), Heiserkeit, Husten, Asthma, Pneumonie, Pleuritis, Empyem, Phthise mehr oder minder eingehende Darstellung. Die Pneumonie (peripleumonia) wird als Apostema circa pulmonem, die Pleuritis (pleuresis) als Apostema in pleura definiert, die Differentialdiagnose stützt sich hauptsächlich auf das Verhalten des Schmerzes und des Urins; man unterschied von beiden Affektionen verschiedene Unterarten, welche aus der Aetiologie (Krankheitsursache in einem der vier Kardinalsäfte) hergeleitet wurden. Therapie: vorzugsweise diätetische Maßnahmen (Pneumoniker mußten sich in gleichmäßig erwärmter Luft aufhalten), Diaphoretika, bei kräftigen Personen Aderlaß (auf der dem Krankheitssitz gegenüberliegenden Seite; per antipasen = antispasin); am kritischen Tage (7., 9.) suchte man eventuell Nasenbluten zu erregen durch Kitzeln der Nasenschleimhaut mittels Schweineborsten. Von guter eigener Beobachtung zeugen mehrere der angeführten prognostischen Sätze, z. B.: Sputum sanguineum a principio, quod circa VII et IX diem in saniem convertitur et facile projicitur, bonum signum; sputum vero nigrum vel lividum vel viride perseverante dolore malum; urina nigra et residens non malum, urina tenuis et alba sine aliqua critica detentione raptum materie significat et mortem. Unter den Ursachen der Phthise wird auch das Austreten von Blut (aus einem geborstenen Gefäße) und dessen nachherige Umwandlung in Eiter angeführt: sanguis vertitur in saniem, et sanies inficit et ulcerat pulmonem. Bei beginnender Schwindsucht wird auf kräftige Ernährung das Hauptgewicht gelegt. Das Zustandekommen des hektischen Fiebers ist ganz mechanisch erklärt und zwar damit, daß die Lunge wegen der bestehenden Ulceration ihre Bewegungen einschränkt, weniger Luft aufnimmt und demgemäß das Herz nicht genug abkühlt. Es gibt zwei Arten der Schwindsucht, eine mit Ulceration, eine andere ohne Ulceration der Lunge. Diagnostisch wird besonderer Wert gelegt auf den fötiden Geruch des Atems, das beständige aber nicht hoch ansteigende Fieber, die Abmagerung, die gekrümmten Nägel, die Beschaffenheit des Sputums (foetidum si super carbones infunditur et si sputum in vase aliquo in nocte recipiatur et mane aqua calida super effundatur apparet in superficie aquae quasi quaedam crassities, in fundo putredine remanente) Haarausfall und

Durchfälle verkünden den Exitus. Haemoptöe (roborierende Behandlung) läßt sich von Haematemesis durch die Betrachtung des Blutes unterscheiden, im letzteren Falle ist es „fetidus et corruptus". Syncope wird an verschiedenen Stellen teils auf den Magen, teils auf Schwäche des Herzens (der Herzbewegung) zurückgeführt, ätiologisch kommen psychische Affekte, Inanition, Plethora etc., in Betracht; plötzlicher Tod ist — wenn andere Ursachen nicht nachweisbar — auf Syncope zurückzuführen, bedingt durch Verstopfung der Vena cava. Ueber den Ausgangspunkt der „Passio cardiaca" herrschen Zweifel, insoferne derselbe bald im Herzen, bald im Magen oder der Leber angenommen wurde. Affektionen des Intestinaltraktes. Sehr ausführlich beschrieben sind: Magenschmerz, Brechneigung, Dyspepsie, Appetitlosigkeit, Heißhunger, Aufstoßen, Schlucken, Diarrhöe, Meteorismus etc., wobei möglichst eine kausale Therapie angestrebt wird; ebenso richtet sich die Behandlung des Bauchschmerzes nach der angeblichen Ursache (tortio ventris, colica passio, ventris inflatio, apostema in stomacho vel in intestinis etc.). Als Wurmmittel sind erwähnt: Aloë, succus absinthii, persicaria, pulvis lupinorum amarorum, pulvis centonica = Santonin. Bei Dysenterie (Discinteria dicitur a discindendo, quia in ea scinduntur intestina!) wurden erst nach der Darreichung von Abführmitteln Adstringentia gegeben. Nach griechischen Quellen gearbeitet, aber mit vielen Zusätzen versehen, sind die Abschnitte über Lienterie, Fluxus ventris, Tenesmus, Hämorrhoiden (Applikation von Bleisalbe, Abbinden, Kauterisieren), Prolaps des Mastdarms, Leber- und Milzleiden (Eisenfeile als Hauptmittel). Die Differentialdiagnose zwischen Ascites und Tympanites beruht unter anderem auf den **Perkussionsergebnissen**; bei dem ersteren gibt der Unterleib den Ton eines halbgefüllten Schlauches (percussus resonat in modum utris), bei Tympanites den einer Pauke (percussus resonat in modum timpani). Harnkrankheiten und Geschlechtsleiden. Zu den Nierenaffektionen wurde auch der Diabetes gerechnet: fieri ex nimia renum calefactione et retentione virtutis digestivae et debilitatione ... a quibusdam diarria urinae appellatur. Behandlungsweise diätetisch (Genuß grünen Blattgemüses, fetten Fleisches, herben Weines, Verbot diuretisch wirkender Substanzen), nebstdem äußere Applikationen in der Nierengegend, z. B. Pflaster, feindurchlöcherte Bleiplatten u. a. Durch viele gute Beobachtungen zeichnen sich die Kapitel über Hämaturie, Nierensteine, Dysurie, Strangurie, Blasenlähmung (häufiges Vorkommen bei Höflingen) etc. aus. Bemerkenswert ist darin das Streben nach einer Lokaltherapie („Localibus etiam adjutoriis subveniendum est"). Die Kapitel über die Affektionen des Genitaltraktes (Spermatorrhöe, Priapismus, Impotenz, verschiedenartige Schwellungen und Tumoren der männlichen und weiblichen Geschlechtsorgane[26], Dysmenorrhöe etc.) nehmen einen breiten Raum ein, namentlich aber die Abschnitte, worin über Aphrodisiaca, Abortiva, über Mittel zur Beförderung oder Verhinderung der Konzeption etc. gehandelt wird. Was die Chirurgie (Wunden, Frakturen, Luxationen, Abszesse, Geschwülste, Verbrennungen etc.) anlangt, so enthält die Schrift de aegritudinum curatione fast nur Vorschriften über Salben, Dekokte, Umschläge u. s. w. Bezüglich der Geburtshilfe finden sich meist nur Rezepte und abergläubische Mittel. Die Augenheilkunde beschränkt sich fast ganz auf die äußeren Affektionen, zur Behebung der Cataracta ist die Sklerotikonyxis empfohlen. Von Ohrleiden sind angeführt: Schmerz mit oder ohne bestehende Eiterung, Geschwür, Würmer, Fremdkörper, Taubheit, Ohrenklingen. In der Ohrpathologie spielt die humorale Theorie (auch Krankheitszustände des Magens und der Leber) eine wichtige Rolle, in der Therapie (Salben, Kataplasmen, Einlagen, Instillationen, Räucherungen, Niesemittel, Gurgelmittel etc.) wurden vorwiegend unschädliche (zum Teil volkstümliche) Mittel verwendet. Wichtig ist der Rat, vor jeder Behandlung eine lokale Inspektion des Ohres vorzunehmen: „primum considera foramen auris". In der Zahnheilkunde nehmen die Mittel zur Beförderung des spontanen Ausfalls kariöser Zähne einen breiten Raum ein. Die Lehre von den Hautkrankheiten (Lepra = Elephantiasis, Malum mortuum = Lupus, Morphaea, Scabies, Impetigo, Serpigo, Tinea) ist von der Humoralpathologie beherrscht, unter den Mitteln spielen Schwefel und auch Quecksilber (in Salben) eine wichtige Rolle; die Kosmetik ist durch zahlreiche Mittel (z. B. Enthaarungsmittel) vertreten.

Besaßen auch manche der bisher besprochenen salernitanischen Schriften eine über ihr Zeitalter und den Entstehungsort hinausragende Bedeutung, so trug doch zum dauernden Ruhm der Schule keine derselben auch nur annähernd so viel bei wie jenes merkwürdige, wohl dem 12. Jahrhundert entsprossene, Literaturprodukt, welches unter dem Namen **Regimen sanitatis Salernitanum** bekannt ist — ein in leoninischen Versen[27] abgefaßtes medizinisches Lehrgedicht, das in seiner ursprünglichen, noch verhältnismäßig wenig umfangreichen Gestalt eine mehr für Laien als für wissenschaftliche Studien bestimmte Zusammenstellung von diätetisch-prophylaktischen Regeln darstellte, aber in den folgenden Jahrhunderten durch Zutaten verschiedenster und vielfältigster Art immer mehr zu einer metrischen Enzyklopädie der Medizin anwuchs. Es verdankte seine geradezu unvergleichliche Popularität weniger dem Inhalt als der leicht einprägbaren Form, der aphorismatischen Prägnanz und volkstümlichen, naiven Ausdrucksweise seiner Kernsprüche, die jahrhundertelang in der ärztlichen Welt von Mund zu Mund getragen wurden[28], zu Nachahmungen und Erweiterungen geradezu verlockten und noch heute in sprichwörtlichen Redensarten der meisten Völker fortklingen.

Das weltberühmte Lehrgedicht der Schule von Salerno (später auch Flos s. Lilium medicinae, Herbarius, Schola Salernitana, De conservanda bona valetudine u. s. w. genannt) entstand wahrscheinlich am Ausgang des 11. oder im Beginne des 12. Jahrhunderts[29] und ist sozusagen als die Gesamtleistung medizinischer Rhapsoden anzusehen. Die älteste, dem Original wohl nahestehende, Redaktion ist in den Werken des (im 13. Jahrhundert lebenden) Arnaldus von Villanova enthalten, der gleichsam die Rolle des Peisistratos spielte; hier besteht das Gedicht aus 362, in der Normannenzeit so beliebten, leoninischen Versen, und sein hauptsächlich diätetisch-prophylaktischer Inhalt trägt durchaus den Charakter der ersten Salernitanerperiode an sich. Zu diesem Grundstock kamen aber im Laufe der Jahrhunderte so viele Zusätze und Einschiebungen, daß sich das, ursprünglich mehr für Laien berechnete, Regimen sanitatis Salernitanum allmählich geradezu in ein versifiziertes Handbuch der gesamten Medizin verwandelte, in welchem die verschiedenen Epochen des Mittelalters ihre Niederschläge zurückgelassen haben. Die Zahl der Verse schwoll lawinenartig an auf das — zehnfache der ursprünglichen Zahl. Wahrscheinlich ist alles Nichtdiätetische späteren Ursprungs. Die von verschiedenen Verfassern herrührenden Einschiebsel machen es erklärlich, daß in Einzelheiten mannigfache Widersprüche vorkommen. In seiner vollständigen Redaktion zerfällt das Gedicht in 10 Hauptabschnitte: Hygiene (8 Kapitel), Materia medica (4 Kapitel), Anatomica (4 Kapitel), Physiologica (9 Kapitel), Aetiologia (3 Kapitel), Semiotica (24 Kapitel), Pathologia (8 Kapitel), Therapeutica (22 Kapitel), Nosologia (20 Kapitel), Hodegetik (5 Kapitel). — Entsprechend der unvergleichlichen, noch nicht erloschenen Beliebtheit und Verbreitung des Lehrgedichts ist die Menge der Ausgaben[30] (mit oder ohne Kommentar) und Uebersetzungen (ins Deutsche, Französische, Englische, Italienische, Holländische, Czechische, Polnische, Ungarische; Provenzalische, Irische; Hebräische, Persische u. s. w.) erstaunlich groß, in der Coll. Salern. V werden (bis 1857 reichend) nicht weniger als 240 Editionen aufgezählt. Hier seien nur folgende Ausgaben und Uebersetzungen angeführt: Joh. Chr. Gottl. Ackermann, Regimen sanitatis, Stendal 1790 (Reproduktion der Redaktion des Arnald von Villanova), in Renzis Collectio Salernitana, zwei Ausgaben mit den späteren Einschiebseln, Tom. I (p. 445-516 Flos medicinae 2130 Verse) und Tom. V (p. 1-104, 3520 Verse) — in dieser Ausgabe betreffen V. 1-855 Hygiene, V. 856-1611 Materia medica, V. 1612-1649 Anatomie, V. 1650-1830 Physiologie, V. 1831-2032 Aetiologie, V. 2033-2467 Semiotik, V. 2468-2494 allgemeine Pathologie, V. 2495-2883 allgemeine Therapie, V. 2884-3430 spezielle Pathologie, Chirurgie, Gynäkologie, V. 3431-3484 die Hodegetik, worauf ein Epilogus das Werk beschließt; Ign. Düntzer, Regimen Sanitatis Salernitanum, Gesundheitsregeln der Sal. Schule lateinisch und im Versmaße der Urschrift verdeutscht, Köln 1841; Meaux Saint Marc, L'ecole de Salerne, Traduction en vers français avec le texte latin, 2. Auflage, Paris 1880; A. Croke, Reg. Sanitat. Salernit. with an ancient translation, Oxford 1830; Ordronaux, Code of health of the School of Salernum, Philadelphia 1871; T. Vulpes, La scuola Salern. tradotta in versi italiani col testo latino, Napoli 1844.

Der Anfang des Regimen Salernitanum lautet in den meisten Handschriften:

„Anglorum regi scripsit Schola tota Salerni."

Diese Anrede wurde zumeist auf Robert, den Sohn Wilhelm des Eroberers, bezogen, welcher sich zwecks Behandlung einer, im Orient erhaltenen, Armwunde 1101 in Salerno aufhielt und nach dem Tode seines Bruders Wilhelm II. Thronprätendent war. Da aber in manchen Handschriften diese Anrede ganz fehlt oder darin statt Anglorum „Francorum" zu lesen ist, so handelt es sich wahrscheinlich nur um einen späteren Zusatz. Die ersten acht Verse enthalten den Inbegriff der Diätetik:

Si vis incolumem, si vis te reddere sanum,

Curas pelle graves, irasci crede profanum.

Parce mero, coenato parum; non sit tibi vanum,

Surgere post epulas; somnum fuge meridianum.

Non mictum retine, nec fortiter comprime anum.

Haec bene si serves, tu longo tempore vives.

Si tibi deficiant medici, medici tibi fiant

Haec tria; mens hilaris, requies, moderata diaeta.

Die Nahrungsmittelhygiene nimmt einen verhältnismäßig breiten Raum ein; in der Materia medica werden vorzugsweise einfache Arzneimittel abgehandelt. Die Anatomie enthalten in nuce die Verse:

Nervus et arteria, cutis, os, caro, glandula, vena,

Pinguedo, cartilago et membrana, tenontes:

Hac sunt consimiles in nostro corpore partes.

Ossibus ex denis bis centenisque novenis (219)

Constat homo, denis bis dentibus et duodenis, (32)

Ex tricentenis decies sex quinque venis, (365)

Hepar, fel, stomachus, caput, splen, pes, manus et cor,

Matrix et vesica sunt officialia membra.

Im physiologischen Abschnitt ist namentlich die Schilderung der vier Temperamente bemerkenswert. Am reichsten sind die späteren Interpolationen in den von Krankheiten und deren Heilung handelnden Kapiteln; doch besitzen gerade diese — wenn man von der Frage der Echtheit absieht — große historische Bedeutung, weil man durch sie recht bequem über die pathologischen Grundanschauungen, über die Diagnostik und Prognostik, über die therapeutischen Indikationen und Heilmethoden der mittelalterlichen Medizin orientiert wird. So finden sich darin z. B. allgemeine Regeln über die Semiotik des Pulses und Urins, sehr ausführliche Vorschriften über den Aderlaß etc. Den Schluß des erweiterten Lehrgedichts bilden kulturhistorisch interessante Verse hodegetischen und deontologischen Inhalts.

Die hohe Bedeutung des Regimen sanitatis Salernitanum und der wissenschaftlich weit mehr in Betracht kommenden Schrift de aegritudinum curatione liegt darin, daß sie die für die alte Schule typische Wertschätzung der Hygiene und der Diätetik bezw. die Tendenz zu einer, von allem polypragmatischen Ueberschwang freien, recht einfachen medikamentösen Behandlungsweise noch in voller Reinheit repräsentieren. Leider blieb es auf die Dauer nicht dabei, und schon in der ersten Hälfte des 12. Jahrhunderts, wohl zum Teil als Nachwirkung der Schriften des Constantinus (namentlich de gradibus medicinarum), mehren sich die Anzeichen einer bevorstehenden Entwicklung in gegensätzlicher Richtung, der fürderhin dominierenden Rezepttherapie (auf der pseudowissenschaftlichen Basis der Qualitätenlehre). Es war in den ersten Dezennien des 12. Jahrhunderts Nicolaus Praepositus, der den Reigen eröffnete, indem er, wie er selbst sagt, auf Wunsch seiner Kollegen, auf Grund älterer Vorlagen und nach arabischem Muster ein Antidotarium verfaßte[31]. Dieses Rezeptbuch, welches meist sehr komplizierte Arzneiformeln mit Angabe der Wirkungs- und Anwendungsart enthält, spielte nicht bloß in der salernitanischen, sondern in der gesamten mittelalterlichen Praxis der Folgezeit die maßgebendste Rolle und wurde die Grundlage aller späteren Pharmakopöen. Es erzeugte eine ganze Literatur von Kommentaren, als deren frühesten Vertreter die nicht minder als das Mutterwerk berühmten Schriften des jüngeren Matthaeus Platearius erscheinen, nämlich seine „Glossae" und seine pharmakologisch-botanisch verdienstvolle Heilmittellehre de simplici medicina (nach den Anfangsworten auch „Circa instans" genannt). Von der starken Vorliebe für eine vorzugsweise medikamentöse Therapie nach arabischem Vorbild zeugen in besonderem Grade auch das Compendium und die „Tabulae" des Mag. Salernus. Erfreulicherweise fehlte es aber auch nicht ganz an einer Gegenströmung, die sich mindestens in Bestrebungen zur Vereinfachung der Arzneimittellehre bekundet, wie sie besonders in dem sehr ausführlichen Kommentar des Bernardus Provincialis zu den eben erwähnten „Tabulae" des Mag. Salernus hervortreten. Einen wahrhaft erfrischenden Eindruck macht inmitten des therapeutischen Wustes die vorzügliche Schrift des Musandinus über Krankendiät, de cibis et potibus febricitantium, eine Nachahmung der hippokratischen diaeta in acutis.

Außer durch das Vorherrschen der Arzneimittellehre verrät sich der unleugbar einschleichende Arabismus noch durch ein anderes Symptom in der Literatur. Es ist dies die wachsende Zahl der Schriften über Harnschau, unter welchen die, besonders aus Isaac Judaeus schöpfenden, „Regulae urinarum" des Maurus und der Traktat des Urso nicht geringes Ansehen erlangten.

Von den übrigen salernitanischen Autoren des ausgehenden 12. Jahrhunderts wären noch Richardus Salernitanus (besonders wegen seiner Anatomie), Ferrarius, Romualdus und dessen Schüler Joh. Castalius erwähnenswert.

Nicolaus Praepositus (d. h. Vorsteher der Schule) blühte im Anfang des 12. Jahrhunderts. Sein **Antidotarium** (gedr. in den meisten Ausgaben der Opera Mesuae, z. B. Venet. 1562) enthält in alphabetischer Ordnung 139 meist sehr komplizierte Arzneiformeln (Electuaria, Sirupe, Potiones „Metradata", Antidota, Pillen, Trochisci u. s. w.) benannt nach dem Erfinder[32], dem Inhalt oder dem Leiden, gegen welches das Mittel dienen soll, mit Angabe der Wirkungs-, Anwendungs- und Zubereitungsweise. Beispielsweise heißt es von der Aurea Alexandrina (Latwerge mit Aureum purificatum und Argentum merum): Aurea quando datur, caput a languore levatur; aurea dicta est ab auro. Alexandrina ab Alexandro peritissimo philosopho, a quo inventa est. Proprie valet ad omne capitis vitium ex frigiditate, maxime et ad omnem rheumaticam passionem, quae a capite ad oculos et aures et gingivas descendit et ad gravedinem omnium membrorum, quae fit de eadem humore etc. Sodann folgt die Arzneiformel, die Vorschrift für die Zubereitung und Anwendung.

Erwähnenswert ist eine Notiz über anästhesierende Inhalationen bei chirurgischen Eingriffen mittels der „spongia soporifera".

Das Antidotarium erlangte als typisches Apothekerbuch langdauerndes Ansehen und erzeugte eine ganze Literatur: Uebersetzungen ins Italienische, Französische (vgl. P. Dorveaux, L'antidotaire Nicolas deux traductions françaises etc., Paris 1896), Spanische, Hebräische, Arabische, Kommentare und erweiternde Bearbeitungen. Es wurde zur Grundlage der späteren Pharmakopöen. Wahrscheinlich rührt von demselben Verfasser auch der Tractatus quid pro quo (Ersatzmittel) her, welcher in manchen Ausgaben beigefügt ist. Fälschlich wurde dem Nicolaus Praepositus noch ein zweites Antidotarium (A. magnum zum Unterschied von dem eben genannten, dem A. parvum) zugeschrieben, nämlich das Antidotarium ad aromatarios. Dieses ist aber nichts anderes als eine mit vielen Zusätzen versehene lateinische

Uebersetzung des von dem Byzantiner Nicolaus Myrepsos (vgl. S. 133) verfaßten Δυναμερόν.

Matthaeus Platearius (junior), Sohn des Joh. Platearius II., um die Mitte des 12. Jahrhunderts, schrieb zu dem Antidotarium des Nicolaus Praepositus einen Kommentar, Glossae oder Expositio(nes) in Antidotarium (gedr. in den Venetianer Ausgaben der Opera Mesuae), mit Angabe der Synonyma, außerdem ein sehr wertvolles und berühmtes Werk, welches in der Regel nach den Anfangsworten des ersten Satzes (Circa instans negotium de simplicibus medicinis nostrum versatur propositum) Circa instans genannt wird. Dasselbe handelt in alphabetischer Ordnung von 273 einfachen Arzneistoffen, wobei der Ursprung derselben, die Zeichen der Echtheit, die Unterschiede der verschiedenen Sorten angegeben werden. Bemerkenswert sind besonders die botanischen Mitteilungen, worin alle seit Dioskurides und Plinius erschienenen Werke übertroffen werden, und die Synonyma (griechisch, lateinisch, vulgäritalienisch, französisch). Gedr. in mehreren Ausgaben des Antidotarium des Nicolaus Praepositus und mit der Practica des Johann Platearius (vgl. oben). Eine alte französische Uebersetzung erschien sechsmal ohne Jahreszahl gedruckt unter dem Titel Le grant Herbier en francoys. Möglicherweise rührt das Werk Circa instans nicht von Matthaeus Platearius junior, sondern von Joh. Platearius III. her.

Petrus Musandinus (de Musanda), um die Mitte des 12. Jahrhunderts. Von ihm ist eine Summula de praeparatione ciborum et potuum infirmorum (Coll. Salern. V, 254-268) erhalten, zu der wohl auch der kurze Traktat de cibis et potibus febricantium (Coll. Salern. II, 407-410) gehört; für diese Krankendiät bildete die hippokratische Diaeta in acutis das Vorbild. Unter anderem wird eine Art Fleischextrakt aus Hühnern bereitet, empfohlen; bei Durchfall soll ein Huhn in Rosenwasser gekocht verabreicht werden u. s. w. Jedenfalls geht aus der Schrift hervor, daß man der Kochkunst für Kranke große Aufmerksamkeit schenkte; sehr anerkennenswert ist die Mahnung, Speise und Trank in zierlichen Gefäßen darzubieten und die Appetitrichtung (selbst die Launen) des Patienten einigermaßen zu berücksichtigen.

Mag. Salernus (um 1130-1160). Sein Compendium (Coll. Salern. III, 52-65, vollständiger V, 201-232) behandelt die Definition der Medizin, die Entstehung, die äußeren und inneren Zeichen der Funktionsstörungen, die allgemeine Aetiologie, sodann die Wirkung und Zubereitung der verschiedenen Digestiva, Expulsiva, Emetica, Purgantia, Hydragoga, Laxativa, Constringentia, Styptica, Diuretica etc.; einen großen Platz nimmt die Zubereitung und Anwendungsweise der Sirupe ein. Bemerkenswert ist die Betonung des hippokratischen Grundsatzes, unter Berücksichtigung der therapeutischen Indikationen, vorwiegend nur die Heilkraft der Natur zu unterstützen: „Medicus itaque peritus naturae motus debet imitari in omnibus enim natura est operatrix, medicus vero minister". Andere

Schriften: Tabulae (Coll. Salern. V, 233-253), eine Zusammenstellung der Heilmittel nach ihrer Wirkung, Catholica (in P. Giacosa, Magistri Salernit. nondum edit. 71-162), eine spezielle Pathologie und Therapie. Im Kapitel de ruptura saniei in matrica findet sich eine Stelle, die ein merkwürdiges Streiflicht auf die ärztliche Ethik des Verfassers (und seiner Epoche?) wirft. Es heißt dort nämlich: Contingit quandoque quod post liberationem infirmi medici ingrati existunt. Detur ergo eis alumen scissum cum aliquo coquinato ut recidivam patiantur. Nam si recipiatur alumen necesse est ut in aliqua parte corporis apostema generetur et recidua fiat.

Bernardus Provincialis (um 1150-1160) verfaßte zur Practica Bartholomaeus und zu den Tabulae des Mag. Salernus sehr ausführliche und interessante Kommentare (Coll. Salern. V, 269-328), in welch letzterem das Streben nach Vereinfachung der Arzneimittellehre und die Vorliebe für heimische Mittel hervortritt. An mehreren Stellen sind die „mulieres Salernitanae" zitiert, wie auch volkstümliche Mittel Erwähnung finden. Wie schon bei Kophon wird die „medicina pauperum" berücksichtigt.

Maurus (um 1160). Außer einem Kommentar zu den hippokratischen Aphorismen (Coll. Salern. IV, 513-557), der noch von späteren Autoren lobend zitiert wird, schrieb er die viel gelesenen Regulae urinarum (Coll. Salern. III, 2-50), eine auf Theophilus und Isaac Judaeus gestützte Uroskopie mit einer daran angeschlossenen speziellen Pathologie (in welcher die diagnostische Rolle der Harnschau stark hervortritt). Maurus beachtet die Farbe, die Dichte, die Menge und die Contenta (Trübungen, Niederschläge) des Urins. Er unterscheidet 19 Farben des Harns (albus, lacteus, glaucus, karopos, subpallidus, pallidus, subcitrinus, citrinus, subrufus, rufus, subrubeus, rubeus, subrubicundus, rubicundus, inopos, kianos, viridis, lividus, niger), deren Zustandekommen von den Modifikationen der Elementarqualitäten abhängig gemacht wurde. Albus est sicut aqua clara, lacteus est sicut serum lactis, glaucus est sicut cornu lucidum album; et isti colores significant frigiditatem intensam. Karopos est sicut color pilorum camelorum; et iste color significat frigiditatem intensam. Pallidus est sicut succus carnis semis cocte. Subpallidus, idem remissus. Citrinus est sicut color citri; subcitrinus, idem remissus. Rufus est sicut color optimi auri; subrufus idem remissus. Rubeus est sicut color sanguinis; subrubeus, idem remissus. Rubicundus est sicut color croci; subrubicundus, idem remissus. Inopos est sicut vinum perturbatum, marcidum et nigrum. Kianos est sicut color pulveris, qui fit ex albo et nigro colore. Viridis est sicut color cauli vel porri. Lividus est sicut plumbum, niger est sicut cornu lucidum nigrum. Wie im menschlichen Körper, wurden auch im Harn vier Regionen unterschieden, und demgemäß schrieb man dem Ort, wo man im Harn(glas) eine Farbenveränderung, Trübung etc. wahrnahm, spezialdiagnostische Bedeutung zu. Sunt regiones humani corporis quatuor. Prima regio est cerebrum et membra animata. Secunda cor et membra spiritualia. Tertia epar et membra nutritiva. Quarta renes et caetera inferiora. Similiter quatuor regiones considerantur in urina. Prima regio dicitur circulus — Secunda superficies seu corpus aereum — Tertia perforatio seu substantia — Quarta fundus. Prima igitur urinae regio, scilicet circulus primae regionis humani corporis est significativa, juxta illud circulus crossus, qui significat dolorem capitis. Item idem significat reuma capitis. Item circulus est plumbeus qui significat epilepsiam. Per secundam regionem urinae secundae regionis humani corporis habitus notitia juxta quod dicitur. Urina in superficie livens pectoris significat vitium. Item a media regione superius distincte livens pleuresim vel peripleumoniam significat. Per tertiam regionem urinae tertia regio humani corporis attestatur. Juxta illud, urina in substantia tenuis, siccitatem epatis significat, et urina in substantia spissa humiditatem epatis significat. Quarta urinae regio quartam regionem humani corporis attestatur, unde dicitur: arenulae sunt in fundo vasis, qua lithiasim renum vel vesicae significant, squamosae resolutiones sunt in fundo vasis, quae resolutionem membrorum significant.

Urso: Compendium de urinis (in P. Giacosa's Magistri Salern. 283-289).

Joh. Ferrarius (II.), um 1188. Ob von ihm oder seinem Vater Joh. Ferrarius (I.) der Traktat Curae (in P. Giacosa's Mag. Salern. 1-64) herrührt, ist noch nicht entschieden.

Richardus (Salernitanus), um 1130-1180. Zu seiner handschriftlich vorhandenen Practica gehört wahrscheinlich die Anatomia dieses Autors (ed. J. Schwarz im Anhang zur Schrift: „Die mediz. Handschriften der k. Universitätsbibliothek in Würzburg", 1907; früher auf Grund einer Berl. Handschr, von J. Florian, Die Anat. d. Mag. Richardus, Bresl. Dissert. 1875 und revidiert mit deutscher Uebersetzung von V. Tarrasch, Berl. Dissert. 1898), welche formell und inhaltlich an die Demonstratio anatomica (vgl. S. 292) erinnert. Wie diese, stellt sie eine theoretische Einleitung für die, an einem Schweine vorzunehmende, Leichenschau dar. Nach einem Hinweis auf die Notwendigkeit anatomischer Studien (unter Berufung auf Galen) und der Definition der Anatomie folgt zunächst eine historisch sehr bedeutsame Stelle, welche die Methodik im allgemeinen beleuchtet: Incipit (sc. anatomia) autem fieri a cerebro quasi a digniori parte, deinde ab aliis membris per ordinem. Restat autem differre in quibus fiat. Solebat considerari tam in vivis quam in mortuis animalibus, unde g(alienus) quosdam libros de anathomia vivorum, quosdam de anathomia mortuorum composuit. In mortuis dupliciter fiebat anathomia, scilicet per incisionem et aquae fluentis mundificationem. Solebat enim corpus hominis quem sanctio puniendum decreverat mortuum in cito currenti fluvio capite manibus et pedibus ad palos extendi, donec aqua fluens teneras partes scilicet carnem et cutem et pinguedinem ablueret et dissolveret et ab ossibus et nervis, venis et arteriis abroderet, postea patebat concatenatio ossium, nervorum et arteriarum et eorundem numerus et positio (Mazerationsverfahren). Nunc autem quum horribile est corpus humanum ita tractari, a modernis magistris fit anathomia in brutis animalibus. Sed quaedam animalia sunt similia hominibus in exterioribus, quaedam in interioribus. In exterioribus tantum ut ursa, simia, in interioribus, ut porcus. In talibus fit competens anathomia, in aliis vero inutiliter. — Richardus verbreitet sich im folgenden über die verschiedenen Einteilungsprinzipien der Körperteile: nach der Zusammensetzung unterscheidet er membra similia-consimilia und dissimilia-officialia, nach ihrer Rangstellung membra principalia (Gehirn, Herz, Leber, Hoden) und membra a principalibus orta, nach ihrer Funktion animata (Gehirn etc., Nerven etc.), spiritualia (Herz etc., Lunge etc.), nutritiva (Leber etc., Magen etc.), generativa (Hoden etc.).

Im speziellen Teile sind Gehirn (und Sinnesnerven), Bewegungsnerven, Herz, Lunge (Luftröhre), Speiseröhre, Magen, Därme, Leber, Hoden, Gebärmutter beschrieben. Am Gehirn werden drei Kammern (cellula fantastica, logistica, memorialis) unterschieden, im Abschnitt über das Herz fehlt die Erwähnung der Klappen und der Scheidewand u. s. w. Die Nomenklatur ist teilweise schwer zu deuten, die Vorliebe für etymologische Erklärungen gewaltsamster Art (ysophagus von ysos = intus und fagein) erinnert an Isidorus. Abgesehen von dem mehrmals erwähnten Galen und Hippokrates sind Galens Tegni, das Pantegni und das Viaticum zitiert.

Romualdus Guarna (Erzbischof von Salerno), vgl. S. 283, schrieb unter anderem de pulsibus (Fragment in Coll. Salern. IV, 413-14).

Johannes de Sancto Paulo (Joh. Castalius), Schüler des Romualdus, Kardinal (um 1215). In manchen Handschriften wird ihm (irrtümlich?) das unter den Schriften des Constantinus (in der Ausgabe der opera des Isaacus Judaeus) gedruckte Buch de virtutibus simplicium medicinarum (betitelt nach den Anfangsworten „Cogitanti mihi") zugeschrieben. Exzerpte aus seinem Breviarium ed. Val. Rose im Anhang zu seiner Ausgabe von Aegidius Corboliensis (Lips. 1907).

Noch bevor das 12. Jahrhundert zur Neige ging, fügte die salernitanische Schule ihren sonstigen Verdiensten einen neuen Ruhmestitel hinzu, indem sie die, während des frühen Mittelalters so tief gesunkene, Chirurgie nach langer Unterbrechung wieder einer wissenschaftlichen Bearbeitung zuzuführen begann. An einer solchen fehlte es im christlichen Abendlande bisher gänzlich, weil die Klerikerärzte — aus Gründen, welche in ihrem priesterlichen Berufe lagen — von der Ausübung der Operationskunst in der Regel fernbleiben und dieselbe den ungebildeten Empirikern überlassen mußten. Ecclesia abhorret a sanguine.

Unter den Aerzten Salernos hatten sich gewiß neben den medizinischen von alters her auch chirurgische Traditionen fortgepflanzt, doch scheint man von denselben — sofern die Werke des Gariopontus, Petroncellus, der Trotula, oder selbst die Schrift de aegritudinum curatione darüber zureichenden Aufschluß geben — lange Zeit keine entsprechende praktische Verwertung gemacht zu haben. Daran änderte sich zunächst auch dann wohl wenig, seitdem durch einschlägige Schriften des Constantinus die chirurgischen Errungenschaften der Vergangenheit zugänglicher geworden waren. In dem Maße aber, als während der Kreuzzüge das Bedürfnis nach wundärztlicher Behandlung bedeutend anstieg und sich die Gelegenheit, Erfahrungen zu machen, ganz erheblich vergrößerte, konnte sich die, inmitten des Verkehrs liegende, die abendländische Heilkunst repräsentierende, Schule von Salerno der Bewegung nicht entziehen. Daß man der Chirurgie gegen Ende des Zeitraums eifrigere Pflege widmete und ihr ein höheres Ansehen als bisher zubilligte, kommt in der Literatur in einem Werke zum Ausdruck, welches um 1180 von Roger (Ruggiero, zuweilen filius Frugardi genannt) mit mehreren Mitarbeitern verfaßt wurde, und das fortan als Textbuch für die chirurgischen Vorträge in Salerno sowie als Grundlage einer Reihe von Kommentaren diente. Dieses Werk — das älteste chirurgische, welches aus der mittelalterlichen Literatur des christlichen Abendlandes bekannt ist —, die Practica chirurgiae des Rogerius, nach den Anfangsworten auch „Post mundi fabricam" benannt, zeichnet sich durch Kürze und Klarheit der Darstellung aus und beruht nicht nur auf einer weit zurückreichenden Tradition, sondern auch auf selbständigen Erfahrungen des Verfassers, seiner Lehrer und Kollegen[33]. Constantinus scheint allerdings als Quelle stark benützt worden zu sein. Roger verfolgt rein praktische Zwecke und berücksichtigt daher mit Ausnahme weniger Abschnitte fast nur die Therapie; diese ist vorherrschend eine nicht-operative. Die Wundheilung wird mittels eitererregender Mittel angestrebt, bei Blutungen kommen außer Stypticis die blutige Naht und Unterbindung zur Anwendung[34]. Den Hautaffektionen, welche schon seit längerem eine Domäne der Wundärzte bildeten, ist ein breiter Platz eingeräumt; bemerkenswert ist es, daß man Quecksilbersalben gegen chronische Dermatosen und Parasiten mit Vorliebe anwendete. Im Rahmen des Zeitalters kann es nicht überraschen, daß Roger sich nicht scheut, häufig auch abergläubische Prozeduren zu empfehlen.

In der gedruckten Ausgabe (Coll. Salern. II, 426-496) liegt das Werk nicht in seiner ursprünglichen Gestalt, sondern in einer wenig veränderten Ueberarbeitung vor, welche von Rolando aus Parma herrührt. Die Chirurgie Rogers besteht aus vier Büchern. Buch I behandelt die chirurgischen Affektionen des Kopfes: Wunden, Frakturen des Schädels (einer der besten Abschnitte), Ausschläge der behaarten Kopfhaut, Kauterisation (wegen Psychosen und Epilepsie), Augenleiden, Nasenaffektionen (Polyp, krebsartige Geschwüre), Krankheiten der Lippen, Luxation und Fraktur des

Kiefers, Ohrleiden (Schmerz, Würmer, Fremdkörper). Buch II: Hieb- und Stichwunden, Abszesse, Anthrax und Karbunkel in der Hals- und Nackengegend, die skrofulösen Drüsengeschwülste, Kropf (unter den pharmazeutischen Mitteln werden auch spongia marina intern empfohlen; eventuell Beseitigung mittels der Haarseile, denen der Weg durch das Glüheisen gebahnt wird, unter Umständen Exstirpation) Halsfisteln, die squinantia (anginöse Zustände aus verschiedenen Ursachen), Inzision der Uvula, Mandelschwellung, Halswirbelluxation. Buch III: Verletzungen der Scapula, des Schlüsselbeins, Frakturen und Luxationen an Schulter, Arm, Thorax; penetrierende Brust- und Darmverletzungen, Brustdrüsenkrebs, Penis- und Hodenverletzungen, Ruptur des Bauchfells, Hernien, Lithiasis, Steinextraktion, Verletzungen des Darms (sehr bemerkenswert ist die Vorschrift, die Darmnaht über einem Holunderröhrchen, das vorher in die Darmenden eingebracht wurde, vorzunehmen), Verletzungen der Nieren, Hämorrhoiden, ableitende Kauterien gegen Gicht, Anlegung des Haarseils (gegen Milzleiden, Schmerzen in der Nabel-, Lendengegend etc.). In diesem ganzen Buche ist die Therapie fast größtenteils eine arzneiliche. Buch IV: Verletzungen und chirurgische Erkrankungen der unteren Extremität, des Hüftgelenks, Ekzem, Verbrennungen, Lepra, Wundkrampf. Wahrscheinlich ist dem Roger auch ein, „Summa Rogerii" oder „Practica parva" betiteltes, Kompendium der praktischen Medizin zuzusprechen. (Als Autor wurde mancherseits ein anderer Rogerius de Barone oder di Varone in Anspruch genommen.) Dieses Werk bestand ursprünglich aus drei einzelnen Teilen, Rogerina major, media und minor (gedr. in einigen Ausgaben der Coll. chirurg. Venet.). Die Practica medicine bespricht die örtlichen Krankheiten a capite ad calcem, gewisse chirurgische Affektionen (z. B. bösartige Tumoren „noli me tangere", Anthrax, Erysipel, vergiftete Wunden etc.), die Fieberkrankheiten und die Rezepttherapie. Hauptsächlich bilden die Schriften des Galen, Alexander von Tralles, Gariopontus, Constantinus und Kophon die Quelle. Rogers Namen führt noch die kleine Schrift de modis mittendi sanguinem et de cujusque utilitate (gedr. mit der Chirurgie des Abulkasem, Basil. 1541).

Mit dem besprochenen Werke Rogers besitzt die, am Ausgang des 12. Jahrhunderts niedergeschriebene, Chirurgia (Jamati) des Jamerius, welche, trotz ihrer Kürze, in neun Bücher eingeteilt ist, viel Gemeinsames, sowohl hinsichtlich der Sprache und Darstellung, wie in Bezug auf den Inhalt.

Ed. princ. von J. L. Pagel, „Chirurgia Jamati", die Chirurgie des Jamerius (?), Berlin 1909, vgl. auch die 1895 erschienene Berliner Dissertation von Artur Saland, „Die Chirurgie des Jamerius nach den Fragmenten bei Guy de Chauliac". **Jamerius** zitiert Constantinus, während Roger denselben niemals nennt. In der Einleitung beklagt der Verfasser die Vernachlässigung der Chirurgie von seiten der Aerzte und tritt für die Vereinigung des Faches mit der Medizin nachdrücklich ein. Die neun Bücher behandeln der Reihe nach die Schädelwunden, die Schußverletzungen, die Wunden von der Halsgegend bis zum Fuß, die chirurgischen Affektionen der Augen, Ohren, Nase, Lippen, Zunge, Rachenorgane, die Abszesse und Tumoren, die Luxationen und Frakturen, Krebs und Fisteln, verschiedene Dermatosen, Spasmus, Aderlaß, Epilepsie, Hydrops, Ischias, Hernien, Steinleiden, Hämorrhoiden, Verbrennung, den Beschluß macht ein Antidotarium. An manchen Stellen sind eigene Beobachtungen des Verfassers eingestreut. Wie aus späteren Angaben in der Literatur hervorgeht, wurde Jamerius wegen verschiedener Salben- und Pflasterkompositionen, sowie wegen seiner Vorschläge für die Behandlung komplizierter Schädelfrakturen, penetrierender Brustwunden, chronischer Hautausschläge u. a. lange Zeit sehr geschätzt. Wie bei Roger mangelt es auch bei Jamerius nicht an der gelegentlichen Empfehlung sympathetischer Mittel.

Die Lehrmeinungen und die Praxis der salernitanischen Meister blieben nicht an die Schule gebunden, sondern wurden durch eifrige Jünger weithin in die Fremde getragen. Einer von diesen erscheint geradezu als Herold des Ruhmes der Schule jenseits der Alpen, nämlich der Dichterarzt Gilles de Corbeil (Petrus Aegidius Corboliensis), welcher die Salernitaner Medizin nach Paris verpflanzte und ihre wichtigsten Ergebnisse in anziehender poetischer Form zur Darstellung brachte. Seine, lange Zeit und weithin, verbreiteten medizinischen Lehrgedichte de urinis, de pulsibus, de virtutibus et laudibus compositorum medicaminum, de signis et symptomatibus egritudinum bilden eine noch heute in verschiedener Hinsicht interessante Paraphrasierung mancher der oben erwähnten salernitanischen Schriften und fesseln insbesondere als Sittengemälde.

Pierre Gilles de Corbeil (einem unweit von Paris gelegenen Städtchen), empfing seine Ausbildung in Salerno und lebte später als Kanonikus und Leibarzt des Königs Philipp August (1180-1223), wahrscheinlich zugleich als Lehrer der Medizin, in Paris bis zum Anfang des 13. Jahrhunderts; ob er dem Benediktinerorden angehörte, darüber herrscht Ungewißheit[35]. Ausgaben seiner Werke: L. Choulant, Aegidii Corboliensis carmina medica, Lips. 1826 (enthält die Libri de urinis, de pulsibus, de laudibus et virtutibus compositorum medicamentorum); Text und französische Uebersetzung des liber de urinis von C. Vieillard in L'Urologie et les médecins urologues dans la médecine ancienne, Paris 1903; Val. Rose, Egidii Corboliensis viaticus. De signis et symptomatibus aegritudinum, Lip. 1907.

Liber de urinis = carmina de urinarum judiciis, eine Jugendschrift des Verfassers, welche, wie er selbst angibt, gegen seinen Willen zu früh an die Oeffentlichkeit kam, stellt ein (aus 352 Hexametern bestehendes) Kompendium der Uroskopie dar, hauptsächlich nach dem Muster der Regulae urinarum des Maurus (vgl. S. 304); als Einleitung geht ein

Prooemium voraus, in welcher die metrische Abfassung folgendermaßen begründet wird: Metrica autem oratio succincta brevitate discurrens definitis specificata terminis alligata est certitudini; ideoque confirmat memoriam, corrobat doctrinam. Der Liber de urinis blieb bis zum 16. Jahrhundert das autoritative Handbuch der Uroskopie und wurde wiederholt kommentiert. Nach der Definition des Urins (sanguinis serum) wird zunächst gesagt, worauf bei der Harnschau zu achten ist, nämlich auf die Qualität (Farbe), Dichte, die Contenta (Trübungen, Niederschläge), Menge des Harns, auf den Ort der Untersuchung und die Stelle, wo sich im Harnglas die Trübung etc. zeigt, auf die Zeit der Harnausscheidung und der Untersuchung, auf das Lebensalter, das Temperament, Geschlecht, die Lebensweise und psychischen Zustände des Patienten. Im folgenden wird die Genese und pathognomonische Bedeutung der Farben und Niederschläge des Urins im einzelnen dargelegt.

De conditionibus urinae.

Quale, quid, aut quid in hoc, quantum, quotiens, ubi, quando,

Aetas, natura, sexus, labor, ira, diaeta,

Cura, fames, motus, lavacrum, cibus, unctio, potus,

Debent artifici certa ratione notari,

Si cupit urinae judex consultus haberi. (v. 10-14.)

In Versen, die für unecht gehalten werden, heißt es über die Farben:

Puri fontis aquae se comparat alba, seroque

Lactea, Glauca nequit lucenti cedere cornu,

Exurgit Karopos veluti praedata cameli,

Pallida pallet uti succus carnis semicoctae,

Pallorisque minus Subpallida continet in se,

Pomi citrini monstrat citrina colorem,

Subcitrina citri minus est suffusa colore,

Rufa cum puro contendere non timet auro,

Impuri refert auri Subrufa colorem,

Aurorae rubea, dat subrubeam crocus orti,

Exprimit urinam sanguis purus rubicundam,

Sanguis aquosus portendit subrubicundam,

Purpura dat Kyanos, viridem succus tibi porri,

Est inopos vinum nigrum, sed livida plumbi,

Est nigra ut cornu nigrum, sic nosce colores.

Von Niederschlägen werden unterschieden:

Circulus, ampulla, granum, nubecula, spuma,

Pus, pinguedo, chymus, sanguis, arena, pilus,

Furfura, crimnoides, squamae, partes atomosae

Sperma, cinis, sedimen, spiritus alta petens.

De pulsibus, ein aus 380 Hexametern bestehendes Lehrgedicht, dem ein ziemlich langes Prooemium in Prosa vorangeht. In dieser Vorrede wird die herrschende physiologische Theorie auseinandergesetzt.

Aegidius beruft sich hinsichtlich der Pulsuntersuchung auf Galen, Constantinus (im Pantechni) und Philaretus, welche über diesen Gegenstand geschrieben haben, will jedoch in seiner nun folgenden metrischen Darstellung die Fehler der Vorgänger vermeiden[36]. Seine Schrift zerfällt in drei Abschnitte, von denen der erste im allgemeinen über die zehn Hauptarten des Pulses, der zweite und dritte über die Untersuchungsmethodik, über die verschiedenen Varietäten und deren pathologische Bedeutung handelt. Ueber die Pulsuntersuchung (vgl. hierzu die Vorschriften des Archimathaeus S. 294) heißt es:

Pulsus in arteriis discerni debet honestis

Expositis, longis, rectis, cordique propinquis;

Unde sinistra manus, cum sit contermina cordi

Judicio pulsus cognatior esse probatur. (v. 119-122.)

— — — — — — — — — — —

Laeva manus medici laevam levet et regat aegri

Sustentantis opem pars imbecilla requirit.

Quae si regeret modico concussa tremore

Falleret artificem, fieretque examinis error.

Sed cave, ne digitos in pugnum comprimat aeger,

Aut nimis extendat; lateris ne mole lacertus
Compressus fuerit; moderati schematis ordo
Assit, ut ambiguum tollat moderatio motum. —
Dextra manus, quoniam sensus indagine pollet,
Et sibi vividior datur experientia tactus
Applicat arteriae digitos: manifesta notetur
Appositis leviter digitis, abscondita pressis;
Nec prius absistat, donec centesima fiat.
Motio, quae numerus naturae servit et hujus
Judicio numeri claret sententia veri. (v. 132-146.)

Die Gattungen, Arten und Unterarten des Pulses (vgl. Bd. I, S. 335 u. 385) sind folgende:

Motus arteriae: 1. genus: P. magnus, parvus, mediocris, 2. __"___ P. fortis debilis, 3. __"___ P. velox, tardus, mediocris. Substantia arteriae: 4. genus: P. durus, mollis, mediocris, 5. __"___ P. plenus, vacuus, mediocris, 6. __"___ P. calidus, frigidus, mediocris.	Mora inter arses: 7. genus: P. frequens, rarus, mediocris. Incrementum et decrementum: 8. genus: P. decidens, incidens. Constantia et ordo: 9. genus: P. aequalis et inaequalis, 10. __"___ P. ordinatus et inordinatus.

Vom Pulsus magnus wird wieder unterschieden (nach der Dimension) der P. longus, latus, altus, vom P. parvus der P. curtus, strictus occultus, resp. der P. magnus naturalis und der P. magnus praeternaturalis u. s. w. Besonders zahlreich sind die Varietäten des P. inaequalis, ordinatus et inordinatus, z. B. P. caprinus, martellinus, ramosus, procellosus, spasmosus, formicans, vermiculosus, serrinus. Von jeder Varietät wird die pathognomonische Bedeutung angegeben.

Libri de laudibus et virtutibus compositorum medicaminum, ein aus 4663 Hexametern bestehendes Lehrgedicht in vier Büchern, mit kurzer Vorrede in Prosa. Im wesentlichen stellt dieses minder gelungene Opus eine versifizierte Paraphrase des Antidotarium des Nicolaus Praepositus und der Glossae des Matthaeus Platearius (vgl. S. 302 u. 303) dar. Beschrieben sind 80 Medikamente. Das Interessanteste, was das Lehrgedicht bietet, liegt auf kulturhistorischem Gebiet, indem der Verfasser so manches grelle Streiflicht auf die ärztlichen Standesverhältnisse wirft. In flammenden Versen wird z. B. der unreife und der erfahrene Arzt gegenübergestellt (ed. Choulant, p. 122-124):

Talibus in causis medicum vitare decebit,

Qui novus et medicae rudis est tirunculus artis,

Qui crudus de doctoris fornace recedens

Verborum lites sed nullos attulit actus.

— — — — — — — — — — —

O nimis a ritu veterum, si dicere fas est,

A recto quoque judicio censura Salerni

Devia, cum dolorat, animo cum sustinet aequo,

Nondum maturas medicorum surgere plantas,

Impubes pueros Hippocratica tradere jura —

Atque Machaonias sancire et fundere leges,

Doctrina quibus esset opus ferulaeque flagello,

Et pendere magis vetuli doctoris ob ore,

Quam sibi non dignas cathedrae praesumere laudes[37].

— — — — — — — — — — —

O vesana hominum rabies horrorque profanus,

Devius intuitus, miseros qui talibus aegros

Committunt medicis, quos nulla probatio coxit,

Nulla quibus fidei manet experientia testis;

Quos subitae necis artifices, hostesque malignos

Humani generis posset lictoris iniqua

Condemnare manus: nam cur lex regia sontes

Arguit et saevo capitis discrimine damnat,

Talibus ut parcat medicis? ...

— — — — — — — — — — —

Si sapis, accedas medico, quem condit honestas,

Ornat religio, depingit gratia morum,

Qui physicae leges, veterum qui scripta virorum

Pectore clausa tenet, mitis, sermone modestus,

Et verbo resonans mentis, non verbere linguae:

Quem non exaltat famae praesumtio, mentis

Interpres, nec laudis inops jactantia tollit;

Cui fidei custos et rerum fida probatrix

Sollemnes titulos vetus experientia fecit,

Et laudem et celebris famae praescribit honorem.

An anderen Stellen werden die Betrügereien der Apotheker geschildert (ed. Choulant, p. 104-105, 170) und die Frage des sozialen Mißverhältnisses in der Krankenbehandlung, der Medizin für die Reichen und die Armen berührt (ed. Choulant, p. 79-80, 100-101).

Von literarhistorischer Bedeutung ist es, daß Aegidius gerade in dieser Schrift sehr häufig der hervorragenden salernitanischen Aerzte gedenkt, so des Castalius (Joh. de St. Paulo), Maurus, Musandinus, Platearius, Richardus, Romualdus, Mag. Salernus, Urso.

Im Anschlusse an Aegidius Corboliensis sei gleich an dieser Stelle ein anderer medizinischer Verseschmied erwähnt, nämlich **Otto von Cremona** (Ende des 12. Jahrhunderts), von dem die Zugehörigkeit zur Schule von Salerno nicht sichergestellt ist. Derselbe beschrieb in einem, aus 379 schlechten Hexametern bestehenden, Lehrgedicht (De electione meliorum simplicium ac specierum medicinalium rythmi, ed. in Choulant's Ausgabe des Macer Floridus, Lips. 1832) die Kennzeichen der Echtheit einfacher und die Wirkungsweise zusammengesetzter Arzneimittel.

Ziehen wir das Fazit, so war es die Schule von Salerno, welche die Heilkunde des christlichen Abendlandes aus halbjahrtausendjährigem Siechtum wieder zu frischpulsierendem Leben erweckte und sie endlich auf jene Stufe erhob, wo der Wetteifer mit der Medizin der Byzantiner und Araber einsetzen konnte.

Inmitten barbarischer Zerklüftung, inmitten abergläubisch-empirischer Versunkenheit haben die Salernitaner den dürftigen Rest, der ihnen vom antiken Erbe zufiel, wie ein Palladium in bessere Zeiten hinübergerettet, und als diese anbrachen, waren sie redlich bemüht, das Ueberkommene zu mehren, die isolierten Bruchstücke durch den Kitt eigenen Schaffens, selbständiger Beobachtung und Erfahrung zu einem harmonischen Ganzen zusammenzusetzen. Ist aus ihrem Kreise auch kein Hippokrates hervorgegangen, so leuchteten ihnen doch die Spuren des unvergleichlichen antiken Meisters und bewahrten sie vor Abwegen, die viel Spätere gingen.

Die Meister Salernos waren die ersten im christlichen Okzident, welche der Medizin eine unabhängige, nur den Interessen der Wissenschaft dienende, Pflegestätte schufen, wo alle Zweige gleichmäßige Berücksichtigung fanden; sie strebten dahin, durch praktischen Unterricht und didaktisches Schrifttum ihr Wissen und Können zum Gemeingut zu machen, sie veredelten den Beruf des Heilkünstlers und stellten in vorbildlicher Weise unverbrüchliche Normen für all diejenigen auf, welche in Ehren den Namen eines Arztes tragen wollten.

Die Analyse der Salernitaner Medizin führt zu folgenden Hauptergebnissen. Die Anatomie wurde praktisch betrieben, beschränkte sich aber auf Tierzergliederung, namentlich auf die Besichtigung der Eingeweide von Schweinen. Anerkennenswert bleibt es, daß die Notwendigkeit anatomischer Studien für die ärztliche Ausbildung nachdrücklichst betont wurde, und daß man es hie und da schon versuchte, anatomische Befunde zur Erklärung pathologischer Veränderungen zu verwerten. Die Physiologie bewegt sich im galenischen Zirkel und läßt in geringem Grade arabischen Einschlag (vermittelt durch Constantinus) erkennen. Teleologie und die Lehre von den organischen Kräften machen ihre Grundlage aus. Die virtus motiva et sensibilis thront im Gehirn, die virtus vitalis et vegetativa im Herzen, die virtus nutritiva et augmentativa in der Leber, die virtus propagativa et generativa in den Zeugungsorganen. Demgemäß werden vier Arten der Organe, membra animata (Gehirn, Nerven u. s. w.), m. spiritualia (Herz, Lungen u. s. w.), m. nutritiva (Leber u. s. w.), m. generativa (Testiculi u. s. w.) und vier Regionen des Körpers unterschieden. Die virtus nutritiva ist die wichtigste für die Erhaltung des Lebens, ihr Hauptorgan, die Leber (prima radix corporis), entsteht daher zuerst bei der Entwicklung des Individuums. Der virtus nutritiva kommt die virtus vegetativa (vitalis) am nächsten, ihr Hauptorgan, das Herz, entwickelt sich daher unmittelbar nach der Leber. Die virtus motiva et sensibilis rangiert zwar höher, tritt aber erst später in Funktion, weshalb auch ihr Zentralorgan, das Gehirn, erst nach der Leber und dem Herzen ausgebildet wird. Die virtus generativa besitzt eine verhältnismäßig untergeordnete, minder essentielle Bedeutung. Jedes Hauptorgan (Gehirn, Herz, Leber, Testikel) besitzt Hilfs- und Schutzorgane

(z. B. das Gehirn die Nerven, die Dura etc.). Die allgemeine Pathologie ist der Hauptsache nach auf die Lehre von den vier Kardinalsäften gegründet, in manchen Details schimmert aber auch der Methodismus durch. Die Diagnostik beruht auf der Beobachtung der Funktionsstörungen, ihre wichtigsten Quellen bilden Pulsuntersuchung und Harnschau — insbesondere letztere eine direkte Konsequenz der herrschenden physiologischen Anschauungen. Der Puls gibt den Maßstab zur Beurteilung des Zustands des Herzens (Lebenswärme, Lebenskräfte) und der Atemwege; man untersuchte ihn unter Beobachtung gewisser Vorsichtsmaßregeln (vgl. S. 294 und 310) meist an der linken Hand (wegen der Nähe des Herzens) und zwar mindestens bis zum 100. Schlag. Man unterschied 10 Hauptarten und zahlreiche Varietäten des Pulses (vgl. S. 310). Eine noch größere Rolle spielte die Uroskopie, was schon durch die nicht geringe Zahl der Spezialschriften angedeutet wird.

Ueber Harnschau handeln Schriften des Afilacius, Joh. Platearius Archimathaeus, Maurus, Urso, des Gilles de Corbeil, außerdem finden sich in der Coll. Salern. mehrere anonyme Abhandlungen über den Gegenstand.

Die Uroskopie der Salernitaner beruhte auf den Schriften des Theophilos und namentlich des Isaac Judaeus. Die Voraussetzung derselben bildete die Annahme, daß der Harn eine Kolatur des (in der Leber gebildeten) Blutes und der übrigen (in der Leber dem Kochungsprozesse der 2. Digestion unterworfenen) Kardinalsäfte sei. Demgemäß glaubte man aus dem Harn nicht nur auf den Zustand der Harnwerkzeuge und Harnwege, sondern auf den Kochungsprozeß in der Leber, auf die Beschaffenheit des Blutes und der übrigen Humores, somit auf den Gesamtzustand schließen zu dürfen. Die Domäne der Harnschau bildeten alle, auf Säfteanomalien basierenden oder wenigstens mit solchen irgendwie zusammenhängenden Krankheiten, also der größte Teil der Pathologie. Während der Puls vorzugsweise prognostischen Aufschluß gab — seine Qualität ist durch das Herz, den Sitz der spiritus vitales, bedingt —, sollte der Harn die spezielle Diagnose ermöglichen. Beide Methoden, Pulsuntersuchung und Harnschau, ergänzten einander. Archimathaeus sagt ausdrücklich: Et si pulsus mutatio ipsum egrotare significet, genus tamen egritudinis urina melius declarat (Coll. Sal. V, 333), ebenso meint Maurus: notandum est, quod licet urina vitii vel vigoris omnium membrorum corporis conjectualiter quodummodo sit declarativa, principaliter tamen vitii vel vigoris epatis et viarum urinalium est significativa (Coll. Sal. III, 5). Bei der Harnschau wurde, abgesehen von den individuellen Umständen (vgl. die Verse des Gilles de Corbeil, S. 309), auf die Farbe (color), die Dichte (substantia), die Menge (quantitas), die Niederschläge (contentum) geachtet. Darin spiegelt sich gemäß den Prinzipien der Uroskopie der gesamte Kochungsprozeß, die Prävalenz einer oder der anderen Elementarqualität, bezw. Kardinalflüssigkeit wider. Besonders waren hierfür die Farben — von denen in der Regel 19-20, vgl. S. 304 und 309, unterschieden wurden — maßgebend. Die Beschaffenheit der Contenta (Nubecula, Enaeorema, Hypostasis etc.), von denen die Autoren eine große Zahl von Arten subtil beschreiben, wies auf den Rückstand beim Kochungsprozeß der Säfte in den Geweben (3. Digestion). Man ging soweit, die Stellen im Harnglas (Urinal), wo ein Niederschlag auftrat, mit den Körperregionen in Korrespondenz zu setzen (vgl. S. 304).

Die spezielle Pathologie kennzeichnet sich durch schlichte, naturgetreue Schilderung der Krankheiten und entbehrt auch nicht der selbständigen Beobachtungen, namentlich verdient die Beschreibung der Wechselfieber, der Geistesstörungen (im Anschluß an die Methodiker), der Lungenentzündung und Phthise, sowie mancher Haut- und Geschlechtsaffektionen (Lepra, Morphaea, Impetigo, Scabies, Tinea, „malum mortuum qui Lupus vocatur" etc., Geschwüre an den Genitalorganen) hervorgehoben zu werden.

Hinsichtlich der Chirurgie und Geburtshilfe, der Augen-, Ohren- und Zahnheilkunde vgl. S. 286, 298, 307. Unter dem Namen eines Zacharias läuft eine kurze Schrift über Diagnostik und Behandlung der Augenkrankheiten (ed. P. Pansier, Collectio ophthalmologica veter. auctor. Fasc. V, Paris 1907), tractatus de passionibus oculorum qui vocatur sisilacera id est secreta secretorum in 3 Büchern, deren letztes zahlreiche Rezepte enthält. Der Verfasser, welcher vermutlich in Salerno den ersten Unterricht genossen hatte, weilte angeblich am Hofe des Kaisers Emanuel Comnenus (1143-1180) in Byzanz und war dort mehrere Jahre hindurch Schüler des erfahrenen Arztes Theophilus, später trat er selbst als Lehrer auf. Kulturhistorisch interessant sind die Ratschläge, welche er zur Täuschung der Kranken angibt. Si vis sophisticare infirmum et adstantes, dicas quod illud tale (das herausgeschnittene Hagelkorn) est vermis qui destruebat oculum patientis. ... Hoc valet ad deceptionem faciendam, ut videaris quasi ab oculis pannum auferre: accipe semen centrumgalli et dimitte parum, postea auferas eum quasi pannum.

Ebenfalls nur in ganz losem Zusammenhang mit der Schule von Salerno steht **Benevenutus Grapheus**, der berühmteste Augenarzt im Mittelalter. Er stammte aus Jerusalem[38], machte sich mit der arabischen Heilkunde vertraut und studierte in Salerno unter Nicolaus Praepositus. Auf seinen Wanderungen durch Italien und Südfrankreich (als reisender Starstecher) übte er auch Lehrtätigkeit aus, wobei er allenthalben, in Salerno ebenso wie in Montpellier, dieselben demonstrativen Vorträge (gewiß gegen hohes Honorar) hielt[39]. Aus diesen wuchs seine Practica oculorum (ars probatissima oculorum) hervor, ein Werk, das in zahlreichen Handschriften verbreitet, frühzeitig übersetzt wurde (ins Französische, Provenzalische, Englische) und jahrhundertelang großes Ansehen genoß (ed. Berger u.

Auracher des B. G. Practica oculorum, Heft 1, München 1884, Heft 2, München 1886). G. Albertotti, Benvenuti Grassi Hierosolomitani de oculis eorumque egritudinibus et curis, Incunabulo Ferrarese etc., Pavia 1897; Derselbe, I codici Riccardiano Parigino ed Ashburnhamiano dell' opera oftalm. di Benvenuto, Modena 1897; Derselbe, I codici Napoletani, Vaticani e Boncampagni dell'opera oft. di Benvenuto, Modena 1901; Derselbe, I codici di Napoli e del Vaticano e il codice Boncampagni ora Albertotti riguardanti la opera di Benvenuto etc., Modena 1903; Derselbe, Il libro delle affezioni oculari di Jacopo Palmerio da Cingoli (ganz eng an B. angelehnter Text). — Le compendil pour la doleur et maladie des yeuls qui a esté ordonné par Bienvenu Graffe. Ed. franç. d'après le manuscrit de la Bibl. Nationale de Paris (XV siècle) par le Dr. P. Pansier et Ch. Laborde. Suivi de la version provençale d'après le manuscrit de Bâle (XIII siècle), editée par H. Teuilîé, Paris 1901. Laborde, Un oculiste du XII siècle, Bienvenu de Jerusalem, le manuscrit de la bibl. de Metz, Thèse de Paris 1901. Die verschiedenen Texte zeigen nicht unbedeutende Abweichungen. Die Practica oculorum, welche den arabischen Einfluß überall verrät, aber nicht wenige eigene Erfahrungen oder selbständige Bemerkungen des von Selbstlob triefenden Verfassers enthält, zerfällt in 3 Bücher. Das erste Buch betrifft, abgesehen von einer Augenanatomie, die verschiedenen Arten des Stars (Linsentrübung, Amblyopie und Amaurose); das zweite die aus den vier Feuchtigkeiten entstehenden Krankheiten des Auges (Blut: Ophthalmie; Schleim: Tränenträufeln, Haarkrankheit, Pannus, Trachom; gelbe Galle: Verdunkelung der Augen, Nebel in der Hornhaut; schwarze Galle: Mückensehen, Protrusio bulbi, Flügelfell). Das dritte Buch behandelt das Hagelkorn, Ectropium, Verletzungen des Auges, Verstopfung der Sehnerven (Erblindung mit Aufhebung der Pupillenreaktion), Tränenfistel, Fremdkörper. Die Staroperation (Depression mit einer goldenen oder silbernen Nadel), die Trichiasisoperation, die Trachombehandlung (Abschaben) u. a. finden ziemlich eingehende Darstellung; die Zahl der mitgeteilten Rezepte, von denen sich manche (Augenpulver, Augensalben) langanhaltender Beliebtheit erfreuten, ist sehr bedeutend; anerkennenswert ist es, daß Benevenutus das abergläubische Element fernhielt.

Die Therapie verlor zwar ihren Ausgangspunkt — Regelung der Lebensweise und Ernährung des Kranken — nie gänzlich aus den Augen, aber infolge äußerer Einflüsse erweiterte sich die anfangs hygienisch-diätetische Behandlungsweise, welche höchstens „Digestiva", leichte Abführmittel und Aderlässe heranzog, allmählich zu einer medikamentösen von ziemlicher Reichhaltigkeit; immerhin macht sich das lobenswerte Bestreben geltend, für die materiell weniger begünstigten Kranken durch heimische Ersatzmittel zu sorgen.

Was den Aderlaß anlangt, so gab es für denselben nicht wenige Indikationen, doch wurde auf Alter, Kräftezustand, Krankheitssitz, Krankheitsstadium, Jahreszeit u. a. sorgfältig Rücksicht genommen, für die Wahl der Vene waren bestimmte Regeln maßgebend, besonders bei den älteren Autoren herrscht die Bevorzugung der venaesectio e contrario (gemäß den Vorschriften der Methodiker) vor. Kleine Aderlässe (an der Salvatella) dienten prophylaktischen Zwecken.

Den Ansprüchen verwöhnter, reicher Patienten wurde durch die Pharmakopöe Rechnung getragen. Das krasseste Beispiel eines kostspieligen Medikaments bildet das „Diamargariton", eine besonders aus Perlen bereitete Arznei (gegen Hysterie). Schon in Kophons ars medendi werden aber im Interesse der medicina pauperum einfache Mittel den teuren exotischen Drogen gegenübergestellt, und besonders tritt dieses rationelle Streben bei Salernus und Bernardus Provincialis hervor[40]. Anspielend auf die „Aurea alexandrina" heißt es (Coll. Sal. II, 422): „Cesset igitur amodo scolarium lacrimalis querimonia; cesset pauperum miserabilis inopia; cessent suspiria, gemitus et lacrimae. Prius non habebant scolares aurum unde auream compararent, modo habant auream et sine auro et meliorem aurea; prius non habebant medici sine speciebus alexandrinis, modo medentur tamen speciebus aegrorum communibus, minus caris, magis efficacibus." Sehr scharf spricht sich an einigen Stellen auch Gilles de Corbeil gegen den eingerissenen Unfug aus.

Die Schule von Salerno räumte das lähmende Gefühl geistiger Inferiorität, das jahrhundertelang die Geschlechter bedrückt hatte, hinweg, sie erweckte Hoffnungen auf eine Zukunft wissenschaftlicher Tätigkeit, und durch nichts verrät sich der psychologische Effekt ihrer Leistungen so sehr als in der Tatsache, daß unter dem Eindruck derselben einsichtsvolle Normannenfürsten der Freizügigkeit des ärztlichen Pfuschertums endlich einen Hemmschuh setzten. Schon 1140 erließ Roger, König von Sizilien, unter Androhung schwerer Strafen die gesetzliche Bestimmung, daß fürderhin niemand die Praxis ausüben dürfe, der nicht von der staatlichen Behörde auf Grund nachgewiesener Kenntnisse die nötige Erlaubnis erwirkt habe.

Quisquis amodo mederi voluerit, officialibus nostris et judicibus se presentet, eorum discutiendus judicio: quod si sua temeritate praesumserit, carceri constringatur, bonis suis omnibus publicatis. Hoc enim prospectum est, ne in regno nostro subjecti periclitentur ex imperitia medicorum. (Hist. Diplomat. Friderici II ed. Huillard-Bréholles, Paris 1854, tom. IV, Pars I, Constitutiones Regni Siciliae, titulus LXIV.) Wahrscheinlich gaben die analogen arabischen Einrichtungen (vgl. S. 199) das Vorbild.

Salerno beherrscht mit seinem glänzenden Bilde in solcher Breite die Epoche, daß beinahe übersehen wird, wie sich das neuerwachte medizinische Leben auch anderswo schon zu regen begann und wie es die Keimzellen späterhin bedeutungsvoller ärztlicher Schulen dem Mutterboden entsprießen ließ. So taucht, wenn auch noch in schwachen Umrissen, um die Mitte des 12. Jahrhunderts ein ärztliches Kollegium in **Bologna** auf[41], ebenso dürfte die Medizin ungefähr seit 1180 in Paris öffentlich gelehrt worden sein[42], reichlicher fließen aber nur die Zeugnisse für den Bestand einer Schule in **Montpellier**.

Aehnlich wie das Collegium Hippocraticum zu Salerno, bildet auch die Schule von Montpellier das Endergebnis eines weit zurückreichenden Entwicklungsprozesses, dessen Frühstadien exakter historischer Kenntnis entzogen bleiben. Tradition und nicht wenige Umstände sprechen dafür, daß bei ihrer Entstehung arabisch-jüdischen Einflüssen ein Hauptanteil zuzuerkennen ist. Insbesondere wäre zu erwägen, daß Montpellier zu Aragonien in viel engerer kultureller und politischer Beziehung als zum nördlichen Frankreich stand, und daß die Bevölkerung einen starken Einschlag spanischer Araber und Juden enthielt. Um 1160 begegnete Benjamin von Tudela (Itinerarium, engl. Uebersetzung ed. Asher, London und Berlin 1840) in Montpellier vielen Juden und Sarazenen. Unter solchen Verhältnissen lag höchstwahrscheinlich die medizinische Praxis zum großen Teile in der Hand derselben, und manche von ihnen mögen als Lehrer aufgetreten sein. Die blühenden medizinischen Schulen der spanischen Araber dürften ein Vorbild abgegeben haben, ob die in benachbarten Städten (Narbonne, Arles, Lunel, Bezières) befindlichen jüdischen Unterrichtsanstalten, an welchen auch die Heilkunde gepflegt wurde, von Einfluß waren[43], das bleibe noch eine offene Frage.

Die erste Nachricht datiert vom Jahre 1137 und bezieht sich auf (den späteren Bischof) Adalbert von Mainz, der, wie sein Biograph Anselmus in Versen erzählt (Anselmi episcopi Havelbergensis vita Adalberti Moguntini in Bibl. rer. german. ed. Ph. Jaffé, Berol. 1866, III, 592), auf seiner Studienreise auch nach Montpellier kam und sich von den Lehrern der Heilkunst über die Ursachen der Naturerscheinungen und Krankheiten unterrichten ließ. Weiterhin hören wir aus einem Briefe des hl. Bernhard vom Jahre 1153 (Ep. 37, Migne, T. 182 c. 512), daß der Erzbischof von Lyon nach Montpellier reiste, um sich von den dortigen Aerzten behandeln zu lassen und bei dieser Gelegenheit mehr Geld verbrauchte, als er mitgenommen hatte (cum medicis expendit et quod habebat, et quod non habebat). Daß Montpellier gegen Ende des 12. Jahrhunderts schon eine ebenbürtige Rivalin von Salerno war, geht aus den Worten des Joh. von Salisbury, des Alexander Neckam und aus Stellen bei Gilles de Corbeil hervor, welch letzterer für Salerno energisch Partei ergreift[44]. Uebrigens scheinen auch einige Salernitaner vorübergehend in Montpellier gelehrt zu haben. Der berühmte Mönch Caesarius von Heisterbach nennt Montpellier „die Quelle der medizinischen Weisheit", nur bemerkte er bedauernd, daß die Aerzte daselbst an die Wunderheilungen nicht glauben wollten und ironisch darüber sprechen.

Die nationale und konfessionelle Toleranz, welche lange Zeit unter der Mischbevölkerung der Stadt Montpellier herrschte[45], spiegelte sich in der Frühepoche wohl auch in der Lehrfreiheit wider, und noch 1180, als eine Abwehrbewegung gegen fremden Zuzug bereits im Entstehen begriffen war, verbot Guillaume Seigneur de Montpellier jede Einschränkung. Et ideo mando, volo, laudo atque concedo in perpetuum, quod omnes homines quicumque sint, vel undecumque sint, sine aliqua interpellatione regant scolas de fisica in Montepessulano[46]. Einige Dezennien später wurden freilich die Schranken aufgerichtet.

Wie in Salerno oder noch mehr waren unter den Studierenden Montpelliers nicht wenige jüdischer Herkunft.

Erst im Werden begriffen, treten aber diese Schulen im Schrifttum noch nicht hervor, und was sonst die Epoche an literarischer Ausbeute liefert, reiht sich zwanglos an die frühmittelalterlichen Erzeugnisse mönchischen Geistes. Dahin gehörte das, bis ins 16. Jahrhundert in sehr hohem Ansehen stehende, Lehrgedicht Macer oder Macer Floridus, de viribus herbarum, das metrische Steinbuch Lapidarius (de lapidibus pretiosis) des Bischofs Marbod, die in verschiedener Hinsicht interessanten Schriften der hl. Hildegard, Physica und Causae et curae[47].

„Macer Floridus", de viribus (oder de virtutibus) herbarum (ed. L. Choulant, Lips. 1832). Das berühmte aus 2269 latinobarbarischen Hexametern bestehende Lehrgedicht, welches in 77 Kapiteln über die Arzneiwirkung von 77 Pflanzen, mit Artemisia (Herbarum mater) beginnend, handelt, ist (nach einigen Pflanzenbezeichnungen zu urteilen) höchstwahrscheinlich in Frankreich verfaßt worden. Als Verfasser wird zumeist der in einer Handschrift als Arzt bezeichnete Odo von Meudon (Magdunensis) aus Meune sur Loire oder der Zisterzienser Odo von Morimunt in Burgund (Murmundensis, † 1161) angenommen, als Abfassungszeit das letzte Viertel des 11. Jahrhunderts. Der Name Macer Floridus sollte an den römischen Dichter Aemilius Macer (vgl. Bd. I, S. 323) erinnern, um dem Werke leichter Eingang zu verschaffen — mit welchem Erfolge, das beweist seine große Verbreitung und sein bis ins 16. Jahrhundert reichendes hohes Ansehen (zahlreiche Handschriften, frühzeitige Uebersetzungen resp. Bearbeitungen ins Dänische[48], Deutsche[49], Hebräische, Zitate bei bedeutenden Autoren, Kommentare und Erläuterungsschriften, 22 Druckausgaben). Quellen des Macer Floridus sind Plinius (Histor. natur., namentlich 20. Buch), die lateinischen Bearbeitungen des Dioskurides (die lat. alphabet. Uebersetzung Dyascorides) und Oribasius, Galenus ad Paternianum, Gargilius Martialis, Pseudo-Apulejus, Palladius, Isidorus Hispalensis, Constantinus Africanus u. a. Auch des Hortulus des Walahfrid Strabo gedenkt der Verfasser einmal beim Ligusticum. Von diesem unterscheidet sich das Lehrgedicht stofflich durch die über dreimal größere Zahl der behandelten Pflanzen und durch die vorherrschende Beschränkung auf die medizinische Anwendung, formell durch poetische Geringwertigkeit.

Marbod (Marbold, Merbold), Bischof von Rennes in der Bretagne († 1123), gilt als Verfasser eines aus 743 schlechten Hexametern bestehenden Lehrgedichtes Lapidarius (de lapidibus pretiosis, liber lapidum seu de gemmis, ed. J. Beckmann, Göttingen 1799), welches über die Heil- und Zauberkraft von 60 Edelmineralien handelt. Im wesentlichen bietet es nur die Fabeln, welche sich schon im Plinius und Damigeron finden, doch scheint die Vermittlung auf dem Wege eines arabischen Machwerkes stattgefunden zu haben, womit die Angabe des Prologs stimmt, wo es heißt, daß der Verfasser nur einen Auszug aus der Schrift eines „arabischen Königs Evax" veranstaltet hätte[50]. Für die große Beliebtheit des Steinbuches bei den Zeitgenossen und auch in den folgenden Jahrhunderten spricht der Umstand, daß es schon frühzeitig (ins Französische, Italienische, Dänische[51] und Hebräische) übersetzt und oft gedruckt wurde.

Hildegard die Heilige (1099-1179). Die unter ihrem Namen gehenden naturwissenschaftlich-medizinischen Werke, die Physica und die Causae et curae, welche beide aus den Traditionen des Benediktinerordens (Kompilationen), sowie aus den Volksgebräuchen geschöpft sind, gewähren einen guten Einblick in die deutsche Naturkunde und Klostermedizin des 12. Jahrhunderts — wenn auch manches von ihrem Inhalt später hinzugesetzt worden sein dürfte. Die hl. Hildegard wurde in Beckelheim a. d. Nahe geboren und empfing bereits von ihrem 8. Jahre an klösterliche Erziehung; sie gründete ein Frauenkloster auf dem Rupertsberge bei Bingen (daher der Beiname de Pinguia), als dessen Aebtissin sie in verdienstvollster Weise wirkte. Angeblich bis zum 43. Jahre ohne gelehrte Bildung, füllte die hochbegabte Frau später die Lücken ihrer Kenntnisse in einer Weise aus, daß sie als Verfasserin von zahlreichen, meist mystisch-theologischen Schriften hervortreten und den Ruf hoher Gelehrsamkeit erwerben konnte; trotz körperlicher Gebrechlichkeit machte sie ansehnliche Reisen, auch stand sie mit vielen hervorragenden Männern in brieflichem Verkehr und galt als Seherin. Ihre, besonders in den Klöstern des Rheinlandes, verbreiteten Schriften wurden noch im 16. Jahrhundert sehr geschätzt.

Die Physica = liber subtilitatum diversarum naturarum, creaturarum etc. (unter diesem Titel ed. von F. A. Reuß, Paris 1856) = liber simplicis medicinae ist im wesentlichen eine Naturbeschreibung vom ärztlichen

Standpunkte, eine Darstellung der Heilkräfte einzelner Pflanzen, Steine, Fische, Vögel, Säugetiere, Reptilien, Metalle, ein Kompendium der Volksmedizin; die Heilmittel, welche angeführt werden, sind fast durchgehends einheimische, wobei der Mystizismus, namentlich in dem Buche de lapidibus, keine geringe Rolle spielt. Erwähnenswert ist es, daß eine Reihe von Vorschriften über das Verhalten bei Schwangerschaft und Geburt, ferner Ratschläge zur Herabsetzung der Geschlechtsbegierde vorkommen. Es sei hier auf die fragmentarische deutsche Uebersetzung der Schrift von J. Berendes (Pharmazeutische Post 1896-97) verwiesen. Die Arzneiformen sind der Trank (roh oder als Abkochung, vielfach der Lutertrank „luterdranc" aus Honig, Wein und Gewürzen), Leckmittel, Brötchen, Pulver, Salben, Pflaster und Umschläge. Von großem Interesse sind die vielen in den Text eingestreuten deutschen Pflanzenbezeichnungen (z. B. Bilse = Hyosciamus, Gar[e]we = Millefolium, Lubestuckel = Levisticum, Nelchin = Caryophylli, Schierling = Conium, Wermuda = Absinth, Zijtvar = Zedoaria u. s. w.).

Die Causae et curae (ed. P. Kaiser, Lips. 1903) = liber compositae medicinae de aegritudinum causis, signis atque curis behandeln vorwiegend die Ursachen, Kennzeichen und Heilweise der Krankheiten vom humoralpathologischen Standpunkte. Unzweifelhaft haben Interpolationen von späterer Hand stattgefunden. Die Mittel sind zum größten Teile volkstümliche und dem Pflanzenreich entlehnt. Vgl. die fragment. Uebersetzung von P. Kaiser in Therap. Monatshefte 1902. Der Stoff ist ziemlich bunt angeordnet, wie nachfolgende Inhaltsangabe beweist: Bedeutung des Mondes, Zeit der Zeugung, Wasser, Empfängnis, Krankheiten, Nebel, Schöpfung Adams, Elemente, nochmals Empfängnis, Milch, fleischliche Lust, Temperamente, Monatsfluß, Schlaf, nächtliche Befleckung, Atmen, Uebermaß des Schlafes, körperliche Bewegung, sanguinische, phlegmatische, cholerische, melancholische Weiber, Haare, Kopfschmerz, Zahnschmerz, Milzschmerz, Magen und schlechte Verdauung, Podagra, Schlummern, Durst nach dem Schlaf, Lähmung, Fieber, Essen, Trinken, Jahreszeiten und Mahlzeiten, Aderlaß, Schröpfen, Speichelauswurf und Schnauben, Nasenbluten, Schnupfen, Reinigungstränke, Diät, Blattern, Geschwulst, Geschwüre, Aussatz, Haarschwund, Kopfschmerz, Verrücktheit, Migräne, Kopfschmerz durch Magendunst, Kopfschmerz von Schleim, Lungenübel, nochmals Verrücktheit, Augenleiden, Gehörleiden, Zahnschmerz, Herzleiden, Lungenleiden, Leberverhärtung, Milzleiden, Magenleiden, Zerreißung des Siphac (Bauchfells), Nierenschmerzen, Seitenstechen, Geschwulst des männlichen Gliedes, Harnzwang, Impotenz, Unfruchtbarkeit, Podagra, Fisteln, Geschwüre, Eiterungen, Schlaflosigkeit, Ausbleiben der Menstruation, übermäßige Menstruation, schwere Geburt, Beförderung des Stuhlganges und Auswurfes, Nasenbluten, Schnupfen, Heiltränke,

Ueppigkeit, Gedächtnisschwäche, Schlucken, Vergiftung, Krampf, Zorn und Schwermut, Augenverdunkelung, unmäßiges Lachen, Trunkenheit, Durchfall, Blutfluß aus dem Mastdarm, Blutspeien, Hämorrhoiden, Rose (?), Krebs, Skabies, Gelbsucht, Kolik, Pulsschlag, Bäder. Auch in dieser Schrift fallen viele deutsche Bezeichnungen auf, z. B. crampho = spasmus, freislicha = erysipelas, gelewesucht = Icterus.

Solche freiere literarische Gestaltungen bildeten nur ein Teilstück jener regsamen Kopistentätigkeit, welche fortdauernd die Kloster- und Stiftsbibliotheken bereicherte.

Als Beispiele des Mönchfleißes seien hier zwei Handschriften angeführt, welche wegen ihrer illustrativen Beigaben höchst bemerkenswert sind: die Kopenhagener Moschion-Handschrift aus dem 12. Jahrhundert mit ihren 15 kolorierten Federzeichnungen von Fötuslagen (vgl. Weindler, Geschichte der gynäkologisch-anatomischen Abbildung, Dresden 1908) und ein im Jahre 1154 im Kloster Prüfling (bei Regensburg) geschriebener, anatomischer Traktat (im Cod. Monac. lat. 13002), mit 5 den Lauf der Arterien und Venen, den Knochenbau, das Muskel- und Nervensystem darstellenden Zeichnungen (vgl. Sudhoff, Tradition und Naturbeobachtung, Lpz. 1907).

Wie sehr die geistlichen Bibliotheken in ihrem medizinischen Bücherschatz mit dem Fortschritt der Zeit Schritt hielten, beweist z. B. das Testament des Bischofs Bruno, welcher der Dombibliothek von Hildesheim (um 1161) folgende Bücher vermachte: „quinque libros phisice artis et pantegni .... antidotarium sarrocinicum et librum febrium et librum urinarum in uno volumine; antidotarium Constantini et librum graduum et librum cirurgie et librum cerebri et partem herbarii et librum melancolie in uno volumine, librum aureum et librum lepre et universales dietas et tegni galienis in uno volumine, librum stomachi et librum oculorum in uno volumine, particulares dietas, glosas duplices in ysagogas Joannicii et glosas in aphorismos et in librum prognosticorum et in librum urinarum et in librum pulsuum"

(Janicke, Urkundenbuch des Hochstiftes Hildesheim und seiner Bischöfe, Lpz. 1896 I, Nr. 324).

In der Praxis aber hatte die Klerikermedizin ihren Höhepunkt bereits überschritten, wenn auch der Klerikerarzt noch lange nicht aus dem abendländischen Kulturleben schwindet. Den Wechsel der Szene bereitete nicht bloß das Emporkommen des bürgerlichen Laienstandes, sondern auch das öfters wiederholte Verbot der Kirche vor, welches — allerdings vorerst ohne durchgreifenden Erfolg — der regulierten Geistlichkeit und den Mönchen den (erwerbsmäßigen) Betrieb der Heilkunde aus naheliegenden Gründen untersagte, ja sogar das Studium derselben einzuschränken suchte.

Namentlich unter dem Papste Innozenz II. wurden Konzilsbeschlüsse (Konzil von Clermont 1130, von Rheims 1131, Lateranisches Konzil 1139) gegen die ärztliche (und advokatorische) Praxis der Geistlichen erlassen. In der Verordnung vom Jahre 1130 heißt es: Prava autem consuetudo, prout accepimus et detestabilis increvit, quoniam monachi et regulares canonici post susceptum habitum et professionem factam, spreta beatorum Benedicti et Augustini regula, leges temporales et medicinam gratia lucri addiscunt ... Ipsi quoque canonici et monachi, neglecta animarum cura ordinis sui propositum nullatenus attendentes, pro detestanda pecunia sanitatem pollicentes, humanorum curatores se faciunt corporum. Cumque impudicus oculus impudici cordis sit nuntius, illa etiam, de quibus loqui erubescit honestas, non debet religio pertractare. Ut ergo ordo monasticus et canonicus deo placens in sancto proposito inviolabilis conservetur, ne hoc ulterius praesumatur, auctoritate apostolica interdicimus. Episcopi autem, abbates et priores, tantae enormitati consentientes et non corrigentes, propriis honoribus spolientur. — Auf dem Konzil von Tours 1163 unter dem Papst Alexander III. wurde verordnet: Ne sub occasione scientiae, spirituales viri mundanis rursum actionibus involvantur et in interioribus eo ipso deficiant, ex quo se aliis putant in exterioribus providere, de praesentis concilii assensu huic malo obviantes, statuimus, ut nullus omnino post votum religionis, post factam in aliquo religioso loco professionem ad physicam legesve mundanas legendas permittatur ire. In demselben Sinne sprachen sich die Konzilsbeschlüsse von Montpellier (1162 und 1195) aus: Sub omni severitate Ecclesiasticae disciplinae, ne quis Monachus vel Canonicus regularis aut alius Religiosus ad seculares Leges vel Physicam legendas accedat. Diese kirchlichen Verbote richteten sich also insbesondere gegen den allmählich eingerissenen Unfug, daß Priester und Mönche zuweilen ihre eigentlichen Obliegenheiten zugunsten einer einträglichen Praxis vernachlässigten[52] und die Würde ihres Standes durch die drohende Gefahr übler Nachrede beeinträchtigten[53]; ferner gegen den Mißbrauch, daß nicht wenige nur die Vorrechte der Kleriker anstrebten, um unter günstigen Bedingungen einem weltlichen Berufe leben zu können. Die Verbote richteten sich aber weitergehend selbst gegen das medizinische Studium[54] und die medizinische Lehrtätigkeit der Priester, wobei die im 12. Jahrhundert von den Cluniacensern und Cisterciensern[55] ausgehende strengere asketische Richtung von Einfluß gewesen sein dürfte[56]. Es ist aber festzuhalten, daß die Verbote in ihrer vollen Strenge nur für die Mönche und die regulierte Geistlichkeit gültig waren, und daß sich die Begriffe Priester und Kleriker keineswegs deckten.

Immerhin war das Interesse für die Heilkunde[57] und das Vertrauen, welches in altgewohnter Weise vom Volke den Geistlichen auch in ärztlichen Dingen entgegengebracht wurde, viel zu mächtig, als daß die Konzilsbeschlüsse ihrem Wortlaut nach in kurzer Zeit hätten durchgeführt werden können — namentlich in jenen Ländern, wo es an Bedingungen für die Heranbildung tüchtiger Laienpraktiker noch fehlte. Gerade die wiederholte und noch in viel späterer Zeit erfolgte Erneuerung der kirchlichen Verbote beweist, wie wenig dieselben fruchteten. Während des 12. Jahrhunderts finden sich noch immer in nicht geringer Zahl angesehene Vertreter der ärztlichen Kunst unter den Benediktinern (z. B. im Kloster Tegernsee in Oberbayern), geistliche Leibärzte und manche wegen ihrer medizinischen Leistungen gerühmte hohe Würdenträger der Kirche.

Das ärztliche Milieu rekrutierte sich im allgemeinen aus besseren Elementen, soweit die Einflüsse der berühmten Schule von Salerno und Montpellier reichten. Nur allzubald wußten aber auch Scharlatane die Schallkraft des Namens dieser Lehranstalten für ihre betrügerischen Zwecke auszunützen, indem sie bloß vorgaben, dort ihr Wissen erworben zu haben. Neben der Minderzahl gebildeter Aerzte trieben rohe Empiriker, männliche und weibliche Pfuscher[58] ihr Wesen, und im Volke wurzelte unerschütterlich, stärker als alles andere, der Glaube an medizinische Mirakel[59].

Daß übrigens schon gegen Ende dieser Epoche zum Schaden der medizinischen Ausbildung eine gewisse Leichtfertigkeit in der Schule von Salerno Platz griff, indem „bartlose unreife Knaben" die Würde des Arztes erhielten und sogar als Lehrer auftreten durften, bezeugt Gilles de Corbeil, vgl. S. 311.

Satirische Ausfälle gegen das Arzttum finden sich bei mehreren Autoren des 12. Jahrhunderts, namentlich bei Johannes von Salisbury (1110-1182), dessen Angaben, cum grano salis genommen, die damaligen Verhältnisse (das gelehrte Gezänke, die Phrasendrescherei und die Habsucht der Aerzte) beleuchten. In seinem Metalogicus Lib. I, cap. 4 (ed. Migne Tom. 199) heißt es unter anderem: Alii autem, suum in Philosophia intuentes defectum, Salernum vel ad Montempessulanum profecti, facti sunt clientuli Medicorum, et repente quales fuerant Philosophi, tales in momento Medici erupuerunt; fallacibus enim referti experimentis in brevi redeunt, sedulo exercentes quod didicerunt. Hippocratem ostentant, aut Galenum, verba proferunt inaudita, ad omnia suos loquuntur Aphorismos, et mentes humanas velut afflatas tonitruis sic percellunt nominibus inauditis. Creduntur omnia posse, quia omnia jactitant, omnia pollicentur (l. c. p. 830). ... Et quidem theorici, quidquid suum est, faciunt, et forte pro amore tuo amplius erogabunt, et ab eis singularum rerum causas et naturas accipies; sanitatis, aegritudinis et neutralitatis, censores sunt. Dant sanitatem verbo tenus et conservant. Neutralitatem jubent istuc divertere. Aegritudinis praevident et docent causas, indicunt ei initium, augmentum, statum et declinationem. Quid multa? Cum eos audio, videntur mihi posse mortuos suscitarc, nec Aesculapio Mercuriove creduntur inferiores. Verumtamen in eo magna mentis admiratione distrahor et perturbor, quod a se ipsis tanto verborum conflictu et collisione rationum dissiliunt et discordant. Unum profecto scio, contraria simul vera esse non posse. Quid de medicis practicis dicam. Absit ut de his quidquam perversum loquar. In manus enim eorum, exigentibus peccatis meis, nimis frequenter incido. Nolo me tractent durius, nec etiam sentire audeo, quod omnes clamant. Dicam ergo cum sancto Salomone: Quia medicina a Domino Deo est, et vir sapiens non contemnet eam. Nemo siquidem magis necessarius est aut utilior medico, dummodo sit fidelis et prudens. Quis enim praeconia illius declamare sufficiat, qui salutis artifex et procreator vitae, in eo Dominum imitatur et vices ejus agit, quod salutem, quam ille operatur, et quasi Dominus et princeps donat, iste oeconomus et minister procurat et dispensat? Nec ad rem attinet, si qui pseudogratiam vendunt, et qui justiores videri volunt, dum nihil accipiant, antequam aeger convalescat, in eo iniquiores sunt, quod beneficium temporis, imo munus Dei, manibus suis ascribunt, cum ille quem Deus erigit et vigor naturae convalescentis, citra operam ejus fuerat erigendus. Quamvis istud jam paucorum sit, sibi invicem suadentibus et replicantibus medicis: „Dum dolet, accipe"[60]. Nec moveor si opera eorum in se compugnent, cum sciam contrariorum plerumque esse eundem effectum. Sed cum inter manus eorum quis in fata collapsus est, tunc necessarias producent rationes, quibus apparebit, quod vita ejus non fuerat ulterius protendenda. Et ut dicitur, quos longa afflixerunt inedia, jam mortuis sorbitiunculas faciunt et inutiles et delicatos praeparant cibos. Exspectas forte, ut dicam, quod dicit populus, quia hi sunt, qui homines officiosissime occidunt. Sed frustra. Absit enim, ut hanc contumeliam proferam, quam si forte audire volueris, Senecam, Plinium adeas et Sidonium, qui hoc in auribus tuis clamore valido replicabunt. (L. c. p. 476.)

Noch recht spärlich fließen für diesen Zeitraum die Nachrichten über die Aerzte in Deutschland; die wissenschaftlich gebildeten gehörten wohl überwiegend dem Klerikerstande an[61]. Ganz besonders schlecht sah es mit der Chirurgie aus, welche rohen Empirikern überlassen blieb[62].

Nicht geringen Ansehens erfreuten sich die jüdischen Aerzte (vgl. S. 276), namentlich in den höheren Schichten, entgegen den Bestrebungen der Kirche, ihre Praxis unter den Christen einzuschränken (Decretum Gratiani). Interessant ist z. B. die Notiz, daß Erzbischof Bruno von Trier (1102-1124) einen gelehrten Juden, namens Josua, zum Arzt hatte[63], oder daß 1138 ein zu Lüttich ansässiger Arzt namens Moses von einem höheren Geistlichen konsultiert wurde[64]. In Prag befand sich im 12. Jahrhundert vorübergehend nahezu die ganze ärztliche Praxis in den Händen von Juden.

Eine bemerkenswerte Erscheinung ist es, daß schon in dieser Epoche bei den Laien die Tendenz zutage tritt, auch die öffentliche Krankenpflege zur eigenen Sache zu machen[65]. Wenn auch noch nicht klar bewußt, fand dieses Streben vorderhand in der Stiftung von Verbrüderungen zum Zwecke der Krankenpflege seinen Ausdruck — mag auch die Obhut der Kirche und die mönchische Form der frommen Laienverbände mehr oder minder das tiefere Wesen des geschichtlichen Prozesses verschleiern. Die wichtigsten dieser Krankenpflegerschaften waren die Orden der Johanniter, der deutschen Ritter, der Lazaristen, namentlich aber der am Ende des 12. Jahrhunderts gegründete Orden vom heiligen Geiste.

Die drei erstgenannten (nicht ihrem ersten Ursprung nach, sondern erst in ihrer späteren Entwicklung) ritterlichen Krankenpflegerschaften waren eine Frucht der Kreuzzüge und entsprossen dem heiligen Lande; außer der Pflege der Armen und Kranken in Hospitälern — was anfangs den ausschließlichen Zweck der Verbrüderungen gebildet hatte — setzten sie sich die Bekämpfung der Ungläubigen zur Aufgabe. (Ueber die interessante Geschichte dieser Orden, welche späterhin im Abendlande in zahlreichen Niederlassungen segensreich wirkten, vgl. besonders Haeser, Geschichte der christlichen Krankenpflege und Pflegerschaften, Berlin 1857). Hier sei nur hervorgehoben, daß wir verhältnismäßig am besten über die durch den Orden der Johanniter geübte Krankenpflege unterrichtet sind. In den Statuten, welche 1135 (von Raymund de Puy) gegeben wurden, ist die Verordnung zu lesen, daß sich im Hospitale zu Jerusalem 5 Aerzte und 3 Chirurgen befinden sollen. In den Statuten vom Jahre 1181 (Rogier de Moulin) wird von den besoldeten Aerzten (mièges) verlangt, daß sie in der Uroskopie und in der Bereitung der Sirupe bewandert sind. Die Krankenpflege fiel größtenteils den dienenden Brüdern zu, welche mit den Rittern und den geistlichen Ordensbrüdern zu einem Bunde vereinigt waren. Die Lazaristen widmeten sich der Pflege von Aussätzigen, ja bis 1253 mußte sogar der Großmeister aus der Mitte der aussätzigen Ritter, welche dem Orden angehörten, gewählt werden.

Der Orden vom heiligen Geiste, ausgehend von einem Hospital, das Guy von Montpellier in seiner Vaterstadt gestiftet hatte, bestand ursprünglich aus einer Verbrüderung von Laien, welche sich sehr bald ausbreitete. Seine Hauptbedeutung (zugleich aber verbunden mit einer immer stärkeren Einbuße des anfänglich weltlichen Charakters) erlangte der Orden erst, seitdem Papst Innozenz III. ihm die Leitung des für die spätere Entwicklung des Spitalwesens in allen christlichen Ländern vorbildlichen Hospitals San Spirito in Rom (anfangs des 13. Jahrhunderts) übertragen hatte. Im 12. Jahrhundert entstanden ferner die Hospitaliterorden von St. Protais und St. Gervais, der Orden der Vereinigung der Hospitaliterinnen der heil. Katharina, die weltlichen Krankenpfleger-Schwesterschaften (Filles et Dames hospitalières), der Orden der reg. Chorherren von Ronceval u. a. Nur lose standen mit der Krankenpflege die gleichfalls Ende des 12. Jahrhunderts gestifteten, halb weltlichen, halb klösterlichen Genossenschaften der Beguinen, die Kalandsbrüderschaften (in den Niederlanden) in Verbindung.

Immer war es aber eine religiöse Wurzel, aus welcher die Krankenpflegerverbände hervorgingen, und früher oder später wußte sich die Kirche stets wieder die Vormundschaft über dieselben zu verschaffen oder widerstrebende Emanzipationsgelüste zu unterdrücken.

In geistlichen Händen verblieb einstweilen auch noch die Leitung der Xenodochien, Hospitäler und Aussatzhäuser, deren Zahl in der Zeit der Kreuzzüge bedeutend anwuchs.

Die ersten Ansätze zu einer weltlichen Kranken- und Armenpflege, welche Karl der Große inspiriert hatte (Stiftung königlicher Hospitäler unter Aufsicht besonderer Beamter, missi dominici), kamen nicht zur weiteren Entwicklung, und insbesondere seit Mitte des 9. Jahrhunderts unterstanden alle Arten von Humanitätsanstalten, auch wenn sie von Laien gestiftet worden waren, geistlicher Oberleitung.

Abgesehen von den Aussatzhäusern gab es im Abendlande vor dem 13. Jahrhundert kaum eigentliche Krankenhäuser in unserem Sinne; die aus Xenodochien hervorgegangenen „Hospitäler" dienten nicht bloß zur Aufnahme von Kranken und Gebrechlichen, sondern auch zur Beherbergung armer Reisender (Pilger), Gastfreundschaft, Armenfürsorge und Krankenpflege waren zumeist noch unentwirrbar zu einem Ganzen verbunden.

Derartige mildtätige Stiftungen finden sich frühzeitig besonders in Italien[66], Frankreich und Spanien[67], später in England[68] und Deutschland[69].

Da der Aussatz im 11. Jahrhundert in Europa auffallend zunahm, so mußten die Leproserien bedeutend vermehrt werden[70]. In Italien und Frankreich entstanden auch eigene Anstalten für jene Unglücklichen, welche von dem epidemisch grassierenden Ergotismus („Ignis sacer") befallen wurden (unter Leitung der St. Antoniusbrüderschaft).

Die Vermehrung und verbesserte Einrichtung der Krankenanstalten mag, ebenso wie die Bereicherung des Heilschatzes, auf den, während der Kreuzzüge gesteigerten Verkehr mit der östlichen Welt zurückgeführt werden; den reichen wirtschaftlichen und sozialen Nachwirkungen der Kreuzzüge ist vielleicht auch ein indirekter Einfluß auf die Heilkunde zuzusprechen — die eigentliche, gerade für die Medizin so bedeutungsvolle Berührung mit der Wissenschaft des Morgenlandes erfolgte aber gleichzeitig fernab von den kriegerischen Ereignissen, auf ganz anderen Wegen, in Spanien und Unteritalien, in Form einer mächtig entfalteten Uebersetzertätigkeit. Durch diese legte das 12. Jahrhundert das Fundament zur wissenschaftlichen Gestaltung des ganzen späteren Mittelalters.

[1] Die griechische Sprache erhielt sich in manchen Gegenden Unteritaliens als lebende Sprache Jahrhunderte hindurch und noch als Adelard von Bath im Laufe seiner Reisen (vor 1116) in die Nähe von Salerno kam, hörte er einen griechischen Philosophen über Medizin und Naturwissenschaft disputieren.

[2] Um die Mitte des 9. Jahrhunderts (zur Zeit als Ludwig II. nach Italien kam) gab es z. B. in Benevent 32 „Philosophen", d. h. Lehrer profaner Wissenszweige.

[3] Horaz, Ep. I, 15.

[4] Salerno — um 500 Bistum, seit 974 Erzbistum — zog nicht nur durch sein Klima und durch die benachbarten Mineralquellen, sondern namentlich auch als Wallfahrtsort (Reliquien der hl. Susanna, Thekla, Archelais, des Apostels Matthäus) Kranke von weither an. Die Benediktiner besaßen daselbst seit Ende des 7. Jahrhunderts ein Kloster, mit welchem 820 ein Hospital in Verbindung gebracht wurde. Zwischen der Theurgie und der weltlichen Heilkunst bestanden überhaupt noch nicht solche Gegensätze wie in späterer Zeit, wir müssen vielmehr zwischen Klerus und salernitanischer Aerzteschaft die freundlichsten Beziehungen und Konkordanz der Anschauungen voraussetzen; natürliche und übernatürliche Heilpotenzen ergänzten einander harmonisch.

[5] Auch werden folgende sieben Meister der Heilkunst als die ersten Lehrer angeführt: Guglielmus de Bononia, Michael Stottus de civitate Salerni, Guglielmus de Ravengna, Enricus de Padua, Tetulus Graecus, Solonus Ebraeus, Abdana Saracenus, also Vertreter der vier Nationen, der Lateiner, Griechen, Juden und Araber.

[6] Diese Einflüsse sind wohl am ehesten in der Materia medica zu suchen, wobei der Handelsverkehr mit Sizilien und der Levante den Vermittler machte. Möglicherweise haben die Schulen der Araber in Sizilien vorbildlich gewirkt. Eine Beteiligung von nichtchristlichen Elementen an der Schule ist nicht erweisbar, wiewohl es durch historische Zeugnisse feststeht, daß Juden in Salerno als Aerzte wirkten (z. B. Juda um 1005) und daß ihre dortige Existenz jedenfalls weiter zurückreicht als die salernitanische Literatur. Wahrscheinlich war aber die Tätigkeit der jüdischen Aerzte in der Regel nur auf die Glaubensgenossen beschränkt. Der jüdische Reisende Benjamin von Tudela, der bald nach 1160 Salerno besuchte, erzählt merkwürdigerweise — was anderen Nachrichten widerspricht — daß sich unter den dortigen 600 Juden kein Arzt befunden habe.

[7] Richerus (vgl. S. 272) erzählt nämlich von der Eifersucht und dem Wettstreit zwischen Deroldus, dem Günstling des Königs, und einem Salernitaner Arzt, dem Schützling der Königin. Ersterer wird als „in arte medicinae peritissimus" geschildert, der gelehrt von den „differentias dinamidiarum", von der „farmaceutica, cirurgia, butanica" zu sprechen wußte, während der letztere zwar „ingenium" und empirische Kenntnisse, aber keine hinlängliche wissenschaftliche Bildung — „nulla literarum scientia imbutus" — besaß. Der Salernitaner unterliegt im gelehrten Dispute und auch bei den gegenseitigen Vergiftungsversuchen (!) der beiden Rivalen.

[8] Dieser rühmt die Blüte der medizinischen Kunst in Salerno während einer dem 9. Jahrhundert angehörenden Epoche und deutet an, daß sich zu seiner Zeit schon Spuren des Verfalles geltend machten: „Tum medicinali tantum florebat in arte."

[9] Histor. ecclesiast. III. An zwei Stellen: Unter dem Datum vom Jahre 1059 wird berichtet, daß der berühmte Rodolfus, genannt Mala Corona, nach Salerno kam, „ubi maximae medicorum scholae ab antiquo tempore habebantur", unter dem Datum vom Jahre 1085 heißt es: „Medici Psalerniae, quorum fama per orbem admodum divulgata est excellentia medicinalis peritiae".

[10] Abgedr. in Grimm, Kleinere Schriften, Berl. 1866, p. 64. Es rührt von einem Manne her, der aus Salerno, wo er Studien halber geweilt hatte, auf Geheiß des Bischofs zurückgekehrt war und beginnt mit den Versen:

„En habeo versus, te praecipiente, reversus,

Sit [tibi] frons laeta versus recitante poeta.

Laudibus eternum nullus negat esse Salernum;

Illuc pro morbis totus circumfluit orbis.

Nec debet sperni, fateor, doctrina Salerni

Quamvis exosa michi sit gens illa dolosa."

[11] Auch noch später kam dies öfter auch äußerlich in der Autorschaft der „tota Schola" zum Ausdruck.

[12] Der Zweck, der bei der Abfassung des Passionarius voranleuchtete, bestand darin, eine für die Bedürfnisse des praktischen Arztes genügende, enzyklopädische Zusammenstellung der notwendigsten medizinischen (insbesondere therapeutischen) Kenntnisse zu bieten — also eine „Summa medicinalis". Der

Passionarius des G. hatte aber weit ältere Vorgänger, und bereits seit dem 8. Jahrhundert läßt sich das Streben nach derartigen Zusammenstellungen von Exzerpten theoretisch-praktischen Inhalts deutlich in den Mönchscodices verfolgen, welche den gleichen Stoff, nur in roher Form enthalten, vgl. S. 256 und 257.

[13] Die „mulieres Salernitanae", häufig bei den salernitanischen Schriftstellern zitiert wegen ihrer reichen Kenntnisse namentlich in gynäkologischen und kosmetischen Dingen, waren zum Teil wirkliche Aerztinnen, und es bildete keine Seltenheit, daß insbesondere Frauen oder Töchter der Vorsteher des Collegiums als Lehrerinnen und ärztliche Schriftstellerinnen auftraten. Unter den letzteren werden im Lauf der Jahrhunderte erwähnt Abella (schrieb de atra bile und de natura seminis in Versen!), Mercuriade (schrieb de crisibus, de febre pestilentiali, de curatione vulnerum), Rebecca Guarna (schrieb de febribus, de urinis, de embryone), Constanza Calenda u. a. Gelegentlich der Erwähnung dieser weiblichen Aerzte sagt Mazza (vgl. S. 281) nam ad medicam facultatem mulieres sicut viros aptas esse, scripsit Plato de re publica lib. V.

[14] Trotula wird als multae doctrinae matrona Salernitana gerühmt und soll nach dem Zeugnis des Odericus Vitalis allein unter allen Salernitanern dem gelehrten Rudolfus Mala Corona an medizinischem Wissen gewachsen gewesen sein (vgl. S. 282, Anmerkung 4).

[15] = Viaticum.

[16] = Der erste Teil („Theorice") d. Pantegni.

[17] = IX. Buch des zweiten Teils („Practice") d. Pantegni.

[18] Diese pseudogalenische Schrift scheint nicht in der arabistischen Epoche, sondern früher verfaßt zu sein.

[19] Atto soll Schriften seines Meisters in romanische Verse übersetzt haben.

[20] So nennt Leo Ostiensis den Constantinus.

[21] Platearius (a Platea, de la Plazza) ist der Name einer Salernitaner Aerztefamilie, deren Schriften erst in neuerer Zeit kritisch (aber nicht ganz sichergestellt) gesondert wurden. Die Stammtafel der Familie ist folgende:

Joh. Platearius (I)

/—^—\

Joh. Plat. (II)   Matthaeus Plat. (senior)

Matthaeus Plat. (junior)	Joh. Plat. (III)

[22] Mancherseits ist auch dem Joh. Platearius I., anscheinend ohne Begründung, eine Practica zugeschrieben worden. Daß derselbe ein sehr tüchtiger Praktiker war, geht aus Zitaten seines Sohnes in der Practica brevis hervor. Bemerkenswert ist zum Beispiel folgendes Zitat, welches sich auf die erfolgreiche Kur eines, mit Erstickungsgefahr verbundenen, Tonsillarabszesses bezieht: Praeterea jam imminente suffocatione lignum vel aliquod instrumentum bene politum, ore aperto, interius est figendum, ut rumpatur pellicula apostematis, cum summa tamen, cautela est faciendum. Ego nunquam feci sed pater meus beatae memoriae fecit. Dum enim cum quodam Salernitanus luderet ad aleas, Salernitanus illes quinantie subito occupatus est, et cum jam inciperet suffocari, et locum dolentem digito ostenderet, utpote loqui nequens, pater meus curam comperiens, cuneo dentibus interposito, clavam interius impulit et rupta est apostematis pellicula; et sic sanguine in multa quantitate fluente liberatus est ille.

[23] Die salernitanische Literatur ist nicht arm an anonymen Schriften, von denen außer der oben erwähnten und der Demonstratio anatomica (vgl. S. 292) noch folgende in diesen Zeitraum gehören: De modis medendi s. de curationis generibus (Coll. Salern. II, 727-736), wahrscheinlich aus der Zeit des Kophon, mit starker Betonung des Methodismus in der Therapie; Tractatus de curis (in Giacosas Magistr. Salern. 177-277) stimmt an vielen Stellen mit dem Passionarius überein und hängt wahrscheinlich mit einer (ibidem 169-174) nur im Bruchstück erhaltenen Abhandlung über allgemeine Therapie zusammen; de signis bonitatis medicamentorum (Coll. Salern. II, 402-406), handelt in alphabetischer Ordnung von 118 lediglich in Italien gebrauchten Arzneistoffen vom pharmakognostischen Standpunkte und wurde wahrscheinlich im 11. Jahrhundert verfaßt; de confectione medicamentorum (in Giacosas Magistr. Salern. 293-326); de urinis (Coll. Salern. II, 413-418).

[24] Nur in den Abschnitten über Augenaffektionen und Lepra.

[25] In den Abschnitten de catalepsia, contra ictum oculorum, de rubedine oculorum, de oculis lacrymosis, de dolore aurium, de gingivis, de dolore dentium, de pleuresi, de vomitu excitando, de dolore intestinorum, de tortione ventris, de solutione ventris, de lapide in renibus.

[26] Bemerkenswert ist folgende Stelle (Coll. Salern. II, 330): solet in virga cavarus supervenire, qui nihil aliud est quam cancer cum inflatione (Schanker?).

[27] Hexameter und Pentameter, in denen Mitte und Schluß sich reimen, z. B.: „Post coenam stabis seu mille passus meabis." „Contra vim mortis, nulla est herba in hortis."

[28] Noch in einer 1657 zu Rotterdam publizierten Ausgabe sagt Zach. Sylvius: Nullus medicorum est, qui carmina Scholae Salernitanae ore non circumferat et omni occasione non crepet.

[29] In einigen Handschriften wird „Johann von Mailand" als Verfasser genannt.

[30] Die älteste datierte Ausgabe des lat. Textes erschien zu Pisa 1484.

[31] Nach Mazza sollen schon die Stifter der Schule von Salerno ein „Antrorarium" zusammengestellt haben.

[32] Unter den angeblichen Arzneimittelerfindern kommt sogar der Prophet Esra vor.

[33] In der Vorrede zum ersten Buche heißt es: ... „sociorum nostrorum et illustrium virorum ... ut operari consuevimus, in scriptis redigere deliberata ratione decrevimus", in der Einleitung zum zweiten Buche: „Quodcirca quaecunque ab egregio doctore, communiter et privatim recepi et de ejus scriptis habere volui, ordine certo inscriptis redigere et, ut pulchrius elucescat, in commune deducere decrevi."

[34] Zum Aufstreuen auf genähte Wunden spielte das, auch von Späteren viel gebrauchte, „Pulvis ruber" eine große Rolle. Seine Zusammensetzung ist folgende (Lib. I, 10): Accipe consolidae majoris unc. I, boli unc. I, picis graecae unc. III, mastices et olibani ana unc. dimia, sanguinis draconis, mumiae ana unc. II.

[35] Er schrieb eine sehr scharfe Satire gegen die Prälaten Hierapigra ad purgandos praelatos in 5029 Versen.

[36] Kulturhistorisch sehr bemerkenswert ist eine Stelle in der Vorrede, wo Aegidius den Wunsch ausspricht, daß seine Schrift nur würdigen Lesern in die Hände fallen möge: Ab hujus operis vestibulo planeticos et falsos discursores monachos, qui norma religionis abutentes pelle monachali remota de hujus artis mysterio praesumant, profanamus. Talibus enim hujus operis secreta nolemus propalari, nec margaritae spargendae sunt porcis, nec philosophiae mysteria divulganda sunt imperitis.

[37] In diesen Versen schildert Aegidius den beginnenden Verfall der Schule von Salerno.

[38] Wahrscheinlich war B. ein Jude, der später das Christentum annahm. Grapheus (oder Raffe) ist wohl eine Umbildung des hebr. Wortes rophe (Arzt).

[39] Beginnend mit dem Satze: Auditores omnes audiant circumstantes, qui cupiunt audire novam scientiam. ...

[40] Den Reichen gab man schon aus suggestiven Gründen recht kostspielige, zusammengesetzte Arzneien, den Armen dagegen konnte der Arzt, umsomehr da er selbst die Spesen trug, nur einfache billige Kräutermittel verabreichen. Darauf beziehen sich die Verse des Regimen Salernitanum (Coll. Salern. I, 514):

Emta solet care multum medicina juvare,

Si quae detur gratis, nil affert utilitatis.

— — — — — — — — — — —

Pro vanis verbis montanis utimur herbis

Pro caris rebus, pigmentis et speciebus.

[41] Unter den bekannt gewordenen Aerzten des 12. Jahrhunderts wird einer, nämlich Jacopo da Bertinoro, als Magister qualifiziert. Auch scheint die Anatomie in Bologna bereits um die Mitte dieses Säkulums Wurzel gefaßt zu haben, wenigstens soll Armando Guascone dieselbe (um 1151) ausgeübt haben.

[42] Angeblich sollen schon Hugo, genannt Physicus († 1138), und Obizo († 1199), Leibarzt Ludwigs des Dicken und Abt von St. Victoire, die Medizin öffentlich gelehrt haben. Als eigentlicher Begründer des medizinischen Unterrichts muß aber Gilles de Corbeil im Zeitalter Philipp Augusts betrachtet werden, er war es jedenfalls, der der medizinischen Wissenschaft in Paris einen ansehnlichen Platz neben der Theologie und den artes eroberte.

[43] Es wurde zu beweisen versucht, daß ein Schüler des Rabbi Abon von Narbonne in Montpellier zuerst medizinischen Unterricht erteilt habe (um 1025). Als berühmter jüdischer Lehrer wird im 12. Jahrhundert der verdiente Interpret arabischer Schriften in hebräischer Sprache, Jehuda ben Tibbon, genannt. — Einblick in den medizinischen Studiengang an den jüdischen Hochschulen des 12. Jahrhunderts erhalten wir durch die Schrift des R. Josef ben Jehuda Aknin (aus Barcelona) „Heilung der Seelen", Kap. 27. Es werden dort

zum Studium eine Reihe von galenischen Schriften empfohlen (z. B. de sectis, de elementis secundum Hippocratem, de facult. naturalib., de temperamentis, de usu part., de differ. febr. de crisibus, de dieb. critic. de alimentor. facult., de simplic. medicament. temperament., de compos. medicament., de method. med., ad Glaucon. de meth. med. de sanit. tuenda), ferner von Hippokrates die Aphorismen, die Prognostik, die Schriften über Luft, Wasser und Oertlichkeit, über die akuten Krankheiten, endlich Schriften des Isaac Judaeus (vgl. Güdemann, Das jüdische Unterrichtswesen während der spanisch-arabischen Periode, Wien 1873). Es sei hier auch erwähnt, daß der berühmte Talmudkommentator des 11. Jahrhunderts, Raschi (aus Troyes in der Champagne), in seinem Schrifttum ansehnliche medizinische Kenntnisse verrät.

[44] Joh. von Salisbury, Metalogicus I, cap. 4 (ed. Migne T. 199 p. 830), Alexander Neckam de natur. rer. II, cap. 174 (ed. Wright in Rer. britannicar. mediaevi script. XXXIV, pag. 311). Gilles de Corbeil spielt in feindseliger Weise auf Montpellier in seinen Lehrgedichten de urinis (v. 345-348) und de virtutibus medicam. composit. (v. 150) an; er erwähnt auch einen gewissen Renaudus, späteren Mönch, „Qui Pessulani pridem vetus incola Montis in medicinali doctor celeberimus arte" (ed. Choulant, p. 105).

[45] Wie weit diese Toleranz ging, daß sie sich auf völlige bürgerliche Gleichstellung erstreckte, beweisen am besten die späteren reaktionären Maßnahmen; im Jahre 1121 wurde nämlich bestimmt, daß kein Sarazene oder Jude zur Würde eines Bailli (Stadthauptmanns) zuzulassen sei, 1146 und 1172 erneuerte man dieses Verbot bezüglich der Juden.

[46] Uebrigens spricht der Eingang dieses Edikts gegen eine eigentliche Organisation der Schule und mehr für einen privaten Unterricht durch einzelne Lehrer, indem es heißt: non dabo concessionem seu prerogativam aliquam alicui personae quod unus solus tantummodo legat seu scolas regat in Montepessulano in facultate Fisice discipline, quia acerbum est ... uni soli dare et concedere monopolium in tam excellenti scientia.

[47] Seit den Zeiten Karls d. Gr. erwarben — im Gegensatz zu den Männern — Frauen aus vornehmen Kreisen nicht selten gelehrte Bildung. Beispiele von gelehrten Nonnen sind die Dichterin Hroswitha von Gandersheim (10. Jahrhundert), oder die Verfasserin der Enzyklopädie „Hortus deliciarum", Herrard von Landsperg († 1195).

[48] Vgl. Harpestreng.

[49] Handschriftlich sind mehrere deutsche Uebersetzungen aus dem 13., 14. und 15. Jahrhundert vorhanden, ebenso ein nach Macer bearbeitetes deutsches Kräuterbuch.

[50] Das Steinbuch des Marbod gehört mit anderen von symbolistischer Naturauffassung erfüllten Schriften, z. B. dem Tierbuch The bestiary des Philipp de Thaun (ed. Wright in Popular treatises on science written in the middle age, London 1841), auf dem Physiologus beruhend, in eine Gruppe.

[51] Vgl. Harpestreng.

[52] Vgl. die Bemerkung des Gilles von Corbeil S. 310, aus welcher hervorgeht, daß Mönche zuweilen ihre Klöster verließen und nach Ablegung ihres Ordenskleides ärztliche Scharlatanerie trieben.

[53] Namentlich bei chirurgischen Eingriffen war diese Gefahr sehr groß.

[54] Schon auf der Synode von Regensburg 877 war verordnet worden: Leges et physicam non studeant sacerdotes.

[55] Der heil. Bernhard von Clairvaux, welcher selbst viele Wunderkuren vollzog, verbot seinen Mönchen, Arzneien zu gebrauchen und ärztliche Hilfe in Anspruch zu nehmen: „Scio equidem, quod in regione habitatis infirma et multis aliqui ex vobis laborant infirmitatibus; sed mementote, quis dixerit: Libenter gloriabor in infirmitatibus meis, ut inhabitet in me virtus Christi ...! Propterea minime competit religioni vestrae medicinae quaerere corporales, sed nec expetit saluti. Nam de vilibus quidem herbis et quae pauperes deceant, interdum aliquid sumere tolerabilis est et hoc aliquando fieri solet. At vero species emere, quaerere medicos, accipere potiones, religioni indecens est et contrarium puritati maximeque ordinis nostri nec puritati." Der heil. Bernhard erzählt auch in einem seiner Briefe (Ep. 67) von einem Mönche, der bei ihm Zuflucht suchte, weil er angeblich von seinem Abte gezwungen wurde, „Tyrannen, Räubern und Exkommunizierten ärztliche Hilfe zu leisten".

[56] Daß die Gegensätze zwischen Naturwissenschaft und Religion schon Bedenken zu erregen begannen, leuchtet z. B. aus den Worten des Johannes von Salisbury hervor, der von den Aerzten seiner Zeit sagt: At physici dum naturae nimium auctoritatis attribunt, in auctorem naturae, adversando fidei, plerumque impingunt. Non enim omnes erroris arguo, licet plurimos audierim de anima, de virtutibus et operibus ejus, de augmento corporis et diminutione, de resurrectione ejusdem, de creatione rerum, aliter quam fides habeat, disputantes (Migne T. 199, p. 476).

[57] So wie einst Gerbert (vgl. S. 273) studierten manche die Heilkunde nur aus Wißbegierde, ohne sie auszuüben.

[58] In Frankreich hießen sie mires und mirgesses.

[59] Seit dem 11. Jahrhundert gelangten die Könige von England — zuerst Eduard der Bekenner —, bald auch die Könige von Frankreich — schon Philipp I. — in den Ruf, durch Berühren (mit der Königshand) besonders Kröpfe und Skrofeln („Königsübel") heilen zu können, vgl. hierzu S. 19, Anm. 5 und S. 237, Anm. 5.

[60] Johann von Salisbury spielt auf die in salernitanischen Schriften mehrmals wiederkehrenden gewiß berechtigten Ratschläge bezüglich der Honorarforderungen an; gegenüber der wahrscheinlich nicht seltenen Knauserei mancher vermögenden Patienten war kluge Benützung der Umstände einigermaßen am Platze. Gilles de Corbeil kommt auf dieses alte und doch stets aktuell bleibende Thema mehrmals zu sprechen. Von ihm hören wir auch manches über das Auftreten, den Kleiderluxus und sonstigen äußeren Prunk der medizinischen Zelebritäten des 12. Jahrhunderts (Med. comp. Lib. II v. 102, 745).

[61] Vereinzelt werden auch Laienpraktiker in den Urkunden genannt, z. B. ein Arzt in Halberstadt in den Jahren 1180-1183, Rodgerus physicus (vgl. Andreae, Chronik d. Aerzte des Reg.-Bez. Magdeburg, Magdeb. 1862). Es dürften sich auch Aerzte aus dem Ausland (Italien) niedergelassen haben.

[62] Herzog Leopold V. von Oesterreich stürzte am Weihnachtstage des Jahres 1194 vom Pferde und erlitt eine komplizierte Fraktur des Unterschenkels. Die herbeigerufenen Aerzte behandelten ihn mit Pflastern und Arzneien, bis der Brand eintrat. Sie hatten nicht den Mut, die Amputation vorzunehmen, obwohl der Patient selbst die Operation wünschte. Infolgedessen ergriff der Herzog mutiger Weise eine Streitaxt, setzte sie an das Schienbein und befahl seinem Kammerdiener, mit einem Hammer darauf zu schlagen. Beim dritten Schlage wurde das Bein abgetrennt. Jetzt erst gingen die Aerzte wieder an die Arbeit, doch am nächsten Morgen trat der Tod ein (Rer. brit. med. aevi script. T. 82, Abt. 2, p. 432). — Als der Markgraf Dedo von Rochlitz und Groiz 1190 den Kaiser Heinrich VI. nach Apulien begleiten sollte, fürchtete er wegen seiner Fettleibigkeit das heiße Klima und die Reisebeschwerden. Ein Arzt, den er deshalb kommen ließ, schnitt ihm einfach den Leib auf, um das Fett zu entfernen — ein Verfahren, an dessen Folgen der Markgraf rasch zugrunde ging (Chron. mont. seren. ed. Ekstein im Progr. d. lat. Hauptschule zu Halle 1844, p. 53).

[63] Mon. Germ. Scr. VIII, 194 ... habebat autem inter eos (sc. medicos) Judaeum quendam Josuae nomine, physicae artis eruditissimum, compotistam peroptimum, Hebraicarum litterarum et totius judaismi scientia perfectissimum, quem circumdabat militaris habitus. Hunc majori prae eceteris familiaritate et dilectione idem Bruno sibi annectebat, satagens, ut quomodo ille ipsum carnaliter medicaretur, ita ipse illi salutem animae operatur ... consiliis ejus acquievit et ab ipso baptizatus est.

[64] Mon. Germ. Scr. XVI, 332.

[65] Eine Teilerscheinung der religiös-reformatorischen Bewegungen unter den Laien.

[66] Z. B. ein Hospital und Findelhaus in Mailand (ersteres von Todona 777, letzteres von Dateo 10 Jahre später gegründet), Xenodochium in Lucca (8. Jahrhundert), das Hospital S. Maria delle Grazie in Rom, daselbst auch Hospitäler einzelner Landsmannschaften, das Hospital S. Maria della Scala zu Siena (9. Jahrhundert) etc.

[67] Vgl. S. 259, 262.

[68] Zu den ältesten gehört das 1070 vom hl. Lanfrancus (Ærzbischof von Canterbury) gestiftete Krankenhaus und das 1102 gegründete Bartholomaeus-Hospital in London.

[69] Z. B. in Köln, Würzburg etc. In Köln kommt schon Ende des 12. Jahrhunderts ein „Irrenmeister" vor.

[70] In Frankreich (wo übrigens schon im 6. Jahrhundert Aussatzhäuser von Gregor von Tours erwähnt werden) hießen sie Maladreriees, Malanteriees, Ladreriees, Meselleries, in Italien (wo schon im Anfang des 7. Jahrhunderts König Rothari strenge Anordnungen über die Absonderung der Leprösen gab) Lazaretti; in Rom diente das Hospital San Lazaro der Aufnahme von Leprösen. In Spanien wurde die erste Leproserie 1067 vom Cid gestiftet. In Deutschland nannte man sie Siechenhäuser, Gutleuthäuser. Außer den Leproserien größeren Stils existierten besonders in den Landgemeinden vereinzelte „Feldhütten" (mansiones, stellae, cucurbitae), in denen Aussätzige isoliert wurden. Die Pflege der Leprösen galt in besonderem Grade als gottgefälliges Werk, dem sich auch Mitglieder der vornehmsten Stände bisweilen widmeten, der Aussatz erschien der schwärmerischen Religiosität als unmittelbare Schickung Gottes, als ein Mittel, welches zum Heil der Seele führe.

Verpflanzung des Arabismus in die abendländische Medizin.

Die Lebensarbeit des Constantinus Africanus ging anscheinend in der Salernitanermedizin restlos auf, ohne die aus spätrömischer Zeit herüberreichenden Traditionen der Schule wesentlich zu verändern. Aber tatsächlich war die Rolle, welche die Geschichte dem Mönch von Cassino zugewiesen hatte, damit keineswegs erschöpft. Was Constantinus unter dem Deckmantel der Pseudooriginalität begonnen — die Latinisierung der arabischen bezw. griechisch-arabischen Medizin — regte zur Fortsetzung an und wurde zum bedeutsamen Vorspiel jener mächtigen, mit dem 12. Jahrhundert kräftig einsetzenden Geistesbewegung, welche den islamischen mit dem abendländischen Kulturkreis in innige Berührung brachte und der bisher fast einzig aus christlich-römischer Ueberlieferung schöpfenden Wissenschaft des Okzidents neue, fremdartige Fermente von reichster Energieentfaltung zuführte.

Wie einstens die Muslimen über Aegypten, Syrien und Persien griechisches Wissen im Gewande der Koransprache empfingen, so ergoß sich jetzt der inzwischen eigenartig verarbeitete und nicht unerheblich vermehrte Bildungsstoff wieder in rückläufigem Strom — auf dem Wege lateinischer Uebersetzungen aus dem Arabischen — in das Abendland. Es bildet eines der merkwürdigsten Phänomene der Kulturgeschichte und den erhebendsten Beweis für die, alle Hindernisse des Rassen- und Religionsgegensatzes bezwingende Macht des Erkenntnistriebes, daß das Abendland gerade in jener Epoche das sehnlichste Verlangen nach der „Doctrina Arabum" trug, da sich die Christenheit und der Islam auf der ganzen Linie des Mittelmeeres fast in unausgesetzter heftiger Fehde gegenüberstanden.

Die Kreuzzüge mögen den geistigen Horizont bedeutend erweitert, die Lust zur Aneignung der Errungenschaften der Sarazenen entzündet und den Erwerb einer Fülle von materiellen Kulturgütern aus dem Osten herbeigeführt haben — der Eroberungszug der Wissenschaft richtete sich aber nicht nach dem Orient, sondern vornehmlich nach jenem Lande, wo Christen und Muslimen seit Jahrhunderten dicht aufeinander stießen, im lebhaftesten feindlichen oder freundlichen Wechselverkehr standen — nach Spanien, wo die arabische Kultur ihre prächtigsten Spätfrüchte gezeitigt hatte.

Die herrliche Kultur des maurischen Spaniens erregte schon frühzeitig auch im christlichen Europa Staunen und Bewunderung; so schilderte z. B. bereits Johannes von Görz, der als Gesandter Ottos I. nach Cordova ging, die Pracht am Hofe Abdarrahmans mit lebhaften Farben (Vita Joh. Gorz. cap. 135 und 136 in Pertz, Scriptor. IV), und die poetische Aebtissin Hroswitha pries in einem Gedichte Cordova geradezu als „helle Zierde der Welt, strahlend im Vollbesitz aller Dinge" (Opera Roswithae ed. Schurzfleisch p. 120). Auf dem Wege ausgedehnter Handelsbeziehungen, welche Kulturgüter allerlei Art vermittelten, und ganz besonders auch durch Juden wurde die Kunde von der muselmännischen Weisheit weithin verpflanzt. Begreiflicherweise erweckte der stets reger werdende Verkehr der Abendländer mit den spanischen Arabern bei jenen allmählich das Bedürfnis, die Lücken in ihren Kenntnissen auszufüllen.

In den christlichen Reichen Spaniens waren neben den, von Frankreich kommenden, Cluniacensern und Cisterciensern später namentlich auch Mozaraber und Juden die Kulturträger, letztere natürlich als Vermittler arabischer Kenntnisse (Medizin, Astronomie etc.). Der Fanatismus der Almoraviden und Almohaden trieb viele Juden zur Flucht in die benachbarten christlichen Staaten Spaniens, weiterhin nach Unteritalien, Sizilien und Südfrankreich. Nicht erst nach der Conquista, sondern weit früher dienten einzelne derselben christlichen spanischen Fürsten als Leibärzte. Es sei gleich hier erwähnt, daß das älteste, in der Sprache Kastiliens geschriebene, über die Fieber handelnde, medizinische Werk von einem jüdischen Arzte des 11. Jahrhunderts herrührt (Los libros de Issaque, vgl. die Inhaltsangabe bei Chinchilla, Historia de la medicina española I, p. 32).

Nur ganz vereinzelt finden wir darum lateinische Uebersetzer arabischer Werke im Orient — für die wissenschaftliche Heilkunde kommt bloß Stephanus von Antiochia in Betracht, der 1127 den Liber regalis (regalis dispositio = al maliki) des Ali Abbas recht mangelhaft übertrug[1] —, hingegen wurde insbesondere das (1085) in die Hände der Christen gefallene Toledo mit seinen reichen handschriftlichen Schätzen sozusagen das Mekka der nach morgenländischem Wissen dürstenden Gelehrten.

Mindestens im Zeitraum von der Mitte des 12. bis zur Mitte des 13. Jahrhunderts war es diese Stadt, die große Vorratskammer arabischer Bücher, wo sich hauptsächlich die arabisch-lateinische Buch- und Wissensübertragung vollzog, wo neben Einheimischen Italiener, Deutsche, Engländer an dem großen Vermittlungswerke arbeiteten, wo die meisten Uebersetzungen entstanden. Von Toledo her empfing das Abendland nicht allein Meisterwerke der arabischen Philosophie, Mathematik und Astronomie, sondern zugleich auch mit den berühmtesten arabischen Kommentaren lang entbehrte Erbstücke aus der Antike[2], unter denen bisher unbekannte Schriften des Aristoteles (naturwissenschaftlichen, psychologischen und ethischen Inhalts) und der Almagest des Ptolemaeus am wichtigsten waren.

Toledo, das kurz vor der Eroberung eine Hauptstätte arabischer Wissenschaft, namentlich mathematisch-astronomischer Studien war, dessen Schulen und reichgefüllten Bibliotheken auch im Abendlande einen weitreichenden Ruf erworben hatten, bildete auf spanischem Boden zwar nicht den einzigen, aber doch den wichtigsten Ort für die Vermittlung der orientalischen Weisheit an den Westen[3]. Hier gab es eine Fülle von wertvollen Handschriften, welche aus allen Gegenden wißbegierige Ausländer anlockte, hier lebte eine Menge von Menschen, die mehrere Idiome beherrschten und den Fremden das Eindringen in die arabische Literatur erleichterten, hier in der neuen Hauptstadt Kastiliens, am Sitze des Primas von Spanien, waren es gerade die Fürsten und die Kirche, welche fern von der bücherverbrennenden Barbarei späterer Zeiten nicht nur die Fortsetzung der Studien seitens der zurückgebliebenen Araber, Mozaraber und Juden tolerierten, sondern auch die Uebertragung arabischer Meisterwerke in die Gelehrtensprache Westeuropas förderten. Um diesen Bestrebungen einen festen Rückhalt zu geben, errichtete Erzbischof Raymund († 1150) unter Leitung des Archidiakons Dominico Gundisalvi sogar eine eigene Uebersetzerschule in Toledo, welche bis um die Mitte des 13. Jahrhunderts eine für die abendländische Bildung ungemein fruchtbare und organisierte Tätigkeit entfaltete[4].

Den Gegenstand der Uebersetzungstätigkeit bildeten zuerst mathematisch-astronomische Schriften der Araber bezw. der ins Arabische übertragenen griechischen Autoren, sehr bald kamen aber auch medizinische und naturwissenschaftliche Werke an die Reihe. Was die Uebersetzungstechnik anlangt, so war dieselbe eine höchst mangelhafte, da die Uebertragungen im Anfang durchwegs, aber auch späterhin nicht selten auf dem Umweg über das Kastilische zu stande kamen in der Weise, daß sich der des Arabischen gar nicht oder nur wenig kundige „Uebersetzer" den Text von einem dieser Sprache Mächtigen (Juden, Mozaraber, Sarazenen) im spanischen Vulgärdialekt vorsagen ließ und nach diesem Diktat sofort lateinisch niederschrieb. Solcherart gingen z. B. die meisten der dem Dominico Gundisalvi zugeschriebenen Uebertragungen von statten, wobei der, auch als selbständiger und sehr fruchtbarer Uebersetzer auftretende, zum Christentum bekehrte Jude (Ibn Daud = korrumpiert Avendehut, Avendeat etc.) Johannes Toletanus (Hispalensis de Luna, um 1135-1153 lebend) als Interpret figurierte. Derselbe übersetzte philosophische, mathematische, astronomische, astrologische (Alchabitius) Werke, vielleicht auch die im Mittelalter so beliebte pseudoaristotelische Schrift secretum secretorum (vgl. S. 330, Anm. 1); unter seinem Namen geht ferner eine diätetische Schrift de conservatione corporis sanitatis (ed. J. Pagel, lat. mit deutscher Uebersetzung in Pharmazeutische Post 1907). Die relative Häufigkeit der Handschriften beweist die Beliebtheit derselben. Nach einer kurzen Vorrede, in der auf Galen und das Viaticum Bezug genommen wird, folgen Abschnitte von den

Uebungen, Ursachen der Krankheit, Fleischspeisen, Fischen, Hülsenfrüchten, Milchspeisen, Obst, Nüssen, Wein, Gewürzen, Schlaf, Temperatur, Aderlaß, einzelnen Erkältungskrankheiten, wie Ohren-, Haut-, rheumatischen Affektionen, Bädern.

Der fruchtbarste Uebersetzer des Toledaner Kreises, der eigentliche „Vater der Uebersetzer" war der Lombarde Gerhard (Gherardo) von Cremona (1114-1187), welcher unter dem Protektorate des Kaisers Friedrich I. (Barbarossa) ursprünglich nur zu dem Zwecke nach Spanien zog, um den Ptolemaeus heimzuholen, aber sodann, wie gebannt an die Stätte, mit unersättlichem Begehren nach den Schätzen der arabischen Literatur den größten Teil seines Lebens in der Hauptstadt Kastiliens zubrachte — lernend und lehrend, lesend und übersetzend. Seinen Uebersetzungen, deren Zahl 70 übersteigt, dankten alle Wissenszweige, namentlich Mathematik und Astronomie, Philosophie und Medizin gleichmäßig reiche Zufuhr aus der arabischen wie aus der arabisierten griechischen Literatur, ein ungeheures neues Material zur weiteren Verarbeitung. Eine bloße Aufzählung genügt, um zu ermessen, was nur die abendländische Heilkunde an Wissensstoff durch die beispiellose Translatorentätigkeit dieses einzigen Mannes erwarb. Uebertrug er doch Schriften des Hippokrates und Galenos, des Serapion, Rhazes und Isaac Judaeus, die Chirurgie des Abulkasim, den Kanon des Avicenna, die Heilmittellehre des Abenguefit u. a. ins Lateinische — ein literarischer Zuwachs, dessen Bedeutung für die damalige Zeit nicht geschmälert werden kann, wenn man auch die Qualität dieser Uebersetzungen im allgemeinen nicht gerade hoch zu stellen pflegt.

Von Hippokrates übersetzte Gerardus aus dem Arabischen die Schriften: de diaeta in acut., Prognosticon, die pseudonyme Schrift Liber prognosticus sive Capsula eburnea (angeblich in einer elfenbeinernen Kapsel im Grabe des Hippokrates gefunden, über 25 Zeichen des Todes handelnd); von Galen: de elementis, de temperamentis, de inaequali temperie, de simpl. medic., de diebus criticis, de crisi, ars parva (mit dem Kommentar des Ali Rodoam), die Kommentare zu den hippokratischen Schriften de victu in acut. und Progn.; von Kindi de gradibus medicinar.; von Serapion das Brevarium; von Rhazes den Liber Almansoris, Lib. Divisionum, Lib. introductor. in medic., de aegritudinibus juncturarum; von Isaac Judaeus de elementis. Vielleicht rührt auch eine Uebersetzung der Aphorismen des Mesuë von ihm her.

An dieser Stelle sei auch eines anderen, dem Toledaner Kreise angehörenden Uebersetzers aus dem 12. Jahrhundert gedacht, der für die Medizin in Betracht kommt, nämlich des Marcus Toletanus; derselbe übertrug die galenischen Schriften de motu musculorum, de tactu pulsus, de utilitate pulsus, ferner die Isagoge de Joanitius ad Tegni Galeni, angeblich auch (aber nicht wahrscheinlich) die hippokratische Schrift de aëre aq. et loc.

Im 13. Jahrhundert wurde die Uebersetzertätigkeit in Spanien und die Wiederbelebung der Wissenschaften überhaupt ganz besonders durch Alfons X., den Weisen, gefördert, welcher arabische Werke ins Kastilische übertragen und in Toledo unter starker Inanspruchnahme von jüdischen Gelehrten die nach ihm benannten „Alfonsinischen Tafeln" (Verbesserung der Ptolemäischen Planetentafeln) zusammenstellen ließ.

Noch mußte freilich viel Zeit verstreichen, bis die erstaunlich große Ausbeute des Cremonensers von der abendländischen Medizin assimiliert werden konnte, doch der Entdeckerruhm des Gerardus ließ inzwischen auch andere nicht ruhen und reizte sie, sich auf gleichem Gebiete zu versuchen. Durch den regsamen Fleiß der Uebersetzer stieg im Laufe des 13. Jahrhunderts die Kenntnis medizinischer Meisterwerke der arabischen Literatur — es sei nur des Averroës und Avenzoar gedacht — bedeutend an, nebstdem mehrte sich aber auch die Zahl der bekannten antiken (namentlich galenischen) Schriften.

So übersetzten: Accursius aus Pistoja (um 1200) Galens de facultatib. naturalib. cibariorum; Stephanus de Caesaraugusta, Civis Ilerdensis (1233) das (von Constantinus in seinem Lib. de gradibus freier bearbeitete) Adminiculum = liber fiduciae de simplicibus medicinarum des Ibn al-Dschezzar; Bonacosa, ein Jude (1255) in Padua, den „Colliget" (Kullidschat) des Averroës (irrtümlich auch dem Uebersetzer Armengaud beigelegt); **G.**(?) „magister" fil. mag. Johannes in Lerida (1258?) de simplicii medicina des al-Gafiki; Johannes von Capua, jüdischer Konvertit (1262-1278), den Teisir des Avenzoar, die Diätetik des Maimonides (aus dem Hebräischen)[5]; Paravicius (Paravicinus), physicus in Venedig (1280), den Teisir des Avenzoar; Armengaud (Armengab), Sohn des Blasius in Montpellier, Arzt Philipp des Schönen († 1314), das Canticum (Ardschusa) des Avicenna, mit dem Kommentar des Averroës (1280 oder 1284), desgleichen Schriften des Maimonides, (1290-1302, über Gifte, über Asthma, Diätetik); Arnaldus de Villanova (1282?) de viribus cordis des Avicenna, die galenische Schrift de rigore etc., die pseudogalenische, von Kosta b. Luca herrührende, Schrift de incantatione (de ligaturis physicis); Simon Januensis die Schrift de simplicibus des Serapion d. J. und den Liber servitoris des Abulkasim.

Getragen von einer, ganz Westeuropa erfüllenden geistigen Bewegung, als erheblicher Fortschritt der Wissenschaft methodisch und stofflich imponierend, fand der medizinische Arabismus bei seinem Vordringen aus Nordspanien nach dem Languedoc und nach Italien Eingang in den ärztlichen Schulen, nur die an alten Traditionen hängende Civitas Hippocratica, Salerno, leistete eine Zeitlang festen Widerstand. Aber auch dieser wurde gebrochen infolge der allgemeinen kulturellen Einflüsse, die sich unter mächtiger Patronanz seit langem und fortgesetzt in Unteritalien und insbesondere von Sizilien her geltend machten. Dort auf dem herrlichen Eiland, wo drei Kulturen, die abendländische, byzantinische, sarazenische, aufeinander stießen und sich unter der toleranten Herrschaft normannischer und staufischer Fürsten wundersam mischten, wurde dem arabischen Wesen nicht Feindseligkeit oder eine bloß passive, mit scheuem Argwohn gepaarte Bewunderung, sondern warmes Interesse, freudige Aufnahmswilligkeit entgegengebracht. Einen Niederschlag dieser assimilatorischen Hinneigung, die in Regierungsform, Verwaltung und Gesellschaftssitte, in Kunst und Wissenschaft ihren deutlichen Ausdruck fand, bildete die ansehnliche Uebersetzungsliteratur, welche schon zur Zeit der ersten Herrscher aus dem Hause Hauteville einsetzte, unter den beiden Staufern aber, Friedrich II. und Manfred, zur Blüte und universaler Bedeutung gelangte.

Die Normannenherrschaft in Sizilien erscheint durch die weise Duldung, welche gegen die Religion und Sitte der unterworfenen muslimischen Bevölkerung geübt wurde, wie ein Lichtblick in der Geschichte des Mittelalters. War aber diese Toleranz durch die kluge Politik des numerisch schwachen Herrenvolkes mitbestimmt, so spricht es doch für den ganz seltenen Bildungssinn der Fürsten aus dem Hause Hauteville, daß sie sich vor der fremden Kultur in Anerkennung ihrer Ueberlegenheit beugten, arabische Dichtung, Baukunst und Wissenschaft (besonders Geographie und Astronomie) in anregendster Weise förderten. Am Hofe zu Palermo fanden arabische Gelehrte freundlichste Aufnahme und reichste Unterstützung, es sei nur auf die Beziehungen des berühmten Geographen Edrisi zu König Roger II. verwiesen. Unter diesem Herrscher war es auch, daß der Admiral Eugenius die Optik des Ptolemaeus nach arabischen Vorlagen ins Lateinische übersetzte. — Der geniale Hohenstaufe Friedrich II., dessen ganze Jugenderziehung in arabischem Geiste geleitet war, setzte die Traditionen der Normannenfürsten entsprechend seiner eigenen, vielseitigen Bildung in großem Maßstabe fort, er umgab sich mit einem ganzen Stab von arabischen Aerzten, Philosophen, Astrologen und Dichtern, und beauftragte gelehrte Christen und Juden[6], arabische Werke, namentlich philosophische und astrologische, ins Lateinische zu übersetzen. Der bekannteste dieser Uebersetzer ist Michael Scotus, welcher ganz besonders durch die Uebertragung naturwissenschaftlicher und psychologischer aristotelischer Schriften mit den zugehörigen Kommentaren des Averroës, der Tiergeschichte des Aristoteles bezw. des darauf beruhenden Kompendiums des Avicenna und durch die Uebertragung der Astronomie des Alpetragius für die Geistesgeschichte des Mittelalters Bedeutung erlangt hat. Friedrich II. leistete der Verbreitung des arabisierten Aristoteles auch selbst den größten Vorschub, indem er die Uebersetzungen an einige Universitäten des Abendlandes sandte. Friedrichs Sohn und Nachfolger, Manfred, folgte ganz den Spuren des Vaters, er übersandte die Sammlung aristotelischer Schriften der Universität Paris und ließ noch fehlende aristotelische bezw. averroistische sowie astrologische Abhandlungen ins Lateinische (durch Hermannus Alemannus, Stephanus von Messina) übersetzen.

Die kräftigen Impulse, welche Friedrich II. und sein Sohn Manfred der Uebersetzertätigkeit gegeben hatten, erloschen keineswegs, als Karl I. von Anjou sich Neapels und Siziliens bemächtigte. Wie der Ueberwinder der staufischen Dynastie überhaupt in mehrfacher Beziehung nur in die Fußstapfen der Vorgänger trat, so erwies er sich auch, freilich mit größerer Nüchternheit, als Förderer des kulturvermittelnden Uebersetzungswesens, wobei er sein Augenmerk in erster Linie der medizinischen Literatur zuwandte. Der hervorragendste der in seinen Diensten stehenden Uebersetzer war der in Salerno gebildete jüdische Arzt Faradsch ben Salem (auch mag. Farachi, Faragut, Fararius, Ferrarius, Franchinus) aus Girgenti, welcher das Kolossalwerk des Rhazes, den Continens, ins Lateinische übertrug und somit auch den dritten großen Persoaraber in die medizinische Welt des Westens einführte. Faradsch übersetzte außerdem noch das Tabellenwerk des Ibn Dschezla, Takwim, die Chirurgie des Pseudo-Mesuë, die pseudogalenische Schrift de medicinis expertis.

Um eine gute Abschrift des berühmten al-Hawi fi'l Tib, des Continens, zu erhalten, hatte Karl I. sogar eine eigene Gesandtschaft an den Beherrscher von Tunis geschickt. Faradsch beendete seine Uebersetzung am 13. Februar 1279 und bereicherte dieselbe noch mit einem eigenen Glossar „tabula de nominibus arabicis" (aus 727 Artikeln bestehend). Der König ließ die Arbeit von einer ärztlichen Kommission überprüfen und 1282 in einer prachtvollen Handschrift reproduzieren, es ist dies das berühmte, mit Miniaturen (darunter dreimal die Figur des Uebersetzers) versehene Manuskript der Pariser Nationalbibliothek. Karl hatte nicht nur Uebersetzer, sondern unterhielt auch Kopisten, Korrektoren, Illuminatoren etc.

Die Uebersetzungen des Faradsch enthalten zwar viele Namensverstümmelungen, sind aber im ganzen korrekter als diejenigen, welche Gerhard von Cremona hinterließ.

In der Ueberschrift zur Uebersetzung des Takwim heißt es: Caroli ... de mandato ... per mag. Farragum Judaeum fidelem ejus ad opus camerae ejus felicis etc. translatum. Da der Herausgeber der Druckausgabe (Tacuini aegritudinum et morborum corporis Buhahylyha Byngezla autore, Argent. 1532) am Rande die Worte Caroli magni decretum setzen ließ, so entstand der Irrtum, es seien Autor und Uebersetzer Leibärzte Karls des Großen gewesen!

Wie schon angedeutet, erwarben sich die natürlichen Vermittler zwischen Morgen- und Abendland — die Juden — ein bedeutendes Verdienst um die medizinische Uebersetzungsliteratur, wie überhaupt um die Verpflanzung des Arabismus, teils dadurch, daß sie manchen der Translatatoren (oder besser gesagt Editoren) arabische Texte mündlich in der Landessprache verdolmetschten (vgl. S. 332), bezw. das Konzept für die Latinisierung lieferten[7], teils dadurch, daß sie als selbständige lateinische Uebersetzer auftraten[8]. Auch haben, namentlich späterhin, hebräische Uebersetzungen medizinischer Schriften lateinischen Versionen zur Unterlage gedient[9].

Der Ausgangspunkt der zahlreichen hebräischen Uebertragungen aus dem Arabischen war die Provence. Großen Ruf als Uebersetzer erlangten die Tibboniden, ferner Jacob ben Abba Mari in Marseille, Jacob ben Machir (Profatius) in Montpellier u. a. Das erste ins Hebräische übertragene Werk eines Muhammedaners dürfte der Kommentar des Rodoam zur Ars parva gewesen sein; diese Uebersetzung rührt von Samuel ibn Tibbon her und wurde 1199 beendet. Schon früher (im Zeitraum 1197-1199) übersetzte aber ein Anonymus in Frankreich 24 Schriften christlicher Autoren aus dem Lateinischen.

War schon die Auswahl der übersetzten Werke oft durch den Zufall bedingt, der nicht wenige vortreffliche literarische Leistungen zu Gunsten mancher minderwertiger den Blicken entzog, so entsprechen die meisten der damaligen lateinischen Uebersetzungen aus dem Arabischen auch nicht den gemäßigsten, Zeitalter und Umstände berücksichtigenden Ansprüchen. Ganz abgesehen davon, daß sie jeder Textkritik ermangelt, steht die Uebersetzungstechnik in der überwiegenden Zahl der Fälle auf denkbar niedrigster Stufe. Der Sprache nach, in der die Uebersetzungen abgefaßt sind, hat man mit Recht ihre Autoren als Barbarolatini bezeichnet, denn sie setzten sich kühn über die Regeln der Wort- und Satzfügung hinweg. Es wimmelt von greulichen Namensverstümmelungen, die Termini technici sind sehr häufig — infolge der „inopia latinitatis" — nur einfach transkribiert (bezw. korrumpiert), so daß heute die Deutung oft mit Schwierigkeiten verknüpft ist[10]. Bei der sklavischen Art der Uebertragung (Wort für Wort) durch Personen, die bisweilen nicht über genügende Sach-, ja nicht einmal über genügende Sprachkenntnis geboten, ist es begreiflich, daß groteske Sinnesentstellungen nicht selten sind, manchmal scheint es überhaupt vom verständnislosen Translator dem Leser selbst überlassen worden zu sein, sich mit eigenen Kräften in dem ganz unklaren Texte zurechtzufinden. An groben textlichen Mißverständnissen konnte es insbesondere dann nicht fehlen, wenn es sich um ursprünglich griechische Schriften handelte, welche erst über mehrere Idiome hinweg den Weg zu den Lateinern gefunden hatten.

Immerhin war der Einfluß, den die lateinischen Versionen arabischer Schriften auf die abendländische Medizin ausgeübt haben, ein sehr bedeutender durch den reichlichen Zufluß an wichtigem Tatsachenmaterial, an neuem methodisch geordnetem Denkstoff. Das beste aber, was sie leisteten, bestand darin, daß die Spuren griechischer Meister deutlicher und weit zahlreicher zu Tage traten als vordem, daß das antike Erbgut, wenn auch oft entstellt und verunziert, ganz erheblich anwuchs, daß schon frühzeitig die Sehnsucht nach der Urquelle der arabischen Schulweisheit, nach den griechischen Originaltexten entzündet wurde — und gerade die Mangelhaftigkeit der Uebersetzungen mag diese Sehnsucht noch gesteigert haben. Die arabischen Autoren in lateinischem Gewande führten in die Vorhalle. Aus dieser ins Heiligtum selbst den Weg zu finden, das blieb die kommende Aufgabe der abendländischen Aerzte!

[1] Bekanntlich hatte bereits Constantinus das Werk in seinem Pantegni übersetzt resp. bearbeitet; Stephanus kritisiert diese Vorarbeit sehr scharf, weshalb die Angabe des Ortes Antiochia Bedenken erregt. Als Fundort von Handschriften gibt übrigens auch ein anderer Uebersetzer, Philippus (Clericus) Tripolitanus, Antiochien an; derselbe übertrug (um 1200?) aus dem Arabischen die pseudoaristotelische Schrift **Secretum secretorum**, ein wüstes Gemenge von philosophischer Mystik und Aberglauben, welches weithin verbreitet und ganz oder abschnittsweise in die meisten europäischen Sprachen übersetzt eine reiche Quelle für die mittelalterliche Prosa und Poesie wurde.

[2] Schon früher, im Anfang des 12. Jahrhunderts, hatte der vielgereiste Adelard von Bath die Elemente des Euklid und der in Barcelona arbeitende Plato von Tivoli das Quadripartitum des Ptolemaeus ins Lateinische übertragen.

[3] Auch Barcelona, später auch Cordova und Sevilla wurden zu wichtigen Vermittlungspunkten der arabischen Literatur.

[4] Die Schule von Toledo, an welcher auch Lehrvorträge (nur über weltliche Wissenschaften) abgehalten wurden, gab übrigens nicht bloß einem Strome lateinischer Uebersetzungen den Ursprung, sondern pflegte, fürderhin über den anfänglichen engeren Zweck hinauswachsend, nebstdem auch selbständig ganz besonders philosophische, mathematische, astronomisch-astrologische, naturwissenschaftliche Studien auf arabischer Grundlage, was ihr zwar hohes Ansehen, später aber auch den unheimlichen Nimbus, eine Stätte der Zauberkunst zu sein, verschaffte. Von allen Ländern gingen angeblich die scholares nach Toledo, um die mit der arabischen Weisheit für untrennbar gehaltenen Geheimkünste der Astrologie und Magie (Nigromantia) zu studieren. So sagt z. B. Helinand (bei Tissier Bibl. Cisterc. VII, 257) in einer Predigt: Ecce quaerunt clerici Parisius artes liberales, Aurelianis auctores, Bononiae codices, Salerni pyxides, Toleti daemones, et nusquam mores.

[5] Johann von Capua war es auch, der das Fabelwerk des Bidpai Kalîla und Dimna 1263 aus dem Hebräischen ins Lateinische übertrug — ein höchst interessantes Faktum, insofern die ältesten Fabelstoffe der Arier

aus den Tälern des Indus und Ganges den Nationen Europas durch einen Uebersetzer semitischer Abkunft zugänglich wurden.

[6] So berief er z. B. den Jacob ben Abba-Mari b. Anatoli aus der Provence und Jehuda den Salomon Cohen aus Toledo an seinen Hof und beauftragte sie mit der Uebersetzung philosophischer bezw. astronomischer Werke.

[7] So diente z. B. Abraham aus Tortosa dem Simon Januensis als Dolmetscher bei seinen Uebersetzungen des Serapion jun. und des Lib. Servitor, der mag. Jacobus dem Paravicius bei seiner Uebersetzung des Teisir. — Auf nichtmedizinischem Gebiete tritt dieses Verhältnis noch stärker hervor, so hatte z. B. Plato von Tivoli den Juden Abraham bar Chijja zum Dolmetscher, Gundisalvi den Konvertiten Johannes Hispalensis, Michael Scotus (nach Angabe des Roger Bacon) den Juden Andreas u. s. w.

[8] Faradsch ben Salem, der Konvertit Bonacosa u. a.

[9] So scheinen z. B. die Uebertragungen Armengauds in Montpellier aus dem Hebräischen gemacht worden zu sein. — Insbesondere die Schriften des Averroës, um deren Erhaltung und Verbreitung sich die Juden sehr verdient gemacht haben, sind zum großen Teile aus dem Hebräischen ins Lateinische übersetzt worden.

[10] Vgl. bezüglich der anatomischen Terminologie der Arabisten Hyrtl, das Arabische und Hebräische in der Anatomie, Wien 1879, desselben Onomatologia anatomica, Wien 1880.

Die Medizin im 13. Jahrhundert.

Arabismus und Scholastik.

Mit dem 13. Jahrhundert tritt die Medizin gleich den übrigen Zweigen der abendländischen Bildung in eine neue, von den vorangehenden Entwicklungsstadien scharf differenzierte Phase, welche insbesondere durch die Aufnahme, Verbreitung und eigenartige Verarbeitung der arabischen Literatur ihren charakteristischen Zug empfängt.

Aber auch in dieser Epoche bestätigt sich das historische Gesetz, daß neue Geistesströmungen in der Medizin später als auf anderen Gebieten des Kulturlebens zum vollen Ausdruck gelangen, denn wahrhaft durchdrungen vom Arabismus im Ideengang und in der Methodik wird die Heilkunde erst im Laufe der zweiten Hälfte des Säkulums, d. h. erst dann, nachdem ihr in der gegebenen Richtung die philosophische Spekulation und die sonstige Forschung schon Dezennien lang vorausgeeilt war.

Während nämlich unter dem Einflusse der arabisierenden Peripatetik nur allzu bald jene hoffnungsvollen Ansätze verkümmerten, welche der jugendliche Humanismus und die Dialektik des 12. Jahrhunderts, aus dürftigen Hilfsquellen schöpfend, hervorgebracht hatten[1], stemmte sich die inzwischen im Abendlande herangewachsene ärztliche Tradition dem Arabismus zunächst entgegen und hinderte für eine Weile noch, freilich aussichtslos, seinen Sieg.

Dieser Widerstand besaß nicht überall dieselbe Stärke und die gleiche Hartnäckigkeit, am kräftigsten und dauerndsten war er begreiflicherweise in Salerno selbst, dessen Ruhm sich ja gerade an die Erhaltung der alten Ueberlieferungen knüpfte und daher jetzt bedroht wurde. Aber auch in Salerno, wo seit der Tätigkeit des Constantinus wenigstens in manchen Teilgebieten der medizinischen Wissenschaft (namentlich Heilmittellehre, Anatomie, Chirurgie) Arabismen längst eingeschlichen waren, richtete sich die Abwehr nicht gegen das neue Beobachtungs- und Erfahrungsmaterial, nicht einmal so sehr gegen den therapeutischen Ueberschwang als gegen jene, der schlichten salernitanischen Denkweise widersprechende theoretische Subtilität und hyperrationalistische Systembauerei, wie sie in höchster Vollendung in Avicennas Kanon vorlag.

Im wesentlichen handelte es sich also um die Methode des Wissenschaftsbetriebes, um diese drehte sich der Streit, und schon eine einfache Ueberlegung ergibt, daß der ablehnende Standpunkt der Civitas

Hippocratica nicht allein eine Aeußerung erklärlicher eifersüchtiger Regungen oder eines starren Konservatismus war, sondern geradezu mit zwingender Notwendigkeit dem ganzen Bildungswesen der Salernitaner entsprang. Waren es doch nüchterne, von der Blässe abstrakten Denkens nicht angekränkelte, einer rationellen Empirie huldigende Praktiker, welche die Schule groß gemacht hatten, war es doch eben die vom rein ärztlichen Gesichtskreise geleitete Lehr- und Forschungsweise, welche den Namen Salernos weithin erstrahlen ließ. Mit den minderen, von Constantinus importierten Autoren, auch mit Ali Abbas und dem Kliniker Rhazes konnte sich der Geist der Salernitanermedizin noch durch Konzessionen abfinden, die Unterwerfung unter die Diktatur Avicennas hingegen, des höchsten Repräsentanten des medizinischen Arabismus, erforderte schon tatsächlich eine Verleugnung der bisher so hoch gehaltenen, so treu bewahrten Prinzipien. Aber noch mehr, um die Feinheiten dieses großen Syllogismenvirtuosen empfinden, um in den Scharfsinn seines engmaschigen Lehrsystems eindringen, um seine Gedanken weiter ausspinnen zu können, dazu bedurfte es einer Vorschulung in spitzfindiger Dialektik und in ihrer Anwendung auf ärztliche Probleme, welche dem bisherigen Studienwesen, der bisherigen wissenschaftlichen Bearbeitung, wenn man nach den Schriften der Glanzperiode Salernos urteilen darf, mangelte.

Die Hindernisse, welche dem arabisierten Galenismus entgegentraten — am meisten im Zentrum der Salernitanermedizin, verhältnismäßig weniger wohl in der durch historische Verhältnisse besser vorbereiteten Schule von Montpellier — begegneten keineswegs dem viel rascher vordringenden arabisierten Aristoteles und seinen Kommentatoren; denn ihnen hatte die im 9. Jahrhundert einsetzende, im 11. und 12. Jahrhundert bereits mächtig aufblühende Scholastik durch straffe Geisteszucht längst den Boden geebnet, und die bedeutungsvolle Anknüpfung der christlich-abendländischen an die arabische Philosophie konnte umso leichter von statten gehen, als beiden die Methode gemeinsam war und nur die Breite der antiken Grundlage, die Reichhaltigkeit der Probleme den auszugleichenden Unterschied ausmachte[2].

Sollte nun in ähnlicher Weise eine Anknüpfung der abendländischen an die in ihrer Höchstentfaltung von aristotelischem Geiste ganz durchsetzte arabische Medizin zu stande kommen, so war es eine unerläßliche Vorbedingung, daß sich die ärztlichen Forscher jene Methode aneigneten, auf deren souveräner Handhabung eben der imponierende Nimbus der fremden Meister beruhte, d. h. sie mußten sich in die spezifische Begriffswelt des Stagiriten einleben, den Gebrauch des philosophischen Handwerkzeugs erlernen, die nötige Gewandtheit auf der Schaubühne der Dialektik erwerben. Mit anderen Worten, durch den Arabismus wurde die abendländische Medizin genötigt, ihr jahrhundertelang in den ärztlichen Fachschulen geführtes Sonderdasein aufzugeben, aus ihrer Isoliertheit herauszutreten und den Anschluß an die Philosophie zu suchen. Dieser Anschluß, der in der Antike mehr in Form der Personalunion zu Tage getreten war, fortan aber eine langdauernde Realunion wurde, erfolgte in dieser Epoche durch das verhängnisvolle Bündnis mit der Scholastik.

Die Wandlungen im medizinischen Wissenschaftsbetriebe ließen begreiflicherweise auch andere Pflegestätten neben den bisherigen auftauchen oder Bedeutung gewinnen, denn besser als das abblühende Salerno vermochten den neuen Bedürfnissen jene der inzwischen entstandenen Schulen gerecht zu werden, welche ihrer Entwicklung und Einrichtung gemäß schon seit längerem die Heilkunde mit anderen Wissensgebieten in Verbindung gesetzt hatten, wiewohl dabei erst ganz allmählich der äußeren Form der Institutionen auch eine innere, organische Einheit folgte. Es waren dies einige der seit dem Beginne des 13. Jahrhunderts feste Gestaltung annehmenden — **Universitäten**, dieser Hochsitze scholastischer Gelehrsamkeit. Dort, wo der so fruchtbringende Assoziationsgeist auch auf dem Felde geistiger Arbeit Triumphe feierte, wurde die spätmittelalterliche Medizin aus der **Paarung des Arabismus mit der scholastischen Methode** geboren, dort wurde die Heilkunde wieder ein wichtiges Glied in der Kette der gesamten wissenschaftlichen Entwicklung.

Die ältesten Universitäten besitzen keinen genau datierbaren Ursprung, weil sie aus dem gesteigerten geistigen Leben des 12. Jahrhunderts (Aufschwung der Rechtsstudien und der philosophisch-theologischen Scholastik) und aus den Bedürfnissen des Scholarentums nach Organisation und Rechtsschutz ganz allmählich emporwuchsen; sie entwickelten sich aus privaten Schulen (z. B. Bologna aus einer Rechtsschule) oder in Anlehnung an alte geistliche Lehranstalten (Paris, Oxford) — nicht aber direkt aus diesen, wie man früher gemeint hat — und gewannen auf Grund des Genossenschaftsprinzips durch Regelung ihres Verhältnisses zur geistlichen und staatlichen Autorität erst nach und nach ihren Rechtsboden; festere Organisation erlangten sie kaum vor dem Beginne des 13. Jahrhunderts. Durch Abzweigung aus den ältesten Universitäten (Auswanderung von Scholaren und Magistern) oder nach dem Muster derselben entstanden im Laufe des 13. Jahrhunderts nicht wenige neue Studiensitze, besonders in den miteinander wetteifernden italienischen Städten, auch stifteten Kaiser Friedrich II. (als König von Neapel und Sizilien) und Papst Gregor IX. bereits in den ersten Dezennien dieses Säkulums Hochschulen (Neapel bezw. Toulouse). Die Theorie, daß zur Errichtung eines Studium generale vorerst die Einholung päpstlicher oder kaiserlicher Genehmigung (päpstliche Bulle, kaiserlicher Stiftungsbrief) nötig sei, brach sich zwar in der zweiten Hälfte des 13. Jahrhunderts langsam Bahn, kam aber erst in der Folgezeit zur vollen Geltung.

Es würde viel zu weit führen, hier auf die, in ihren Anfängen äußerst verwickelte Geschichte der mittelalterlichen Universitäten einzugehen und es muß daher auf die einschlägigen neueren Werke verwiesen werden[3]. Es sei bloß daran erinnert, daß man unter Universitas die mit Privilegien ausgestattete Korporation der Scholaren oder der Scholaren und Magister verstand, während die Hochschule selbst als Studium generale[4] bezeichnet wurde, und daß nach der im einzelnen nicht unerheblich voneinander abweichenden aber nach gewissen Typen (Bologna, Paris, Neapel) orientierten Verfassung im wesentlichen drei Gruppen von Universitäten unterschieden werden können: Städtische Scholarenuniversitäten[5], kirchliche Magisteruniversitäten (Kanzleruniversitäten)[6], Staatsuniversitäten[7]. Neben der Scheidung in Nationalitäten vollzog sich die anfangs gewöhnlich nur in den Doktoren-(Magister-)Kollegien zum Ausdruck kommende Sonderung in Fakultäten. Gemäß dem Begriffe der alten Universitas lediglich als Korporation von Scholaren und Magistern hat man sich unter den ältesten „Universitäten" keineswegs stets schon gleich von Anfang an aus den vier Fakultäten (im modernen Sinne) bestehende Hochschulen vorzustellen. Dieser Komplex kam vielmehr in der Regel nur allmählich und, was nicht übersehen werden möge, nicht überall zu stande[8]. Was die Stellung der Medizin im Rahmen der Universitäten anlangt, so war dieselbe keine gleichartige — eine Erscheinung, die sich auch in der geschichtlichen Rolle der einzelnen Schulen oder in der von ihnen vorzugsweise vertretenen wissenschaftlichen Richtung äußerte. So führte sie z. B. in Montpellier ein Sonderdasein in Form einer ganz selbständigen Korporation, an den italienischen Stadtuniversitäten nach dem Muster Bolognas, z. B. in Padua, bildete sie einen Bestandteil der (artes liberales) Artistenkorporation (= philosophischen Fakultät), in Paris erscheint schon am Anfang des 13. Jahrhunderts in voller Deutlichkeit eine eigene medizinische Fakultät, welche aber nicht bloß die wirklichen Lehrer, sondern sämtliche diplomierte Aerzte in sich schloß[9]. Eine ganz isolierte Stellung nahm die Schule von Salerno ein, ihre Einrichtung wurde, abgesehen von Unterrichtswesen und Graduierung, nicht einmal für Formierung der übrigen medizinischen Fakultäten vorbildlich.

Im frühen Mittelalter hatte die Medizin als Wissenschaft ein bescheidenes Plätzchen unter den Artes liberales erobert[10] — bloß als Anhängsel der Klerikerbildung; in Salerno war sie zur Selbständigkeit erstarkt — doch losgelöst vom allgemeinen Wissenschaftsbetriebe; in der Jugendepoche der Universitäten trat sie wieder in den Kreis der Wissenschaften zurück, jetzt erst mit voller Ebenbürtigkeit und Gleichstellung, was alsbald in der Regelung der Standes- und Unterrichtsverhältnisse prägnanten Ausdruck fand.

Denn erst in dieser Zeit waren jene Voraussetzungen ganz erfüllt, welche es ermöglichten, das medizinische Studien- und Prüfungswesen in festere Normen zu bringen, und unter dem Einflusse kirchlicher oder staatlicher Macht, den Befähigungsnachweis zur Ausübung der medizinischen Lehrtätigkeit und der ärztlichen Praxis auf gesetzliche Grundlagen zu stellen.

In Montpellier erfolgte der Uebergang von schrankenloser Lehr- und Lernfreiheit (vgl. S. 319) zur gesetzlichen Regelung durch die Statuten, welche der dortigen „Universitas medicorum tam doctorum quam discipulorum" die erste straffere Organisation gaben und die Schule unter die Leitung eines (vom Bischof von Maguelone in Gemeinschaft mit drei angesehenen älteren Lehrern gewählten) Kanzlers stellten. Nach diesen 1220 vom päpstlichen Legaten, Kardinal Konrad, entworfenen Statuten durfte nur derjenige als Lehrer der Medizin auftreten, welcher darin geprüft worden war und vom Bischof unter Zuziehung und nach Befragen seiner Lehrer die Lizenz erhalten hatte. Im Jahre 1230 wurde bestimmt, daß niemand die ärztliche Praxis ausübe, bevor er hierzu nicht vor zwei (vom Bischof zu Examinatoren bestimmten) Magistern der Heilkunde die Prüfung mit günstigem Erfolge abgelegt habe, andernfalls drohte ihm die Strafe der Exkommunikation. Wie wenig übrigens die Gesetze gegen die Kurpfuscherei fruchteten, beweist ihre wiederholte Erneuerung, so z. B. durch Jacob I. von Aragonien, der 1272 Juden und Christen ohne abgelegte Prüfung und erworbene Lizenz die Praxis in Montpellier verbot.

Von größter Bedeutung waren die Verordnungen, welche der Hohenstaufe Friedrich II. als Herrscher beider Sizilien — mit Rücksicht auf die zur Staatsanstalt umgewandelte Schule von Salerno (und Neapel) — erließ; sie stellen den ersten Versuch einer staatlichen Organisation des medizinischen Unterrichts- und Prüfungswesens dar. Im Anschluß an König Rogers gesetzliche Bestimmung (vgl. S. 317) wurde (1231) die Erlaubnis zur ärztlichen Praxis nach vorangegangenem (staatlich kontrolliertem) Examen von der Staatsbehörde abhängig gemacht, Zuwiderhandelnden schwere Strafe angedroht. Die Studienzeit hatte sich überdies nach der Medizinalverfassung vom Jahre 1240 über ein Quinquennium zu erstrecken, dem zur Vorbereitung noch ein dreijähriges Studium der Logik vorhergehen mußte. Die Grundlage des Unterrichts bildete die Interpretation hippokratischer und galenischer Schriften theoretischen und praktischen Inhalts, auch war die Chirurgie im Studienplan inbegriffen. Um die nötige praktische Sicherheit zu erlangen, hatte der junge Arzt sich nach bestandener Prüfung noch ein Jahr unter die Leitung eines erfahrenen, älteren Kollegen zu begeben. Chirurgen mußten den Nachweis eines mindestens einjährigen Studiums und insbesondere des fleißigen Besuchs der Vorlesungen über die Anatomie des Menschen erbringen, bevor man sie zur Prüfung vor dem ärztlichen Kollegium zuließ. Ueber die von der Staatsbehörde erteilte Lizenz wurde ein Diplom ausgestellt; in dem Eide, den der junge Arzt bei dieser Gelegenheit leisten mußte, hatte er sich zu verpflichten, Armen unentgeltlich seinen Rat zu erteilen und Apotheker[11], welche die Medikamente nicht den Vorschriften gemäß zubereiten, der Behörde anzuzeigen. Als Maximaltaxe für eine Krankenvisite am Tage innerhalb der Stadt wurde ein halber Gold-Tarrenus (= 1¼ Mark) festgesetzt, für Visiten außerhalb des Ortes ein entsprechend höherer Betrag. Streng untersagt waren dem Arzte Geschäftsverbindungen mit den Apothekern oder der Besitz einer eigenen Apotheke. — Die Erlaubnis zur Ausübung der Lehrtätigkeit (in Salerno) durfte nur nach einer unter staatlicher Kontrolle erfolgreich bestandenen Prüfung erteilt werden.

Utilitati speciali perspicimus, cum omni saluti fidelium providemus. Attendentes igitur grave dispendium et irrecuperabile damnum, quod posset contingere ex imperitia medicorum, jubemus in posterum nullum medici titulum praetendentem audere practicare aliter, vel mederi, nisi Salerni primitus, et in conventu publico magistrorum judicio comprobatus, cum testimonialibus litteris de fide et sufficienti scientia tam magistrorum quam ordinatorum nostrorum, ad praesentiam nostram vel, nobis a regno absentibus ad illius praesentiam, qui vice nostra in regno remanserit, ordinatus accedat, et a nobis, vel ab eo medendi licentiam consequatur; poena publicationis bonorum et annalis carceris imminente his, qui contra huiusmodi nostrae serenitatis, edictum in posterum ausi fuerint practicare (Constitut. regni Siciliae 1231, vgl. Huillard-Bréholles, Histor. diplom. Friderici II, Paris 1851-61, Tom. IV, p. 150).

Quia nunquam sciri potest scientia medicinae, nisi de logica aliquid praesciatur, statuimus, quod nullus studeat in medicinali scientia, nisi prius studeat ad minus triennio in scientia logicali. post triennium, si voluerit, ad studium medicinae procedat: ita quod chirurgiam, quae est pars medicinae, infra praedictum tempus addiscat, post quod, et non ante, concedatur sibi licentia practicandi examinatione, juxta curiae formam, praehabita, et nihilominus recepto pro eo de praedicto tempore studii testimonia magistrali. Iste medicus jurabit servare formam curiae hactenus observatam, eo adjecto, quod si pervenerit ad notitiam suam, quod aliquis confectionarius minus bene conficiat, curiae denunciabit, et quod pauperibus consilium gratis dabit. Iste medicus visitabit aegrotos suos ad minus bis in die, ad requisitionem infirmi semel nocte: a quo non recipiet per diem, si pro eo non egrediatur civitatem vel castrum, ultra dimidium tarrenum auri. Ab infirmo autem, quem extra civitatem visitat, non recipiet per diem ultra tres tarrenos, cum expensis infirmi, vel ultra quatuor tarrenos, cum expensis suis. Non contrahet societatem cum confectionariis, nec recipiet aliquem sub cura sua ad expensas suas pro certa pretii quantitate, nec ipse etiam habebit propriam stationem. — — — Nec tamen post completum quinquennium practicabit, nisi per annum integrum cum consilio experti medici practicetur. Magistri vero infra istud quinquennium libros authenticos, tam Hippocraticos, quam Galeni, in scholis doceant, tam in theoretica, quam in practica medicina. Salubri etiam constitutione sancimus, ut nullus chirurgicus ad practicam admittatur, nisi testimoniales litteras offerat magistrorum, in medicinali facultate legentium, quod per annum saltim in ea medicinae parte studuerit, quae chirurgiae instruit facultatem, et praesertim anatomiam humanorum corporum in scholis didicerit, et sit in ea parte medicinae perfectus, sine qua nec incisiones salubriter fieri poterunt, nec factae curari. — — — Praesenti etiam lege statuimus, ut nullus in medicina vel chirurgia nisi apud Salernum vel Neapolim legat in regno, nec magistri nomen assumat, nisi diligenter examinatus in praesentia nostrorum officialium et magistrorum artis ejusdem. (Novae Constitutiones, vgl. Huillard-Bréholles, l. c. p. 235. Als Datum dieser Verordnungen wird das Jahr 1240 angenommen.)

Das ärztliche Diplom hatte folgenden Wortlaut:

Notum facimus fidelitati vestrae, quod fidelis noster N. N. ad curiam nostram accedens, examinatus inventus fidelis et de genere fidelium ortus et sufficiens ad artem medicinae exercendam, extitit per nostram curiam approbatus. Propter quod de ipsius prudentia et legalitate confisi, recepto ab eo in curia nostra fidelitatis sacramento et de arte ipsa fideliter exercenda juxta consuetudinem juramento, dedimus ei licentiam exercendi artem medicinae in partibus ipsis: ut amodo artem ipsam ad honorem et fidelitatem nostram et salutem eorum qui indigent, fideliter ibi debeat exercere. Quodcirca fidelitati vestrae praecipiendo mandamus, quatenus nullus sit, qui praedictum N. N. fidelem nostrum super arte ipsa medicinae in terris ipsis, ut dictum est, exercenda impediat de cetero vel perturbet.

Die mit besonderer Rücksicht auf Salerno gegebenen Verordnungen Friedrichs II. wurden für den medizinischen Studiengang an den übrigen Hochschulen im ganzen und großen vorbildlich, und namentlich war überall ein mehrjähriges Vorstudium in den artes erforderlich. In Paris mußte der Mediziner nach den ältesten Statuten (aus den Jahren 1270-74) eine 5½jährige Studienzeit nachweisen[12], vorausgesetzt, daß er in artibus bereits graduiert war (wenn dies nicht der Fall war, eine 6jährige Studienzeit), und dasselbe galt auch für Montpellier. Allmählich wurde es jedoch üblich — nach dem Muster der Rechtsschule von Bologna — schon 2-3 Jahre nach Beginn des medizinischen Studiums eine Zwischenprüfung einzuführen, welche den Nachweis über die allgemeinen theoretischen Kenntnisse in den einzelnen medizinischen Zweigen erbringen sollte. Der dabei erlangte Grad, das Baccalaureat, erhob den Kandidaten über die Stufe des Scholaren und machte ihn schon durch Heranziehung zur Lehrtätigkeit, wenn auch in sehr beschränktem Maße, zu einer Hilfskraft der Schule. In Salerno erfolgte die Einführung des Baccalaureats spätestens im Jahre 1280 gemäß einer

Verordnung des Königs Karl I.[13]; das Baccalaureat und das Licentiat (am Ende der Studienzeit) wurden zu Vorstufen für das Magisterium bezw. späterhin für die Doktorwürde[14], mit welcher die Aufnahme in die ärztliche Korporation (Fakultät) und die Lehrtätigkeit verbunden war. Ursprünglich waren es ausschließlich die Rechtsschulen, welche nach dem Beispiele Bolognas die Doktorwürde erteilten, schon im Verlauf des 13. Jahrhunderts ging aber der Gebrauch (wenigstens in Italien) auch auf die übrigen Fakultäten mit Ausnahme der artistischen über, bei der der Magistertitel ständig erhalten blieb.

Die Lizenz wurde an den meisten Hochschulen vom Kanzler, d. h. einem kirchlichen Würdenträger, im Namen des Papstes (in der Kirche) erteilt, wobei der Akt gleichsam einen religiösen Charakter trug. Nur für den Ausnahmsfall, wo es sich um Juden handelte, wurde auch der Fakultät selbst (an italienischen Hochschulen, in Montpellier) die Verleihung überlassen.

So sehr aber die Angliederung an die Universitäten den szientifischen Rang der Heilkunde erhöhte, die Kontinuität ihrer Lehre sicherte, die Legitimität ihrer Ausübung regelte, so sehr auch die Medizin durch die aus arabischen Quellen stammende Gelehrsamkeit, durch die, der Scholastik abgelauschte Dialektik ein wissenschaftlich gleißendes Gepräge erhielt — es war gerade der, in äußeren Institutionen aufgehende, echt mittelalterliche, stramme Korporationsgeist, die überreiche, einem fremden Boden entsprossene Tradition, die von der Artistenfakultät entlehnte, auf abstraktes Denken gegründete Methode, welche die bisher inhaltlich zwar dürftige, aber der unbefangenen Beobachtung, der freien Kritik nicht gänzlich entratende Forschungsweise verdrängte und an ihre Stelle den Autoritätsglauben, den starrsten Dogmatismus setzte. Unter dem Banne dieser beiden finsteren Mächte stehend, wurde die Medizin ein wenigstens formal hineinpassender, ein das Gesamtbild nicht störender Bestandteil der eben auf der Höhe ihrer Entfaltung angelangten christlich-abendländischen Kultur, zumal Lehrer und Schüler zumeist dem Klerikerstande (wenigstens nominell) angehörten — mochte auch die Heilkunst ihren Zielen nach dem herrschenden asketisch-hierarchischen Zeitgeist, der ausschließlich dem Transzendentalen zugewandten Weltanschauung stets etwas Wesensfremdes bleiben.

Vom herrschenden Zeitgeist, der weltverneinend im Innersten, alles Irdische unter dem Gesichtspunkt des Jenseits wertete, von der im 13. Jahrhundert eben den Zenith erreichenden mittelalterlichen Weltanschauung, die das Sinnliche nur als Zeichensprache des Uebersinnlichen faßte, flossen der aufs leibliche Wohl gerichteten, daher geradezu in kontradiktorischem Gegensatze stehenden Heilwissenschaft[15] keinerlei fördernde Leitgedanken zu; dem Kulturganzen konnte die Medizin nur äußerlich, nur formal subsumiert werden, indem man sie unter das Joch einer Methode zwang, welche ursprünglich für die Zwecke der spekulativen Theologie ersonnen war, aber darüber hinausgreifend schließlich das gesamte Geistesleben in die Fesseln der Syllogistik, der logischen Turnierkunst schlug. Da diese Methode die Unterwerfung unter anerkannte Autoritäten und zu Dogmen gestempelte Doktrinen forderte und in ihrer Ueberschätzung des einseitigen Intellektualismus nicht von sinnlicher Erfahrung ihren Ausgang nahm, sondern umgekehrt die Einzelerscheinungen aus axiomatisch hingestellten Prämissen aprioristisch zu konstruieren strebte, schon durch logische Begriffsverkettungen auch den realen Zusammenhang der Dinge ergründen zu können vermeinte, somit für jedes Gebiet eher passend war als für die dringendst auf Beobachtung angewiesene Medizin — so erklärt es sich von vornherein, daß das 13. Jahrhundert, welches auf manchen anderen Gebieten der abendländischen Kultur unleugbar glänzende Manifestationen des Zeitgeistes, ja bewundernswerte Leistungen des Scharfsinns oder der künstlerischen Schaffenskraft erkennen läßt und selbst technische Fortschritte (Kompaß, Schießpulver, Brillen)[16] hervorbrachte, der Heilkunde im großen und ganzen eine Epoche der Stagnation bedeutet, die durch einen Aufwand imponierender Gelehrsamkeit und subtiler Spitzfindigkeit Bewegung bloß vortäuschte.

Das 13. Jahrhundert — namentlich die erste Hälfte desselben — stellt die klassische Epoche der mittelalterlichen Kultur dar, insofern ihr treibendes Element, der kirchliche Gedanke, auf allen Gebieten zur reichsten Entfaltung gelangt. Von düsteren Katakomben zu glänzenden Basiliken und hochragenden Domen emporgestiegen, von weisen Päpsten geführt, auf die neuen Streitscharen der Bettelmönche gestützt, nahm die Kirche, triumphierend über alle Gegenströmungen (Katharer, Waldenser, Albigenser — Hohenstaufen), neben dem Sacerdotium auch das Imperium und Studium für sich in Anspruch und beherrschte mit ihrem überall hindringenden, kaum je versagenden Einfluß alle Lebensverhältnisse. Wenn auch nicht bis zu den letzten Konsequenzen, so doch in sehr weitgehender Weise war jenes asketisch-hierarchische System zur Tatsache geworden, welches die weltverneinende Idee des Christentums in der Aufrichtung des als Vorbild vorschwebenden kirchlichen Gottesstaates oder in der damit gleichbedeutenden Uebertragung aller Macht auf die Kirche zu verwirklichen strebte. Es sei hier gänzlich davon Abstand genommen, auf die politischen und sozialen Verhältnisse einzugehen und nur versucht, ganz im allgemeinen den Charakter des damaligen Geisteslebens ins Auge zu fassen. Vor allem muß betont werden, daß sich innerhalb der gezogenen Schranken eine wissenschaftliche und künstlerische Tätigkeit entwickelte, die an die glänzendsten Epochen erinnert und einerseits in den Universitäten ihren Brennpunkt hatte, anderseits in den herrlichsten Denkmälern der Baukunst, in den mächtigen Kathedralen, den erhabensten Ausdruck fand. Das Zentrum, die Kraftsonne alles wissenschaftlichen Lebens bildete die Theologie, welche als scientia universalis alle übrigen Wissenszweige umschloß, ihnen Ziel und Richtung gebend, feste Grenzen setzte, sie geradezu zu bloßen Helfern herabdrückte. Für den Betrieb der profanen Wissenschaften war vorwiegend der Gesichtspunkt der Theodizee maßgebend. In höchstem Maße gilt dies von der Philosophie, welche, als Magd der Theologie, ohne die Glaubenssätze antasten zu dürfen, ausschließlich die Aufgabe hatte, mittels der allmählich zur Technik erstarrten scholastischen Methode den dogmatischen Inhalt mit der natürlichen Vernunft in Einklang zu bringen, nach Lösung vorhandener Widersprüche oder rationalistischer Einwände in ein organisch zusammenfassendes System zu kleiden. Waren doch der Theologie und Philosophie die Lehrer und Schüler, die Methoden und Bücher gemeinsam. Bei dem Streben, die Philosophie kirchlich zu gestalten, leuchtete namentlich das Ziel voran, die anfänglich mit Mißtrauen betrachtete Peripatetik, diese höchste Entfaltung des nicht von der Offenbarung geleiteten Denkens, mit der Glaubenslehre, Aristoteles mit den Kirchenvätern in Uebereinstimmung zu setzen, wodurch man allen, an den großen heidnischen Weltweisen anknüpfenden heterodoxen Neigungen am schlagendsten, am wirksamsten zu begegnen hoffte, wie dies zur Genüge aus den Systemen der Koryphäen der Scholastik, des Alexander von Hales, Bonaventura, Albertus Magnus und Thomas von Aquino hervorleuchtet. Aristoteles, der in scholastischer — auf neuplatonisch-arabischer basierender — Interpretation die kräftigsten Stützen für die Herstellung der Konkordanz zwischen Wissen und Glauben lieferte[17], wurde zum Range einer Autorität erhoben, die derjenigen der Kirchenschriftsteller höchstens in essentiellen dogmatischen Fragen nachstand, sie aber in wissenschaftlichen überragte, auch gewannen unter dem Einflusse des Stagiriten die stets wach erhaltenen enzyklopädischen Neigungen einen früher kaum in solchem Grade hervorstechenden rationalistischen Zug, der sich in der Ausdehnung der scholastischen Methode von der Theologie und Philosophie auf andere Fächer äußerte. Es bedarf keiner weiteren Ausführung, daß die Unterordnung unter eine Methode, welche die Dialektik zur obersten Schiedsrichterin auch im Gebiete des Realen machte, nicht von der Beobachtung und Analyse der Einzelerscheinungen, sondern von aprioristischen Konstruktionen ausging, vor den Autoritäten die Segel strich, den harmonischen Abschluß des Systems der Weltanschauung selbst auf Kosten der Erfahrung als vornehmstes Ziel anstrebte, namentlich für die Naturwissenschaft ein drückendes Joch bedeutete, ein Joch, welches den wirklichen Fortschritt hemmte. Nicht weniger unheilvoll war für die Naturwissenschaft die Tendenz, die Physik in ein Anhängsel der Metaphysik umzuwandeln, die Natur nicht so sehr als Objekt an sich, denn als Hindeutung auf die Welt des Uebersinnlichen zu betrachten — die allegorische, symbolistische Auffassung der Naturkörper und des Naturgeschehens, wie sie schon im Physiologus zutage getreten war. — Vorherrschend von kirchlich-religiösem

Geiste als Leitmotiv waren die Schöpfungen der Poesie[18] und Musik, der bildenden Künste erfüllt, und die glänzendste Verkörperung erhielt die transzendente, allegorische Auffassung der Erdenwelt, der Gedanke des Gottesstaates, die subtile Konstruktion des Einzelnen aus machtvoll beherrschenden allgemeinen Ideen in den großartigen, auf schmaler Grundlage hochstrebenden gotischen Kathedralen, welche in Stil und Technik anscheinend die irdischen Bedingungen überwinden, in ihrer in unzähligen zierlichen Formen aufblühenden Gliederung den lebendigen Eindruck eines zu Stein gewordenen organischen Ganzen erwecken. Und wie sich die kirchliche Philosophie die profanen Wissenschaften unterordnete, so zwang die Architektur die an Reinheit, an klassischem Stil, an Fülle der Gestalten an die herrlichsten Epochen erinnernde Plastik und selbst die Malerei in ihren Dienst, wodurch wenigstens die letztere an individueller Entfaltungskraft einbüßte.

Wie jedes andere Zeitalter war übrigens auch das 13. Jahrhundert von einer wirklich homogenen Kultur durchaus entfernt, und nicht wenige Erscheinungen des religiösen, wissenschaftlich-künstlerischen, sozialen, politischen und wirtschaftlichen Lebens wurzelten gerade in solchen Unterströmungen, welche zum hierarchisch-asketischen Systeme, zur spiritualistischen Weltanschauung und zum Feudalismus einen scharfen Kontrast bildeten. Hierher gehören z. B. die religiösen aber antikirchlichen Bewegungen der Katharer, Waldenser, Albigenser etc., die neuplatonisch-averroistischen, pantheistischen Neigungen mancher Scholastiker, das Erwachen der Nationalitätsidee gegenüber dem kirchlichen Universalismus (Nationalstaaten, zunehmende literarische Bedeutung der Volkssprachen), das Aufblühen der nichtkirchlichen Poesie, welche völkische in die heidnische Vorzeit zurückreichende Ideale, wenn auch verschleiert, feierte, und zudem im Gegensatz zur asketischen Weltabgewandtheit der natürlichen Sinnlichkeit Rechnung trug (Volksepen, Troubadours, Minnesänger), die Anfänge wissenschaftlicher Betätigung seitens der Laien (z. B. in der Geschichtschreibung), die höchst folgenreiche Emanzipation von der Kirche im Rechtsleben, das Emporkommen der Ständevertretung, der Städte, der Geldwirtschaft u. s. w.

Wenn oben ausschließlich der charakteristischen Hauptrichtung gedacht wurde, so geschah dies, weil die antagonistischen Kulturbewegungen nur in geringem Maße ihren Einfluß auf die Heilkunde geltend machten.

Es soll gewiß nicht in Abrede gestellt werden, daß die scholastische Epoche die vorausgehenden Entwicklungsstadien der abendländischen Heilkunde durch ihren Ideengehalt, durch den aus der arabischen Literatur zugetragenen Wissensstoff, ganz besonders aber durch die wissenschaftliche Form der Bearbeitung überragte; doch was bedeuten diese Vorzüge gegenüber den Schädigungen einer Methode, welche von der erfahrungsmäßigen Prüfung der Fundamente absah, die Ueberlieferung als Denknotwendigkeit hinstellte, die Dinge durch die Kunst des scharfsinnigen Definierens und Konkludierens zu meistern vortäuschte, die Sinnestätigkeit, die unbefangene Beobachtung unter dem Scheingebäude blendender Dialektik begrub. Statt der ehrlichen Forschung am Krankenbette wurde jene technische Gewandtheit im Distinguieren und Argumentieren, im Kommentieren und Disputieren gezüchtet, die für jede Frage auch schon die Antwort, für jedes neu auftauchende Problem auch schon die Argumente spitzfindiger, aus Aristoteles, Galen, Avicenna etc. geschöpfter Buchweisheit bereit hielt. Die dialektische Bearbeitungsweise, welche im Grunde stets im gleichen Zirkel vorgefaßter, bloß autoritativ gestützter Meinungen umherirrte, konnte am wenigsten einer Wissenschaft frommen, in der es noch so vieles, wenn nicht alles, erst an der Hand der Erfahrung aufzubauen galt. Gerade die Heilkunst mußte ihrem ganzen Wesen nach unter dem Zwange des Scholastizismus mehr leiden als die übrigen realen Fächer, welche entweder dem Kalkül unterworfen waren und teilweise bereits in sicheren Bahnen liefen oder aber durch die relative Einfachheit des Objekts den Beobachtungssinn wenigstens einzelner trotz aller Systembefangenheit anlockten. Während die Mathematik und Geometrie (Leonardo Fibonacci, Jordanus Nemorarius, Robert Grossetête), die Astronomie (Alfonsinische Tafeln, Sphaera materalis des Holywood = De Sacrobosco), die Mechanik, die Optik (Peckham, Roger Baco, Witelo), die Chemie bezw. Alchemie, die Mineralogie, Botanik und Zoologie (Albertus Magnus), die Klimatologie und Geographie (Giraldus Cambrensis — Reisebeschreibungen des Plano de Carpini, Rubruquis, Marco Polo), im Zeitalter der Hochscholastik, im Anschluß an die Araber nicht ohne Fortschritte über das Gegebene hinaus blieben, kann von der Medizin dieser Epoche kaum dasselbe behauptet werden, und wenn sie auch mancher über den Durchschnitt hinausragender Männer nicht entbehrte, vermochte sie doch Keinen hervorzubringen, der einem **Albertus Magnus** als Naturbeobachter, einem **Roger Bacon** als Experimentalforscher wahrhaft gleichwertig an die Seite zu stellen wäre.

Wiewohl der Gesamteindruck unverwischbar bleibt, daß die Geistesarbeit des 13. Jahrhunderts im wesentlichen darauf abzielte, übernommene aprioristische Konstruktionen auszuspinnen und denkmethodisch zu beweisen, so darf doch nicht übersehen werden, daß auch an der Vermehrung des realen Kenntnisschatzes eifrig gearbeitet worden ist, und zwar mit einem Ergebnis, welches uns wenigstens auf einzelnen Gebieten unter Berücksichtigung der historischen Verhältnisse geradezu Bewunderung abringt. Der Hauptantrieb für solche höchst anerkennenswerte Bestrebungen und Leistungen lag freilich in dem Drange der Scholastik, die übersinnlichen Glaubenssätze mittels des Wissens von den irdischen Dingen vernunftgemäß zu demonstrieren[19], doch unter der sorgsamen, weitausgreifenden Pflege verwandelte sich hie und da das sekundäre Werkzeug in ein Objekt mit Selbstzweck.

Den besten Einblick in die Naturforschung der Scholastiker bezw. in die Summe ihres Wissens von der Natur gewähren die einschlägigen Schriften des **Albertus Magnus** (1193-1280) und die kolossale Enzyklopädie des **Vincentius Bellovacensis**, von denen der eine der Aristoteles, der andere der Plinius des 13. Jahrhunderts genannt zu werden verdient. Ihre Werke besitzen auch zur Medizin Beziehungen.

Albert von Bollstädt, genannt Albertus Magnus (wegen seiner universellen Gelehrsamkeit auch Doctor universalis), wurde 1193 zu Lauingen in Schwaben geboren, studierte in Italien (zuletzt in Padua), trat in seinem 30. Lebensjahre in den Orden der Dominikaner ein und wirkte bis ins hohe Alter mit grenzenlosem Fleiße als gefeierter Lehrer (besonders in Paris und Köln) und ungewöhnlich produktiver Schriftsteller, trotz vielfacher Inanspruchnahme durch anderweitige Ordensangelegenheiten und kirchliche Funktionen (1260-1262 Bischof von Regensburg). Er war nicht nur eine Leuchte der Theologie und scholastischen Philosophie, sondern förderte auch in hohem Grade die Naturwissenschaften, denen er schon während der Studienzeit reges Interesse und seltenes Verständnis entgegenbrachte. Bekanntlich knüpfen sich an seine, den Zeitgenossen und Späteren fast unheimlich große Naturkenntnis manche Sagen, welche ihn geradezu als Magier erscheinen lassen. Von den außerordentlich zahlreichen (überwiegend theologisch-philosophischen) Schriften des Albertus Magnus — die Gesamtausgabe von Petr. Jamy (Lyon 1651) besteht aus 21 Foliobänden[20], neueste Ausgabe, Paris 1892 ff. — beziehen sich nicht wenige auf naturwissenschaftliche Gegenstände und Fragen, wobei im wesentlichen die Tendenz durchleuchtet, die Zeitgenossen mit den einschlägigen Lehren des Aristoteles bekannt zu machen, was damals als gleichbedeutend mit der Einführung in die Naturkenntnis selbst betrachtet wurde. „Meine Absicht in Betreff der Naturwissenschaft," sagt Albert in der Einleitung zur Physik, „liegt darin, nach meinen Kräften der Bitte meiner Ordensgenossen zu willfahren, ihnen ein Buch über die Natur zu verfassen, woraus sie zugleich die Schriften des Aristoteles richtig verstehen könnten." Dieser Anschluß an den Stagiriten in naturwissenschaftlichen Dingen war nur eine Teilerscheinung der gewaltigen Aufgabe, die sich Albertus gesetzt hatte, nämlich das gesamte Schrifttum des Aristoteles erschöpfend zu erklären, die Scholastik mit dem Ideengehalt der Peripatetik zu erfüllen, und entsprach vollkommen den Bedürfnissen des Zeitalters, das ohne kundigen Führer sich in der Fülle der neuerschlossenen Gedanken und Tatsachen noch nicht zurecht zu finden wußte. Demgemäß verfaßte Albertus — wie schon die gleichlautenden Titel andeuten — eigentlich nur paraphrasierende Abhandlungen über die entsprechenden Schriften des Aristoteles und versuchte, wo solche verloren gegangen waren, das Fehlende im Geiste des Stagiriten selbst zu schreiben. Trotz der sogar äußerlich nicht verleugneten Gefolgschaft in den Grundanschauungen wußte sich Albertus dennoch in oft überraschender Weise eine gewisse Selbständigkeit zu wahren, welche in seinen „Digressiones" zu Tage tritt und zwar nicht allein in Form der Kritik abstrakter Erklärungsversuche (beruhend auf denkender Verarbeitung der sonstigen Literatur), sondern, was mehr gilt, in Form von zahlreichen eigenen Beobachtungen und Erfahrungen, die Albertus wohl am meisten auf seinen Fußwanderungen durch ganz Deutschland — als Provinzial seines Ordens — gemacht hatte. Diese Selbständigkeit im Sinnesgebrauch — im damaligen Zeitalter des bloßen Bücherwissens eine ganz ungewöhnliche Erscheinung — kam in erster Linie der Zoologie und Botanik (reichhaltige, genaue Angabe über die Tierwelt Mitteleuropas, vortreffliche autoptische Pflanzenbeschreibungen, Anfänge der Pflanzengeographie etc.) zu gute, im minderen Grade auch der Klimatologie (Unterscheidung zwischen solarem und physischem Klima u. a.), Mineralogie, Chemie und Physik[21]. Mag Albertus auch in den Grundauffassungen ein starrer Verfechter der kirchlichen Weltanschauung gewesen sein, mag er auch dem Aberglauben oft zu willig Folge geleistet haben[22], er schied doch weit schärfer als die Vorgänger und meisten Zeitgenossen Metaphysisches von dem, was rationeller Naturerkenntnis zugänglich ist. In einer theologischen Schrift versteigt er sich bemerkenswerterweise zu dem Ausspruch, in Lehren des Glaubens und der Moral sei wohl dem Augustinus eine höhere Autorität als den Philosophen beizumessen, in Fragen der Medizin hingegen sei am meisten dem Galen oder Hippokrates, in Fragen der Naturwissenschaft am meisten dem Aristoteles zu vertrauen, ja an anderen Stellen bezweifelt er sogar überhaupt den Wert der Autorität für die profanen Wissenschaften und verweist sie auf die Erfahrung als einzig ausschlaggebendes Kriterium[23]. Was das Medizinische anlangt, so verdienen die, in zahlreichen Schriften verstreuten anatomischen, physiologischen und psychologischen Ausführungen Interesse. Albertus schrieb auch (hauptsächlich nach Avicenna) über die Heilwirkungen der Pflanzen (de vegetabilibus lib. V) und Steine (de mineralibus), hingegen hat er die praktische Heilkunde unbearbeitet gelassen (von dem Machwerk de secretis mulierum muß abgesehen werden). Trotzdem war sein Einfluß als Herold des Aristoteles auf die naturwissenschaftliche Begründung und Methodik der ärztlichen Bildung ein ungemein großer, diente doch seine Schrift Summa naturalium (Philosophia pauperum) bis ins 16. Jahrhundert als medizinische Propädeutik.

Mit Albertus Magnus erlosch unter den Scholastikern nahezu gänzlich das Streben, das Studium des Aristoteles zum Ausgangspunkt empirischer Naturforschung zu machen; die Probleme der Dogmatik, Metaphysik, Ethik, Politik u. a. beherrschten eben ausschließlich das Terrain. Schon der größte

Schüler des Albertus, Thomas von Aquino, ließ die Naturlehre des Stagiriten unkommentiert und begnügte sich, wo die Erörterung naturwissenschaftlicher Fragen erforderlich war, zumeist nur damit, das zu wiederholen, was sein Meister in diesen Dingen schon gelehrt hatte. In seiner Summa totius theologiae finden sich Erörterungen über Fragen aus der Physiologie der Sinnesorgane, der Zeugung und Ernährung, wobei ein extrem animistischer und dynamistischer Standpunkt (qualitates occultae) verfochten wird.

Es waren lediglich Werke enzyklopädischen Charakters ohne höhere spekulative Tendenz, in welchen auch die Naturwissenschaft ihre angemessene Vertretung fand, und zwar in der Weise, daß man fleißig erlesenes Bücherwissen mehr oder minder kritiklos zusammentrug. Für die Verbreitung der Kenntnisse in weiteren Kreisen hatten freilich gerade solche Kompilationen einen nicht gering anzuschlagenden Wert, und ihr Inhalt beweist, welche große Fortschritte seit dem Bekanntwerden und seit der Durcharbeitung der aristotelischen sowie der arabischen Schriften gemacht worden war.

An der Spitze dieser Enzyklopädien[24] steht dem Umfang und der Bedeutung nach das Speculum majus des Dominikaners (Vincentius Bellovacensis) Vincenz von Beauvais († 1264), welcher bei Ludwig IX., dem Heiligen, die Stelle eines „Lektors" bekleidete[25] und mit bewunderungswürdigem Sammlerfleiß das ganze Wissen der damaligen Zeit in wohlgeordneter, leichtverständlicher Darstellung zusammenfaßte[26]. Dieses, aus vielen Hunderten von Autoren kompilierte Kolossalwerk, das bis ins 17. Jahrhundert als Fundgrube der Gelehrsamkeit großes Ansehen genoß (ed. Argent. 1473-1475, Norimb. 1485, Venet. 1493-1495, Duaci 1624, die letzte Ausgabe in 4 starken Foliobänden), zerfällt in drei Hauptteile, Speculum naturale, doctrinale, historiale (das eingeschobene Speculum morale rührt nicht vom Verfasser selbst her), von denen die beiden erstgenannten für Naturwissenschaft bezw. Medizin überraschend reiche Ausbeute liefern. Das Speculum naturale, aus 33 Büchern mit 3740 Kapiteln bestehend, handelt nach einem alten Einteilungsmodus, nämlich nach der Ordnung der sechs Schöpfungstage, von Gott, den Engeln, der gesamten Natur. In den Abschnitten, welche den Menschen betreffen, werden die Seelenkräfte und ihre Funktionen, der Bau des menschlichen Körpers (Buch 29), des weiteren die Zeugung, Schwangerschaft, Geburt, die Ernährung des Kindes, die Komplexionen und Krankheitsanlagen, Mißgeburten u. a. (Buch 32) besprochen, resp. die einschlägigen Exzerpte aus Kirchenvätern, kirchlichen Enzyklopädisten und Philosophen, ferner aus Hippokrates, Aristoteles, Dioskurides, Plinius, Palladius, Isaac, Ali Abbas, Rhazes, Avicenna, Constantinus, Platearius, Maurus, Salernus u. a. mitgeteilt; der Verfasser selbst steht zwar im Verhältnis zu den vielen fremden Autoritäten im Hintergrunde, unterläßt es aber keineswegs ganz, hie und da mit eigenen verständigen Ansichten hervorzutreten. Das Speculum doctrinale, welches übrigens in seinem Inhalte vieles aus dem Speculum naturale in kürzerer Fassung wiederholt, gibt, mit der Pädagogik beginnend, eine Darstellung sämtlicher Wissenszweige und Künste in folgender eigenartiger Anordnung: Grammatik, Logik, Rhetorik, Poetik, Ethik, Oekonomik, Politik, Rechtskunde, mechanische Künste und Handwerke, Medizin, Naturlehre, Arithmetik, Musik, Geometrie, Astronomie, Metaphysik, Theologie. Gerade die Medizin, welche zwischen den praktischen Künsten und den theoretischen Wissenschaften wegen ihrer Doppelnatur rangiert[27], ist besonders eingehend im 12., 13. und 14. Buche (insgesamt in 456 Kapiteln) behandelt, und zwar sowohl die Diätetik, allgemeine Heilmittellehre, Physiologie und Pathologie, wie die spezielle Krankheitslehre und Symptomatologie. Zitat reiht sich an Zitat aus Hippokrates, Galen (weit seltener), Isidorus, Johannitius, Alkindi, Isaac, Rhazes, Ali Abbas, Avicenna, Constantinus, Kophon, dem Compendium Salernitanum, Maurus Nicolaus u. a., während der Autor fast nur zu allgemein orientierenden Bemerkungen das Wort ergreift. Weit größere Verbreitung als das voluminöse Werk des Vincenz von Beauvais fand eine viel seichtere, kritiklos zusammengestoppelte naturwissenschaftliche Enzyklopädie, welche einen englischen Franziskanermönch zum Verfasser hat und kurz vor 1260 ans Licht gekommen zu sein scheint, es ist dies die, aus 19 Büchern bestehende Schrift des **Bartholomaeus Anglicus** (B. de Glanvilla) de proprietatibus rerum (man kennt 33 Inkunabeldrucke, dazu noch 10 spätere Ausgaben, zuletzt Francof. 1619; außerdem alte Uebersetzungen ins Französische, Englische, Holländische, Spanische, zum Teil mit Abbildungen). Der Inhalt ist aus ungefähr 150 Autoren geschöpft, wobei Aristoteles die Hauptrolle spielt. Auf die Medizin bezieht sich teilweise das 3. Buch, das von den Seelenkräften, das 4., das von den Elementarqualitäten und Kardinalsäften handelt, besonders aber das 5. und. 6. Buch, in welchen Anatomie, Physiologie und spezielle Krankheitslehre zur Darstellung kommen. Von medizinischen Autoren sind Hippokrates, Galen, Dioskurides, Johannitius, Isaac, Ali Abbas, Avicenna, Constantinus Platearius, Aegidius Corboliensis, Macer Floridus, Marbod u. a., von den Enzyklopädisten besonders Isidorus, von den naturwissenschaftlichen Schriftstellern besonders Aristoteles und Plinius exzerpiert. Bei der Beurteilung ist immer in Rechnung zu ziehen, daß der Verfasser gar nichts anderes als eine Kompilation im Auge hatte, was er selbst sowohl in der Vorrede, wie im Epilog nachdrücklichst betont, auch darf nicht vergessen werden, daß er mit seiner Arbeit hauptsächlich ein besseres Verständnis der heiligen Schriften in Bezug auf die Realien anbahnen wollte. Derselbe Maßstab ist auch anzulegen, wenn man die, nach fünfzehnjährigen mühevollen Studien zustandegebrachte Kompilation des Dominikaners **Thomas** (Cantipratanus, de Cantiprato) **von Cantimpré**

(1204-1280), eines berühmten Schülers des Albertus Magnus[28], kritisch untersucht, nämlich das aus 20 Büchern bestehende, vielbenützte Werk die natura rerum (bloß handschriftlich vorhanden), welches fast nur durch die Anordnung des Wissensmaterials eine gewisse Eigenart besitzt. Das 1. Buch, welches die Anatomie nach Aristoteles und Galen enthält[29], und von den übrigen Büchern jene Abschnitte, welche die Heilwirkung mancher tierischer Stoffe und Pflanzen betreffen, sind von medizinischem Interesse.

Anschließend seien hier noch einige andere enzyklopädische Werke des 13. Jahrhunderts aufgezählt. In französischer Sprache Le Livres dou Tresor von Brunetto Latini, dem Lehrer Dantes (ed. P. Chabaille, Paris 1863), in italienischer Sprache La composizione del mondo von Ristoro d'Arezzo (ed. Enrico Narducci, Rom 1859), in deutscher Sprache die wahrscheinlich für deutsche Ritter bestimmte, im Kloster Meinau am Bodensee verfaßte Meinauer Naturlehre (ed. Wackernagel in Bibl. des liter. Vereins, Bd. 22, Stuttgart 1851). Alle diese Werke besitzen recht dürftigen medizinischen Inhalt, am meisten bietet in dieser Hinsicht noch die **Meinauer Naturlehre** (Aufzählung der vier Temperamente, diätetische Regeln, geschöpft aus den Traditionen der Schule von Salerno oder Montpellier). Eine rein naturwissenschaftlich-medizinische Kompilation rührt aus dieser Zeit von **Joh. Vitalis de Furno** (du Four) aus Guyenne (später Kardinal) her, die Schrift pro conservanda sanitate ad totius corporis humani morbos selectiorum remediorum liber utilissimus (Mogunt. 1531); darin findet sich eine Abhandlung über die Bereitungsweise und den Nutzen des Weingeistes, der dem Verfasser geradezu als Panazee gilt.

Wenn schon Albertus Magnus ohne wahren Nachfolger auf naturwissenschaftlichem Gebiete blieb, trotzdem er nirgends die Schranken der herrschenden Denkweise durchbrochen und nur die Vereinbarkeit unbefangener Tatsachenbeobachtung mit der Scholastik innerhalb gewisser Grenzen als möglich erwiesen hatte, so kann es nicht befremden, daß der um Jahrhunderte zu früh kommende Ruf nach völliger Loslösung der Naturforschung von dialektischer Uebermacht, nach exakter Begründung auf dem Wege der Beobachtung und Erfahrung, mittels der Mathematik und des Experiments noch keinen Widerhall fand, sondern auf Verständnislosigkeit, ja sogar auf erbittertste Anfeindung stieß. Es war der englische Franziskaner **Roger Bacon**, der diesen Weckruf erhob, ein Wahrheitsucher und Pfadfinder von umfassendem Wissen und tiefbohrender Erkenntnis, ein Denker von unbeugsamer Gesinnungstreue, der seine eminente Ueberlegenheit über die Epoche mit dem Martyrium eines Lebens büßen mußte, dessen Name aber in den Annalen der geistigen Entwicklung der Menschheit nicht verblassen kann, solange das Licht der freien Wissenschaft erstrahlen wird.

Roger Bacon[30] — wegen seiner erstaunlichen Kenntnisse Doctor mirabilis genannt — wurde als Sprößling einer vornehmen, wohlhabenden Familie im Zeitraum 1210-1215 zu Ilchester (Sommersetshire) geboren und studierte mit ungewöhnlichem, schon von Anbeginn zu den höchsten Erwartungen berechtigendem Eifer zunächst in Oxford, später (seit 1240) in Paris, woselbst er nach allseitiger Ausbildung um 1247 den Doktorgrad erworben haben dürfte. Wiewohl er sich die dialektische Virtuosität in seltener Weise aneignete, fand er doch in den Begriffsspaltereien und Wortkontroversen der Scholastik keine wahre Befriedigung, sondern betrieb, nach gründlicher Erkenntnis der Dinge strebend und angeregt durch bedeutende gleichgesinnte Forscher, neben linguistischen mit Vorliebe mathematisch-astronomische Studien und ganz besonders auch physikalisch-chemische Experimentaluntersuchungen, welch letztere eine große Menge Geldes (2000 Pfund) verschlangen. Ob Roger Bacon in Paris oder erst nach seiner etwa 1250 erfolgten Rückkehr in die Heimat in den Orden der Minoriten eintrat, ist ungewiß, hingegen spricht alles dafür, daß er in Oxford nicht bloß eine äußerst rege Forschertätigkeit vorzugsweise realistischer Richtung entfaltete, sondern auch als öffentlicher Lehrer — freilich in einer von der herkömmlichen abweichenden Weise — gewirkt hat[31]. Leider wurde das fruchtbringende, in damaliger Zeit fast einzig dastehende Wirken des großen Mannes, welcher eine Reform der Wissenschaft und des Bildungswesens anstrebte, nur allzu früh unterbunden. Der Neid und die Mißgunst, welche der anfänglichen Bewunderung auf dem Fuße folgten und infolge gewisser Aeußerungen Rogers über die Ignoranz der scholastischen Größen über die Sittenlosigkeit der Mönche immer mehr anwuchsen, der Argwohn, mit dem man seine unverstandenen wissenschaftlichen Forschungen und überlegenen Kenntnisse als Teufelskünste ansah, verdichteten sich endlich zu schweren Anklagen, die, eine Zeitlang zurückgewiesen, endlich bei den Oberen geneigtes Ohr fanden, seit Bonaventura Ordensgeneral der Franziskaner geworden war. Bacon wurde um 1257 von Oxford ins Pariser Ordenshaus gebracht, wo er sich allerlei Bußen unterwerfen mußte und unter strenger Ueberwachung stand, er war fortan der öffentlichen Lehrtätigkeit entzogen und zum mindesten der vollen Freiheit beraubt, seine Ideen und Entdeckungen niederzuschreiben. Ein letzter Hoffnungsstrahl leuchtete dem zum Stillschweigen verdammten Forscher, als ihm der aus früheren Tagen freundlich gesinnte neuerwählte Papst Clemens IV. im Jahre 1266 im tiefsten Geheimnis die Erlaubnis erteilte, seine Anschauungen und Reformpläne auszuarbeiten und zwecks Rechtfertigung zu unterbreiten. Trotz der bestehenden Hindernisse verfaßte Bacon mit Unterstützung seiner Freunde in 15 Monaten das Hauptwerk Opus majus[32] und ließ dasselbe mit anderen Schriften (darunter de multiplicatione specierum) durch einen in alle Kenntnisse seines Meisters eingeweihten Schüler (Johannes von Paris) dem Papste überbringen. Später gelangten noch die Einleitungs- und

Erläuterungsschrift zum Hauptwerke, das Opus minus und das Opus tertium, nach Rom. Clemens IV. starb schon 3 Monate nach dem Eintreffen der Schriften, und der päpstliche Stuhl blieb einige Jahre unbesetzt. In welcher Art das Los Bacons verbessert wurde — was sicherlich anzunehmen ist —, darüber haben wir keine ausreichenden Nachrichten, wohl aber wissen wir, daß seine Feinde mit ihren Anklagen später wieder hervortraten, umsomehr, als eine neue 1271 verfaßte Schrift (Compendium studii philosophiae), in welcher die intellektuelle und ethische Depravation des Klerus und der Mönche schonungslos bloßgelegt war, die Erbitterung bis zum Höhepunkt gesteigert hatte. Im Jahre 1278 verurteilte der Franziskanergeneral Hieronymus von Ascoli als Vorsitzender des zu Paris versammelten Ordensgerichts den Unglückseligen „propter suspectas novitates" zur Kerkerhaft und sprach zugleich das Verbot aus, seine Schriften zu lesen. In dieser harten Gefangenschaft mußte Bacon auch dann noch schmachten, als Hieronymus 1288 unter dem Namen Nikolaus IV. Papst geworden und trotzdem er diesen durch die Widmung einer kleinen Abhandlung über die Kunst, die Beschwerden des Alters zu verhüten, zu versöhnen suchte. Erst nach dem Tode Nikolaus IV. (1292) wurde Bacon auf Verwenden einflußreicher Männer durch den milder denkenden Ordensgeneral Raimund Ganfredi aus 14jähriger Haft befreit — als gebrochener Greis. Aus diesem Jahre ist seine letzte Schrift, Compendium Theologiae, datiert; ob er 1292 oder erst 1294, wie auch angegeben wird, gestorben, ist unentschieden. — Leider hat die Unterdrückung des großen Denkers noch lange über das Grab hinaus den traurigen Erfolg gehabt, daß nur äußerst wenige und eben nicht die wesentlichsten seiner Schriften eine die Gesamtentwicklung beeinflussende Verbreitung fanden, daß sein Andenken bis zum 18. Jahrhundert nur verzerrt, bloß verknüpft mit der Geschichte der Astrologie, Alchemie und der magischen Künste fortdauerte. Nur ein Teil der Schriften Bacons ist bisher durch Druckausgaben zugänglich geworden. Seitdem Jebb die erste Ausgabe des Hauptwerkes (Opus majus de utilitate scientiarum, London 1733; ohne den 7. Teil des Werkes und in sehr geringer Auflage) veranstaltet hatte[33], wurden publiziert: Opera quaedam hactenus inedita, ed. J. S. Brewer, vol. I, London 1859 (Rer. britann. scriptor. vol. 15), enthaltend Opus tertium, Opus minus, Compendium philosophiae, im Anhang de secretis operibus artis et naturae, et de nullitate magiae. The Opus majus, ed. J. H. Bridges, Oxford 1897, 2 voll. (2. ed. ibid. 1900, 3 voll.). Opera hactenus inedita, ed. R. Steele, Fasc. I de viciis contractis in studio theologiae, London.

Die bekannt gewordenen Schriften des Roger Bacon — insbesondere das Opus majus, minus und tertium[34] — beweisen zur Genüge, daß dieser erleuchtete Denker nicht bloß ein Polyhistor war, sondern seine Epoche durch Klarheit der Anschauungen, Kritik, wissenschaftliche Selbständigkeit und Weitblick um Jahrhunderte überragte, wenn er auch manche Vorurteile des Zeitalters nicht gänzlich abzustreifen vermochte. Die Würdigung seiner vielseitigen, eigenartigen, wahrhaft großen Persönlichkeit würde den Rahmen unserer Darstellung weit überschreiten. Es soll daher hier sein religiös-reformatorischer, übrigens durchaus nicht antikirchlicher Standpunkt, ebenso seine lange übersehene indirekte Beeinflussung der spätmittelalterlichen Philosophie (Duns Scotus) unerörtert bleiben, ja wir müssen uns sogar mit einem bloßen Hinweis darauf begnügen, daß Bacon erstaunliche Kenntnisse in der Philologie (orientalische Sprachen, vergleichende Grammatik), Mathematik und Astronomie (Kalenderreform), Mechanik und Optik (Sehtheorie, Reflexion, Refraktion, Aberration des Lichts, Lehre von den Plan-, Konvex- und Konkavspiegeln, Erklärung des Regenbogens etc.), physikalischen Geographie, Chemie besaß und daß er eine ganze Reihe von Erfindungen der Idee nach antizipiert hat (Brillen, Teleskope, Schießpulver, landwirtschaftliche Maschinen, Hebeapparate, Taucherglocke, automatische Fahrzeuge, Flugapparate)[35]. Was wir allein hervorheben wollen, ist die Tatsache, daß Roger Bacon die Scholastik eben zur Zeit, da sie den Höhepunkt erklommen hatte, unablässig bekämpfte und ihre einseitig dialektische, die Realität der Dinge mißachtende Methode als schädlichste Verirrung brandmarkte. Roger Bacon betrachtete im Gegensatz zum Chorus der Zeitgenossen die antik-arabische Tradition nicht als vollendeten Abschluß des Wissens, als ein Gegebenes von unumstößlichem Wert, sondern nur als ein, der Nachprüfung bedürftiges Hilfsmittel, als Ausgangspunkt der kommenden Forschung. Im Interesse einer sicheren Grundlegung forderte er vor allem die intensive Pflege des weit über das Lateinische hinausgehenden Sprachstudiums, damit statt der sekundären Kommentare und der schlechten Uebersetzungen[36] die Bibel und die alten Autoren im Original als Quelle benützt werden könnten. Als Ursachen der traurigen wissenschaftlichen Zustände erklärte er hauptsächlich das Festhalten an nichtigen Autoritäten, eingewurzelte Denkgewohnheiten, die Vorurteile der ungebildeten Menge, insbesondere aber die allgemein verbreitete Eitelkeit, mit einem Scheinwissen zu prunken[37]. Die dringendste Voraussetzung des Fortschritts bilde die Inangriffnahme der arg vernachlässigten mathematisch-naturwissenschaftlichen Studien, welche den anderen Wissenszweigen zur sicheren, verläßlichen Stütze dienen und reiche Früchte fürs praktische Leben tragen. Dem in viel höherem Grade überzeugenden **Experimentum** legte Bacon als Basis der Erkenntnis weit mehr Wert bei als dem Argumentum[38]. Mathematik, Beobachtung, Erfahrung gelten ihm als die einzig sicheren Fundamente der Naturwissenschaft. Sehr bedeutungsvoll ist es schließlich, daß Bacon nicht, wie so manche seiner Vorgänger, nur im konkreten Falle zum wissenschaftlichen Versuch griff, sondern die Experimentalforschung an sich, die Scientia experimentalis als selbständiges methodisches Prinzip hinstellte, um ihrer überragenden Bedeutung gerecht zu werden[39].

Die Ausbeute, welche die Schriften Roger Bacons für die Medizin im engeren Sinne liefern, ist nicht erheblich[40], nur der Umstand bedarf besonderer Erwähnung, daß er, wie die meisten der Zeitgenossen, der Astrologie eine sehr große Bedeutung beimaß[41] und sich von der Alchemie, die aber bei ihm begrifflich fast mit Chemie zusammenfällt[42], vieles für die Heilkunde versprach; insbesondere glaubte er zuversichtlich, daß es möglich sein werde, mit Hilfe der letzteren lebensverlängernde Mittel zu gewinnen — ein Lieblingsgedanke, der an mehreren Stellen wiederkehrt[43]. Wichtig ist es, daß Bacon wie so manche andere magische Künste auch die Prozeduren der abergläubischen Heilkunde auf natürliche Gründe zurückführt und den eventuellen Gebrauch derselben seitens der Aerzte vom Standpunkt der Psychotherapie rechtfertigt[44]. Im ganzen kann man sich aber des Eindrucks nicht erwehren, daß den großen Denker, den Vorkämpfer der induktiven Forschung auf medizinischem Gebiete die sonstige Nüchternheit und Kritik verläßt — nur ein Beweis dafür, daß der Medizin bei ihrem Streben nach der exakten Methode unvergleichlich größere Schwierigkeiten entgegenstehen als den Naturwissenschaften, namentlich den anorganischen.

Durch die Schriften eines jüngeren Zeitgenossen Bacons, der in seiner ganzen Denkweise gleichsam den geistigen Antipoden des großen Pfadfinders der induktiven Forschung darstellt, wir meinen den, gleichfalls dem Minoritenorden angehörenden Katalonier (Raimon Lull) **Raimundus Lullus** (1235-1315), wird wohl besonders drastisch veranschaulicht, was die Wissenschaften, namentlich Naturkunde und Medizin, von einem auf die Spitze getriebenen, konsequent die Realität der Dinge außer acht lassenden Scholastizismus zu erwarten gehabt hätten. Es kann hier weder auf das unstete, ganz der Verteidigung des kirchlichen Glaubens geweihte und schließlich durch den Märtyrertod besiegelte Leben dieses merkwürdigen, auch dichterisch hochbegabten Mannes eingegangen, noch sein ungemein reichhaltiges, teils starr doktrinäres, teils bizarr phantastisches Schrifttum[45] berücksichtigt werden, es genüge lediglich der Hinweis, daß er mittels seiner Ars magna, einer an kabbalistische Spielerei erinnernden, in Wort- und Begriffskombinationen gipfelnden Methode, den besonderen Inhalt der einzelnen Wissenschaften, die Einzelkenntnisse sozusagen mechanisch aus allgemeinen Prinzipien herzuleiten versuchte. Seine Anwendung auf die Medizin findet dieses eigentümliche System besonders in der Schrift Ars de principiis et gradibus medicinae = Liber principiorum medicinae; darin ist die Medizin als Baum dargestellt, dessen Wurzeln die vier Humores bilden und aus dessen Stamme vermittels der vier Qualitäten (Wärme, Kälte, Trockenheit und Feuchtigkeit) die physiologischen Zustände und Krankheiten förmlich genealogisch hergeleitet werden. Außerdem beziehen sich von den, unter dem Namen Lulls gehenden Schriften auf die Medizin Liber de regionibus sanitatis et infirmitatis[46], Ars compendiosa medicinae, Liber de modo applicandi novam logicam ad scientiam juris et medicinae, de pulsibus et urinis, de medicina theorica et practica, de instrumento intellectus in medicina, Ars curatoriae u. a., wobei zweifellos auch Fälschungen unterlaufen. Lull übersetzte die Kyraniden ins Lateinische. Die alchemistischen Schriften gelten nach den neueren Untersuchungen durchaus als unterschoben.

Ein Blick auf die Naturwissenschaft des Abendlandes im 13. Jahrhundert genügt, um zu erkennen, daß sie nur auf jenen Gebieten wahre Fortschritte zeitigte, welche rein deskriptiv oder im Sinne einer mechanistischen Auffassungsweise bearbeitet wurden. Wie bei den Arabern dominierte aber in den meisten Zweigen der übermächtige Einfluß der peripatetischen Sophistik, deren blind hingenommene Prinzipien einer echten Kausalforschung den Weg verlegten.

Es kann nicht verwundern, daß die Heilkunde in einem Zeitalter, das die Verehrung des Stagiriten bis zur Vergötterung steigerte, alsbald dem von der Naturwissenschaft gegebenen Beispiele zu folgen anfing, daß auch die Medizin nach wissenschaftlicher Gestaltung ringend, die Verschmelzung mit dem **Aristotelismus** anstrebte, umsomehr als die vorbildlichen Lehrsysteme Galens und der arabischen Koryphäen der Hauptsache nach eben auf den Prämissen der Peripatetik aufgebaut waren, ihr ganzes Gefüge der aristotelischen Dialektik verdankten, wenigstens soweit die Physiologie und die darauf basierte allgemeine Pathologie in Betracht kamen.

In diesem Sachverhalt liegt der Schlüssel zum Verständnis des traurigen Zustands, in welchen die Heilkunde nach dem Verlassen der Salernitaner Tradition geriet, des öden Bildes, das die ärztliche Literatur der scholastischen Epoche im großen ganzen darbietet! Denn nur, wenn man sich das Hauptziel vergegenwärtigt — die wissenschaftliche Begründung der Medizin mittels der aristotelischen Naturphilosophie — wird man es begreifen, weshalb die abendländischen Aerzte sich so willig dem Joch der arabischen Theoretiker, dieser feinen Interpreten der Peripatetik, beugten, weshalb sie ihre besten Kräfte in der mühevollen Zusammenstellung und Vergleichung autoritativer Lehrmeinungen, in der Sisyphusarbeit spitzfindiger Lösungsversuche der vorgefundenen Widersprüche, in der Erörterung von Problemen, die von der Natur selbst niemals gestellt waren, nutzlos vergeudeten, und warum ihre hie und da auftauchenden Eigenbeobachtungen und selbständigen Erfahrungen in einem Wust abschreckender Subtilitäten ohne reale Bedeutung vergraben wurden.

Stellten die Grundprinzipien der Peripatetik mit ihren, durch arabische Kommentatoren weit ausgesponnenen Konsequenzen den allgemeinen Zusammenhang zwischen Naturwissenschaft und Medizin her, so begannen außerdem noch einige ihrer Zweige untereinander eine innigere Verbindung einzugehen. Förderlich wirkte in dieser Hinsicht besonders die eifrigere

Pflege der Botanik auf die Diätetik und Heilmittellehre, unheilvoll dagegen die, unter dem Einflusse des vordringenden Arabismus zustandegekommene, Beeinflussung der Prognostik und Therapie durch die Astrologie, welche von den meisten der führenden Männer dieser Epoche als exakte Wissenschaft angesehen wurde. Nicht ohne Beziehung zur Medizin blieb auch die, gleichfalls während des 13. Jahrhunderts im christlichen Abendland Verbreitung findende Alchemie, welche vorwiegend das ärztliche Denken mit der Illusion vermeintlicher Panazeen erfüllte, in geringem Maße aber auch schon Wert für die Arzneimittelbereitung gewann.

Daß bei der Vorherrschaft einer Weltanschauung, in der neben dem dürrsten Intellektualismus die glühendste Mystik Platz hatte, auch abergläubische Gebräuche aller Art, bodenständige oder aus der orientalischen Fremde verpflanzte Wundermittel immer mehr ihren Weg in die Medizin fanden, kann nicht befremden, doch scheint es, daß wenigstens ein Teil der wissenschaftlich gebildeten Aerzte nur im Sinne der Psychotherapie von denselben Gebrauch machte.

Die mannigfachen äußeren und inneren bestimmenden Momente, die zahlreichen zumeist noch unausgeglichenen konstituierenden Faktoren machen das 13. Jahrhundert nicht zu einer Aera wahren Fortschritts vom Standpunkt der medizinischen Gesamtentwicklung, wohl aber zu einer sehr wichtigen und bewegten Uebergangsepoche der abendländischen Heilkunde, die erst in den letzten Dezennien des Säkulums im Arabismus erstarrt. Dieser beherrschte fortan die Theorie und Praxis der Medizin bis zum Ende des Mittelalters. Es genügt daher, da sich später Gelegenheit ergeben wird, auf den Inhalt der Wissenschaft näher einzugehen, wenn wir in dem, uns jetzt beschäftigenden Zeitraum bloß die wichtigsten ärztlichen Schriften und die maßgebendsten Persönlichkeiten der Betrachtung unterziehen.

Die auffallendste Erscheinung, welche sich zunächst darbietet, liegt in dem Zurücktreten der von Salerno ausgehenden literarischen Produktion seit dem Ende des 12. Jahrhunderts, was abgesehen von schädlich einwirkenden äußeren Umständen[47] damit zusammenhängt, daß die altberühmte Schule im Grunde die, ihr von der Geschichte zugeteilte Rolle ausgespielt hatte, wenn auch ihr Ansehen bis zur Mitte des 13. Jahrhunderts von anderen Pflegestätten der Medizin noch nicht überstrahlt wurde. Das Wenige, was von salernitanischen Schriften aus dieser Zeit auf uns gekommen ist, besteht aus Ueberarbeitungen älterer Vorlagen oder betrifft lediglich die Therapie, ohne einen neuen wissenschaftlichen Geist spüren zu lassen. Immerhin war es von Bedeutung, daß die Schule, je weniger sie die Führung in der medizinischen Theorie aufrecht erhalten konnte, sich desto mehr der Pflege der botanisch-pharmakologischen Studien, der Diätetik und Balneologie widmete, wodurch ihr noch einigermaßen ein fortdauernder Einfluß gesichert blieb.

Von den salernitanischen Literaturprodukten seit dem Ausgang des 12. Jahrhunderts seien hier beispielsweise angeführt das Lehrgedicht über die Bäder von Puteoli, das Werk der Trotula in seiner jetzigen Fassung (vgl. S. 286), das Poëma medicum, die Tabulae des Petrus Maranchus (Coll. Salern. IV, 558-565, eine Zusammenstellung der wichtigsten Arzneimittel nach ihrer Wirkungsweise), also vorwiegend die praktische Medizin betreffende und zum Teil, nach alter Tradition, in Versen abgefaßte Schriften. Das Lehrgedicht über die Bäder von Pozzuoli, welches in den verschiedenen Ausgaben dem Eustatius de Matera oder dem Alcadinus aus Girgenti (Arzt der Kaiser Heinrich VI. und Friedrich II.), gewöhnlich aber dem Dichter Pietro da Eboli zugeschrieben wird (älteste Ausgabe Petrus de Ebulo, Libellus de mirabilibus civitatis Puteolanae, Neap. 1475 — vgl. Collect. de balneis, Venet. 1553) stimmt inhaltlich im wesentlichen mit einem Traktat Balnea Puteolana (ed. Giacosa in Magistri Salern. nondum editi, 333-340), des Arztes Johannes, Sohnes des Gregorius, überein. Durchaus auf salernitanischer Grundlage ruht auch ein „Alphita" betiteltes, wahrscheinlich von einem französischen Autor[48] des 13. Jahrhunderts verfaßtes medizinisch-botanisches Glossar (Coll. Salern. III, 272-322 und ed. Mowat in Anecdot. Oxoniens. Vol. I, pars II, Oxford 1887).

Mehr als in der Civitas Hippocratica selbst wurde außerhalb Salernos auf französischem Boden der Versuch gemacht, den alten, einfachen Ueberlieferungen, besonders auf dem Gebiete der Semiotik (Harnschau, Pulsuntersuchung) und Pharmakotherapie, sodann aber auch in der Krankheitslehre, einen mehr oder minder starken arabischen Einschlag zu geben, wie dies schon am Schlusse des 12. Jahrhunderts unternommen worden war. Als Typen dieser Richtung können die Schriften des Ricardus Anglicus, von dem auch eine Anatomie herrührt, und des Gualtherus Agulinus, eines Nachahmers des Gilles de Corbeil, angesehen werden; in ihnen herrscht noch ein durchaus praktischer Geist und jene ungekünstelte Schreibart vor, wie sie einerseits die Salernitaner, anderseits die von Constantinus importierten Araber (z. B. Isaac Judaeus, Ali Abbas) kennzeichnet. Letztere dienten neben antiken Autoren auch dem Petrus Hispanus zur Hauptquelle; unter dem Namen dieses, aus Portugal stammenden Arztes, Philosophen und späteren Papstes läuft ein im Mittelalter und noch später hochgeschätztes, weit verbreitetes Rezeptbuch, welches mehr populären als wissenschaftlichen Ansprüchen Rechnung trug, der Thesaurus pauperum.

Von diesen Werken hebt sich das Compendium medicinae scharf ab, welches der, wohl noch in der ersten Hälfte des 13. Jahrhunderts wirkende Gilbertus Anglicus (der erste englische Autor von europäischem Ruf) verfaßte. Dieses, auch Laurea anglica genannte Werk strebt wohl ebenfalls im Prinzip eine Synthese der Salernitanermedizin mit der arabischen in weitem Ausmaße an, macht aber der letzteren bereits allzu große Konzessionen und ermüdet noch überdies durch theoretische Spitzfindigkeiten, welche so manche gute Eigenbeobachtung und selbständige Erfahrung umstricken. Der Verfasser scheint, wie aus einigen Stellen hervorleuchtet, in der Polypharmazie und in der Anempfehlung von abergläubischen Heilprozeduren mehr den, vom Zeitgeist und von seiner Umgebung (Montpellier) ausgehenden Einflüssen als der inneren (zur rationellen und diätetischen Therapie hinneigenden) Ueberzeugung gefolgt zu sein.

Den besten Ueberblick über die damalige, aus dem salernitanischen Antidotorium (Nikolaus Praepositus), aus Galen und auch aus den arabischen Autoren schöpfende Arzneimittellehre gewähren die einschlägigen, kompendiösen Schriften des Johannes de Sancto Amando, der sich einer wahrhaft lichtvollen, rasch orientierenden Darstellungsweise befleißigt und nur dort einer unvermeidlichen Subtilität anheimfallt, wo sie ihm durch den Gegenstand selbst aufgezwungen wird. Ihm verdankten die Zeitgenossen neben anderem auch eine lexikalisch geordnete Zusammenstellung der wichtigsten Sentenzen aus Galen und Avicenna sowie eine knappe Inhaltsübersicht der wichtigsten hippokratischen und galenischen Schriften — was die schulmäßige Aneignung des umfangreichen und verwirrenden Kenntnisstoffes wesentlich erleichterte.

Dem Bedürfnis nach einer kritischen Revision der aus so vielerlei Quellen zusammengetragenen Arzneimittelstoffe, nach einer Verbesserung der wüsten Nomenklatur versuchte am Schlusse des Zeitraums Simon Januensis zu entsprechen, dessen Clavis sanationis nicht bloß auf linguistischen, sondern auch auf botanischen Studien beruhte.

Ricardus Anglicus (R. de Wendmere alias Wendovre) aus Oxford, seit 1227 Leibarzt des Papstes Gregor IX., zog sich nach dem Tode desselben 1241 nach Paris zurück (als Nutznießer einer Kanonikatspräbende), wo er eine fruchtbare literarische Tätigkeit entfaltete; er starb 1252. Außer mehreren handschriftlich vorhandenen Schriften (Signa prognostica, de laxativis et repressivis, de clysteribus mundificativis, Kommentare zu Johannitius, Philaretus, zum Fiebertraktat des Isaac Judaeus, zum liber urinarum des Aegidius Corboliensis, zu den hippokratischen Aphorismen) verfaßte er eine Anatomia (ed. Rob. R. v. Töply, Wien 1902) in 44 Kapiteln. Zitiert sind in letzterer Hippokrates, Aristoteles, Galen, Avicenna, die Sprache ist nicht arm an arabischen Kunstausdrücken und Gallizismen.

Gualtherus Agulinus (Agilon, Agulon, Aquilinus u. s. w.), Zögling Salernos, vermutlich ein französischer Arzt der ersten Hälfte des 13. Jahrhunderts, Nachahmer des Aegidius Corboliensis, verfaßte außer mehreren handschriftlich existierenden Werken (liber pulsuum, de dosi medicinarum, Summa oder Practica, letztere auch in altfranzösischer Uebersetzung vorhanden) ein Compendium urinarum (ed. J. Pfeffer, Berl. Dissert. 1891), in welchem die Niederschläge und Farben des Harns nach ihrer diagnostischen Bedeutung angeführt werden.

Petrus Hispanus (P. Ulyssiponnensis, † 1277), welcher im Anfang des 13. Jahrhunderts in Lissabon als Sohn des Arztes Julianus geboren wurde, in Paris und Montpellier studierte und am Ende seiner ungewöhnlich glänzenden kirchlichen Laufbahn (Prior zu Mafra, Dechant zu Lissabon, Großschatzmeister zu Porto, Archidiakon zu Vernoim, Erzbischof von Braga, Kardinal) im Jahre 1276 als Johannes XXI. den päpstlichen Thron bestieg[49], gilt nicht bloß als Verfasser philosophischer[50], sondern auch einer Reihe von medizinischen Schriften, welche die größte Verbreitung fanden. Dahin gehören der Thesaurus pauperum sive Summa experimentorum (Antverp. 1476, 1479, Lugd. 1525, Francof. 1576, 1578, übersetzt in mehrere Sprachen, z. B. italienisch Venecia 1494 u. ö., spanisch Alcala 1589)[51], portugiesisch, eine für die Bedürfnisse der Armenpharmakopöe aus zahlreichen Autoren (besonders Dioskurides, Galen, Avicenna) zusammengestoppelte Rezeptsammlung gegen alle möglichen Affektionen (darunter viele Wunder- und Volksmittel); Commentaria super librum diaetarum universalium et particularium und de urinis Isaaci (beide Lugd. 1515); Liber de oculo oder Breviarium de egritudinibus oculorum, et curis (ed. A. M. Berger, Die Ophthalmologie des Petrus Hispanus, mit deutscher Uebersetzung und Kommentar, München 1899), letzteres Werk zerfällt in drei Teile, von denen der erste einen Auszug aus dem entsprechenden Abschnitt des Pantegni darstellt (die alte ital. Uebersetzung desselben publiz. von Franc. Zambrini in Scelta di curiosità letterarie, Bologna 1873), der dritte sich mit der Okulistik des Mag. Zacharias (vgl. S. 314) völlig deckt, der zweite auch selbständig in den Handschriften als Tractatus mirabilis aquarum vorkommt. Außer der Operation bei Trichiasis und Pterygium und Balggeschwülsten geht die Ophthalmochirurgie leer aus, anerkennenswert ist nur das Bestreben, die abergläubischen Mittel möglichst auszuschließen. Handschriftlich sind außerdem vorhanden Kommentare zu hippokratischen Schriften, eine Physionomia, eine Abhandlung über den Aderlaß, ein Regimen sanitatis, ein Consilium de tuenda valetudine ad Blancam Francie Reginam und die Schrift de formatione foetus.

Gilbertus Anglicus (erste Hälfte des 13. Jahrhunderts), „Doctor desideratissimus", soll nach Studien in England die berühmtesten Hochschulen des Auslands (Salerno) besucht haben und übte wenigstens einige Zeit seines Lebens in Frankreich (Montpellier) die Praxis aus. Sein Hauptwerk ist das Compendium medicine tam morborum universalium quam particularium, nondum medicis sed et cyrurgicis utilissimum (Lugd. 1510, Genev. 1608). Es zerfällt in 7 Bücher, welche der Reihe nach über die

Fieber, über die Krankheiten des Schädels und Gesichtes (Augen-, Ohrenleiden), des Halses und der Atmungsorgane, des Darmtraktes, der Leber, der Milz, der Harnorgane, über Sexualleiden, Hautleiden und die giftigen Wunden handeln; die letzten Abschnitte enthalten Varia, z. B. die Applikationsweise der Kauterien und das ganze Werk schließt mit hygienischen Ratschlägen für Reisende und Seefahrer. Zitiert sind darin griechische Autoren (natürlich nach den lateinischen Uebersetzungen), insbesondere Hippokrates, Aristoteles, Galen und Alexander, die Araber Hunain, Isaac, Rhazes, Avicenna und Averröes, die Salernitaner Constantinus, Platearius, Nicolaus Praepositus, Maurus, Ricardus. Merkwürdigerweise tritt bei Gilbert an einzelnen Stellen die Geneigtheit hervor, dem Hippokrates in seiner einfachen, exspektativen Behandlungsweise zu folgen; diese Absicht wird alsbald aber vom Verfasser mit dem Hinweise aufgegeben, daß er seinen Zeitgenossen dann als Sonderling erscheinen würde! Hie und da kommen auch eigene Beobachtungen vor, aber vergraben in einem Wust spitzfindiger theoretisierender Erörterungen. In der Therapie spielen daher neben diätetischen Maßnahmen mehr als 200 komplizierte Antidota, und auch manche Wundermittel die Hauptrolle; von letzteren sagt er allerdings, daß er sie nur der Vollständigkeit halber, nicht aus innerer Ueberzeugung, anführe. Hervorzuheben ist namentlich die Schilderung der Lepra (Anästhesie und andere Symptome des Nervensystems, Heredität, Ansteckungsgefahr), sowie der Blattern und Masern (der differentialdiagnostische Unterschied liege in der Prominenz über das Hautniveau, welches die Blattern kennzeichne); Gilbert betont die Ansteckungsgefahr der Blattern und erwähnt unter den Behandlungsmethoden auch jene, welche in der Einhüllung des Kranken mit roten Tüchern bestand[52]. In der Hygiene für Seereisende fällt besonders der Vorschlag auf, das Trinkwasser, wenn es nicht anders möglich ist, durch Destillation zu purifizieren. — Außer dem Compendium medicinae sollen von Gilbert noch ein Kommentar zu den hippokratischen Aphorismen und ein Antidotarium (handschriftlich) herrühren.

Johannes de Sancto Amando (Jean de Saint-Amand), Kanonikus von Tournay, einer der gelehrtesten Aerzte seiner Zeit, dozierte wahrscheinlich vorübergehend in Paris und entfaltete neben seiner ärztlichen, eine reiche schriftstellerische Tätigkeit. Schriften: Kommentar zum Antidotar. des Nicol. Praepositus (vgl. S. 302) Expositio super antidotarium Nicolai (gedr. in den meisten Venediger Joh. Mesuë-Ausgaben)[53], Revocativum memoriae[54], bestehend aus den Areolae, einer abgekürzten Arzneimittellehre, die sich großer Beliebtheit als Schulbuch erfreute (ed. Pagel, Berlin 1893), den Concordanciae, einer nach Schlagwörtern geordneten alphabetischen Zusammenstellung der wichtigsten Sentenzen aus Galen und Avicenna (ed. Pagel, Berlin 1894) und den Abbreviationes Hippocratis et Galeni (dem eigentlichen Revocativum) einer kurzen

Inhaltsübersicht der wichtigsten hippokratischen und galenischen Schriften[55]. Auszüge aus dem Kommentar zum Antidotarium Nicolai sind die auch selbständig erschienenen Abhandlungen de balneis (gedr. in Coll. de baln. Venet.) und de usu idoneo auxiliorum (in Chr. Heyl, Artificialis medicatio, Mogunt. 1534). Außerdem verfaßte er einen Kommentar zum Antidotarium des Rhazes, quaestiones super diaetas Isaaci, breviarium de antidotario und die folgenden Schriften, welche vielleicht Auszüge aus dem Kommentar zu Nicolaus darstellen, additiones ad librum Albucasem de electionibus regendi sanitatem, Comment. ad librum cui Takwin inscribitur de morborum curis, Joannitii isagogarum commentarii compendium, de medicinarum gradibus, de medicinae operis consideratione. Der Kommentar zu Nicolaus ist eine Art von allgemeiner Therapie, geordnet nach den Wirkungen der Heilmittel; die arabische Polypharmazie tritt darin noch nicht in den Vordergrund, doch spielen Aderlaß, Kalenderdiät und Uroskopie eine wichtige Rolle; in spitzfindiger Weise wird die Pharmakodynamik und die Lehre von den Indikationen und Kontraindikationen (namentlich der Abführ- und Brechmittel) abgehandelt. Die Areolae, durch ihre Kompendiosität an moderne Rezeptbüchlein erinnernd, bestehen aus drei Abschnitten; im ersten ist die Materia medica übersichtlich nach pharmakodynamischen Grundsätzen alphabetisch angeordnet, der zweite enthält die Organmittel a capite ad calcem mit einem Supplement über Abführmittel, der dritte (ein Auszug aus entsprechenden Kapiteln des obengenannten Kommentars) bringt die Grundsätze der Arzneiverordnungen und Mischungen. Im wesentlichen handelt es sich um eine gedrängte, sehr übersichtlich gruppierte, Kompilation aus Galen, Avicenna, Joh. Mesuë, Serapion und Nicolaus Praepositus, wobei sich der Verfasser nur auf die Simplicia beschränkt und sich einer, vom Scholastizismus fast völlig freien, Darstellungsweise befleißigt. In der Vorrede wird die Notwendigkeit der Kenntnis von den Wirkungen der Simplicia betont, sodann geht Johannes de S. Amando daran, zuerst die gewöhnlichen Wirkungen (operationes communes) jedes Arzneistoffes zu beschreiben. Die Mittel zerfallen in 27 Hauptgruppen, nämlich abstersiva (entfernen die dicken und zähen Säfte, und zwar gibt es solche Mittel, welche nur innerlich genommen ihre Wirkung entfalten, z. B. Absinthium, oder äußerlich und innerlich wirksam sind, ohne oder mit eröffnender Kraft), adustiva (leicht ätzende), aperitiva (eröffnende Mittel, mit der Unterabteilung remedia maturantia, d. h. einen Abszeß zur Reifung bringende Arzneien), attractiva (Mittel, welche die Säfte aus der Tiefe z. B. von den Gelenken, an die Oberfläche leiten und zwar vermöge einer besonderen Beschaffenheit direkt infolge innerer Verwandtschaft zwischen dem anziehenden und anzuziehenden Stoffe oder indirekt z. B. wie der Theriak auf dem Wege der Herzstärkung), corrosiva (Aetz- oder geschwürsbildende Mittel), consolidantia id est cutem facientia (austrocknende, zusammenziehende

Mittel, z. B. Myrrhe, plumbum ustum), confortativa (stärkende Mittel, dahin gehören z. B. die aromatischen), constrictiva (adstringierende Mittel), constringentia sanguinem (blutstillende Mittel), exsiccativa (Mittel, welche durch ihre auflösende und verflüchtigende Kraft die überschüssige Feuchtigkeit vernichten, manche wirken auch leicht ätzend), frangentia acuitatem (Mittel, welche die scharfen Säfte paralysieren, mildernd wirken), dissolventia ventositatem (Mittel, welche die Blähsucht bekämpfen), conglutinativa (Mittel, welche vermöge ihrer feucht-schleimigen Beschaffenheit die Poren der Organe zum Verkleben bringen, z. B. sarcocolla), incisiva (z. B. cepa, sinapis), inflativa (Carminativa), lenitiva, lavativa und die stärker wirkenden mundificativa (wirken ähnlich wie die obengenannten abstersiva), maturativa (Abszeßmittel), putrefacientia (Mittel, welche Fäulnis, bezw. Eiter erzeugen), diuretica, resolutiva, rubificantia, subtiliativa (verdünnende Mittel), styptica, stupefactiva (betäubende Mittel), vesicantia. Im folgenden werden die Organmittel abgehandelt, darunter die Abszeß- und Wundmittel (erstere zerfallen in repercussiva, d. h. zerteilende, maturativa, resolutiva, und doloris sedativa, letztere in blutstillende, eiterungsverhindernde, das Wundsekret reinigende, Granulationen beseitigende, den Substanzverlust deckende Mittel), anhangsweise sind die Abführmittel (Aloë, Koloquinthen, Cassia fistula, Helleborus etc.) besprochen. Den Schluß bilden Vorschriften über das Rezeptieren. Die Notwendigkeit, einfache Arzneistoffe zu einem Rezept zu komponieren, ergibt sich aus sechs Gründen: 1. weil es zuweilen keine einfache Arznei gibt, die dem Grade der Krankheit entspricht; 2. weil manche Stoffe überhaupt nur mit anderen gemischt zu gebrauchen sind; 3. zur Beseitigung der unangenehmen Nebenwirkung und des schlechten Geschmackes; 4. bei Krankheitskomplikationen, wo eine einfache Arznei nicht genügt; 5. zur Erlangung einer eigenartigen antitoxisch wirkenden Mischung; 6. zur Verstärkung der Wirkungen und der Eigenschaften. Bezüglich der Mischung sind folgende Regeln zu beachten: Von einem stark wirkenden Mittel ist nur wenig zu verwenden; hat ein Präparat gleichzeitig viele Wirkungen, so ist es in größerer Menge zu verwerten; von einem Arzneistoff, der auf die entfernten Teile wirkt, ist viel zu nehmen; wirkt ein Präparat auf wichtige Organe, so ist es in größerer Quantität bei der Mischung zu verwerten; wenn ein Präparat dasselbe leistet wie ein anderes, welches zur Mischung noch verwendet werden soll, so ist wenig davon zu verbrauchen; besitzt der Arzneistoff eine schädliche Nebenwirkung, so ist er in geringerer Quantität anzuwenden; befindet sich in der Mischung noch ein anderer antagonistisch wirkender Arzneistoff, so ist von dem ersteren viel zu nehmen. Zu vermeiden hat man beim Rezeptieren: Mischungen aus heterochronisch wirkenden oder sich in der Wirkung gegenseitig schwächenden bezw. aufhebenden Stoffen. Bei jedem Rezept unterscheidet man das Hauptmittel Radix und die verschiedenen Adjuvantia resp. Corrigentia. Die

Concordanciae, der umfangreichste Teil des Revocativum, sind eine alphabetisch geordnete Sammlung von wichtigen Sätzen und Sentenzen aus Galen und Avicenna (hauptsächlich aus ersterem), mit gelegentlichen Hinweisen auf Aristoteles, Isaac Judaeus, Joh. Mesuë, Rhazes u. a., mit dem Zweck, nicht bloß eine leichte Uebersicht über die betreffenden Belegstellen zu geben, sondern auch auf etwaige Widersprüche aufmerksam zu machen und schließlich wieder eine Versöhnung der Divergenzen (Konkordanz) herzustellen. Wie die Areolae ein vorzügliches Kompendium der mittelalterlichen Arzneibehandlung, so stellen die Concordanciae ein Lexikon der damaligen Pathologie dar, welches sich zum bequemen Nachschlagen vortrefflich eignet und auf kurzem Wege vollen Einblick in die galeno-arabische Doktrin gewährt; dabei ist die Sprache klar und die Scholastik sozusagen nur in milderer Form vertreten. Für die große Beliebtheit des Revocativum sprechen die zahlreichen Handschriften und die Tatsache, daß es oftmals zitiert, kommentiert und exzerpiert worden ist. Ein Exemplar der Concordanciae wurde von der Sorbonne 1395 in besondere Verwahrung genommen und dem Schutze des jeweiligen Dekans anvertraut.

Simon Januensis (Simon von Genua), Arzt des Papstes Nicolaus IV. (1288-1292), Subdiakon und Kaplan Bonifacius' VIII. (1293-1304), hinterließ als Frucht einer ungefähr dreißigjährigen Arbeit ein Wörterbuch der Arzneimittellehre, Synoyma medicinae oder Clavis sanationis (Parm. 1473, Patav. 1474, Venet. 1486, 1507, 1510, 1513, 1514, Lugd. 1534), mit dem Zwecke, die wüste Nomenklatur zu säubern und zu erläutern. Simon stützte sich, wie rühmend hervorzuheben ist, auf botanische Untersuchungen, die er auf seinen ausgedehnten Reisen in verschiedenen Gegenden anstellte, hauptsächlich aber auf die mühselige Vergleichung griechischer, arabischer und lateinischer Schriftsteller resp. der Namen, womit sie dieselben Dinge bezeichnet hatten. Als Quellen kamen nach eigener Angabe in Betracht: Dioskurides (in zwei lateinischen Bearbeitungen, einer alphabetisch geordneten und einer, aus 5 Büchern bestehenden), Alexandri „liber de Practica" in 3 Büchern, „Practica Democriti", Liber ophthalmicus des Demosthenes, die Synopsis des Oribasius, Moschion, Paul von Aegina, Galen, von den Arabern Avicenna[56], Serapion, Rhazes, Mesuë, der Liber Alsaharavii u. a., von den Lateinern Plinius, Celsus, Cassius Felix, Theodorus Priscianus, Isidorus, Gariopontus[(1)], das Antidotarium des Nicolaus u. a. Die Synonyma umfassen ungefähr 6500 Artikel, die mitunter aus einer einfachen Erklärung in einer Zeile bestehen, in anderen Fällen wieder Zitate, sprachliche und sachliche Bemerkungen enthalten. Trotz vieler Irrtümer und des Vorherrschens etymologischer Erläuterungen bedeutete das Glossar für seine Zeit eine Riesenleistung, und noch heute ist es für literarhistorische Zwecke und Kenntnis der älteren Synonyma von Wert. Außer seinem Wörterbuch kommt Simon auch als Uebersetzer arabischer Werke in Betracht, vgl. S. 334.

Wiewohl es schon einige der erwähnten Schriftsteller — insbesondere Gilbertus Anglicus — an spitzfindigen Deuteleien, an Formalismus in der Darstellung nicht fehlen ließen, so muß doch als der eigentliche Begründer jener dialektisch-disputatorischen Behandlungsweise medizinischer Gegenstände, welche die Bezeichnung „scholastisch" rechtfertigt, **Thaddaeus Florentinus** (Taddeo Alderotti) angesprochen werden, ein Mann, an dessen Lehrtätigkeit und literarisches Schaffen der älteste Ruhm der ärztlichen Schule von Bologna geknüpft ist[57].

Er war es, der mehr als alle anderen der aristotelischen Dialektik die Pforte zur Heilkunde weit eröffnete und die aristotelische Physiologie zur Hauptgrundlage der medizinischen Theorie machte; durch ihn wurde dem ärztlichen Unterricht, der ärztlichen Forschung für lange Zeit eine feste Norm in der scholastischen Beweisführung gegeben[58]. Wenn auch keine glückliche, so doch jedenfalls eine neue Epoche der medizinischen Literatur heraufgeführt zu haben, das bleibt seine Leistung.

Taddeo Alderotti, geboren zu Florenz um 1223 — **Thaddaeus Florentinus** — entstammte einer unbemittelten Familie, wuchs unter den drückendsten Verhältnissen heran[59] und soll sich erst im Mannesalter dem Studium der Philosophie und Medizin in Bologna gewidmet haben. Nach erlangter Ausbildung trat er dort 1260 als Lehrer auf und wirkte als solcher, auf logische Bearbeitung der Heilkunde abzielend, viele Jahre hindurch mit einer Meisterschaft, die ihm bei den Zeitgenossen den Ehrennamen eines Magister medicorum eintrug. Sein Ansehen beruhte aber nicht bloß auf hervorragender Gelehrsamkeit, sondern auch auf glücklichen Erfolgen in der Praxis, die ihn zum vielgesuchten und oft weithin berufenen ärztlichen Ratgeber besonders in vornehmen, begüterten Kreisen machten; letzteren Umstand wußte er zum Erwerb eines bedeutenden Vermögens in mehr als zulässigem Maße auszunützen[60], was aber ebensowenig wie andere Schwächen — Neid, Eifersucht[61], Mißtrauen — seine weitreichende Popularität zu erschüttern vermochte. Er starb in hohem Alter (1303), nachdem er noch testamentarisch durch mehrere wohltätige Stiftungen für die Fortdauer seines Namens gesorgt hatte. Seine Bibliothek, über die er ebenfalls Testamentsverfügungen traf, enthielt Avicenna (4 Vol.), Galen (4 Vol.), die Metaphysik des Avicenna, die Ethik des Aristoteles, den Liber Almansoris, Serapion u. a.

Alderottis Schriften, die manche autobiographische Mitteilungen enthalten[62], sind nur zum Teil gedruckt, nämlich Expositiones in arduum Aphorismorum Hippocratis volumen, in divinum prognosticorum Hippocratis librum, in praeclarum regiminis acutorum Hippocratis opus, in subtilissimum Joanitii isagogarum libellum (Venet. 1527), Commentaria in artem parvam Galeni (Neapol. 1522), Libellus de conservanda sanitate = de regimine sanitatis secundum quatuor anni tempora (ital. u. lat., Bonon 1477,

auch in Puccinotti, Storia della medicina, Vol. II, P. I, App. pag. IV ff. und pag. XLIV ff.). Die italienische Fassung Libello per conservare la sanità del corpo wurde wegen des Stils von Dante im Convito (I, 10) heftig getadelt. Taddeo Alderotti übersetzte auch die Ethik des Aristoteles ins Italienische (Probe bei Puccinotti l. c.). Handschriftlich sind Kommentare zu galenischen Schriften und Consilia medicinalia (Beispiele dieser aus 107 Konsilien bestehenden Sammlung gedr. in Puccinotti l. c. pag. XVII ff.) vorhanden. Auf die Benützung von Uebersetzungen direkt aus dem Griechischen verweist eine Stelle in seinem Kommentar zu den Aphorismen: Et translationem Constantini persequar, non quia melior sed quia communior. nam ipsa pessima est et defectiva et superflua quandoque. nam ille insanus monacus in transferrendo peccavit quantitate et qualitate. tamen translatio burgundionis pisani melior est. et imo cum sententiam ponam imitabor eum et corrigam in positione sententie totum quod in alia erroneum invenitur, et hoc invitus faciam, sed propter communitatem translationis Constantini hoc faciam. nam potius voluissem sequi pisanum. — Bis zu welcher Weitschweifigkeit sich die Sucht des Kommentierens bei Alderotti verstieg, mag damit veranschaulicht werden, daß seine Interpretationen zu der so kleinen Isagoge des Johannitius einen Raum von nicht weniger als 114½ Folioseiten füllen; eine Probe dieses Kommentars (Kap. 18) wurde in deutscher Uebersetzung von R. v. Töply veröffentlicht (Mann und Weib, eine Abhandlung des Taddeo Alderotti, Wiener klin. Rundschau 1899).

Eine Fortdauer der am Gräzismus festhaltenden Salernitaner Tradition könnte wohl darin erblickt werden, daß Thaddaeus — er knüpfte in einer diätetischen Abhandlung direkt an das Regimen an — nur hippokratisch-galenische Schriften (mit Ausnahme der Isagoge des Johannitius) zum Objekt seiner Interpretationskunst machte, daß er die spärlichen, zur Verfügung stehenden Uebersetzungen aus dem Griechischen (Burgundio von Pisa) den schlechten Uebertragungen des Constantinus vorzog, aber Geist und Stil seiner Kommentare verraten nur allzu deutlich die Schulung an Avicennas Kanon und erinnern in überraschender Weise an die von der Bologneser Juristenfamilie Accorsi zu so hoher Blüte gebrachte logische Glossiermethode[63].

Welch großen Beifall unter den damaligen Zeitverhältnissen seine, von der früheren so abweichende, als wissenschaftlich imponierende Lehrart ernten mußte, ist leicht auszumalen, und die kommende ärztliche Literatur beweist, daß Alderotti eine ganze Reihe von Schülern zu berühmten Kommentatoren heranzuziehen verstand; erfreulicher von unserem Standpunkt ist es aber, daß er allem Anschein nach, trotz ausgesprochener Vorliebe für das Theoretisieren, doch auch das Praktische in Forschung und Unterricht nicht gänzlich vernachlässigte und in diesem Sinne sogar eine neue Form der medizinischen Schriftstellerei ins Dasein rief, nämlich die auf Beobachtung einzelner Krankheitsfälle beruhenden „Consilia".

Dank der von Thaddaeus Florentinus eingeschlagenen, zeitgemäßen Richtung, welche von seinen Jüngern weiter verfolgt wurde, überholte Bologna das in den alten Bahnen zäh verharrende Salerno. Die wahre Bedeutung der ärztlichen Schule von Bologna im Hinblick auf die Gesamtentwicklung ist aber nicht in der wachsenden Menge der von ihr ausgehenden gelehrten Kommentare zu suchen, sondern gerade in solchen Strebungen, welche das in Salerno viel früher Begonnene unter glücklicheren Umständen fortsetzten, nämlich in der Pflege des anatomischen Studiums und in der wissenschaftlichen Bearbeitung der Chirurgie (vgl. S. 290 u. 306), zwei Erscheinungen, die sich lichtstrahlend vom sonst so düsteren Bilde der Heilkunde des 13. Jahrhunderts abheben.

Der chirurgische Ruhm Bolognas ist erheblich älter als der medizinische und knüpft sich in dieser Epoche vor allem an die Namen des Hugo von Lucca und des Theoderich, welche die überkommenen antik-arabischen Ueberlieferungen denkend zu verwerten wußten und durch eine einfachere, mehr exspektative eiterungslose Wundbehandlung[64], sowie durch die Beschränkung des Glüheisens und der maschinellen Polypragmasie (in der Therapie der Frakturen und Luxationen) fortschrittlich wirkten.

Durch die Verordnungen Friedrichs II. wurde das Studium der Anatomie (Tiersektionen) in Salerno und Neapel zu einer stehenden Einrichtung. Die Angabe aber, es sei 1238 der Befehl gegeben worden, alle 5 Jahre in Gegenwart der Aerzte und Chirurgen eine menschliche Leiche zu sezieren, dürfte nichts anderes als eine spätere Ausschmückung sein. Die ersten Spuren von einem anatomischen Betrieb (Tiersektionen) in Bologna führen in die Mitte des 12. Jahrhunderts zurück (vgl. S. 317, Anm. 1). Thaddaeus, der in seinen Schriften verhältnismäßig reiche anatomische Kenntnisse verrät, schöpfte aus arabischen Autoren und hat gewiß auch Tiersektionen beigewohnt; ob er selbst zum Messer gegriffen, ist nicht festgestellt. Höchstwahrscheinlich ist unter seinem Einfluß in der zweiten Hälfte des 13. Jahrhunderts in Bologna die pseudogalenische Schrift De anatomia vivorum (hauptsächlich aus Aristoteles, in zweiter Linie aus Galen) zusammengestoppelt worden, wenigstens deutet die echt scholastische Darstellungsweise, das barbarische Latein und die arabistische Terminologie auf die genannte Epoche und die vermutete Entstehungszeit. Während die allgemeine Anatomie, Physiologie und Eingeweidelehre ausführlich darin behandelt werden, fehlt die Osteologie und die Lehre von den Gehirnnerven; in der Gefäßlehre sind fast nur die Aderlaßgefäße hervorgehoben. Es soll übrigens hier nicht unerwähnt bleiben, daß manchen Angaben zufolge schon während des 13. Jahrhunderts in Italien hie und da Leichen geöffnet wurden, um die Ursache seuchenhafter Krankheiten zu ergründen; wahrscheinlich, aber unbewiesen, ist auch die bisweilen behauptete Vornahme von gerichtsärztlichen Sektionen in diesem Zeitalter. Was die forensische Medizin anlangt, so wissen wir nur das eine bestimmt, daß im Anschluß an die germanischen Rechtsbräuche schon seit langem äußere Besichtigungen von Leichen zwecks Beurteilung der Letalität der Wunden etc. durch sachverständige Aerzte stattfanden, was deutlich genug z. B. aus einer Verordnung des Papstes Innocenz III. vom Jahre 1209 hervorgeht (Decretal. Gregor. Lib. V, tit. XII, cap. 18).

Als letzter Hauptvertreter der Salernitanerchirurgie ist der Schüler des Roger (vgl. S. 307) **Rolandus** (Rolando Capelluti) anzusehen[65], der, teils in seiner Vaterstadt Parma (R. Parmensis) teils in Bologna lebend, die Chirurgie seines Lehrers überarbeitet herausgab (Ego quidem Rolandus Parmensis in opere praesenti juxta meum posse in omnibus sensum et litteram Rogerii sum secutus) und dieselbe noch außerdem zur Grundlage eines eigenen „Libellus de cyrurgia", der „Rolandina" (Coll. Salern. II, 497-724 mit den Glossen der vier Meister) machte. Die Rolandina weicht im ganzen sehr wenig von der Practica chirurgiae des Roger ab, doch ist sie reichhaltiger und verrät den arabischen Einfluß deutlicher. Von großer Kühnheit zeugt eine Krankengeschichte, in der Rolando erzählt, wie er in einem Falle von penetrierender Brustwunde mit prolabierter Lungensubstanz diese einfach wegschnitt und hierauf die Wunde verband. — Zur chirurgischen Literatur der Salernitaner gehören ferner noch die Glossulae quatuor magistrorum und teilweise das Poëma medicum. Die **Glossulae quatuor magistrorum super chirurgiam Rogerii et Rolandi** (Coll. Salern. II, 497-724 und Puccinotti, Storia della medicina II, 2, p. 662-792), ein Kommentar zu den Schriften des Roger und Rolando (namentlich zur Rolandina), zeichnen sich durch streng wissenschaftliche, auch die Theorie (Aetiologie, Semiotik etc.) sorgfältig berücksichtigende Darstellungsweise aus und repräsentieren die Höchstleistung der Salernitaner Chirurgie unter arabischem Einflusse (Zitate aus Avicenna, Abulkasim, Constantinus, Rhazes). Buch I: Spezielle Wundlehre; Buch II: Abszeßlehre, Exantheme, Krebs, Fisteln einzelner Organe; Buch III: Manie, Melancholie, Epilepsie, Augen-, Ohr-, Zahnleiden, Hernien, Blasenstein, Hämorrhoidalkrankheiten, Kauterien, Lepra, Spasmus; Buch IV: Frakturen und Luxationen. Ob die Schrift wirklich von „vier" Meistern zu Salerno oder Paris verfaßt worden ist oder ob sich ein einziger Autor unter dem Pseudonym der Quatuor magistri verbirgt, konnte bisher nicht entschieden werden. Das **Poëma medicum** = De secretis mulierum, de chirurgia et de modo medendi libri septem (Coll. Salern. IV, 1-176) ist ein wahrscheinlich aus dem Ende des 13. Jahrhunderts stammendes Lehrgedicht (6322 Verse). Die beiden ersten Bücher handeln über Frauenleiden, Geburtshilfe und Kosmetik (aus dem Werke der Trotula geschöpft), die folgenden vier über Chirurgie (hauptsächlich metrische Paraphrase der Chirurgie des Roger und des zugehörigen Kommentars der Quatuor magistri), das siebente Buch handelt von der allgemeinen Therapie und Deontologie; es stellt in letzterer Hinsicht eine Versifikation der Schrift de adventu medici (vgl. S. 293) dar. Die allgemeinen therapeutischen Vorschriften scheinen vorwiegend der Ars medendi des jüngeren Kophon (vgl. S. 291) entnommen zu sein.

Hugo Borgognoni oder (nach dem Geburtsorte) **Hugo von Lucca**[66] (Ugo de Lucca) wurde um die Mitte des 12. Jahrhunderts geboren, wirkte als Stadtarzt (nebstbei auch als Gerichtsarzt)[67] in Bologna, begleitete die Bologneser Kreuzfahrer auf ihrem Zuge nach Syrien und Aegypten (Belagerung von Damiette 1219) und starb, fast hundertjährig, vor 1258. Er genoß als chirurgischer Praktiker einen bedeutenden Ruf, zog mehrere seiner Söhne zu Aerzten heran, unter diesen den nachmals so berühmten Theoderich. Worin seine Bedeutung lag, erfahren wir ausschließlich aus dem Werke des letzteren, da Hugo selbst nichts Schriftliches hinterließ. Von Theoderich hören wir unter anderem, daß Hugo die primitive Form der Narkose, mit Schlafschwämmen (vgl. S. 302) empfahl und für eine einfache, eiterungslose Wundbehandlung (Kompressen mit Wein, einfacher Verband) eingetreten ist. Er verfuhr in sehr rationeller Weise in der Behandlung komplizierter und unkomplizierter Schädelverletzungen (Einfachheit, Reinlichkeit, Warnung vor Polypragmasie, Unterlassen jeder Sondierung), in der Behandlung penetrierender Brustwunden, sowie des Empyems, der Abszesse etc. und vereinfachte wesentlich die Apparatotherapie bei Extremitätenverletzungen und Luxationen; bei Rippenfraktur versuchte er die Reposition im Bade mit vorher eingeölten Fingern. Im Gegensatz zu diesen Neuerungen huldigte er dem mittelalterlichen Zeitgeiste freilich dadurch, daß er allerlei Pflaster- und Salbenkompositionen und „Wundtränke" anwendete. Vgl. die Zusammenstellung der Zitate in der Berliner Dissertation (1899) von Eugen Perrenon, Die Chirurgie des Hugo von Lucca nach den Mitteilungen bei Theodorich. Meister Hugo beschäftigte sich auch mit Chemie und lehrte eine Methode der Sublimation des Arseniks.

Theoderich von Lucca (Theodericus Cerviensis, Teoderico Borgognoni, Theodericus Episcopus, Theoderich 1206-1298), der Sohn des Begründers der Bologneser Chirurgenschule, des Hugo von Lucca, trat schon in jungen Jahren in den, kurz vorher entstandenen Predigerorden ein, wurde später Poenitentiarius des Papstes Innozenz IV. und endete seine Laufbahn als Bischof von Cervia (bei Ravenna). Infolge besonderer Erlaubnis durfte er die schon vom Vater empfangene ärztliche Ausbildung vervollkommnen und selbst während des Episkopats die Praxis in Bologna ausüben. Diese war so umfangreich und lukrativ, daß er ein großes Vermögen für wohltätige Zwecke hinterlassen konnte. Trotz bedeutender Anlehnung an die griechischen und arabischen Autoritäten verrät seine Chirurgie (Venet. 1498 und in mehreren Ausgaben der Collect. chir. Veneta) einen gewissen Zug von Selbständigkeit — eine Folge der Ausbildung durch Hugo von Lucca, auf den sich der Verfasser in zahlreichen Fällen beruft[68]. Theoderich tritt entschieden für die eiterungslose Wundbehandlung ein: „non enim est necesse — saniem, sicut Rogerius et Rolandus scripserunt et plerique eorum discipuli docent et fere omnes cyrurgici moderni servant, in vulneribus generare. Iste enim error est major quam potest esse. Non est enim aliud, nisi impedire naturam, prolongare morbum, prohibere conglutinationem et consolidationem vulneris" (II, cap. 27). Wie sein Vater erklärte er (nach dem Vorgange Avicennas) den Wein für das beste Verbandmittel der Wunden. In dem Abschnitte über Blutstillung ist unter anderem der Aetzung, der Tamponade, der Ligatur und der gänzlichen Durchschneidung des verletzten Gefäßes gedacht; in der Behandlung der Frakturen und Luxationen tritt das Streben zu Tage, einfache Verfahren an Stelle der maschinellen Polypragmasie zu setzen. Das achte Kapitel des 4. Buches ist bemerkenswert, weil darin die Methode der Betäubung durch Schlafschwämme bei Vornahme von Operationen besprochen ist. Die Schwämme wurden mit narkotischen Pflanzensäften (Opium, Hyoscyamus, Mandragora, Lactuca, Cicuta, Hedera arborea etc.) imprägniert, sodann getrocknet und aufbewahrt und vor dem Gebrauche mit warmem Wasser angefeuchtet: quotiens autem opus erit, mittas ipsam spongiam in aquam calidam per unam horam et naribus apponatur, quousque somnum capiat, qui incidendus erit et sic fiat cyrurgia, qua peracta, ut excitetur aliam spongiam in aceto infusam frequenter ad nares ponas. Item feniculi radicum succus in nares immittatur, mox expergiscitur. Dieses, nicht unbedenkliche Verfahren scheint übrigens nicht allzuoft angewendet worden zu sein. — Theoderich legte auf richtige Ernährung seiner Patienten großes Gewicht (medicum cibaria boni chimi et boni sanguinis generativa non ignorare). Bei verschiedenen Hautaffektionen (Scabies, Pruritus etc.) verwendete er äußerlich Quecksilber und beobachtete dabei als Folgeerscheinung den Speichelfluß. Im 3. Buche seiner Chirurgia, Kap. 49 (de malo mortuo) werden genaue Vorschriften über die Anwendung der Quecksilbersalbe (1 Unze auf 130 Unzen anderer Bestandteile) nach einer vorausgegangenen Vorbereitungskur (hauptsächlich Laxieren) gegeben. Es heißt dort: Item unguentum sarracenicum quod sanat scabiem, cancrum, malum mortuum, phlegma salsum, educendo materiam per os, et dicitur leprosos in principio ... postea fac duos ignes: et in medio pone tabulam in qua locetur patiens et unguatur a genibus usque ad pedes et supra genua tribus digitis. Similiter a cubita usque ad manus et supra cubitas tribus digitis, et fiat ista unctio bis in die ... Diaeta sit tenuis et bene digestibilis. Et si propter multa sputamina et rascationem, asperitas et dolor in gutture sentiatur, da mel rosatum et mel simplex. Et si patiens multum debilitatus fuerit, confortetur ... (diese Vorschrift für eine Schmierkur entspricht schon ganz der bis noch vor einem halben Jahrhundert beliebten Hunger- und Speichelkur). Für den rationellen Standpunkt Theoderichs spricht es, daß er die Notwendigkeit der anatomischen Kenntnisse für den Chirurgen energisch betonte und die Wertlosigkeit mancher zu seiner Zeit beliebter Wundermittel klar erkannte. Die Chirurgie des Theoderich zerfällt in vier Bücher. Buch I: Wundbehandlung; Buch II: Schädel-, Gesichts-, Thorax-, Darm-, Gefäß- resp. Nervenverletzungen; Buch III: Fisteln, Krebs, Hautleiden, Abszesse, Tumoren, Hernien, Hämorrhoiden, Panaritium, Lepra etc.; Buch IV: Rezepttherapie, Beiträge über Kopfschmerz, Augenleiden, Gicht, Lähmung und Epilepsie.

Weit stärker als bei Theoderich tritt der Autoritätsglaube und die scholastische Schreibart bei seinem Zeitgenossen Brunus hervor, der in Padua und Verona tätig war. **Brunus** (Bruno da Longoburgo)[69] verfaßte eine Chirurgia magna (im Jahre 1252 vollendet) und eine (bloß aus 3 Folioseiten bestehenden) Chirurgia minor (beide in Coll. chirurg. Venet. 1546). Wertvoll war seine Polemik gegen die Eitererzeugung, sowie seine Empfehlung der austrocknenden Wundbehandlung. Bei der Erörterung der Wundheilung ist von einer prima und secunda intentio die Rede. Die Einleitungen der Chirurgie des Theoderich und des Bruno zeigen auffallende Aehnlichkeit, was vielleicht damit zu erklären ist, daß beide aus denselben arabischen Quellen geschöpft haben. Brunus bezeichnet selbst sein Werk als librum ... collectum et excerptum ex dictis glorissimi Galieni, Avicennae, Almansoris, Albucasis et Alyabbatis necnon et aliorum peritorum veterum (Hippokrates, Johannitius, Serapion, Constantinus), doch finden sich hie und da auch eigene Beobachtungen.

In den Streit über die Prinzipien der Wundbehandlung griff vermittelnd **Wilhelm von Saliceto** ein — der größte Chirurg, den Bologna und das 13. Jahrhundert überhaupt hervorgebracht hat.

Saliceto war ein Mann von umfassender ärztlicher Bildung, den ausgesprochene Vorliebe, ein „Specialis amor", wie er selbst sagt, besonders zur chirurgischen Praxis hinzog. In welchem Sinne er diese betrieben sehen wollte, davon gibt seine Cyrurgia ein erschöpfendes und erfreuliches Bild. Sind auch keine großen Neuerungen darin zu finden, so ist doch der Stoff trefflich angeordnet und durch Mitteilung guter Beobachtungen, zahlreicher instruktiver Fälle belebt. Ueberall wird die Diagnose und die Therapie mit solcher ruhiger Sicherheit klar und zielbewußt entwickelt, daß man förmlich den kritisch abwägenden Geist, die geschickte Hand eines vielerfahrenen, kühnen und dabei umsichtigen, nur der eigenen Wahrnehmung vertrauenden Chirurgen herauszuspüren vermeint. Einem solchen Meister entspricht auch die verhältnismäßig knappe, auf Zitate fast völlig verzichtende Darstellung des Buches. Von historischer Bedeutung ist es namentlich, daß Saliceto, wie auch schon Theoderich, an Stelle der mißbräuchlichen Anwendung des Glüheisens das Messer wieder mehr zu Ehren brachte.

Saliceto war aber nicht bloß ein hervorragender Wundarzt, er ließ auch die innere Medizin nicht aus den Augen, und entsprechend der eigenen, vielseitigen Ausbildung war seine Absicht darauf gerichtet, die Wiedervereinigung beider Zweige zu befördern. Welcher Gewinn der inneren Medizin aus einer solchen Verbindung erwachsen konnte, wie sehr die chirurgische Erziehung zur nüchternen Beobachtung geeignet gewesen wäre, den Illusionen ärztlicher Dialektik entgegenzuwirken — beweist am besten das umfangreiche Kompendium der inneren Medizin, welches Saliceto nach seiner Chirurgie verfaßte. Dieses Werk — Summa conservationis et curationis — hat wohl mit anderen ähnlichen Schriften dieses Zeitalters die starke Berücksichtigung der vorausgegangenen (besonders arabischen) Literatur gemeinsam, unterscheidet sich aber in vieler Beziehung vorteilhaft von denselben, so namentlich durch die Bevorzugung des hygienisch-diätetischen Standpunkts, durch die nicht unbeträchtliche Zahl guter Krankheitsbeobachtungen und durch die von der Scholastik beinahe freie Darstellung.

Guglielmo da Saliceto (Salicetti) aus Piacenza (daher Magister Placentinus) wurde im ersten Drittel des 13. Jahrhunderts geboren und war ein Schüler des Buono di Garbo (Schwager des Taddeo Alderotti). Er lebte und lehrte eine Zeitlang in Bologna, zuletzt in Verona, wo er eine Anstellung als Stadt- und Hospitalsarzt hatte. Sein Todesjahr ist nicht sichergestellt, wahrscheinlich starb er um 1280.

Cyrurgia (Placent. 1476, Venet. 1502, 1546, franz. Uebersetzung von Nic. Prevost, Lyon 1492, Paris 1505, 1596), neueste französische Ausgabe von P. Pifteau (Chirurgie de Guillaume de Salicet, Traduction etc., Toulouse 1898); czechische Uebers. Prag 1867. Summa conservationis et (sanationis) curationis (Placent. 1475, Venet. 1489 mit der Chirurgie, 1490, Lips. 1495 u. ö.). De salute corporis (Lips. 1495). Vgl. die von Pagel inspirierten Berliner Dissertationen: H. Grunow, Diätetik des Wilhelm von Saliceto (1895), Eug. Loewy, Beitr. z. Kenntnis u. Würdigung des W. von Saliceto (1897), Herkner, Kosmetik und Toxikologie nach W. v. S. (1897), O. Basch, Materialien zur Beurteilung des W. v. S. als Arzt (1898). Die Cyrurgia zerfällt in fünf Bücher, denen eine kurze chirurgische Hodegetik und Methodologie vorangeht. Buch I: Erkrankungen des Schädels (Hämatom des Neugeborenen, Hydrocephalus), Kopfausschläge, Augen-, Ohrleiden (Unterbindung der Ohrpolypen), Nasenpolypen, Mundkrankheiten, Drüsenschwellungen des Halses, Kropf (innerliches oder operatives Verfahren), Schwellungen und Abszesse in der Achselhöhle (Differentialdiagnose), an der oberen Extremität, Panaritium, Krankheiten der Brustdrüse „scrofula", „durities", „cancer", Fall von inoperablem Mammakarzinom), Vereiterungen am Thorax, Nabelbruch (Pflaster, Verbände, Unterbindung), Tumoren der Leber- und Milzgegend, Affektionen der Leistenbeuge, darunter venerische, (et fit etiam [scilicet bubo], cum homo infirmatur in virga propter fedam meretricem vel aliam causam; cap. 42), Hernia inguinalis (Beschreibung des Bruchbandes „lumbar"; Radikaloperation), Kastration, Hämorrhoiden und Kondylome des Afters (Unterbindung, Kauterisation), Operation von Mastdarmfisteln, Steinschnitt (vorher bimanuelle Untersuchung), Erkrankungen der männlichen Genitalien (de pustulis albis et scissuris et corruptionibus que fiunt in virga et circa preputium propter coitum cum meretrice vel feda vel ab alia causa) — am Schlusse dieses Kapitels (48) der prophylaktische Rat: ablutio cum aqua frigida et continua abstersio cum eadem post coitum ... post ablutionem roratio loci cum aceto), Abszesse an den Hoden, Skrotalhernie, Hydro-, Sarkokele, Varices (Bloßlegung der Vene, doppelte Ligatur, Kauterisation), Hüft-, Kniegelenksleiden, Frostbeulen etc., Karbunkel, Anthrax, Kontusionen, Verbrennungen, verschiedene Dermatosen, Gicht. Buch II betrifft die verschiedenartigen Verwundungen und Kontusionen der einzelnen Körperregionen. Die Behandlung der großen Schnittwunden bestand in Reinigung mit Oel, Blutstillung, Naht, sorgfältigem Verbande, Ruhestellung des verletzten Organs und passender Diät; bei eingetretener Eiterung kamen die mundificativa, incarnativa etc. zur Anwendung. Bei Schädelverletzungen legte er einen sehr dicken Verband an, um den schädlichen Zutritt der Luft zu verhindern; unter den Folgeerscheinungen ist namentlich die kontralaterale Lähmung hervorgehoben. Sehr ausführlich ist die kasuistisch belebte Schilderung der Pfeilwunden, penetrierenden Brust- und Bauchwunden (Anwendung der Kürschnernaht bei Längs- und Querwunden des Darmes). Bei der, für sehr gefährlich erklärten Stichverletzung der Nerven ist Erweiterung der Wunde, Oelapplikation, zur Schmerzstillung Opium, Hyoscyamus empfohlen. Buch III handelt in sehr gründlicher Weise von den Frakturen und Luxationen. Unter den diagnostischen Zeichen der Frakturen ist namentlich das Krepitationsgeräusch (sonitus ossis fracti) erwähnt; der Verband war ziemlich kompliziert (Oelbauschen, Eiweiß enthaltendes Pflaster, 4-6 Schienen, Kompressen, Binden), Warnung vor zu festem Anlegen des Verbandes, alle 3-4 Tage Verbandwechsel; Aderlaß, Schröpfen, Diät u. s. w. Zur Reposition der Verrenkungen sind rationelle Verfahren angegeben. Buch IV enthält eine Anatomie für die praktischen Zwecke des Chirurgen. Der Wert derselben beruht nur auf der neuartigen topographischen Darstellungsweise, der Inhalt ist zum größten Teile aus den fehlerhaften Angaben der Vorgänger geschöpft, Anatomie an der Menschenleiche hat Verfasser nicht ausgeübt. Dem angegebenen Zwecke entsprechend sind die Aderlaßvenen, die verschiedenen Formen der Luxationen, die Hernien ausführlich berücksichtigt. Buch V handelt von der Kauterisation und von den, in der Chirurgie gebräuchlichen Arzneimitteln. Die zum Kauterisieren verwendeten Instrumente waren aus Gold, Silber, Messing oder Eisen verfertigt, ihrer Form nach wurden sie bezeichnet als

Cauterium olivare seu cultellare, clavale, punctuale, rotundum, triangulatum, minutum (für Kinder). Auf den Brandschorf legte man gleich nach der Aetzung butirum vel axungia seu oleum rosatum. Anstatt des Glüheisens kamen unter Umständen auch ätzende Medikamente zur Anwendung. Das Cauterium actuale oder potentiale diente, wie Wilhelm de Saliceto sagt, ad alterandam dispositionem membri cujus complexionem volumus rectificare et ad resolvendum materias corruptas in membro contentas et ad restringendum fluxum sanguinis.

Summa conservationis et curationis in fünf Büchern, beginnt mit einer vortrefflichen medizinischen Deontologie und mit einer ausführlichen Diätetik und Prophylaxe. Buch I enthält die spezielle Pathologie und Therapie; Buch II die Fieberlehre; Buch III die Kosmetik und Dermatologie; Buch IV die Toxikologie; Buch V die Heilmittellehre und ein Antidotarium. Zitiert sind am häufigsten Hippokrates, Galen, Rhazes und Avicenna. Aus der noch heute beherzigenswerten ärztlichen Politik des Saliceto sei Einiges hervorgehoben, was sich auf das Verhalten des Arztes am Krankenbette und auf den Umgang mit den Laien bezieht: In pulsu vero debet medicus cum maxima instantia quoad laicos considerare; sed veritatem ignorare non convenit: astute tangere cum quiete pulsum infirmi est conveniens et est bonum videri, ut medicus sit multum intentus de hac re. Nam omnia talia de medico hominibus fidem faciunt; quae est valde utilis in convenienti opere medicinali et per istud astantes bonam habent praesumptionem de medico. Et in quibus rebus delectatur infirmus hora sanitatis inquirere convenit et etiam de somno et vigiliis et similibus. Et cum hoc deliberative inquirere debet de infirmitate et ejus causa seu causis et hoc per considerationem in superfluitatibus: egestione, urina, sputo et sudore et per narrationem infirmi et adstantium: etiam si ipse debilis aut parvae scientiae fuerit et per hoc confortatur mens infirmi super ejus operationem et fit operatio medicinarum nobilior et confortatur in tantum anima infirmi per hanc fidem et imaginationem quod operatur contra infirmitatem fortius et nobilius et subtilius quam faciat medicus cum instrumentis et medicinis. (Also sorgfältige Untersuchung und Erhebung der Anamnese schon aus psychologischen Gründen!) Bezüglich der Prognose heißt es in echt humaner Gesinnung: Nullo modo praesumas coram infirmo nec ipso audiente aliquam debilitatem de ejus natura proferre, neque aliquid mali de eo, etiam si de ejus salute fueris desperatus: sed medico semper convenit infirmo salutem promittere, ut imaginatio bonae dispositionis et salutis firma in infirmi anima remaneat: nam talis infirmitas de salute operationem medici juvat in omni re et effectus medicinarum contra materias et infirmitatem melior et nobilior reperitur; amicis vero et secretis infirmi totam veritatem exponas ut omnis suspicio si infirmus ad malum converteretur a mentibus amicorum infirmi per tuam bonam et veram narrationem tollatur. Gewarnt wird vor allzugroßer Vertraulichkeit mit den Laien, namentlich aber vor wissenschaftlichen

Auseinandersetzungen, da offenbar werdende Kontroversen hinsichtlich der Diagnose oder Behandlung das Vertrauen erschüttern. Nam omnes laici propter discordiam repertam inter medicos solum sermonibus et aliquando inquisitione causarum et egritudinum artem medicinalem reputant vanitatem et dicunt medicos non rationabiliter contra egritudines, sed ut plurimum, casualiter operari. Möglichst nachdenklich, schweigsam, mit zu Boden gesenktem Antlitz solle der Arzt dastehen, so daß der Eindruck erweckt werde, daß in seinem Geiste alle Weisheit verborgen sei, etiam si in tali cognitio veritatis nullo modo reperiretur. Nur das nötigste ist mit den Angehörigen zu sprechen, denn Schweigen fällt nicht dem Tadel törichter Rede anheim. Der Arzt halte sich fern von allem, was seinen Ruf beim Publikum schädigen könnte, namentlich hüte er sich mit der Frau des Hauses über intime Angelegenheiten zu reden. Seine Leistungen lasse er sich gut honorieren: et petere optimum salarium de qualibet operatione medicinali, assignando pro causa visionem stercoris et urinae non erit malum. Er gehe nicht hochmütig und in feinem Putz daher, auch vermeide er es, durch auffallendes, unschickliches Benehmen Anstoß zu erregen. Der Besuch bei dem Kranken erfolge nicht überflüssig, sondern nur auf dessen Wunsch: quia ex tali visitatione redderes te suspectum, et perit in te fides infirmi. Besondere Vorsicht ist bei der Verabreichung von Narcoticis am Platze, die Verordnung von Abortivis oder antikonzeptionellen Mitteln verstoße gegen Religion, Ethik und die staatlichen Gesetze. Die Kenntnis von den Leistungen der Vorgänger als Grundlage der eigenen Leistungen ist erforderlich, quod nullus hominum per se perfecte potest pervenire ad artes operativas seu conservativas nisi cum communitate prioris et melioris a quo doctrinaliter audire debet causas et principia et regulas universales artis. — Die diätetisch-hygienische Abhandlung bildet ein noch jetzt lesenswertes Vademekum von der Wiege bis zum Grabe. Sie beginnt mit einer ungemein sorgfältigen Hygiene der Schwangeren und der Kinder in den ersten Lebensjahren. Tägliches Baden des Kindes ist unerläßlich, das Bestreichen des Anus mit Oel erleichtert den Durchtritt der Fäces, das Weinen und Schreien der Kinder erweitere den Brustkasten und befördere den Stoffwechsel, sei also nicht besorgniserweckend, die Entwöhnung — man stillte bis zum 2. Jahre — das Laufenlernen und alles übrige erfolge nur gradatim. Nach vollendetem 6. Jahre habe man auf gute geistige und leibliche Erziehung Bedacht zu nehmen, das Baden sei von großem Wert, Weingenuß sei gänzlich zu untersagen. Nach dem 14. Jahre könne eine größere Freiheit in der Auswahl und Menge der Speisen gestattet werden, und man solle für gute Luft, angemessene Ruhe und Bewegung, Sättigung und Stuhlentleerung, Vermeidung seelischer Aufregung und körperlicher Ueberanstrengung und für eine gewisse Abhärtung sorgen. Saliceto weist auf die Notwendigkeit einer in gesunder Gegend gelegenen Wohnung und geeigneten Schlafstätte hin; Bewegung besonders vor dem Essen sei nützlich; Unmäßigkeit des

Trinkens während des Essens störe die Verdauung; Zurückhalten des Urins (wegen Disposition zu Harnleiden) und der Fäces sei zu vermeiden. Allzugroße Enthaltsamkeit in Sexualibus sei nicht zu billigen; mäßiger Coitus schaffe dem Körper Erleichterung und lenke die Gedanken von sinnlichen Vorstellungen ab; unmäßige Ausübung desselben schwäche den Menschen. Allzu heiße Bäder seien schädlich durch ihre schwächende und austrocknende Wirkung. Alle Gemütsbewegungen, welche das Maß überschreiten, können Krankheiten erzeugen, z. B. langanhaltender Zorn — Fieber. Der Schluß der Abhandlung betrifft die Diagnose und die ärztlichen Maßnahmen vor dem Ausbruch einer herannahenden Krankheit. Aus der speziellen Pathologie wäre namentlich die Beschreibung der „durities renum" als Ursache der Wassersucht (Vorahnung des Brightschen Symptomenkomplexes![70]), und die Schilderung der Melancholie bemerkenswert. Die gynäkologischen Abschnitte haben folgenden Inhalt: Ursachen und Behandlung der Amenorrhöe, Dysmenorrhöe, Abszesse, Karzinom des Uterus (entsteht auf einem Boden, der durch eine Art Verbrennung in seiner Ernährung gestört ist, wobei die Gefäße als Verbreiter des Krankheitsstoffes wirken), Rhagaden, Blasenmole, Hysterie (der Anfall unterscheidet sich vom epileptischen durch das fortbestehende Bewußtsein), Stenosen der Vulva, Ursachen und Behandlung der Sterilität, Gebärmutterkatarrh, Verhaltungsmaßregeln zur Beförderung der Konzeption etc.

Der mächtige Aufschwung, den die Chirurgie während des 13. Jahrhunderts in Italien nahm, beruhte nicht bloß auf der ausgedehnten praktischen Verwertung der gräko-arabischen Ueberlieferung, sondern noch mehr auf der beginnenden Selbständigkeit der Beobachtung und Erfahrung mindestens in einzelnen Fragen und Methoden[71]. Die wichtigste Voraussetzung dieser aufstrebenden Entwicklung war durch den Umstand gegeben, daß die ärztlichen Schulen Italiens für die wissenschaftliche Ausbildung der Chirurgen Sorge trugen, und daß diesen eine ihres Standes würdige soziale Stellung eingeräumt wurde.

Der Einfluß der großen italienischen Meister blieb glücklicherweise nicht auf ihre nächste Umgebung beschränkt, doch eine wirkliche Pflanzstätte der italienischen Chirurgie wurde zunächst nur Paris, wo sich die legitimen Wundärzte um die Mitte des 13. Jahrhunderts zwecks Wahrung ihrer geistigen, sozialen und wirtschaftlichen Interessen zu einer Korporation, dem Collège de St. Côme, vereinigt hatten und dank ihrer fachlichen Ausbildung wenigstens einigermaßen schon für die Aufnahme einer Operationskunst im eigentlichen Sinne des Wortes vorbereitet waren[72]. Diese ihnen übermittelt und damit den Grundstein zur später so glänzenden französischen Chirurgie gelegt zu haben, ist das große Verdienst des Mailänders **Lanfranchi**, welcher der Schule des Wilhelm von Saliceto entstammte.

Wie aus den beiden Hauptwerken Lanfranchis, aus der Chirurgia parva und der kasuistisch belebten Chirurgia magna, hervorgeht, war der Herold der italienischen Wundarzneikunst auf französischem Boden eifrigst bemüht, den Spuren seines berühmten Lehrers zu folgen, ohne aber auf eigene Beobachtung und selbständiges Urteil Verzicht zu leisten. Gleich Saliceto für die Würde seiner Kunst begeistert und von strengster Gewissenhaftigkeit geleitet, suchte er die wissenschaftliche Begründung der Chirurgie und ihre Wiedervereinigung mit der internen Medizin herbeizuführen, und als Hauptmittel des chirurgischen Unterrichts galt ihm der Hinweis auf konkrete Fälle. „Bona casuum narratio multum corroborat operantem." — „Nam omnis scientia, quae dependet ab operatione multum corrobatur per experientiam." Mehr aber als Saliceto huldigte Lanfranchi der literarischen Gelehrsamkeit, ja selbst dem Scholastizismus, und unverkennbar ist ein Rückschritt darin zu erblicken, daß er gegenüber der Ausführung großer Operationen (z. B. Herniotomie, Steinschnitt) oft übertriebene Zaghaftigkeit zur Schau trägt.

Lanfranchi (Lanfranco, Lanfrancus, Alanfranc u. a.) aus Mailand, der hervorragendste Jünger Salicetos, wirkte zuerst als Chirurg und Internist in seiner Vaterstadt, aus der er infolge politischer Konflikte im Jahre 1290 verbannt wurde. Wie manche andere italienische Aerzte[73] suchte er in Frankreich ein Asyl, begab sich zunächst nach Lyon, wo er die Chirurgia parva schrieb, reiste sodann, immer seine Kunst ausübend, durch verschiedene Provinzen, um schließlich seit 1295 in Paris dauernden Aufenthalt zu nehmen. Hier entwickelte er in Verbindung mit seiner großen Praxis eine sehr ersprießliche Lehrtätigkeit, welche nach seiner (besonders durch den Dekan der medizinischen Fakultät, Jean Passavant, angeregten) Aufnahme ins Collège de St. Côme dem Ansehen der Pariser Chirurgenvereinigung in hohem Maße zu gute kam. Das Neue der Lehrweise bestand in der Oeffentlichkeit der Operationen, an die sich instruktive Vorträge knüpften, also in der echt klinischen Unterrichtsmethode. Lanfranchi beendete 1296 sein Hauptwerk, welches ihm den Nachruhm sicherte, die dem König Philipp dem Schönen gewidmete Chirurgia magna. Sein Todesjahr ist nicht festgestellt, doch scheint er noch vor 1306 gestorben zu sein.

Die Chirurgia parva (in Collect. chir. Venet., deutsche Uebersetzung von O. Brunfels, Kleyne Wundartznei des hochberümpten L., Straßburg 1528; alte spanische Uebersetzung, Sevilla 1495) ist nur ein Abriß, der in 16 Kapiteln das allernotwendigste chirurgische Wissensmaterial enthält. Die Chirurgia magna = Practica quae dicitur ars completa totius chirurgiae (Venet. 1490, in Coll. chir. Venet., alte französische Uebersetzung von G. Yvoire, Lyon 1490; alte englische Uebersetzung veröffentlicht in Early English Text Society 1894 unter dem Titel Lanfrank's Science of Cirurgie) zerfällt in 5 Traktate, welche in Doktrinen und Kapitel eingeteilt sind[74]. Traktat I beginnt mit der Definition der Chirurgie (cyrurgia von „cyros" = manus und „gyos" = operatio!) und einer Deontologie. Von den Eigenschaften, die der Chirurg besitzen soll, heißt es unter anderem: manus habeat bene formatas: digitos graciles et longos: corpus forte non tremulum: membra cuncta habilia ad perficiendum bonas animae operationes. Sit subtilis ingenii. Sit naturalis, humilis et fortis animi, non audacis. Naturali scientia sit munitus: non medicina solum sed in omnibus partibus phylosophiae studeat: naturalis logicam sciat: ut scripturas intelligat: loquatur congrue: quod docet grammatica: propositiones suas sciat rationibus approbare: quod docet dyalectica: verba sua sciat secundum intentionem propositam adaptare: quod docet rhetorica. Adeo noscat ethicam quod spernat vitia et mores habeat virtuosos: non sit gulosus: non adulter: non invidus: non avarus: sit fidelis. ... In aegri domo verba curae non pertinentia non loquantur. Mulierem de domo aegri visu temerario respicere non praesumat, nec cum ea loquatur ad consilium nisi pro utilitate curae: non det in domo aegri consilium nisi petitum: cum aegro vel aliquo de familia non rixetur: sed blande loquatur aegro: promittens eidem quamque salutem in aegritudine. Et si de ipsius salute fuerit desperatus, cum parentibus et amicis casum prout est expositione non postponat. Curas difficiles non diligat et de desperatis nullatenus se intromittat. Pauperes pro posse juvet: a divitibus bona salaria petere non formidet: ore se proprio non collaudet, alios aspere non increpet, medicos omnes honoret et clericos. nullum cyrurgicum pro posse sibi faciat odiosum. ... Sic addiscat physicam, quod in cunctis operationibus sciat instrumentum ejus cyrurgicum theorice regulis approbare, quod docet physica. Nam necessarium est quod cyrurgicus sciat theoricam sicut potest syllogizando probari. Omnis practicus est theoricus: omnis cyrurgicus est practicus: ergo omnis cyrurgicus est theoricus. ... Der Schluß dieses Kapitels klingt in die Forderung aus, daß der Chirurg auch von der Medizin eine vollständige Kenntnis besitzen müsse. Nach einem kurzen Ueberblick über Anatomie und Physiologie handelt Lanfranchi von den Wunden und Geschwüren. Die Wunde wurde gewöhnlich mit einem Verband behandelt, bei dem „pura clara ovi" oder das rote Pulver (vgl. S. 307) direkt appliziert wurden; bei großen, klaffenden Wunden kam die Naht zur Anwendung (Naht auch bei vollständig queren Nervendurchtrennungen, im Gegensatz zu Theodorich). Bemerkenswert ist es, daß auf den Einfluß hingewiesen wird, den die Luft auf die Eiterbildung in Wunden ausübt. Unter den Methoden der Blutstillung wird auch die Digitalkompression und die Unterbindung (vielleicht auch die Torsion) der Gefäße erwähnt. Verwundete müssen sich im allgemeinen, wenigstens anfangs, von Wein und substantiöser Nahrung enthalten. Die Geschwüre werden eingeteilt in ulcera virulenta, sordida, profunda, corrosiva, putrida, ambulativa und ulcera difficilis consolidationis. Hindernisse für die Geschwürsheilung sind oft in dem Sitze der Geschwüre oder in der Folgewirkung gewisser Krankheiten (mala dispositio totius corporis ut ydropisis, Leber-, Milzleiden etc.) zu suchen. Der „cancer apertus" soll nur dann mit dem Messer oder Glüheisen angegriffen werden, wenn die vollständige Entfernung möglich ist. Wenn der Wundstarrkrampf durch Verletzung einer Sehne oder eines Nerven (welche beide voneinander nicht genügend geschieden wurden) entstanden ist, so empfiehlt es sich (falls Aderlaß, Schröpfköpfe, Klysmen etc. nutzlos blieben) die völlige Durchtrennung vorzunehmen. Traktat II handelt von den Wunden der einzelnen Körperteile a capite ad calcem, wobei anatomische Erörterungen stets vorausgeschickt werden. Zeichen einer Schädelfraktur sind: der rauhe, klirrende Ton beim **Beklopfen der Schädeldecke** mit einem Stäbchen, die Schmerzempfindung des Patienten, wenn an einem, von diesem mit den Zähnen gehaltenen Faden mit den Nägeln geschabt wird. Die Hirnsymptome bei Schädelbruch werden treffend abgehandelt. Lanfranchi wendet sich gegen die übermäßige Anwendung der Trepanation, die er nur bei Depression eines Fragments und bei Durareizung für indiziert erklärt. Die Wiederanheilung von ganz abgehauenen Nasen hält er für unmöglich. Traktat III betrifft zunächst die Hautleiden (Impetigo, Morphea, Serpigo, Lepra etc.) und die „Apostemata", worunter nicht bloß Abszesse, sondern auch manche Geschwülste verstanden werden (z. B. Kröpfe, deren Entstehung namentlich auf das Trinkwasser und auf das Leben im Gebirge zurückgeführt ist). In der Behandlung der Abszesse spielt die humorale Auffassung eine sehr bedeutende Rolle in Form der Evacuantia, Repercussiva (Zurücktreibung bezw. Verteilung der Materie), Maturativa. Es folgen die Augen-, Ohren- und Nasenkrankheiten, die Affektionen der Brustdrüsen, Hernien, Nieren- und Blasensteine, Geschlechtsleiden, die verschiedenen Arten der Wassersucht, Hämorrhoiden, Varices. Bemerkenswert ist es, daß Lanfranchi sich gegenüber der Radikaloperation der Hernien vorsichtig zuwartend verhält (Empfehlung von Bruchbändern und einer angemessenen Lebensweise), daß er die Nephro-Lithotomie verwirft und den Blasenschnitt nur dann anrät, wenn innere Mittel, Sitzbäder u. dgl., im Stiche ließen. Dieselbe Vorsicht bekundet er auch hinsichtlich der Parazentese des Abdomens bei Ascites, wobei er dagegen eifert, daß man diese Operation zumeist, ohne Berücksichtigung der Grundkrankheit und der individuellen Verhältnisse, schablonenhaft ausführe. Den Beschluß dieses Traktats bilden Vorschriften über die Technik der Venäsektion[(1)], des Schröpfens, der Kauterisation (mit 10 Abbildungen verschiedener Arten von Glüheisen, Cauterium punctuale, rotundum, radiale, cultellare, subtile, dactilare, triangulare, acuale, linguale, C. cum tenaculis perforatis). Was die Technik des Aderlasses anlangt, so ist im allgemeinen die Inzision der Länge nach empfohlen; als Aderlaßvenen kommen 30 in Betracht; neben den zahlreichen Indikationen wird auch der Kontraindikation bei Kindern, Greisen, Schwangeren etc. Rechnung getragen. Lanfranchi erhebt hier Klage darüber, daß der Aderlaß den Badern überlassen wurde, und über die Trennung der Medizin von der Chirurgie. Et jam scivisti quod licet propter nostram superbiam flebotomiae officium bartitonsoribus sit relictum, quod antiquitus erst medicorum opus et maxime quando cyrurgici illud officium exercebant. O deus quare fit hodie tanta differentia inter physicum et cyrurgicum, nisi quoniam physici manualem operationem laicis reliquerunt, aut quoniam operari ut dicunt quidam cum manibus dedignantur: aut quod magis credo, quoniam operationis modum quod apud scientiam est necessarium non noverunt. et haec abusio tantum valuit propter antiquam dissuetudinem: quod apud quosdam de vulgo credatur impossibile quod unus homo possit scire magisterium utriusque. Sed sciat quicunque quod non erit bonus medicus, qui operationem cyrurgiae penitus ignorabit. Et sicut est dictum cyrurgicus debet haberi pro nullo qui medicinam ignorat: imo est ei necessarium partes medicinae singulas bene scire. Traktat IV enthält die Lehre von den Frakturen und Luxationen. Traktat V ist ein Antidotarium.

Während die chirurgische Kunst in der Seinestadt schon ihre erste Blüte entfaltete, stand die Pariser medizinische Fakultät hinter den anderen ärztlichen Schulen an tatsächlicher Bedeutung wie an Ansehen weit zurück, und aus den spärlichen Nachrichten, die wir besitzen, läßt sich ersehen, daß man dort die Heilwissenschaft ganz unter die drückende Herrschaft des Scholastizismus brachte, hingegen die praktische Ausbildung arg vernachlässigte.

Im Gegensatz hierzu trug die Schule von Montpellier der Empirie in Forschung und Lehrweise einigermaßen Rechnung[75], eine Richtung, welche noch zielbewußter verfolgt wurde, seitdem der glänzendste Vertreter der Medizin des 13. Jahrhunderts auf die dortigen Studienverhältnisse von Einfluß wurde, der große Katalonier **Arnaldus de Villanova** († 1311)[76], eine der eigenartigsten und interessantesten Persönlichkeiten des ganzen Mittelalters.

Die Lebensgeschichte des **Arnaldus de Villanova** (Arnoldus, Arnauldus, Arnaudus, Rainaldus, Reginaldus, Villanovanus, de Nova Villa, Catalanus, Cathelanus, Provincialis) ist uns — charakteristisch für den wenig historischen Sinn des Mittelalters — einerseits höchst lückenhaft, anderseits entstellt durch viele widerspruchsvolle Angaben und durch phantastische Zutaten Späterer überliefert worden, welch letztere erst in jüngster Zeit durch gründliche Quellenforschungen ihre Revision erfahren haben. Leider bleibt aber noch vieles im Lebenslauf und hinsichtlich der Schriften Arnalds unaufgeklärt.

Arnald von Villanova dürfte innerhalb des Zeitabschnittes 1234-1240 geboren sein, als seine Heimat ist mit einer, an Gewißheit grenzender Wahrscheinlichkeit Spanien und zwar die Diözese von Valencia anzunehmen, ohne daß die Frage nach dem eigentlichen Geburtsort gelöst wäre — gibt es doch eine ganze Reihe von Ortschaften des Namens Villanueva. Arnald war nach eigener Angabe von niedriger Abkunft und wuchs, wie er dankbar erwähnt, in einem Kloster der Dominikaner auf. Nachdem er eine, übrigens mangelhafte, elementare Schulbildung erworben hatte, wandte er sich dem Studium der Theologie, Sprachkunde (Hebräisch), Philosophie, hauptsächlich aber der Naturwissenschaft (Alchemie, Physik) und Medizin mit größtem Eifer zu. Geht dies, abgesehen von gelegentlichen autobiographischen Bemerkungen, schon aus dem Inhalt seiner Werke hervor, welche ein, auch für die damalige Zeit selten umfassendes Wissen verraten, so sind wir dagegen über die Studienorte nicht ganz hinreichend orientiert. Jedenfalls spielten Paris und Montpellier unter diesen die Hauptrolle, als medizinischer Lehrer wird von ihm bloß Johannes (Casamida) Casamicciola rühmend erwähnt, der in Neapel als Professor und Leibarzt tätig war. Zweifellos hat Arnald nicht nur aus Büchern studiert, sondern auch auf Reisen, im Verkehr mit sarazenischen Aerzten (die arabische Sprache konnte er sich in Spanien leicht aneignen), mit hervorragenden Zeitgenossen und mit dem Volke seine Kenntnisse ergänzt und reichere Erfahrung als viele andere gesammelt. Schon in den siebziger Jahren des 13. Jahrhunderts erfreute er sich eines bedeutenden Rufes als Arzt, wurde in Italien öfters zu vornehmen Personen berufen und trat später als Konsiliarius in den Dienst Pedros III. von Aragonien. Hatte er eine Zeitlang in Barcelona einen festen Wohnsitz, so ließ er sich vielleicht schon seit 1289, jedenfalls aber nicht über das Jahr 1299 hinaus, in Montpellier nieder, wo er nicht nur die Praxis ausübte, sondern auch mit großem Erfolg als Lehrer wirkte und einige der wichtigsten von seinen zahlreichen medizinischen Schriften verfaßte. Wenn Arnald auch fürderhin als ärztlicher Praktiker in verschiedenen Städten Italiens, Frankreichs und Spaniens, als medizinischer Schriftsteller und als Alchemist die Bewunderung seiner Zeitgenossen erregte, so ist doch der Schwerpunkt seines Wirkens in der späteren Epoche seines Lebens insbesondere in diplomatischen Aktionen im Interesse Aragoniens und in religiös-reformatorischen Strebungen zu suchen. Im Jahre 1299 geriet Arnald, als er als Gesandter Aragoniens am Hofe Philipps des Schönen weilte, mit den Pariser Theologen wegen seiner teils freien, teils mystischen (chiliastischen, spiritualistischen) religiösen Anschauungen in Konflikt und wurde vor das Inquisitionsgericht gestellt, das ihn nach kurzdauernder Verhaftung zum Widerruf zwang und seine Schrift de adventu Antichristi als häretisch verurteilte. Unter fortgesetzten Protesten mutig bei seinen religiösen Ansichten verharrend und dieselben in Streitschriften vertretend, suchte er sich bei den Päpsten Bonifaz VIII., dessen Gunst er durch ärztliche Dienstleistungen zu erwerben wußte[77], und Benedikt XI. (bei diesem vergeblich) zu rechtfertigen, seine Rehabilitation erlangte er aber erst durch Clemens V., der ihn ehrenvoll aufnahm und ihm die größte Hochachtung bezeigte. Auf die Einzelheiten des reichbewegten Lebens, das Arnald bald nach Italien und Frankreich, bald in die spanische Heimat führte, kann hier nicht eingegangen werden, ebensowenig auf die religiösen und diplomatischen Beziehungen, welche er zu den Päpsten, zu Jayme II. von Aragonien, zu dessen Bruder Friedrich III. von Sizilien und zu dem wissensfreundlichen Robert von Neapel hatte. Es sei nur erwähnt, daß Arnald von Villanova, verehrt von den Freunden, gehaßt und gefürchtet von den Feinden, vermöge seiner geistigen Ueberlegenheit und seines suggestiven, imponierenden Wesens in der Geschichte der religiösen Bewegungen und kirchenpolitischen Ereignisse des ausgehenden 13. und des beginnenden 14. Jahrhunderts eine höchst einflußreiche Rolle spielte. Er diente gekrönten Häuptern zum Berater, er erfüllte die Könige von Aragonien und Sizilien mit seinen schwärmerischen religiösen Ideen, an ihn wandten sich die bedrohten Tempelritter und die bedrängten Mönche vom Berge Athos um Hilfe, seinen Anregungen entsprang eine durchgreifend neue Gesetzgebung für Sizilien. Nach glaubwürdigen Chroniken ist Arnald auf einer Reise an den Hof Clemens V. auf dem Meere im Angesicht der Küste vor Genua gestorben (1311)[78]. Konnte ihn bei Lebzeiten das Wohlwollen der Päpste Bonifaz VIII. und Clemens V. gegen die Verfolgungen seiner Feinde schützen, so ruhte nach seinem Tode keineswegs das Inquisitionsverfahren gegen seine philosophisch-theologischen Schriften, welche kirchliche Mißstände schonungslos geißelten. Infolge des 1316 gefällten Inquisitionsurteils wurden die meisten derselben als ketzerisch verdammt und der Vernichtung preisgegeben. Unter diesen Umständen kann es nicht wundernehmen, daß Arnald auch der Zauberei und des Bündnisses mit dem Teufel bezichtigt wurde.

Arnald von Villanova war ein außerordentlich fruchtbarer Autor. Seine in barbarischem Latein abgefaßten, aber doch einer gewissen Eleganz des Ausdrucks nicht entbehrenden Schriften[79] beziehen sich, soweit sie erhalten sind, hauptsächlich auf Medizin, Alchemie, Astrologie. Ihr Umfang ist ein sehr verschiedener, manche besitzen eine sehr bedeutende Ausdehnung, andere füllen kaum mehr als eine Foliospalte. Gedruckt sind über 60. Ueber die Echtheit herrscht im einzelnen Zweifel. Gesamtausgaben seiner Werke (unvollständig und ohne Kritik der Echtheit), Lugd. 1504, 1509, 1520, 1532, Venet. 1505, 1514, Paris 1509, Basil. 1515, 1560, 1585, die medizinischen Schriften (Praxis medicinalis), Lugd. 1586, die astronomisch-chemischen Schriften (Tractatus varii exoterici ac chymici), Lugd. 1586, außerdem Sonderausgaben einzelner Schriften und Uebersetzungen derselben.

Zur Methodologie und Deontologie.

Medicinalium introductionum (considerationum) speculum, Lips., s. a. Grundlagen der allgemeinen Pathologie und Therapie. De diversis intentionibus medicorum handelt über die Prinzipien der medizinischen Wissenschaft, über Aetiologie, Diätetik. Cautelae medicorum (de opificio medici). Aerztliche Politik, Krankenexamen und Hygiene am Krankenbett. Die Schrift ist ein späteres Machwerk, das aus vier heterogenen Bestandteilen zusammengesetzt wurde. Von diesen geht höchstens einer, der von hoher sittlicher Auffassung des ärztlichen Berufes zeugt, auf Arnald zurück. De considerationibus operis medicinae (ad Grosseinum Coloniensem). Forderung einer rationellen Bearbeitung der Heilkunde gegenüber der verworrenen Anhäufung von „Partikularitäten" nach Art der Empiriker.

Zur Physiologie.

De humido radicali. De conceptione.

Zur Hygiene und Diätetik.

De regimine sanitatis (auch in Sonderausgaben, ital. Venezia 1549), fälschlich dem Arnaldus zugeschrieben, tatsächlich von dem Mailänder Arzte Magnino herrührend. Inhalt: Hygiene mit Rücksicht auf die verschiedenen Temperamente, Geschlechter, Klimate, Lebensalter, spezielle Hygiene der Nahrungsmittel, gewisser Berufe, hygienisches Verhalten bei Krankheiten, Rekonvaleszenz, Seuchen, Vorschriften über Aderlaß, Kauterien, Blutegel (Beachtung der Qualität derselben! manchmal nachfolgende Applikation von Schröpfköpfen auf die Wunde), Brechmittel, Purgiermittel. Regimen sanitatis ad inclytum regem Aragonum directum et ordinatum (auch unter dem Titel Tractatus de conservatione sanitatis oder Consilium ad reg. Arag.), mehrmals besonders gedr. z. B. Paris 1573, Colon. 1586, ins Spanische (Sevilla 1526) u. a. Spr. übersetzt, handelt über den Einfluß der Luft, der Körperbewegung, der Bäder, des Schlafs, der Affekte, der Nahrungsmittel u. a. De conservanda juventute et retardanda senectute, Lips. 1511, übersetzt ins Italienische (Venez. 1550) und Englische. Pathologie und Diätetik des Greisenalters, Mittel zur Wiederverjüngung, darunter das Goldwasser. Die Schrift beginnt mit der Widmung ad Robertum, regem Hierosolymitanum et Siciliae. De regimine castra sequentium (vielleicht nicht von Arnald selbst, jedenfalls aber aus seiner Zeit herrührend). Lagerhygiene in einem Kapitel. Deutsche Uebersetzung von R. v. Töply, Wien. med. Wochenschr. 1896. De bonitate memoriae. Ueber den Verlust des Gedächtnisses und Mittel zur Verhütung. Von zweifelhafter Echtheit. De coitu. De modo praeparandi cibos et potus infirmorum in aegritudine acuta, eine recht rationelle Krankendiät (vgl. hierzu Musandinus, S. 303). Compendium regiminis acutorum, bezieht sich ebenfalls auf die Krankendiät. Darstellungsweise scholastisch. De conferentibus et nocentibus principalibus membris corporis nostri, Lips. 1511 (mit de conservanda juventute), Basil. 1560, 1565 (mit den Parabolae). De esu carnium (pro sustentatione ordinis Carthusiensis contra Jacobitas). Verteidigung der ausschließlich vegetabilischen Diät. De confortatione visus secundum sex res non naturales (ed. Pansier in Coll. ophthalmolog. veter. auctar. Fasc. I, Paris 1903) handelt von der Hygiene im allgemeinen und von der Hygiene des Auges (nach dem entsprechenden Kapitel des Grabadin Mesuae, de cura oculorum).

Zur Heilmittellehre, Pharmazie und Toxikologie.

De dosibus theriacalibus. Liber aphorismorum de graduationibus medicinarum per artem compositarum. Simplicia gedr. auch unter dem Titel Aggregator practicus de simplicibus, Venet. 1520. Antidotarium, enthält nicht bloß eine Nomenklatur der Arzneimittel, sondern auch Angaben über Zubereitung und Anwendungsweise derselben. Gewarnt wird vor der Benützung kupferner Gefäße bei Bereitung der Acetosa, Dulcia u. a. De vinis, auch unter dem Titel Elixir de vinorum confectionibus oder de secretis magnis medicinae et virtutibus mirabilibus specierum et artificialium vini, separ. gedr. z. B. Lips. ca. 1510, Lugd. 1517; deutsche Uebersetzung von Wilhelm v. Hirnkofen, Augsburg 1479, 1481, 1482, 1484, Ulm 1499 und noch öfters a. versch. O. im 16. Jahrhundert. Enthält Vorschriften über Zubereitung und diätetisch-therapeutische Anwendung von Arzneiweinen (Kräuterweinen mit Rad. Buglossae, Melisse, Korinthen, Rosmarin, Wermut u. s. w. angesetzt), Alkohol (aus Rotwein), ätherischen Oelen (z. B. Terpentinöl), aromatischen Wässern. Um natürlichen Weinen medizinische Kräfte zu geben, machte man Einschnitte in die Weinstöcke und brachte in diese Scammonium, Helleborus u. dgl. (vgl. Avenzoar). In dieser Schrift kommt eine Stelle vor, welche einen vorübergehenden Aufenthalt des Arnaldus in Afrika wahrscheinlich macht: Fortunae impetus ... commovit super me aquilonem et duxit me in Africam ad miseriam ipsam. De aquis medicinalibus (aq. bechice s. ptisane, diuretice, purgative, adstringentes et alterative). De venenis, Repertorium der Universalantidote, Symptomatologie und Therapie der Vergiftungen, Hauptquellen Plinius, Dioskurides und die Araber. De arte cognoscendi venena, mehrmals separat gedr. z. B. Mediol. 1475, Pad. 1487 (mit d. Libell. de venen. des Petr. Aponens. und d. Tract. de peste des Valescus de Taranta). Vorsichtsmaßregeln gegen Vergiftungen und Gegengifte.

Zur Pathologie, Diagnostik und Therapie.

Parabolae medicationis secundum instinctum veritatis aeternae, quae dicuntur a medicis regulae generales curationis morborum, separat gedruckt Basil. 1560, 1565, Altenburg 1638, in der Articella Lugd. 1534, Hauptwerk des Arnaldus Philipp dem Schönen (1300) gewidmet, aus sieben Doktrinen mit 345 Aphorismen bestehend (der Kommentar zu den Aphorismen rührt von einem Schüler her). Inhalt: Allgemeine Grundsätze, spezielle interne und (von der 5. Doktrin angefangen) chirurgische Pathologie und Therapie. Diese Aphorismen enthalten viele bedeutsame Wahrheiten und verraten philosophischen Geist, Erfahrung, selbständiges Urteil. Tabulae quae medicum informant specialiter cum ignoratur aegritudo. Anempfehlung einer exspektativen oder mit diätetischen und indifferenten Mitteln hantierenden Therapie in zweifelhaften Fällen, nach dem Grundsatz: si non proficias, saltem non laedas. De parte operativa, handelt über Nervenleiden, Gehirnaffektionen, mit einem Anhang über Magen- und Darmtumoren. Aphorismi de ingeniis nocivis, curativis et praeservativis morborum, speciales corporis partes respicientes, summarische Pathologie (Lethargie, Phrenesis, Paralyse, Apoplexie, Epilepsie u. s. w.). Compendium medicinae practicae **Breviarium** practicae a capite usque ad plantam pedis, cum capitulo generali de urinis et tractatus de omnibus febribus, peste empiala et liparia, erschien in Sonderausgabe Mediol. 1483, Venet. 1494, 1497, Lugd. 1532, früher von mancher Seite dem Arnaldus abgesprochen[80], besteht aus 4 Büchern, von denen die beiden ersten die örtlichen Krankheiten, das dritte die Lehre von den Frauenkrankheiten und die Behandlung bei Verletzungen durch giftige Tiere enthalten (eine Zusammenstellung, welche der Verf. boshafterweise damit begründet, „quia mulieres ut plurimum sunt animalia venenosa"); das vierte Buch handelt von der Harnsemiotik, von den Fiebern (auch in der Coll. Venet. de febr. 1576) und von einer Reihe von Respirations-, Digestions- und Nervenleiden. Das Breviarium nimmt unter den medizinischen Werken des Mittelalters eine ganz besonders hervorragende Stellung ein und beruht nicht bloß auf Schulmeinungen, sondern auch auf wirklich selbständiger Beobachtung; bemerkenswert ist es, daß der Verf. sich nicht scheute, auch von Empirikern und einfachen Frauen zu lernen, wobei freilich mancher therapeutischer Aberglauben mit unterläuft. In den Zitaten sind nicht wenige sonst ganz unbekannte Aerzte angeführt. Practica summaria, seu regimen ad instantiam domini papae Clementis. Therapie in 29 kurzen Kapiteln (von der Astrologie stark durchsetzt). Regimen sive consilium quartanae (in Briefform an den Papst Clemens V.? gerichtet), hauptsächlich diätetisch. Consilium sive cura febris ethicae (gleichfalls in Briefform), hygienisch-therapeutisch. Consilium sive regimen podagrae. Deutsche Uebersetzung Straßburg 1576. Rezeptsammlung gegen Gichtanfall und Gichtschmerz. Tractatus de sterilitate tam ex parte viri quam ex parte mulieris. Signa leprosorum. Als diagnostische Mittel zur Erkennung des Aussatzes werden auch gewisse Veränderungen des Harns, Pulses, des Blutes, der Stimme angeführt. De amore qui heroicus nominatur. Ueber physische und psychische Folgen der unglücklichen Liebe und die zweckmäßigste Behandlung (in Briefform an einen Arzt). Der Sitz des Leidens wird ins Gehirn verlegt, die therapeutischen Mittel sind Zerstreuungen, Spaziergänge, Musik, Bäder, religiöse Gespräche. Remedia contra maleficia, handelt von Mitteln gegen dämonische Verhinderung des Geschlechtsverkehrs. Sicher eine unterschobene Schrift. Regulae generales de febribus. Unterschobene Schrift. Tractatus contra calculum (an den Papst Benedikt XI.? gerichtet). Regimen curativum et praeservativum contra catarrhum, handelt nicht bloß von Katarrhen im engeren Sinne, sondern auch von rheumatischen Affektionen. De tremore cordis, enthält viele eigene Beobachtungen. Versuch einer Trennung des bloß symptomatischen Herzklopfens von den primären und sekundären Herzleiden. Therapie. Diätetisches Regime, Evakuantia, Diuretika. De epilepsia. Recepta electuarii mirabilis praeservantis ab epidemia et confortantis mineram omnium virtutum. Destillat des Blutserums. De sanguine humano ad mag. Jacobum Toletanum in Briefform, gedr. mit anderen Schriften in Basel 1597 (als Anhang zu Joh. Rupescissa, de consideratione quintae essentiae), Lugd, 1572 (in angebl. Conr. Gesners Evonymus sive de remediis secretis), London 1576 (in der engl. Uebersetzung des genannten Werkes The newe Jewell of Health), neu publiziert von J. F. Payne im Janus 1903). Empfehlung eines Destillats aus Menschenblut als kräftigstes Wiederbelebungsmittel und Lebenselixir. Vgl. die Schr. Recepta electuarii mirabilis etc. Tractatus medicinae regalis. Unter den Rezepten findet sich auch dasjenige für aromatische Wässer, für das Goldwasser etc. Das Astrologische ist stark vertreten. De phlebotomia, höchstwahrscheinlich unterschobene Schrift.

In französischer und spanischer Uebersetzung läuft auch ein Thesaurus pauperum unter Arnaldos Namen.

Zur Kosmetik.

De ornatu mulierum. Kulturgeschichtlich sehr interessant. Enthält auch Rezeptformeln gegen Hautleiden. De decoratione.

Kommentare.

Commentum super libello De mala complexione diversa cum textu Galieni. Quaestiones super libro De mala complexione diversa. Ganz scholastisch. Commentum super Regimen Salernitanum. Kommentar zu dem Salernitanischen Lehrgedicht (das in dieser Redaktion aus 370 Versen besteht), auf Grund der galenischen Temperamentenlehre. Die Verbreitung des Kommentars war eine enorme. Zahlreiche Ausgaben. Commentum super canonem: Vita brevis.

Uebersetzungen.

Liber Costae ben Lucae de physicis ligaturis. Liber Avicennae de viribus cordis (gedr. z. B. in den Op. Avicennae, Venet. 1570, t. IV).

Zur Astrologie, Alchemie etc.

Capitula astrologiae de judiciis infirmitatum secundum motum phanetarum, auch unter den Titeln Compendium astronomiae, Introductorium astrologiae in scientiam judiciorum astrorum, Introductorium astrologiae pro medicis,

Brevis tractatus introductorius ad judicia astrologiae. Sigilla. Ueber Talismane. Expositiones visionum quae fiunt in somno. Traumdeuterei als Wissenschaft betrachtet, wahrscheinlich unterschoben. Von den unter dem Namen des Arnaldus gehenden, gewiß nur teilweise echten alchemistischen Schriften sind gedruckt: Thesaurus thesaurorum, Rosarius philosophorum ac omnium secretorum; Novum lumen; Perfectum magisterium et gaudium (auch unter anderen Titeln, z. B. Flos florum); Epistola super alchymia ad regem Neapolitanum; De lapide philosophorum; Cathena aurea; Testamentum; Novum testamentum; Speculum alchymiae; Fractica; Semita semitae; Quaestiones tam essentiales quam accidentales; Carmina Tractatus parabolarum; Explicatio compendii alchimiae Joannis Garlandii. — Handschriftlich ist noch eine ganze Reihe angeblich von Arnaldus herrührender medizinischer bezw. alchemistischer und astrologischer Schriften bekannt.

Die Lebensgeschichte und das Wirken des berühmten Kataloniers ist zwar teilweise an Montpelliers aufblühenden Ruhm geknüpft, unbestreitbar lebt auch die Gestalt des Arnald von Villanova besonders als Arzt und Alchemist im Gedächtnis der Nachwelt fort, tatsächlich aber reichte sein Denken und Schaffen nicht nur über den Bannkreis einer bestimmten Schule, sondern über die Grenzen der Heilkunst selbst weit hinaus.

Das Wesen des merkwürdigen Mannes, der in sich den Arzt mit dem Alchemisten, den religiösen Schwärmer mit dem berechnenden Politiker vereinte und dessen vielseitige Ueberlegenheit schon von den Zeitgenossen empfunden wurde, bildet geradezu einen Ausschnitt der spätmittelalterlichen, im Ringen nach neuen Werten begriffenen Kultur. Es ist eine kraftbewußte, von faustischen Trieben nach universaler Erkenntnis erfüllte, von heißer religiöser Sehnsucht durchglühte Individualität, die uns hier entgegentritt, eine Vollnatur, die in ihren Licht- und Schattenseiten auch dort, wo sie sich bloß ärztlich manifestiert, nur aus der gesamten Weltanschauung heraus erfaßt werden kann, aus einer Weltanschauung, welche Verstandesschärfe mit Gemütstiefe, Denkklarheit mit Phantastik und Mystik wundersam verwebte.

Die Richtungen, in denen sich der Genius Arnalds reformatorisch versuchte, waren wohl recht verschiedenartig, doch im Grunde entsprang die Mannigfaltigkeit seiner geistigen Betätigung nur aus einer einzigen Wurzel, aus der, an Roger Bacon erinnernden, in reicher Lebenserfahrung, im warmen Naturempfinden, im inbrünstigen Gottessuchen erwachten Abneigung gegen jenen einseitigen Intellektualismus und dürr abstrakten Formalismus, welcher im Zeitalter der Scholastik auf den Gebieten des Glaubens und der Wissenschaften drückend lastete.

In erfreulichem Gegensatz zur sonstigen medizinischen Literatur dieser Epoche sind Arnalds Schriften keine formalen, in Begriffskonstruktionen aufgehenden Ueberarbeitungen, keine dogmatisch gebundenen Interpretationen fremder Vorlagen, vielmehr bilden sie ein von frischem Forschergeist durchwehtes Ganzes, in welchem das Tatsächliche und das Persönliche vorwaltet. Man spürt die Nähe eines geistesgewaltigen, denkmutigen Mannes, der die Tradition gebührend ausnützte, ohne von ihr erdrückt zu werden, der nicht nur aus toter Büchergelehrsamkeit, sondern auch aus Natur und Leben sein Wissen zu schöpfen wußte[81], der zwar nirgends die herkömmlichen Grundanschauungen durch umwälzende Erkenntnisse überwand, aber den überlieferten Erfahrungsstoff souverän zu meistern, zu mehren und vom Standpunkt des kritischen Synkretismus neu zu verarbeiten verstand.

In dem Systeme Arnalds — denn von einem solchen läßt sich sprechen — sind die medizinischen Hauptrichtungen vertreten, der Hippokratismus und Galenismus, die Salernitanerschule und der Arabismus, aber keiner dieser Richtungen folgt der Katalonier blindlings. Er vertraut am meisten dem Kompaß seines Wahrheitsinstinkts, seiner eigenen Beobachtung, wirklichen oder vermeintlichen Erfahrung, er bewahrt sich insbesondere der arabischen Medizin gegenüber eine überraschende Selbständigkeit, er scheut unter Umständen in seiner Polemik nicht einmal vor der sakrosankten Autorität eines Galen oder Avicenna zurück[82]. Gerade, weil er tiefer als die Zeitgenossen zu den primären Quellen herabstieg[83], fand er die Kraft in sich, ein freies Urteil über den Wert der vorausgegangenen Entwicklung im einzelnen zu fällen.

Die rationelle Empirie hält bei ihm die Dialektik in Schranken, und wenn er auch hie und da den Lockungen der letzteren zu theoretischen Subtilitäten nicht ganz zu widerstehen vermag, so gebraucht er sie doch vorzugsweise nur dazu, um seine Gedanken und Beobachtungen in das wissenschaftliche Gewand des Zeitalters zu kleiden. Ist schon die Dialektik im Vergleich zur rationellen Empirie bloß von untergeordneter Bedeutung, so gilt dies noch mehr von einem dritten geistigen Element, der Phantastik, die in Form der mystischen Naturphilosophie (astrologisch-magische Wechselbeziehungen zwischen Makro- und Mikrokosmos) zwar in Arnalds medizinische Gesamtauffassung eingreift, jedoch darin keineswegs die Vorherrschaft erlangt.

Den besten Einblick in das Wissen und Können des großen Arztes gewähren seine Parabolae medicationis und sein umfassendes Kompendium der Medizin, das Breviarium; im Verhältnis zu diesen beiden Meisterwerken nehmen sich die übrigen Schriften wie Ergänzungen auf einzelnen Gebieten oder in speziellen Fragen aus.

In der Anatomie[84], Physiologie und allgemeinen Pathologie[85] bietet Arnald kaum etwas, was als wesentlicher Fortschritt über Galen und die Araber hinaus angesehen werden könnte, hingegen offenbart sich sein ausgesprochener Tatsachensinn, seine glänzende Begabung zur Beobachtung in der speziellen Krankheitslehre. Statt der weit ausgesponnenen vagen Hypothesen, welche sonst in den mittelalterlichen Kompendien die Hauptsache bilden, und deren Lektüre so unerquicklich machen, gibt Arnald zunächst eine kurze Definition des betreffenden Leidens, dann erörtert er eingehend die prädisponierenden und Gelegenheitsursachen sowie die pathologische Physiologie, worauf eine ungemein sorgfältige und eingehende Schilderung der Symptome unter Berücksichtigung des differentialdiagnostischen und prognostischen Moments, zum Schlusse die Behandlungsweise folgt. Wenn auch unvollkommen, sind seine oft originellen Versuche der Krankheitsklassifikation doch jedenfalls anerkennenswert.

Die Ueberzeugung, daß die kalte, trotz all ihres trügerischen Glanzes inhaltsarme Dialektik weder den seelischen Bedürfnissen, noch den wahren Erfordernissen der Wissenschaft zu entsprechen im stande ist, daß die subtilste Syllogistik über den Mangel an sinnlicher Erfahrung nicht hinweghelfen kann, also sein dem Scholastizismus widerstrebender Standpunkt ist es vornehmlich, der Arnald gerade als medizinischen Autor kennzeichnet und ihn hoch über die ärztlichen Zeitgenossen erhebt, mag er auch sonst schon in Bezug auf seine Welt- und Menschenkenntnis, umfassende Gelehrsamkeit, schriftstellerische Produktivität und praktische Tüchtigkeit eine Ausnahmserscheinung gewesen sein.

Die scharfe Bekämpfung des falschen Begriffs der Wissenschaftlichkeit bildete aber bloß die eine Seite von Arnalds verdienstvollem Wirken, denn ebenso energisch wie dem Mißbrauch der Dialektik in der Medizin trat er auch dem planlosen therapeutischen Empirismus entgegen, der sich als Ausfluß skeptischer Anwandlungen und selbstzufriedener Denkträgheit unter Außerachtlassung jedweder theoretischer Grundlagen immer mehr auszubreiten begann.

Liegt schon in der Zurückweisung methodologischer Irrtümer ein anerkennenswertes Verdienst, so steigerte der Katalonier dasselbe noch erheblich, indem er von der negativen Kritik zur positiven Tat fortschritt. Denn, während alle übrigen daran verzweifelten, dem Dilemma des scholastischen Dogmatismus oder des rohen Empirismus entrinnen zu können, zeigte er, daß der Weg der rationellen Heilkunde offen stand, d. h. derjenigen, welche die ratio mit dem experimentum verknüpft, auf der beständigen Wechselbeziehung zwischen Theorie und Praxis beruht, ihre obersten Leitsätze nicht einem fremden Ideenkreise ungeprüft entnimmt, sondern aus der kritisch verarbeiteten Erfahrung abstrahiert. Und jenen entgegentretend, die den wissenschaftlichen Charakter der Medizin überhaupt in Frage zu ziehen wagten, suchte er den Nachweis zu erbringen, daß sich die Heilkunde selbst in ihrem empirischen Teile auf Vernunftprinzipien stütze, daß die allgemeinen Grundsätze des ärztlichen Handelns sich geradezu aus dem natürlichen Wahrheitsinstinkt des Menschen ergeben.

Mit der angestrebten rationellen Begründung der Heilkunst verbindet Arnald auch eine hohe sittliche Auffassung des ärztlichen Berufes, echte, von wahrer Frömmigkeit und tiefem Verantwortlichkeitsgefühl durchdrungene Humanität.

Der Kampf, den Arnald von Villanova gegen zwei Fronten, den unkritischen Empirismus und den Scholastizismus führte, spiegelt sich in einigen seiner Schriften wider. So sagt er in dem Traktat de considerationibus operis medicinae, daß sich die Empiriker mit der verworrenen Anhäufung von „Partikularitäten" begnügen, die sie noch dazu aus sekundären Quellen schöpfen, „nam cum empirici sint, solum in collectione particularium elaborant et ideo de illa (sc. de arte seu regula rationis) solum notitiam crassam faciunt et obscuram", auch protestiert er dort energisch gegen diejenigen, welche der Medizin Rationalität absprechen: De Galeno vero et Hippocrate necnon his, qui perfecte eorum doctrinam intellexerunt, scimus, quod fuerunt artifices rationis et artem habent et tradiderunt inveniendi formam rectae operationis in applicatione causarum salubrium. Non enim aestimandum, quod ratio sapientis artificis per incerta percurrat, imo ad inveniendam recti operis formam certis considerationibus ambulat. In der Schrift de diversis intentionibus medicorum tadelt er anderseits die Vernachlässigung der Erfahrung (vgl. auch S. 388, Anm. 2). Eine geordnete Aufstellung der Grundsätze der praktischen Medizin bieten die geradezu von hippokratischem Geiste erfüllten Parabolae medicationis secundum instinctum veritatis aeternae, wohl eines der hervorragendsten Werke des ganzen Mittelalters, welches die gegenseitige Durchdringung von Theorie und Praxis darzutun versucht. Von diesen Aphorismen seien hier einige ganz allgemeinen, meist deontologischen Inhalts mitgeteilt: Omnis medela procedit a summo bono. — Qui non ut sapiat, sed ut lucretur, addiscit, in facultate, quam elegit, efficitur abortivus. — Convenit medicum efficacem esse in opere, non loquacem, quia morbi non vocibus, sed rerum essentiis aut viribus expelluntur. — Vitando nociva et utendo juvantibus, prosperatur in aegris opus curationis. — Antequam innotescant species aut proximae causae morborum, temperatis aut neutris regendus est patiens. — Cuicunque potest per alimenta restitui sanitas, fugiendus est penitus usus medicinarum. — Falax aut ignorans est medicus quaerens rara et inusitata, cum possit communibus languendo subvenire. — Potens mederi simplicibus frustra et dolose composita quaerit. — Quanto plura sunt componentia medicinae, tanto est compositi minus certus effectus. — In der größtenteils unechten deontologischen Schrift Cautelae medicorum (de opificio medico) findet sich ein Absatz, der seiner Tendenz nach von Arnald herrühren könnte: Nota quod medicus debet esse in cognoscendo studiosus, in praecipiendo cautus, et ordinatus, in respondendo circumspectus et providus, in prognosticando ambiguus, in promittendo justus et non promittat sanitatem, quia tunc exstirparet divinum officium et facit Deo injuriam: sed promittat fidelitatem et diligentiam, sit in visitando discretus et diligens in sermone, modestus in affectione benevolus patienti[86]. — Arnalds hohe sittliche und warmreligiöse Auffassung vom ärztlichen Berufe kommt z. B. in der Schrift de conservanda sanitatis zum Ausdruck, wo es heißt: Natura, cujus sapientiae non est finis, omnium horum artifex est, medicus vero minister cum bonitate et adjutorio Dei benedicti. — Die mangelhafte Ausbildung, Einseitigkeit oder Leichtfertigkeit mancher seiner ärztlichen Zeitgenossen, noch mehr das Treiben der Scharlatane und Pfuscher gibt Arnald nicht selten Anlaß, in scharfen Tadel oder Klagen auszubrechen. In der Schrift de vinis heißt es z. B.: Et qui scit naturas et potentias rerum simplicium et habet imaginativam fortem in opere naturae facit apparere mirabilia. ... Beatus igitur ille medicus, cui Deus dat scientiam et intelligentiam, quia est naturae socius. ... Sed heu multi sunt vocati, pauci vero electi, quoniam scientia medicinae redacta est jam ad opinionem eorum, qui sola universalia contemplantur: Qui enim plura singularia ad universale reduxerit, melior habetur. Ideo bene definit quidam dicens: Medicina scientia est, quae nescitur. Freilich läßt sich aber aus manchen Stellen in zweifellos echten Schriften erweisen, daß auch er selbst von einer gewissen Geheimniskrämerei und leisen Neigung zum Renommieren nicht immer ganz frei geblieben ist. Dahin ist z. B. seine Behauptung zu rechnen, daß er Geheimmittel besitze, um auf die Geschlechtsbestimmung bei der Konzeption einzuwirken (De sterilitate cap. 7), sein aus menschlichem Blute destilliertes Elixier zur vorübergehenden Erweckung vom Tode u. a.

Am meisten bekundet sich die Ueberlegenheit Arnalds in seiner Therapie, insoweit dieselbe durch strenge Individualisierung, sorgfältige Bedachtnahme auf den allgemeinen Kräftezustand, Bevorzugung der diätetisch-exspektativen Behandlung den unvergänglichen Prinzipien des Hippokratismus Rechnung trägt.

Arnaldus, welcher der Hygiene und Diät als Mitteln zur Krankheitsverhütung die höchste Aufmerksamkeit widmete, eine Fülle von vortrefflichen Vorschriften über die Regelung der Lebensweise in seinen Werken aufzeichnete, legte auch bei Krankheiten (namentlich bei jugendlichen Personen und bei chronischen Leiden) auf diätetische Maßnahmen[87] besonderes Gewicht (Ernährung, Bäder, physikalische Agentien etc.). Besonders hervorzuheben wäre seine weitgehende diätetisch-therapeutische

Verwertung des Weins am Krankenbette, worüber eine eigene Schrift handelt[88]. Bei der Verordnung von Medikamenten berücksichtigte er sorgfältig das Alter, Temperament, die Lebensgewohnheiten etc. des Patienten; so lange die Diagnose nicht feststand, ferner im Stadium der Krise, im Paroxysmus gebrauchte er nur milde, indifferente Mittel. Die Auswahl und Dosierung der Arzneien machte er von präzis gefaßten Indikationen abhängig, auf die Zubereitung der Medikamente verwendete er peinliche Sorgfalt. In sehr anerkennenswerter Weise bekämpfte er den leichtfertigen Gebrauch von Substanzen, die noch nicht genügend erprobt waren, der Narkotika u. a. Sein Heilschatz umfaßte vorwiegend pflanzliche, aber auch tierische und mineralische Stoffe. Die subtile Heilmittellehre beruht auf den bekannten fiktiven Voraussetzungen der Qualitäten, Komplexionen, Graden der Arzneien, neu ist darin die Annahme einer „spezifischen Proprietät" der Arzneikörper. Als Therapeuten kamen Arnald seine bedeutenden chemischen Kenntnisse sehr zu gute (Destillation des Alkohols aus Rotwein, ätherische Oele, aromatische Wässer, metallische Präparate)[89], jedenfalls ist er als einer der Väter der medizinischen Chemie anzusehen. Außer der Diät und den Medikamenten spielte die Blutentziehung (Blutegel, Schröpfköpfe, Aderlaß) in seiner Behandlungsweise keine geringe Rolle.

Was die Chirurgie anlangt, so wandte er ihr wohl Interesse zu, doch scheint es, daß die praktische Ausübung derselben ihm fernlag, immerhin wird er auch als chirurgischer Schriftsteller von Späteren zitiert. Die Parabolae medicationis enthalten allgemeine Grundsätze, über chirurgische Krankheiten und deren Behandlung im speziellen handelt das Breviarium. Arnald erwähnt darin zwar die wichtigsten Operationen, verhält sich aber z. B. gegen den Steinschnitt, die Herniotomie, die Kropfexstirpation ablehnend. Bei dieser Gelegenheit sei hervorgehoben, daß das Breviarium manches Interessante in Bezug auf Gynäkologie (Lageanomalien, Vorfall des Uterus, Hysterie) und Geburtshilfe bietet (Lib. III, cap. 4 wird zum ersten Male in der Literatur die vollkommene Fußlage zu den naturgemäßen gerechnet, ferner ist a. a. O. auch die Wendung auf den Kopf oder die Füße erwähnt). Zaubersprüche am Kreißbette werden verworfen, hingegen spielt die Astrologie in der Aetiologie und Therapie auch hier eine wichtige Rolle.

Von tiefer Einsicht zeugt es, daß er in der Krankenbehandlung dem psychischen Faktor eine besondere und weitreichende Bedeutung beimißt, gewiß dankte er selbst gerade diesem Moment viele seiner glücklichen Erfolge in der Praxis [90]. Sagt er doch, „für den Arzt kommt alles darauf an, daß er in rechter Weise die Leidenschaften der Menschen benutzen kann und ihr Vertrauen zu gewinnen und ihre Einbildungskraft in Bewegung zu setzen versteht: dann kann er alles ausrichten".

Bei all dem wäre es ganz verfehlt, den Katalonier für einen vollwertigen Vertreter des Rationalismus (im modernen Sinne) zu halten, denn tatsächlich finden in Arnalds medizinischem Denken auch die verschwommenen Ideen einer mystischen Naturauffassung noch genügend Platz, auch als Arzt läßt er daran keineswegs vergessen, daß er der Astrologie und anderen Geheimwissenschaften, allerdings nicht bedingungslos, Zutrauen schenkte, daß er ein eifriger Alchemist[91] war. Wie hart die Gegensätze in seinem Kopfe aufeinander stoßen, wie wenig sich Arnald zur völligen Klarheit durchzuringen vermag, beweisen zahlreiche Stellen in seinen Werken. Derselbe Mann, der so exakte Krankheitsbilder zeichnete, den magischen Ursprung gewisser Affektionen, z. B. der Sterilität, bestritt[92], ließ Geisteskrankheiten etc. manchmal durch Zauberei und Inkantationen entstehen[93], verwendete Amulette zu therapeutischen Zwecken[94], hielt das Gold für ein Universalmittel[95], unterwarf Prognose und Behandlung der Beobachtung der Konstellation[96], glaubte an die Vorbedeutung der Träume[97], berichtet, wie er sich selbst die Warzen durch Besprechen vertreiben ließ[98] u. s. w.

Alle diese Diskrepanzen entbehren übrigens nicht der verbindenden Logik. Denn, was uns vom Standpunkt moderner Auffassung in unversöhnlichem Gegensatz zu stehen scheint — das Naturgeschehen und die angeblichen magischen Phänomene —, war für Arnald durch keine unüberbrückbare Kluft voneinander geschieden, bildete doch den Kern seiner Gesamtanschauungen die Lehre von den Wechselbeziehungen zwischen der planetarischen und elementaren Welt, von der Korrespondenz zwischen Makro- und Mikrokosmus. Im Dämmerlichte der Astrologie, die ja allgemein als exakte Wissenschaft galt, lag es nur zu nahe, mit dem okkulten Begriff der astralen Influenz wie mit einem Naturgesetz zu hantieren und in ihm den Schlüssel zur Erklärung jener zahlreichen wirklichen oder bloß vermeintlichen Tatsachen zu suchen, welche die beschränkte Schulweisheit überstiegen[99]. Es beweist in der damaligen Epoche immerhin eine seltene kritische Begabung, daß Arnald, der a priori aus platt rationalistischen Gründen keine Tatsache leugnete, das Gebiet des Supranaturalismus wenigstens einzudämmen wußte.

Arnald von Villanova gehörte einem Zeitalter an, in welchem der blinde Autoritätsglaube herrschte, die geistige Freiheit fast nur in der Mystik Zuflucht fand, die reale Forschung bloß von äußerst Wenigen gepflegt wurde. Daß er als Arzt die letztere zum Schwerpunkt seines Schaffens machte und mit der ganzen Wucht seiner Persönlichkeit gegen die Scholastik in die Schranken trat, daß er wieder aus dem Born der Antike selbst zu schöpfen und dem Boden des Arabismus echte Früchte zu entlocken verstand, sichert ihm eine hervorragende Stelle in der Geschichte der Medizin.

Wie hoch der Katalonier trotz mancher Abirrungen vom richtigen Wege zu werten ist, ergibt sich schon aus dem Vergleich mit dem berühmten und lang nachwirkenden Lehrer der Schule von Montpellier an der Wende des 13. Jahrhunderts, Bernard de Gordon, noch mehr aber, wenn man Arnald mit dem geistig verwandten Pietro d'Abano in Parallele zu bringen versucht, welch letzterer im Beginne des folgenden Säkulums den Ruf der Schule von Padua begründete.

Bernardus de Gordonio (Gordonius, Bernard de Gordon), einer der berühmtesten Aerzte des Mittelalters, stammte vermutlich aus einem der verschiedenen Orte Frankreichs, welche den Namen Gourdon führen (oder aus Schottland) und lehrte seit 1285 in Montpellier. Er begann im Jahre 1305 sein lange Zeit sehr angesehenes Hauptwerk Lilium medicinae, sive de morborum prope omnium curatione (Lugd. 1474, 1491, 1550, 1559, 1574, Neap. 1480, Ferrar. 1487, Venet. 1494, 1498, Paris 1542, Francof. 1617; französische Uebersetzung Lyon 1495, spanische Uebersetzung Sevilla 1495, Toledo 1513) zu schreiben. Im Vorwort erklärt G. den Titel des in sieben Particulae zerfallenden Buches folgendermaßen: In Lilio enim sunt multi flores et in quolibet flore sunt septem grana quasi aurea. Inhalt: Fieberkrankheiten, Vergiftungen, Abszesse, Geschwülste, Lepra, Hautkrankheiten, Wunden, Geschwüre, Hygiene für Seereisende, Affektionen des Kopfes, Augen-, Ohren-, Mund- und Nasenleiden, Affektionen des Halses und der Brust, Erkrankungen des Magen-Darmtraktes, der Leber, Milz, der Nieren und Blase, der männlichen und weiblichen Geschlechtsorgane, Geburtshilfliches (in diesem Abschnitt ist auch die Sectio caesarea an der Toten angeführt), Antidotarium. Die Schrift spiegelt den subtilen Scholastizismus, die Polypharmazie und den Aberglauben des Zeitalters getreulich wieder und bedeutet, der Hauptsache nach, nur eine Konservierung arabischer Anschauungen, zeichnet sich aber durch Kürze und Uebersichtlichkeit aus. Manche Behandlungsarten fallen durch ihre Seltsamkeit auf, z. B. die auch von Späteren angewandte Ekelkur gegen Liebeswahnsinn („Amor hereos"). Die chirurgischen Abschnitte verraten eine übertriebene Scheu vor operativen Eingriffen. Rühmend ist die Beschreibung der Lepra hervorzuheben. Von der Anwendung der Alchemie auf die Medizin sagt G. modus chimicus in multis est utilis in medicina, in aliis vero est ita tristabilis, quod in ejus via infinitissimi perierunt. Schwindsüchtigen erteilt er unter anderem den Rat, den Atem möglichst anzuhalten oder „ohne Erbarmen" täglich das Feuer anzublasen. Außer dem Lilium medicinae verfaßte G. noch folgende Schriften: Regimen acutarum (aegritudinum) in 3 Abschnitten, de ingeniis curandorum morborum (de indicationibus curandorum morborum, de decem ingeniis), de phlebotomia in 4 Büchern (1. de phlebotomia, 2. de urinis, 3. de pulsibus, 4. Regimen sanitatis oder de conservatione vitae humanae), de floribus diaetarum, de prognosticis in 5 Teilen (sämtlich gedruckt in der Ausgabe des Lilium, Lugd. 1574), über den Theriak und über die Grade der Arzneimittel (vgl. Pagel, Pharmaz. Post, Wien 1894 u. 1895); letztere Schrift stützt sich auf die Lehre des Alkindus. Im 6. Kapitel heißt es: Will man den Grad einer gemischten Arznei bestimmen, so muß man die Verhältnisse der Bestandteile kennen und beherzigen, daß in einer gleichmäßigen Mischung die warmen Teile genau den kalten entsprechen. Eine im ersten Grade warme Arznei enthält zwei ganze Teile Wärme und die halbe Portion Kälte. Beim zweiten Grad sind vier ganze Portionen Wärme und eine Portion Kälte, d. h. ¼ der ganzen Wärmemenge. Im dritten Grade ist die Wärme mit acht ganzen, die Kälte mit einer Portion vertreten. Im vierten Grade sind es sechzehn ganze Teile Wärme und ein Teil Kälte.

Pietro d'Abano (d'Albano) — Petrus (de Apono) Aponensis — wurde 1250 als der Sohn eines Notars in dem, durch seine Schwefelquellen berühmten Dorfe Abano (in der Nähe von Padua) geboren. Ueber seinen Studiengang, der auf allseitige, gründliche Ausbildung abzielte, ist nur wenig genauer bekannt. Fest steht jedenfalls die ganz ungewöhnliche Tatsache, daß er sich während eines längeren Aufenthalts in Konstantinopel die Kenntnis des Griechischen aneignete — hauptsächlich, um die Problemata des Aristoteles aus dem Originaltext übersetzen zu können. Von dort zurückgekehrt, setzte er seine Studien (besonders in der Philosophie, Mathematik, Medizin) in Paris weiter fort, um sodann an dieser Hochschule als Lehrer der Philosophie zu wirken — mit einem Erfolge, der ihm den ehrenden Beinamen „le grand Lombard" eintrug. Wie manche andere geistvolle Männer seines Zeitalters traf aber auch ihn nur zu bald der Argwohn, die Anklage der Ketzerei und Magie von seiten der Dominikaner, doch wußte er sich gegenüber den gefährlichen Anfeindungen zu rechtfertigen und nach einer Reise an die Kurie vom Papste Bonifacius VIII. ein Absolutionsdekret zu erlangen. Noch in Paris begann er seine Hauptwerke zu schreiben, den Conciliator und den Kommentar über die Problemata des Aristoteles. Im Jahre 1306 eröffnete er — einem Rufe der Heimat folgend — seine medizinische Lehrtätigkeit in Padua. Pietro d'Abano, der durch erstaunliche Gelehrsamkeit und tiefbohrenden Scharfsinn die meisten Zeitgenossen überragte, wurde von denselben wie ein Wunder angestaunt — es heißt unter anderem, daß Gentilis da Foligno sich in der Nähe seines Hörsaals auf die Knie warf und ausrief: „Salve o santo tempio" —, sein Ruhm drang weithin, aber ebensowenig wollten die Verdächtigungen seiner Neider verstummen, denen er ja durch seine uneingeschränkte Verteidigung der Astrologie, noch mehr durch seine Anhänglichkeit an den kirchlich verfemten Averroismus Handhaben zur Anklage der Magie und Häresie bot. Glücklicherweise verhinderte der mächtige Schutz der Stadt Padua und das Wohlwollen der Päpste das Märtyrertum des großen Arztes. Pietro d'Albano, der 1314 noch die ehrende Aufforderung erhalten hatte, an der neu gestifteten Schule von Treviso als Professor der Medizin und Physik zu wirken, starb ein Jahr darauf. Gerade in seinem letzten Lebensjahre waren seine Feinde so weit gekommen, daß die Inquisition gegen ihn den Ketzerprozeß förmlich eröffnete. Wiewohl Pietro in seinem Testamente ein feierliches Glaubensbekenntnis hinterlassen hatte, wurde der Prozeß fortgesetzt und endete mit der Verurteilung des Beschuldigten. Nach einer Version soll das Urteil tatsächlich an dem aus dem Grabe gerissenen Leichnam vollstreckt worden sein, nach anderen Angaben mußte man sich mit der Verbrennung in effigie begnügen. Das dankbare Padua setzte aber ein Jahrhundert später dem großen Mitbürger ein Denkmal.

Von seinen Schriften — für deren langdauernde Beliebtheit schon die Frühdrucke sprechen — wären zu erwähnen das Hauptwerk Conciliator differentiarum philosophorum et praecipue medicorum (Venet. 1471 u. ö., Mantua 1472, Venet. 1496 u. ö., noch im 17. Jahrhundert Georg. Horst, Conciliator enucleatus, Giess. 1615, 1621), ferner De venenis eorumque remediis (Mant. 1472, Francof. 1679), Hippocratis libellus de medicorum astrologia finitus, in latinum reductus (Venet. 1485, angebliche Uebersetzung einer pseudohippokratischen astrologischen Schrift), Quaestiones de febribus (in Coll. de febrib., Venet. 1576), Textus Mesuae emendatus (Venet. 1505, Lugd. 1551), auch als Supplementum in secundum librum compendii secretorum Mesuae (in den Venediger Ausgaben des Joh. Mesuë, bildet eine Ergänzung zum 2. Buche des Grabadin resp. der Practica des Mesue und besteht aus Abhandlungen de syncopi, de tumoribus mamillarum und über die Magen-Darmkrankheiten), Expositio problematum Aristotelis (Mant. 1475, Paris 1520), Liber compilationis physionomiae (Patav. 1475), Geomantia (Venet. 1549).

Pietro d'Abano (1250-1315) — **Petrus Aponensis** — erinnert in mehrfacher Hinsicht an Arnald von Villanova und mußte gleich diesem erfahren, mit welch wachsamem Auge die Inquisition den ersten Regungen der Geistesfreiheit folgte. Wie der Katalonier, war auch der Lombarde ein kühner Denker, ein scharfer Kritiker, ein von universalem Erkenntnistrieb erfüllter Naturphilosoph, mit starker Hinneigung zu den Geheimlehren (namentlich zur Astrologie); wie Arnald, überstrahlte auch Pietro d'Abano die ärztlichen Zeitgenossen durch sein reiches, besonders aus der arabischen Literatur geschöpftes Fachwissen, durch seine umfassenden naturwissenschaftlichen Kenntnisse, durch seine linguistische Bildung. Beide haben auch das gemein, daß sie, unbefriedigt vom Bestehenden, die Medizin aus chaotischer Zerklüftung zu einem, in sich einheitlichen, harmonischen Ganzen erheben wollten. Die Art aber, wie der eine und wie der andere den Aufbau der Heilwissenschaft begann, die ganz verschiedene Position, die sie als medizinische Forscher, Lehrer und Schriftsteller gegenüber der Scholastik einnahmen, scheidet sie unversöhnlich voneinander — wahre Antagonisten.

Während nämlich Arnald von Villanova der Erfahrung, wenn auch oft nur einer unkritischen, durch Vorurteile getrübten, die Suprematie so weit als möglich zuerkannte, glaubte Pietro d'Abano, in felsenfestem Vertrauen auf die souveräne Macht philosophischer Spekulation, den Widerstreit naturwissenschaftlich-medizinischer Ansichten, die Fülle der theoretischen und praktischen Probleme einzig allein durch kritische Abwägung autoritativer Lehrsätze, durch feinste Begriffsanalysen, durch formal über jeden Einwand erhabene Syllogismen lösen zu können. Wie Arnald, soweit er auf arabischer Grundlage steht, als Jünger des Rhazes und Ali Abbas und Avenzoar erscheint, so repräsentiert Pietro d'Abano im Abendlande die Richtung des Avicenna und des Averroës, welch letzterem er schon als Philosophen die höchste Verehrung entgegenbrachte. Ja, man kann sagen, im Abendlande wurde gerade Pietro d'Abano neben Thaddeo Alderotti, den er aber an Weitblick, an Umfang und Tiefe des Wissens, an Subtilität und Konsequenz der Methode übertrifft, zum Vorbild für alle späteren medizinischen Dialektiker.

Was das abstrakte Denken des Zeitalters auf dem Gebiete der Heilwissenschaft zu leisten vermochte, findet sich gleichsam konzentriert in dem, von averroistischem Aristotelismus ganz durchdrungenen Hauptwerk dieses Meisters medizinischer Scholastik, in seinem jahrhundertelang hochangesehenen Conciliator controversiarum, quae inter philosophos et medicos versantur, nach dem er auch selbst der „Conciliator" genannt wird.

Der Conciliator, den Pietro d'Abano 1303 zu schreiben begann, behandelt alle naturphilosophisch-medizinischen Hauptprobleme, welche das 13. Jahrhundert bewegten und welche an sich interessanter als die Lösungsversuche sind. Wir teilen die vom Conciliator behandelten 210 Streitpunkte (Differentiae) mit ihren Adnexfragen hier mit, weil sie in das Wissen, in die Denkweise und in die hypertrophische Spekulationssucht der Periode ausgezeichneten Einblick gewähren.

Utrum medico sit necessarium alias scire speculationis scientias necne. — Utrum medicum oporteat logicum esse, necne. — Utrum medicina sit scientia, necne. — Utrum medicina sit theorica necne. — Utrum medicina sit artium excellentissima necne. — Utrum corpus humanum sit medicinae subjectum necne. — Utrum corpus humanum sit uni vel pluribus medicis committendum. — Utrum doctrinarum ordinationum numerus sit trinus vel indiffinitus. — Utrum natura humana sit debilitata ab eo quod antiquitus necne. — Utrum quis medicus existens per scientiam astronomiae possit conferre in salutem aegroti necne. —

Utrum elementum sit unum necne. — Utrum terra sit primum frigidorum necne. — Utrum aqua sit primum humidorum vel aer. — Utrum aer sit natura frigidus necne. — Utrum ignis sit calidus necne. — Utrum elementa sint in misto actu seu secundum formas in eo maneant substantiales. — Utrum complexio sit substantia necne. — Utrum sit complexionem aequalem seu temperatam reperire necne. — Utrum sit ponere complexionem simplicem ex semisse vel cali. vel frigi. siccam vel hum. necne. — Utrum melancholicus sit propinquior aequalitate ponderis vel mensurae temperamento justitialis certi necne. — Utrum complexio calida et humida sit longioris vitae necne. — Utrum complexio innata seu radicalis permutari possit necne. — Utrum duo individua sive plura possint eandem complexionem habere necne. — Utrum cerebrum sit calidum necne. — Utrum nucha sit cerebro minus frigida necne. — Utrum puer sit juvene temperatior necne. — Utrum puer sit juvene calidior necne. — Utrum masculus omnis sit foemella qualibet calidior et siccior necne. — Utrum non simul sed successive humores generentur. — Utrum solus sanguis nutriat necne. — Utrum sanguis arterialis seu vitalis nutriat necne. — Utrum eadem sit causa efficiens sanguinis et melancholiae hypostasis necne. — Utrum humiditates humores dicti secundi sint necne. — Utrum sperma a toto corpore sive ab omnibus decidatur membris necne. — Utrum testiculi sint ad generationem necessarii, sed alicuius melioris gratia necne. — Utrum genitura sive sperma viri sit pars constitutiva embryonis necne. — Utrum sperma dictum foemellae aut humiditas dealbata seu gutta ingrediatur constitutionem embryonis necne. — Utrum plura sint membra principalia necne. — Utrum craneum uno constituatur osse necne. — Utrum caput sit propter cerebrum aut oculos creatum necne. — Utrum nervi oriantur a cerebro necne. — Utrum caro sit organum tactus necne. — Utrum cutis sentiat necne. — Utrum panniculus sit para simplex an composita. — Utrum nares sint organum olfactus an carunculae seu additamenta mammillaria. — Utrum tunica arteriae construatur ex villis in longitudine protensis necne. — Utrum venae oriantur ab hepate necne. — Utrum sperma decisum sit animatum necne. — Utrum natus octimensis vivat necne. — Utrum digestio procedat subtiliando necne. — Utrum attractio, quae a calido reducatur ad eam, quae a vacuo necne. — Utrum medulla nutriat ossa necne. — Utrum venter nutriatur chilo necne. — Utrum pili et ungues nutriantur necne. — Utrum virtus augmentativa sit altera a nutritiva necne. — Utrum augmentum fiat secundum partes materiales an formales. — Utrum virtus vitalis sit altera necne. — Utrum virtus animalis motiva primitus influat in musculum quam in nervum. — Utrum calor et spiritus sint idem necne. — Utrum omnis actio a qualitate fiat tantum necne. — Utrum frigiditas ingrediatur operationem naturae essentialiter an per accidens. — Utrum digestio fiat frigiditate necne. — Utrum actio membres officialibus communiter attributa ex compositione dependeat, necne. — Utrum visus fiat extramittendo an intus suscipiendo. — Utrum sanitas sit species sicut aegritudo ita, ut interposita vel disjunctionis nota diffiniri debeat velut aegritudo necne. — Utrum ver sit calidum et humidum necne. — Utrum sub aequatore diei sive linea aequinoctiali sit possibilis habitatio necne. — Utrum carnes coclearum sint caeteris laudabilioris nutrimenti necne. — Utrum ovi albumen sit calidum et vitellus frigidus. — Utrum vinum calidum sit et siccum necne. — Utrum forma specifica dicta tota substantia rei sit substantia necne. — Utrum inter sanum et aegrum accidat medium necne. — Utrum dolor possit esse morbus necne. — Utrum sit quis morbus compositionis necne. — Utrum sit quis morbus communis necne. — Utrum una sit causa doloris tantum subita scilicet alteratio necne. — Utrum dolor sentiatur necne. —

Utrum icteritia sit ante septimam diem bonum signum necne. — Utrum caput parvum sit melius magno necne. — Utrum dilatato corde simul dilatentur arteriae, constrictoque constringantur necne. — Utrum dilatatione arteriarum fiat expulsio, constrictione vero atractio necne. — Utrum unum sit genus pulsuum tantum necne. — Utrum in pulsu percipiatur musicalis consonantia necne. — Utrum egestionis coloris varietas sit laudabilis necne. — Utrum color prius detur urinae quam substantia necne. — Utrum ad rupturam venarum, quae circa renas sanguinis consequatur mictio necne. — Utrum febris sit calor necne. — Utrum humores possint periodice confluere necne. — Utrum sanguis putrescens generet febrem sanguineam vel cholericam seu aliam. — Utrum febris sanguinis cum aliis componatur necne. — Utrum ex cholera prassina et aeruginosa febres causentur necne. — Utrum in empiala sit frigus interius et calor exterior necne. — Utrum hectica fiat incipiendo necne. — Utrum febris pestilentialis sub ephemera reponatur necne. — Utrum apostema intrinsecum causet febrem continuam omnino necne. — Utrum cerebrum et ossa possint apostemari necne. — Utrum cor possit apostemari et solutionem imparis pati necne. — Utrum aegritudo consueta sit deterior insueta necne. — Utrum pleuresis dextri lateris sit deterior ea quae sinistri necne. — Utrum peripneumonia phlegmatica sit cholerica deterior necne. — Utrum vermes seu lumbrici possint in ventre stomacho dicto generari necne. — Utrum hyposarcha sit deterior hydrope necne. — Utrum quod dici crisis sit laudabilior ea, quae noctis ostenditur necne. — Utrum vigesima et decimaseptima dies sit magis critica et indicativa necne. — Utrum crisis quartaedecimae dici sit fortior ea, quae septima necne. — Utrum computatio critica facienda sit non a die partus, sed a principio febris necne. — Utrum mors in morbi declinatione contingat necne. — Utrum in principio paroxismi sit nocumentum somni deterius, quam in aliis temporibus. — Utrum recidivatio sit una vel eadem cum sua radice necne. — Utrum recidivatio non sit deterior sua radice necne. —

Utrum calidum innatum amplius consumat humidum radicale influenti necne. — Utrum humidum radicale possit restaurari necne. — Utrum mors naturalis possit beneficio aliquo retardari seu eodem vita protelari necne. — Utrum cibus et potus magis aene nos immutent necne. — Utrum in vere magis abbrevietur vita quam in caeteris anni temporibus. — Utrum corpori lapsu debeatur praeservatio vel conservatio seu regimen per contrarium vel simile necne. — Utrum complexio calida et humida et temperata et calida et sicca facilius ferant jejunium necne. — Utrum primum sit bibendum antequam comedendum vel contra. — Utrum cibus subtilis grossum debeat praecedere vel contra. — Utrum semel in die naturali tantum sit comedendum vel plus. — Utrum coena debeat esse major prandio vel contra. — Utrum super fructus sit bibendum necne. — Utrum super dextrum latus dormiendum sit melius vel contra. — Utrum coitus competat in reg. sanit. necne. — Utrum anno quolibet sit evacuandum necne. — Utrum super pharmacum assumtum sit dormiendum necne. — Utrum theriaca competat post assumtum pharmacum necne. — Utrum balneum competat post purgationem necne. — Utrum pharmacia competat in reg. sanit. necne. — Utrum convalescentem sit opus pharmacia necne. — Utrum vomitus conferat oculis necne. — Utrum in continente calidiori et sicciori sint frondes populi sternendae necne. — Utrum sit aliquis morbus, in quo nullus debeatur cibus usque in statum necne. — Utrum regimen in diaeta procedat ingrossando vel subtiliando. — Utrum confidentia infirmi de medico conferat in ipsius salutem necne. —

Utrum medicina sortiatur ejus complexionem ab innata complexione necne. — Utrum sit aliqua medicina temperata necne. — Utrum humidum frigido conjunctum possit ultra secundum gradum elevari necne. — Utrum medicina calida in primo gradu adjuncta medicinae calidae in tertio reducat eam ad secundum gradum caliditatis vel amplius. — Utrum sit modus, quo medicina valeat deduci ex potentia in actu et praecipue frigida vel contra. — Utrum medicina attractiva vadat ad humorem attrahendum vel in ventre permaneat. — Utrum medicina attractiva si non soluerit, convertatur in humorem quem habet attrahere necne. — Utrum medicina lenitiva et lubricativa sive compressiva sit admiscenda necne. — Utrum post evacuationem melancholiae per pharmacum effrenitans attrahatur pituita necne. — Utrum omne amarum sit calidum necne. — Utrum amplius decoctum reddatur amarius necne. — Utrum paupum piperis provocet urinam vel multum ejus ventrem solvat, paucum vero scamoneae solvat ventrem vel multum urinam provocet. — Utrum aqua lactis seu serum sit calida vel frigida. — Utrum mentha sit calida vel frigida. — Utrum cicuta sit calida vel frigida. — Utrum argentum vivum sit frigidae et humidae vel calidae et sicae complexionis. — Utrum colloquintida multum teri debeat necne. —

Utrum omnis cura perficiatur contrario necne. — Utrum morbi cura sit forti medicina inchoanda necne. — Utrum odor curet alterando vel alendo. — Utrum praecantantio in cura conferat necne. — Utrum somnium conferat in cura necne. — Utrum digerat innaturalia necne. — Utrum digestio debeatur causae conjunctae vel antecedenti. — Utrum materia digesta possit febris seu morbus causari necne. — Utrum in morbi principio competat evacuatio necne. — Utrum evacuatio causae competat conjunctae solum necne. — Utrum sit movendum in diebus motus aegritudinis necne. — Utrum evacuandum sit usque ad lypothomiam necne. — Utrum evacuatio symptomatica conferat necne. — Utrum pharmacia in praegnante sit periculosior evacuatio phlebotomia necne. — Utrum in acuta aegritudine post quartam diem sit phlebotomandum necne. — Quod in prima quadra lunationis amplius quam in reliquis competat phlebotomia. — Utrum ptisana hordacea febri conferat necne. — Utrum syrupus acetosus aut quod hujusmodi, ut oxymel conferat in omni materia necne. — Utrum aqua frigida competat in febribus et in acutis maxime necne. — Quod vinum non competat in febribus et universaliter in acutis. — Utrum balneum competat in febribus necne. — Utrum juvenis vel cholericus causonizans ampliori egeat infrigidatione puero aut phlegmatico necne. — Utrum in causone competat phlebotomia necne. — Utrum apostemati competat repercussio necne. — Utrum in lepra competat eductio necne. — Utrum theriace venenum qualitate vel proprietate competat. — Utrum theriace diatesseron conferat morsui canis rabidi necne. — Utrum in scabie competat phlebotomia necne. —

Utrum solutio continui ad interius penetraos cranei possit sine ossis elevatione medicinari necne. — Utrum in apoplexia aliquid infra 72 horas sit operandum necne. — Utrum paralysis sinistri lateris sit curationis difficilioris ea, quae dextri necne. — Utrum in tortura facici locale remedium ponendum sit super partem visam sanam necne. — Utrum vinum competat in aegritudinibus nervorum necne. — Utrum coitus conferat aegritudini phlegmaticae necne. — Utrum sanguis desuper fluens sit compescendus necne. — Utrum subscannatio competat in squinantia necne. — Utrum gargarismata conferant in passionibus pectoris necne. — Utrum centaurea conferat sputo sanguinis necne. — Utrum in pleuresi competant repercussiva necne. — Utrum fluxus ventris curet apostema pectoris seu pleuresim necne. — Utrum phthisis possit curari necne. — Utrum lac competat phtisicis necne. — Utrum ventosae in retentione menstruorum sub mammillis sint cum scarificatione applicandae necne. — Utrum in cura morbi calidi competant calida necne. — Utrum in apostemate hepatis et praecipue in sanguineo phlebotomandus sit pes vel manus. — Utrum membrum aut hepar supercalefactum sit epithemandum cerussa necne. — Utrum bezel seu incisio super umbilicum competat in hydropisi necne. — Utrum fluxus ventris in principio morbi factus sit compescendus necne. — Utrum dysenteria ex sanguine facta sit deterioris curationis necne. — Utrum in dysenteria hepatica competat stiptica necne. — Utrum ileon ex stranguria febris curet superveniens necne. — Utrum narcotica competant in colica necne. — Utrum diuretica competant aegritudinibus viarum urinae necne. — Utrum in podagra sanguinea existente in pede dextro phlebotomandum sit ex manu sinistra et in sinistro ex dextra vel contra. — Utrum esse ulcus egeat exsiccatione necne. — Utrum cauterium potentiale sit laudabilius actuali necne. — Utrum medicinarum alterativarum copulatio possit conflare medicinam solutivam necne. — Utrum composita plus perdurent simplicibus vel contra.

Im Anschluß an einzelne dieser Hauptprobleme werden noch folgende Nebenfragen erörtert: An medicina una sit scientia vel plures. — An naturali subalternetur scientiae vel alii. — An qualitas elementi propria sit ejus forma. — An aer habeat gravitatem in propria sphaera. — An complexio inaequalis quo ad pondus sit aequalis quo ad justitiam. — An cerebrum sit frigidum amplius quam humidum vel contra. — An phlegma generetur tantum in hepate aut etiam alibi. — An sit ejusdem speciei sanguis genitus ex cibis et phlegmate ac universaliter ex coitu genita et sine. — An in venis digestio perficiatur communis. — An digestiones se possint vicissim corrigere. — An sanguis contineatur tantum venis. — An vir muliere amplius delectetur in coitu. — An spermatica membra soluta possint verius consolidari. — An ex omni parte judicandum sit membrum colobum. — An ossa sentiant. — An dentes sentiant. — An per anum immissum possit nutrire. — An pilis insint passiones plurimae ipsis attributae. — An unus nervus possit esse principium sensus et motus. — An musculus habeat solum virtutem innatam. — An spiritus in animali semper idem maneat vel fluat mox alius factus. — An quis morbus sit quantitate laedens. — An nervus sinistretur dexter opticus absque reditu et sinister et contra. — An oculus sit coloratus. — An autumnus sit temperatus. — An venti contemperent aerem. — An vinum competat pueris. — An sanum et aegrum actu concidant una. — An stupor sit morbus vel accidens, puta dolor. — An morbi complexionales sint quatuor, octo aut decem octo. — An apostema sit morbus simplex vel compositus. — An labor seu dolor apostemosus sit alius ab ulceroso. — An quae et qualia de urinae esse. — An qualis sit distinctio cholerae locus generationis et situs ejus. — An in empiala calidum cum frigido, simul per totum sentiatur. — An pulmo sit proprium organum anhelitus vel diaphragma. — An motus anhelitus sit naturalis vel voluntarius. — An plurimum mors contingat die vel nocte. — An subjectum supponatur in scientia sua. — An ova competant in febribus. — An fluxus sanguinis menstrualis sit naturalis. — An naturales temperantiae appetant similia et aegritudinales contrariae. — An exercitandum ante comestionem vel post. — An aer et universaliter elementum nutriat. — An humor sit causa efficiens febris vel materialis. — An morbus proportionalis sit periculosior improportionali vel contra. — An formicae cura perficiatur pennae concavitate. — An cum apoplexia possit febris concidere. — An a septima conjugatione nervorum colli oriantur nervi pervenientes ad manus aut aliunde. — An phthisis possit siccitate causari. — An qualis natura lactis temperata vel alia. — An zuccharum rosaceum competat phthisicis. — An morbus frigidus periculosior calido. — An cauterium melius ex auro vel argento.

Der Conciliator erörtert im Rahmen der Naturphilosophie die verschiedensten Probleme der theoretischen und praktischen Medizin wie auch der Hygiene. Jede der aufgeworfenen Fragen (Quaesita) wird mit einer an antike und arabische Dialektik erinnernden Spitzfindigkeit, in echt scholastischer Art beantwortet, wobei die oft mit zersetzender Kritik verbundene Widerlegung oppositioneller Lösungsversuche (opposita) ein gutes Stück der Darstellung ausmacht. Findet sich schon unter den Problemen neben Rationellem genug des Bizarren — Probleme, die bloßer Grübelsucht entsprangen —, so entbehren die gebotenen Lösungen fast in ihrer Gesamtheit des bleibenden Werts, weil in den herangezogenen Argumenten die zackigen Syllogismen mit schmaler Wahrheitsfläche über das empirische Material weitaus und entscheidend vorherrschen. Damit soll freilich der interessanten Tatsache kein Abbruch geschehen, daß der Verfasser in manchen seiner Schlußfolgerungen, besonders was die Naturwissenschaft betrifft, seinem Zeitalter voraneilt und unseren Erkenntnissen nahekommt.

Es kann nicht verwundern, daß der Conciliator seiner Epoche durch das Gaukelspiel mit aristotelischen Kategorien als Specimen sublimster Gelehrsamkeit imponierte und durch seine anscheinend unanfechtbaren Problemlösungen noch Generationen in den Glauben an einen gesicherten Wissensbesitz einlullte — uns drängt sich bei der Betrachtung solcher Verirrungen nur das als tröstender Gedanke auf, daß gerade aus der bis zum Höchstmaß getriebenen Gegenüberstellung der Autoritäten und der erzwungenen Interpretation ihrer Lehrmeinungen — schon an sich ein Zeichen erwachender Kritik — der Zweifel an der Zuverlässigkeit der herrschenden Beweismethode allmählich entstehen mußte.

Die Rundschau über die führenden Männer und über die Literatur ergibt, daß die wissenschaftliche Heilkunde dieses Zeitalters vorwiegend, ja beinahe ausschließlich an Italien geknüpft war, und daß die Medizin des gesamten Abendlandes lediglich von dort, direkt oder indirekt, Impulse empfing.

Italien wurde auch vorbildlich durch die Organisation des Aerztestandes, durch die Kreierung des Apothekerwesens und durch manche behördlichen Maßnahmen sanitätspolizeilicher Richtung.

Der Aufschwung, den das Aerztewesen und die sanitätspolizeilichen Einrichtungen in Italien nahmen, basierte auf seiner relativ hoch entwickelten städtischen Kultur und wurde durch die Folgeerscheinungen der Kreuzzüge (Durchzug von Kranken und Verwundeten in ungeheurer Zahl, Seuchen), durch den regen Verkehr mit dem Orient, durch den Zufluß fremder (sarazenischer, jüdischer) Aerzte u. a. beschleunigt. Allenthalben entstanden Hospize, Hospitäler, Lazarette. Die Aerzte vereinigten sich auch außerhalb der Universitätsstädte in Kollegien, welche Prüfungen mit den aufzunehmenden Mitgliedern abzuhalten hatten, z. B. in Mailand, Brescia, Florenz. Von den Aerzten schieden sich die wissenschaftlich gebildeten Chirurgen, neben welchen aber noch eine aus mannigfachen Elementen zusammengesetzte Klasse von Empirikern wundärztliche Praxis ausübte (chirurgi phlebotomatores, barbitonsores, Bruch-, Zahn-, Augenärzte etc.). Frühzeitig wurde für die Anstellung von Stadtärzten Sorge getragen, welche Arme unentgeltlich behandeln, als Sanitätsbeamte (Aufsicht über Spitäler, Seuchenbekämpfung), als Sachverständige vor Gericht, eventuell auch als Feldärzte fungieren mußten. Bezüglich der forensischen Tätigkeit vgl. S. 377 und 378, Anm. 2. In Venedig erscheinen seit dem Jahre 1260 Aerzte (darunter Sarazenen und Juden) in den Registern der großen Verbrüderungen (scuole), die Bestallung der Kommunalärzte wurde dort jährlich vom Senate und dem Rate der Vierzig erneuert. — Einige hygienisch-sanitätspolizeiliche Städteordnungen italienischer Kommunen haben Puccinotti (Storia della medicina II) und Renzi (Storia della scuola di Salerno) veröffentlicht. Die Konstitutionen Friedrichs II. (vgl. S. 344), welche vorbildlich wirkten, enthalten zweckmäßige Bestimmungen über die Reinhaltung der Luft von gesundheitsschädlichen Einflüssen, über den Verkauf von Fleisch und Fischen, von Giften und Liebestränken u. s. w. — In Italien, wo sich infolge des Durchgangshandels orientalischer Produkte — am frühesten im Abendlande — ein eigentlicher Apothekerstand (vgl. S. 344) entwickelt hatte, wurde dessen Ausbildung, Tätigkeit und Verhältnis zu den Aerzten bezw. medizinischen Fakultäten bereits im 13. Jahrhundert festen Normen unterworfen (Konstitutionen Friedrichs II., Lo statuto dei medici e degli speziali in Venezia scritto nell anno 1258 u. a. Medizinalordnungen).

Auf die medizinischen Zustände außerhalb Italiens soll später im Zusammenhang zurückgegriffen werden, soweit es die dürftigen Nachrichten gestatten; hier sei nur darauf hingewiesen, daß alle Länder der Christenheit, so sehr auch die meisten unter ihnen in der Entwicklung der wissenschaftlichen Heilkunde noch zurückgeblieben waren, wenigstens in der Krankenpflege, in der Errichtung von Hospitälern, Aussatz- und Siechenhäusern einen edlen, höchst anerkennenswerten Wetteifer zeigten, und daß die Betätigung auf diesem Felde der Humanität gerade im 13. Jahrhundert eine Höhe erreicht, welche die Anerkennung auch der spätesten Geschlechter verdienen wird.

Erfüllt von tief religiösem Empfinden widmeten sich der Krankenpflege nicht nur Angehörige des Klerikerstandes, der Mönchs- und Krankenpflegerorden, sondern auch Laien aus allen, selbst den vornehmsten Kreisen, es sei nur beispielsweise an die Lichtgestalten der hl. Elisabeth von Thüringen oder der hl. Hedwig erinnert. Ludwig der Heilige, der das Hôtel Dieu mit Geschenken überhäufte, ähnliche Anstalten in Fontainebleau, Pontoise, Vernon, sowie das noch bestehende Blindeninstitut der

Quinzevingt in Paris stiftete, verband selbst die Wunden Lepröser und forderte von den Chirurgen, denen er Privilegien erteilte, daß sie sich der Behandlung der Armen widmen.

Allenthalben entstanden Hospitäler und Aussatzhäuser (letztere in enormer Zahl). Bei der Stiftung von Hospitälern kommen weniger die Zweigniederlassungen der ritterlichen Krankenpflegerschaften in Betracht, als die zahlreichen, über ganz Westeuropa zerstreuten Tochteranstalten des Hospitals San Spirito in Rom (vgl. S. 326), die Heiligengeistspitäler. Diese letzteren verdanken der kräftigen Initiative des Papstes Innozenz III. ihren Ursprung, waren aber durchaus nicht sämtlich Stiftungen des Ordens vom heiligen Geiste selbst, sondern zum Teil, was oft verkannt wird, in städtischer Verwaltung stehende Anstalten mit gleichen Einrichtungen und Zielen.

[1] Man berücksichtigt im allgemeinen viel zu wenig, daß im 11. und besonders im 12. Jahrhundert ein, an die Renaissancezeit erinnernder, äußerst reger humanistischer Eifer in Italien und Frankreich (Schule von Chartres) herrschte, welcher an der Hand des Studiums der römischen Autoren zu einer hohen Ausbildung der Latinität führte, wie sich dies z. B. in den Schriften Abälards, Joh. von Salisburys u. a. kundgibt. Schon in der zweiten Hälfte des 12., noch weit mehr aber im 13. Jahrhundert gerieten die „grammatischen" Studien in Verfall. Die Höhe der damaligen philosophischen Spekulation, welche in weitem Umfange auf großer Selbständigkeit im Denken beruhte und fast allein die, noch dazu unvollständig bekannten logischen Schriften des Aristoteles zur Stütze hatte, kann namentlich an Abälard ermessen werden. Mit Rücksicht auf die Anknüpfung an sehr wenige, dafür aber unverfälscht erhaltene antike Elemente, ließe sich zwischen der philosophischen Entwicklung des 12. Jahrhunderts und der Salernitanermedizin eine Parallele ziehen. Wie die erstere vom augustinisch-platonischen, so war die letztere von hippokratischem Geiste durchweht, im Gegensatz zur späteren, mit dem 13. Jahrhundert beginnenden Epoche, in welcher hier der arabisierte Galen, dort der arabisierte Aristoteles das Szepter führte.

[2] Es braucht hier nur an die Hauptvertreter Johannes Scotus Erigena, Gerbert, Berengar von Tours, Lanfranc, Anselm von Canterbury, Roscellinus von Compiegne, Wilhelm von Champeaux und Abälard erinnert werden. Die dürftige antike Grundlage ihrer spekulativen Theologie bezw. kirchlichen Philosophie bildeten hauptsächlich einige der analytischen Schriften des Aristoteles, die Isagoge des Porphyrius in der Uebersetzung und mit den Kommentaren des Boëthius, des letzteren Abhandlungen über den kategorischen und hypothetischen Schluß. Die von Porphyrius aufgeworfene Frage, ob Gattungen und

Arten, die allgemeinen Begriffe etwas Wirkliches außer uns oder bloß Gedanken seien, entfachte schon seit Anselm und Roscellin den noch früher im Morgenlande begonnenen, durch das ganze Mittelalter hin und her wogenden Streit der Realisten und Nominalisten, von denen jene die Realität der Universalien verfochten, letztere nur die Realität der Einzeldinge gelten lassen wollten, abgesehen von den beiderseitigen Vermittlungsversuchen.

[3] Vgl. namentlich H. Denifle, Die Universitäten des Mittelalters, I. Bd., Berlin 1885; G. Kaufmann, Die Geschichte der deutschen Universitäten, I. Bd. Vorgeschichte (die auswärtigen Universitäten), Stuttgart 1888; Rashdall, The universities of Europe in the middle ages, Oxford 1895.

[4] Eine den weitesten Kreisen geöffnete Anstalt im Gegensatze zum Studium particulare, d. h. einer nur für engere Kreise bestimmten, nicht mit Privilegien ausgestatteten Schule. Der im Beginn des 13. Jahrhunderts zuerst auftretende Begriff Studia generalia — solche waren zunächst Bologna, Salerno, Paris für Rechtswissenschaft, Medizin, Theologie — erhielt erst im Laufe der Zeit seine genauer umgrenzte juristische Fixierung, indem zu den Grundeigenschaften einer solchen Hochschule (Studenten aus allen Gegenden, Pluralität der Lehrer, Vertretung wenigstens eines der höheren Fakultätsgegenstände, d. h. der Theologie, Jurisprudenz oder Medizin neben den artes liberales) noch gewisse Privilegien (Enthebung der Geistlichen von der Residenzpflicht, Promotionsrecht, das Jus ubique docendi u. a.) hinzutraten, welche ursprünglicher oder nachträglich eingeholter (päpstlicher bezw. kaiserlicher) Beurkundung bedurften, wenn sie nicht ex consuetudine (wie z. B. in Oxford) anerkannt waren.

[5] Typus Bologna, dessen Universität (zunächst bloß Juristenuniversität) schon 1158 durch Friedrich Barbarossa („Habita") ihre Rechtsgrundlage erhielt und durch ihre demokratische Verfassung (Wahl des Rektors aus der Mitte der fremdländischen Scholaren, wobei aber den, mit der Universität in Zusammenhang stehenden Doktorenkollegien durch das Promotionsrecht etc. die gebührende Autorität gewahrt blieb) für eine ganze Reihe von italienischen Stadtuniversitäten (Vicenza, Arezzo, Padua, Vercelli, Siena u. a.), zum Teil auch für einige Lehranstalten Südfrankreichs, vorbildlich wurde.

[6] Typus Paris, dessen Universitas zwar eine aus Scholaren und Magistern zusammengesetzte Korporation bildete, aber nur den Magistern Stimmrecht gewährte und unter dem Kanzler stand. Aehnlich, aber mit oft erheblichen Modifikationen hinsichtlich der

Machtbefugnis des Kanzlers, waren Montpellier, Toulouse und in England Oxford und Cambridge organisiert.

[7] Am reinsten repräsentiert diesen Typus die von Friedrich II. 1224 gestiftete Hochschule von Neapel. Wenigstens teilweise gehören aber in diese Kategorie auch die durch königlichen Willensakt ins Leben gerufenen spanischen Universitäten, nämlich Palencia, die älteste derselben (von Alfons VIII. gestiftet), sodann Salamanca und Lerida, ferner die portugiesische in Lissabon bezw. Coimbra. Diese erhielten aber auch päpstliche Anerkennung als Studia generalia respectu regni.

[8] So war z. B. an der berühmten Pariser Universität das römische Recht gar nicht vertreten, sondern nur das kanonische; die italienischen Stadtuniversitäten im allgemeinen waren ursprünglich bloß Schulen für römisches sowie kirchliches Recht, sie pflegten erst im Laufe ihrer weiteren Entwicklung auch die Artes und die Medizin, wozu nur selten auch die Theologie hinzutrat.

[9] In Montpellier bildete die medizinische Schule (medizinische „Universität") für sich eine eigene Korporation, welche mit den später entstandenen Schulen („Universitäten") der Juristen und Artisten nicht vereinigt wurde.
In Bologna waren einerseits Genossenschaften der stadtfremden Scholaren, anderseits städtische Gilden der Lehrer miteinander verbunden. Von der ursprünglich einheitlichen, aber vorzugsweise das juristische Element vertretenden Scholarengenossenschaft trennte sich allmählich die Genossenschaft der Mediziner- und Artistenscholaren ab, und da die juristische Scholarenvereinigung wieder in die Citramontani und Ultramontani mit je einem Rektor an der Spitze zerfiel, so existierten tatsächlich mehrere „Universitäten" (im Sinne von Genossenschaften) nebeneinander. Gegenüber den großen Scholarengenossenschaften standen die Gilden der Lehrer, die Doktorenkollegien, welche das Promotionsrecht innehatten, sich nach den Wissenschaften gliederten, aber in ihrer Stellung keineswegs den heutigen Fakultäten entsprachen. Alle diese Vereinigungen hatten für ihre Versammlungen ein gemeinsames Gebäude, und streng genommen äußerte sich ihre Verknüpfung zu einer Einheit auf dem Boden der Hochschule nur darin, daß die akademischen Grade unter Leitung des Bischofs, der dabei als Kanzler auftrat, erteilt wurden.
In Paris schieden sich aus der ursprünglich gemeinsamen Magisterkorporation verhältnismäßig früh die theologische, juristische und medizinische von der artistischen Fakultät. Jede derselben wählte ihren Dekan. Die drei ersteren Fakultäten hießen die oberen, weil das Studium der Artes als Vorbereitung betrachtet, und jeder erst in den Artes zum Magister promoviert sein mußte, ehe er in einer der oberen

Fakultäten als Scholar zugelassen wurde. Unter den an Zahl überwiegenden Artisten, und nur unter diesen, entstanden neben der Magisterfakultät noch landsmannschaftliche Vereinigungen aus Magistern und Scholaren, die vier „Nationen" (gallische, normannische, pikardische und englische) mit dem Rektor an der Spitze, der schließlich zum Haupt der Universitas wurde. — Die medizinische Fakultät erscheint als feste Organisation schon seit 1213 in den Urkunden, ein Dekan der medizinischen Fakultät wird zuerst 1267 erwähnt.

[10] Abweichend von der spätrömischen Tradition, sofern Martianus Capella für dieselbe maßgebend ist (vgl. S. 268, 270).

[11] Dieselben bildeten zu dieser Zeit in Italien schon einen eigenen Stand, der sich einerseits vom ärztlichen Beruf, anderseits von den Arzneihändlern differenziert hatte. Durch die Medizinalverfassung Friedrichs II. wurde nicht nur das Verhältnis zwischen Arzt und Apotheker, sondern auch die Ausbildung und Tätigkeit der letzteren gesetzlich geregelt.

[12] Diese Statuten geben auch über die dem Unterricht zu Grunde gelegten Bücher Auskunft. Debet audivisse bis artem medicinae ordinarie et semel cursorie exceptis urinis Theophili, quas sufficit semel audivisse ordinarie vel cursorie: Viaticum bis ordinarie, alios libros Ysaac semel ordinarie, bis cursorie, exceptis diaetis particularibus, quas sufficit audivisse cursorie vel ordinarie; Antidotarium Nicholai semel. Versus Egidii non sunt de forma. Item debet unum librum de theorica legisse et alium de practica. (Chartularium Univ. Parisiens. ed. Denifle et Chatelain, Paris 1889-91.)

[13] Welche Anforderungen an den „Baccalarius" resp. den „Baccalarius licentiandus" gestellt wurden, ersieht man aus der oben erwähnten Verordnung des Königs Karl I. von Anjou. ... teneatur baccalarius audivisse bis ordinarie ad minus omnes libros artis medicae, exceptis Theofili et libro pulsuum Filareti, quos sufficit audivisse semel ordinarie vel cursorie. Item regimenta acutorum bis ordinarie. Item quatuor libros Yshac, scilicet Viaticum, dictas universales, urinas. Librum febrium semel ordinarie ad minus. De omnibus praedictis tenetur baccalarius facere fidem et praestare juramentum. ... (Renzi, Coll. Salern. I, p. 62.) ... teneatur baccalarius licentiandus audivisse per triginta menses medicinam a magistro conventato et regente, deinde teneatur respondere bis de questione et desputatione magistri regentis, praeterea leget cursorio duos libros unum de theorica et alium de practica, postmodum teneatur audire antequam conveniat ad conventum seu licentiam quosque compleverit quadraginta menses in

universo incipiendo computationem a prima die qua incepit audire medicinam a magistro conventato regente ut supra dictum est, si fuerit magister seu licentiatus in artibus et si non fuerit magister seu licentiatus in artibus debet audivisse quinquaginta sex mensibus ita quod non computetur, nec illud tempus in quo ut prius dicitur regitur Salerni. Item teneatur respondere cuilibet magistro regenti singulariter de questione in disputatione sua. ... L. c. p. 361. Ueber den Erfolg der Prüfung wurde an den Kanzler zu Neapel berichtet, worauf am letzteren Orte die Prüfung „per physicos regios", also die eigentliche Staatsprüfung stattfand. Diese Kontrolle der medizinischen Fakultät von Salerno durch den Kanzler und die königlichen Aerzte ist erst 1395 aufgehoben worden.

[14] Die wissenschaftlich gebildeten Aerzte trugen anfänglich allgemein den Titel Magister. Im Laufe des 13. Jahrhunderts jedoch fand nach dem Beispiel Bolognas auch in den medizinischen Schulen der Doktortitel Eingang, wurde aber zunächst im ursprünglichen Sinne des Wortes (vgl. S. 247, Anm. 1 und S. 306) nur demjenigen erteilt, der als Lehrer in der Heilkunde tätig war. Allmählich wurde es übrigens Gebrauch, den Doktortitel allen zur Ausübung der Kunst legitimierten Aerzten zu geben, da eben jedem das Recht zu lehren fakultativ zustand. Die Scheidung in Doctores legentes et non legentes entsprach dann den tatsächlichen Verhältnissen, indem nur die ersteren die Lehrtätigkeit wirklich versahen.

[15] Wie sehr dieser Gegensatz gefühlt wurde, geht auch aus manchen Stellen in der schönen Literatur der damaligen Zeit hervor.

[16] Diese Fortschritte waren freilich nur Entlehnungen aus dem Orient bezw. Verbesserungen derselben. Der Kompaß wird bereits Ende des 12. Jahrhunderts erwähnt (in der Schrift de rerum naturis des Alexander Neckam, in den Dichtungen des Guiot de Provins und Jacques de Vitry), die Brillen (konvex) waren Ende des 13. Jahrhunderts bekannt, Salvino degli Armati und Alexander de Spina können höchstens als Wiedererfinder gelten.

[17] Aristoteles wurde erst nach langen Geisteskämpfen zum kirchlich anerkannten „Philosophen" par excellence. In den ersten Dezennien des Bekanntwerdens seiner physischen, metaphysischen, ethischen Schriften im Gewande arabischer Interpretation betrachtete man seitens der Kirche das Studium des Aristoteles mit einem gewissen Argwohn und verbot es teilweise sogar (1210, 1215, 1231), umsomehr als die Gegensätzlichkeiten zur katholischen Weltanschauung (z. B. die Lehre von der Ewigkeit der Welt) noch unausgleichbar erschienen und zu Häresien gefährlichster Art Anlaß gaben. Die Verbote vermochten

aber den Enthusiasmus für das neue, hellstrahlende Licht der Erkenntnis nicht zu hemmen, und auch die Bedenken der Kirche schwanden in dem Maße, als gezeigt wurde, wie dem Aristotelismus gleichsam seine giftigen Bestandteile entzogen, ja wie er sogar den Interessen der kirchlichen Gelehrsamkeit dienstbar gemacht werden könnte. Schon das letzte, 1231 erlassene Verbot ließ vermuten, daß die Freigabe in Aussicht genommen war, bereits 1233 durften die verbotenen Bücher in Toulouse gelesen werden, seit 1254 gehörten dieselben auch in Paris zum regelmäßigen Studienplan. Insbesondere waren es Alexander von Hales, Albertus Magnus und Thomas von Aquino, die den Aristotelismus fortan zu seiner autoritativen Stellung in kirchlichen Kreisen erhoben, indem sie dabei gleichzeitig gewisse entgegenstehende neuplatonisch-arabische Auslegungen bekämpften. Die Art, wie die Kirche eine, anfangs nicht grundlos als feindlich betrachtete Strömung einzudämmen und in ihr Bett zu leiten wußte — vergleichbar mit dem Aufgehen der mystischen, schwärmerischen Richtungen im Franziskanerorden etc. — bedeutete einen Sieg, der, mit den Waffen des Geistes erfochten, weit glänzender war als jener, den die Inquisition über die Ketzer davontrug. Ein für die selbständige kirchliche Interpretation des Aristoteles und damit für die Anerkennung seiner Lehren höchst förderlicher Umstand ist nicht am wenigsten auch in dem Auftauchen neuer Uebersetzungen direkt aus dem Griechischen, wie sie im 13. Jahrhundert in erster Linie Robert Grosseteste, Bischof von Lincoln, Joh. Basyngstoke und Wilhelm von Moerbeke lieferten oder wenigstens anregten, zu suchen. Solche hat schon Thomas von Aquino — im Gegensatz zu Albertus Magnus — seinen Kommentaren zumeist zu Grunde gelegt; sie trugen viel dazu bei, daß sich der, ursprünglich gegen die gegensätzlichen Lehren der Peripatetik als solche gerichtete Kampf in einen Kampf gegen die, dem kirchlichen System widerstrebenden arabischen Interpreten (namentlich Averroës) einengen konnte.

[18] Es sei hier nur auf die von tiefster religiöser Inbrunst getragenen Hymnen Dies Irae und Stabat mater und auf die Anfänge des an den biblischen Stoffkreis gebundenen Dramas hingedeutet.

[19] Es waren vorzugsweise die Dominikaner, welche durch ihre auf Lehre und Schule gerichtete Tätigkeit eine tiefgreifende Durcharbeitung des gesamten Wissensstoffes anregten (der praktischen Medizin sind sie aber in der Regel fern geblieben); die Franziskaner sind ihnen hierin erst später gefolgt.

[20] Außerdem gibt es zahlreiche Ausgaben gewisser Gruppen seiner Schriften oder einzelner Schriften, von denen manche auch übersetzt worden sind (Deutsch, Französisch, Italienisch, Polnisch).

[21] Zu den naturwissenschaftlichen Schriften gehören Physicorum libri VIII (allgemeine Naturlehre, Lehre von den Kräften und der Bewegung) — de coelo et mundo libri IV (über die Bewegung der Himmelskörper) — de generatione et corruptione libri II (über die Verwandlung der Körper) — Meteorum libri IV (Meteorologie und physikalische Geographie) — de mineralibus libri V (allgemeine Eigenschaften der Mineralien, Beschreibung von 95 Edelsteinen, 7 Metallen, ferner Salz, Vitriol, Alaun, Arsenik, Schwefelkies, Nitrum, Tutia, Elektrum) — de anima libri III — de sensu et sensato — de memoria et reminiscentia — de somno et vigilia — de motibus animalium libri II — de juventute et senectute — de spiritu et respiratione libri II — de vita et morte — de nutrimento et nutribili — de natura locorum (Klimato- und kurze Kosmographie, reich an ethnologischen und physiologischen Bemerkungen) — de causis proprietatum elementorum (physikalische Geographie auf Grund der Vierelementenlehre) — de passionibus aëris (über meteorologische Vorgänge) — de vegetabilibus et plantis libri VII (Neuausgabe von Meyer und Jessen, Berlin 1867) — de motibus progressivis — de animalibus libri XXVI — Philosophia pauperum (Phil. naturalis, Summa naturalis, Isagoge in libros Aristotelis physicorum de coelo et mundo, de generatione et corruptione, meteorum et de anima; auszugsweise wiedergegebener Inbegriff der Naturanschauungen des Albertus in Anlehnung an Aristoteles, vielleicht von einem Schüler des Albertus herrührend). Psycho-physiologisches enthält auch die theologische Schrift Summa de creaturis. Unechte hierhergehörende Schriften sind vielleicht speculum astronomiae und de alchimia, sicher de virtutibus herbarum, lapidum et animalium quorundam (wahrscheinlich aus dem 14. Jahrhundert stammendes Machwerk über die magischen Kräfte der Pflanzen, Edelsteine und Tiere), Mirabilia mundi, **De secretis mulierum**. Die letztgenannte unter dem Namen des Albertus laufende Schrift handelt von der Zeugung (astrologische Einflüsse), Menstruation, Fötusbildung, Geburt, Mißgeburten etc. und erfreute sich einer ganz besonderen Beliebtheit — was die zahlreichen Ausgaben (auch Kommentare), Uebersetzungen („der Frauenzimmer Heimlichkeit") und Umarbeitungen, welche bis in das späte 18. Jahrhundert veranstaltet worden sind, beweisen; sie besitzt für die Geschichte der Geburtshilfe eine gewisse Bedeutung. Die im Laufe der Zeit zustandegekommenen, voneinander oft erheblich abweichenden Umarbeitungen und Erweiterungen basieren auf zwei verschiedenen Vorlagen, welche auf Henricus de Saxonia bezw. auf Thomas von Brabant zurückgehen sollen.

[22] Z. B. gehört hierher sein Glaube an die wunderbare Heilwirkung der Edelsteine (in der Schrift de mineralibus) u. a. Es ist aber nicht zu

vergessen, daß es vorwiegend unterschobene Schriften sind (z. B. de virtutibus herbarum, mirabilia mundi u. a.), welche von Aberglauben strotzen. Leider haben gerade diese Schriften dazu beigetragen, daß Albertus in der Geschichte lange Zeit nur im verzerrten Bilde fortlebte. Bezüglich des Glaubens an die Heilkraft der Steine (vgl. S. 320) sei erwähnt, daß derselbe bereits im Anfang des 13. Jahrhunderts von einem deutschen Dichter, genannt „der Stricker", in einem langen Spottgedicht bekämpft wurde. Als Gegenschrift zu diesem ist das unter Volmars Namen bekannte mittelhochdeutsche Gedicht über die Steine (ed. H. Lambel, Heilbronn 1877, mit dem St. Florianer Steinbuch) aufzufassen. Dem 13. Jahrhundert gehört auch das lateinische Steinbuch des Arnoldus Saxo an.

[23] Im II. Sentent. Opp. t. XV, 137a: Sciendum quod Augustino in his, quae sunt de fide et moribus, plus quam Philosophis credendum est, si dissentiunt. Sed si de medicina loqueretur, plus ego crederem Galeno vel Hippocrati, et si de naturis rerum loquatur, credo Aristoteli plus vel alii experto in rerum naturis. ... S. th. I, 14a: In theologia locus ab auctoritate est ab inspiratione Spiritus veritatis. ... In aliis scientiis locus ab auctoritate infirmus est et infirmior caeteris, quia perspicacitati humani ingenii, quae fallibilis est, innitur. In der Schrift de vegetabilibus (Opp. V, 430a, Ed. Jessen p. 339) verwirft Albertus an einer Stelle geradezu die Syllogistik und anerkennt, wo es sich um Einzeldinge handelt, nur die Erfahrung: Experimentum enim solum certificat in talibus, eo quod de tam particularibus naturis syllogismus haberi non potest.

[24] Zu den Enzyklopädien des 12. Jahrhunderts zählen der Elucidarius des Honorius Augustodunus und die Schrift des englischen Augustiners Alexander Neckam (1157-1227) de naturis rerum.

[25] Er wird als ein „familiaris" der königlichen Familie bezeichnet, hatte die berühmten Bücherschätze des Königs zu überwachen und zu mehren, für die Erziehung der königlichen Kinder allgemeine Vorschriften zu geben, welch letztere in der Schrift des Vincenz de eruditione filiorum regalium (ins Deutsche übers. von Chr. Fr. Schlosser, Frankfurt a. M. 1819) enthalten sind; ein Abschnitt darin betrifft die physische Erziehung.

[26] Bescheiden weist er für sich selbst jeden Anspruch auf Originalität zurück, zufrieden mit der Rolle des Kompilators: „Antiquum esse (scil. opus) auctoritate et materia, novum vero partium compilatione et aggregatione, se son per modum auctoris, sed excerptoris ubique procedere."

[27] Lib. XI cap. 104: ... sed quoniam haec ipsa (scil. medicina) non tantum in operatione manuum, sed etiam in mentis speculatione consistit, videlicet quantum ad causarum considerationem, unde quasi media est inter practicam et theoricam....

[28] Thomas von Cantimpré war anfangs Augustiner und Regularkanonikus im Kloster Cantimpré bei Cambrai und trat später in den Predigerorden ein. Nach längeren Studien in Köln und Paris wurde er Lektor in Löwen, Subprior des dortigen Predigerkonvents, endlich noch Suffraganbischof. Er verfaßte außer der uns interessierenden Schrift theologische Werke.

[29] In diesem Buche findet sich auch eine Stelle, die für die Geschichte der Geburtshilfe sehr bemerkenswert ist, weil sie in gewissen Fällen die innere Wendung auf den Kopf empfiehlt. Dieselbe Vorschrift findet sich übrigens auch im Speculum doctrinale des Vincenz von Beauvais und in den auf Thomas von Brabant (vielleicht identisch mit Th. von Cantimpré) zurückgeführten Ausgaben der, dem Albertus Magnus unterschobenen, Schrift de secretis mulierum.

[30] Wir folgen in den, zum Teile nicht ganz klargestellten, biographischen Angaben vorzugsweise dem neuesten Herausgeber von Bacons Hauptwerken, Bridges.

[31] Um die Wurzeln der Größe Bacons bloßzulegen, muß hervorgehoben werden, daß die Pflege der mathematisch-naturwissenschaftlichen Fächer und im Zusammenhange damit die Abneigung gegen scholastische Klopffechterei damals die Schule von Oxford charakterisierten — Züge, die schon früher in den Engländern Adelard von Bath, Alexander Neckam und Alfred Sershall hervorgetreten waren. In der ersten Hälfte des 13. Jahrhunderts waren die freisinnigen Theologen Robert Grossetête, Bischof von Lincoln und der Franziskaner Adam von Marisco die glänzendsten Vertreter, Männer, die den größten Einfluß auf Bacon ausgeübt haben. Grosseteste, der mehr Theologe und Naturwissenschaftler als Logiker und Metaphysiker war, legte, wie später Bacon, den Schwerpunkt einerseits auf die Kenntnis der gelehrten Sprachen (er verwarf die schlechten lateinischen Uebersetzungen des Aristoteles und regte neue unmittelbar aus dem Griechischen an), anderseits auf die Mathematik und Naturwissenschaft (seine Schrift de physicis lineis, angulis et figuris bildete für Bacons physikalische, namentlich optische Lehren eine der wichtigsten Grundlagen). Außer den beiden Genannten und anderen gleichstrebenden Denkern wirkte auf Bacon ganz besonders der Picarde Petrus von Maricourt (Maharncuria, Mahariscuria) ein, den er in Paris kennen gelernt hatte; dieser zeichnete sich durch

unermüdlichen Eifer und eine seltene Geschicklichkeit in der physikalisch-alchemistischen Experimentalforschung aus.

[32] Dieses Werk handelt in seinen sieben Hauptabschnitten über die Quellen der wissenschaftlichen Irrtümer, über das Verhältnis zwischen Theologie und Philosophie, über die Erlernung der (zum Studium der Bibel und Philosophie nötigen) Sprachen, über Mathematik, Optik (wobei al-Haitam = Alhazen die Hauptquelle bildet), Experimentalwissenschaft und schließlich über Moralphilosophie. Der leitende Grundgedanke ist die Idee, daß gerade die intensivste Pflege der Wissenschaften, auf der von Bacon gewünschten sicheren Basis, der Kirche als höchstem Kulturfaktor die größten Dienste zu erweisen im stande ist.

[33] Vorher erschienen: Speculum alchimiae (1541), Epistola de secretis artis et naturae operibus (Paris 1541, Hamburg 1617), De nullitate magiae (Hamburg 1618), De retardandis senectutis accidentibus et de senibus conservandis (Oxon. 1590, engl. von R. Browne 1683), mehrere alchemistische Schriften zusammengefaßt unter dem Titel Thesaurus chymicus (Francof. 1603, 1620), Perspectiva (Francof. 1614), Specula mathematica (Francof. 1614).

[34] Aus dem ersten Kapitel der Schrift Communia Naturalium ergibt sich, daß Roger Bacon die Abfassung einer aus vier Hauptteilen (Grammatik und Logik; mathematische Wissenschaften; Physik; Metaphysik und Moralphilosophie) bestehenden, kolossalen Enzyklopädie beabsichtigt hat, zu welcher das Compendium studii philosophiae wohl die Einleitung gebildet hätte. Verfolgung und Gefangenschaft hinderten die Ausführung. Das Opus majus ist nur als großzügiges Exposé aufzufassen, geschrieben, um die wissenschaftlichen Reformpläne des Verfassers zu verteidigen, den Nutzen ihrer Verwirklichung für kirchliche und moralische Zwecke zu veranschaulichen.

[35] De secretis operibus artis et naturae cap. 4. Nam instrumenta navigandi possunt fieri sine hominibus remigantibus, ut naves maximae, fluviales et marinae, ferantur unico homine regente, majori velocitate quam si plenae essent hominibus. Item currus possunt fieri, ut sine animali moveantur cum impetu inaestimabili. Item possunt fieri instrumenta volandi, ut homo sedeat in medio instrumenti revolvens aliquod ingenium, per quod alae artificialiter compositae aërem verberent, ad modum avis volantis. Item instrumentum, parvum in quantitate ad elevandum et deprimendum pondera quasi infinita, quo nihil utilius est in casu. ... Possunt etiam instrumenta fieri ambulandi in mari vel fluminibus usque ad fundum absque periculo corporali. L. c.

cap. 5 handelt über Brennspiegel, cap. 6 unter anderem über schießpulverähnliche Mischungen. Opus majus V, Perspectivae pars III, Dist. III, cap. 4: ... Nam possumus sic figurare perspicua et taliter ea ordinare respectu nostri visus et rerum, quod frangentur radii et flectentur quorsumcunque voluerimus, ut sub quocunque angulo voluerimus videbimus rem prope vel longe. Et sic ex incredibili distantia legeremus literas minutissimas et pulveres ac arenas numeraremus propter magnitudinem anguli, sub quo videremus. ... Op. maj. V, Perspectivae pars III, Dist. II, cap. 4: Si vero homo aspiciat literas et alias res minutas per medium crystalli vel vitri vel alterius perspicui suppositi literis, et sit portio minor sphaerae cujus convexitas sit versus oculum, et oculus sit in aere, longe melius videbit literas et apparebunt majores. ... Et ideo hoc instrumentum est utile senibus et habentibus oculos debiles. Nam literam quantumcunque parvam possunt videre in sufficienti magnitudine.

[36] Die schlechten lateinischen Uebersetzungen aus dem Arabischen, namentlich diejenigen des Aristoteles, hätte er am liebsten verbrennen lassen.

[37] Quatuor vero sunt maxima comprehendendae veritatis offendicula, quae omnem quemcumque sapientem impediunt et vix aliquem permittunt ad verum titulum sapientiae pervenire, videlicet fragilis et indignae auctoritatis exemplum, consuetudinis diuturnitas, vulgi sensus imperiti et propriae ignorantiae ocultatio cum ostentatione sapientiae apparentis (Op. maj. I, cap. 1). Vgl. auch Op. tert. cap. 22.

[38] Duo enim sunt modi cognoscendi, scilicet per argumentum et experimentum. Argumentum concludit et facit nos concedere conclusionem, sed non certificat neque removet dubitationem, ut quiescat animus in intuitu veritatis nisi eam inveniat via experientiae (Op. maj. VI, cap. 1).

[39] Ein Hauptabschnitt des Opus majus (Pars VI), de scientia experimentali, handelt ausschließlich darüber.

[40] Im „Scriptum principale" (vgl. S. 360, Anm. 2) hätte auch die Medizin ihren Platz gefunden und zwar nach der Alchemie, Botanik und Zoologie, auf welche Hilfswissenschaften sich das Studium des Menschen aufbauen sollte. Im Opus majus und seinen Annexschriften kommt Bacon gelegentlich auch auf die Heilkunde zu reden, der 6. Teil (Perspectiva) handelt eingangs über die Sinnesperzeption im allgemeinen, die Anatomie des Auges und den Sehakt (Bacon sucht zwischen der alten Emanationstheorie und den richtigen Anschauungen des al-Haitam zu vermitteln). — Rein medizinischen Inhalts ist die Abhandlung de retardandis senectutis accidentibus,

beruhend auf Ali Abbas, dispos. regalis II, lib. I, pag. 24; im Manuskript sind ferner zwei Schriften über die Krisen und die kritischen Tage (Amploniana) vorhanden.

[41] Op. maj. IV, ed. Bridges Vol. I, p. 251, 384 ff., an beiden Stellen tadelt er die Aerzte seiner Zeit wegen ihrer Unwissenheit in astrologischen Dingen, „et ideo negligunt meliorem partem medicinae."

[42] Opus tertium cap. 12: Sed alia est scientia, quae est de rerum generatione ex elementis et de omnibus rebus inanimatis. ... Et quia haec scientia ignoratur a vulgo studentium, necesse est ut ignorent omnia, quae sequuntur de rebus naturalibus; scilicet de generatione animatorum, ut vegetabilium et animalium et hominum: quia ignoratis prioribus, necesse est ignorari quae posteriora sunt. Generatio enim hominum et brutorum et vegetabilium est ex elementis et humoribus et communicat cum generatione rerum inanimatarum. Unde propter ignorantiam istius scientiae, non potest sciri naturalis philosophia vulgata, nec speculativa medicina, nec per consequens practica; non solum quia naturalis philosophia et speculativa medicina necessariae sunt ad practicam ejus, sed quia omnes simplices medicinae de rebus inanimatis accipiuntur de hac scientia, quam tetigi ... et haec scientia est alkimia speculativa, quae speculatur de omnibus inanimatis et tota generatione rerum ab elementis. Est autem alkimia operativa et practica, quae docet facere metalla nobilia et colores et alia multa melius et copiosius per artificium, quam per naturam fiunt. Et hujusmodi scientia est major omnibus praecedentibus, quae majores utilitates producit. Nam non solum expensas et alia infinita reipublicae potest dare, sed docet invenire talia, quae vitam humanam possunt prolongare in multa tempora, ad quae per naturam produci potest.

[43] Op. maj. VI, ed. Bridges pag. 204 ff., am Schlusse heißt es: Nam illa medicina, quae tolleret omnes immunditias et corruptiones metalli vilioris, ut fieret argentum et aurum purissimum, aestimatur a sapientibus posse tollere corruptiones corporis humani in tantum, ut vitam per multa secula prolongaret. Das Problem der Lebensverlängerung bildet namentlich den Inhalt seiner Schrift über das Alter. Bemerkenswert ist es übrigens, daß Bacon trotz aller Leichtgläubigkeit an der Ansicht festhält, daß die Lebensdauer über einen gewissen Grad, der einerseits für das Menschengeschlecht im allgemeinen, anderseits für das Individuum durch erbliche Keimverhältnisse im speziellen bestimmt ist, nicht verlängert werden könne.

[44] Epistola de secretis operibus artis et naturae cap. 2: Considerandum est tamen, quod medicus peritus, et quicunque alius qui habet animam excitare, per carmina et characteres licet fictos, utiliter (secundum Constantinum medicum) potest adhibere; non quia ipsi characteres et carmina aliquid operentur, sed ut devotius et avidius medicina recipiatur et animus patientis excitetur et confidat uberius et speret et congaudeat; quoniam anima excitata potest in corpore proprio multa renovare, ut de infirmitate ad sanitatem convalescat ex gaudio et confidentia. Si igitur medicus ad magnificandum opus suum, ut patiens excitetur ad spem et confidentiam sanitatis, aliquid hujusmodi faciat, non propter fraudem nec propter hoc, quod de se valeat (si credimus medico Constantino) non est abhorrendum.

[45] Vgl. besonders Hauréau in Histoire litteraire de la France, XXIX.

[46] Unter anderem wird darin die Medizin als die schwierigste Wissenschaft erklärt und die Forderung aufgestellt, daß die Regierungen mit aller Strenge gegen Kurpfuscher eintreten sollen. Es sei aber nicht verhehlt, daß Lull in einer anderen Schrift nichtmedizinischen Inhalts, Liber contemplationis in Deum, einen Vergleich zwischen den Aerzten der Seele und den Aerzten des Leibes zieht, wobei die letzteren in höchst ungünstigem Lichte erscheinen, ja sogar dem Kranken geraten wird, auf die eigene Erfahrung zu vertrauen.

[47] Im Jahre 1195 wurde von Heinrich VI. ein furchtbares Strafgericht über Salerno verhängt, bei welcher Gelegenheit viele Gelehrte nach anderen italienischen Städten auswanderten. Seit Friedrich II. litt die Schule erheblich durch die Konkurrenz mit der (1224) neugegründeten Universität Neapel, wiewohl sich vorübergehend das medizinische Ansehen Salernos stärker erwies als dasjenige ihrer hauptstädtischen, mit größeren Rechten und Geldmitteln ausgestatteten Schwesteranstalt. Nachdem schon 1231 die medizinische Fakultät in Neapel aufgelassen worden war, wurden 1252 sogar die übrigen Fakultäten nach Salerno verlegt, doch fand schon 1258 wieder eine Neuaufrichtung der Hochschule zu Neapel in vollem Umfang statt.

[48] Nach den französischen Synonymen zu schließen. Das Glossar beginnt in der ursprünglichen konfusen Anordnung mit dem Worte Alphita (et farina hordei est idem), daher die Bezeichnung.

[49] Er starb schon nach wenigen Monaten infolge einer schweren Verletzung, die er sich infolge des Einsturzes einer Mauer in seinem Palaste zu Viterbo zuzog.

[50] Am berühmtesten wurden die „Summulae logicales". Auf diese bezieht sich Dante, der in seinem Paradiso von allen zeitgenössischen Päpsten nur den Petrus Hispanus antrifft:

E Pietro Ispano

Lo qual giù luce in dodici libelli

Canto XII, v. 135-136.

[51] Für dieses Werk wird übrigens auch der Arzt Julianus (Vater des Petrus Hispanus) als Autor in Anspruch genommen.

[52] Wahrscheinlich im Anschluß an alte Volksgebräuche; vgl. übrigens die moderne Rotlichtbehandlung.

[53] In der Einleitung zur Ausgabe des Mesuë von 1539 wird Joh. de St. Amando „doctor suavissimus" genannt.

[54] Das Revocativum memoriae stellte er für die scolares zusammen, „damit sie es nicht nötig hätten, schlaflose Nächte über dem sehr mühseligen Selbststudium des Galen und Avicenna zu verbringen".

[55] Vgl. die von Pagel inspirierten Berliner Dissertationen: O. Paderstein, Ueber Joh. de St. Amando (1892); Eicksen, Historisches über Krisen und kritische Tage; Müller-Kypke, Ueber d. Ars parva Galeni (1893); Reichel, Zur Literaturgeschichte der antiken Arzneimittellehre; G. Matern, Die drei Bücher des Galen über die Temperamente; F. Petzold, Ueber die Schrift des Hippokrates von der Lebensordnung in akuten Krankheiten (1894); Ehlers, Zur Pharmakologie des Mittelalters (1895).

[56] Bemerkenswert durch ihre Freimütigkeit sind seine Urteile über Avicenna, dem er zumutet, über viele einfache Heilmittel im Irrtum gewesen zu sein, über Constantinus, dessen Uebersetzungen er nicht traut, über Gariopontus, dessen bloß kompilatorische Tätigkeit er durchschaut. Festzuhalten ist besonders die Benützung des Celsus, des Cassius Felix und des verloren gegangenen Demosthenes als Quellen.

[57] Daß sich die artistisch-medizinische („Universität") Fakultät Bologna (vgl. S. 317) übrigens bereits im Anfang des 13. Jahrhunderts eines nicht unbedeutenden Besuchs wißbegieriger laikaler und klerikaler Scholaren erfreute, beweist eine vom Papst Honorius III. 1219 an den dortigen Bischof gerichtete Verordnung, wonach den Priestern, Mönchen und regulierten Geistlichen das medizinische und juristische Studium untersagt wurde. Die medizinische Scholarenkorporation besaß eine ähnliche Organisation wie die

juristische (an der Spitze ein Rektor), mußte sich aber gegenüber der langwährenden Präponderanz der letzteren erst in hartem Kampfe die Selbständigkeit erringen. Der Aufschwung der Schule datierte seit der Zeit, als die empirische Unterrichtsweise der philosophisch begründeten Platz zu machen begann, d. h. seit der Lehrtätigkeit des Thaddaeus Alderotti. Seinem Einfluß war es vornehmlich zu danken, daß die medizinischen Scholaren dieselben Privilegien wie die Jünger der Themis erhielten.

[58] Nach dem Schema: **Behauptung, Beleg, Einwand, Gegeneinwand, Lösung.**

[59] Es wird erzählt, daß er durch den Verkauf geweihter Wachskerzen vor den Kirchentüren seinen Lebensunterhalt fand.

[60] Als Papst Honorius IV., der ihn zu sich berufen hatte, seinem Erstaunen darüber Ausdruck gab, daß Alderotti ein tägliches Honorar von 100 Goldstücken forderte, antwortete er, daß doch kleine Fürsten und Edelleute nicht Anstand nehmen, 50 Goldstücke und mehr zu geben. Um nicht als geizig zu gelten, ließ ihm der Papst nach seiner Genesung angeblich nicht weniger als 10000 Aurei auszahlen.

[61] So geriet Alderotti mit Barth. Varignana deshalb in Feindschaft, weil dieser ihm angeblich einige Scholaren entzogen hatte, die früher seine Schüler gewesen waren.

[62] Interessant ist eine Stelle, aus welcher hervorgeht, daß er Nachtwandler gewesen ist; wir setzen sie hierher, um eine Probe seiner dialektischen Darstellungsweise und seines Stils zu geben. „An sensus possit fieri in aliquo dum dormit, Quarta quaestio. De quarta sic procedo. Videtur quod homo possit dormiendo sentire, nam dormiendo movetur, sicut patet in surgentibus de nocte, quorum Ego fui unus. Sed quandocumque homo movetur, tunc sentit quod ista duo sunt aequalia. Praeterea nos videmus eos infrenare equum et equitare: hoc autem non posset fieri sine sensu. Contra somnus secundum quod dicit Aristoteles in somno et vigilia est impotentia usus sensuum, et est immobilitas sensus, quare non sentit homo in somno. Ad hoc dico quod sine dubio non sentit homo in somno, et concedo rationes ad hanc partem. Quare si mihi opponas quod homo movetur in somno ergo sentit, dico quod ille motus non fit nisi ab impressione facta in virtute imaginativa, nam illa bene operatur in somno. Sed si dicas sensus convertitur cum motu, dico quod hoc est verum secundum aptitudinem sed non secundum actum; quare plerumque sentimus et non movemus aliquod membrum et e converso, sicut probatur in hoc quod modo dixi. Ad secundum quod tu dicis quod ipsi infrenant equum et equitant, dico quod ipsi tamen hoc faciunt per virtutem imaginativam et non per

visum; nam si domus esset eis insolita non irent ad stabulum, sed vadunt propter consuetudinem, sicut Magister Compagnus Caecus, qui vadit propter consuetudinem per Bononiam transeundo vias sine aliquo socio. Praeterea Ego qui jam cecidi de alto quatuor pedum ad terram semper dormiens scio bene hujus facti experientiam. Unde dico quod nihil sentio. Statim enim cum frigus percutit me, aut audio aliquem loquentem, revertor ad me ipsum et redeo ad lectum. ..." (In Isagorum Joannitii libellum expositio, cap. X.)

[63] Es ist kein bloßer Zufall, daß die scholastische Medizin zuerst an der Stätte zur reinsten Entwicklung gelangte, wo die juristische Interpretationskunst ihre höchsten Triumphe feierte, in Bologna, denn unter den Einflüssen des Milieus mußte es ja naheliegen, die Glossiermethode auf das Gebiet der ärztlichen Forschung und des ärztlichen Unterrichts zu übertragen, wobei die falsche Voraussetzung maßgebend war, es käme auch hier nur auf die richtige Auslegung der „Litera scripta" an, es könne der antik-arabischen Fachliteratur von vornherein diejenige autoritative, unverrückbar fundamentale Bedeutung beigemessen werden, welche die Rechtsbücher des Justinian für die Juristen tatsächlich besaßen. Wie diese die Rechtsquellen, so behandelte Thaddaeus die Aphorismen, das Prognosticon des Hippokrates etc., indem er sie mit Glossen versah, denen bald förmliche Quaestiones, Disputationes, Recollectiones und Quodlibetationes folgten. Im Grunde war es ja der, durch die Wiedererweckung des römischen Rechts erwachte, juristische Geist, der — wie Roger Bacon klagte — die Theologie des 13. Jahrhunderts beherrschte, der juristische Formalismus, der so großen Einfluß auf die Architektonik der theologischen Lehrgebäude ausübte. In Italien selbst, wo die spekulative Theologie merkwürdigerweise keinen hervorragenden Vertreter hatte — führende Theologen italienischer Abstammung wie Petrus Lombardus u. a. wirkten in Paris —, wurde die scholastische Methode, nur soweit sie auf dem Gebiete der zumeist gepflegten Rechtsstudien zur Geltung kam, vorbildlich für andere Zweige, namentlich für die Medizin.

[64] Die Salernitaner Chirurgen strebten bei der Behandlung der Wunden Eitererzeugung an, die Bologneser Chirurgen dagegen empfahlen die austrocknende Wundbehandlung (nach dem Vorgang von Avicenna galt Wein als bestes Heilmittel für Wunden). Die Salernitaner stützen sich auf Hippokrates (Aphor. V, 67, Laxa bona, cruda vero mala), die Gegner auf Galen (Methodi med. Lib. IV, cap. 5, Siccum sano est propinquius, humidum vero non sano).

[65] Außer bei dem S. 308 besprochenen Jamerius kommt der Einfluß Rogers auch bei Wilhelm von Congeinna (vgl. Pagel, Die Chirurgie des

Wilhelm von Congeinna, Berlin 1891) zur Geltung; über die Nationalität dieses Chirurgen ist nichts bekannt.

[66] Die ältestbekannten Aerzte Bolognas stammen aus der Fremde. In den Archiven von Lucca werden Aerzte seit dem 8. Jahrhundert erwähnt.

[67] Die darüber berichtenden Stadtstatuten sind eines der ältesten Denkmäler für die gerichtliche Medizin im Mittelalter.

[68] So z. B. bezüglich der eiterungslosen Wundbehandlung: Predictus tamen vir mirabilis magister Hugo omnia fere vulnera cum solo vino et stupa et ligatura ... sanabat, consolidabat, pulcherrimas cicatrices sine unguento aliquo inducebat (Lib. I, cap. 12).

[69] Stadt in Calabrien.

[70] Signa sunt, quod minoratur quantitas urinae ... et incipit venter inflari post tempus et fit hydropicus post dies. Et ut plurimum fit talis durities post apostema calidum in renibus et post febrem ejus. Aehnliche Stellen finden sich übrigens schon früher bei Serapion und Rhazes.

[71] Wiewohl Abulkasim eine Hauptquelle bildete, so blieb man doch bei seiner Vorliebe für das Glüheisen nicht stehen.

[72] Schon 1254 hatten die Wundärzte Examinatoren verlangt. Ihre Korporation besaß einen gildenartigen Charakter und sollte hauptsächlich einen Schutz gegen unlautere, meist aus der Fremde eingewanderte Elemente bilden. Die Mitglieder verehrten als Patrone die heiligen Aerzte Kosmas und Damian. Wahrscheinlich wurden ihnen schon früh die Kranken des Hôtel-Dieu anvertraut.

[73] Z. B. Aldobrandino von Siena, der besonders als diätetischer Schriftsteller (in französischer Sprache) hervortrat.

[74] Zitiert werden außer Wilhelm von Saliceto antike, arabische und abendländische Autoren.

[75] Als Beispiel diene die aus der Mitte des 12. Jahrhunderts stammende Schrift Experimenta magistri Gilliberti (ed. Pansier, Janus 1903), in welcher noch der für die Empirie günstige, lang nachwirkende arabische und jüdische Einfluß durchleuchtet.

[76] Den Gegensatz zwischen Montpellier und den anderen in philosophischer Spekulation aufgehenden Schulen (Paris, Bologna etc.) schildert Arnaldus bezeichnend in seinem Breviarium Lib. V, cap. 10 mit den Worten: qui universale cognoscit, particulare autem ignorat, multoties in curatione peccabit. Et propter hoc Parisienses et

Ultramontani medici plurimum student, ut habeant scientiam de universali, non curantes habere particulares cognitiones et experimenta. Memini enim vidisse quendam maximum in artibus, naturalem logicum et theoreticum optimum in medicina, tamen unum clystere seu aliquam particularem curationem non novit ordinare et vix ephemeram sciebat curare. At medici Montis Pessulani, sicut magister meus et alii probi viri, qui fuerunt scholares, qui student satis habere scientiam de universali, non praetermittentes scientiam particularem, unde magis respiciunt ad curationes particulares et didascola et vera experimenta habere, quam semper universalibus incumbere.

[77] Bonifaz VIII., der an einem Steinleiden laborierte, wurde von Arnald, welcher in der Kur dieser Affektionen besonders erfahren war, erfolgreich behandelt. In der Therapie spielte neben diätetisch-medikamentösen Maßnahmen auch die Applikation eines festansitzenden Lendengurts und eines — magischen Löwensiegels eine wichtige Rolle. Letzteres benützte der Papst mit Vorliebe — zur höchsten Entrüstung der Kardinäle. Bekanntlich wurde übrigens Bonifaz VIII. selbst nach seinem Tode der Ketzerei verdächtigt.

[78] Clemens V., der Arnald auch bei der Ordnung der Verhältnisse der medizinischen Schule von Montpellier (1308) zu Rat gezogen hatte, richtete nach dem Ableben des großen Arztes unter Androhung des Kirchenbannes an alle Bischöfe und die ihnen unterstellten Kleriker die Aufforderung, nach einem medizinischen Werke des Verstorbenen „de variis experimentis curandorum morborum acutorum" zu fahnden und ihm dasselbe auszufolgen. Der Papst erteilte ihm in diesem Zirkularschreiben die höchsten Lobsprüche.

[79] Der Herausgeber Symphorien Champier berichtet von seiner flüchtigen Schreibweise: cum enim aliquid ille scripsisset, quod scripserat, respicere bis minime tolerabat, sed neque etiam semel legere atque percurrere.

[80] Als Verf. wurde ein anderer Arnoldus angenommen, wobei man sich namentlich darauf stützte, daß im Breviarium eine Reihe von Neapolitanismen vorkommen.

[81] Im Prooemium zum Breviarium heißt es: et omnia, quae expertus sum, et quaecunque per omnes magistros et viros et mulieres etiam simplices et empiricos vidi temporibus meis experiri ... clariter enarrabo.

[82] Abweichend oder sogar oppositionell gegen Galen tritt er wiederholt auf, z. B. an mehreren Stellen in der Schrift de intentionibus medicorum, in dem Kommentar zur Schr. de mala complexione. Im allgemeinen freilich bringt er Galen und noch mehr dem Hippokrates

Ehrfurcht entgegen. Weit schärfere Worte als gegen den Pergamener findet Arnald gegen Avicenna, von dem er einigemal sagt, daß er Galen ganz mißverstanden habe, ja den er geradezu einen Schriftsteller nennt, welcher den größeren Teil der abendländischen Aerzte verdummt habe („qui in medicina majorem partem medicorum latinorum infatuat". De consid. oper. medic. Pars II, cap. 1). Es ist bezeichnend für Arnalds medizinische Richtung, daß er den Kliniker Rhazes im Gegensatz zu Avicenna ganz besonders verehrt und ihn mit folgenden treffenden Worten charakterisiert: „vir in speculatione clarus, in opere promtus, in judicio providus, in experientia approbatus" (De divers. intentionib. medicinae prooemium).

[83] Er wirft seinen Zeitgenossen mit Recht vor, daß sie statt der Originalschriften sekundäre Machwerke (Summae) studieren: Praeterea non in scripturis student, in quibus ars traditur supradicta Galeni et Hippocratis, a quibus medicinam divina concessione veraciter et perfecte novimus esse relevatam: immo potius in chartapellis et summis, quae potissime magni voluminis sunt, sicut in historiis Gilaberti, fabulis Pontij et Galteri. (De consid. oper. medicinae, prooemium.) — Bei der unmittelbaren Berührung mit den in Spanien ansässigen Sarazenen ist es nicht verwunderlich, daß Arnald das Arabische beherrschte, daher die arabische medizinische Literatur nicht nur intensiver, wie seine Zeitgenossen, sondern mit einer, diesen fehlenden Kritik benützen konnte. Auf seine arabische Sprachkenntnis weist z. B. folgende Stelle im Commentum super libello de mala complexione diversa: nec est imputandum errori transferrentis, quia in omnibus libris Arabum, quos invenire potuimus, sic invenimus continere nec similiter imputandum est defectui vocabulo in illa lingua, quoniam ad notificandum dolorem secundo modo acceptum scimus in eo esse copiosos sermones. Fast in allen Traktaten Arnalds kommen arabische Ausdrücke, auch vulgär-arabische Worte vor. — Vom Griechischen scheint er dagegen keine oder höchstens eine ganz oberflächliche Kenntnis besessen zu haben.

[84] Wie sich aus vielen Stellen ergibt, besaß Arnald für die Anatomie viel Interesse.

[85] Die Grundlage seiner Physiologie und Pathologie ist die Qualitäten- und Säftelehre, jedoch räumt er den zwischen Körper und Geist vermittelnden Spiritus besondere Bedeutung für das Leben im gesunden und kranken Zustande ein.

[86] Diesem goldenen Spruch geht ein sicherlich unechter Abschnitt voran, der in 12 Regeln eine systematische Anweisung zum methodischen Betrug bei der Uroskopie bietet. Besonders häufig wurde

die siebente dieser humoristisch anmutenden, kulturgeschichtlich jedenfalls interessanten Regeln zitiert und dem Arnald mit Unrecht in die Schuhe geschoben: Tu forte nihil scies, dic quod habet obstructionem in hepate; dicet, non Domine, immo dolet in capite vel in tibiis vel in aliis membris; tu debes dicere, quod hoc venit ab hepate vel a stomacho et specialiter utere hoc nomine obstructio, quia non intelligunt, quid significat et multum expedit, ut non intelligatur locutio ab eis.

[87] Parabolae, Doctr. II, aph. 8. 9. 11. 12. Prudens et pius medicus morbum expellere satagit ante cibis medicinalibus quam medicinis puris. — Cuicunque potest per alimenta restitui sanitas, fugiendus est penitus usus medicinarum. — Modestus et sapiens medicus nunquam properabit ad pharmaciam, nisi cogente necessitate, cum etiam debilia, quibus corpus non indiget, sint nociva. — In pueris et decrepitis verendum est pharmacare, juvenibus quoque suspectum est crebro sumere pharmaciam.

[88] De vinis. Vgl. über den Inhalt S. 392.

[89] Nach neueren Forschungen darf Arnald freilich die Entdeckung des Alkohols, der Terpentinessenz, der Salz- und anderer Säuren nicht zugeschrieben werden, dessenungeachtet bleibt die Einführung des Alkohols in die Medizin sein Verdienst.

[90] Damit steht es auch im Zusammenhang, daß er ängstlichen Patienten übel aussehende Arzneien im Dunkeln gibt (De aquis medicinalibus, cap. 3), für Rekonvaleszente eine Ortsveränderung empfiehlt (Parabol. medicat., Doctr. VII, aphor. 2), daß er auf die Ideen der Geisteskranken liebevoll eingeht (De parte operativa) u. s. w.

[91] Als Alchemist hat sich Arnald einen langdauernden Nachruhm erworben, fast alle späteren Anhänger der spagirischen Kunst erwähnen ihn als einen Meister; eine Menge von alchemistischen Schriften, darunter freilich nicht wenige fälschlich, gehen unter seinem Namen. Aus der Untersuchung derselben erhellt, daß er aus der älteren Literatur schöpfte und mit ehrlicher Ueberzeugung arbeitete, ohne es freilich an Renommistereien, wie sie sich ja in allen derartigen Schriften finden, fehlen zu lassen. Rührt doch von Arnald der Ausspruch her, daß er das Meer mit seinem Elixier in Gold verwandeln wollte, wenn es aus Quecksilber bestände. Noch mehr als bei der Mitwelt stand er bei der Nachwelt im Rufe eines Zauberers, dem der Teufel die Transmutation der Metalle ermöglicht hätte. Als Principia naturalia nahm er Merkur und Sulfur an, d. h. das Prinzip des Unzersetzbaren, des Metallglanzes u. s. w. und das Prinzip der Zersetzbarkeit, Veränderlichkeit. Der Unterschied der Metalle beruhe auf der größeren

oder geringeren Beimengung des schwefligen Prinzips, die Möglichkeit der Transmutation auf dem gemeinsamen Ursprung der Metalle. Arnalds schwer analysierbares Verfahren bestand der Hauptsache nach in wiederholtem Destillieren bezw. Sublimieren von Quecksilber, Kupfer-, Gold- und Silberamalgamen mit Essig und Salzzusatz, Verreiben, Filtrieren, einigen Oxydationsprozessen über dem Feuer, Trennung von den Verunreinigungen. Sehr bemerkenswert sind die beliebten Vergleiche der alchemistischen Prozesse mit organischen Vorgängen, der Zeugung, Geburt, dem Wachstum etc.; die Bestandteile des Steins der Weisen entsprechen dem Leib, dem Spiritus, der Seele. — Seit dem letzten Drittel des 13. Jahrhunderts war die Beschäftigung mit der Alchemie im Abendlande, besonders auch in Klöstern, weit verbreitet.

[92] In den Traktaten de coitu, de conceptione und de sterilitate.

[93] De parte operativa. Der Traktat Remedia contra maleficia, welcher allerlei Mittel gegen Zauber enthält, ist aber apokryph.

[94] Insbesondere unter astrologischen Einflüssen angefertigte Siegel (z. B. das Löwensiegel, vgl. S. 389 Anm. 1). Der Traktat de sigillis handelt eigens über die Herstellungsweise solcher Amulette.

[95] Die Aqua auri, erzeugt durch eine glühende, in Wein abgelöschte Goldplatte preist er als Panazee gegen Aussatz. Während aber im Rosarius philosophorum das durch alchemistische Künste bereitete Gold als Universalmittel gepriesen und demselben sogar der Vorrang gegenüber dem natürlichen Gold zugesprochen wird, heißt es in der Schrift de vinis: „Ideo falluntur in hoc alchimistae. Nam etsi substantiam et colorem auri faciunt, non tamen virtutes praedictas in illud infundunt" — womit eigentlich über die Alchemie überhaupt der Stab gebrochen wird.

[96] Die Schriften Arnalds sind größtenteils von der Astrologie durchsetzt, speziell handelt aber der Traktat Capitula astrologiae darüber; darin wird eingehend die Wichtigkeit der Astrologie für die Stellung der Prognose (kritische Tage), für die Arzneibereitung, für die Darreichung gewisser Mittel (z. B. der Laxantien), für die Ausführung des Aderlasses etc. erörtert. Arnald beruft sich auf Hippokrates und Galen und meint, wenn jemand weiter gehe als diese, so überschreite er die Grenzen der Medizin (Speculum introductionum medicinalium, cap. 97). Daß Arnald anderseits die Unverläßlichkeit der Astrologie erkannte und die Beobachtung am Krankenbette höher stellte, geht aus einer merkwürdigen Stelle hervor, wo er sagt, der Arzt, welcher die Astrologie vernachlässigt, fällt nicht in untrügliche Irrtümer (De judiciis astronomiae, cap. 10). — Bei Beurteilung dieses Sachverhalts muß man

in Erwägung ziehen, daß man damals selbst von theologischer Seite die Vernachlässigung gewisser Konstellationen in der ärztlichen Praxis als sündhaft bezeichnete, so sehr man vom Gesichtspunkte des freien Willens die absolute Einwirkungskraft der Gestirne bestritt.

[97] Expositiones visionum. Soweit die Medizin in Betracht kommt, schließt er übrigens, was nicht zu verdammen ist, auf einen natürlichen Zusammenhang der Träume mit körperlichen Zuständen (z. B. Plethora-Alpdrücken).

[98] Breviar. II, cap. 51. Ein Geistlicher führte die Wunderkur aus durch ein Paternoster mit verändertem Schlußsatz. Gegen Halskrankheiten findet sich der Blasiussegen empfohlen.

[99] Auf astralen Einflüssen beruhe z. B. die Kraft gewisser Amulette, die aus Pflanzen, Tierteilen oder Mineralien gewonnen werden. Zauber sei besonders wirksam, wenn neben dem Instrumentarium die Person des Zauberers selbst vermöge des Sternbilds seiner Geburt eine entsprechende Kraft in sich trägt. Diese Kraft könne später noch durch Einflüsse der Himmelskörper verstärkt oder umgekehrt auch durch hemmende Konstellation vermindert und aufgehoben werden. Die geheimnisvollen Kräfte wirken durch Spiritus und Vapores, welche von den Personen ausgehen. Infolgedessen könne in Krankheiten ganz unbeabsichtigt ein Arzt oder ein Pfleger durch seine bloße Anwesenheit nachteiligen Einfluß ausüben, wenn er eben die geheime Kraft zur „Infektion" und Korruption des Spiritus in sich trägt, und diese Kraft noch durch eine ungünstige Konstellation verstärkt wird. (De parte operativa.)

In diesem Abschnitt (Part. III, cap. 5) wird von den **Brillen** gesprochen. Es heißt dort nämlich von einem Augenwasser: et est tantae virtutis quod decrepitum faceret legere literas minutas sine ocularibus.

Es kommen Fragen vor wie z. B.: ob das Feuer warm oder kalt ist, ob die spezifische Form eine Substanz oder ein Accidens ist, ob ein goldenes Kauterium besser als ein silbernes Kauterium wirkt u. s. w.

So wird z. B. die Frage, ob die Nerven vom Gehirn oder vom Herzen entspringen, mit den Kunstgriffen der Dialektik zu beantworten gesucht. Die Frage, ob Gerstenptisane Fiebernden verabreicht werden darf, wird nach allerlei Subtilitäten in negativem Sinne entschieden, weil Gerstenwasser eine Substanz, Fieber dagegen ein Accidens sei.

Pietro d'Abano sprach der Luft Schwere zu, erklärte den Regenbogen aus der Brechung der Strahlen, lehrte, daß die Aequinoktiallinie bewohnbar sei, berechnete annähernd richtig das Sonnenjahr und die

Eintrittszeit der Sonne in die Hauptzeichen des Tierkreises. Was die Physiologie anlangt, verteidigte er z. B. die Ansicht, daß die Venen vom Herzen (nicht von der Leber) entspringen, daß die Respiration wenigstens quoad modum ein willkürlicher Akt sei u. s. w.

Der Conciliator gehört zu den am frühesten gedruckten Werken.

In Frankreich allein gab es im Anfang des 13. Jahrhunderts 2000, in den christlichen Ländern zusammen 19000 Leproserien (Sondersiechenhäuser, St. Georgsspitäler, Mesalleries).

Die Medizin im späteren Mittelalter.

Vestigia terrent.

Die wissenschaftliche Heilkunde des späteren Mittelalters ist das Ergebnis jener Arbeitsmethode, welche im Verlaufe des 13. Jahrhunderts von einzelnen hervorragenden medizinischen Forschern in nahem Anschluß an die Scholastik begründet und ausgebaut worden war.

Da diese Methode im wesentlichen auf einheitliche Gestaltung der galenoarabischen Ueberlieferung mittels der Kunstgriffe aristotelischer Dialektik hinauslief, so kann es nicht verwundern, daß die erzielten Ergebnisse weder für die theoretische Erkenntnis noch für die medizinische Praxis einen wirklich durchgreifenden Fortschritt bedeuten. Die Eindrücke, die man beim Studium der umfangreichen, übrigens noch nicht völlig erschlossenen Literatur dieses Zeitalters empfängt, formen sich zu einem Gesamtbilde, das kaum mehr als eine, noch dazu sehr entstellte, oft ins Groteske verzerrte Reproduktion des arabischen Originals im Gewande der Scholastik darstellt.

Der medizinische Scholastizismus und Arabismus (mit seinen Konsequenzen Astrologie und Uroskopie) wurde auf die Spitze getrieben, er beherrschte hemmend Forschung und Lehre. Seinem Einflusse vermochte sich keiner der Autoren ganz zu entziehen, wiewohl nicht alle in gleich hohem Grade dem Druck der Tradition und dem Zauber der Dialektik unterlagen. Mancher wußte auch innerhalb des starren Rahmens der Doktrin selbständig erworbene ärztliche Erfahrungen gelegentlich unterzubringen, aber vergraben in einem Wuste von Zitaten und logischen Subtilitäten, fanden dieselben kaum die verdiente Beachtung und generalisierende Fortführung. Die hie und da schüchtern geäußerten Einwände gegen überlieferte Lehrsätze bezogen sich fast nur auf untergeordnete Fragen oder praktische Details, sie waren nicht von der Absicht getragen, noch weniger dazu geeignet, die Herrschaft des Systems und der Methode zu erschüttern. Erst in der zweiten Hälfte des 15. Jahrhunderts macht sich eine Wandlung leise bemerkbar, damit treten wir aber schon in ein neues Zeitalter der Kultur, welches von der Negation der mittelalterlichen Ideale seine Signatur empfing.

Wenn auch durchaus nicht frei, so doch weit weniger angekränkelt vom Scholastizismus zeigt sich die Chirurgie, welche naturgemäß trotz ihres Festhaltens an den allgemeinen pathologischen Doktrinen den Weg der Beobachtung und Erfahrung nie in solchem Grade beiseite lassen konnte, wie es die damalige innere Medizin im Banne der Dialektik zumeist getan hat; langsam aber stetig machte sie mancherlei Fortschritte, deren Summe unverkennbar eine allmähliche Ueberwindung der traditionellen (arabischen) Messerscheu durch technische Gewandtheit ausmacht.

Trotzdem es an großen neuen Ideen und bahnbrechenden praktischen Leistungen mangelt, bietet die Epoche des zähesten medizinischen Konservatismus der Geschichte doch wenigstens einen hellstrahlenden Lichtpunkt dar — die durch 1½ Jahrtausend vernachlässigte Sektion menschlicher Leichen kam seit dem 14. Jahrhundert wieder in Aufnahme.

Schon dieses folgenschwere Ereignis allein bietet Anlaß genug, der Medizin der Prärenaissance einiges Interesse zu sichern, mögen ihre Bestrebungen auch zum großen Teile nur den Wert lehrreicher Irrtümer besitzen.

Von vornherein überrascht der zähe Konservatismus der Medizin im Zeitalter der Prärenaissance, da auf den meisten übrigen Kulturgebieten neben der Abhängigkeit vom Althergebrachten schon ein kräftiges Ringen nach neuen Gestaltungen zu erkennen ist, welches das Nahen einer ganz andersartigen Entwicklung ankündigt.

Wenn man hier von den Veränderungen in kirchlicher, religiöser, politischer, sozialer und wirtschaftlicher Hinsicht[1] und von der Vermehrung der Realkenntnisse, der technischen Fortschritte[2] absieht, so sind es insbesondere zwei Haupterscheinungen des geistigen Lebens, die den Bruch mit den einseitigen kirchlich-mittelalterlichen Idealen[3] bezeichnen, die **Selbstzersetzung der Scholastik** und der erwachende **Humanismus**.

Die im 13. Jahrhundert mit Hilfe der Peripatetik und einem Aufwand glänzendster Kombinationsgabe zu stande gebrachte Versöhnung zwischen Philosophie und Kirchenlehre, zwischen Wissen und Glauben schmolz unter dem Einflusse Duns Scotus und seitdem der durch Occam neubegründete Nominalismus zur Herrschaft gelangt war, immer mehr dahin, um der Anschauung von der doppelten Wahrheit, dem Vorhandensein zweier streng geschiedener Gebiete, des Transzendentalen und Natürlichen Platz zu machen[4]. Zu gleicher Zeit begannen sich durch das neubelebte Studium der Antike und das emporkeimende Naturgefühl die Fesseln zu lockern, in welchen das gesamte Bildungswesen und die Kunst schmachtete.

Der Tatsache, daß die Medizin stagnierte und mit besonderer Hartnäckigkeit alle jene Züge festhielt, welche das echt mittelalterliche Wesen ausmachen, hat **Francesco Petrarca**, der Vorkämpfer des Humanismus und der Renaissance, der Apostel des erwachenden Volksgeistes und der beginnenden Kulturverweltlichung den beredtsten Ausdruck verliehen. Gerade ihm, der zuerst den unermeßlichen Schacht des subjektiven Erlebens und Empfindens, des reflektierenden Naturgefühls entdeckte, der zielbewußt der Skepsis und Kritik den Weg ebnete, mußte schon der ganzen Denkweise nach die damalige Heilkunde zum Gegenstand des Mißfallens, der großenteils berechtigten Abneigung und des erbittertsten Angriffs werden — mögen dabei auch untergeordnete persönliche Umstände eine gewisse Rolle gespielt haben. Wie sehr Petrarca, der auch sonst die Schäden der Zeit schonungslos geißelte, die Zustände der Medizin und das Treiben der Aerzte beschäftigte, erhellt aus mehreren seiner Schriften, besonders kommen in Betracht: De vera sapientia, Epistolae de rebus senilibus, Epistolae sine titulo, De sui ipsius et aliorum ignorantia, Invectivae contra medicum quendam. Im folgenden sei der Hauptinhalt seiner Angriffe kurz mitgeteilt, soweit dieselben die zeitgenössischen Verhältnisse betreffen und durch den Lauf der Geschichte gerechtfertigt wurden — hingegen möge hier Petrarcas, an Cato und Plinius gemahnende Polemik gegen die ärztliche Kunst im allgemeinen, wegen der totalen Verkennung des wissenschaftlichen Wesens und der hehren, weitumspannenden Aufgaben der Medizin unerörtert bleiben[5].

In erster Linie bekämpft und verspottet der große Humanist die Sucht der Medizin nach philosophischer Begründung. Abgesehen davon, daß sie einer solchen nach seiner Meinung überhaupt nicht fähig sei und wegen ganz anderer Ziele auch ganz anderer Methoden als die Philosophie bedürfe, eigne sich hierzu der völlig verderbte, nicht auf Tatsachen beruhende Aristotelismus am wenigsten. Sei schon die Philosophie durch mißbräuchliche — das Mittel mit dem Zweck verwechselnde — Anwendung der Dialektik auf Abwege geraten, so gereiche die Disputierkunst der ärztlichen Wissenschaft ganz besonders zum Schaden, weil sie von der Beobachtung und vom praktischen Handeln im richtigen Zeitpunkt ablenke. Früher hätte man die Kranken ohne viel zu vernünfteln geheilt, jetzt stopfe man ihnen die Ohren mit Syllogismen voll, ohne die versprochene Hilfe zu bringen. „Quid est opus verbis? Cura, semper dixi, medice." Lächerlich sei es auch, daß die Aerzte auf die Rhetorik so viel Wert legen, die doch zur Sache gar nichts beitrage, die Medizin in eine hohle Wortkunst verwandle und höchstens dazu diene, die Unzulänglichkeit des Könnens durch vage Ausflüchte zu verhüllen. Des weiteren wendet sich Petrarca gegen den Autoritätsglauben der Aerzte. Bei aller Verehrung, die den großen Meistern des klassischen Altertums gebühre, dürfe man doch dem Hippokrates und noch weniger dem Galenos eine absolute Autorität zuerkennen, da auch ihre Kunst nicht auf vollkommen sicherer Grundlage fußte; die bloße Berufung auf ihre Lehrmeinungen sollte in der Medizin nicht entscheidend sein, wenn eigene Beobachtung und selbständiges Urteil dagegen sprechen. Man müsse überhaupt der Natur gehorchen, nicht dem Hippokrates, und ihr folgen, nicht weil es etwa Galen so vorschreibt, sondern weil eine innere Mahnung es uns also rate. Ueberdies stütze sich der blinde Autoritätsglaube der Aerzte bloß auf die schwankende Interpretation der Alten, und zwischen der griechischen und der gegenwärtigen Medizin bestehe nur noch durch die gräzisierende Terminologie[6] eine Gemeinschaft. Am schlimmsten sei aber der Arabismus[7], welcher überhaupt eine Schmach der Zeit bilde und namentlich die Medizin um ihren alten Ruhm gebracht habe. Im engsten Zusammenhange damit ständen die Verirrungen der Astrologie, Alchemie und Magie, der Uroskopie und Koproskopie, die Petrarca insgesamt ins Gebiet der Scharlatanerie bezw. des Aberglaubens verwirft. Die Diätetik, welche den Patienten in übertriebener Weise, geradezu tyrannisch vorgeschrieben, übrigens von den Aerzten selbst am wenigsten befolgt werde, kranke an inneren Widersprüchen und entbehre wirklich zuverlässiger Voraussetzungen, die Therapie sei zwar mit dem Nimbus einer Wissenschaft umgeben, doch tatsächlich bloß ein Gewebe von kritikloser Leichtgläubigkeit und bewußtem Trug; in der Praxis, die beinahe ganz dem Zufall preisgegeben sei, nähmen freilich die Aerzte jeden günstigen Ausgang als ihr Verdienst in Anspruch, während sie die Mißerfolge allen möglichen Ursachen, nur nicht der einzig wahren, nämlich ihrer Unwissenheit, zuschreiben. Aus dem Munde klar denkender und charakterfester Aerzte habe er ganz ähnliche Urteile über die, jedweder Zuverlässigkeit bare, Heilkunde vernommen. Nach dem Gesagten überrascht es nicht, wenn Petrarca über die damalige Medizin den Stab bricht und die Meinung ausspricht, daß die Tätigkeit der meisten ihrer Vertreter auf Täuschung abziele[8], wovon er köstliche Geschichten erzählt. Hingegen finden die mißachteten Chirurgen vor seinem strengen Richterstuhle Gnade[9].

So sehr die arabistisch-scholastische Medizin hinter den Anforderungen zurückblieb, die schon damals einzelne erlesene Denker an den Betrieb der Wissenschaft stellten[10], eine unbefangene historische Betrachtungsweise darf doch gewisse mildernde Umstände nicht ganz unberücksichtigt lassen. Insbesondere das Faktum, daß die geistigen Wandlungen, welche im Zeitalter der Prärenaissance merkbar werden, erst viel später zum Abschluß gelangt sind, und daß die Heilkunde in jeder Epoche nicht von den entstehenden, sondern nur von den bereits siegreich durchgedrungenen Kulturideen beeinflußt wird. Auch kommt es sehr darauf an, ob man den gesamten Werdeprozeß der Medizin als solcher oder die allmähliche Entwicklung des medizinischen Wissens und Könnens unter den abendländischen Völkern zum Standort der Beurteilung wählt. Was im ersten Falle als absoluter Stillstand anzusprechen ist, verliert zwar auch im zweiten Falle nicht den Charakter der Verirrung, erscheint aber in hellerem Lichte, wenn man den Umfang der Literaturkenntnis, die Stufe des theoretischen Denkens und selbst das praktische Können des arabistisch-scholastischen Zeitalters mit dem Besitzstand der Medizin des Abendlands im frühen Mittelalter vergleicht.

Das medizinische Erbe des 13. Jahrhunderts traten **Bologna**, **Padua**, **Montpellier** und **Paris** an; sie bildeten die Zentren der wissenschaftlichen Tätigkeit und beherrschten mit ihren weitreichenden Einflüssen auch die übrigen Schulen, deren Zahl nicht unbeträchtlich zu wachsen begann[11];

Salernos einstige Größe lebte dagegen nur noch in der Erinnerung fort[12]. Die Bahnen, welche Taddeo Alderotti, Pietro d'Abano, Bernard de Gordon eröffnet hatten, bauten Schüler und Enkelschüler emsig weiter aus, während die reformatorischen Bemühungen des Arnaldo de Villanova nur ganz vereinzelt und keinesfalls einen solchen Nachhall fanden, wie es im Interesse des Fortschritts wünschenswert gewesen wäre.

Den gewählten Vorbildern entspricht die medizinische Literatur des 14. Jahrhunderts deutlich genug. Sie ist durchaus rezeptiv, kompilatorisch und kommentatorisch, wobei die Lehrsätze der Araber, des Galen und Aristoteles zur dogmatischen Voraussetzung dienen. Ueber diese hinauszustreben, fühlte niemand den mindesten Antrieb, noch die genügende Kraft, und das Endziel der Autoren lag einzig darin, den überkommenen Wissensstoff zu exzerpieren, zu interpretieren, von Widersprüchen zu säubern, in eine übersichtliche, leicht benützbare kompendiöse Form zu bringen. Die literarischen Produkte, welche teils den Erfordernissen der arabistisch-scholastischen Forschungs- und Unterrichtsweise, teils den Bedürfnissen der Praktiker entsprangen, lassen gewisse Hauptgruppen unterscheiden, als deren wichtigsten (abgesehen von Spezialarbeiten) die folgenden zu nennen wären: Medizinische Glossarien, Sentenzensammlungen, Kommentare (Expositiones), Lehr- und Handbücher (Practica, Breviarium, Lilium etc. — Einführungsschriften, Introductorium, Clarificatorium etc.) kasuistische Schriften (Consilia).

Die Glossarien (Erklärung der Kunstausdrücke, medizinische Wörterbücher) wurden umso nötiger, als die Terminologie der lateinischen Uebersetzungen arabischer Werke infolge vielfacher Entstellung und Verstümmelung oft unklar war; sie beziehen sich gewöhnlich nur auf die Namen der Heilmittel (Synonyma, vgl. Steinschneider, „Zur Literatur der Synonyma", Anhang zu Mondevilles Chirurgie, herausgegeben von Pagel 1892). Zu den Sammelschriften im weitesten Sinne gehören Concordanciae, welche unter bestimmten Schlagworten alle darauf bezüglichen Sentenzen der Autoritäten in kurzen Exzerpten wiedergeben, ferner solche Werke, welche entweder bloß das Wichtigste aus den Quellen zusammenstellen — Aggregator, Summa — oder aber mittels der dialektischen Methode und Kritik die Widersprüche der Autoritäten auszugleichen suchen — Conciliator. Das formale Muster der medizinischen Literaturgattungen bildeten theologisch-philosophische und ganz besonders auch juristische Werke (Glossatoren, Postglossatoren), was sich schon in manchen Titeln (z. B. Concordanciae, Summae) verrät und in der ganzen Kommentatorentätigkeit deutlich zum Ausdruck kommt, wobei eben irrigerweise seitens der Aerzte den galeno-arabischen Schriften dieselbe autoritative Bedeutung beigemessen wurde, wie von Seite der Theologen den Sententiae des Lombardus, wie von Seite der Juristen dem Corpus juris. Interessant ist es, daß auch die Sammlungen von

Krankheitsfällen ihr Vorbild in der juristischen Literatur hatten, schrieb doch z. B. der berühmte Rechtslehrer Baldus „Consilia".

Das höchst voluminöse Schrifttum der Aerzte des 14. Jahrhunderts stellt ein Denkmal rastlosen Eifers und erstaunlicher Gelehrsamkeit dar, aber es liefert auch das abschreckendste Beispiel einer gänzlich verfehlten Methode. Belesenheit und Autoritätsglaube nimmt jene Stelle ein, welche der Beobachtung am Krankenbette gebührt; endlose Syllogismen usurpieren den Platz der Erfahrung; spitzfindige Definitionen, vage scholastische, rein abstrakte Erörterungen von Problemen der Physiologie, Pathologie, Therapie bedeuteten damals — wissenschaftliche Forschung. Und wenn einmal in der dürren Wüste selbstquälerischer Quaestiones und Propositiones, unglaublich subtiler und unendlich weitschweifiger Argumentationes, Recollectiones, Quodlibetationes etc. eine Kasuistik als Oase auftaucht, dann erdrückt alsbald ein Schwall von haltlosen, dem Aristotelismus erborgten Spekulationen oder eine Unmasse von bunt zusammengewürfelten Rezepten die ohnedies dürftige Krankheitsschilderung.

Da die Autoren nicht aus dem frischen Born des Lebens, sondern aus der gemeinsamen alten Buchweisheit schöpften und sich bei der Verarbeitung der Ueberlieferung so ziemlich im gleichen Gedankengange bewegten, so herrscht eine ermüdende Einförmigkeit, eine geradezu trostlose Oede in der Literatur, ja man macht sich — wenigstens was den Hauptinhalt anbelangt — keiner allzugroßen Uebertreibung schuldig, wenn man sagt, wer eine oder die andere der Schriften gelesen, kennt damit auch schon die übrigen. Ueber den Wert des Geleisteten hat die Nachwelt ihr Urteil gesprochen, indem sie nur einen bescheidenen Bruchteil des umfangreichen Schrifttums der Druckerpresse übergab.

Mag es eine Aufgabe des Bibliographen und Literarhistorikers bilden, die vielen noch im Staube der Archive ruhenden Manuskripte ans Licht zu ziehen, sie zu registrieren und durch Neueditionen der Vergessenheit zu entreißen — die pragmatische Geschichtschreibung hat den Interessen des geistigen Zusammenhangs schon dann hinreichend entsprochen, wenn sie nur die allerwichtigsten Vertreter der medizinischen Scholastik nennt, insbesondere jene, deren Ruf die Epoche überdauerte, deren Werke im ärztlichen Studiengang längere Zeit hindurch eine Rolle spielten.

Die gefeiertsten Interpreten antiker[13] und arabischer Schriften, die spitzfindigsten der medizinischen Dialektiker gingen aus Norditalien hervor, wo der gerade damals zur Höchstentfaltung gebrachte juristische Formalismus[14] und die eifrigst gepflegte arabisierte Peripatetik in besonderem Maße begünstigend auf die Entwicklung der kommentatorischen Tätigkeit einwirkten.

Der Schule Bolognas entstammten Guglielmo Corvi aus Canneto bei Brescia, dessen Practica — der Aggregator Brixiensis — das Muster für eine ganze Reihe von scholastisch bearbeiteten Sammelwerken abgab, der Kommentator κατ' εξοχὴν Torrigiano di Torrigiani, dessen Erläuterung der Ars parva Galens „Commentum in librum Galieni qui microtechni intitulatur" überaus lange als Lehrbuch benützt wurde, die Sprößlinge der Aerztefamilie Varignana, von denen namentlich Bartolommeo und Guglielmo V. als Lehrer und Schriftsteller Ansehen erwarben, ferner Dino del Garbo, der wegen seiner sehr geschätzten Interpretationen (besonders Avicennas) den Ehrennamen „Expositor" empfing, und dessen Sohn Tommaso del Garbo, welch letzterer ein getreues Bild der damaligen Heilwissenschaft in seiner, nach „Quaestiones" geordneten „Summa medicinalis" lieferte.

Mit den berühmten Meistern Bolognas wetteiferten diejenigen Paduas, wo die Traditionen des Pietro d'Abano und damit auch des Averroismus beständig fortwirkten. An erster Stelle verdient hier Gentile da Foligno Erwähnung, und zwar nicht allein wegen seiner berühmten Kommentare (zur Ars parva Galens, zu den Lehrgedichten des Aegidius Corboliensis etc.), sondern hauptsächlich wegen seiner Consilia, einer kasuistischen Sammelschrift, in der sich schon der Drang nach eigener Krankenbeobachtung, freilich noch gehemmt durch Dialektik und Arzneiglauben, kundgibt. Außer ihm trugen zum Ruhme der Paduaner Schule die Mitglieder der Aerztefamilie St. Sophia — besonders Marsilio und Galeazzo de St. Sophia — vieles bei, ebenso der Verfasser des „Aggregator Paduanus" (Sammelwerk über Heilmittel) Giacomo de' Dondi und dessen Sohn Giovanni de' Dondi, welcher sich gegenüber dem herrschenden Doktrinarismus eine merkwürdige Selbständigkeit des Urteils zu bewahren wußte und auch als Praktiker die höchste Anerkennung erwarb.

Zuerst in Bologna, später in Padua lehrte Giacomo della Torre aus Forli (Jacobus Foroliviensis), einer der berühmtesten Kommentatoren, dessen Interpretationen zu den hippokratischen Aphorismen, zur Ars parva und zu einzelnen Abschnitten des Kanons Avicennas dauerndes Ansehen genossen.

Was die Literatur betrifft, welche aus anderen italienischen Bildungszentren hervorging, so wären vor allem zwei Werke zu nennen, die für die Kenntnis der mittelalterlichen Heilkunde von Wert sind: das Supplementum Mesuë des Neapolitaner Leibarztes Francesco di Piedimonte, eine noch an die Salernitaner anknüpfende Kompilation, welche einen großen Teil der speziellen Pathologie und Therapie (auch Geburtshilfe) behandelt, und die Sermones medicinales des Florentiners Niccolo Falcucci (Nicolaus Florentinus), ein riesiges Repertorium der gesamten Medizin, das insbesondere aus den Arabern geschöpft ist und den ganzen, bis zum

Ausgang des 14. Jahrhunderts bekannt gewordenen Wissensstoff übersichtlich zusammenstellt.

Es ist gewiß anzuerkennen, daß die aufgewandte Geistesarbeit nicht ganz zwecklos war, daß die scharfsinnigen Kommentare und fleißigen Kompilationen das Studium der galeno-arabischen Kolossalwerke erleichterten bezw. ersetzten[15], aber darin allein liegt ihre — temporäre — Bedeutung, denn aufgehend in der Idolatrie der sakrosankten Autoritäten bieten sie kaum etwas von eigener, kritischer Erfahrung. Schwache Spuren selbständiger Beobachtung trifft man fast nur in den Sammlungen von Konsilien[16], noch mehr in der pharmakologisch-botanischen und balneologischen Literatur. Auf diesen Gebieten bilden namentlich die Pandectae medicinae (eine alphabetisch geordnete Arzneimittellehre) des Mantuaner, später in Salerno lebenden, Arztes Matthaeus Sylvaticus, welcher auf den Wegen des Simon Januensis weiter ging, und die Bäderschriften des Giovanni und Giacomo de' Dondi erfreuliche Erscheinungen.

Man hat es versucht, zwischen der Schule von Bologna und derjenigen Paduas einen Unterschied zu hypostasieren, insofern die erstere die gräzistische, die letztere die arabistische Scholastik repräsentieren sollte. Dies trifft höchstens für den Beginn der Entwicklung und bloß für einzelne Autoren zu, indem diese ihre Interpretationskunst entweder hauptsächlich in den Dienst galenischer und hippokratischer Schriften oder aber des Avicenna, Averroës u. s. w. stellten. Abgesehen davon, daß eine solche Differenzierung wenig wesentliche Bedeutung besitzt, weil die scholastische allgemein gehandhabte Methode das eigentlich Ausschlaggebende ist, kann die Trennung in der Blütezeit des Arabismus überhaupt nicht strikte durchgeführt werden.

Mit größerer Berechtigung ließe sich behaupten, daß Montpellier, trotz aller Unterwerfung unter die Scholastik, die Empirie nicht ganz aus den Augen verlor und durch Bevorzugung des Rhazes gegenüber dem Avicenna eine mildere Nuance des Arabismus darbietet. Zwar schlummert vom Schrifttum dieser Schule noch vieles in der Verborgenheit, doch genügt schon das heute zugängliche Material, um im Vergleich mit dem der norditalienischen Universitäten einen etwas günstigeren Eindruck zu erwecken[17]. Die bekanntesten Größen sind Gerardus de Solo, welcher sich als Kommentator des Rhazes auszeichnete und ein lange Zeit sehr beliebtes Lehrbuch für Studierende Introductorium juvenum verfaßte, und Johannes de Tornamira, von dessen Schriften das höchst praktisch angelegte (auf Rhazes beruhende) Schulkompendium Clarificatorium die weiteste Verbreitung fand. Durch diese beiden Männer hat Montpellier auf die mittelalterliche ärztliche Ausbildung, namentlich auf den medizinischen Elementarunterricht, einen tiefen und nachhaltigen Einfluß ausgeübt. Außer ihnen bildete auch Johannes Jacobus eine Zierde der Schule. Die Vorliebe für das Praktische, die intensive

Beschäftigung mit der Therapie, welche gerade die Aerzte und Lehrer in Montpellier kennzeichnet, verleitete leider manche derselben zu einer kritiklosen, oft sogar mit wüstem Aberglauben untermengten Empirie, wie dies schon bei Gilbert und Bernhard von Gordon hervorgetreten war.

In noch höherem Maße muß dies von einem Nachahmer der beiden in Oxford gesagt werden, von dem Engländer Joh. Gaddesden, dessen Kompendium Rosa anglica stellenweise wohl alles überbietet, was der medizinische Mystizismus selbst in diesem Zeitalter sonst auszuhecken wußte. Etwas nüchterner ist das Breviarium eines anderen Repräsentanten dieser Schule, des Joh. Mirfeld, welcher außerdem auch eine lexikalisch geordnete Arzneimittellehre (Synonyma Bartholomaei) hinterließ.

Aeußerst wenig wissen wir über die literarische Produktion der medizinischen Schule von Paris, wo die Schriften des Aegidius Corboliensis und des Joh. de St. Amando[18] noch immer hochgehalten wurden und nachwirkend den Arabismus einschränkten. Daß man bei aller Vorliebe für die scholastische Spekulation die Beobachtung am Krankenbette nicht gänzlich verabsäumte, beweisen z. B. jene neuerdings bekannt gewordenen Aufzeichnungen, welche ein in Paris Ende des 14. Jahrhunderts studierender junger deutscher Arzt über die Heil- und Lehrtätigkeit einiger gelehrter Praktiker[19] hinterlassen hat.

Wahrscheinlich ist es teilweise dem Einflusse der beiden französischen Schulen zuzuschreiben, daß die frühesten Repräsentanten der scholastischen Medizin aus dem deutschen Reiche durchwegs eine mehr nüchterne, praktische Richtung vertreten, welche sich besonders in der Vorliebe für die Diätetik und in der Opposition gegen die Ausartungen der Alchemie, Uroskopie etc. bekundet. Die Schriften des Thomas aus Breslau, Bischofs von Sarepta i. p. und der ersten Lehrer an der ältesten deutschen Hochschule — Prag[20] — des Magister Gallus, des Sulko von Hosstka und namentlich des Sigismundus Albicus (eines begeisterten Anhängers des Arnaldus de Villanova), bilden leuchtende Beispiele dafür.

Den traurigen Anlaß zur Entstehung einer eigenen Art prophylaktisch-diätetischer Schriften gaben die furchtbaren Pestepidemien des 14. Jahrhunderts, namentlich „das große Sterben", der „schwarze Tod" (Höhepunkt 1348), welcher durch seine entsetzlichen Verheerungen und kulturschädlichen Folgeerscheinungen selbst in der Geschichte der Seuchen einzig dasteht. Die Pestschriften dieses und der nächsten Jahrhunderte weichen in ihren vorbeugenden hygienisch-diätetischen Vorschlägen der Hauptsache nach nur wenig voneinander ab.

Hinsichtlich der Geschichte der Pestpanepidemie des 14. Jahrhunderts muß auf die einschlägige Literatur, besonders auf das erschöpfende neueste Werk von G. Sticker, Die Pest (Abhandlungen aus der Seuchengeschichte und

Seuchenlehre, I. Band, erster und zweiter Teil), Gießen 1908-10, verwiesen werden. Es sei nur erwähnt, daß man die Gesamtzahl der Opfer des schwarzen Todes in Europa auf 25 Millionen Menschen berechnet hat. Zeitgenössische Berichte besitzen wir unter anderem von Gabriel de Mussis, Villani, Boccacio, Petrarca, von Gentile da Foligno, Dionys Secundus, Colle, Simon de Covino, Guy de Chauliac; die schrecklichsten Begleit- und Folgeerscheinungen waren die Geißlerfahrten und Judenverfolgungen (Verdacht der Brunnenvergiftung).

Auf Befehl des Königs Philipp erließ die medizinische Fakultät von Paris im Oktober 1348 ein Gutachten über die Seuche, ihre Ursache, Verhütung und Heilung, Compendium de Epidemia per Collegium facultatis medicorum Parisiis ordinatum (vollständig mitgeteilt von Rébouis, Etude historique et critique sur la Peste, Paris 1888). Bezüglich der Prophylaxe und Diätetik heißt es darin (vgl. Sticker l. c.): Man soll große Massen Weihrauch und Kamillen auf den öffentlichen Plätzen und an stark bevölkerten Orten und im Innern der Häuser verbrennen.... Man soll kein Geflügel essen, keine Wasservögel, kein Spanferkel, kein altes Ochsenfleisch, überhaupt kein fettes Fleisch. Man soll nur das Fleisch der Tiere von warmer und trockener Qualität essen, aber kein erhitzendes und reizendes. ... Wir empfehlen Brühen mit gestoßenem Pfeffer, Zimmet und Spezereien besonders solchen Leuten, die gewohnheitsmäßig wenig und nur Ausgesuchtes essen. Der Schlaf darf nicht länger als bis zum Morgengrauen oder ein wenig mehr dauern. Zum Frühstück soll man nur wenig trinken, das Mittagessen um elf Uhr nehmen; dabei darf man ein wenig mehr als am Morgen trinken, und zwar von einem klaren leichten Wein, der mit einem Sechstel Wasser gemischt ist. Unschädlich sind trockene und frische Früchte, wenn man sie mit Wein nimmt. Ohne Wein können sie gefährlich werden. Die roten Rüben und andere frische oder eingesalzene Gemüse können nachteilig wirken; die gewürzhaften Kräuter wie Salbei oder Rosmarin sind dagegen heilsam. Kalte, feuchte und wäßrige Speisen sind größtenteils schädlich. Gefährlich ist das Ausgehen zur Nachtzeit bis um drei Uhr morgens wegen des Taues. Fisch soll man nicht essen; zuviel Bewegung kann schaden; man kleide sich warm, schütze sich vor Kälte, Feuchtigkeit und Regen, und man koche nichts mit Regenwasser. Zu den Mahlzeiten nehme man etwas Theriak; Olivenöl zur Speise ist tödlich. Fette Leute sollen sich der Sonne aussetzen. Eine große Enthaltsamkeit, Gemütserregungen, Zorn und Trunkenheit sind gefährlich. Durchfälle sind bedenklich, Bäder gefährlich. Man halte den Leib mit Klystieren offen. Umgang mit Weibern ist tödlich; man soll sie weder begatten, noch in einem Bette mit ihnen schlafen. — Im Jahre 1349 ging von Montpellier ein ähnliches Gutachten aus (von Michon in Documents inédits sur la grande peste de 1348, Thèse de Paris 1860, mitgeteilt). — Von Aerzten des 14. Jahrhunderts verfaßten Guglielmo da Brescia, Gugl. de Varignana, Tommaso del Garbo, Pietro de Tussignana, Jean à la Barbe, Sigism. Albicus

u. a. Pestschriften. Hauptsächlich auf die Pestepidemie des Jahres 1382 beziehen sich die genauen Schilderungen, welche Chalin de Vinario aus Montpellier in seinem Werke De peste libri tres entwirft. Bemerkenswerterweise erkennt dieser aufgeklärte Arzt, daß außer den angenommenen mystisch-astrologischen und den kosmisch-tellurischen Ursachen für die Verbreitung der Seuche die Ansteckung die größte Bedeutung besitzt.

Darüber, wie sich der Arzt beim Besuche von Pestkranken verhalten soll (Observandum ubi contingerit visitare pestilenticum), gibt ein aus dem Ende des 14. oder dem Beginn des 15. Jahrhunderts stammendes Dokument (Bibl. Riccordiana, Florenz, Ms. 854, Bl. 130), welches Sudhoff jüngst veröffentlicht und übersetzt hat (Mediz. Klinik 1910, Nr. 38 und 39), folgende Vorschriften: 1. Laß dir das Harnglas mit einem dreifachen oder vierfachen Leinentuch wohl verdeckt herbeibringen, damit der Dunst des Urins nicht ausrauchen kann. 2. Sieh zu, ob das Haus (des Kranken) einen geräumigen oder breiten Luftraum hat oder nicht; wenn nicht, laß dir das Harnglas auf die Straße bringen und beschaue dort den Urin. Hat es aber einen breiten Hof und einen weiten Luftraum, dann kannst du in Sicherheit in das Haus hineingehen und in der Mitte des Hauses selbst den Urin beschauen. 3. Ich lobe es, wenn das Uringlas lieber von den Leuten aus dem Hause des Kranken gehalten wird, als daß du es selbst in der Hand hältst und berührst. Wenn du es aber selber in die Hand nehmen mußt, berühre es nur mit den Handschuhen und setze es schnell wieder weg. 4. Die Stuhlgänge sieh dir von weitem an in freier Luft und verweile dabei nur kurze Zeit. 5. Wenn du zur Kammer des Kranken gehst, (beachte), daß du niemals in sie hineingehst, wenn sie eng, klein und nicht gut zu lüften ist; in diesem Falle läßt du den Kranken aus der Kammer heraustragen und schreibe vor, daß er höher wie du gehalten werden muß[21]; wenn es möglich ist, dann kannst du seinen Puls fühlen, niemals aber sein Bettzeug, und was um ihn ist, berühren. Ist das Zimmer weit, groß, gut zu lüften, dann kannst du mutig hineingehen, besonders wenn die Tür und die Fenster breit und groß sind, in die freie Luft sehen und ihr freien Zutritt gewähren. Dann fühle den Puls wie gesagt ist. 6. Ich lobe es, wenn du einen Arm nur anfaßt, den nämlich, welchen du leichter erreichen kannst. 7. Verordne, daß Fenster und Türe des Krankenzimmers beständig offengehalten werden, wenigstens vom Sonnenaufgang bis zum Sonnenuntergang. Sollte dies dem Kranken unangenehm erscheinen, so befiehl, daß es zumindest einige Zeit vor deinem Hineintreten geschehe, andernfalls gehst du überhaupt nicht hinein. 8. Zu loben ist es, wenn alles, was aus dem Körper des Kranken ausgeschieden wird, soweit möglich vollständig gesammelt wird, wie die Stuhlgänge, der Urin und der Auswurf, und sofort aus dem Krankenzimmer getragen und an einem geeigneten, weitab liegenden Ort aufbewahrt wird. 9. Zu loben ist, wenn täglich alle Gewänder und Decken um den Kranken erneuert werden, soweit die

Möglichkeit vorliegt, oder wenigstens die Betttücher und die Leibwäsche, wenn er solche trägt. 10. Verordne, daß das Krankenzimmer häufig mit Rosenwasser, untermischt mit Essig, besprengt werde, indem man einen langgestielten Sprengwedel damit getränkt durch die Luft bewegt. Auch wäre es gut, wenn einige weite Gefäße, gefüllt mit etwas erwärmtem Rosenwasser mit Essig, im Zimmer ständen, damit sich ihre Dämpfe noch gründlicher mit der Luft mischen. 11. Für löblich halte ich es, wenn du beständig, solange du im Hause des Kranken bist, an einem Schwamm riechst, der in Essig getaucht ist, in welchem ein feines Pulver von Gewürznelken, Zimt und ähnlichem gelöst ist. Beachte dabei die Not des Augenblicks und die bedingenden Umstände und sieh besonders darauf, solange du bei dem Kranken weilst, wie du denn überhaupt diesen Aufenthalt möglichst beschränken und dich im allgemeinen immer nur kurze Zeit im Hause des Kranken aufhalten solltest. 12. Für gut halte ich es, wenn du langsam einhergehst und nicht rasch und mit Heftigkeit, wenn du dich zum Hause des Kranken begibst, damit du nicht mehr als irgend notwendig den Atem einziehen mußt. 13. Gut ist es, wenn du stark Wohlriechendes und viel Duftendes bei dir trägst und diese Dinge nach den Erfordernissen der Jahreszeit auswählst und sie an deinen Kleidungsstücken und unter deinem Mantel an vielen Stellen derart aufhängst, daß ihr Duft um deine ganze Person sich verbreitet und bis zu deinen Nasenlöchern dringt, doch nicht so reichlich, daß dein Kopf zu sehr davon eingenommen werde. Du kannst sie auch in deine Kopfhülle tun und dich räuchern, wenn du vom Hause weggehst, kannst auch alle deine Gewänder damit räuchern lassen, wenn du vom Bett dich erhebst. 14. Für gut halte ich es auch, wenn oft im Zimmer des Kranken Fächelungen stattfinden; man soll zwei oder drei große lange Wedel (im Zimmer des Kranken) haben, und es sollen die Wedelungen bei offenen Fenstern und Türen des Krankenzimmers vorgenommen werden, derart, daß nahezu die ganze Luft der Kammer erneuert wird, und dies soll öfters bei Tag und (einmal) um Mitternacht geschehen. 15. Ich lobe es, wenn im Krankenzimmer kalte wohlriechende Dinge aufgehängt werden, als da sind: Orangen, Rosen, Zitronen und ähnliches, und daß auch solche wohlriechenden Dinge ins Bett des Kranken gelegt werden und er Edelsteine an sich trägt, wie Hyazinth und Smaragd und ähnliches an seinen Fingern beständig trage, weil es von großem Nutzen ist. 16. Auch für dich ist es gut, wenn du die genannten Steine beständig an dir trägst, in Ringen oder anderswie.

In den Werken der früher erwähnten Kommentatoren und Kompilatoren ist zwar gewöhnlich neben der internen Medizin auch die Chirurgie mehr oder minder vertreten[22], doch handelt es sich dabei in der Regel bloß um Lesefrüchte von Theoretikern, nur ganz ausnahmsweise um wirkliche Erfahrungsresultate. Einsicht in das damalige wundärztliche Können gewinnt man dagegen durch die chirurgische Spezialliteratur, deren besten

Produkte von Männern herrühren, welche in beiden Zweigen der Heilkunde erfahren waren und mit Vorliebe die chirurgische Praxis pflegten (Aerztechirurgen).

Es ist kein Zufall, daß im 14. Jahrhundert die vornehmsten derselben gerade aus Frankreich hervorgingen, wo Lanfranchi eine reiche Saat ausgestreut hatte, und das Collège de Saint-Côme unter der Führung Jean Pitards auch als Unterrichtsanstalt aufblühte — **Henri de Mondeville** und **Guy de Chauliac**.

Ueber das Leben des Jean Pitard, der Lanfranchi die Wege geebnet hatte, und auf dessen Betreiben das Collège de St. Côme vom Könige die Statuten empfing, besitzen wir nur wenige wirklich verläßliche Daten. Fest steht nur, daß er 1306 Wundarzt Philipps des Schönen gewesen, und daß ihm in einem Edikt desselben Königs vom Jahre 1311 wichtige Funktionen, namentlich die Erteilung der Lizenz an die von den geschworenen Meistern der Chirurgie Geprüften, übertragen wurden. Aktenmäßig kann er noch 1328 als „chirurgien du roy" nachgewiesen werden. Außer Rezepten bildet bloß ein in jüngster Zeit von Sudhoff aufgefundenes chirurgisches Manual seine literarische Hinterlassenschaft. Die Begeisterung seiner Schüler hat das Leben des verdienstvollen Mannes, der Ende des 13. und zu Anfang des 14. Jahrhunderts an der Spitze der Pariser Chirurgen schritt, mit mancherlei legendenhaften Daten ausgeschmückt, welche der neueren Kritik nicht standzuhalten vermochten.

Henri de Mondeville wurde in der zweiten Hälfte des 13. Jahrhunderts vermutlich in einem Dorfe der Normandie geboren und scheint seine Ausbildung teils in Bologna, teils in Montpellier und Paris empfangen zu haben. Seine Meister in der Chirurgie waren Theoderich, Lanfranchi und Pitard, welch letzteren er peritissimus et expertissimus in arte cyrurgiae nennt. Wahrscheinlich auf Empfehlung desselben kam Henri bereits vor 1301 an den Hof Philipps des Schönen als einer der vier Leibchirurgen des Königs. Seine Lehrtätigkeit zog zahlreiche Schüler an, erlitt aber durch seine vielfachen Beschäftigungen, insbesondere durch die Notwendigkeit, den König auf Reisen und ins Feld zu begleiten, häufige und langwährende Unterbrechungen. Diese Hindernisse bewirkten es auch, daß seine 1306 begonnene „Cyrurgia" nur langsam fortschritt und noch 1312 nicht über die beiden ersten Traktate hinausgekommen war. Leider sollte dieses Werk ein Torso bleiben, denn als dem Verfasser endlich 1316 die Möglichkeit gegeben wurde, ungestört durch amtliche Verpflichtungen die unterbrochene Arbeit wieder aufzunehmen, nötigte ihn alsbald ein zum Ausbruch gekommenes Lungenleiden, die Feder niederzulegen; mit Uebergehung der Lehre von den Frakturen und Luxationen, der gesamten speziellen chirurgischen Pathologie und Therapie reihte er den fertiggestellten und skizzierten Abschnitten auf

Bitten seiner Freunde nur noch schleunigst die chirurgische Heilmittellehre (Antidotarium) an. Die Zeit seines Todes fällt vermutlich um das Jahr 1320.

Guy de Chauliac, wahrscheinlich im letzten Dezennium des 13. Jahrhunderts in Caulhac, einem Dorfe (in der Diözese Mende) an der Grenze der Auvergne, geboren, wurde frühzeitig zum Kleriker bestimmt und studierte zunächst in Toulouse, später in Montpellier, wo Raymundus de Moleriis einer seiner Lehrer war. Weitere Ausbildung erlangte er in Bologna und Paris. Ob er dort oder in Montpellier zum Lizentiaten und Magister promoviert wurde, ist unbekannt, ebenso wissen wir nicht, wo er seine erste ärztliche Tätigkeit ausübte (et per multa tempora operatus fui in multis locis), nur ein längerer Aufenthalt in Lyon ist durch eine autobiographische Mitteilung sichergestellt. Den größten Teil seines Lebens verbrachte Guy de Chauliac jedenfalls in Avignon (wo er 1348 auch die Schrecknisse des schwarzen Todes mitmachte) im Dienste dreier Päpste, Clemens VI., Innocenz VI. und Urban V., nach eigener Bezeichnung als „medicus et capellanus commensalis". Urkundlich ist er 1344 als Kanonikus des Kapitels von St. Just in Lyon, 1353 als Kanonikus (mit einer Präbende) bei der Kirche in Reims erwiesen. Zu Petrarca, der bis 1353 in Avignon gelebt hatte, stand er durchaus nicht, wie irrtümlich gesagt worden ist, in feindlichem Verhältnisse, und dessen Invektiven gegen „einen zahnlosen, aus dem Gebirge stammenden Greis" bezogen sich auf einen Kollegen am päpstlichen Hofe, auf den Physikus Jean d'Alais. Sein Hauptwerk über Chirurgie (verfaßt, wie er selbst sagt, ad solatium senectutis) gab Guy 1363 heraus. Sein Tod dürfte um 1368 anzusetzen sein.

Henri de Mondeville, der sich gleichwertig den großen Chirurgen des 13. Jahrhunderts anreiht und insbesondere auf den Anschauungen des Theoderich und Lanfranchi weiterbaute, hat ein unbeendigtes Lehrbuch hinterlassen, welches sich zwar streng an die scholastische Form hält[23], in seinem Inhalt aber den zur nüchternen Beobachtung neigenden, vorwiegend auf Grund eigener Nachprüfung urteilenden Praktiker verrät. Große Neuerungen pathologischer oder therapeutischer Art, schöpferische Ideen darf man freilich in dem stets auf die Autoritäten zurückgreifenden, von Gelehrsamkeit und Belesenheit strotzenden Werke nicht suchen, wohl aber stößt man darin auf eine gewisse Selbständigkeit, die sich in der Auswahl der maßgebenden Lehrmeinungen, in der chirurgischen Methodik und Technik, in der diätetisch-pharmakotherapeutischen Verordnungsweise äußert. Henri ist ein entschiedener Anhänger der eiterungslosen Wundbehandlung, er schlägt bei Schädelverletzungen ein mehr exspektatives Verfahren ein, ohne in Operationsscheu zu verfallen, er wendet sich gegen die schablonenhafte Diätbeschränkung Verwundeter u. s. w. Mit dem rationellen Standpunkt in Wissenschaft und Praxis verbindet sich bei ihm eine humane, von Aberglauben fast freie Gesinnung, ein edler Berufseifer, eine anerkennenswerte didaktische Geschicklichkeit[24]. Trotz aller Verehrung der Alten glaubte er zuversichtlich an die Möglichkeit weiterer Fortschritte und suchte sein Bestes dazu beizutragen.

Henris Chirurgie, die infolge des frühzeitigen Todes ihres Verfassers ein Fragment geblieben war, mußte wegen ihrer Unvollständigkeit aus dem allgemeinen Gebrauch schwinden[25], als einige Dezennien nachher ein neues Werk ans Licht trat, welches zwar qualitativ gewiß nicht höher steht, aber den Vorzug besitzt, den Gegenstand in seiner Gänze, lückenlos und unter Benützung der gesamten vorausgegangenen Literatur, zu behandeln. Dieses Werk ist das Inventarium s. Collectorium artis chirurgicalis medicinae[26] oder, wie es nach späterer Bezeichnung genannt wird, die Chirurgia magna des Guy de Chauliac.

Der Umstand, daß Guy de Chauliac durch seine wirklich erschöpfende, leicht übersichtliche, von kritischem Geiste erfüllte Bearbeitung des bisher aufgehäuften chirurgischen Wissensmaterials den Bedürfnissen der Zeitgenossen und der folgenden Generationen wie kein anderer entsprochen hat, bewirkte es, daß sein Lehrbuch als klassisches, als „Guidon" der Wundheilkunde selbst noch über das 16. Jahrhundert hinaus, nicht bloß in Frankreich, sondern zum Teil auch in den übrigen Ländern höchste Geltung bewahrte. Auch heute noch erweckt das Studium dieses Werkes den Eindruck eines ungewöhnlich belesenen Autors[27], eines besonnenen und gewandten Operateurs, eines in beiden Zweigen[28] der Heilkunde gründlichst ausgebildeten, vielerfahrenen Arztes, eines Menschen von lauterster Gesinnung, der begeistert für seine Kunst an deren Jünger die höchsten intellektuellen und moralischen Anforderungen stellte. Aber als Hauptrepräsentant der mittelalterlichen Chirurgie kann er nur insofern angesprochen werden, als er dieselbe durch Zusammenfassung und subjektive Ueberwindung ihrer Gegensätzlichkeiten zum endlichen Abschluß brachte. Seine großen Vorgänger, aus denen er reichlich zu schöpfen in der Lage war, Saliceto und Theoderich, Lanfranchi und Henri de Mondeville, überragte Guy weder an Ideen noch an neuen Erfindungen, nicht einmal durch den Umfang der Erfahrung; in gewissen fundamentalen Fragen, z. B. hinsichtlich der eiterungslosen Wundbehandlung, nimmt er sogar einen rückschrittlichen Standpunkt ein. Ebenso wie die Früheren — denen er nachsagt „sequuntur se sicut grues" —, ist auch er noch ganz im Autoritätsglauben verstrickt und in den herkömmlichen pathogenetischen Anschauungen befangen, ja der Astrologie und manchem therapeutischen Wahn huldigt er in auffallend hohem Grade. Bescheidenerweise bezeichnete Guy übrigens selbst sein Werk als das, was es ist, als eine mit eigenen Zutaten versehene Kompilation, doch waren die didaktischen Nachwirkungen derselben bedeutend genug, um ihrem Urheber eine eminente historische Stellung zu sichern. Diese besteht darin, daß Guy de Chauliac durch seine vortreffliche Leistung den Grundstein zur Suprematie der französischen Chirurgie gelegt hat.

Der in Paris und Montpellier erfreulich aufblühende Unterricht in der Chirurgie übte alsbald auch auf die Wundheilkunde und Operationskunst der Nachbarländer den günstigsten Einfluß aus. Davon zeugen namentlich die durch Literaturkenntnis, Reichtum an Beobachtungen und manche technischen Fortschritte ausgezeichneten Schriften des Flamänders Jehan Yperman und des Engländers John Arderne.

Jehan Yperman aus Ypern († nach 1329) erlangte zu Ende des 13. Jahrhunderts in Paris unter Leitung Lanfranchis seine Ausbildung. Nach Beendigung seiner Studien ließ er sich (1303 oder 1304) in seiner Heimat, in der Nähe von Ypern nieder, wurde noch in demselben Jahre Hospitalarzt in Belle und praktizierte sodann seit 1318 in seiner Vaterstadt. Er erwarb sich durch seine Tüchtigkeit einen solchen Ruf, daß sein Name, im Volksmunde fortklingend, noch heute in seinem Heimatlande generell als Attribut für einen geschickten Wundarzt gebraucht wird. Seine Werke sind in vlämischer Sprache abgefaßt und beziehen sich sowohl auf die Chirurgie als auch auf die innere Medizin.

John Arderne, der chirurgicus inter medicos, wie er sich selbst bezeichnet, wurde 1307 geboren. Er erhielt seine Ausbildung wahrscheinlich in Montpellier. Im Jahre 1346 begleitete er die englische Armee nach Frankreich als „Sergeant-surgion" und nahm an der Schlacht bei Crécy (1346) teil. Von 1349-1370 wirkte er als Arzt in Wiltshire und Newark, von wo er schließlich nach London übersiedelte, nachdem ihm schon ein bedeutender Ruf vorangegangen war; dort praktizierte er bis 1399. Seine Practica ist noch zum größten Teile ungedruckt, ihr in mehrfacher Hinsicht höchst interessanter Inhalt betrifft hauptsächlich die Chirurgie, in geringerem Ausmaße die interne Medizin.

Schon ein flüchtiger Rundblick lehrt, daß innerhalb des scholastisch-arabistischen Dunstkreises die führenden Chirurgen noch am meisten geistige Regsamkeit, unverdorbene Sinnesfrische besaßen, und die beklagenswerte, insbesondere von der Pariser medizinischen Fakultät propagierte, Trennung der inneren Medizin von der Wundheilkunde gereichte gewiß der ersteren zu größerem Schaden als der letzteren.

Wie es vorzugsweise der kräftigen Initiative der Chirurgen zu danken war, daß der Anatomie, entsprechend den wachsenden Bedürfnissen der Praxis, immer größere Aufmerksamkeit zugewendet wurde (Wilhelm von Saliceto, Lanfranchi, Henri de Mondeville), so ist es vorerst auch allein die Wundheilkunde gewesen, welche aus dem wieder beginnenden Studium an menschlichen Leichen einigen Nutzen zu ziehen verstand.

Ueber die Pflege des anatomischen Studiums in Salerno und Bologna vgl. das in den früheren Kapiteln darüber Gesagte. Ergänzend sei nur darauf hingewiesen, daß gerade der Arabismus anregend wirkte, und daß sich hinsichtlich der theoretischen Grundlagen zwei Phasen unterscheiden lassen, von denen die erste durch den Einfluß der Schriften des Constantinus Africanus (namentlich Liber Pantegni = lib. regalis des Ali Abbas), die zweite durch den Einfluß der lateinischen Uebersetzung des **Avicenna** charakterisiert wird. In Salerno wie in Bologna waren besonders die Chirurgen am Aufschwung des anatomischen Unterrichts interessiert und, wie erwähnt, hatte Wilhelm von Saliceto den ersten Versuch unternommen, in einem Lehrbuch die Ergebnisse der Anatomie auf die Chirurgie anzuwenden, wobei Avicenna die Hauptquelle seiner Kenntnisse bildet. Im Zeichen Avicennas steht auch die Anatomie des Ricardus Anglicus, eine Schrift, die als ältestes Beweisstück des anatomischen Unterrichts an der Schule von Paris anzusehen ist. Was Montpellier anlangt, so scheint zu einer regeren Entfaltung des anatomischen Studiums erst Lanfranchi den Anstoß gegeben zu haben. Im Jahre 1304 hielt dort „ad instantiam quorundam venerabilium scolarium medicine" der treffliche Chirurg Henri de Mondeville hauptsächlich aus Avicenna geschöpfte anatomische Vorträge und führte dabei als Erster den Anschauungsunterricht in den Lehrgang ein, indem er zu Demonstrationszwecken ein Schädelmodell und 13 anatomische Tafeln verwendete, von denen leider bloß die Beschreibung erhalten ist[29]. Die anatomischen Vorträge füllen erweitert und verändert den ersten Traktat seiner Chirurgie. An Henri de Mondeville lehnen sich in der Anordnung und im Ausdruck die drei anatomischen Abschnitte einer englischen Handschrift eines Ungenannten aus dem Jahre 1392 an (vgl. Payne, On an unpublished engl. anatomic treatise of the 14. cent., Brit. med. Journ. 1896).

Bis zum 14. Jahrhundert beruhte der praktische Unterricht in der Anatomie — abgesehen von der Demonstration äußerer Teile — ausschließlich auf der Zergliederung von Tieren, vorzugsweise von Schweinen.

Um die Ursache verdächtiger Todesfälle oder seuchenhafter Krankheiten aufzudecken, scheint man allerdings in Italien schon während des 13. Jahrhunderts hie und da die Eröffnung von Leichen vorgenommen zu haben[30]. Die erste urkundlich belegte Nachricht bezieht sich auf eine im Jahre **1302** zu Bologna stattgefundene gerichtliche Sektion, welche zwecks Feststellung der Todesursache (Verdacht auf Vergiftung) angeordnet worden war. Bei derselben fungierte Wilhelm von Varignana.

Für die Entwicklung der menschlichen Anatomie bildeten bekanntlich gewisse, tief in der Volksseele wurzelnde Vorurteile ein schwer zu beseitigendes Hindernis, hingegen liegt der Ansicht, daß sich die Kirche grundsätzlich gegen die Leichensektion ausgesprochen und dadurch den

Fortschritt der Wissenschaft gehemmt hätte, eine mißverständliche Auffassung zu Grunde. Die in Betracht kommende Bulle des Papstes Bonifacius VIII. vom Jahre 1300 (De sepulturis. Corpora defunctorum exenterantes et ea immaniter decoquentes, ut ossa a carnibua separata ferant sepelienda in terram suam, ipso facto sunt excommunicati) richtete sich nur gegen die während der Kreuzzüge entstandene Sitte, die Leichen vornehmer, in der Fremde verstorbener Personen zu zerstückeln und zu kochen, um die von den Weichteilen befreiten Knochen zur Bestattung in die Heimat zu senden. Ein derartiges Begräbnis „more teutonico" wurde z. B. dem Kaiser Barbarossa und den ihn begleitenden Bischöfen, Fürsten und adeligen Herren, dem Herzog Leopold von Oesterreich, dem König Ludwig IX., Philipp dem Kühnen und seiner Gemahlin zu teil. Auch das im 15. Jahrhundert von Papst Sixtus IV. erlassene Breve verbot nicht die Leichenzergliederung, sondern machte sie nur von der geistlichen und behördlichen Erlaubnis abhängig. — Daß eine mißverständliche Auffassung der Bulle Bonifacius VIII. allerdings gegen manche Präparationsmethoden Bedenken erwecken konnte, darüber vgl. S. 437.

Wann zum ersten Male wieder — nach vielhundertjähriger Unterbrechung — Sektionen von Menschenleichen ausgeführt worden sind, läßt sich nicht mit voller Exaktheit bestimmen, wir wissen bloß, daß in Italien zu Anfang des 14. Jahrhunderts bereits jene günstigen Bedingungen vorhanden waren, welche anatomische Demonstrationen zu Unterrichtszwecken an Verbrecherleichen ermöglichten.

Das Verdienst, den seit den Tagen der Ptolemäer versiegten Wissensquell neu erschlossen zu haben, gebührt der Schule von Bologna, und in erster Linie dem an ihr als Lehrer der Medizin wirkenden **Mondino de' Luzzi**. Dieser hat den entscheidenden Schritt von der Anatomia porci zur systematischen Zergliederung menschlicher Leichen getan und die Technik derselben begründet.

Mondino[31] (de Liucci, de' Liuzi, de Luzzi, de Leutiis) = **Mundinus** Liucius, um 1275 zu Bologna als Sohn eines Apothekers geboren, studierte in seiner Vaterstadt und erwarb 1290 den Doktorgrad. Er übte in Bologna bis zu seinem um 1326 erfolgten Tode die Lehrtätigkeit aus. Bei seinen anatomischen Arbeiten soll ihn als Prosektor Ottone Agenio Lustrulano unterstützt haben.

Mondino war der bedeutendste Zergliederer der Epoche, ja der Hauptrepräsentant der Anatomie im ganzen späteren Mittelalter. Durch seine am Kadaver gehaltenen Vorträge übte er den mächtigsten Eindruck auf die Zeitgenossen aus — durch seine „Anatomia", ein 1316 verfaßtes Kompendium, welches eine Anleitung zu methodischen Präparierübungen enthält und dabei auch die Pathologie, namentlich die chirurgische, berücksichtigt, erhob er sich zum Lehrmeister zahlreicher ärztlicher Generationen. Die Anatomia Mundini wurde an den meisten mittelalterlichen Hochschulen eingeführt; immer wieder tradiert und kommentiert, bewahrte das Buch seine autoritative Bedeutung ungeschmälert bis um die Mitte des 16. Jahrhunderts.

Von der Anatomia (Anathomia) Mundini finden sich Handschriften in allen bedeutenderen Bibliotheken, im Druck erschienen ca. 25 Ausgaben, die erste 1478, die letzte 1580. Am vollständigsten ist die Schrift in Kethams Fasciculus medicinae und in Berengars von Carpi Commentaria super Anatomiam Mundini abgedruckt. Mehrere Ausgaben sind mit Holzschnittillustrationen versehen, so z. B. die von dem Leipziger Professor Martin Pollich von Mellerstadt besorgte.

In der Einleitung erörtert Mondino die rein praktischen Zwecke seines Werkes, welches als Schulbuch dienen und nicht bloß anatomische Beschreibungen und anatomische Technik, sondern auch physiologische, pathologische und therapeutische Erörterungen (auf anatomischer Grundlage) in sich schließen sollte. Es heißt dort: Hinc est quod, his tribus de causis promotus, proposui meis scholaribus quoddam opus in medicina componere, et quia cognitio partium subjecti in medicina quod est corpus humanum, quae loca dispositionum appellantur, est una partium scientiae medicinae ut dicit Averrois primo sui colliget cap. de definitione medicinae: hinc est quod inter cetera vobis cognitionem corporis humani partium, quae ex anatomia insurgit, proposui tradere: non hic observans stilum altum, sed magis secundum manualem operationem vobis tradam notitiam. Die Sektion wird an der Leiche eines Enthaupteten oder Gehenkten vorgenommen: Situato itaque corpore vel homine mortuo per decollationem vel suspensionem supino. Sodann bespricht Mondino den Unterschied zwischen Mensch und Tieren vom teleologischen Standpunkte.

Die „Anatomie" beginnt mit der Bauchhöhle („venter inferior" — membra naturalia im Gegensatz zum „venter medius" — membra spiritualia = Brusthöhle und zum „venter superior" — membra animata = Schädelhöhle); als Grund für diese Anordnung wird angegeben: quia illa membra foetida sunt et ideo ut ista primitus adjiciantur, quia omnis nostra cognitio et specialiter, quae ex manuali existit operatione a notioribus incipit nobis. Die Bauchwand — „Myrach" (Mirach) — besteht aus der Haut, dem Unterhautfell, dem panniculus carnosus, den Muskeln und dazu gehörigen Sehnen und dem Bauchfell — „Siphac" (siphach, sipach). Zur Präparation ist ein vertikaler Schnitt „a scuto oris stomachi directe usque ad ossa pectinis leniter incidendo" (vom proc. xiphoideus bis zur Symphyse) empfohlen, dem ein, über den Nabel bis zu den beiden Seiten des Rückens führender, Horizontalschnitt hinzugefügt wird (bei weiblichen Leichen Vermeidung der Vene, welche von der Gebärmutter durch die Bauchwand zu den

Milchdrüsen verlaufe). Die Bauchhöhle sei nur von fleischigen Wandungen umgeben, damit sie sich in der Schwangerschaft oder bei Wassersucht ungehindert ausdehnen könne. Es gebe drei Arten von Bauchmuskeln, longitudinale (ad attrahendum et expellendum), latitudinale (ad expellendum) und transversale (ad retinendum); durch das Zusammenwirken mit dem Zwerchfell werde der Unterleib „quasi inter duas manus" komprimiert. Bei der Beschreibung des Bauchfells und des Netzes (Zirbus) kommt die Operation des Bauchstichs (Eröffnung der Bauchhöhle nach vorheriger Verschiebung der Haut neben der Linea alba mit einem Rasiermesser, Entleerung durch eine Kanüle; Warnung vor zu schneller Entleerung) und die Behandlung der Bauchverletzungen zur Erörterung (eventuell Erweiterung der Wunde zwecks Reposition der vorgetretenen Partien, Resektion des Netzes, Ameisennaht; bei der Naht der Bauchwunde soll abwechselnd das Peritonaeum und die Bauchmuskulatur mittelst der Seidennähte gefaßt werden). In dem Abschnitt über das Kolon wird die Differentialdiagnose zwischen Darm- und Nierenkolik besprochen. Kolik der linken Seite sei weniger bedenklich als die der rechten Seite wegen der leichteren Entleerung der Kotmassen. Klysmen solle man in der Seitenlage nach rechts applizieren, weil bei dieser Lagerung das Kolon von den übrigen Eingeweiden nicht gedrückt werden kann, nach dem Einguß soll sich der Patient zuerst nach links und dann wieder nach rechts wenden. Das Kapitel, welches die Anatomie des Magens betrifft, ist mit weitschweifigen scholastischen Erörterungen teleologischer Richtung (über die Lage, Oeffnungen des Magens u. s. w.) ausgefüllt; die Magenwand bestehe aus der inneren, tunica nervosa, und der äußeren, tunica carnosa, die erstere vermittele die Sensibilität, die letztere bringe die Verwandlung und Verdauung des Inhalts hervor, wobei ihre Longitudinalfasern zum Anziehen, ihre Transversalfasern zum Zurückhalten, ihre Latitudinalfasern zur Ausstoßung dienen; den Pförtner nennt Mondino portanarium vel piluron (pileron). Von Krankheiten des Magens wird nichts mitgeteilt — curatio eorum proprie ex anathomia non dependet multum (nur im Kapitel über das Netz ist von der aus der Affektion des Magenmundes entstehenden Synkope die Rede). Der Magen stehe in konsensueller Beziehung zur Leber, zum Herzen, zum Gehirn. Um die Milz zu demonstrieren, müsse man einige falsche Rippen der linken Seite entfernen; zur Milz führe eine, von der Leberpforte kommende, Vene: nam si excarnando procedas videbis, quod a vena concava epatis pervenit vena una magna ad splenem. Die Leber des Menschen sei größer als die der Tiere, auch stehe sie in der Leiche höher als im Lebenden: quia membra spiritualia (Brustorgane) multum evanuerunt et ideo vacuitatem eorum replet hepar comprimendo diaphragma. Die „pennulae" des linken Leberlappens, welche bei vielen Tieren fingerartig den Magen umfassen, seien beim Menschen nicht immer voneinander getrennt; jeder Leberlappen werde von den netzartig verflochtenen Blutgefäßen gebildet, die in den Hohlräumen der Netze befindliche Lebersubstanz entspreche geronnenem Blute. Ein besonderer Abschnitt ist der Beschreibung der „vena cylis" (chilis) = Hohlvene und der „venae emulgentes" = Nierengefäße eingeräumt, welch letztere die Fortleitung des Chylus zur Leber und die Harnsekretion vermitteln sollen. Ueber die Gründe für die Duplizität der Niere und über die Pathologie dieses Organs handelt Mondino in umständlicher Weise. Die Ureteren senken sich mit mehreren kleinen Oeffnungen schräg in die Blase. Im Kapitel über die Gebärmutter wird die Irrlehre von den 7 Kammern des Uterus (drei zu jeder Seite, die siebente in der Mitte) vorgetragen, das Umherwandern des Uterus dagegen geleugnet. Die Gebärmutter nehme nicht nur während der Schwangerschaft, sondern auch zur Zeit der Menstruation an Umfang zu. Hier findet sich die historisch so bedeutsame Stelle, an der Mondino die im Jahre 1315 vorgenommene Sektion zweier weiblicher Leichen erwähnt, um die verschiedene Größe des jungfräulichen und nicht jungfräulichen Uterus darzutun: **Et propter istas quatuor causas mulier, quam anatomizavi anno praeterito, scil. anno Chr. MCCCXV in mense Januarii, majorem in duplo habuit matricem, quam illa, quam anatomizavi anno eodem de mense Martii.** Gleich nachher berichtet er von der hundertmal größeren (13 Ferkelchen enthaltenden) Gebärmutter einer 1306[32] sezierten trächtigen Sau. Die Vasa spermatica münden beim Weibe in die Gebärmutter. Uterus und Brüste stehen (wie besonders an trächtigen Säuen deutlich werde) durch Blutgefäße (Vv. epigastricae und mammariae) in Verbindung. An die Schilderung der Hoden und Samenstränge schließen sich Bemerkungen über Hernien und deren Radikalbehandlung. Die Definition der Hernien, „aegritudo didimorum", ist folgende: Aegritudo ejus specialis, cujus cognitio et cura declaratur ex anatomia est dilatatio orificii ejus praeter naturam, quae causa est, ut illa quae intra siphac (Bauchfell) continentur descendat in osceum (Hodensack), et talis descensus dicitur hernia, et quia id, quod descendere potest, est ventositas, vel aquositas, vel intestinum, hernia triplex est: ventosa, aquosa et intestinalis. Im Kapitel über die Anatomie der Blase wird der Steinschnitt berücksichtigt.

Der zweite Akt der Anatomie betrifft die Brusthöhle und die Halsorgane: Brustdrüsen, Brustmuskeln (und einige Rückenmuskeln), Osteologie und Syndesmologie des Thorax, Pleura, Mediastinum, Zwerchfell, Herz, Lungen, Halsgefäße (venae quidem), Mandeln, Mund, Speiseröhre (meri), Luftröhre, Kehldeckel, Zunge. In der Beschreibung des Brustfelles findet sich ein ausführlicher Exkurs über Pneumonie und Pleuresis (vera et non vera). Das Mediastinum diene unter anderem auch dazu, den Uebertritt eines Empyems der einen Brusthälfte in die andere zu verhüten. Besonders ausführlich ist die Schilderung des Herzens[33]. An demselben werden 3 Kammern unterschieden: 1. rechte Kammer mit dreizipfeliger Klappe, Mündung der „vena arterialis" mit 3 Klappen, 2. linke Kammer mit 3 Klappen an der

Mündung der „arteria adorti" (so genannt, quia immediate a corde orta), Mündung der „arteria venalis", 3. mittlere Kammer, bestehend aus mehreren Höhlen in der Herzscheidewand. Das Lungengewebe setzt sich aus den Verzweigungen der „arteria venalis", der „arteria trachea" und der „vena arterialis" zusammen. Die Uvula diene als Receptaculum für die aus der Kopfhöhle herabfließenden Superfluitates, ferner zur Abhaltung der kalten Luft von den Lungen, weshalb vor der Abtragung derselben in krankhaften Zuständen abgeraten und höchstens die Kauterisation gestattet wird. Die rückläufigen Aeste des Nervus vagus treten zur „Epiglottis", worunter Mundinus den Kehlkopf versteht. parieti cordis, cum expellit et transmittit spiritum, ne per ipsum spiritus expellatur. — Et ista sunt mirabilia opera naturae, sicut mirabile opus est ventriculi medii. Nam iste ventriculus non est una concavitas, sed est plures concavitates parvae, latae magis in parte dextra, quam in sinistra, ad hoc, ut sanguis, qui vadit ad ventriculum sinistrum a dextro, cum debent fieri spiritus, continue subtilietur, quia subtiliatio ejus est praeparatio ad generationem spiritus. Et natura transmittendo aliquid per membra vel viam aliquam nunquam transmittit illud otiose, sed praeparando illud ad formam, quam debet suscipere."]

Der dritte Akt der Anatomie betrifft die Schädelhöhle. Die einschlägigen Schilderungen sind flüchtig und voll von den Fehlern der Alten (z. B. rete mirabile, 7 Gehirnnervenpaare etc.). Am Auge werden 7 Häute (cornea, conjunctiva, sclirotica, uvea, secundina, aranea, retina) und 3 humores (vitreus, crystallinus, aqueus) unterschieden. In dem Kapitel über die Ohranatomie sagt Mundinus, daß sich die Details des Felsenbeins besser zur Anschauung bringen ließen, wenn man die Knochen auskochen dürfte — eine Prozedur, die aber wegen ihrer Sündhaftigkeit unterlassen werden müßte: ossa autem alia, quae sunt infra basilare, non bene ad sensum apparent, nisi ossa illa decocquantur, sed propter peccatum dimittere consuevi (vgl. S. 432). Den Schluß des Werkes bildet die Beschreibung der Wirbelsäule und der Extremitäten, wobei die eigenartige Terminologie auffällt[34]. Ueber das Muskelsystem sowie über die peripheren Nerven und Gefäße findet sich nichts.

Außer seiner berühmten Anatomie verfaßte Mundinus noch einige andere Schriften (z. B. Consilia medicinalia ad varios morbos, Tractatus de pulsibus), manche dürften ihm auch bloß fälschlich zugeschrieben worden sein.

Mondinos grundlegende Schrift ist im Anblick der eröffneten menschlichen Leiche[35] verfaßt, sie besitzt den großen Vorzug, den Leser an der Hand der anatomischen Präparation in die Lehre vom Körperbau einzuführen — si excarnando procedas lautet die charakteristische Ausdrucksweise des Autors — aber der Inhalt beweist nur zu deutlich, wie wenig der Wissenschaft auch das beste Werkzeug nützt, wenn es nicht im Geiste der freien Forschung verwendet wird. Denn Mondinos Anatomia verläßt nirgends die herkömmliche Ueberlieferung, sie enthält lediglich den Stoff, der aus den Arabern und gewissen pseudogalenischen Machwerken[36] zu schöpfen war, ohne die geringste neue Beobachtung, ohne die leiseste Berichtigung der eingewurzelten Irrtümer. Was der Bolognese am Leichentisch vorträgt — in arabistischer Nomenklatur, in abgeschmackter teleologischer Verbrämung, unter Hinzufügung chirurgisch-pathologischer Bemerkungen — ist die alte fiktive Anatomie, die er auch nicht einen Augenblick anzweifelt oder kritisch nachprüft, wie dies z. B. die Angaben über den vermeintlichen dritten Herzventrikel[37], über die sieben Zellen der Gebärmutter kraß genug bezeugen. Das tote Buchwissen ad oculos zu demonstrieren, so gut es eben ging, den Arzt in groben Zügen mit den „Orten der Disposition" vertraut zu machen, bildete sein Ziel, während ihm der eigentliche Wert der unbefangenen anatomischen Untersuchung als Schlüssel zu neuen fundamentalen Erkenntnissen noch verborgen blieb. So wurde denn selbst die Zergliederungskunst, die wahrlich zum Sinnesgebrauch gebieterisch aufzufordern scheint, einstweilen nur eine neue Domäne jener übermächtigen Suggestion, welche die Tradition zum unantastbaren Tabu gemacht hatte.

Die medizinische Forschung als solche zog aus den Sektionen noch keinen nennenswerten Nutzen, und für lange Zeit bestand die einzige Nachwirkung von Mondinos Tätigkeit fast nur darin, daß gelegentliche Demonstrationen an menschlichen Kadavern — soweit es die obwaltenden Hindernisse zuließen[38] — in den Lehrplan der Hochschulen, freilich zunächst nur als Ornament, eingefügt wurden. Vor allem in Bologna, wo Bertuccio das von Mondino Begonnene eifrigst fortsetzte und keinen Geringeren als Guy de Chauliac zum Schüler hatte[39]. Bologna folgten Padua und andere italienische Schulen noch im Verlaufe des 14. Jahrhunderts[40]. Seit dem letzten Drittel desselben fanden auch in Montpellier Leichenzergliederungen zu Unterrichtszwecken[41] statt, während für Paris noch geraume Zeit hindurch die Nachrichten fehlen[42]. Auf deutschem Boden war Wien[43] zuerst der Schauplatz einer öffentlichen Anatomie, die der aus Padua berufene Professor Galeazzo de St. Sophia (1404) daselbst vornahm.

Es soll nicht geleugnet werden, daß man gelegentlich die Krankheitserkenntnis auf anatomischem Wege zu erweitern trachtete oder daß man zufälligen Leichenbefunden Aufmerksamkeit schenkte, von einem Einfluß der Anatomie auf die Pathologie kann aber noch keine Rede sein. Historisch interessant sind immerhin folgende Tatsachen. In Siena fanden im Jahre 1348 amtliche pathologisch-anatomische Obduktionen statt; den Aerzten des Hospitals de Ntra. Sra. de Guadalupe zu Extremadura (gegr. 1322) wurde die Erlaubnis zu Leichensektionen zwecks Ermittlung der Todesursache erteilt. Gentile da Foligna fand 1341 bei einer Sektion einen Gallenstein, Joh. de Tornamira bei einer Einbalsamierung Blasensteine.

Wenn schon der praktische Betrieb der Anatomie — in der Art Mondinos und seiner Nachfolger — den Arabismus nicht im geringsten erschütterte, kann es gewiß nicht verwundern, daß auch jenes literarische Ereignis noch wirkungslos blieb, welches in retrospektiver Betrachtung eine nicht zu unterschätzende Bedeutung gewinnt — die von Nicolo Regino unternommene Uebersetzung galenischer Schriften direkt aus dem griechischen Original.

Auf die Uebersetzungen, welche schon im 12. Jahrhundert Burgundio von Pisa aus dem Griechischen unternommen hat, ist früher hingewiesen worden. Der Kalabrese Nicolaus von Reggio (de Regio, Rheginus, um 1317-1345), Verfasser einer Schrift de anatomia oculi, ein gründlicher Kenner des Griechischen, übertrug das Δυναμερὸν des Nicolaus Myrepsos und einen großen Teil der Schriften Galens, darunter das so wichtige anatomisch-physiologische Werk de usu partium. Nicolaus arbeitete unter der Gunst des wissens- und gelehrtenfreundlichen Königs Robert von Sizilien, welcher die Originale von dem byzantinischen Kaiser Andronikos eigens erbeten hatte. Guy de Chauliac, der die neue, korrekte Galenübersetzung bereits benutzen konnte — ein Exemplar war an den päpstlichen Hof nach Avignon gesendet worden — sagt: „in hoc tempore in Calabria magister Nicolaus de Regio, in lingua graeca perfectissimus, libros Galeni translatavit et eos nobis in curia transmisit, qui altioris et perfectioris styli videntur quam translati de arabica lingua" (Chirurgia, Capit. singulare). Gerade aber bei Guy de Chauliac zeigt sich deutlich, daß man den Wert der reinen Quelle noch nicht voll zu würdigen wußte und die pseudogalenischen Machwerke noch immer auf eine Stufe mit den echten Schriften Galens stellte.

Man führte wohl Galen stets im Munde, tatsächlich war es aber der Arabismus, der unter dem Banner des Pergameners die Herrschaft innehatte.

Vom Geiste des Avicenna, des Rhazes und Ali Abbas, des Mesuë u. s. w. ist die medizinische Literatur auch noch während des größten Teiles des 15. Jahrhunderts erfüllt, ja das Ansehen, zu dem die vorausgegangenen abendländischen Autoren — also die Schüler der Araber — durch den straffer organisierten Universitätsunterricht inzwischen gekommen waren, verstärkte sogar den Doktrinarismus in ganz erheblicher Weise. Die Tendenz, das Gegebene in scholastischer Art zu interpretieren, den für gänzlich abgeschlossenen gehaltenen Wissensstoff immer kompendiöser für didaktische Zwecke abzurunden, blieb vorherrschend, und bloß hie und da vernimmt man bei den Besten, gedämpft, die Stimme eigener Beobachtung, selbständiger Erfahrung — ein Säuseln im dürren Blätterwalde, das dem geübten Ohre den nahenden Sturm der geistigen Umwälzung freilich schon ankündigt.

Unter der täuschenden Oberfläche völliger Gleichartigkeit bergen sich gewisse Nüancen der Hauptschulen, zu deren schärferen Kennzeichnung das bisher nur unvollkommen erschlossene und mangelhaft untersuchte literarische Material freilich nur wenig Handhaben bietet.

Montpelliers freiere, praktische Richtung vertritt der Portugiese Valesco de Taranta, dessen Philonium s. Practica medica das Gesamtgebiet der Medizin (einschließlich der Chirurgie) in klarer und für Lehrzwecke erschöpfender Weise behandelt, das Tatsächliche in den Vordergrund rückt und trotz des vorwiegend kompilatorischen Charakters den Sinn für Krankheitsbeobachtungen sowie manche therapeutische Neuerungen erkennen läßt. Mit dem Introduktorium des Joh. de Tornamira trug dieses Kompendium den Ruhm der alten Schule in die Ferne und erfreute sich bis ins 17. Jahrhundert größter Wertschätzung.

Paris fand den hervorragendsten Repräsentanten in Jacques Despars (Jacobus de Partibus), der seine gründliche Kenntnis Avicennas als Lehrer und Schriftsteller zu verbreiten bestrebt war. Die Kommentare dieses, auch um die äußere Entwicklung der Pariser medizinischen Fakultät verdienten Mannes sind mit denjenigen der Italiener in eine Linie zu stellen.

Was die italienischen Schulen, die in regem Wechselverkehr standen und dadurch eine geistige Einheit bildeten, anbetrifft, so sind ihre vornehmsten Vertreter in toto Arabisten strengster Observanz zu nennen, jedoch bieten sie insofern gewisse Unterschiede dar, als einige unter ihnen sich noch gänzlich dialektischen Erörterungen hingeben, andere dagegen dem speziellen Krankheitsfall erhöhte Aufmerksamkeit schenken und durch Anwandlungen nüchternen klinischen, ja sogar beginnenden anatomischen Denkens überraschen.

Bezüglich des praktischen Betriebes der Anatomie in Italien wäre folgendes anzuführen. Die Universitätsstatuten von Bologna vom Jahre 1405 (Zusatz 1442) bestimmten, daß jährlich zwei Leichenzergliederungen stattfinden sollten. In Padua, wo die anatomische Tätigkeit am regsten war, wurde 1446 ein anatomisches Theater errichtet; die Regelung der Verhältnisse, wonach jährlich zwei Leichen womöglich verschiedenen Geschlechtes zu zergliedern seien, bewirkten aber erst die Statuten der Artisten vom Jahre 1495. Durch urkundliche Daten ist ferner auch für Siena, Ferrara, Perugia und Pavia die gelegentliche Ausführung von Leichensektionen erwiesen.

In der Literatur nehmen charakteristischer Weise die kasuistischen Sammelschriften (Consilia) mit ihrem reichen Material von Beobachtungen die erste Stelle ein; doch enthalten auch manche der damals verfaßten Kompendien, ja sogar einzelne Kommentare eigene Erfahrungen. Es würde zu weit führen, wollte man hier auf die, für die Geschichte mancher

Spezialzweige interessanten Details eingehen, es kann bloß auf die wichtigsten Autoren hingewiesen werden.

Die Mehrzahl derselben gehörte durch ihre Lehrtätigkeit vorwiegend oder wenigstens vorübergehend der kräftig aufblühenden Schule von Padua an, so der glänzende Dialektiker Ugo Benzi (Hugo Senensis)[44] und Ant. Cermisone, welche sehr geschätzte Consilia hinterließen, die Kommentatoren Giov. Arcolano und Christoforo Barziza, ferner die beiden großen, wirklich fortschrittlich denkenden Praktiker Giov. Michele Savonarola und Bartolomeo Montagnana.

Die Practica des Savonarola, welche von den italienischen Aerzten durch mehr als zwei Jahrhunderte als Leitfaden benutzt wurde, bezeichnet bereits die beginnende Abkehr, nicht vom Arabismus, wohl aber von der scholastischen Arbeitsmethode. Sie behandelt, kasuistisch belebt, nach dem Muster von Avicennas Kanon die gesamte Medizin und rückt dabei in ganz auffallender Weise die Sinneserfahrung, die klinische Beobachtung, die Beschreibung der Krankheiten in den Vordergrund, wenn auch nirgends die Schranken der herkömmlichen Grundauffassungen durchbrochen werden. Bezeichnend ist es, daß der Verfasser der Lehre von den Elementarqualitäten keine so große Wichtigkeit für die Praxis beimißt und daß er, selbständiger forschend, den Einfluß der Klimate auf die Krankheiten und deren Behandlung berücksichtigt. Mit Recht durfte Savonarola in der Widmung des Buches — gerichtet an den Paduaner Philosophen und Arzt Sigismundus Polcastrus — die Hoffnung aussprechen, daß seine Erfahrungen den jüngeren Berufsgenossen nützlicher sein werden als die üblichen dialektischen Spiegelfechtereien („juniores practici plus proficere posse quam his dialecticis argumentationibus quibus in platearum angulis vane se populo ostentant").

Aus den lange in Ansehen stehenden Consilien des Montagnana leuchtet eine nicht gewöhnliche Beobachtungskunst und diagnostische Fertigkeit hervor und, was besonders bemerkenswert ist, das Streben, die einzelnen lokalen Krankheitserscheinungen von einer Grundkrankheit abzuleiten, wodurch nicht selten das traditionelle topographische Krankheitsschema gesprengt wird. Auf das reformatorische Denken dieses begabten Mannes mag auch die Anatomie nicht ohne Einfluß geblieben sein — konnte sich Montagnana doch rühmen, 14 Leichensektionen beigewohnt zu haben (Cons. 134).

Einen grellen Gegensatz zu den erwähnten Schriften bildet das jeder Selbständigkeit entbehrende Sammelwerk des Mailänders Concoreggio. Hingegen enthalten die Kompendien bezw. die Consilia des Ant. Guainerio, des Ferrari da Grado, des Marco Gatenaria, welch letztere hauptsächlich als Vertreter der Schule von Pavia anzusehen sind, und des Baverio eine große Zahl von guten, eigenen Beobachtungen.

Wie der inneren Medizin wurde in Italien auch der Chirurgie große Aufmerksamkeit zugewendet; freilich von Originalität ist noch wenig zu spüren. Als die bedeutendsten der auf diesem Gebiete in Betracht kommenden Autoren sind Pietro d'Argellata in Bologna und Leonardo da Bertapaglia in Padua zu nennen. Die aus sechs Büchern bestehende Chirurgie des ersteren beruht zwar zum größten Teile auf der sorgfältigst benützten vorausgegangenen Literatur, bietet aber doch in ihrer Kasuistik manches Interessante und zeichnet sich durch anschauliche Beschreibungen der gebräuchlichsten Operationen aus, unter denen besonders die Resektionen der Knochen hervorzuheben wären. Kann schon Pietro d'Argellata der Vorwurf nicht erspart bleiben, daß er die medikamentöse Therapie auf Kosten der operativen zu sehr bevorzugte, so gilt das noch weit mehr von Bertapaglia, der ganz in arabischer Polypharmazie aufgeht und es überdies an nüchterner Beobachtung vielfach fehlen läßt. Sein chirurgisches Hauptwerk ist nichts anderes als eine Bearbeitung des 4. Buches von Avicennas Kanon in streng arabistischem Geiste und liefert höchstens zur Wunden-Geschwürsbehandlung sowie zur Resektionstechnik einige Beiträge; die phantastische Sinnesart des Verfassers tritt namentlich im 7. Traktat hervor, welcher die astrologischen Relationen chirurgischer Affektionen ausführlich behandelt.

Die gelehrten Aerztechirurgen wurden am Ausgang des Mittelalters an operativer Kühnheit und Tüchtigkeit weitaus überstrahlt durch die bloß empirisch gebildeten Sprößlinge gewisser italienischer Wundarztfamilien, welche seit alter Zeit die Technik der Herniotomie, des Steinschnitts, der Strikturenbehandlung, des Starstichs u. s. w. als Zunftgeheimnis hüteten. Diesen, den Norcinern und Precianern, sowie den Angehörigen der sizilischen (in Catanea seßhaften) Familie Branca ist auch die Wiederbelebung der plastischen Operationen (Rhinoplastik) zu danken, die um die Mitte des 15. Jahrhunderts aus der Vergessenheit auftauchen, um erst viel später wissenschaftliches Gemeingut zu werden.

Die Namen Norciner und Precianer stammen von der Stadt Norcia (Provinz Perugia) bezw. einigen Orten in ihrer Umgebung, Castello und Contado delle Preci. Der Ursprung der Tätigkeit dieser Wundärztefamilien verliert sich im Dunkel des Mittelalters. Seit dem 14. Jahrhundert treten einige ihrer Mitglieder als berühmte Aerzte hervor — z. B. Scacchi delle Preci (Leibarzt am französischen Hofe) und Benedetto da Norcia (Professor in Perugia und Leibarzt des Papstes Sixtus IV.), seit dem 16. Jahrhundert erschienen Schriften chirurgischen Inhalts, welche von Norcinern oder Precianern ausgingen, und noch bis ins 18. Jahrhundert wirkten Abkömmlinge derselben als Lithotomisten und Okulisten, zum teil in öffentlicher Anstellung, in den hervorragendsten Städten Italiens. Natürlich zog unter dem Namen der Norciner stets auch eine Menge von unwissenden Pfuschern herum.

Die früheste Nachricht über eine in dieser Periode ausgeführte Rhinoplastik ist in dem Werke des neapolitanischen Historiographen Bart. Facio († 1457) enthalten. Dieser berichtet, daß ein Wundarzt Branca aus Catanea in Sizilien verstümmelte Nasen durch Transplantation aus der Stirn- oder Wangenhaut wiederhergestellt habe, ferner daß dessen Sohn Antonio, um die Entstellung des Gesichtes zu vermeiden, die Haut vom Oberarm zu transplantieren pflegte und überdies eine Methode der Cheiloplastik und Otoplastik ersonnen habe.

Außer den beiden Hauptzweigen der Heilkunde fanden auch bereits einige Spezialfächer ihre besondere Vertretung in der Literatur, so die Augenheilkunde und Kinderheilkunde, über welch letztere Paulus Bagellardus eine eigene Schrift verfaßte, ferner die Diätetik und Balneologie, die Arzneimittellehre und Pharmazie (Christof. de Honestis, Saladinus de Asculo, Quiricus de Augustis, Joh. Jac. de Manliis de Boscho), ja sogar die Toxikologie (Santes de Ardoynis).

Am Ende der Epoche angelangt, wollen wir noch darauf hinweisen, daß seit dem Hochmittelalter neben dem lateinischen Schrifttum eine naturhistorisch-medizinische Literatur in den Landessprachen einhergeht, welche — abgesehen von den für die Unterrichtszwecke der Wundärzte bestimmten Uebersetzungen und einigen chirurgischen Kompilationen[45] — vorwiegend populären oder halbpopulären Charakter besitzt. Den Produkten dieser Literatur ist gewiß ein nicht geringer kulturhistorischer und linguistischer Wert zuzusprechen, für die Geschichte der medizinischen Wissenschaft gewinnen sie aber nur insoweit Bedeutung, als sie manchen verborgenen Seitenweg der heilkünstlerischen Traditionen aufzuhellen vermögen. Chronologisch und zum Teil auch inhaltlich reihen sie sich den Erzeugnissen der Mönchsliteratur an, doch bildet, dem Fortschritt der Zeit entsprechend, für ihre diätetisch-therapeutischen Abschnitte hauptsächlich die Salernitanermedizin die Quelle.

Die Rolle, welche die volkssprachliche medizinische Literatur spielte, war umso größer, je mehr die Entfernung von den Zentren der mittelalterlichen wissenschaftlichen Heilkunde wuchs, größer also in den germanischen als in den romanischen Ländern[46]. Noch um die Mitte des 15. Jahrhunderts wird die Medizin in Deutschland vorzugsweise durch deutsche Schriften repräsentiert, ja die Wundheilkunde Deutschlands findet um diese Zeit sogar ihre einzige Vertretung durch ein in der Muttersprache abgefaßtes Werk, durch die in mehrfacher Hinsicht (Rhinoplastik etc., narkotische Inhalationen) interessante „Bündth-Ertzney" des Heinrich von Pfolspeundt.

Die volkssprachliche medizinische Literatur des Mittelalters setzt sich dem Hauptinhalte nach zusammen aus: Rezeptsammlungen, Arzneibüchern (besonders Kräuterbüchern), populären diätetisch-balneologischen

Schriften, Kalendern mit diätetisch-prophylaktischen und Aderlaßvorschriften, Uebersetzungen oder Bearbeitungen chirurgischer, weniger häufig medizinischer Werke (z. B. Practica Bartholomaei). Am meisten wurde bisher die einschlägige mittelhoch- und mittelniederdeutsche Literatur ans Licht gezogen[47]; sie umschließt naturwissenschaftliche, zur Heilkunde in Beziehung stehende Schriften und Lehrgedichte (Meinauer Naturlehre, das „Buch der Natur" des Konrad von Megenberg, den „Spiegel der Natur" des Everhard von Wampen, eine Reihe in Prosa oder in Versen abgefaßter Steinbücher), **„Arzneibücher"**, diätetische Schriften (z. B. „Von der Ordnung der Gesundheit", Heinrich Louffenbergs „Versehung des Leibes"), Pestkonsilien u. a. Aus dem 15. Jahrhundert wären hier besonders zu erwähnen das „Arzneibuch" des Ortolff von Bayrland, das Kinderbuch des Bartholomäus Metlinger und die Schrift des Wiener Professors Puff aus Schrick „Von den gebrannten Wässern".

Der Verfasser der Bündth-Ertzney (d. h. einer Anweisung zum Verbinden), Heinrich von Pfolspeundt (oder von Phlatzpingen), entstammte einem adeligen Geschlechte, welches in dem jetzt Pfalzpaint genannten Orte (unterhalb Eichstädt) ansässig war; er genoß den wundärztlichen Unterricht italienischer und deutscher Meister und erwarb sich auf den Kriegszügen des Deutschen Ordens (in den er vor 1465 eintrat) eine umfangreiche Erfahrung. Seine 1460 verfaßte Schrift ist nur für handwerksmäßige Wundärzte, nicht einmal für „Schneideärzte" bestimmt, entspricht ganz der niedrigen Bildungsstufe des Empirikers und beschränkt sich im Wesentlichen auf „Schäden und Wunden", doch sichern ihr die Beschreibung der Rhinoplastik, der Hasenschartenoperation und der künstlichen Anästhesie durch narkotische Inhalationen, sowie die erste flüchtige Andeutung der Schußwunden aus Feuergewehren (Herausbeförderung der Kugel), historische Bedeutung.

Während aber in Deutschland am Ausgang des Mittelalters die scholastisch-arabistische Medizin wenigstens die Oberschicht bildete — dank ihrer Verbreitung durch Aerzte, welche in der Fremde studiert hatten[48] und entsprechend der wachsenden Zahl der Pflegestätten an den neugestifteten Universitäten[49] —, finden wir in den skandinavischen Ländern in der gleichen Periode die Heilkunde, der Hauptsache nach, noch in frühmittelalterlichen Stadien zurückgeblieben, ja bis ins 16. Jahrhundert auf jener Stufe der literarischen Produktion verharrend, deren ältestes Denkmal das Kräuterbuch des Henrik Harpestreng (13. Jahrhundert) bildet.

Vgl. über die Heilkunde der skandinavischen Länder im Mittelalter die zusammenfassende Arbeit „Altnordische Heilkunde" von Fr. Grön, Janus 1908, in welcher auch manche mißverständliche Auffassungen früherer Autoren berichtigt sind. Hauptquellen bilden die Eddalieder, isländische und norwegische Sagen, die alten (norwegischen, isländischen, schwedischen)

Gesetzbücher, die Historia Danica des Saxo Grammaticus, die Urkunden des Diplomaticum Norvegicum, die im Zeitraum vom 13.-16. Jahrhundert verfaßten (alt-dänischen, isländischen, norwegischen, schwedischen) Arzneibücher.

Die Heilkunde der skandinavischen Länder ging aus der gemeingermanischen Volksmedizin hervor, die sie teilweise eigenartig weiterentwickelte und unterlag seit der Einführung des Christentums zunehmend den Einflüssen der europäischen Schulmedizin, jedoch erreichte sie als Nachzüglerin kaum vor dem 16. Jahrhundert die spätmittelalterliche Phase derselben.

Wie überall, beherrschte in den ältesten Zeiten und lang darüber hinaus der Dämonismus sowohl die Krankheitsauffassung (alp = „mara", „trollrida", „alfar") wie die Therapie (Runen[50], Zaubergesänge, Bestreichen und Bemalen, verschiedene unter der Bezeichnung Seid zusammengefaßte Zauberkünste, Zauberstein = Lyfstein, Amulette), wobei die heidnischen Formeln allmählich christliche Umgestaltung und Umdeutung erfuhren; ebenso häufte die Empirie vieler Generationen eine Menge von Heilgebräuchen und Mitteln an, unter welch letzteren die pflanzlichen dominieren. Als Heilkünstler fungierten ursprünglich zauber- und pflanzenkundige Weiber (besonders Wundbehandlung, Geburtshilfe) — in der nordischen Mythologie vertritt Eir die Heilkunst unter den Göttern — Zauberer (Medizinmänner, ausgerüstet mit dem Zaubersack, der allerlei wunderliche Dinge, wie Haare, Nägel, Krötenfüße u. dgl. enthielt), gelegentlich auch — und dies ist den Nordgermanen eigentümlich — die das Opfer leitenden Könige, denen die Gabe verliehen war, schon durch einfache Berührung (mit den „Heilhänden", „Aerztefingern") gewisse Krankheiten (Geschwülste, Geschwüre) zu verscheuchen (solche Wunder verrichtete namentlich König Olaf). Mindestens seit dem 10. Jahrhundert nahmen gewerbsmäßige, empirisch gebildete Aerzte, d. h. Wundärzte, die wichtigste Stelle ein, welche sie auch dann nicht einbüßten, als Kleriker (Benediktiner) in beschränktem Kreise die Heilkunst ausübten und die Mönchsmedizin des frühen Mittelalters nach dem Norden verbreiteten. In den Bischofsagen findet der Sprößling einer alten isländischen wundärztlichen Familie, Rafn Sveinbjörnsen († 1203), als „tüchtigster" Arzt rühmende Erwähnung unter Anführung seiner wunderbaren Heilerfolge[51]. Späterhin mögen sich hie und da auch ausländische Aerzte im Norden niedergelassen haben, wenigstens als Leibärzte (so wird z. B. in einer Urkunde vom Jahre 1313 als Leibarzt des Königs Hakon in Norwegen Raimund Calmeta genannt); umgekehrt wieder zogen in den letzten Jahrhunderten des Mittelalters junge Leute (sicher aus Dänemark) nach Paris, Montpellier oder Bologna, um daselbst ärztliche Ausbildung zu erlangen. Daß sich endlich auch Barbiere und Bader mit Aderlassen, Schröpfen, der Behandlung von Beinbrüchen und Verrenkungen abgaben, sei der Vollständigkeit halber angeführt[52].

Wie sich aus den zugänglichen Quellen ergibt, war eine ganze Reihe von inneren Krankheiten bekannt und die Zahl der dagegen angewendeten Mittel nicht gering (vgl. Grön, l. c.), von größerem Interesse ist es aber, daß die Chirurgie eine verhältnismäßig hohe Stufe erreichte. Bei der Behandlung der Wunden spielte die Reinigung derselben, die Untersuchung durch Inspektion und Palpation, mittels der Sonde (schon in Gesetzbüchern des 12. Jahrhunderts erwähnt), die Blutstillung (Tamponade mit Leinwandzapfen, Kompresse, Glüheisen, Naht), die Anwendung von Salben, Pflastern und Verbänden die wichtigste Rolle; dasselbe gilt von der Behandlung der Geschwüre. Die Ausführung des Aderlassens und Schröpfens findet häufige Erwähnung, desgleichen die Extraktion von Pfeilspitzen und die Einrichtung von Knochenbrüchen (Schienenverbände); besonders auffallend sind aber jene Angaben, aus denen die Verwendung von Prothesen (Stelzfuß, Krücken) hervorgeht.

Die älteste medizinische Schrift des Nordens ist das dänische Arzneibuch des Henrik Harpestreng († 1244), welcher Kanonikus in Roeskilde, vielleicht auch königlicher Leibarzt war. Es besteht aus zwei Kräuterbüchern, die hauptsächlich auf Macer Floridus beruhen, und einem Steinbuch, das eine Bearbeitung von Marbods Lapidarius darstellt. Gleichen Charakter besitzen die in der Folge auftauchenden dänischen, isländischen, norwegischen, schwedischen (10) Arzneibücher (Kräuter- und Steinbücher), welche hauptsächlich aus der Literatur der Mönchsmedizin, der Salernitaner und der scholastischen Enzyklopädisten geschöpft sind, aber durch Verquickung mit der heimischen Volksmedizin auch den lokalen Verhältnissen Rechnung tragen. Seit dem Ende des 13. Jahrhunderts dürften übrigens auch einige Autoren des Hochmittelalters (Bernard de Gordon, Bruno de Longoburgo u. a.) im Norden bekannt geworden sein.

Im Jahre 1477 wurde die Universität Upsala gestiftet, welche aber für die Mediziner lange keine Bedeutung hatte, im Jahre 1478 die Universität Kopenhagen.

Wenn man nach dieser Abschweifung auf die abendländische Heilkunde des späteren Mittelalters zurückblickt, so ergibt sich, daß sie in ihrer höchsten Entfaltung bloß einen Abklatsch der arabischen Medizin darstellt, eine Kopie, in welcher die zahlreichen Mängel der Vorlage nur noch gröber hervortreten, während die spärlichen Vorzüge derselben beinahe ausgelöscht sind.

Die spätmittelalterliche Medizin ist ein System, das durch strenge Einheitlichkeit und konsequenten logischen Aufbau äußerlich imponiert, aber seinem realen Werte nach zum großen Teile nicht viel mehr bedeutet als ein in Formeln gebrachtes Nichtwissen.

Die Anatomie beruhte statt auf wirklicher Untersuchung lediglich auf den ungeprüft hingenommenen, halbwahren oder falschen Angaben aristotelisch-galenischer Schriften. Die Physiologie setzte sich aus Fiktionen zusammen, welche die Alten ausgeheckt, die Araber und Scholastiker immer subtiler weitergesponnen hatten. Die allgemeine Krankheitslehre verharrte auf dem Standpunkte der Qualitätendoktrin, der extremsten Humoralpathologie. Die spezielle Pathologie — ohne ein anderes Einteilungsprinzip als das grob topographische a capite ad calcem zu kennen — machte bloß vereinzelte und geringe Fortschritte, da nicht so sehr die unbefangene Schilderung der Symptomenkomplexe als die Unterbringung der Krankheit im herkömmlichen Schema das Hauptziel bildete.

Die Materia medica gebot über eine Unmenge von Substanzen, die mit pseudowissenschaftlicher Exaktheit nach Elementarqualitäten und Graden klassifiziert waren, deren Wirksamkeit aber nur die autoritative Ueberlieferung, nicht die frische kritische Erfahrung verbürgte. Die Therapie stützte sich blindgläubig auf die theoretischen Prämissen, aus denen die Behandlung des konkreten Einzelfalles geradezu mechanisch deduziert wurde; sie legte zwar viel Gewicht auf diätetische Verordnungen, artete aber in eine unglaubliche Polypharmazie aus und fröhnte übermäßig den blutentziehenden Methoden.

Bar jedes wahren Individualismus, unberührt von skeptischen Anwandlungen, bewegte sich das Denken und Handeln des mittelalterlichen Arztes in dem starren Gleis der Tradition — nicht die Beobachtung, sondern einzig der gelehrte Pedantismus diente zur Führung.

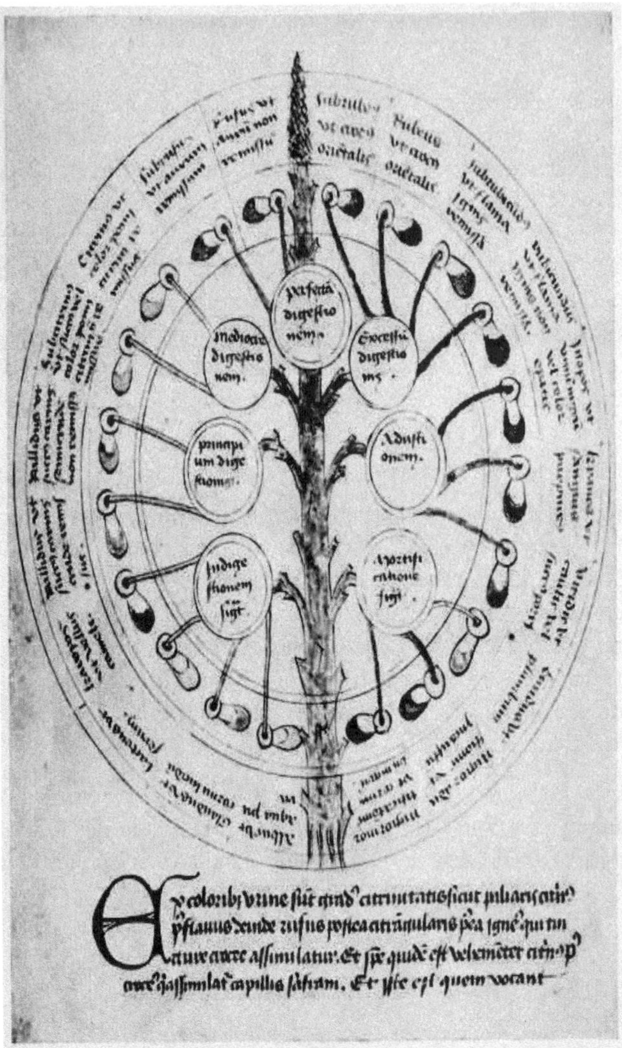

Die Tätigkeit am Krankenbette leitete sich mit der Aufnahme einer überaus eingehenden Anamnese ein, welche das Alter, das Geschlecht, den Beruf, die Lebensweise des Patienten, die subjektiven Empfindungen und deren Sitz, die Ursache, Dauer, Verlaufsweise der Krankheit und vieles andere durch methodisches Fragen zu ermitteln suchte. Mit der Erhebung der Anamnese verband sich die Inspektion (Habitus, Hautfarbe etc.), eventuell die Palpation. Die äußerst subtile Untersuchung des Pulses bildete den Höhepunkt, die Besichtigung der Sekrete und Exkrete (des Expektorierten, Erbrochenen, des Harns, der Fäzes[53] u. a.) den Abschluß des objektiven Krankenexamens. Hauptaufgabe war es, aus prognostischen und therapeutischen Gründen, die Komplexion und den Kräftezustand des Kranken, die Funktionsstörungen und den Sitz derselben, die dem Leiden zugrundeliegende Dyskrasie zu bestimmen.

Unter den diagnostischen Methoden war die Harnschau, die Uroskopie, am feinsten ausgebildet und spielte eine besonders wichtige, um nicht zu sagen, die wichtigste Rolle[54].

Vgl. S. 304, 309, 314. In Handschriften des 14. und 15. Jahrhunderts finden sich kolorierte Abbildungen, welche über die Uroskopie (Urocritica), soweit sie sich auf die Farbe des Urins stützte, orientieren. Es sind dies die sog. Harnglasscheiben (Harnschauscheiben, Harnglastafeln), vgl. Sudhoff, Tradition und Naturbeobachtung (Studien zur Geschichte d. Mediz., Heft 1), Leipzig 1907, Tafel I zeigt beispielsweise eine solche Harnglasscheibe, die im Cod. lat. 11229 der Pariser Nationalbibliothek (um 1400) enthalten ist. Man sieht an einem zentralen Baume sieben runde Scheibchen an Stamm und Aesten postiert, um diese gruppieren sich im Kreise 20 Harngläser, jedes mit entsprechend gefärbtem Inhalt und mit einer Legende im Kreisausschnitt. Der Text beginnt folgendermaßen: Ex coloribus urine sunt gradus citrinitatis sicut paliaris citrinus post flavus deinde rufus postea citrangularis postea igneus qui tincturae croceae assimilatur. Et saepe quidem est vehementer citrinus post croceus qui assimilatur capillis safrani. Et iste est quem vocant rubeum clarum. Omnes autem qui sunt post citrinum significant caliditatem ... Die Typen der Harnglasscheiben und ihre Begleittexte differieren in den Handschriften nicht unbedeutend. Aus der Farbe des Harns wurde auf das Vorherrschen einer der vier Qualitäten bezw. Kardinalsäfte oder, wie aus den Legenden der Harnglasscheiben zu ersehen ist, auf den Grad der Kochung (digestio) der Säfte geschlossen. Vgl. Vieillard, L'urologie et les médicins urologues, Paris 1903.

Die Behandlung war teils eine hygienisch-diätetische, teils eine medikamentös-chirurgische. Sie beruhte auf den ätiologischen, pathogenetischen Ideen der Elementarqualitätentheorie, der Humorallehre[55] und hatte das Contraria contrariis zum obersten Leitprinzip. Das Maß für das therapeutische Handeln bestimmten die individuellen Verhältnisse des Patienten.

In der Sprache der mittelalterlichen Medizin ausgedrückt, kamen folgende Momente für die Therapie in Betracht: 1. die (7) res naturales (Elemente, Temperamente, Kardinalsäfte, Körperteile, Kräfte, Funktionen, Lebensgeister), d. h. die anatomisch-physiologischen Verhältnisse bezw. deren Störungen, 2. die (6) res naturales (Luft, Getränke und Speisen, Bewegung und Ruhe, Schlaf und Wachen, Exkretion und Retention, Affekte) und deren (5) Adnexe (Jahreszeit, Klima, Geschlechtsleben, Beruf und Lebensweise des Patienten, Bäder), d. h. die hygienisch-diätetischen

Verhältnisse, 3. die (3) res praeternaturales (Krankheiten, die Ursachen und Zeichen derselben), d. h. die pathologischen Zustände im engeren Sinne des Wortes.

Ungemein sorgfältige, die feinsten Einzelheiten berücksichtigende hygienisch-diätetische Vorschriften[56] bildeten stets ein Hauptstück der ärztlichen Verordnungen, ja bisweilen bestand die ganze Therapie darin. In der Regel wurde aber von den Arzneimitteln nur allzu oft und allzu reichlich Gebrauch gemacht — unterließ es denn auch kein bedeutender Autor, seinem Werke ein Antidotarium anzuhängen[57]. In der Rezepttherapie überwogen nach arabischem Muster weitaus die kompliziertesten Arzneikompositionen — Simplicia kamen verhältnismäßig selten zur Verwendung, —, was nicht überrascht, wenn man sich vor Augen hält, welche Fülle von Indikationen jeder einzelne Fall infolge der damaligen höchst verwickelten Krankheitsauffassung darbot. Hatte man doch — um nur einiges hervorzuheben — die bestehende Intemperies je nach ihrer Elementarqualität zu bekämpfen, die abnorme Menge oder Mischung der Säfte durch Verdünnung, Zerteilung, Purifizierung, durch Ableitung oder Ausleerung zu beseitigen, neben den allgemeinen lokale Wirkungen auszuüben, wobei die gesamte Komplexion und der Kräftezustand des Patienten, das Temperament des erkrankten Organs u. s. w. zu beachten und in der Rezeptierung noch überdies pharmazeutische Momente in Rechnung zu ziehen waren. Zur Erfüllung der vielen Bedingungen bot die fiktive aber streng systematische Arzneimittellehre — mit ihren so zahlreichen und so vielfach differenzierten, nach Qualitäten und Graden gruppierten Heilstoffen — anscheinend genügende Handhaben[58].

Von den Arzneiformen war die Potio, der Arzneitrank[59], am meisten beliebt, unter den Mitteln standen, entsprechend der Humoralpathologie, die Emetica, Laxantia und Purgantia[60] im Vordergrunde. Kamen diese in Betracht, wenn man auf den Schleim, die gelbe und schwarze Galle einzuwirken beabsichtigte, so diente vornehmlich zur quantitativen und qualitativen Verbesserung des Blutes die Venäsektion.

Die Vorschriften über die Anwendung des Aderlasses, der Phlebotomia, nehmen in der medizinischen Literatur des Mittelalters einen bedeutenden Raum ein — entsprechend der besonderen Wertschätzung, der sich dieses Heilverfahren erfreute —, sie zeigen aber bei den einzelnen Autoren nicht unerhebliche Abweichungen von einander, was sich daraus leicht erklärt, daß schon die grundlegenden galenischen, noch mehr die arabischen Angaben an Klarheit viel vermissen ließen und daher den spitzfindigsten Interpretationen Tür und Tor öffneten. Die Hauptregel, durch die Aderlässe bloß überschüssiges Blut (und überschüssige Säfte, in denen das Blut vorherrscht) zu entziehen, verdorbene Säfte dagegen durch Purgation zu beseitigen, wurde nicht ausnahmslos eingehalten, insofern man in gewissen Fällen auch

beim quantitativen Vorherrschen eines der drei anderen Säfte, z. B. der schwarzen Galle oder zur Verhütung der Putreszenz der Säfte oder zur Evakuierung der reifen Krankheitsmaterie überhaupt (gleichgiltig welchen humoralen Ursprungs), die Venäsektion vorzunehmen pflegte. Außer zur Korrektion der Säfteanomalien wurde der Aderlaß auch ausgeführt, um das erhitzte Blut zu kühlen, um die Materia peccans von einem Körperteil nach einem anderen abzuleiten, um Blutflüssen (z. B. Hämoptoë, Hämorrhoiden) zu begegnen oder umgekehrt, um stockende Menses hervorzurufen. Es gab somit nur wenige Krankheitszustände, bei denen nach den damaligen pathologischen Ansichten der Aderlaß unter Umständen nicht am Platze gewesen wäre, ja nicht selten wurden im Verlaufe einer und derselben akuten Affektion zu wiederholten Malen beträchtliche Blutentziehungen angeordnet. Nicht minder zahlreich wie die Indikationen waren aber auch die Kontraindikationen für den Aderlaß; in dieser Hinsicht spielten Klima, Jahreszeit, Windesrichtung und Tagesstunde, Alter, Geschlecht, Komplexion, Lebensweise und Kräftezustand des Kranken, die Gefährlichkeit und das Stadium der Krankheit die wichtigste Rolle. Bemerkenswert ist es, daß der Revulsion (d. h. der Venäsektion an einer von der leidenden entfernten Stelle) gegenüber der Derivation (Venäsektion in der Nähe des Krankheitssitzes)[61] der Vorzug gegeben wurde, und daß man den Aderlaß viel seltener auf der erkrankten als auf der entgegengesetzten Körperseite machte.

Ueber das Regime des Patienten vor und nach dem Aderlaß, über die Technik der Venäsektion (Schnittrichtung) u. s. w. finden sich in der Literatur detaillierte Vorschriften, das größte Gewicht legte man aber auf den Ort des Aderlasses, auf die richtige Wahl der Vene. Auf Grund der Gefäßlehre Galens, der in höchst phantastischer Weise nicht nur den Ursprung und Verlauf, die Verbindungen, sondern auch die Beziehungen der Blutadern zu gewissen Organen (Consensus) doktrinär erörterte, hatte sich nämlich allmählich ein ganzes System herausgebildet, gemäß welchem je nach dem Sitze der Affektion, je nachdem man eine allgemeine oder lokale Wirkung erzielen wollte, die eine oder andere Vene geöffnet werden sollte[62]. Die Autoren zählen gewöhnlich 26-28 (aber auch mehr) Venen auf, nebst Angabe der Körperteile, mit denen sie direkten oder indirekten Zusammenhang besitzen sollten[63]. Auf den Kopf allein entfallen 13 Blutgefäße, von den Venen der oberen Extremität kamen besonders die Cephalica, Mediana, Basilica, der als Funis brachii bezeichnete innere Zweig der V. cephalica, und die V. salvatella in Betracht, von den Venen der unteren Extremität vorwiegend die Poplitaea, die Saphena major, die sogenannte V. sciatica (V. saphena externa). Manche Handschriften enthalten eine anschaulich orientierende **Aderlaßstellenfigur** (Venenmann) mit erklärendem Text. Vgl. auf Tafel II die Reproduktion der Aderlaßstellenfigur aus Cod. lat. 11229 der Pariser Nationalbibliothek. Die Legende lautet: Omnes venae capitis

incidendae sunt post comestionem excepta sola vena, quae est sub mento. — Si dolor capitis sit causa in essentia sicut humore vel apostemate vel vulnere quod maxime cognoscitur si dolor est continuus. Videndum est an humor sit in causa, an colera vel sanguis, aut flegma vel melancolia. — Omnes vene manuum post comestionem inciduntur, cephalica, mediana, epatica. — Omnes venae pedum et crurium post comestionem sunt minuendae.

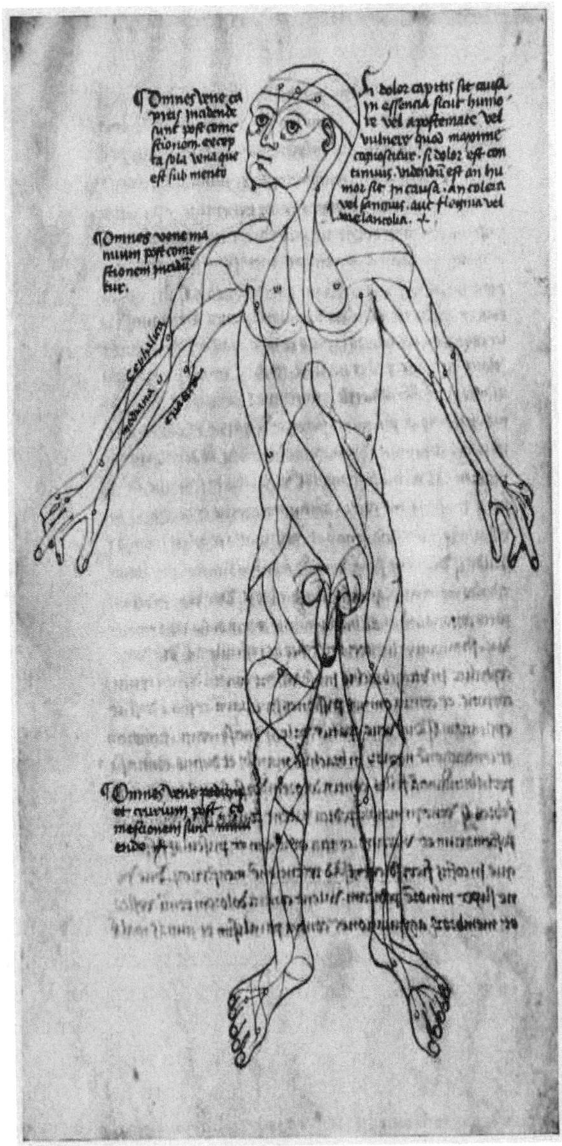

Mit dem Aderlaß gehörten in die gleiche Gruppe der Heilverfahren: die Arteriotomie (nur ausgeführt an den Schläfen und hinter den Ohren), das Schröpfen (mit oder ohne Skarifikation), als Ersatzmittel der Venäsektion (Vicarius phlebotomiae), das Ansetzen von Blutegeln, die Applikation von Kauterien (auch dafür waren bestimmte Körperstellen vorgeschrieben, worüber eigene Figuren orientieren), Vesikantien, Haarseilen. Alle diese Methoden wurden im Sinne der Humoralpathologie zur Behebung der quantitativen oder qualitativen Säfteanomalien, zur Ableitung oder Ausleerung der Materia peccans angewendet.

Ist es für die Medizin des späteren Mittelalters schon bezeichnend, daß die Uroskopie beinahe die wichtigste diagnostische Methode, die Purgation und Phlebotomie die souveräne Behandlungsweise bildete, so erhält sie doch ihr eigentlich charakteristisches Gepräge dadurch, daß auch die besten ihrer Vertreter dem Aberglauben in der Therapie allzu weitgehende Konzessionen machten und namentlich, daß die Astrologie das gesamte ärztliche Denken und Handeln immer mehr in ihren Zauberkreis zog[64].

Ueber die Anempfehlung von Beschwörungsformeln und abergläubischen Heilgebräuchen wurde bei den bedeutenderen Autoren das Nötigste gesagt.

Die Astrologia medica, welche in Ptolemäus und den Arabern ihre Hauptquellen besaß, hatte sich zu einem höchst komplizierten System entwickelt, das im späteren Mittelalter geradezu despotisch die Prognostik und Therapie beherrschte (vgl. zur Orientierung V. Fossel, Studien z. Gesch. d. Med., Stuttgart 1909, p. 1-23). Entsprechend der Lehre von der Korrespondenz zwischen Makrokosmus und Mikrokosmus wurden die Komplexionen, die Kardinalsäfte, die Körperteile, die Entstehung und der Verlauf der Krankheiten, die Heilsubstanzen und deren Wirkung mit den 7 Planeten (zu denen Sonne und Mond zählten) bezw. mit der Stellung der Wandelsterne (Konjunktion, Opposition, Quadratur u. s. w.) zueinander und zu den 12 Zeichen des Tierkreises in Relation gebracht[65]; jedes der letzteren beherrscht eine Region des menschlichen Leibes, Haupt und Antlitz gehören dem Widder, Hals und Kehle dem Stier, Arme und Hände den Zwillingen, der Krebs regiert die Brust, der Löwe den Magen und die Nieren, die Jungfrau die anderen Eingeweide, der Wage unterstehen das Rückgrat und Gesäß, dem Skorpion die Weichen und die Schamglieder, dem Schützen die Hüften und Schenkel, über die Kniee hat der Steinbock Gewalt, über die Schienbeine der Wassermann, den Fischen endlich sind Knöchel und Fußsohle kongruent. Inwiefern die Diagnostik, Krankheitsvorhersage und Behandlung von der Konstellation abhing[66], kann hier nicht im einzelnen auseinandergesetzt werden, nur so viel sei gesagt, daß der Mond wohl die bedeutendste Rolle in der Astrologia medica spielte, und daß sogar der Gebrauch der Brechmittel und Abführmittel[67], namentlich aber der

Aderlaß nach siderischen Gesetzen geregelt war (gute, schlimme, indifferente Aderlaßtage).

In dieser Hinsicht galt es vor allem als Grundsatz, den Aderlaß zu vermeiden, wenn der Mond in jenem Zeichen des Tierkreises steht, welches den betreffenden Körperteil regiert, so z. B. hielt man es für kontraindiziert an Armen und Händen zu venäsezieren, wenn der Mond sich im Zeichen der Zwillinge bewegt[68]. Manche Handschriften enthalten entsprechende Abbildungen, den **„Tierkreiszeichenmann"** mit zugehörigen Aderlaßverboten (vgl. Tafel III, wo eine solche Figur mit begleitendem lateinischem Text aus einer in Cambridge [Trinity College] vorhandenen Handschrift [um 1420-1430] reproduziert ist). In der Folge wurde gewöhnlich die Aderlaßstellenfigur in verschiedener Weise mit dem Tierkreiszeichenmann kombiniert und damit der Typus für den „Aderlaßmann" geschaffen[69], wie er sich in den später durch die junge Buchdruckerpresse massenhaft erzeugten „Laßzetteln", Kalendern, Praktiken u. s. w. findet.

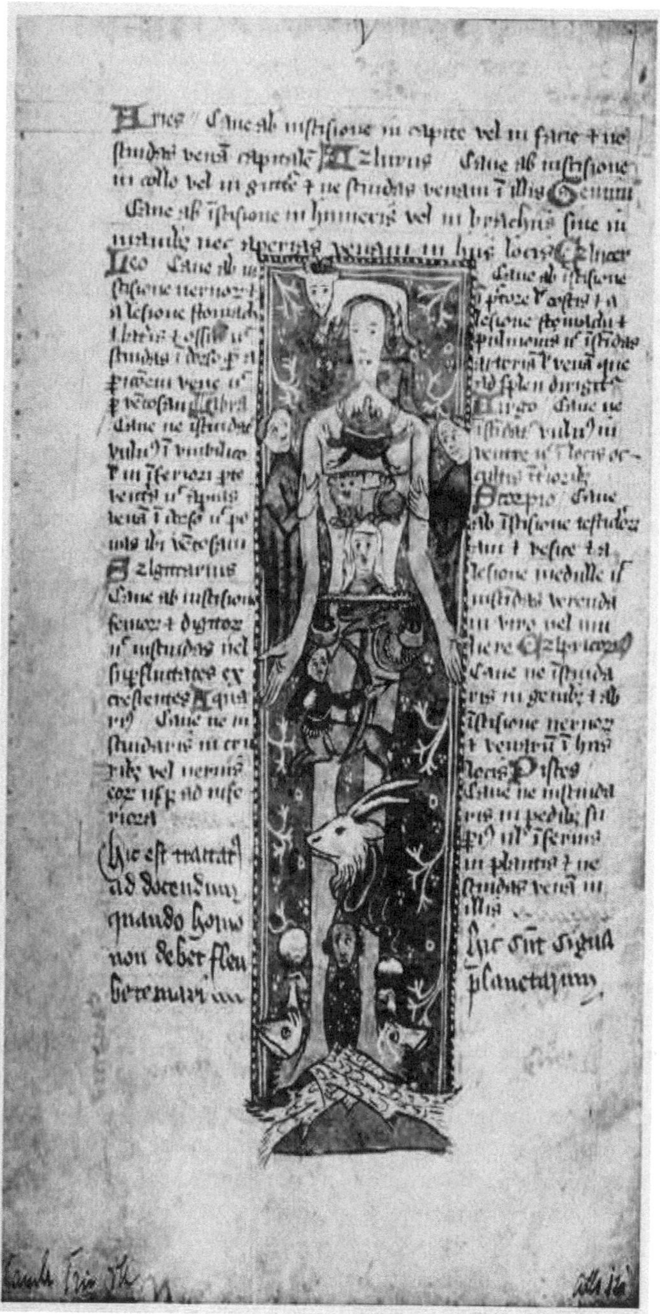

Wer die mittelalterliche Krankheitslehre und Therapie nicht bloß in den Hauptzügen, sondern in allen Einzelheiten wirklich erschöpfend verstehen will, wer in die damalige Behandlungsweise eines komplizierteren speziellen Falles tiefer einzudringen sucht, stößt auf manche unerwartet große Schwierigkeiten, da ihm eine ganz fremdartige Geisteswelt von reicher Tradition, von unglaublicher Subtilität des Denkens entgegentritt. In den Schwierigkeiten, die dem modernen Leser erwachsen, liegt schon ein Maßstab dafür, welch hohe Anforderungen man an die Belesenheit, an die begriffliche Kombinationsgabe, an den interpretatorischen Scharfsinn des wissenschaftlich vollwertigen Arztes stellte, Anforderungen, denen nur durch lange, planmäßig betriebene Geisteszucht entsprochen werden konnte. Und in der Tat war das medizinische Unterrichtswesen an den Universitäten darauf angelegt, Gelehrsamkeit zu züchten, logische Meisterschaft zu erwecken, machten doch neben dem Tradieren und Kommentieren der kanonischen Schriften die Disputierübungen — förmliche Redeturniere — den wichtigsten Bestandteil des Lehrplans aus. Hingegen wurde in maßloser Ueberschätzung der Litera scripta und des abstrakten Denkens, im Glauben, daß die autoritative Literatur einem völlig abgeschlossenen, unumstößlichen Gesetzeskodex gleich zu achten sei, die Erziehung zur Anschauung und selbständigen Beobachtung verabsäumt, ja man kann sagen, der Jünger empfing wohl die Anleitung, fremde Meinungen in sich denkend zu verarbeiten und vom Standpunkte oberster Prinzipien die Einzelerscheinungen a priori zu konstruieren, nicht aber die realen Dinge zu zergliedern, die Welt der Erfahrung aufzufassen. Höchstens außerhalb der Universität, die ja mit den Spitälern noch nicht die mindeste Verbindung hatte, waren für das individuelle Streben und den Privatfleiß — unzulängliche und schwankende — Bedingungen gegeben, unter fachmännischer Aufsicht am Krankenbette die Sinnestätigkeit einigermaßen zu üben.

Unter den Fehlern und Verkehrtheiten des medizinischen Studienbetriebes litt am meisten der Unterricht in der Anatomie und in der ärztlichen Praxis.

Die Anatomie wurde hauptsächlich nach Büchern tradiert, wozu eventuell Erläuterungen an Zeichnungen und Abbildungen hinzukamen[70], die Sektionen bildeten keineswegs die Basis, sondern bloß eine gelegentliche, mehr dekorative als erkenntnisbringende Ergänzung der theoretischen Vorträge. Zergliederungen von Tieren (Schweinen, Hunden u. s. w.) blieben noch immer das wichtigste Mittel des praktischen Unterrichts in der Anatomie, auch nachdem die Eröffnung menschlicher Kadaver (Verbrecherleichen) prinzipiell gestattet worden war, da allerlei einschränkende behördliche Verordnungen die tatsächliche Verabfolgung des Leichenmaterials ungemein erschwerten. Selbst an den begünstigsten Lehrstätten Italiens, wie in Bologna und Padua, dürften kaum, wie es nach den Statuten der Fall sein sollte, alljährlich eine männliche und eine weibliche Leiche zergliedert worden sein, und an nichtitalienischen Universitäten, wo die praktische Anatomie schon Fuß gefaßt hatte, wie z. B. in Wien, vergingen oft viele Jahre, bis sich Gelegenheit zur Vornahme einer Sektion bot[71]. Eine solche Schulanatomie (Anatomia publica) war daher stets mit dem Nimbus eines sensationellen, ganz außerordentlichen Ereignisses umgeben, an welchem nebst den Doktoren, Chirurgen und Apothekern ein immer weiter gezogener Kreis von Studierenden[72], manchenorts sogar ein nichtfachmännisches, aus Gelehrten (Artisten) und Standespersonen bestehendes, Publikum teilnahm[73]. Die Sektionen fanden meist um Weihnachten oder in den Fasten statt, dauerten gewöhnlich 3-8 Tage und wurden unter freiem Himmel, in einer unbenutzt stehenden Kapelle, in einem Spitalraum, in einem Hörsaal oder in eigenen Baulichkeiten abgehalten. Es war aber nicht allein die Seltenheit, welche den Wert der Leichenzergliederung als Unterrichtsmittel beeinträchtigte, noch mehr trug dazu die kurz bemessene Zeit, die Flüchtigkeit und Unvollständigkeit der Ausführung, die Roheit der Technik bei; es handelte sich nicht um eigentliche Sektionen, nicht um Präparationen, sondern eher um Exenterationen, die mit primitiven Instrumenten vorgenommen wurden. Man folgte dem Beispiel des Mondino, begann mit der Eröffnung der Bauchhöhle, wobei zuerst die Schichten ihrer Wand, sodann die Organe des Abdomen besprochen, freigelegt und demonstriert wurden, hierauf folgte, stets von außen nach innen vordringend, die Anatomie der Brust und des Kopfes; den Beschluß sollten die Extrema ausmachen, worunter man alle Muskeln, Gefäße, Nerven und Knochen verstand, die bei den Höhlen keine Berücksichtigung gefunden hatten, doch scheint man gerade diesen letzten und wichtigen Abschnitt im Gange der Untersuchung zumeist nur in wenigen Worten abgetan oder ganz übergangen zu haben[74]. Skelette, ergänzende Präparate dürften bei der öffentlichen Anatomie nicht verwendet worden sein, wenigstens fehlt jeder Hinweis.

Der Grundfehler des anatomischen Unterrichts lag darin, daß Theorie und Praxis völlig getrennt blieben, daß die Ausführung der Sektion und die wissenschaftliche Erörterung verschiedenen Personen zugeteilt war. Wie sich aus späteren Mitteilungen, am besten aber aus der Betrachtung von Abbildungen mittelalterlicher „Anatomien" ergibt (vgl. z. B. die Reproduktion einer solchen Darstellung bei Nicaise, Guy de Chauliac, Pl. III, p. 25), oblag es dem gelehrten Medicus den Text des Mondino zu interpretieren (und eventuell das Vorgetragene zu demonstrieren), die Zergliederung selbst wurde aber stets von einem Chirurgen (oder gar Barbier) vorgenommen[75]. Der Büchergelehrte, der das Wort führte und die Anweisungen gab, kannte die Dinge nicht, wie es unerläßlich ist, aus dem eigenen Gebrauch des Messers, und der Sekant wiederum besaß nicht genügende Kenntnisse, um die anatomischen Werke zu verstehen. Diese traurigen Verhältnisse, welche nur dazu dienen konnten, die alten galenischen Irrtümer zu konservieren, die Autorität des Pergameners in anatomischen Fragen zu befestigen[76], wurzelten in dem Abscheu der mittelalterlichen Aerzte vor allen manuellen Operationen[77] — ein Vorurteil, das ja auch die Pflege der Chirurgie gänzlich ihren Händen entzog. Nicht genug, daß die schädliche Spaltung des Unterrichts diesen entwertete, wurde die für die Sektion ohnedies zu knapp bemessene Frist noch durch dazwischen geführte, die lächerlichsten Spitzfindigkeiten betreffende Disputationen bedeutend verkürzt!

Die praktische Ausbildung am Krankenbette gehörte nicht zum Lehrplan der Universität als solcher und war daher den Zufälligkeiten des privaten Unterrichts preisgegeben, wenn auch ein überwachender Einfluß durch die ärztliche Zunft nicht gänzlich mangelte. Als Lehrling und Gehilfe erfahrener Aerzte hatte der Studierende der Medizin immerhin Gelegenheit, das Heilverfahren in der Privatpraxis oder in Spitälern kennen zu lernen, beziehungsweise nach erworbener Fertigkeit unter Verantwortung seines Mentors mit bedingter Selbständigkeit auszuüben[78]. Daß die Scholaren es an Eifer für diese Seite der ärztlichen Ausbildung übrigens nicht fehlen ließen, ja daß man ihrem Bestreben, möglichst früh in die Praxis einzutreten, Schranken setzen mußte, teils um pfuscherischen Neigungen, teils um der Vernachlässigung der theoretischen Studien entgegenzuwirken, beweisen die im Laufe der Zeit nötig gewordenen Bestimmungen mancher Fakultäten[79].

Auch die Drogen und die Bereitungsweise der Arzneien kennen zu lernen — ein wichtiges Erfordernis des damaligen Praktikers —, dazu bot nicht die Schule, sondern nur die Apotheke Gelegenheit, da der Universitätsunterricht in der Heilmittellehre in rein theoretischen Vorträgen bestand, höchstens manchmal durch botanische Abbildungen einige Anschaulichkeit gewann.

Der medizinische Unterricht trug also ein wesentlich theoretisches Gepräge, und wir können als typisch für denselben jene alten bildlichen Darstellungen betrachten, welche den Lehrer zeigen, wie er vom Katheder aus — ein dickleibiges Buch vor sich — das Wort führt, während die auf Bänken sitzenden oder in der Nähe stehenden Schüler aufmerksam zuhören oder fleißig Notizen machen. Vgl. z. B. die Miniaturen (30r, 39r, 503v, 587v, 608v) des aus dem Anfang des 15. Jahrhunderts stammenden Dresdener Galenkodex, welche überhaupt einen ausgezeichneten Einblick in die mittelalterlichen ärztlichen Unterrichtsverhältnisse und die ärztliche Tätigkeit gewähren[80]. Die Zahl der ordentlichen, besoldeten Lehrer (doctores regentes, lectores ordinarii) war meistens sehr gering[81], doch wurden sie in der Ausübung ihres Amtes durch die übrigen Mitglieder der Fakultät (außerordentliche Kollegien) und in begrenztem, streng vorgeschriebenem Ausmaß durch die Baccalarien unterstützt. Die Vorlesungen beruhten auf den Schriften der Alten, der Araber und der arabistischen Kommentatoren; die Behandlung des Gegenstandes bestand darin, daß der Lehrer das Buch abschnittsweise vorlas und an die Lektüre Wort- und Sacherklärungen, Erörterungen strittiger Fragen, eventuell Mitteilungen aus eigener Erfahrung knüpfte, schließlich eine kurze Zusammenfassung des Inhalts gab. Gewöhnlich wurde ein einzelnes Thema z. B. die Arzneimittellehre, die Fieberlehre, die spezielle Pathologie u. s. w. in abgerundeter Weise vorgetragen. Die Ergänzung der Vorlesungen bildeten die unter dem Vorsitz von Doktoren allwöchentlich abgehaltenen Disputationen; sie waren der Prüfstein der erworbenen Kenntnisse oder eigentlich mehr der dialektischen Gewandtheit.

Das Herkommen, die Nachahmung bewährter Beispiele und statutenmäßige Bestimmungen brachten den Studiengang und das Prüfungswesen nach und nach überall in eine feste Ordnung, so daß die einzelnen medizinischen Schulen am Ausgang des Mittelalters — entsprechend den gemeinsamen pädagogischen Prinzipien — in ihrem Lehrplan und in ihren wissenschaftlichen Anforderungen vielfach übereinstimmten, freilich ohne völlige Identität zu erreichen. Was die Wahl der für den Unterricht benützten Autoren anlangt, so kehren in den Studienplänen die folgenden besonders häufig wieder. Von den Schriften der Araber: die Isagoge des Johannitius, das erste und vierte Buch von Avicennas Kanon und das neunte Buch von Rhazes' Liber medicinalis ad Almansorem. Von antiken Schriften: die Ars parva des Galen, die Aphorismen des Hippokrates sowie dessen Prognostikon und das Buch de diaeta in acutis. Pulslehre und Harnschau wurden hauptsächlich nach den Schriften des Philaretus und Theophilus (eventuell des Gilles de Corbeil) studiert. Viel benutzt wurde eine Sammelschrift, welche die Isagoge des Johannitius, die Ars parva Galens, die Aphorismen, die Prognostik des Hippokrates (meist auch dessen diaeta in acutis), ferner die Schriften des Theophilus und Philaretus, de urinis und de pulsibus enthielt — die **Articella**[82].

Die medizinischen Studien gründeten sich auf eine linguistisch-philosophisch-naturwissenschaftliche Vorbildung und nahmen 4-5 Jahre in Anspruch[83]. Der Studiengang zerfiel in zwei Abschnitte, von denen der erste mit dem Baccalaureat, der zweite mit dem Lizentiat endete. Um das Baccalaureat zu erlangen, mußte man 2-3 Jahre die medizinischen Vorlesungen besucht haben und in einem Examen vor den Mitgliedern der Fakultät den Besitz der allgemeinen theoretischen Kenntnisse in der Heilkunde nachweisen, daran schloß sich ein feierlicher Akt, die Determination, bei welcher der Scholar eine ihm gestellte wissenschaftliche Frage erörterte. Die Zulassung zum Lizentiat, 2-3 Jahre später, setzte voraus, daß der Baccalar die vorgeschriebenen Kollegien fleißig besucht, an den Disputationen aktiv teilgenommen, über bestimmte Themata (Autoren) Vorlesungen gehalten und sich auch um seine praktische Ausbildung bemüht hatte[84]; die vor der Fakultät abgehaltene Prüfung bestand in der Erklärung eines Hippokratischen Aphorismus, der Beschreibung einiger Krankheiten und der Beantwortung der Fragen, die daran geknüpft wurden; nach erfolgreich abgelegtem Examen wurde der Kandidat durch zwei Mitglieder der Fakultät dem Kanzler der Universität präsentiert, der ihm in feierlicher Weise die Lizenz erteilte[85].

Das Lizentiat legitimierte genügend zur ärztlichen Praxis — zum vollberechtigten Mitgliede der medizinischen Fakultät (Lehrbefugnis, Anteilnahme an den Beratungen mit Stimmrecht bei den Beschlüssen, Anspruch auf Benefizien) machte aber erst die Würde eines Doktors der Medizin, welche von jedem Lizentiaten erworben werden konnte, falls er ehlicher, ehrenhafter Abkunft war, kein abschreckendes Aeußeres[86] besaß und ein Alter von mindestens 26 Jahren[87] erreicht hatte. Die Verleihung des Doktorats erforderte nicht die Ablegung einer neuen Prüfung, sondern nur, daß sich der Kandidat dem allerdings sehr kostspieligen Promotionsakte (in der Kirche) unterzog[88]. Die Promotion war mit einer öffentlichen Disputation und verschiedenen Zeremonien verbunden, welche die Aufnahme in die ärztliche Zunft (Inkorporation, Receptitio) versinnbilden sollten. Die Feier wurde unter Glockengeläute und der Teilnahme der ganzen Fakultät vollzogen. Sie begann mit einem Vortrage des Doktoranden, dessen Verdienste von dem Professor, der den Akt leitete, in einer Rede beleuchtet wurden. Der Kandidat legte dann einen Eid ab, daß er jederzeit seine Pflichten gegen die Fakultät und den ärztlichen Stand überhaupt erfüllen werde. Hierauf wurde ihm der sogenannte Doktorhut (Barett) aufgesetzt, ein Ring an den Finger gesteckt als Zeichen des ritterlichen Ranges, dem die Doktorwürde gleichgeachtet war, ein goldener Gürtel umgelegt, und ein Buch des Hippokrates vor ihm aufgeschlagen. Dann wurde er eingeladen, sich an der Seite des Promotors niederzulassen, von diesem umarmt und ihm der Segen erteilt. Mit dem Dank des neuen Doktors schloß die Feier, welcher ein Gastmahl folgte, an welchem alle Mitglieder der Fakultät teilnahmen. Wiewohl die Würde eines Doktors eigentlich in allen Ländern der Christenheit Geltung hatte, machten sich doch insoferne Beschränkungen geltend, als die Fakultäten die Aufnahme von Doktoren, die an fremden Hochschulen promoviert worden waren, späterhin nur nach Erfüllung von Prüfungsformalitäten und Erlegung bestimmter Taxen vollzogen.

Literarische Hilfsmittel zur Weiterbildung standen den Aerzten im allgemeinen nicht in genügendem Maße zur Verfügung, da die Anschaffung der Manuskripte eine sehr kostspielige Sache war. Privatbibliotheken[89], die 20-30 medizinische Werke umfaßten, können für die damalige Zeit schon als bedeutend angesehen werden — die Sammlung des Amplonius Ratinck (ca. 1365-1434) ist eine einzig dastehende Erscheinung[90]. Die Fakultätsbüchereien waren in ihrer Anlage sehr dürftig und wuchsen nur langsam durch Spenden oder Legate[91].

Der gelehrte mittelalterliche Arzt beherrschte zwar in der Regel, entsprechend seiner ganzen Ausbildung, de facto bloß die innere Medizin, ja er überließ sogar zumeist alle manuellen Eingriffe — aus Standesvorurteil — einem sozial tiefer stehenden Heilpersonal, trotzdem nahm er aber, pochend auf seine vermeintlich überlegene Buchweisheit, auch in der Chirurgie und den, mit dieser zusammenhängenden Fächern eine autoritative Stellung für sich in Anspruch[92]. Diese so stolz zur Schau getragene Souveränität bestand aber mehr in der Einbildung als in der Wirklichkeit, und sie wird sofort auf ihren wahren Wert zurückgeführt, wenn man sich die medizinischen Zustände, die ärztlichen Standesverhältnisse der Epoche vor Augen hält.

Im allgemeinen enthielten sich die dem Klerikerstande angehörigen Aerzte infolge der wiederholten kirchlichen Verbote der Chirurgie und ihrem Beispiel folgten auch die Laienärzte, da es für unziemlich galt, daß sich ein Mann, der Aristoteles und Galen studiert hat, mit manueller Arbeit abgebe und mit wundärztlichen Empirikern in einen Konkurrenzkampf einlasse. Inhonestum magistrum in medicina manu operari. Ausnahmen gab es freilich in Italien und Frankreich, doch war auch dort die Zahl der in beiden Fächern ausgebildeten Aerzte (Aerztechirurgen) stets äußerst gering. An den Universitäten wurde wohl nach Büchern Chirurgie doziert, eine praktische Ausbildung darin anzustreben, lag aber durchaus nicht in den Intentionen des Lehrplans, besonders außerhalb Italiens. Mußten sich doch die Baccalaren der medizinischen Fakultät zu Paris seit 1350 sogar verpflichten — unter Androhung der Ausstoßung — keine manuelle Chirurgie zu treiben, ein Vorgang, der beispielgebend auch auf andere Schulen wirkte (z. B. Montpellier, wo aber das Verbot erst erlassen wurde, nachdem die Päpste nicht mehr in Avignon residierten). Dennoch maßten sich die Aerzte an, den Chirurgen Vorschriften zu erteilen, von diesen einfach die Ausführung der gegebenen Verordnungen zu verlangen, wogegen schon Henri de Mondeville und Guy de Chauliac energisch ankämpften. In Wirklichkeit ließen sich die Chirurgen freilich in der selbständigen Ausübung ihrer Praxis nicht beschränken.

In noch unvergleichlich loserer Beziehung als zur Chirurgie standen die Aerzte zur Geburtshilfe, was nicht bloß aus der damaligen ärztlichen Standesethik folgte, sondern schon aus der Abneigung der Frauen gegen die Beiziehung männlicher Heilpersonen zum Kreißbett erklärlich wird. Die Geburtshilfe war nahezu ausschließlich Sache der Hebammen („Bademuhmen"), welche über die primitivsten Kenntnisse oder, besser gesagt, den traditionellen Aberglauben nicht hinauskamen[93]; höchstens im Falle, daß es sich um die Beseitigung abgestorbener Früchte oder der zurückgebliebenen Nachgeburt handelte, trat der männliche Heilkünstler (Chirurg) zuweilen auf den Plan. Gewöhnlich findet man daher in den ärztlichen Hauptwerken, abgesehen von dem hier und da besprochenen Kaiserschnitt an der Toten, nur die Kapitel de extractione secundinae und de extractione foetus mortui behandelt, und was sonst ausnahmsweise bei einigen Autoren (Arnaldus de Villanova, Franciscus de Pedemontium u. a.) vorkommt (Dammschutz, Wendung, Lösung der Arme, Reposition eines Armes u. s. w.), dürfte hauptsächlich als Lesefrucht, kaum als Ergebnis wirklicher eigener Erfahrung zu bewerten sein. Die Kindslagenbilder, welche manche Handschriften zieren (vgl. Weindler, Geschichte der gynäkologisch-anatomischen Abbildung, Dresden 1908), sind, wie Sudhoff gezeigt hat, mit größter Wahrscheinlichkeit auf sehr alte (alexandrinische?) Vorlagen zurückzuführen. Erst um die Mitte des 15. Jahrhunderts fangen die Aerzte an (soweit die vornehmen Kreise in Betracht kommen), zum Geburtsbett in nähere Beziehung zu treten, jedoch zunächst nur durch rein medizinische Tätigkeit. Um diese Zeit werden sie auch bereits zur Abfassung von Hebammenordnungen und zu Hebammenprüfungen zugezogen. Die Gynäkologie (Lageanomalien des Uterus, Dysmenorrhoe, Sterilität, Hysterie) ist bei den hervorragendsten Repräsentanten der medizinischen Literatur auf Grund der Alten etwas eingehender behandelt.

Aeußerst dürftig ist in der Literatur die Augenheilkunde vertreten — und zwar lediglich soweit die Diätetik und medikamentöse Behandlung in Betracht kommt —, da sich mit der okulistischen Praxis nur Wundärzte[94] und noch weit mehr herumziehende Empiriker befaßten.

Die in wissenschaftlichen Traditionen erzogenen, aus Universitäten hervorgegangenen Aerzte erscheinen auf dem bunten Bilde, welches die medizinischen Zustände des späteren Mittelalters darbieten, zwar als vornehmstes, aber numerisch schwaches Element. Nicht nur, daß schon dort, wo die legitimen Vertreter der Wissenschaft wirkten, alle manuellen, operativen Maßnahmen den Chirurgen verschiedener Kategorie, den Barbieren, Badern, Hebammen anvertraut waren, somit eminent wichtige Zweige der Heilkunst tatsächlich von diesen ausgeübt wurden, lag die ärztliche Praxis in toto, je mehr man den Bannkreis der größeren Städte verließ, je weiter man von Italien gegen Norden vordrang, in der Hand bloß unvollkommen, handwerksmäßig ausgebildeter Heilpersonen oder gar gewissenloser Abenteuerer, von Ort zu Ort ziehender Pfuscher.

Numerisch blieben die Studierenden der Medizin überall hinter denen der anderen Fakultäten zurück. Die medizinische Doktorswürde war eben die teuerste. Nirgends entsprach die Zahl der graduierten Aerzte (Lizentiaten, Magister, Doktoren) auch nur entfernt der Bevölkerungsziffer[95], am wenigsten in den Ländern germanischer Zunge[96]. Ihre soziale Position war eine hohe[97], die bedeutende Rolle, die sie und ihre Kunst im gesellschaftlichen Leben spielten, spiegelt sich deutlich in der schönen Literatur ab[98], sei es in Form von Lob oder Tadel; über die günstigen Vermögensverhältnisse einzelner Mitglieder des Standes liegen urkundliche Zeugnisse vor[99]. Lassen sich seit dem 13. Jahrhundert auch außerhalb

Italiens neben den Klerikerärzten schon gelehrte Laienärzte in steigender Zahl nachweisen, so erlangen die letzteren mit dem 14. Jahrhundert, entsprechend der blühenden städtischen Kultur, entschieden das Uebergewicht.

Zur Heranbildung von Chirurgen (magistri in chirurgia, chirurgi physici etc.) im eigentlichen Sinne des Wortes waren bloß in Italien und Frankreich die Bedingungen gegeben. In Italien, wo sich infolge des mehr laikalen Geistes der Universitäten die fachliche Scheidung zwischen Internisten und Chirurgen nicht zur schroffen sozialen Trennung entwickelt hatte, verschmähten es die berühmten Schulen keineswegs, gründliche theoretische Kenntnisse auch den Jüngern der Wundheilkunde zu vermitteln; die praktische Fertigkeit in der Chirurgie konnte allerdings nur auf dem Wege privater Unterweisung durch einen tüchtigen Meister erworben werden. In großen Städten bestehende Kollegien, wie z. B. das Collegio de' Medici Chirurghi zu Venedig, waren, so wie anderwärts die medizinischen Fakultäten, berechtigt, darüber zu wachen, daß niemand ohne zuvor abgelegtes Examen chirurgische Praxis betreibe. In Frankreich gab es in manchen der größeren Städte Chirurgen besserer Art, doch erfreuten sich dieselben nirgends einer, nur annähernd gleich geachteten sozialen Stellung wie die Aerzte. In Paris bildete die Confrérie de Saint Côme et Saint Damien (d. h. die Korporation der Maîtres chirurgiens jurés oder der Chirurgiens de robe longue) gemäß einem königlichen Edikt vom Jahre 1311 die Behörde, welche die „licentia operandi" auf Grund erfolgreich bestandener Examina zu erteilen hatte. Aus den Statuten der mit dem Collège später verbundenen Schule (Statuta honoranda regiae et salubris chirurgicae scholae) geht hervor, daß die Zöglinge derselben die an medizinischen Fakultäten vorausgesetzte humanistische Vorbildung (namentlich die Kenntnis der lateinischen Sprache) nachweisen mußten und sich im Verlaufe eines zweijährigen, mehrmals durch Prüfungen kontrollierten Studiums ein ziemlich umfassendes (auch anatomisches) Fachwissen anzueignen hatten.

Den Anforderungen eines regulären, schulmäßigen chirurgischen Studienganges bequemten sich aber nicht gar viele an, da einerseits, wie gleich gezeigt werden soll, auch bloß handwerksmäßig gebildeten Angehörigen anderer Berufsklassen die rechtmäßige Ausübung der kleinen Chirurgie gestattet war, und anderseits die Gefährlichkeit mancher größerer Operationen im Falle des Mißerfolges gerade für den ehrlichen, bodenständigen Wundarzt die schlimmsten und abschreckendsten Konsequenzen mit sich brachte. So überließen denn auch die Chirurgen zumeist den Bruch- und Steinschnitt sowie den Starstich jenen Empirikern, welche, umherwandernd, sich der Verantwortlichkeit leicht entziehen konnten, manchmal zwar über anerkennenswerte spezialistische Fertigkeit verfügten (wie z. B. die Norciner), viel öfter aber die mangelnden Kenntnisse durch Kühnheit und Gewissenlosigkeit ersetzten. Einen viel härteren Existenzkampf als mit diesen rasch auftauchenden und ebenso rasch wieder verschwindenden Abenteurern hatten die Chirurgen mit den Barbieren (barbitonsores) und Badern (balneatores) zu bestehen, die nicht genug damit, daß sie außerhalb ihres eigentlichen Berufes wundärztliche Funktionen, mit gewissen Beschränkungen, versehen durften, fortwährend nach Erweiterung ihrer Gerechtsame strebten und dabei leider sowohl von seiten der medizinischen Fakultäten (aus Haß gegen die Chirurgen) als auch von seiten der Regenten und Behörden Unterstützung fanden. Die Barbiere waren berechtigt, zur Ader zu lassen, zu schröpfen, Zähne zu ziehen, Frakturen und Luxationen, Geschwüre und frische Wunden zu behandeln; den Badern war das Schröpfen, das Venäsezieren und die Behandlung alter Schäden nur innerhalb ihrer Behausung erlaubt, außerhalb derselben das Einrichten von Beinbrüchen und Verrenkungen. Natürlich überschritten die Bader häufig ihre Befugnis zu Ungunsten der Barbiere, so wie diese wieder in den Bereich der eigentlichen Wundärzte übergriffen, was zu vielen, langdauernden Streitigkeiten führte. In jenen Städten, wo chirurgische Kollegien existierten, mußten anfangs die Barbiere, um die Erlaubnis zur beschränkten wundärztlichen Praxis zu erhalten, vor den Magistern der Chirurgie vorerst ein Examen ablegen, später wurde aber gewöhnlich den Meistern der Barbiergilde selbst das Prüfungsrecht eingeräumt, welches sie dort, wo sie allein dominierten, ohnedies besaßen. Verwischten sich durch die Erweiterung der Lizenz schon in Frankreich an den meisten Orten die Grenzen zwischen Barbieren und Chirurgen, so läßt sich in den übrigen Ländern die Scheidelinie überhaupt kaum ziehen, weil es entweder frühzeitig zu einer Verschmelzung der Korporationen (Barbierchirurgen) kam, wie z. B. in den Niederlanden oder weil sich noch kein tieferer Unterschied zwischen den legitimierten Vertretern der Wundheilkunde entwickelt hatte. Es gilt dies insbesondere von Deutschland, wo es lediglich handwerksmäßig gebildete Wundärzte gab, die neben Badern und Barbieren, aber nicht scharf von den letzteren getrennt, die Chirurgie ausübten, höchstens daß die fähigsten der „Scherer" als „Schneideärzte" wirkten. Zum privilegierten chirurgischen Heilpersonal gehörten übrigens seltsamerweise auch noch — die Scharfrichter, die insbesondere Luxationen behandeln durften. Die Wundärzte beschäftigten sich auch mit der Behandlung der Augen- und Ohrenaffektionen, der Haut- und Geschlechtsleiden, sie intervenierten, wiewohl selten, in schwierigen geburtshilflichen Fällen, sie leisteten große Dienste in Pestzeiten („Pestbarbiere", Eröffnung der Eiterbeulen), sie wurden zu forensischen und sanitätspolizeilichen Funktionen (Begutachtung von Verletzungen, Ueberwachung der Frauenhäuser, Lepraschau etc.) herangezogen („geschworene Wundärzte"), sie waren überall bei der Durchführung wichtiger therapeutischer Anordnungen (Aderlaß, Schröpfen etc.) unentbehrlich — kann es daher verwundern, daß sie dem Volke geradezu als die eigentlichen Repräsentanten der Heilkunst, als „Meister" galten, umsomehr als sie bis zum 13. Jahrhundert tatsächlich fast die einzigen ärztlichen Personen aus dem Laienstande gewesen waren, umsomehr, als auch in späterer Zeit, in den meisten Gegenden — teils wegen des Aerztemangels, teils aus pekuniären Gründen — nur ihre Hilfe von den breiten Schichten der Bevölkerung in Anspruch genommen werden konnte? Daß sie unter solchen Umständen häufig in die Domäne des wissenschaftlich gebildeten Arztes, in die interne Praxis übergriffen, muß freilich als sträfliche Pfuscherei bezeichnet werden, aber neben der Gewinnsucht mag bisweilen auch die Art des Krankheitsfalles und das ehrende Vertrauen des Publikums dazu verleitet haben. Die Hebammen beschränkten sich ebenfalls nicht streng auf ihr Metier, sie dehnten ihre Wirksamkeit auch auf die Frauen- und Kinderheilkunde aus — ein Gebiet, das sie jederzeit als das ihrige betrachteten, ja weitergehend wagten sie sogar in anderen Zweigen mit den Aerzten zu konkurrieren; dürften doch die so häufig genannten „Aerztinnen" (medicae, meiresses, artzatinen) meistens aus diesem Stande hervorgegangen sein.

Auch die Apotheker gefielen sich manchmal in der Rolle von Aerzten, dazu kamen noch kurierende Mönche, Geistliche, Juden, ferner Hirten, Schäfer, Schmiede etc. als weitere Schädlinge der medizinischen Profession. Das Hauptkontingent zu der gewaltigen Schar der Kurpfuscher beiderlei Geschlechts stellten aber die im Mittelalter so zahlreichen „fahrenden" Leute, welche als Bruch- und Steinschneider, Starstecher, Zahnbrecher, Theriakkrämer, Alchemisten, Harnpropheten u. s. w. umherzogen, in grotesker Kleidung besonders auf Jahrmärkten durch großes Geschrei, unter allerhand Possen, die leichtgläubige Kundschaft an sich zu locken und ihre Arkana an den Mann zu bringen verstanden.

Die Schriften der Aerzte sind voll von Klagen über das Pfuschertum, die medizinischen Korporationen taten nicht selten Schritte bei den Behörden, aber alle Versuche, dem Unwesen zu steuern, blieben vergeblich.

Die graduierten Aerzte übten ihren Beruf als Leibärzte oder Stadtärzte, späterhin auch, entsprechend ihrer Zunahme, als unbestallte Praktiker aus. Es bedurfte übrigens einer langen Entwicklung — besonders in den germanischen Ländern — bis wenigstens die größeren Städte Magister bezw. Doktoren der Medizin an Stelle oder neben Wundärzten in ihren Dienst zogen. Als Feldärzte blieben begreiflicherweise die chirurgischen Empiriker (Barbiere) dauernd im Vordergrund.

So wie die Leibärzte bezogen gewöhnlich auch die Stadtärzte ihren Gehalt in barem Gelde und Naturalien, außerdem genossen sie verschiedene Vorrechte. Den Stadtärzten oblag die unentgeltliche Behandlung der Armen und städtischen Angestellten, die Besorgung des Spitals, die Visitation der

Apotheke, die Besichtigung der Leprösen, die forensische Gutachtertätigkeit, späterhin auch die Prüfung der Wundärzte, Apotheker und Hebammen. Unter Umständen hatten sie die städtischen Milizen ins Feld zu begleiten. Während in den Verträgen aus älterer Zeit manchmal ausbedungen war, daß der Stadtarzt in Pestzeiten seinen Aufenthaltsort verlassen durfte, bildeten in den letzten Jahrhunderten des Mittelalters gerade die entgegengesetzten Bestimmungen die Regel. — Die italienischen Einrichtungen (vgl. S. 412) wurden für die übrigen Länder vorbildlich. In Deutschland verordnete Kaiser Siegmund 1426 auf der Kirchenversammlung zu Basel, daß in jeder deutschen Reichstadt ein „Meister-Arzt" mit hundert Gulden besoldet werden solle („die mag er nießen von einer Kirche, und soll männiglich arzneien umsonst und soll seine Pfründt verdienen ernstlich und getreulich — denn die hohen Meister in Physica dienen niemand umsonst, darum fahren sie in die Höll").

Die Fürsorge für die im Kriege Verwundeten blieb den größten Teil des Mittelalters hindurch aufs ärgste vernachlässigt. Wohl hören wir, daß im Gefolge der Könige und Großen sich Aerzte und Chirurgen (meist Barbiere) befanden — den Truppen der improvisierten Armeen kamen aber höchstens zufallsweise Hilfleistungen zu gute, am ehesten noch seitens der Barbiere („Feldscherer"), welche sich im Lager nebst Händlern, Schmieden etc. aufhielten. Schwache Spuren einer Organisation des Sanitätsdienstes finden sich zuerst bei den städtischen Milizen (italienischer, später flandrischer und deutscher Städte), ferner bei den Söldnerscharen, deren Führer manchmal Wundärzte eigenst anwarben.

In Italien gab es bei der Flotte (z. B. der Genueser) und bei den Gesandtschaften besondere Aerzte, in Florenz wurden sogar für die Gefangenen solche angestellt.

Einen wichtigen Bestandteil der laïkalen Aerzteschaft machten nahezu in allen Ländern die jüdischen Aerzte aus, welche in der Geschichte des mittelalterlichen Heilwesens eine sehr bedeutende Rolle spielten. Viele derselben standen mit ihren christlichen Fachgenossen auf der gleichen Bildungsstufe, einzelne überragten sogar — wenn die außergewöhnliche Gunst der Fürsten und mancher Päpste oder die Volksstimme Beweiskraft besitzt — das Durchschnittsmaß. Den ordnungsmäßigen Studiengang zurückzulegen, die höchsten akademischen Grade zu erlangen, ermöglichten ihnen freilich beinahe nur italienische Universitäten, da die übrigen Hochschulen im späteren Mittelalter den wißbegierigen Jüngern jüdischen Stammes ihre Pforten immer mehr verschlossen oder von vornherein nicht eröffneten. Wo sie wegen der konfessionellen Schranken den formalen Vorbedingungen der Lizenz nicht zu entsprechen vermochten, galten die jüdischen Aerzte freilich in den Augen der ärztlichen Zunft als illegitime Praktiker, unbeschadet dessen, daß sie sich oft auf Wegen, die von der

Heeresstraße abseits lagen, ein recht ansehnliches Wissen und Können erworben hatten. Damit soll freilich nicht geleugnet werden, daß die Juden insbesondere in Deutschland, wo ihr kulturelles Niveau infolge der schweren Bedrückung weit niedriger als in den romanischen Ländern war, zum wirklichen Pfuschertum ein starkes Kontingent gestellt haben.

In den vorhergehenden Abschnitten wurde gelegentlich darauf hingewiesen, daß die jüdischen Aerzte im frühen Mittelalter fast die einzigen gebildeten Heilkünstler aus dem Laienstande gewesen sind und diese Stellung in den weniger kultivierten Ländern noch bis ins 13. Jahrhundert behaupteten (vgl. S. 276, 277, 325), ferner, daß sie zur Schule von Salerno, noch mehr zur Schule von Montpellier, in enger Beziehung standen (vgl. S. 281, 317, 318), endlich, daß sie sich um die Verpflanzung der arabischen Medizin ins Abendland, namentlich in Form der Uebersetzertätigkeit (vgl. S. 332, 335, 336), allgemein anerkannte, große Verdienste erworben haben. Hinzugefügt sei noch, daß sie bei aller Verehrung für die antiken und arabischen Meister dem literarischen Schaffen des Okzidents das regste Interesse entgegenbrachten und nicht ruhten, bis auch die wertvollsten der salernitanischen und spätmittelalterlichen Autoren durch Uebertragung ins Hebräische zum geistigen Besitztum ihrer Nation geworden waren. Unter den noch vorhandenen überaus zahlreichen hebräischen Uebersetzungen (vgl. Steinschneider, Die hebräischen Uebersetzungen des Mittelalters, Berlin 1893) sind folgende abendländische Autoren vertreten: Macer Floridus, die Salernitaner Bernhardus Provincialis, Constantinus Africanus, Gariopontus, Joh. de St. Paulo, Maurus, Nicolaus Praepositus, Petroncellus, Platearius, Salernus, Urso, ferner Arnaldus de Villanova, Bernardus de Gordon, Dinus de Garbo, Gentile da Foligno, Gerardus de Solo, Gilbertus Anglicus, Guainerius, Joh. cum Barba, Johannes Jacobi, Joh. de St. Amando, Joh. de Tornamira, Magnino, Montagnana, Petrus Hispanus, Petr. de Tussignana, Valescus de Taranta, Raimund Lull, Saladinus de Asculo, Thaddaeus Florentinus u. a., die Chirurgen Bruno de Longoburgo, Congeinna, Guil. de Saliceto, Guy de Chauliac, Lanfranchi, Roger, Rolando, Theoderich.

Die verhältnismäßig große Zahl der mittelalterlichen jüdischen Aerzte, welche in Italien, Südfrankreich (Provence) und Nordspanien auf hoher Stufe standen, ist — abgesehen von der fast angestammten Vorliebe für die Heilkunde — schon daraus erklärlich, daß den Juden eben alle übrigen gelehrten Berufe verwehrt waren; auch vermochte aus naheliegenden Gründen gerade die Tüchtigkeit auf dem Gebiete der Medizin noch am ehesten, wenigstens für einzelne, den unsäglichen Druck zu erleichtern, der auf dem verfemten Volke lastete. Ihre Ausbildung erlangten sie teils in jüdischen Schulen und durch private Unterweisung, teils an Universitäten, die ihnen allerdings bloß in sehr beschränktem Ausmaße zugänglich waren und infolge des vorherrschenden kirchlichen Charakters nur ganz ausnahmsweise den Doktortitel verliehen (wie z. B. Padua).

Wenn sie einen Titel führten, so war dies daher gewöhnlich derjenige eines Magisters. In ihrer Praxis waren sie keineswegs bloß auf ihre Stammesgenossen angewiesen, sie wurden vielmehr in allen Ländern von Christen stark in Anspruch genommen, nicht nur vom niederen Volke, sondern mehr noch von den höchsten Ständen, ja selbst von Klerikern; wir finden sie als Leibärzte von Päpsten, geistlichen und weltlichen Fürsten oder in städtischen Diensten, hauptsächlich aber als freie Praktiker. An manchen Orten hatten sie zeitweilig die ganze Praxis inne, so z. B. in Avignon. Außer manchen anderen Momenten war es namentlich ein Umstand, der ihnen zu gute kam, nämlich, daß sie sich im Gegensatz zu den übrigen wissenschaftlich gebildeten Aerzten mit Chirurgie häufig abgaben; manche zeichneten sich sogar besonders als Wundärzte oder Augenärzte aus (z. B. Jakob von Lunel, der Wundarzt Dolan Bellan in Carcassone). Welcher Beliebtheit sich die jüdischen Aerzte bei den Kranken erfreuten, sprach sich in vielfachen Privilegien aus, die einzelnen unter ihnen zu teil wurden von seiten der Päpste, Fürsten und Stadtverwaltungen. Es sei nur beispielsweise erwähnt, daß Papst Innocenz VII. drei jüdischen Aerzten das Bürgerrecht in Rom verlieh, daß Papst Paul II. die jüdischen Aerzte davon dispensierte, den sog. Judenflecken zu tragen. All dies ist umso höher zu werten, als die Kirche seit dem 13. Jahrhundert (in Konzilien- und Synodialbeschlüssen) wiederholt den Christen aufs strengste befahl, jüdische Aerzte zu meiden, und es auch die medizinischen Fakultäten wahrlich an Gehässigkeit gegen die außer der Zunft stehenden Praktiker nicht fehlen ließen. Vgl. zur Orientierung R. Landau, Geschichte der jüdischen Aerzte, Berlin 1895.

Die steigende Bedeutung, die der wissenschaftlichen Heilkunde und den Aerzten im Staate zukam, die wachsenden Anforderungen, die an sie gerichtet wurden, gaben wie schon weit früher in Italien allmählich auch in anderen Ländern, so namentlich in Deutschland, den Anlaß zur Entstehung von Medizinalordnungen, welche ihre Rechte und Pflichten regelten. In dieser Hinsicht wäre insbesondere die um 1350 erlassene Nürnberger Aerzteordnung und jene zu erwähnen, die Karl IV. für Schlesien erließ.

Diese offizielle Anerkennung der ärztlichen Berufsklasse ging aber nicht so weit, den Vertretern der Medizin die gebührende Stellung als Sachverständige vor Gericht einzuräumen oder ihnen eine entscheidende Stimme bei der Beratung und Durchführung sanitätspolizeilicher Verfügungen zu sichern. Was die letzteren anlangt, so hat es namentlich im späteren Mittelalter an wohlgemeinten Bemühungen zur Beseitigung der hygienischen Mißzustände, an ernsten Versuchen zur Abwehr der Seuchen nicht gefehlt; geht doch die Institution der Quarantäne auf das 14. Jahrhundert zurück.

Die allgemeinen hygienischen Verhältnisse der mittelalterlichen Städte mit ihrer dichten Bevölkerung, ihrer licht- und luftlosen Bauart, ihren engen Straßen, ihrer mangelhaften Kanalisation, ihrem schlechten Trinkwasser, ihrem sanitätswidrigen Begräbniswesen etc., waren die denkbar ungünstigsten; vergegenwärtigt man sich noch außerdem, welche Gefahren der rege Handels- und Pilgerverkehr, das Bettlerunwesen, die Völlerei und geschlechtliche Ausschweifung, der überall herrschende Schmutz u. s. w. mit sich brachten, so nimmt es nicht wunder, daß Epidemien und Endemien verschiedenster Art, für deren Entstehung und Verbreitung die vielfältigsten Bedingungen gegeben waren, Hekatomben von Menschenopfern forderten, umsomehr als die gelegentlich ergriffenen prophylaktischen Maßnahmen zumeist genügender wissenschaftlicher und technischer Grundlagen entbehrten.

Von den behördlichen Abwehrversuchen sind diejenigen am wichtigsten, welche sich gegen den „Aussatz" und die „Pest" richteten.

Was die Leprösen anlangt, so ist bereits oben erwähnt worden, daß die Staatsverwaltung schon in früher Zeit die Ausschließung der unglücklichen Kranken aus der bürgerlichen Gemeinschaft verfügte und daß man, um den Nachteilen des ungeordneten Sonderwohnens der Aussätzigen entgegenzuwirken, eigene Aussatzhäuser in großer Zahl (außerhalb der städtischen oder Landgemeinden) errichtete, für deren Erhaltung öffentliche und private Stiftungen bezw. Schenkungen sorgten, vgl. S. 276, 327, 413. Die Leprösen lebten dort unter einem aus ihrer Mitte gewählten „Siechenmeister" in einer Art von genossenschaftlicher Organisation mit klösterlichen Formen. An bestimmten Tagen durften sie in die Städte kommen, um zu betteln und ihren Bedarf nach Lebensmitteln etc. zu decken. Sie mußten eine vorgeschriebene, schon von ferne leicht kenntliche Tracht anlegen, eine Klapper in den Händen tragen und damit bei jeder Annäherung von Menschen ein Zeichen geben, sie durften Gegenstände, die sie kaufen wollten, nur mit dem Stock berühren, auch war ihnen verboten (außer in Fällen dringendster Not und dann nur unter Einhaltung gewisser Vorsichtsmaßregeln) mit anderen als ihresgleichen zu sprechen, aus öffentlichen Brunnen zu trinken, Kirchen, Wirtshäuser u. s. w. zu besuchen. Die Entscheidung, wer als aussätzig zu betrachten sei, wurde im späteren Mittelalter aus triftigen Gründen nicht mehr wie früher bloß einem einzelnen (z. B. dem Siechenmeister) überlassen, sondern einer Kommission übertragen, der neben Laien (vereidigten „Beschauern") auch Aerzte (oder Chirurgen) angehörten. Die Diagnose stützte sich großenteils auf reale Kennzeichen des Uebels, aber auch auf manche phantastische Untersuchungsmethoden. Zweifellos hat man mit der Lepra nicht selten Affektionen anderen Ursprungs zusammengeworfen.

Energischen behördlichen Verfügungen zur Abwehr der Pest, welche auch nach dem Verschwinden „des schwarzen Todes" eine ständige Gefahr bildete, begegnen wir erst seit den letzten Dezennien des 14. Jahrhunderts, als sich die Ansicht von der Kontagiosität der Seuche mehr und mehr durchgerungen hatte. Was vordem in prophylaktischer Absicht unternommen worden war, bestand hauptsächlich in diätetischen Ratschlägen und in Maßnahmen zur Beseitigung der vermeintlichen Luftverderbnis. Von der Absperrung, als dem wirksamsten Vorbeugungsmittel, von der Unterbringung verdächtiger Reisender in Quarantänestationen, von der strengen Isolierung Pestkranker, von einer Art Desinfektion verpesteter oder pestverdächtiger Gegenstände machten italienische Städte und Hafenplätze am Mittelländischen Meere, die ja durch ihren regen Handelsverkehr mit dem Orient der Seucheneinschleppung besonders ausgesetzt waren, zuerst Gebrauch. Dem gegebenen Beispiele folgten allmählich auch Städte des Binnenlandes durch Erlassung oder Verschärfung entsprechender sanitätspolizeilicher Vorschriften. Die Aerzte wurden von den Behörden wohl über die Natur des Uebels und die Heilmittel dawider, aber gar nicht oder nur ausnahmsweise über zweckmäßige Vorkehrungen gegen die Pestgefahr gefragt.

Am allerwenigsten, oder richtiger gesagt, gar nicht, kam der Arzt in der Irrenpflege zur Geltung, da man nur den Schutz der Gesellschaft gegen gemeingefährliche Personen und nur ganz ausnahmsweise die Behandlung der Geisteskranken als solcher ins Auge faßte.

In Bezug auf die Behandlung, die man den Geisteskranken zu teil werden ließ, steht das abendländische Mittelalter in schroffem Gegensatz zur Antike und insbesondere zur arabischen Kultur (vgl. S. 194); es hängt dies mit der damals und leider noch lange nachher herrschenden Anschauung zusammen, im Irrsinnigen nicht einen Kranken, sondern einen vom bösen Geiste Besessenen zu sehen.

Gutartige Irre ließ man frei herumgehen oder nahm sie gelegentlich, falls sie nicht zu sehr störten, in den Spitälern auf, welche manchmal eine eigene Narrenstube besaßen. Unruhige Geisteskranke hingegen wurden, wenn der angewandte Exorzismus fruchtlos geblieben war, gefesselt und in Gefängnissen oder besonderen Räumen untergebracht, deren Name allein — Tollhaus, Kastenhospital, Tollkiste, Torenkiste, Narrenturm etc. — schon auf harten grausamen Zwang, nicht auf Heilabsichten hinweist. Die Wartung lag in den Händen roher Büttel (Narrenknechte). Fremde Geisteskranke ließ man, falls sie unruhig waren, einfach durch den Nachrichter fortjagen. Um ihnen das Wiederkommen zu verleiden, peitschte man sie vor dem Abschied gehörig aus. — Einzig allein dort, wo sich die christlich-abendländische mit der arabischen Kultur direkt berührt hatte, in Spanien, gab es im späteren Mittelalter wirkliche, von humanem Geiste geleitete Anstalten für

Geisteskranke (innocentes), deren Errichtung hauptsächlich das Verdienst des Ordens della mercedes war. Die erste größere Irrenanstalt in besserem Sinne des Wortes wurde im Jahre 1409 zu Valencia eröffnet, darauf folgten diejenigen von Saragossa (1425), Sevilla (1436), Toledo (1483). Von einer wissenschaftlichen Bearbeitung der Psychiatrie konnte unter solchen Umständen keine Rede sein, doch besitzen wir interessante Berichte über Lykanthropie, Tanzwut u. a.

Dem ärztlichen Berufe diente vorherrschend die Privatpraxis zur Wirkungssphäre — ein Umstand, der schon von vornherein die medizinische Forschung als solche wenig begünstigte. Aber auch dann, wenn es sich um Spitalkranke handelte, wurde der Heilkünstler durch enggezogene Schranken aller Art in seinem Walten gehemmt. Denn die mittelalterlichen Hospitäler (mit ihrer primitiven Einrichtung) waren eher Pflegestätten für Sieche als wirkliche Krankenanstalten, auf ihre Verwaltung hatte der Arzt keinen Einfluß, ja man darf behaupten, in ihren Räumen spielte die ärztliche Behandlung gar nicht die erste Rolle.

Es gehört überhaupt zu den charakteristischen Kennzeichen der mittelalterlichen christlichen Kultur, daß die von kirchlicher Frömmigkeit erfüllte Krankenpflege gegenüber der nüchternen medizinischen Therapie weitaus den Vorrang besaß.

Die Krankenpflege als Teilstück der christlichen Liebestätigkeit und sozialen Fürsorge bildet ein Ruhmesblatt in der Geschichte des Mittelalters, mag auch die Sorge um das eigene Seelenheil, also fromme Selbstsucht, das Leitmotiv gebildet haben. Kleriker, Mönche und Laien, Angehörige der höchsten und niedrigsten Stände begegneten sich auf diesem Gebiete in edlem Wettstreit (vgl. S. 326, 412). — Von den Krankenpflegerschaften des späteren Mittelalters wären besonders hervorzuheben die Begharden, Lollharden und Beguinen, die Kalandsbrüder (besonders als unerschrockene Pfleger von Pestkranken bewährt), die Antoniter (vgl. S. 328), die Alexianer oder Celliten (von cella = das Grab, weil sie auch als Leichenbestatter dienten). Vgl. Uhlhorn, Christliche Liebestätigkeit, Stuttgart 1895.

Gerade die Krankenpflege begünstigte aber in nicht geringem Ausmaße die Volksmedizin, welche von der vordringenden wissenschaftlichen Heilkunde zwar eingedämmt, aber durchaus nicht zum Verschwinden gebracht worden war. Eine strenge prinzipielle Scheidung zwischen der wissenschaftlichen und volksmedizinischen Therapie hatte sich übrigens damals noch nicht in allen Punkten vollzogen, gegenseitige Entlehnungen kamen häufig vor; so wie die gelehrten Aerzte manchen empirischen oder sogar abergläubischen Heilgebrauch akzeptierten, unterlag auch die Hausmedizin durch Aufnahme fremder Arzneistoffe ganz bedeutenden Wandlungen. Mit dem natürlichen Heilverfahren war in der Volksmedizin der Glaube an die Wirkung gewisser

Beschwörungs- und Segensformeln, gewisser sympathetischer Prozeduren unzertrennlich verbunden.

Wer es nicht unberücksichtigt läßt, wie sehr das Unglück der Hoffnung und Phantasie als tröstender Begleiter bedarf, wer sich darüber klar ist, wie oft die damalige ärztliche Kunst versagen mußte, dem wird es nicht erstaunlich erscheinen, daß der medizinische Wunderglaube trotz fortschreitender Kultur nicht abnahm, sondern sogar erschreckend anwuchs — namentlich in der Zeit der furchtbaren Seuchen, welche die Ohnmacht menschlichen Wissens in erschreckender Weise offenbarten.

Es galt somit für die wissenschaftliche Heilkunde noch manches Gebiet zu erobern! Aber vorerst bedurfte sie schon im Hinblick auf die zugewiesenen und nur unvollkommen erfüllten Aufgaben einer tiefgreifenden, den Kern ihres Wesens erfassenden Erneuerung.

Dazu trug die Medizin des Mittelalters in sich selbst nicht die Kraft, ja sie drohte unter fortschreitender Systematisierung des Wissensstoffes bereits jener Erstarrung anheimzufallen, welche die Medizin der orientalischen Völker so drastisch kennzeichnet. Vor diesem Geschick bewahrten die Heilkunst auf abendländischem Boden glücklicherweise von außen wirkende, überaus mächtige Faktoren — dieselben, die zur neuzeitlichen Kultur überhaupt den Grund gelegt haben.

Wie für das übrige Geistesleben des Abendlandes setzte in der zweiten Hälfte des 15. Jahrhunderts auch für die Medizin eine ewig denkwürdige, hellstrahlende Uebergangsepoche ein, eine Epoche, die groß war durch das, was sie leistete, größer aber noch durch das, was sie vorbereitete.

[1] Sinken der politischen Machtstellung des Papsttums, Exil in Avignon, Schisma, Konzile — Entartung der Geistlichkeit, Ketzergemeinden, vorreformatorische religiöse Bewegungen (Lollharden, Wiklifiten, Hussiten), Mystik — Verfall der Kaisermacht, Zersetzung des Feudalwesens, Erstarkung der Nationalitätsidee, Blüte der Städte (italienische Stadtstaaten), Emporkommen des Bürgertums, Bauernaufstände — Zurücktreten der Natural- hinter die Geldwirtschaft u. a. m.

[2] Widerlegung der Lehre, daß Erde und Wasser zwei exzentrische Massen seien, Kenntnis der periodischen Ortsveränderungen von Wasser und Land, „Weltbild" des Pierre d'Ailly, Topographien, Landkarten, Reiseberichte (Niccolo De Conti u. a.), Afrikafahrten des Infanten Heinrich von Portugal — Brillen, Papier, Schießpulver,

Feuergeschütze, Turmuhren, Schlaguhren, astronomische Uhren, Verbesserung der Schiffsbussole u. s. w.

[3] Diese hatten in Dantes Divina commedia ihren letzten und erhabensten Ausdruck gefunden, zugleich mit ihnen aber auch schon die Klage über die davon wesentlich abweichenden wirklichen Zeitverhältnisse.

[4] Das meiste trug der Umstand dazu bei, daß mit der besseren Kenntnis und dem vertieften Verständnis des originalen Aristotelismus — im Gegensatz zum arabisierten — die Täuschung von der prinzipiellen Uebereinstimmung des Philosophen κατ' ἐξοχὴν mit den Grundlehren der Dogmatik (z. B. in der Frage der Weltschöpfung) schwinden mußte. Konsequenzen dieser Erkenntnis bildeten einerseits die Betonung der empiristischen Elemente, wie sie schon im Nominalismus durchschimmert, anderseits das Aufkommen der Mystik, die einer tiefinneren individuellen Religiosität entsprach, oder endlich leerer Formalismus, welch letzterer unter dem Einfluß kirchlicher Autorität und der Macht der Gewohnheit freilich am weitesten verbreitet war und leider noch jahrhundertelang fortherrschte.

[5] Er billigt der Medizin, weil sie unbekümmert um die Seele nur der Leibessorge diene, keinen hohen Rang unter den Wissenschaften bezw. Künsten zu, ja er betrachtet sie eigentlich nur als Gewerbe, ohne das Streben nach wissenschaftlicher Begründung wahrhaft zu würdigen. An manchen Stellen wird allerdings diese durch überlebte Argumente gestützte Grundansicht etwas gemildert vorgebracht.

[6] Er betrachtet dieselbe als einen Kunstgriff der Scharlatanerie und spricht ironisch von „Latina mors cum graeco velamine".

[7] Gegen die Araber hegte Petrarca eine in religiösen und ästhetischen Momenten tief wurzelnde Abneigung. Ihre poetischen Produktionen erschienen ihm als saft- und kraftlos, ihre philosophischen als ein ungeheurer Irrweg, insbesondere der widerchristliche Averröes war ihm ein Greuel. Einen Freund, der sich einst auf diese Autorität berief, bat er, ihm mit den Arabern in jeder Beziehung vom Leibe zu bleiben, da er nicht glaube, daß von ihnen irgend etwas Gutes kommen könne.

[8] An einzelnen Stellen kann Petrarca freilich nicht umhin, zu betonen, daß es seltene Ausnahmen gebe — stand er doch selbst mit mehreren Aerzten in regem Verkehr, denen er vielseitige Bildung nachrühmt, deren Bemühungen er anerkennt (Tommaso del Garbo, Giovanni de Dondi, Francesco [di Bartolomeo Casini] da Siena, Joh. de Parma). Auch verwahrt er sich energisch dagegen, ein Feind der Aerzte oder der

Medizin als solcher zu sein, ja er nimmt sogar den Dank der letzteren für seine gründliche Kritik der traurigen zeitgenössischen Zustände in Anspruch: Certa ipsa mihi, vivas modo voces habeat, medicina gratias actura sit, si eorum praesentem infamiam fando nudavero, qui antiquam illius gloriam novis erroribus extinxerunt.

[9] Illos alios, quos chirurgos dicunt, quibus mechanicorum sordium et infamiae nomen impingunt, et in me et in aliis remedia optima sum expertus, et saepe vidi gravia vulnera seu foeda ulcera fomentis adhibitis aut curare velociter aut lenire. Nempe quid agant vident, mutant.

[10] Nicolaus von Ultricuria z. B. sprach 1348 die Ansicht aus, daß nicht Aristoteles und seine Kommentatoren, sondern die Dinge selbst das Ziel der Wissensdurstigen sein müßten; später war es der Mediziner und scholastische Philosoph Raymund von Sabunde, der in seiner Theologia naturalis (um 1436) neben dem Aristoteles auch das Lesen im „Liber naturae" empfahl.

[11] In Italien war die Heilkunde an den im 13. und 14. Jahrhundert entstandenen Hochschulen von Vicenza, Arezzo, Vercelli, Siena, Piacenza, Rom, Perugia, Treviso, Florenz, Pisa, Pavia, Ferrara etc. vertreten. An den, an Zahl nicht geringen Provinzialuniversitäten Frankreichs spielte die Medizin eine ganz untergeordnete Rolle. Von den Hochschulen der pyrenäischen Halbinsel kommen namentlich Salamanca und Lerida in Betracht. In der zweiten Hälfte des 14. Jahrhunderts erheben sich auf deutschem Boden die Schulen von Prag und Wien.

[12] So sagt Petrarca: Fuisse Salerni medicinae fontem fama est; sed nihil est, quod non senio exarescat.

[13] Von hippokratischen Schriften kamen nur die mit Kommentaren Galens versehenen in Betracht.

[14] Seit Bartolus und Baldus.

[15] Man darf auch nicht vergessen, wie kostspielig die Anschaffung der mühevoll hergestellten Abschriften der Originalwerke war, so daß selbst die Fakultäten nur über winzige Bibliotheken verfügten.

[16] Dem Beispiele des Taddeo Alderotti folgten Barthol. Varignana, Gentilis de Foligno u. a. mit ihren „Consilia".

[17] Gewiß hat auch die Nähe des päpstlichen Hofes in Avignon, dem hervorragende Praktiker in der Stellung von Leibärzten zugezogen wurden, fördernd gewirkt.

[18] Die Concordanciae desselben setzte Petrus de Floro fort.

[19] Guillaume Boucher (Carnificis) und Pierre d'Auxonne (Danszon), vgl. unten die literarhistorische Uebersicht.

[20] Die Universität in Prag wurde von Karl IV. im Jahre 1348 nach dem Muster der Pariser Hochschule gestiftet und behauptete einige Jahrzehnte hindurch eine universale Bedeutung; die rasch wachsende Zahl ihrer Studenten rekrutierte sich nicht bloß aus Böhmen und den deutschen Ländern, sondern auch aus England, Frankreich, der Lombardei, Ungarn und Polen. Die medizinische Fakultät, zu deren ersten Lehrern die Magister Walther und Gallus (beide königliche Leibärzte) und Nicolaus de Gevička gehörten, gelangte freilich erst nach ungefähr zwanzigjährigem Bestande zu einer ansehnlichen Bedeutung.

[21] Beruht auf der von Avicenna und Averroës vertretenen Ansicht, daß die Kontagien nach aufwärts steigen.

[22] So bei Gugl. Varignana, Dino del Garbo, Giacomo della Torre, Niccolò Falcucci — Bernard de Gordon, Gaddesden.

[23] Der „per notabilia", d. h. in einzelnen Lehrsätzen abgefaßte „nudus tractatus" ist mit zahlreichen kommentierenden „declarationes praeambulae", „declarationes interlineares", „declarationes obscurorum et obscura tangentium" förmlich umrankt. Die Darstellung ist für den modernen Leser zwar etwas weitschweifig und stellenweise durch Wiederholungen ermüdend, im Ganzen aber leidet die Uebersichtlichkeit keine Einbuße.

[24] Mit besonderer Sorgfalt ist in dem Werke die chirurgische Methodologie und Deontologie ausgearbeitet, wobei kulturhistorische, höchst interessante Streiflichter auf die ärztlichen Unterrichts- und Standesverhältnisse, auf das Kurpfuschertum etc. geworfen werden.

[25] Darauf ist es zurückzuführen, daß die Cyrurgia des Henri de Mondeville der jungen Druckerpresse nicht zur Veröffentlichung übergeben wurde.

[26] „Inventarium et collectaneum in parte chirurgica medicinae."

[27] Von den Alten kommen nicht nur Hippokrates und Galen, sondern auch der bis zum Anfang des 16. Jahrhunderts sonst unbenützte Paul von Aegina in Betracht.

[28] Guy de Chauliac deutet seine Tendenz zur Wiedervereinigung der internen Medizin mit der Chirurgie schon im (ursprünglichen) Titel des Werkes an.

[29] In dem anatomischen Lehrvortrag Henris (herausgegeben von Pagel, Die Anatomie des H. v. M., Berlin 1889) heißt es: Quicunque vult anathomiam capitis ostendere intus vel extra, subtiliter et perfecte, ipse debet habere craneum artificiale, aperibile formatum, per veras commissuras divisum in quatuor partes, quod, cum anathomiam extrinsecam ostenderit, aperire possit, ut sensibiliter anathomia panniculorum et cerebri videatur. Debet autem dictum craneum exterius esse munitum aliquibus, quae capillorum et cutis et carnis lacertosae et panniculi ossa ligantis vices gerant. Debet similiter interius aliquid esse fictum, quod sensibiliter formam panniculorum et cerebri repraesentat (l. c. p. 26). Die anatomischen Unterrichtstafeln des Henri de Mondeville erregten in hohem Grade Aufsehen bei den Zeitgenossen und auch Spätere (Guy de Chauliac, Tract. I, Doctr. I, cap. 1) bringen davon Kunde. Bei dieser Gelegenheit muß aber bemerkt werden, daß diese anatomischen Abbildungen zwar teilweise eine gewisse Originalität besaßen, aber keineswegs ein Unikum im Mittelalter darstellen, denn Handschriften aus früherer Zeit beweisen die Existenz einer anatomischen Graphik, deren ziemlich starren Typen und einander sehr ähnlichen Erklärungstexte in letzter Linie wohl aus alexandrinischer, auf mancherlei Wegen ins Abendland gelangter, Ueberlieferung stammen. Vgl. Sudhoff, Studien zur Geschichte der Medizin, Heft 1, Tradition und Naturbeobachtung (Leipzig 1907) und Heft 4, Ein Beitrag zur Geschichte der Anatomie im Mittelalter (Leipzig 1908). In Betracht kommen unter anderem zwei Münchner Handschriften (Cod. lat. 13002, geschrieben 1158 im Kloster Prüfling bei Regensburg, mit 5 Bildern, den Lauf der Arterien und Venen, den Knochenbau, das Muskel- und Nervensystem darstellend — Cod. lat. 17403, im Kloster Scheyern 1250 hergestellt, ebenfalls mit 5 ganz ähnlichen Zeichnungen), eine Handschrift der Bodleiana zu Oxford (Ashmolean Manuscr. Nr. 339 mit 5 den Prüfening-Scheyernschen Bildern völlig gleichenden anatomischen Zeichnungen), ein provenzalischer anatomischer Traktat aus dem 13. Jahrhundert (Basler Univ. Bibl. D. II, 11" mit 5 von den früher erwähnten teilweise abweichenden Zeichnungen) u. s. w.

[30] So berichtet der Minoritenmönch Salimbeni, daß ein Arzt während einer Seuche, die 1286 in Italien wütete, Leichen geöffnet habe, um die Ursache des Leidens zu ergründen.

[31] Diminutiv von Raimondo oder Remondino.

[32] In manchen Ausgaben steht 1316.

[33] „Partes autem intrinsecae cordis sunt ventriculi cordis, dexter scilicet, sinister et medius. Scinde igitur cor primum in dextra parte et

incipe a cuspide ejus, sic quod alium parietem non tangas, sed a latere ventriculi medii dividas, et tunc occuret tibi statim ventriculus dexter, et videbis in eo duo orificia, quorum unum est versus epar, et est orificium, per quod ingreditur vena chilis, et est orificium maximum, quia per hoc orificium cor trahit sanguinem ab epate et ipsum expellit ad omnia alia membra. Et quia per istud orificium plus habet trahere, quum debet expellere, et aperitur, quum cor dilatatur. Et habet tria ostiola, quae aperiuntur ab extra ad intra, quia per idem orificium fit etiam expulsio sanguinis perfecta decocti. Et licet non totus expellatur, quoniam aliqua portio ejus expellitur ad pulmonem, alia pars ejus transit in septum, ordinavit natura, ne illa hostiola essent multum depressa, et ut perfecta clausione non claudantur. Nota tamen duo. Primo quod sensus tibi declarat, quod vena chilis originem suam habet a corde, quia cum substantia cordis est continua, et ipsum non pertransit. Et est maxima juxta cor, sicut stirpes arboris. Et secundo adverte, quod ab ista vena, antequam concavitatem cordis ingrediatur, oritur vena, quae circumcirca radicem cordis circulatur, et ab ea oriuntur rami dispersi per substantiam cordis. Et ex hac vena nutritur cor, i. e. ex sanguine hujus venae. — Postea vero versus pulmonem est aliud orificium venae arterialis, quae portat sanguinem ad pulmonem a corde. Quia, cum pulmo deserviat cordi secundum modum dictum, ut ei recompenset, cor ei transmittit sanguinem per hanc venam, quae vocatur vena arterialis, quia habet duas tunicas. Et habuit duas tunicas, primo quia vadit ad membrum, quod existit in continuo motu, et secundo, quod portat sanguinem valde subtilem et colericum. Ut igitur non evaporet et ut non scindatur haec vena, ipsa habet duas tunicas, quare eam dicimus vena arterialis. Et in orificio isto vel istius venae sunt tria hostiola, quae aperiuntur ab intra ad extra, et clauduntur ab extra ad intra perfecta clausione. Quia per hoc orificium cor tantum debet expellere a se hora constrictionis, et non debet retrahere aliquid hora dilatationis. — Hoc viso scinde ventriculum sinistrum, ita quod in medio remaneat paries, in qua est ventriculus medius, et tunc statim tibi apparebit concavitas ventriculi sinistri, cujus paries est densior et spissior pariete ventriculi dextri. Et hoc fecit natura propter tria. Primo quod hic ventriculus debet continere spiritum, dexter vero sanguinem; sanguis autem gravior est spiritu, propter quod ratione contentorum plus aggravaretur pars dextra quam sinistra, et ideo cor non fuisset aequalis staturae. Ut illa esset aequalis ponderis, fecit parietem sinistrum crassiorem, ut recompensaret sua gravitate gravitati sanguinis. Alia causa est, quod debet continere spiritum, qui facile est resolubilis. Ut igitur non resolvatur paries fuit spissus. Tertia causa est, quod hic ventriculus generare debet spiritum ex sanguine. Spiritus autem generatur ex sanguine a forti caliditate subtiliante et evaporante. Fortior autem est caliditas, quoniam est in materia et subjecto densiori, quare paries hujus ventriculi fuit spissus et densus. In concavitate autem ejus circa radicem sunt duo orificia. Unum est orificium arteriae adorti, quae dicitur adorti, quia immediate a corde orta, vel quia est principium originis omnium arteriarum, quae sunt in corpore. Et per istam transmittit cor spiritum supra sanguinem, qui in ipso generatur, ad omnia membra, cum constringitur. Et propterea ordinavit natura in principio istius orificii tria hostiola, densa valde, quae perfecta clausione clauduntur ab extra ad intra; et aperiuntur ab intra ad extra; et orificium hoc est valde profundum. Aliud est orificium arteriae venalis, quae tantum habet unam tunicam, quia natura non fuit multum sollicita de custodia ejus, quod per ipsam transit, quod est vapor caprinosus, vel aër, quem attrahit cor a pulmone. Et quia per istam venam cor attrahit et expellit, natura in hoc orificio posuit tantum duo hostiola, quae perfecta clausione non clauduntur. Et sunt hostiola illa multum elevata, ut appodientur [i. e. nitantur

[34] Adjutorium = humerus, subasella = axilla, pars doinestica = Beugeseite, pars silvestris = Streckseite, spatula = scapula, furcula = clavicula, focile superius = radius antibrachii, focile inferius = ulna bezw. tibia und fibula, rasceta = carpus, pecten = metacarpus, pixis = Gelenkpfanne, vertebrum = caput femoris etc.

[35] Es ist höchst wahrscheinlich, daß Mondino nicht mit eigener Hand das Messer geführt hat, sondern daß ein Dissektor (vgl. S. 433) nach seinen Angaben die Leicheneröffnung vornahm. Der Ausdruck anatomizavi bedeutet bei den mittelalterlichen Anatomen fast nie anderes als: ich gebot zu zergliedern oder ich war bei der Zergliederung anwesend.

[36] Am häufigsten beruft sich Mondino auf die Schrift de juvamentis membrorum, einen unvollständigen, aus dem Arabischen übersetzten Auszug aus Galens de usu partium.

[37] Dieser Irrtum geht auf Aristoteles zurück und findet sich in der pseudogalenischen Schrift de anatom. vivorum.

[38] Trotzdem für den Betrieb der Schulanatomie prinzipiell von den Behörden Verbrecherleichen bewilligt wurden, herrschte doch infolge vielfacher erschwerender Einzelbestimmungen ein steter Mangel an Material, so daß stellvertretend bis ins 16. Jahrhundert zur Zergliederung von Schweinen Zuflucht genommen werden mußte, ein Untersuchungsobjekt, gegen welches damals übrigens keine theoretischen Bedenken bestanden. Hie und da suchte man durch das verwerfliche Mittel des Leichenraubes dem Mangel an Material abzuhelfen; so sollen nach erhaltenen Akten schon im Jahre 1319

Schüler des Albertus Bononiensis die Leiche eines Gehenkten ausgegraben und im Hörsaal des Magisters seziert haben.

[39] Bertuccio absolvierte die Schulsektion in 4 Vorlesungen und zwar in folgender Reihe: 1. Baucheingeweide, 2. Brustorgane, 3. Kopf, 4. die Gliedmaßen und besprach dabei wie Mondino an jedem Objekt im Anschluß an die Kategorien des Aristoteles neun Punkte: positio, substantia, complexio, quantitas, numerus, figura, colligatio, actio et utilitas, aegritudines. Dies berichtet Guy de Chauliac, der in seiner Anatomie (= Traktat I seiner Chirurgie) von ihm sagt: et ipsam (sc. anatomiam) administravit multoties magister meus Bertrucius. Das beliebte Lehrbuch des Bertrucius „Collectorium" enthält nur ein anatomisches Kapitel mit einer Beschreibung des Gehirns.

[40] Nach späterer Bezeichnung muß übrigens zwischen einer Anatomia publica, d. h. einer öffentlichen, dem allgemeinen Unterricht zu gute kommenden Zergliederung und einer Anatomia privata, d. h. einer im Interesse einzelner Aerzte oder Studierender oder zu gerichtlichen Zwecken vorgenommenen Sektion unterschieden werden. Für die Schulanatomie geben die Statuten der Hochschulen den Anhaltspunkt. In Padua fand nachweislich im Jahre 1341 eine Zergliederung statt (Gentilis da Foligno), in Venedig wurde 1368 bestimmt, daß alljährlich vor den Medici phisici et cirurgici eine menschliche Leiche zergliedert werden soll und 1370 entschieden, daß Aerzte und Chirurgen gemeinschaftlich die Kosten zu tragen hätten, für Florenz liegt 1388 eine Bestimmung über Leichenlieferung vor, und in dieses Jahr dürfte eine von Nicolaus Florentinus erwähnte Sektion fallen.

[41] Dort vertrat die Anatomie des Guy de Chauliac die Stelle von Mondinos Kompendium. Wohl schreiben schon die angeblich 1340 verfaßten Statuten Bedachtnahme auf Autopsien vor, doch stammt das erste Privilegium für solche aus dem Jahre 1376 oder 1377.

[42] Bei den Chirurgen fanden allerdings jährlich vier Zergliederungen statt, Angaben über die von der medizinischen Fakultät veranstalteten Sektionen finden sich aber nicht vor der zweiten Hälfte des 15. Jahrhunderts. — Was Spanien anlangt, so erteilte Juan I. von Aragonien 1391 der Universität Lérida das Privileg, alle 3 Jahre eine Verbrecherleiche zergliedern zu dürfen.

[43] Die Universität Wien wurde 1365 gegründet, 1384 reorganisiert. Die einzelnen Fakultäten erhielten 1389 ihre Statuten, aber erst seit 1399 fließen Nachrichten über die dortige medizinische Schule reichlicher (durch die am 6. Mai dieses Jahres begonnenen Acta facultatis). Zwar kamen die ältesten der in den Fakultätsakten

verzeichneten Doktoren aus Paris — dessen Hochschule in ihren Einrichtungen für die Wiener maßgebend wurde —, doch für die Medizin erwies sich nur der Einfluß Italiens als tiefgreifend und dauernd.

[44] Ugo Benzi machte sich bei den Zeitgenossen nicht nur als Arzt und Interpret der alten medizinischen Literatur, sondern auch als Philosoph einen großen Namen. In Ferrara disputierte er 1438 unter dem größten Beifall mit den zur Zeit des Konzils versammelten Theologen und Philosophen über die Lehren des Plato und Aristoteles. — Er lehrte auch Anatomie und wir wissen, daß unter seiner Leitung 1429 die Zergliederung einer Verbrecherleiche in Padua vorgenommen wurde.

[45] Uebersetzt wurde z. B. die Chirurgie des Roger von Salerno, die Augenheilkunde des Benvenutus Grapheus, die Chirurgie des Henri de Mondeville, des Guy de Chauliac u. a. Von den in flämischer Sprache verfaßten Werken des Jehan Yperman ist oben gesprochen worden.

[46] Eine ganz eigenartige Stellung nimmt die medizinische Literatur in keltischer (irischer, gälischer, kymrischer) Sprache ein, welche von alten Aerztefamilien in Irland, Schottland und Wales ausging. Proben dieser bloß handschriftlich erhaltenen Literatur zeigen, daß sich in ihrem Inhalt die autochthone Heilkunde mit der mittelalterlichen gemeineuropäischen Medizin verbindet (vgl. Norman Moore, The history of the study of Medicine in the British Iles, Oxford 1908).

[47] Vgl. unten die Literarhistorische Uebersicht.

[48] In Paris, Montpellier, Bologna und Padua.

[49] Prag und Wien folgten die Universitäten bezw. Akademien Heidelberg (1386), Köln (1388), Erfurt (1392), Würzburg (1402/10), Leipzig (1409), Rostock (1419), Greifswald (1456), Freiburg i. Br. (1457/60), Basel (1460), Trier und Ingolstadt (1472), Tübingen und Mainz (1477).

[50]

Hilfrunen sollst du lernen, wenn du helfen willst und Weiber entbinden;

in der Handfläche sollen sie gezeichnet werden, und man

soll um das Handgelenk fassen, und die Götter um Hilfe flehen.

Zweigrunen sollst du lernen, wenn du willst Arzt sein und Wunden zu beurteilen verstehen;

auf Rinde soll man sie ritzen und ins Holz des Baumes, dessen Zweige sich gegen Osten neigen.

(Die Lieder der älteren Edda, herausgegeb. v. Gering, pag. 320.)

[51] Derselbe machte übrigens mehrere Reisen ins Ausland (darunter England, Frankreich, Italien, Spanien). Die von ihm berichteten Kuren bestanden in der Behandlung durch Aderlaß, Brennen und Operationen. Unter letzteren ist auch der Steinschnitt beschrieben nach dem sog. Celsusschen Verfahren, das der Isländer gewiß in der Fremde kennen gelernt hatte.

[52] Bemerkenswert ist es, daß im altschwedischen Landschaftsgesetze (Södermannalagen, Uplandslagen) definiert wird, welche Personen als legitime Aerzte anzusehen sind: „Wenn ein Mann einem anderen Wunden zufügt, soll er ihm drei gesetzmäßige Aerzte anbieten, von welchen er den einen, den er wünscht, wählen kann. Gesetzmäßiger Arzt heißt derselbe, der eine mit Eisen gehauene Wunde, einen Beinbruch, eine durchdringende Wunde, das Abhauen eines Gliedes, eine durchgestochene Wunde mit zwei Oeffnungen geheilt hat". Von ärztlichem Honorar (Naturalien), von der Berechtigung der Barbiere zur Ausübung des Aderlasses, von Badestuben handeln schon früh gesetzliche Bestimmungen der Schweden und Norweger.

[53] Außer den medizinischen Handbüchern handeln in spezialistischer Weise eigene Traktate über die Untersuchung des Harns und der Exkrete (de egestione).

[54] Wie aus alten bildlichen Darstellungen erhellt, war das kelchartige Harnglas, das **„Urinal"**, geradezu das Emblem der ärztlichen Kunst im Mittelalter, und wiewohl die medizinischen Autoritäten davor warnten, stützten die Praktiker ihre Diagnose und Behandlung oft ganz einseitig allein auf die Harnschau. Die ärztliche Konsultation bestand nicht selten nur darin, daß das „Wasser" des Patienten durch einen Boten zur Besichtigung überbracht wurde. Die Unsicherheit der Methode eröffnete begreiflicherweise der Scharlatanerie, ja den plumpsten Betrügereien Tür und Tor; lügenhafte Harnpropheten erweckten und verstärkten beim Volke stets aufs neue den Glauben, daß der Kundige aus dem Harn alles ersehen könne. Mancher tüchtige, aufgeklärte Arzt mag, gegen seine eigene Ueberzeugung, nur unter dem Drucke der schwindelhaften Konkurrenz, den Schwächen des Publikums entgegengekommen sein. Insbesondere in Deutschland war der Glaube an die Harnschau tief eingewurzelt, so daß „kluge" Praktiker (z. B. in Frankfurt) ein Harnglas als Aushängeschild gebrauchten.

[55] Vgl. zu dem folgenden die Grundprinzipien der galenischen Therapie, auf welche (durch das Medium der arabischen) die gesamte spätmittelalterliche Behandlungsweise zurückzuführen ist.

[56] Diese Vorschriften bezogen sich — unter Vermeidung einer allzu brüsken Aenderung der bisherigen Lebensweise — auf den Aufenthaltsort (Lüftung, Temperatur, Räucherung des Krankenzimmers — Klimawechsel), die Bettruhe oder die Leibestätigkeit des Patienten, die Wahl und Zubereitungsweise seiner Nahrung, die psychische Beeinflussung u. s. w. Wie pedantisch genau — im Geiste der Qualitäten- und Säftelehre — namentlich die Krankenküche geregelt wurde, ersieht man aus den meisten Konsilien.

[57] Anweisungen zur Arzneibereitung waren schon deshalb nötig, weil nur in den größeren Städten Apotheken bestanden und somit die Bereitung der Heilmittel häufig noch von den Aerzten selbst vorgenommen werden mußte.

[58] Vgl. S. 370. Die Aerzte schrieben noch keine Rezepte, sondern gaben die einzelnen Bestandteile ihrer Arzneiverordnungen dem Apotheker mündlich an; dem Kranken reichten sie selbst die Arzneien in Bechern aus Zinn oder Silber, die nach dem Gebrauch in die Apotheke zurückgestellt wurden.

[59] Auch Latwergen und Pillen. Den Syrupen wurde gemäß den arabischen Doktrinen die Wirkung zugeschrieben, daß sie die „Kochung" der Säfte befördern.

[60] Auch in Form von Suppositorien und Klysmen.

[61] Die Derivation wurde z. B. bei Entzündungen, wo der Prozeß bereits fixiert zu sein schien, und bei chronischen Affektionen angewendet.

[62] Besonders hatten Mesuë und Serapion d. Aelt. und, ihnen folgend, Rhazes und Avicenna zum Ausbau dieses Systems beigetragen, aber in Einzelheiten herrscht bei den Autoren keine Uebereinstimmung, sondern eine unglaubliche Konfusion, wie dies ja bei den ganzen fiktiven Grundprinzipien nur zu begreiflich ist.

[63] So hat man die V. cephalica geschlagen bei Leiden des Kopfes, die V. mediana bei Anomalien des Herzens und Störungen der Lebensgeister, sowie in der Absicht, eine Repletion des ganzen Organismus herbeizuführen, die V. basilica (zumeist der linken Seite) bei Leiden des Unterleibs, die V. salvatella (namentlich der linken Hand) bei Milzleiden, die V. saphena bei Pleuresie, Krankheiten der Niere, Blase und Gebärmutter, die V. poplitaea zu gleichem Zwecke

und noch außerdem zur Hervorrufung der Menses, die V. sciatica bei Gelenkschmerzen u. s. w. — Bei Leiden des Kopfes, der Augen u. s. w. wurde zuerst die V. cephalica geöffnet, später erst kamen die entsprechenden Blutadern des Kopfes „Venae particulares" an die Reihe, um nämlich dem Blutstrom vorerst eine vermeintlich andere Richtung zu geben und sodann das örtliche Uebel direkt zu bekämpfen.

[64] Die Astrologie galt allgemein als exakte Wissenschaft, und die Stimmen der Wenigen, welche sich gegen den Wahn erhoben (z. B. der Kanzler der Pariser Universität Gerson, der deutsche Theolog und Astronom Heinrich von Langenstein u. a.), verhallten wirkungslos. — Die Alchemie, welche seit dem 13. Jahrhundert trotz des Einspruchs einzelner großer Denker, trotz des kirchlichen Verbots (Papst Johann XXII.) immer eifriger betrieben wurde, hatte verhältnismäßig nur geringe Bedeutung für die Medizin, abgesehen von den betrügerischen Ausschreitungen.

[65] Saturn herrscht über das rechte Ohr, die Milz, Harnblase, Vorderarm und Schienbein; Jupiter unter anderem über Lunge, Leber und Füße; Mars über das linke Ohr, die Adern und Geschlechtsteile; die Sonne über die rechte Körperseite, das Herz u. s. w.; Venus über den Hals, das Abdomen und die Fleischteile im allgemeinen; Merkur über Arme, Hände, Schultern und Hüften; der Mond über die linke Körperhälfte, den Magen u. s. w. Das Blut ist dem Regiment des Jupiter und der Venus, die schwarze Galle dem Saturn, die gelbe Galle dem Mars, der Schleim dem Monde unterstellt. — Saturn bringt die langwierigen, Jupiter die kurzdauernden, Venus die mittleren, die Sonne die allerkürzesten Krankheiten, Merkur die variierenden, der Mond die remittierenden Leiden hervor. Sonne und Mars verursachen die aus der Hitze stammenden, Venus und Saturn die aus der Kälte stammenden, Jupiter die durch Blutfülle bedingten Krankheiten, Merkur die Geistesstörungen, der Mond die Nervenleiden. — Jedes Zodiakalzeichen besitzt wie jeder der Planeten eine eigene Qualitätsmischung, worin eben die Ursache seiner spezifischen Influenz auf den Mikrokosmus liegt.

[66] Auch in der Aetiologie, besonders der Seuchen, wurde der Astrologie eine wichtige Rolle zugeteilt. So leitete z. B. selbst ein Guy de Chauliac den schwarzen Tod hauptsächlich von einer ungünstigen Konstellation der Gestirne her.

[67] Brechmittel sind am meisten wirksam, wenn sich der Mond in einem retrograden Zeichen, z. B. im Krebs, bewegt, abführende Arzneien sind kontraindiziert, wenn der Mond in einem rückläufigen oder wiederkäuenden Zeichen (Widder, Stier und Steinbock) steht.

[68] Außerdem kam die Beziehung der Elementarqualität des Tierkreiszeichens zur Komplexion des Patienten in Betracht. Der Mondstand im Zeichen der Zwillinge, der Wage und des Wassermanns (Signa calida et humida) war am günstigsten für die Vornahme der Venäsektion, wenn es sich um einen Sanguiniker handelte, hingegen kamen für den Choleriker die Zeichen des Widders und Schützen (Signa calida et sicca), für den Melancholiker die Zeichen der Jungfrau und des Stiers (Signa frigida et sicca), für den Phlegmatiker die Zeichen des Krebses, des Skorpions und der Fische (Signa frigida et humida) als günstigste in Betracht.

[69] Vgl. über die Entwicklung der Aderlaßfiguren- und Tierkreiszeichengraphik sowie ihre Beziehung zu den frühesten anatomischen Abbildungen Sudhoff, Tradition und Naturbeobachtung (Leipziger Studien zur Gesch. d. Med. Heft 1), Leipzig 1907.

[70] Möglicherweise auch, wie schon im Altertum, Demonstrationen an nackten Personen.

[71] Freilich hatten in Wien die Baccalarien und Scholaren bereits 1435 vorgeschlagen, jährlich eine Anatomie zu veranstalten, aber nach der ersten 1404 stattgefundenen sind weitere nur für die Jahre 1418, 1444, 1452, 1455, 1459, 1493, 1498 bestimmt nachweisbar; eine im Jahre 1441 und 1491 beabsichtigte Anatomie mußte entfallen, weil das zur Sektion bestimmte justifizierte „subjectum" wieder zu sich kam. Aus den Akten ergibt sich, wie umständlich die Vorverhandlungen waren, welche die medizinische Fakultät mit dem Scharfrichter pflegen mußte, wie dieselben insgeheim betrieben wurden, wie man unter den in Betracht kommenden Delinquenten eine Auswahl traf, als ob es sich um Schlachtvieh gehandelt hätte. — Viele Aerzte mögen die Schule verlassen haben, ohne die inneren Teile des Menschen aus eigener Anschauung kennen gelernt zu haben.

[72] Nach den Statuten von Bologna vom Jahre 1405 hatten bloß die im 3. Studienjahre stehenden Mediziner darauf Anspruch, der „Anatomie" beiwohnen zu dürfen, und auch von diesen sollten bloß 20 bei der Sektion einer männlichen, und 30 bei der Sektion einer weiblichen Leiche zugelassen werden, später gestattete man überall schon denen, welche das 1. Jahr zurückgelegt hatten, ja sogar den Erstjährigen den Zutritt.

[73] Studenten und Zuschauer mußten die beträchtlichen Auslagen für Instrumente, für Erwerbung, Transport, Herrichtung und Bestattung der Leiche u. s. w. bestreiten.

[74] Mondino und Guy de Chauliac deuten allerdings an, daß Muskeln, Knorpel, Gelenke, Bänder, Nerven, Gefäße u. a. an lange gewässerten, gekochten oder an der Sonne gedörrten Leichen studiert werden können, doch kam diese Methode der Schulanatomie kaum zugute.

[75] Der Professor ordinarius practicae oder theoricae erklärte den von einem Extraordinarius vorgelesenen Text, überließ aber die Durchführung der Sektion einem Chirurgen und den Hinweis auf das Erläuterte dem Demonstrator. Trotzdem in Italien die Wundärzte auf einer relativ hohen Stufe standen, genügten sie doch, wie der häufige Wechsel beweist, nur selten den Anforderungen. Außerhalb Italiens mag die Obduktion bisweilen eher eine Zerfleischung des Leichnams als eine kunstgerechte Zergliederung gewesen sein. Wie sah es erst mit den Demonstrationen der gelehrten Doktoren aus!

[76] Die Unfehlbarkeit Galens in der Anatomie ist von Nicolaus Florentinus vielleicht zuerst ausgesprochen worden.

[77] Dies gilt schon von den arabischen Aerzten, vgl. S. 166.

[78] Von den medizinischen Fakultäten wurde allgemein — wenigstens späterhin — bei der Zulassung zum Lizentiat sogar gefordert, daß der Kandidat unter fachmännischer Leitung fleißig Krankenbesuche gemacht habe, sei es in der Privatpraxis, sei es in Spitälern.

[79] Z. B. die Statuten von Wien, Köln, Ingolstadt. In Wien wollte die medizinische Fakultät 1455 die Krankenbesuche den Scholaren gänzlich verbieten, mußte sich aber auf Drängen derselben noch im gleichen Jahre zur Entscheidung herbeilassen, daß der Krankenbesuch allen denen gestattet werde, welche das 3. Studienjahr vollendet haben und sich zum regelmäßigen Besuch der Vorlesungen verpflichten.

[80] Miniaturen der lateinischen Galenos-Handschrift der Kgl. öffentlichen Bibliothek in Dresden, Db. 92-93 in phototypischer Reproduktion. Einleitung und Beschreibung von E. C. van Leersum und W. Martin, Leyden 1910. Die Amtstracht der Professoren der medizinischen Fakultät (des „Ordo gratiosus") war durch die scharlachrote Farbe gekennzeichnet, sie bestand aus einem talarartigen Ober- und Unterkleid mit Hermelinbesatz und einem Barett; die Studierenden erscheinen (gewöhnlich mit Tonsur) in einfachem Ober- und Unterkleide; der Pedell ähnlich, das Zepter in Händen. — Ordentliche Vorlesungen wurden täglich nur zwei (1-2 Stunden lang) gehalten, eine morgens und eine nachmittags. Die Unterrichtszeit erstreckte sich von Oktober bis Mai und war durch eine beträchtliche Zahl von „dies illegibiles" unterbrochen, d. h. Tagen, an denen nicht gelesen werden durfte.

[81] Der Titel „Professor" kam allmählich auf, an deutschen Universitäten erst im 16. Jahrhundert. An den italienischen Stadtuniversitäten wurden die ordentlichen Lehrer behördlicherseits besoldet, an den unter kirchlichem Einfluß stehenden Hochschulen bezogen sie ihr Einkommen aus geistlichen Pfründen. Damit hängt es zusammen, daß die Lehrpersonen wenigstens außerhalb Italiens in der Regel dem geistlichen Stande angehören (niedere Weihen), unverheiratet sein mußten. In Paris wurde das Zölibat der medizinischen Professoren erst im Jahre 1452 bei der Reorganisation der Universität durch den Kardinal d'Estouteville aufgehoben, in Heidelberg erst 1482. Freilich setzte man sich manchenorts über die strengen Bestimmungen hinweg und gewährte Pfründen gelegentlich an Bewerber, die nicht allen Vorschriften der kanonischen Gesetze zu genügen vermochten. — Am geringsten war die Zahl der medizinischen Professoren an den deutschen Universitäten, dort gab es meistens nur zwei (einen für die „Theorica" und einen für die „Practica"), höchstens drei.

[82] Die Articella geht ihrer Entstehung nach auf die Zeiten der Salernitaner Blüteepoche zurück.

[83] Die naturwissenschaftliche Vorbildung beruhte auf dem Studium der Schriften des Aristoteles, namentlich der Parva naturalia. Ueberall mußte der Scholar, wenn er vorher an der artistischen Fakultät den Grad eines Baccalars oder Magisters noch nicht erlangt hatte, ein halbes bezw. ganzes Jahr länger studieren.

[84] In Bologna und Padua erstreckte sich die medizinische Studienzeit für den Mag. artium über 4 Jahre, sonst über 5 Jahre. Den Vorlesungen wurden besonders die Ars parva Galens, der Kanon des Avicenna, die Aphorismen des Hippokrates und der „Colliget" des Averroës zu Grunde gelegt. Für die Zulassung zur Lizenz bildete es unter anderem eine Voraussetzung, daß der Baccalar über mehrere Traktate oder Bücher gelesen und mindestens zweimal respondiert oder disputiert hatte. Bezüglich Paris vgl. S. 346. In Montpellier war für diejenigen, welche an der Artistenfakultät den Grad eines Magisters erworben hatten, ein 5jähriges, sonst ein 6jähriges Studium vorgeschrieben, auch mußten die Studierenden während 8 Monaten oder 2 Sommer hindurch unter Leitung von Doktoren Praxis ausgeübt haben, bevor sie zur Promotion zugelassen wurden. Der Scholar hatte mindestens 24 Monate lang ununterbrochen die Vorlesungen zu besuchen (das entspricht 3 Studienjahren), bevor er zur Prüfung fürs Baccalaureat (wobei ihm jeder der Lehrer eine Frage stellte) zugelassen wurde; der Baccalar setzte seine theoretischen Studien noch wenigstens 2 Jahre lang fort, hatte aber außerdem über einzelne Abschnitte aus den

Werken der Alten Vorlesungen zu halten und sich auch praktisches Können anzueignen. Auf Grund der Vorschläge des Arnald von Villanova wurden im Jahre 1309 besonders folgende Bücher vorgeschrieben: Galen, de complexionibus, de malicia complexionis diverse, de simplici medicina, de morbo et accidente, de crisi et criticis diebus, de ingenio sanitatis (method. medendi), ars parva; Hippokrates, Aphorismen mit dem Kommentar Galens; Johannitius, Isagoge; Isaac Judaeus, de febribus; Nicolaus Präpositus, Antidotarium. Nach den Statuten vom Jahre 1340 kamen zu den genannten Schriften noch hinzu, Galen, de juvamentis memborum et de interioribus, de virtutibus naturalibus; Hippokrates, de regimine acutorum und Prognosticon; Avicenna, das erste und vierte Buch des Kanon; Theophilus, de urinis; Philaretus, de pulsibus, ein Regimen sanitatis, Isaac Judaeus, de dietis universalibus etc. In Wien war für den Scholaren ohne artistischen Grad eine Studiendauer von 6 Jahren, für den Magister in artibus eine Studiendauer von 5 Jahren vorgeschrieben. Das Baccalaureat konnte nach 3- resp. 4jährigem Studium erworben werden, der Kandidat mußte wenigstens 22 Jahre alt sein, alljährlich disputiert haben und in einer Disputation mit zwei Doktoren genügendes Wissen erweisen. Für das Lizentiat, das erst nach weiteren 2 resp. 3 Jahren zu erlangen war, wurde der Nachweis von mindestens einer Disputation in jedem Jahre, ununterbrochener Besuch zweier ordentlicher Vorlesungen und ein einjähriger Krankenbesuch in Begleitung eines Arztes erfordert. Den Vorlesungen lagen hauptsächlich die Isagoge des Johannitius, die Ars parva Galens, das erste und vierte Buch von Avicennas Kanon, das neunte Buch des Rhazes ad Almansorem, die Aphorismen, das Prognosticum und die Schrift de diaeta in acutis des Hippokrates zu Grunde. Außer diesen Werken waren im 15. Jahrhundert noch verschiedene Kommentare und Spezialschriften über Harnschau, Pulsuntersuchung, Fieber- und Arzneimittellehre als Lehr- und Hilfsbücher üblich. Ueber das Lehren und Lernen in Wien an der Wende des 15. zum 16. Jahrhundert gibt das ausgezeichnete, aber nicht offizielle Buch des Martin Stainpeis, Liber de modo studendi seu legendi in medicina, die beste Auskunft. Nach dem 3. Studienjahre war es gestattet, zwecks praktischer Ausbildung unter Führung von Doktoren Kranke zu besuchen, jedoch durften dabei die Vorlesungen nicht vernachlässigt werden. Aus den Statuten der medizinischen Fakultät in Köln ergibt sich folgendes. Die Scholaren hatten täglich zwei Vorlesungen zu hören. Die Zulassung zum Baccalaureat erforderte einen Besuch der Vorlesungen durch 36 Monate (für den Lizentiaten der freien Künste durch 28 Monate) und dreimalige Responsion. Bis zum Lizentiat mußte der Baccalar ununterbrochen wenigstens 2 Jahre über Schriften, die ihm von der Fakultät bezeichnet

werden, lesen, nämlich Isagoge Johannicii, libri Tegni Galieni cum commentario Haly, pro uno cursu libri Aphorismorum Hippocratis cum commentario Galieni, liber regiminis acutorum Hippocratis cum commentario Galieni, libri Theophili de urinis et Philareti de pulsibus, Prognosticorum Hippocratis cum commentario Galieni, Versus Aegidii de urinis et pulsibus cum suis commentariis, Viaticus Constantini, Nonus et decimus Almansorum(!), liber de morbo et accidente, liber de ingenio sanitatis. Der Baccalar hatte wenigstens einmal im Jahre einem jeden Magister Regens über eine Quaestio zu respondieren, ebenso auch zu disputieren, wenn es den Magistern beliebte. Der Baccalar durfte weder innerhalb der Stadt Köln noch außerhalb derselben in einem Umfang von 6 Meilen praktizieren, wenn er nicht von einem Doktor der Fakultät hierzu besonders beauftragt wurde. Der neue Lizentiat mußte unter der Leitung seines Magisters noch ein Jahr hindurch in der Stadt oder wenigstens 10 Monate außerhalb derselben in einem volkreichen Orte praktizieren. — Bemerkenswert ist es, daß der Baccalar vor Erteilung der Lizenz zu schwören hatte, quod non sit excommunicatus nec infamis nec homicida, nec publicas cyrurgicus operans cum ferro et igne, nec transgressor statutorum, nec uxoratus. Die Statuten enthalten auch deontologische Vorschriften, in denen unter anderem der Besuch bei einem Patienten untersagt wird, welcher den früheren Arzt nicht bezahlt hat. In Leipzig erstreckten sich die Vorlesungsthemata über drei Jahre, die Medicina theorica wurde morgens — im Sommer von 6-7, im Winter von 7-8 Uhr vorgetragen, die Medicina practica nachmittags von 1-2 Uhr abgehandelt. Für den Kursus in der Medicina theorica legte der Lehrplan im ersten Jahre den ersten Kanon des Avicenna, im zweiten Jahre die ars parva Galens, im dritten Jahre die Aphorismen des Hippokrates mit dem Kommentar Galens und den landläufigen Erläuterungsschriften der Arabisten (Gentilis, Trusianus, Jacobus de Partibus u. s. w.) zu Grunde, für den Kursus in der Medicina practica in der gleichen Reihenfolge, das neunte Buch der Schrift des Rhazes ad Almansorem, den ersten Abschnitt des vierten Buches des Kanons Avicennas (Fieberlehre) und den vierten Abschnitt des ersten Buches des Kanons (allgemeine Heilmittellehre). Interessant ist die Bestimmung in den Statuten vom Jahre 1429, daß der Scholar, ehe er zum Baccalariatsexamen zugelassen werden dürfe, gehalten sei, mit einem Arzte oder auch mit verschiedenen Aerzten zwei Jahre lang fleißig deren Klientel mitzubesuchen.

[85] In Paris wurde der Kandidat von jedem der Doktoren in dessen Wohnung examiniert.

[86] Abschreckende Häßlichkeit, Entstellung durch auffallende körperliche Gebrechen schloß den Kandidaten aus dem Grunde von

der Promotion aus, weil man fürchtete, daß Schwangere sich sonst an ihm versehen könnten.

[87] An manchen Fakultäten war ein Alter von 28 Jahren festgesetzt, von welcher Bestimmung nur dann Ausnahmen gemacht wurden, wenn der Kandidat nicht zu weibisch und jugendlich aussah.

[88] Namentlich in Paris und Montpellier, wo sich die Promotionsgebräuche durch besondere Umständlichkeit auszeichneten, waren die Kosten der medizinischen Doktorwürde durch die vom Kandidaten zu tragenden Ausgaben für die Veranstaltung, durch die Taxen, Geschenke und Schmausereien ungemein hoch. In Wien war der Kandidat verpflichtet, mindestens einem Doktor vierzehn Ellen guten Tuches für ein Kleid, den übrigen Doktoren je ein Barett und ein Paar gewirkter Handschuhe, jedem Lizentiaten und Baccalaren ein Paar gewöhnlicher Handschuhe (wobei jedoch der Anstand und die Ehre der Fakultät zu berücksichtigen waren), dem Pedell ein standesgemäßes Kleid oder zwei Gulden zu spenden und zu Händen des Dekans zwei Gulden als Eintrittstaxe zu erlegen. — Armen Doktoranden wurden, wenn sie sich durch ihre Kenntnisse auszeichneten, ausnahmsweise die hohen Spesen erlassen. — Außer dem Papst und dem Kaiser erhielten übrigens auch die Pfalzgrafen das Recht Doktoren zu kreieren, indessen stand die in letzterer Art erlangte Würde in geringem Ansehen.

[89] Es sind Verzeichnisse von ärztlichen Privatbibliotheken erhalten, welche einen interessanten Einblick in die geistige Struktur der Epoche gewähren. Vgl. z. B. Corradi, Biblioteca di un medico Marchigiano del secolo XIV, Milano 1885.

[90] Bestand aus 635 Manuskripten.

[91] Die medizinische Fakultät zu Paris besaß im Jahre 1395 nicht mehr als 9 Werke, unter denen der Continens des Rhazes am meisten geschätzt war. Als Ludwig XI. dieses Werk 1471 entlehnen wollte, um es abschreiben zu lassen, erhielt er hierzu erst dann die Bewilligung, nachdem er eine Kaution von 12 Mark Silber erlegt und 100 Taler in Gold hergeliehen hatte. Im Jahre 1465 besaß die Pariser Fakultät erst 12 Werke. — In Wien wurde der Grund zur Fakultätsbibliothek dadurch gelegt, daß einige Aerzte zu Gunsten derselben letztwillige Verfügungen über ihre Bücher trafen.

[92] In der Literatur kommt die scheinbare Universalität des mittelalterlichen Arztes, abgesehen von den umfassenden Handbüchern, in gewissen Sammelschriften zur Geltung, deren eine z. B. der Cod. lat. 11229 der Pariser Nationalbibliothek enthält (vgl.

Sudhoff in Arch. f. Gesch. der Medizin II, 1909, S. 84 ff.). Diese anonyme Sammelschrift besteht aus Texten, die sich um die typischen Abbildungen der Harnglasscheibe (Harntraktat), des Aderlaßmännleins, des Tierkreiszeichenmännleins, des Krankheitsmännleins (Krankheitssystematik mit Berücksichtigung des Krankheitssitzes darstellend), des Wundenmannes (Systematik der Verletzungen und chirurgischen Affektionen), der Schwangeren (gynäkologischer Traktat) gruppieren, also der inneren Medizin, Chirurgie, Geburtshilfe-Gynäkologie entsprechen und dabei noch überall der Anatomie (Situsbilder) Rechnung tragen.

[93] Sie erwarben als „Lehrmägde" bei älteren Hebammen ihre Ausbildung; über ihre Befähigung urteilte die längste Zeit hindurch nur die öffentliche Meinung, welche in diesem Falle durch die angesehensten (ehrbaren) Frauen des Ortes vertreten war. Diese hielten eine Art von Examen ab. Erst gegen Ende des Mittelalters ist von wirklichen Prüfungen die Rede, die von den Stadtärzten vorgenommen wurden. Seit der Mitte des 15. Jahrhunderts wurden Stadthebammen angestellt und Hebammenordnungen erlassen (die älteste, historisch beglaubigte ist die von Regensburg vom Jahre 1452). Vgl. das kürzlich publizierte, für Hebammen bestimmte Manual aus dem 15. Jahrhundert, Janus XIV, 1909, p. 217 ff.

[94] Wilhelm von Saliceto schildert zuerst Augenoperationen auf Grund eigener Erfahrung. — Im 14. Jahrhundert hatten den größten Ruf als Augenärzte Guido von Arezzo und Giraldus von Cumba (Lyon).

[95] So zählte z. B. die Pariser medizinische Fakultät im Jahre 1292 bloß 6, im Jahre 1395 erst 32 Mitglieder (es kam damals also in Paris ein Doktor auf ca. 8500 Einwohner).

[96] Zu den Leibärzten der Fürsten, Dynasten und Bischöfe gesellten sich dort nach Entfaltung des Städtewesens Stadtärzte, welche oft von weither berufen werden mußten und vor der Gründung einheimischer Universitäten nur im Auslande (Italien, Frankreich) ihre fachmännische Bildung erworben haben konnten. Im Gegensatz zu den Empirikern wurde der gelehrte Arzt besonders im 14. Jahrhundert als „physicus", magister in physica, „Kunstarzt", „pucharzt" (= wissenschaftlich, aus Büchern gebildeter Arzt oder Baucharzt, d. h. Arzt des Leibes?) bezeichnet; seitdem aber alle, die sich überhaupt mit dem Heilen abgaben (auch Wundärzte) den Titel „Meister" (magister) führten, wurde die Bezeichnung Doktor üblicher.

[97] In gesellschaftlicher Beziehung standen sie im Range der Adeligen. Promovierte Leib- oder Stadtärzte waren den Rittern gleichgestellt. Sagt

doch Geiler von Keisersberg: „Ist nōmen (nur) ein ritter oder ein doctor in eim geschlecht, mā spricht, das ist unszer docterlin das ist unszer ritter". Zu den Privilegien, welche die Stadtärzte besaßen, gehörte das taxfreie Bürgerrecht, Steuerfreiheit, Befreiung vom Wach- und Kriegsdienst u. a. Die Aerzte waren auch den sonst so rigorosen Kleiderordnungen nicht unterworfen, manche suchten daher der Menge durch Luxus (kostbare Kleidung, goldene Ringe mit gleißenden Steinen etc.) zu imponieren.

[98] Kulturgeschichtlich sehr interessant ist folgende Stelle aus Chaucers Canterbury Tales (v. 413-446, übersetzt von W. Hertzberg):

Auch hatt' ein Doktor sich zu uns gesellt,

Ein Arzt. Gewiß, sprach keiner auf der Welt

So klug von Medizin und Chirurgie.

Er war gelehrt auch in Astronomie

Und stundenlang übt er der Patienten

Geduld mit magischen Experimenten.

Er wußte wirklich mit geschickten Händen

Des Kranken Horoskop zum Glück zu wenden.

Der Krankheit Grund sah er mit Leichtigkeit,

Ob Kälte, Hitze, Trocknis, Feuchtigkeit,

An welchem Ort erzeugt, aus welchen Stoffen.

Er war als Praktiker unübertroffen.

Hatt' er des Uebels Wurzel recht erkannt,

Ward gleich die Medizin auch angewandt.

Ein Apotheker war ihm stets zu Händen,

Um Drogen und Latwergen ihm zu senden;

Sie hatten durch einander viel gewonnen,

Die Freundschaft hatte nicht erst jüngst begonnen.

Die Alten konnt' er: Aesculap voran,

Und Dioskorides und Rufus dann,

Hippokrates, Hali und Gallien,

Serapion, Rasis und Avicen,

Averrhois, Damascenus, Constantin,
Bernard und Gatisden und Gilbertin.
In der Diät liebt' er nicht Ueberfluß,
Er gab nur solche Speise zum Genuß,
Die nahrhaft war und leicht zu digeriren,
Nicht pflegt er viel die Bibel zu studieren.
Blutrot und blau liebt er sich anzuziehen,
Mit Tafft gefüttert und mit Levantin.
Nicht ein Verschwender war darum der Mann,
Er sparte was er in der Pest gewann,
Gold gilt dem Arzt als Specifikum,
Ausnehmend liebt er das Gold darum.

[99] So zeigen uns z. B. Erfurter Urkunden zwischen 1336 und 1343 mehrere Aerzte als Ländereibesitzer. In Italien gehörte der größte Teil der Aerzte den wohlhabenden Klassen an. Die Honorarverhältnisse waren im allgemeinen keine ungünstigen, wenn man die gesetzlichen Taxen, die an manchen Orten bestanden, die Besoldungen der Leib- und Stadtärzte in Betracht zieht; die enormen Honorare, welche die Zelebritäten empfingen (wie z. B. ein Thaddeus Florentinus oder ein John Arderne), bildeten freilich, wie zu allen Zeiten, seltene Ausnahmen. In Venedig sollten für jede ärztliche Visite 10 Soldi bezahlt werden, in Mailand 12-20 Soldi für jeden Tag der ärztlichen Behandlung, außerhalb der Stadt 4-6 Lire, für einen Nachtbesuch 1 Dukaten.

Aerzte geistlichen Standes erscheinen häufig noch bis ins 15. Jahrhundert, trotz der mehrmals erneuerten Verbote der Päpste Honorius III. (1219), Cölestin V. (1294). Die Verbote galten hauptsächlich für die höheren Geistlichen und verwehrten aus leichtbegreiflichen Gründen namentlich die Beschäftigung mit der Chirurgie und Frauenheilkunde (vgl. S. 463). In Würzburg wurde den Geistlichen sogar die Anwesenheit bei chirurgischen Operationen untersagt. Aber gerade die häufige Wiederholung der Verbote noch Ende des 15. Jahrhunderts beweisen, wie wenig sie gehalten wurden.

Die Bader und Barbiere galten übrigens in manchen Ländern oder Landesteilen als „unehrlich". In Deutschland hatte König Wenzel die Bader 1406 für „ehrlich" erklärt, aber diese Begünstigung wurde später wieder aufgehoben. Das Zunftzeichen der Barbiere war eine beliebige Anzahl von Becken, das der Bader ein vor der Türe aufgehängtes Handtuch.

Z. B. in Paris, wo die Barbiere nach der, vor den Maîtres en chirurgie bestandenen Prüfung den Titel Barbiers-chirurgiens oder Chirurgiens de courte robe führten. Seit 1474 auch in Venedig, wo die Barbiere (Medici ignoranti) in lebensgefährlichen Fällen die Chirurgen beiziehen mußten.

Z. B. in Paris bereits 1371, zugleich mit beträchtlicher Erweiterung der Lizenz, welche damit motiviert wurde, daß wegen des hohen Honorars nur Standespersonen, nicht aber das Volk die Chirurgen konsultieren könne.

In England gab es allerdings eine Guild of Surgeons und eine Guild of Barber-surgeons. Den Mitgliedern der letzteren wurde verboten, die Behandlung von in Todesgefahr schwebenden Personen zu übernehmen.

Bei der am Schlusse der Lehrzeit abgelegten Prüfung wurde, abgesehen von der Beantwortung einer Reihe von Fragen, die Bereitung von mehreren Salben (besonders Wundsalben), von Wundtränken und Pflastern, die Ausführung verschiedener Verbände, vielleicht auch kleinerer Operationen (z. B Zahnziehen), die Kenntnis der Instrumente u. a. verlangt. Darauf wurde auf Grund von Brief und Siegel der junge Meister in die Zunft aufgenommen. Der Scherer hielt eine Offizin und nahm in seinem Hause gelegentlich auch Kranke auf. Das Honorar war durch Taxen geregelt. In Fällen schwerer Verletzungen war er zur Anzeige bei der Behörde verpflichtet, wie er auch im Auftrage der Stadtverwaltung eine Art von gerichtsärztlicher Tätigkeit ausüben mußte.

Bei lebensgefährlichen Eingriffen war die Erlaubnis der Obrigkeit einzuholen, hauptsächlich besorgten übrigens die herumziehenden Bruchschneider (Hodenschneider), Steinschneider, Starstecher u. s. w. die operative Tätigkeit.

Sie richteten den durch die Tortur Gemarterten die verrenkten Glieder wieder ein, doch wurde ihre Hilfe auch von anderer Seite häufig in Anspruch genommen.

Wenn wir von den Salernitanerzuständen absehen, so ergibt sich, daß in dem Maße, als die wissenschaftliche Heilkunde an Terrain gewann, die Frauen von der medizinischen Praxis zurückgedrängt und auf die Krankenpflege und vulgäre Hausmedizin verwiesen wurden. Zwar gestattete in Paris ein Edikt vom Jahre 1311 auch Frauen, auf Grund einer Prüfung vor der Confrérie de St. Côme Chirurgie zu treiben, zwar finden sich in städtischen Urkunden noch in den letzten Jahrhunderten geachtete Aerztinnen, besonders Augenärztinnen, ferner Aderlasserinnen hie und da genannt —, aber in der überwiegenden Mehrzahl der Fälle gehörten die Weiber, welche sich mit der Behandlung innerer oder äußerer Leiden abgaben, sogar den Heeren auf ihren Zügen folgten (z. B. im Gefolge König Ludwigs d. H. befand sich eine Aerztin „Frau Hersend") u. s. w., den Kreisen des Kurpfuschertums an und standen in keinem guten Rufe, umsomehr als viele nebstbei recht bedenkliche Gewerbe ausübten. Zu diesem Urteil führen nicht nur die von ärztlicher Seite inspirierten Auslassungen gegen das Pfuschertum, sondern auch die schöne Literatur, in der von den weiblichen Heilpersonen zumeist eine sehr ungünstige Schilderung entworfen wird (z. B. in des „Teufels Netz").

Dagegen eifert noch Geiler von Keisersberg mit den Worten: „Also kein priester sol keim artznei geben, wan er es schon wol künte. Er sol ein artzet der selen sein und nit des leibs."

Ein Miniaturbild des Dresdener Galen-Codex Fol. 195 (vgl. S. 458) stellt einen solchen Gaukler vor, mit einer Theriakbüchse und einer gezähmten Schlange vor sieben Zuschauern auf einer Bank stehend. Sehr oft war der in einen Talar würdig gehüllte fahrende Heilkünstler mit einem Harlekin geschäftlich vereinigt, der durch derbe Spässe die Leute anlockte und die Künste seines Meisters anpries; zum Schauplatz diente eine Marktbude, welche durch ihre Ausstattung mit chirurgischen Werkzeugen, Arzneistandgefäßen, Kuriositäten aller Art, Attesten u. s. w. auf die gaffende Menge nicht geringen Eindruck machte. „Er hat ein geschrey wie ein Zaanbrecher oder Triackerskraemer" (Theriakskrämer), war zum Sprichwort geworden.

Z. B. Henri de Mondeville, Guy de Chauliac u. a.

In Paris war schon 1220 die Kurpfuscherei verboten worden. Im Jahre 1322 wurde seitens der Pariser Fakultät einer Kurpfuscherin der Prozeß gemacht, der für diese mit einer Geldstrafe und Exkommunikation endigte. Die Wiener medizinische Fakultät führte mit großer Energie den Kampf gegen eine ganze Reihe von Kurpfuschern, unter denen sich Geistliche, getaufte Juden, alte Weiber und Studierende befanden; sie erwirkte auch 1404 einen mehrmals bestätigten Bannbrief gegen die irregulären Praktiker, hatte aber im Einzelfalle gewöhnlich keinen Erfolg, weil sich die Behörden lässig zeigten und die Kurpfuscher manchmal sogar fürstlichen Schutz genossen.

Beruhten doch auch manche lateinische Uebersetzungen auf hebräischen Uebertragungen, nicht auf dem arabischen Originaltext.

Der Entstehungsort der hebräischen Uebersetzungen war der europäische Südwesten und Italien. Auch relativ selbständige literarische Produkte medizinischen Inhalts sind noch erhalten, wie z. B. die von Steinschneider veröffentlichte altfranzösische Kompilation über Fieberkrankheiten in hebräischen Lettern.

Die mosaische Gesetzgebung mit ihren trefflichen hygienischen Vorschriften erhob die Sorge für die Erhaltung der Gesundheit geradezu zur religiösen Pflicht; das Studium des Talmud machte vielfach auch die Erörterung medizinischer Fragen nötig und überlieferte eine Fülle einschlägiger Kenntnisse aus dem Altertum. Auf dieser Basis, aber stets womöglich nach Erweiterung des Wissens im Anschluß an die zeitgenössischen Fortschritte strebend, wirkten Juden als erfolgreiche Aerzte in Byzanz und Persien, unter den Arabern und endlich unter den abendländischen Völkern des Mittelalters, überallhin Traditionen verpflanzend, überall Neues rezipierend. — In älterer Zeit leisteten in den jüdischen Gemeinden die Rabbiner auch ärztlichen Beistand, umsomehr als sie nicht besoldet waren und daher aus der medizinischen Praxis auf ehrenhafte Weise Mittel zum Lebensunterhalt gewinnen konnten. Später widmeten sich diejenigen, welche nach einem gelehrten Beruf strebten, aber die Laufbahn des Seelsorgers nicht einschlagen wollten, vorzugsweise oder nebenbei dem Studium der Medizin.

Welche Schriften zum Studium der Medizin in den spanisch-jüdischen Schulen des 13. Jahrhunderts vorzugsweise benützt worden sind, ersieht man aus dem Buche Jair Natib (vermutlich um 1250 von R. Jehuda b. Samuel b. Abbas verfaßt); dort werden die Diätik des Maimonides, das Canticum und der Kanon des Avicenna, der Lib. regalis des Ali Abbas, ein Werk Galens, das Viaticum des Ibn al Dschezzar, der dritte Teil (die Pathologie) des Colliget des Averroës, die Chirurgie des Abulkasim (?) und das Buch des Nedschib-ed-Din-al-Samarkandi empfohlen (vgl. Güdemann, Das jüdische Unterrichtswesen während der spanisch-arabischen Periode, Wien 1873).

Vgl. S. 347. Paris nahm keine jüdischen Studierenden auf, ebensowenig die deutschen Universitäten. Daß sich übrigens sogar in Montpellier — 1306 waren die Juden aus Frankreich vertrieben worden, im Jahre 1360 durften sie wieder zurückkehren — die Verhältnisse wesentlich ungünstiger gestaltet hatten, beweist die Klage eines jüdischen Uebersetzers, Leon Joseph, der 1409 schrieb, daß er 10 Jahre lang die Schriften des Gerardus de Solo und Joh. de Tornamira nicht habe erlangen können, weil die Gelehrten von Montpellier Verkäufer dieser Schriften an Nichtchristen mit dem Anathema belegt hätten.

Einzelfakten hier anzuführen, würde zu weit führen. Schon Arnald von Villanova machte es den Mönchen zum Vorwurf, daß sie jüdische Aerzte gebrauchen.

In Italien schon im 13. Jahrhundert, auf deutschem Boden später und weit seltener, z. B in Frankfurt und Basel.

In manchen jüdischen Familien ging die Ausübung der Augenheilkunde (auf Grund spanisch-arabischer Traditionen) vom Vater auf den Sohn über. Die Bibliothek von Besançon besitzt eine okulistische Sammelhandschrift aus dem 14. Jahrhundert, die sich im Besitze jüdischer Augenärzte befand, wie aus beigefügten hebräischen Bemerkungen hervorgeht. — Jüdische Wund- und Augenärzte sind in Deutschland im 14. Jahrhundert urkundlich nachweisbar. — Hier sei erwähnt, daß auch Jüdinnen ärztliche Praxis trieben und manche darunter, besonders als Augenärztinnen, großen Ruf genossen, z. B. die Judenärztin Sarah in Würzburg und die Jüdin Zerlin in Frankfurt.

In Betracht kommen die Synode zu Wien 1267, zu Trier 1310, die Konzile in Avignon 1326 und 1337, das Konzil von Lavaur 1368, das Basler Konzil (1431-1449), die Synoden zu Freising 1440, zu Bamberg 1491. Angeblich lag dem Verbot nur (?) das Motiv zu Grunde, daß die mittelalterlichen Aerzte verpflichtet waren, Schwerkranke zum Empfang der Sakramente zu ermahnen, wozu eben die jüdischen Aerzte weniger angehalten werden konnten; so sei es verständlich, daß Päpste und Bischöfe häufig jüdische Leibärzte hatten, den Gläubigen aber solche verboten waren. Uebrigens wurde kirchlicherseits eine Ausnahme zugelassen, in Fällen „cum nullus alius medicus adest, vel cum est excellens aliquis medicus in Judaeis". Wie wenig übrigens das Gebot fruchtete, beweist, daß noch Geiler von Keisersberg Anlaß zur Klage findet: „Dergleichen sein etliche, die lauffen zu den Henckmessigen Juden, unnd bringen jhn den harn, und fragen sie umb rath. Welches doch hoch verbotten ist, das man kein Artzeney sol von den Juden gebrauchen, es sey den sach, das man sonst kein Artzet mag gehaben."

Z. B. die Statuten der medizinischen Fakultäten von Köln und Ingolstadt untersagten ausdrücklich jede Gemeinschaft mit jüdischen Praktikern.

Gemäß dieser mußten die „Kunstärzte" vor den Rathmannen durch „Briefe" und Zeugnisse, vor den Aerzten durch eine Vorlesung den Nachweis ihrer Befugnis und Befähigung erbringen. — Gleichzeitig wurde auch in diesen Verordnungen das Verhältnis zwischen Arzt, Apotheker und Publikum geregelt (Verbot des Selbstdispensierens der

Aerzte, Verbot der Kurpfuscherei der Apotheker, Apothekertaxe, Apothekenvisitation etc.).

Zwar läßt sich in den letzten Jahrhunderten des Mittelalters eine zunehmende Verwendung der Aerzte bezw. Chirurgen in foro nicht verkennen, doch wirkte auf eine festere Gestaltung der gerichtsärztlichen Tätigkeit insbesondere in Deutschland das neuaufgenommene römische Recht zunächst hemmend ein.

Am reichsten fließen die Nachrichten über mittelalterliche sanitätspolizeiliche Verordnungen aus Italien; sie beziehen sich, nach dem Beispiel des Hohenstaufen Friedrichs II. (abgedr. in Choulants histor.-liter. Jahrbuch, Leipzig 1838) und darüber hinausgehend, auf die Reinhaltung der Luft, Entfernung des Unrats, auf die Wasserversorgung, auf die Hygiene der Nahrungsmittel und Getränke, die Ueberwachung der Prostitution, das Bestattungswesen u. s. w. In manchen deutschen Städten lassen sich bis ins 12. Jahrhundert zurück sanitätspolizeiliche Verfügungen über den Verkauf der Lebensmittel (z. B. Fleischbeschau), die Reinhaltung der Straßen, das Bauwesen etc. nachweisen. — Hervorzuheben ist es, daß im Mittelalter manche vom Geiste echter Humanität erfüllte sozialhygienische Vorschriften gegeben wurden, wie z. B. das Verbot, daß Frauen gewisse anstrengende Arbeiten verrichten (in Frankreich schon unter Ludwig IX.), gewisse Maßnahmen im Interesse des Mutterschutzes etc.

Auf die, auch kulturhistorisch so bedeutungsvolle, Seuchengeschichte des Mittelalters kann hier nicht eingegangen werden, wir müssen diesbezüglich auf die einschlägigen Spezialwerke, besonders von Haeser (Geschichte der epidemischen Krankheiten im 3. Band seiner Geschichte der Medizin, 3. Aufl., Jena 1882) und Aug. Hirsch (Handbuch der historisch-geographischen Pathologie, Erlangen 1881-86) verweisen. Hier sei nur bemerkt, daß außer dem Aussatz und der Pest (mit welcher mehrere andere Infektionskrankheiten, z. B. Petechialtyphus, zusammengeworfen wurden) das St. Antoniusfeuer (Mutterkornbrand), Blattern und influenzaartige Epidemien die Hauptrolle in der Seuchengeschichte des Mittelalters spielten.

Auf weit höherer Stufe als die öffentliche Gesundheitspflege stand die individuelle Hygiene, die zum großen Teile auf den Vorschriften des Regimen Salernitanum aufgebaut war. Sie umfaßte nicht nur die Diätetik im engeren Sinne, sondern auch eine ganze Reihe streng geregelter prophylaktischer Maßnahmen, den Bädergebrauch, das Schröpfen und Aderlassen, das Einnehmen von Abführmitteln („blutreinigenden Tränken") zu bestimmten Zeiten. Das Badewesen (Warmwasserbäder, Schwitzbäder, Kräuterbäder etc.) war im

Mittelalter sehr entwickelt, wenn auch die technischen Einrichtungen mit denen der Römerzeit nicht zu vergleichen sind (vgl. zur näheren Orientierung Zappert, Ueber das Badewesen mittelalterlicher und späterer Zeit, Archiv f. Kunde österr. Geschichtsquellen Bd. 21, 1859, Marcuse, Bäder und Badewesen, Stuttgart 1903, und namentlich das erschöpfende Werk von Martin, Deutsches Badewesen in vergangenen Tagen, Jena 1906). Im späteren Mittelalter gab es in jeder Gemeinde eine, in größeren Orten sogar mehrere öffentliche Badestuben mit Wasser- und Dampfbädern; daß auch der Arme der Wohltat des Badens teilhaftig werden konnte, dafür sorgten fromme Stiftungen („Seelbäder"); statt des Trinkgeldes empfingen die Handwerksburschen und Dienstboten ein Badegeld. Die Bedienung besorgten Badeknechte und Bademägde. War das Bad gerichtet — in vollem Betrieb stand die Anstalt nur an bestimmten Tagen in der Woche — so wurde dies durch Ausrufen, Hornblasen, Beckenschlagen oder durch einen vor die Türe gehängten Badewedel angekündigt; namentlich abends vor den Sonn- und Feiertagen strömte dann die Bevölkerung in die Badestuben. Wannen- und Dampfbad wuchsen so in die gesellschaftlichen Ergötzungen hinein, daß sie unter ihnen eine der ersten Stellen einnahmen; leider arteten aber viele öffentliche Bäder schon sehr früh zu Sammelstätten des Müßiggangs und der Schmausereien, zu Schlupfwinkeln der Unzucht aus (gemeinsames Baden beider Geschlechter, Bedienung durch „Jungfräulein"). Die Juden hatten ihre eigenen Badestuben, der Besuch der übrigen war ihnen untersagt. — In enger Beziehung zum Badewesen stand das Schröpfen und Aderlassen als Gesundheitsmaßregel gegen Völlerei, als Vorbeugungsmittel gegen Krankheiten; es geht dies jedenfalls auf Klostersitten zurück (vgl. S. 271). Gewöhnlich wurden jährlich 4-6 prophylaktische Aderlässe vorgenommen, für die Zeit der Vornahme (am günstigsten September, Oktober, Dezember, mit Einschränkung Februar, April, Mai, November, ungünstig Jänner, März, Juni, Juli, August), ebenso für die Wahl der Vene gab es bestimmte Regeln gemäß dem herrschenden astrologischen System. Den geeigneten Zeitpunkt zeigten die Bader und Scherer durch das Aushängen einer Aderlaßbinde an. Genaue Vorschriften über das Aderlassen mit Abbildung einer Figur (dem „Laßmännlein"), „Laßbriefe", „Laßzettel", „Laßtafeln" dienten zur Belehrung von Hoch und Nieder. Für das Aderlassen trat stellvertretend das Schröpfen ein. — Auch das regelmäßige Einnehmen von Abführmitteln, weniger die Applikation von Klistieren zu prophylaktischen Zwecken spielte eine wichtige Rolle. — Medizinische Monatsregeln für Aderlaß, Schröpfen, Baden, Arzneigebrauch, Auswahl der Speisen und Getränke nach salernitanischem Muster — gestützt auf die Vorstellung vom Einfluß der vier Elemente, der Planeten und Sternbilder auf den menschlichen Körper — bilden nicht nur einen Teil des Inhalts von populären Arzneibüchern und diätetischen Schriften, sondern wurden zwecks Verbreitung in die weitesten Kreise auch mit den Kalendern verbunden (vgl. z. B. Deutsches Calendarium aus dem 14. Jahrhundert in Haupts Zeitschr. VI, S. 351 oder den Kalender vom Jahre 1428 im Anzeiger für Kunde der deutschen Vorzeit, 1864, S. 333). Das Leben „nach der mensur" war zur allgemeinen Sitte geworden!

Ulrich von Lichtenstein hat davon in seinem „Frauendienst" eine Schilderung gegeben.

Das sog. Lazaruskleid bestand aus einem schwarzen Gewand mit verschiedenen Abzeichen, dazu wurden ein Hut mit breitem weißem Bande und Handschuhe getragen. Auf den Brustteil des Gewandes oder auch auf den Hut waren meist zwei weiße wollene Hände genäht — zum Zeichen, daß die Hand des Herrn schwer auf dem Sondersiechen ruhe.

Vgl. S. 276. Außer der Klapper kam zur Ausrüstung der Leprösen noch ein Stock, ein Fäßchen für Wasser und ein Korb.

Die Entscheidung war ungemein schwerwiegend, da ja der Aussätzige der bürgerlichen Rechte verlustig ging, fortan als bürgerlich tot galt. Tatsächlich war die Erklärung der Aussätzigkeit an vielen Orten mit einer kirchlichen Totenfeier (Requiem mit allen dazu gehörigen Gebräuchen) verbunden, an deren Schlusse eine Schaufel voll Erde auf die Füße des Unglücklichen geworfen wurde. Andererseits suchten sich unter die Leprösen auch bisweilen Leute der niedersten Volksklasse einzuschmuggeln, um frank und frei den Bettel ausüben zu können. Die Zuchtlosigkeit in den Leprosenhäusern erreichte übrigens oft einen hohen Grad, ja es kam bisweilen zu förmlichen Revolten der Aussätzigen gegen die Städter. Zur Zeit Philipps des Schönen von Frankreich beschuldigte man die Leprösen, daß sie sich mit den Juden zur Brunnenvergiftung verschworen hätten, eine Anklage, die natürlich zur grausamsten Bestrafung und zur Güterkonfiskation zu Gunsten des Fiskus führte.

Bei den mittelalterlichen medizinischen Autoren, z. B. bei den Glossatoren zu Roger und Rolandus (Quatuor magistri), bei Henri de Mondeville, Guy de Chauliac, finden sich vorzügliche Beschreibungen der Lepra, und unzweifelhaft wurde durch die häufige Beobachtung der diagnostische Blick der Aerzte auf diesem Gebiete sehr geschärft. Trotz der Befangenheit in humoralen Theorien (schwarze Galle als Ursache der Lepra), welche übrigens die Begründung einer rationellen Aetiologie des Aussatzes (Kontagiosität, Erblichkeit, Fischnahrung etc.) nicht hinderte, achtete man sorgfältig auf „Vormäler" und äußere Krankheitssymptome. Als sicherste Zeichen werden angeführt: Ausfallen der Augenbrauen, Verdickung der Orbitalränder, Exophthalmus, Anschwellung der Nase, livide Gesichtsfarbe, starrer Blick, Knoten im Gesichte und an den Ohren, die weißen Flecken (Morphaea alba), die dunklen Flecken (Morphaea nigra), Schwinden des Muskels zwischen Daumen und Zeigefinger, pralle, glänzende Spannung der Stirnhaut, Gefühllosigkeit der äußeren Teile der Tibien und der kleinen Zehen u. s. w. Zu den diagnostischen Methoden gehörten folgende: Prüfung der Hautempfindlichkeit in der Gegend der Tibien und Achillessehne — positiv bei bestehender Anästhesie und beim Ausfließen einer serösen statt blutigen Flüssigkeit; Benetzen der Haut des Kranken mit Wasser oder Bestreuen mit Salz — positiv, wenn das erstere nicht, wohl aber das letztere haften bleibt; Aussetzen an die kalte Luft — positiv, wenn keine Gänsehaut auftritt; Blutprobe (Aderlaßblut) — positiv, wenn es schwarz und aschfarbig ist, wenn es mit Wasser behandelt und durchgeseiht, zähe Fäden, ein sandiges, körniges, gerinnendes „Fleisch" zurückläßt, wenn es Salz schnell auflöst, wenn es sich mit Essig und Wasser rasch mischt; Harnprobe — positiv, wenn der Harn einen feinen, weißen oder grauen Niederschlag enthält. — Von Mitteln, die man gegen den Aussatz, begreiflicherweise ohne großes Vertrauen, empfahl, wären der Genuß von Vipernfleisch, gewisse diätische und Abführmittel, Aderlässe und Fontanellen zu erwähnen.

Die Erfahrungen, welche während der Zeit „des schwarzen Todes" gemacht worden waren, führten, wenn auch nicht unwidersprochen, zur Ansicht, daß die Pest vorzugsweise durch direkte Berührung Infizierter, durch Kleider, Habseligkeiten etc. Erkrankter und Verstorbener, durch den Verkehr mit den, aus verpesteten Gegenden angekommenen Fremdlingen u. s. w. verbreitet werde. Unter den medizinischen Autoren vertrat, wie erwähnt, bereits Chalin de Vinario die Lehre von der Verbreitung der Pest durch Ansteckung, ihm folgten darin die meisten Aerzte des 15. Jahrhunderts, doch fehlt es auch nicht an solchen, die sich dieser Annahme unter Anführung gewichtiger Gegenargumente widersetzten. Es darf übrigens nicht übersehen werden, daß man wohl die Verbreitung des Pestgiftes von einem Kontagium abzuleiten begann, hingegen die Entstehung der Seuche auf ganz andere Ursachen, kosmisch-tellurischer Natur (causae inferiores et superiores), d. h. astralische Einflüsse (ungünstige Konstellation, Kometen etc.), ungewöhnliche Witterungsverhältnisse, Erdbeben u. s. w. zurückführte, welche erst in ihrer Gesamtheit als „Constitutio epidemica" die „Fäulnis" der Säfte, namentlich des Blutes und somit die „putriden" Fieber, die Pestilenz hervorrufen.

Die „Pestkonsilien", welche Aerzte an Private richteten, oder welche zur Belehrung weiterer Kreise dienen sollten, enthalten außer Angaben über angeblich prophylaktisch wirkende Arzneimittel großenteils diätetisch-hygienische Vorschriften in Anlehnung an das S. 424 erwähnte Compendium de epidemia der Pariser Fakultät vom Jahre 1348 (vgl. Sudhoff, Pestschriften aus den ersten 150 Jahren nach der Epidemie des schwarzen Todes, Arch. f. Gesch. d. Med. Bd. IV, Heft 3, Leipzig 1910; Senfelder, Die ältesten Pesttraktate der Wiener Schule, Wiener klin. Rundschau 1898). — Manchmal erließen die städtischen Behörden Verbote gegen Völlerei und Ausschweifung. — Ausgehend von der Vorstellung, daß die Verderbnis (Vergiftung durch faulende organische Stoffe) der Atmosphäre (Miasma) die Wurzel des Uebels sei, zündete man auf den Straßen große Feuer an oder empfahl die Räucherung mit harzigen Substanzen in den Wohnungen.

Vgl. Sticker, Abhandlungen aus der Seuchengeschichte, I. Bd., zweiter Teil (Gießen 1910), S. 294 ff. Abgesehen von Genua und Mailand, die schon zur Zeit des schwarzen Todes vorübergehend zur Sperre griffen, war es zuerst Venedig, wo 1374 Verfügungen gegen die Einschleppung der Seuche getroffen wurden. Im gleichen Jahre hatte der Visconte Bernabo von Reggio (bei Modena) verordnet, daß jeder, den die Pest befallen habe, seine Wohnung verlassen und auf das Feld oder in den Wald sich begeben müsse, daß jeder, der die Seuche einbringe, alle seine Habe verlieren solle, daß diejenigen, welche Pestkranke gepflegt hätten, 10 Tage abgesondert, allen Verkehr mit Gesunden meiden müßten, ferner daß außer den dazu bestellten Leuten niemand den Pestkranken beistehen dürfe. Diese Vorschriften wurden 1399 durch den Viconte Giovanni noch vermehrt (Bewachung der Stadttore wie in Kriegszeiten, um den Einlaß pestverdächtiger Fremder zu verhindern, Lüftung, Räucherung der Pesthäuser durch 8-10 Tage, Verbrennen von Kehricht, Stroh, Lumpen etc.). In Ragusa befahl der Magistrat im Jahre 1377, daß alle Ankömmlinge aus verpesteten Orten vom Bezirke abgewiesen werden sollten, falls sie nicht vorher in Mercana oder in Altragusa einen ganzen Monat zur Reinigung Halt gemacht haben. Personen, die mit den Abgesonderten in Berührung gekommen seien, müßten ebenfalls einen Monat isoliert und durch Wind und Sonne gereinigt werden. Die dreißigtägige Kontumaz, die Trentina, erweiterte man zuerst in Marseille zur Quarantina. In der dort 1383 errichteten Quarantänestation wurden die Menschen und Waren von verpesteten oder verdächtigen Schiffen für 40 Tage isoliert, dem Wind und der Sonne ausgesetzt. Im Jahre 1402 begann man in Mailand damit, verpestete oder pestverdächtige Gegenstände durch Räucherungen zu reinigen. Nach dem Muster Marseilles errichtete Venedig 1403 ebenfalls ein Quarantänelazarett. Diese Vorbilder fanden im Laufe des

15. Jahrhunderts auch in anderen Hafenstädten Nachahmung. Auf Mallorca bestand bereits im Jahre 1471 eine vollständig eingerichtete Pestquarantäne, deren Reglement von Lucian Colomines entworfen worden war. Venedig setzte 1485 einen eigenen Gesundheitsrat als Seuchenbehörde ein. — In verschiedenen Städten Deutschlands und Oesterreichs erfuhren während des 15. Jahrhunderts die Maßnahmen in Pestzeiten eine bedeutende Verschärfung, wobei den mannigfachen Verbreitungsweisen der Seuche Aufmerksamkeit geschenkt wurde. Man brachte die Pestkranken in leerstehenden Leprosenhäusern oder neuerbauten Pestspitälern unter, legte Pestfriedhöfe an, errichtete Quarantänelazarette, verbot größere Menschenansammlungen, schloß vorübergehend die öffentlichen Badestuben, gab strenge Erlässe gegen pestverschleppende Landstreicher, untersagte das Halten von Hunden, Katzen, Hausgeflügel, sorgte für bessere Reinigung u. s. w.

Was die Schutzmittel gegen die Pest anlangt, so kamen — abgesehen von dem alten Rat zur Flucht, cede, recede, fuge — magische Mittel, Amulette und Talismane, äußere Alexiteria (besonders Riech- und Räuchermittel), innere Alexipharmaca (z. B. Theriak, die Pillen des Rufus von Ephesus = Pil. aloëticae, die gebrannten Wässer), Fontanellen, Aderlässe u. a. zur Anwendung. In der Therapie der Pest spielten Aderlässe (von Colle und Chalin de Vinario verworfen), Schröpfköpfe, herzstärkende, blutreinigende Mittel (Abführ-, Schwitzmittel), Räuchermittel und die Behandlung der Bubonen (erweichende Pflaster und Umschläge, Kauterisation, Inzision) die Hauptrolle.

Wobei mancher Spott mit ihnen getrieben wurde. Man gab ihnen eine eigene, auffallende Kleidung, hing ihnen ein rasselndes Geräte (später eine Schelle) an und versah sie zur Schutzwehr mit einem keulenartigen Stock.

Es sei nur hingedeutet auf die Wunderkuren an den Gräbern von Heiligen, durch Reliquien derselben u. s. w. Die Beziehungen bestimmter Heiliger zu bestimmten Krankheiten wurden in ein förmliches System gebracht.

Literarhistorische Uebersicht[1].

Schriftsteller des 14. Jahrhunderts.

Italien.

Franciscus de Pedemontium (Francesco di Piedimonte), geboren in San Germano in der Terra di Lavoro, wahrscheinlich ein Zögling Salernos und Leibarzt des Königs Robert und Professor in Neapel († um 1320), verfaßte eines der besten mittelalterlichen Lehrbücher der speziellen Pathologie und Therapie, in welchem die Vereinigung der salernitanischen mit der arabischen Medizin deutlich hervortritt, ohne daß der scholastischen Beweisführung ein allzugroßer Raum zugewiesen ist: Supplementum Mesuae, eine Ergänzung zu dessen Practica medicinarum particularium s. liber de appropriatis = lib. II des Grabadin (vgl. S. 226), die dort einsetzt, wo Peter von Abano aufgehört hat (vgl. S. 405), also mit den Herz-, Baucheingeweide-, Leber-, Gebärmutter- und Gelenkkrankheiten (gedr. c. Mesue opera). Das Werk ist überwiegend kompilatorischen Charakters (erwähnt wird eine stattliche Zahl von Autoren, antike, byzantinische, arabische, salernitanische und spätere), an eigenen Beobachtungen (Krankengeschichten) bietet es nur wenig, hingegen eine Unmasse von Rezepttherapie (darunter vieles „ex inventione nostra" empfohlen). Von Interesse ist namentlich der geburtshilfliche Teil (im Abschnitt de aegritudinibus matricis). Wichtig ist die Vorschrift, daß die Hebamme bei normalen Geburten der Natur nicht vorgreife (et dimittat naturae obstetrix et nihil agat), sie solle nur beobachten und etwaigen Gefahren vorbeugen. Zu den geburtsfördernden Mitteln (Geburtsstuhl mit einem Ausschnitt) zählen Einlagen, Räucherungen, Einfettung, Niesemittel, instrumentelle Dilatation des Muttermundes, Sprengen der Fruchtblase. Bei vollkommener Fußlage sind die Arme, wenn sie nicht an den Schenkeln anliegen, herunterzustrecken; bei unvollkommener Fußlage und bei Seitenlage ist die Wendung auf den Kopf anzustreben (Reposition des Fußes, Schüttelung); bleibt dieses Verfahren erfolglos, dann Herabholen des zweiten Fußes und Extraktion, ansonst ist das Kind herauszubefördern wie ein totes. Zum Herausbefördern des toten Kindes sind zunächst Arzneien anzuwenden, falls diese im Stiche lassen, ist die Extraktion mit Haken bezw. Zerstückelung am Platze. Zur Herausbeförderung der Nachgeburt sind nur medikamentöse Mittel empfohlen. Neben den rationellen Maßnahmen spielen abergläubische Prozeduren noch eine sehr bedeutende Rolle.

Matthaeus Sylvaticus, „der Pandectarius" aus Mantua († 1342), widmete dem König Robert von Neapel seine berühmt gewordenen Pandectae medicinae (Opus pandectarum medicinae), eine (um 1297 begonnene, 1317 fertiggestellte) die Synonymik berücksichtigende, alphabetisch geordnete Arzneimittellehre in ca. 720 Artikeln (auch unter dem Titel Liber cibalis et medicinalis pandectarum, Neap. 1474, Vicent. um 1475, Venet. 1480, 1484, 1492, 1498, 1499 u. ö., Papiae 1521, Lugd. 1524, 1534, 1541, die Ausgaben weichen nicht unerheblich voneinander ab durch Einschiebsel aus Simon Januensis' Clavis sanationis und sonstige spätere Entstellungen), möglicherweise rühren die etymologischen Erklärungen gar nicht vom Verfasser selbst her. Matthaeus Sylvaticus kompilierte sein Werk aus einer sehr großen Zahl von Autoren, die er zitiert, unternahm wahrscheinlich auch im Interesse seiner Arbeit weite Reisen. In seiner späteren Lebenszeit wohnte er als „miles et physicus regius" in Salerno, wo er einen botanischen Garten unterhielt.

Schule von Bologna.

Guielmus Brixiensis (Guglielmo da Brescia, G. de Corvis, 1250 bis um 1326), aus Canneto bei Brescia, war zuerst Lehrer der Logik in Padua, studierte sodann Medizin in Bologna bei Taddeo Alderotti, von dem er die Laurea empfing, und wurde später Leibarzt der Päpste Bonifaz' VIII., Clemens' V. und Johanns XXII. (in Avignon), welche ihn mit geistlichen Pfründen überhäuften; am Ende seines Lebens zog er sich nach Paris zurück. Großes Ansehen erlangte seine Practica ad unamquamque egritudinum a capite ad pedes, gewöhnlich als Aggregator Brixiensis bezeichnet (Patav. 1505, 1515, Venet. 1510), ein von scholastischem Geiste durchwehtes Sammelwerk, welches über die verschiedenen Kapitel der speziellen Pathologie und Therapie die Anschauungen der maßgebendsten Autoren zusammenstellt, zumeist ohne zu einer selbständigen Kritik vorzudringen. Mit dem Hauptwerke wurden öfters noch einige andere Schriften, Tractatus de febribus, de peste, de consilio observando tempore pestilentiali ac etiam de cura pestis, gedruckt.

Bartolomaeus Varignana, † um 1320, Schüler des Thaddaeus Florentinus, ein auch an den politischen Angelegenheiten hervorragend beteiligter Arzt und berühmter Lehrer; von seinen Schriften (Kommentare und Kollegienhefte — Recollectiones — über Galen und Avicenna, ferner Consilia) sind nur einige Proben gedruckt (bei Puccinotti, Storia della medicina, Livorno 1855, Vol. II, P. 1 App., p. CXIII ff., Quaestiones super libro Galeni de complexionibus; quaestio: Utrum medicina nutriat).

Guilielmus Varignana, † 1330, Sohn des Vorhergehenden. Secreta sublimia medicinae ad varios curandos morbos, Venet. 1520, Lugd. 1526, Basil. 1597. Ad omnium interiorum et exteriorum partium morbos remediorum praesidia et ratio utendi eis pro circumstantiarum varietate (Basil. 1531). Zusammengefaßt in Opera medica de curandis morbis universalibus et particularibus, febribus, venenis, faciei et totius corporis mundificationibus (Basil. 1545, 1595, Lugd. 1560). G. de Varignana war einer der Ersten, welcher die Isolierung der Pestkranken forderte. Sein Sohn Guilielmo und seine Enkel Pietro und Matteo waren gleichfalls Professoren der Medizin in Bologna.

Dinus de Garbo (Dino = Aldrobandino del Garbo, Dinus de Florentia), geboren in Florenz als Sohn des Chirurgen Buono oder Bruno, Schüler des Thaddaeus, wirkte als gefeierter Lehrer in Bologna, vorübergehend auch in Siena und Padua und erfreute sich der besonderen Gunst des Königs Robert von Sizilien, dem Mäzen aller Gelehrten. Er starb in seiner Geburtsstadt 1327 (wenige Tage nach dem Feuertode seines wissenschaftlichen Gegners und Konkurrenten, des Dichterarztes und Astrologen Cecco di Asculo, dessen Verurteilung durch die Inquisition er befördert haben soll). Dino, einer der feingebildetsten und bedeutendsten Aerzte in den Augen der Zeitgenossen, zeigte sich als starrer Anhänger der Tradition (secutus est Galenum sicut Evangelium, sagt sein etwas freier gesinnter Sohn von ihm). Von seinen Schriften sind gedruckt: Chirurgia cum tractatu ejusdem de ponderibus et mensuris nec non de emplastris et unguentis (Ferrar. 1485, Venet. 1519, 1536), hauptsächlich aus Avicenna geschöpft, Super IV. Fen. primi Avicennae praeclarissima Commentaria etc. (Venet. 1514), Expositio super Canones generales de virtutibus medicamentorum simplicium secundi Canonis Avicennae (Venet. 1514) — von diesem Werke stammt der Beiname „Expositor" —, Recollectiones in Hippocratis librum de natura foetus (Venet. 1502, 1518), Ennarationes in guidonem de Cavalcantibus de natura venerei amoris (Venet. 1498)[2], De coena et prandio (Rom 1545), Proben aus seinem Kommentar zu den Aphor. des Hippokrates und zu Galens de malicia complexionis diversae (bei Puccinotti l. c. p. LXXXIX ff.). Dinus de Garbo wurde übrigens beschuldigt, die Werke seines Zeitgenossen Turisanus usurpiert zu haben.

Thom. de Garbo (Tommaso del Garbo, † 1370), Sohn und Nachfolger des Vorigen, ein sehr beliebter Praktiker, Landsmann und Freund des Petrarca, mit dem er einen interessanten Briefwechsel unterhielt. Petrarca spricht ihn an einer Stelle seiner Rer. senil. libri folgendermaßen an: „Scis tu, quem medicinae ars omnium, non dico maximum, ne de ignotis judicem, sed haud dubie famosissimum nunc habet." Bei einer anderen Gelegenheit sagt er von ihm: „illum alterum medicorum modo principem, si quid famae credimus, Thomam compatriotam meum." Hauptwerk ist die unvollendete Summa medicinalis (Venet. 1506, 1521 u. ö., Lugd. 1529); der erste Band handelt de rebus naturalibus et de eis annexis humani corporis pertinentibus, der zweite de rebus non naturalibus appellatis ab extra inevitabiliter humano corpori occurentibus; in manchen Ausgaben der Summa sind auch gedr.: de reductione medicamentorum ad actum und de restauratione humidi radicalis (z. B. Venet. 1529). Ein Pestkonsilium, das angeblich von ihm herrührt, ist in mehreren Ausgaben des Marsilius Ficinus de pestilentia beigefügt (neu herausgegeben, Bologna 1866). Ferner die Kommentare: Expositio super capitulo de generatione embryonis III. Canon. Fen. XXV Avicennae und Comm. in libb. Galeni de febr. diff. (Lugd. 1514).

Torrigiano di Torrigiani (Petrus Turisanus, Trusianus, de Turrisoniis etc. aus dem Hause Rustichelli und Valori, daher auch Torrigiano Rustichelli oder Trusianus Valorius), hervorragender Schüler des Taddeo Alderotti, „primus inter ceteros Taddei auditores", lehrte eine Zeitlang in Paris, kehrte dann nach Bologna zurück und wurde schließlich Karthäusermönch, angeblich wegen seiner Mißerfolge in der Praxis; er starb um die Mitte des 14. Jahrhunderts. Von seinen Schriften ist der berühmte Kommentar zur Ars parva gedruckt, Trusiani plusquam Commentum in librum Galieni qui microtechni intitulatur (Venet. 1504, 1517, 1526 u. ö.). Dieser Kommentar bildet geradezu das Paradigma der medizinischen Scholastik, entbehrt aber doch nicht der eigenen Kritik (gegenüber manchen Lehrmeinungen des Aristoteles, Galen und Avicenna). Gegen Galen verteidigt er z. B. die Ansicht, daß die Wirkung der Laxativa nicht durch direkten Kontakt (sozusagen mechanistisch), sondern indirekt (dynamisch), vermöge Anregung der Naturheilkraft zu stande komme: Purgatio non fit a virtute naturali attractiva, quae est in medicine, sed a stimulatione et punctione multa, quam facit circa orificia venarum mesenteriacarum, ex qua sequitur ea laxari, ut contineri non possint; naturam quoque modo stimulatum exprimere illuc humores sicut ad locum dolentem. Sed expulsio nulli attribuitur medicinae sed naturae tantum. Im Gegensatz zu Aristoteles nimmt er den Sitz der Empfindung im Gehirn an etc. Derselbe Nerv leite Empfindung und Bewegung, die Kräfte der Organe seien nicht selbständig, sondern untergeordnete Kräfte der Seele etc. Wegen solcher (sachlich allerdings recht bedeutungslosen) Selbständigkeit hielt sich der Verfasser berechtigt, das Werk Plusquam commentum zu betiteln („quoniam in hoc dicto nostro libro non solum mentem Galeni proponimus comminisci, sed saepe disgredientes aliqua faciemus intercipi medicis non inutilia scire" ideo plusquam commentum appellavimus), daher sein Beiname der Plusquamcommentator. In der Coll. Venet. de balneis sind aus seinem Kommentar die canones balneandi besonders abgedruckt.

Nicolaus Bertrucius (Bert[r]ucci, Bertuccio[3], Vertuzzo u. s. w.), lehrte die Medizin in Bologna (wo er auch Guy de Chauliac zu seinem Schüler hatte) und starb 1347 an der Pest. Seine historische Bedeutung liegt darin, daß er die anatomischen Sektionen in der Art seines Meisters Mondino fortsetzte[4]. Er verfaßte ein Handbuch der Pathologie und Therapie mit einleitenden

Kapiteln (de commendatione artis medicae, de informatione medici, de corpore medicando sine regimine sanitatis et variis medici actibus). Collectorium artis medicae tam practicae quam speculativae (Lugd. 1509, 1518, Colon. 1537), ferner die Schriften In medicinam practicam introductio (Argent. 1533, 1535), Methodi cognoscendorum tam particularium quam universalium morborum (Mogunt. 1534), Diaeta seu regimen sanitatis de rebus non naturalibus et advertendis morbis (Mogunt. 1534). Die Schriften stehen unter arabischem Einflusse und erfreuten sich, besonders die an erster Stelle genannte, langanhaltender Beliebtheit; bemerkenswert ist die stark hervortretende Abneigung gegen größere chirurgische Eingriffe, trotzdem deren Beschreibung mitgeteilt wurde.

Petr. de Tussignana (Tussignano, Tussiano). Unter diesem Namen gehen Schriften, die vielleicht von drei verschiedenen Trägern dieses Namens herrühren. Einer derselben war Lehrer des Guilielmus de Saliceto (also in der ersten Hälfte des 13. Jahrhunderts) und schrieb ein Regimen sanitatis (Lugd. 1535, Paris 1539, 1540), von einem zweiten rührte die Abhandlung über die Thermen von Bormio, de balneis Burmi apud Vulturenos (in Coll. de balneis, Venet. 1553), aus dem Jahre 1336 her, außerdem existieren noch die Schriften: de medicamentorum formulis (Venet. 1518), Tabulae super problemata Aristotelis (Venet. 1515, 1518), Receptae super nono Almansoris (Venet. 1497, 1517), Consilium pro peste vitanda (abgedr. auch bei Joh. de Ketham Fasc. medicinae), Compositiones et remedia ad plerosque omnes affectus morbosque sanandos (Lugd. 1587). Verfasser derselben ist wahrscheinlich ein dritter Pietro de Tussignana, welcher als berühmter Lehrer in Bologna, Pavia und Ferrara wirkte und 1410 starb.

Schule von Padua.

Gentilis Fulgineus (Gentile da Foligno, de Gentilibus), Sohn eines Bologneser Arztes, Schüler des Taddeo, glühender Verehrer des Pietro d'Abano, wirkte zuerst in Bologna und Perugia, sodann (1337-1345) in Padua als Lehrer; er starb in Perugia 1348 an der Pest („ex nimia infirmorum requisitione"). Von seinen Werken sind die Consilia (Papiae 1492, Venet. 1503) am berühmtesten; dieselben enthalten manche gute Beobachtung, freilich umstrickt von scholastischer Spitzfindigkeit. Wenn sich der Ehrentitel „anima Avicennae" auf ihn (und nicht auf den früher lebenden Gentilis da Florentia) bezieht, so sind ihm auch die Expositiones in Canonem Avicennae (Pap. 1477, Venet. 1520) zuzusprechen. Gentilis de Foligno verfaßte ferner: einen Kommentar zu den Lehrgedichten des Aegidius Corboliensis de urinis, de pulsibus (in den alten Ausgaben derselben enthalten), Introductorium practicae de febribus; Quaestiones subtilissimae in artem parvam Galeni (Venet. 1576), de proportionibus medicinarum (in den Venediger Ausgaben des Joh. Mesuë), de utilitatibus aquae balnei de

Porrecta (in Coll. de baln., Venet.), handschriftlich ist ein Tr. de corde vorhanden.

Jacobus (de Dondis) **Dondus** (Giacomo de' Dondi) „der Aggregator", berühmt als Arzt, Astronom und Mechaniker, wurde 1298 in Padua geboren, machte daselbst seine Studien und übte zuerst in Chioggia, sodann in seiner Vaterstadt die Praxis aus; wahrscheinlich wirkte er daselbst auch als Lehrer der Medizin. Er starb 1359. Sein Hauptwerk ist der Aggregator Paduanus de medicinis simplicibus (zum Unterschied vom Aggregator Brixianus vgl. S. 421), auch unter dem Titel Promptuarium medicinae (Venet. 1481, 1494, 1543, 1576; italien. Venet. 1536, 1540), eine aus griechischen und arabischen Autoren geschöpfte Aufzählung der Heilmittel (meist mit schlechten Abbildungen versehen). Ferner schrieb er de causis caliditatis aquarum Aponensium, de modo conficiendi salis ex aquis calidis Aponensibus (in Coll. de balneis, Venet. 1554) — Anfänge einer exakten Balneologie. Die seesalzhaltigen Thermen von Albano erregten seine Aufmerksamkeit und er unternahm es daher, das Salz derselben durch Verdampfung zum Arzneigebrauch zu extrahieren — ein Projekt, das er in den genannten Abhandlungen zu rechtfertigen suchte.

Johannes (de Dondis) **Dondus** (Giovanni de' Dondi), der Sohn des Vorigen, wurde 1318 in Chioggia geboren, erfreute sich eines ganz außergewöhnlichen Ruhmes als Arzt und Astronom und wurde mit Ehren überhäuft. Unter anderem ernannte ihn Karl IV. schon 1349 „propter summam doctrinam" zu seinem Leibarzt. Er lehrte (Astronomie, Logik, Medizin) teils in Padua, teils in Pavia und starb unter Hinterlassung eines großen Vermögens 1389. Wegen eines außerordentlich kunstvollen Planetariums, das er nach sechzehnjähriger Arbeit herstellte, erhielt er und seine Familie den ehrenden Beinamen dell' Orologgio. Gedruckt ist von seinen wenigen Schriften nur de fontibus calidis agri Patavini (in Coll. de balneis, Venet. 1553). Das Bestreben, unabhängig von den Autoritäten durch eigene Erfahrung Kenntnisse zu erlangen, im Bunde mit seiner Begeisterung für das klassische Altertum, hatte ihm die vielbedeutende Achtung und Freundschaft Petrarcas erworben. Der große Verächter der Aerzte seines Zeitalters ließ sich bei einer Fieberkrankheit, die ihn im 66. Jahre überfiel, von Giovanni Dondi behandeln und befolgte wenigstens zum Teil dessen Ratschläge, ja er rechtfertigte sich in einem Schreiben (Senil. lib. XII, ep. 1), daß er über einen medizinischen Gegenstand mit dem „principe medicorum hujus temporis" zu streiten wage; auch an anderen Stellen bringt er ihm die höchsten Achtungsbeweise entgegen. Dondi richtete an Petrarca, mit dem er durch innige Freundschaft verbunden war, mehrere Sonette.

Marsilius de Sancta Sophia (Marsilio de S. Sophia), Sprößling einer berühmten Aerztefamilie[5], lehrte den größten Teil seines Lebens in Padua, später in Pavia und Piacenza, zuletzt in Bologna (daselbst † 1405) und erfreute sich eines großen Rufes als Erklärer des Hippokrates, Galen und Avicenna. Von seinem umfangreichen Schrifttum sind gedruckt: Luculenta ... expositio in divi Hippocratis particulam tertiam s. l. et a., Quaestiones zu den Aphorismen des Hipp. (mit dem Kommentar des Jacobus Faroliviensis vgl. unten), Tractatus de febribus (Lugd. 1507, Venet. 1514).

Galeatius (Galeazzo) **de S. Sophia** († 1427 an der Pest), Neffe des Vorigen[(1)], lehrte in Bologna (Logik) und Padua, sodann von 1398 bis 1406 in Wien, seit 1407 wieder in Padua. Von seinen Schriften sind ein von eigener botanischer Forschung zeugendes Werk über die Simplicia und ein Tractatus de febribus (Venet. 1514, Lugd. 1517) zu erwähnen. Zweifelhaft ist es, ob ihm der Kommentar zum neunten Buche des Liber ad Almansorem (gedruckt unter seinem Namen, Hagenau 1533, opus medicinae practice antehac nusquam impressum Galeatii d. S. Sophia in nonum tractatum libri Rhasis ad regem Almanaorem etc.[6]), das Consilium tempore pestilentiae (vgl. L. Senfelder in „Die ältesten Pesttraktate der Wiener Schule", Wr. Klin. Rundsch. 1898) und der Traktat über die Seekrankheit resp. Verhaltungsmaßregeln für Seereisende (Consilium magistri G. cuidam domino ituro per mare, ed. von L. Senfelder mit deutscher Uebersetzung, Wr. Klin. Rundsch. 1898) zuzusprechen ist.

Jacobus Foroliviensis (Giacomo della Torre aus Forli, † 1413), einer der berühmtesten Kommentatoren des Hippokrates, Galen und Avicenna, lehrte (Philosophie und Medizin) an verschiedenen Orten Italiens, zuletzt in Bologna und Padua unter ungewöhnlichem Beifall. Zu seinen bedeutendsten Schülern gehörten Ant. Guainerio und Giov. Mich. Savonarola. Gedruckt sind von seinen Schriften: Expositio in primum Avicennae canonem cum quaestionibus ejusdem (Pap. 1488, Venet. 1479, 1495, 1547), Expositio super I, II et III Tegni Galeni (Pap. 1487, Venet. 1491), Expositio in aphorismos Hippocratis (Pap. 1485, Venet. 1490), Expositio in Avicennae aureum capitulum de generatione embryionis etc. (Pap. 1479, Venet. 1501, 1502, 1518). Gesamtausgabe Venet. 1547. Sein Kommentar zur Ars parva (Mikrotechne) diente neben dem Kommentar des Rodoam und des Torrigiani lange Zeit als Grundlage des akademischen Unterrichts. Die überschwengliche Inschrift, die man unter sein Grabdenkmal setzte, begann folgendermaßen:

Forlivius jacet hic Jacobus, quo clarior alter

Non fuit Latio et Graecia doctior illo;

Alter Aristoteles Italis, Hippocras fuit alter.

Nicolaus Florentinus (Nicolaus Nicolus Fl., N. Falcutius, de Falconiis, Niccolò Falcucci, † um 1412), berühmter Florentiner Arzt, verfaßte (außer Kommentaren zu den Aphorismen des Hippokrates) auf Grund enormer Belesenheit ein umfassendes Repertorium der gesamten Medizin, welches alles bis dahin Bekannte zu vereinigen bestrebt ist, Sermones medicinales (Papiae 1484, Venet. 1491, 1494, 1507, 1515, 1533). Die Bedeutung dieses Kolossalwerkes, in welchem alle paar Zeilen die überaus zahlreich benutzten Autoren, sehr oft mit ihren eigenen Worten, angeführt werden, ist nicht gering anzuschlagen, es bietet eine in seltenem Grade vollständige Zusammenfassung der mittelalterlichen Medizin, von originellen, dem Verfasser eigentümlichen Anschauungen dagegen verhältnismäßig wenig. Nicolaus teilt sein Werk in Sermones (mit den Unterabteilungen Tractat, Summa) ein. Der erste handelt „de subjecto medicinae et ejus conservatione", der zweite betrifft die Fieberkrankheiten (auch in die Coll. Venet. de febribus 1570 aufgenommen), der dritte die Affektionen des Kopfes (dem Kopfschmerz sind allein 26 Folioblätter gewidmet), der vierte die Brustleiden, der fünfte die Affektionen der Baucheingeweide (den Magenkrankheiten sind 71 Folioblätter gewidmet), der sechste die Affektionen der Geschlechtsorgane, der siebente Chirurgie und Kosmetik. Die einzelnen Sermones, bezw. mehrere derselben zusammen, erschienen auch gesondert. Ob der sermo VIII, welcher nach des Verfassers Worten (in der Vorrede) die Arzneimittellehre enthalten sollte, jemals geschrieben wurde, ist zweifelhaft. Zitiert sind unter anderen folgende Autoren: Hippokrates, Aristoteles, Galen, Oribasius, Paulus, Alkindi, Johannitius, Rhazes, Isaac Judaeus, Serapion, Ali Abbas, Abulkasim, Avicenna, Avenzoar, Averroës, Maimonides, Constantinus Africanus, Roger, Rolando, Salernitani, Gilbert, Brunus, Hugo von Lucca, Theoderich, Saliceto, Dinus de Garbo, Gentilis, Bernard de Gordon, Dondi.

Silanus (Syllanus) **de Nigris** aus Pavia. Expositio super nono Almansoris (Venet. 1483, 1490, 1497).

Frankreich.

Chirurgie.

Experimenta magistri Jo. Pickaert (Jean Pitard) qui habuit receptas a rege Francie et valent contra omnes plagas. Manual der französischen Wundärzte, auch französisch ed. K. Sudhoff (Arch. f. Gesch. d. Med. II, 1909, p. 211-278).

Henricus de Amondavilla (Mondavilla, Hermondavilla u. s. w.) — **Henri de Mondeville**. Ausgaben: Pagel, Die Anatomie des Heinrich von Mondeville, Berlin 1889; Pagel, Die Chirurgie des Heinrich von Mondeville etc., Berlin 1892; A. Bos, La chirurgie de maitre Henri de M., Traduction contemporaine de l'auteur etc., Paris 1897-1898 (Ausgabe einer altfranzösischen Uebersetzung); Uebersetzungen: Nicaise, Chirurgie de maitre H. de M., traduction française avec des notes etc., Paris 1893; deutsche Uebersetzungen einzelner Abschnitte in zahlreichen, von Pagel inspirierten Dissertationen 1894-1898 (Albers, Diestel-Laemmer, Herda, Hering, Kahle, Kauffmann, Kleinhans, Krahmer, Leßhafft, Margoniner, Neuhaus, Niendorf, Osterroht, Pankow, Rawitzki, Rogge, Rudolph, Ruppin, Wachsmuth, Wagner, Weber, Wernicke, Zimmermann).

Die Anatomie des H. liegt in zwei Fassungen vor, von denen die erste (vgl. Pagels Ausgabe, Die Anat. d. H. v. M.) einen im Jahre 1304 gehaltenen Schulvortrag enthält, während die zweite, in etwas geänderter Gestalt und mit Zutaten (besonders literarischen) versehen, den Traktat I seiner umfangreichen Chirurgie darstellt.

Inhalt der (1306 in Paris begonnenen und unvollendet gebliebenen) Chirurgie: Traktat I Anatomie, Traktat II Behandlung der Wunden, Kontusionen und Geschwüre. Von Traktat III (welcher die spezielle chirurgische Pathologie und Therapie mit Ausschluß der Wunden, Geschwüre und Knochenleiden enthalten sollte) ist nur die erste und zweite Doktrin, sowie das Vorwort zur dritten ausgeführt: Lehre von den Inzisionen, der Kauterisation, Venäsektion etc., Amputation, Einbalsamierungsverfahren, Kosmetik, Dermatologie, Abszeß- und Geschwulstlehre. Traktat IV fehlt (sollte die Lehre von den Frakturen und Luxationen enthalten). Traktat V behandelt die Arzneimittellehre und enthält Rezepte sowie ein Verzeichnis von synonymen Arzneistoffen und Ersatzmitteln.

Die Anatomie des H. beruht, wie der Verfasser selbst angibt, zum größten Teile auf Avicenna, zeichnet sich aber durch eine sehr übersichtliche, vorwiegend die praktischen Zwecke des Chirurgen berücksichtigende Darstellungsweise aus. Bezüglich der Notwendigkeit anatomischer Kenntnisse für den Chirurgen beruft er sich auf Galen und Bruno von Longoburgo, doch stellt er verhältnismäßig geringe Ansprüche, wie aus mehreren Stellen hervorgeht, z. B. sufficit cyrurgico scire loca magnorum nervorum, venarum, arteriarum, ut sciat ea, cum incisiones fecerit, evitare et eorum incisionibus succurratur cum oportet. Die Terminologie ist nicht sehr reich an Arabismen, umfaßt aber eine beträchtliche Zahl von Bezeichnungen, die von den heutigen erheblich abweichen. Die Körperbestandteile zerfallen in Membra consimilia (z. B. os, cartilago, caro); membra officialia (z. B. bracchium) und superfluitates (z. B. sanguis und medulla); die M. consimilia sind teils simplicia spermatica (z. B. cartilago, nervus und vena) oder non spermatica (z. B. caro, pinguedo), teils composita pure spermatica (z. B. chorda) oder partim spermatica, partim non spermatica (musculus, lacertus). In den Handschriften des Originaltextes sind die 13 Abbildungen, deren sich H. beim Unterricht bediente, nicht vorhanden, sondern nur die

Beschreibungen derselben; danach ging den anatomischen Abbildungen ein Bild voraus, welches den Chirurgen als Dissektor darstellte. Die Beschreibungen der Abbildungen lauten: Et est haec prima et praesens figura hominis, in quo depinguntur a parte anteriori sola ossa sua, cartilagines et ligamenta et juncturae praedictorum et in membris particularibus et remotis sicut coxis et brachiis apparebunt nervi simplices principales et cordae et musculi singuli eorundem (Vorderansicht eines Menschen; Knochen, Knorpel, Bänder, Sehnen, Gelenke; Nerven, Sehnen und Muskeln der Extremitäten).

Figura (2) hominis in qua a parte posteriori apparent ossa sua, cartilagines et cetera membra omnia nunc praedicta et nervi omnes prout a nucha oriuntur (Rückansicht).

Figura (3) hominis, in quo per fissuram pectoris et ventris apparent venae et arteriae magnae nascentes ab epate et a corde et ad remota membra corporis transeuntes et pili et ungues et capilli (Gefäße der Brust- und Bauchhöhle).

Figura (4) hominis excoriati portantis cutem suam super humeros a baculo, in qua apparet cutis capitis capillata, et cutis manuum et pedum, et in qua apparet caro lacertosa per corpus et glandulosa alba in mammillis et emunctoriis et per fissuram ventris pinguedo, adeps et axungia (Haut, Unterhautfettgewebe etc.).

Figura (5) hominis fissi per medium a parte anteriori a summo vertice capitis usque ad anum, in quo apparebunt craneum et cerebrum divisa per medium et dura mater dependens a craneo et nervi optici venientes a cerebro ad oculos et panniculi pectoris et ventris cum dyafragmate et suspensoria testiculorum, quae vocantur didymi, quomodo a syphacis panniculo oriuntur (Rückansicht des Gehirns, der Hirnhäute, des Brust- und Bauchfells).

Figura (6) hominis, in quo apparet a parte dorsi, fisso craneo, medulla cerebri et medulla spinae usque ad caudam et aliae medullae omnium ossium habentium medullas (Zentralnervensystem und Knochenmark).

Figura (7), in qua apparet conjunctio et compositio et juncturae 6 ossium capitis prout a parte superiori respiciuntur (Schädel von oben).

Figura (8), in qua apparet conjunctio et compositio et juncturae praedictorum 6 ossium capitis et 6 ossium facieï et quomodo haec omnia simul conjunguntur et quomodo se repraesentant respicientibus ea a latere (Seitenansicht des Schädels).

Figura (9) hominis fissi a parte anteriori per medium a fronte usque ad anum, scilicet medium nasi et oris et linguae, et in quo apparebunt integra nodus gutturis, via cibi et aëris, cor, pulmo et dyafragma, stomachus et zirbus, epar, splen et intestina et quomodo conjunguntur et sunt in homine vivente, sicut propinquius veritati (Medianschnitt von vorn, Situs viscerum).

Figura (10) forma oculi vel figura aut depinctio ipsius (das Auge).

Figura (11) hominis fissi per medium a parte posteriori a summo capitis usque ad caudam per mediam spinam, per cujus dictam fissuram apparebit dicta pars posterior omnium praedictorum membrorum intrinsecorum (Medianschnitt von hinten, Situs viscerum).

Figura (12) est sola inferior medietas hominis a junctura spinae, quae est in medio costarum usque ad articulos pedum fissa per medium a furcula ventris usque ad anum per partem posteriorem, in qua apparet longaon (= rectum) jacens supra spinam; et renes juxta spinae latera et pori uritides (Harnleiter) a kyli vena venientes et ab eis ad vesicam transeuntes, vesica integra et virga fissa per medium, et osseum (Hodensack) et testiculi integri (Urogenitalsystem des Mannes).

Figura (13) est sola medietas inferior mulieris a junctura spinae, quae est in medio costarum usque ad pedum digitos fissa per medium ventris a furcula stomachi usque ad anum, in qua apparet matrix jacens supra longaonem (= rectum) et duo testiculi (= Ovarien) intra ipsam inter ipsius collum et magnam concavitatem et apparet vesica stans supra collum ipsius infra inter spondiles caudae et ossa hancarum (Hüftbeine) = Urogenitalsystem des Weibes.

Die handschriftlich vorhandene altfranzösische Uebersetzung der Chirurgie des H. enthält, abgesehen von der vorausgehenden Inzisionsfigur, 13 Bildchen (in Sudhoffs Studien zur Gesch. d. Medizin, H. 4, Leipzig 1908, reproduziert), welche die oben beschriebenen anatomischen Tafeln zur Vorlage hatten, aber auf dem beschränkten Raume nur eine Auswahl des Details bringen konnten.

In einigen Mondeville-Handschriften finden sich kleine Organabbildungen, welche mit den oben beschriebenen anatomischen Tafeln in gar keinem Zusammenhange stehen, möglicherweise aber auf Zeichnungen zurückgehen, die H. einstens vor seinen Schülern ausführte (gleichfalls reproduziert in Sudhoffs Studien Heft 4, Leipzig 1908).

In der mit dem zweiten Traktat beginnenden Chirurgie wird folgendes in sehr eingehender Weise besprochen: Blutstillung (Tamponierung mit Zuhilfenahme styptischer Mittel, Kauterisation, Ligatur, Naht[7]), Wundverband (als Verbandmittel ist starker Wein anderen Substanzen wie „oleum", „unctuosa", „pulveres" vorzuziehen, jedoch soll er nicht inter labia vulnerum recentium sanguinolentorum gebracht werden; zur Herstellung der Scharpiekissen und Wieken eignet sich Werg besser als Wolle), Wundnaht (Vorschriften über die Nadeln, Fäden, Stichführung etc., Kopfnaht, trockene

Naht, Kürschnernaht, umschlungene Naht u. s. w., Entfernung der Nähte), Pflege der Verwundeten (eventuell Blutentziehung durch Schröpfköpfe oder Abführmittel; entsprechende Diät), Pfeilextraktion[8], Therapie der Schädelverletzungen, Trepanation, Therapie penetrierender Brust- und Bauchwunden (Lagerung des Patienten, Naht, Reposition vorgefallener Teile etc.)[9], Behandlung der Kontusionen (Aderlässe, Schröpfen, Diät, warme Weinumschläge), Lehre von den Geschwüren (7 Arten, Ulc. planum, concavum, virulentum, sordidum etc., Behandlung mit Pflastern, Salben, Pulvern, Inzisionen, Kauterien, Verband), Lehre von giftigen Wunden, Fisteln, Krebs (nullus cancer curatur, nisi totus radicitus extirpatur), Indikation und Ausführung der Inzisionen, Kauterisation (zumeist eiserne Cauteria, 7 Arten; Aetzkalk, Kanthariden), Aderlaß (kontraindiziert in der Regel bei Kindern unter 9 Jahren, dekrepiden Greisen, bleichen Jünglingen, menstruierende Frauen, Hydropischen etc.), Schröpfen (trockenes und blutiges, gläserne Schröpfköpfe, Ausführung an siebzehn bestimmten Stellen), Blutegel, Amputation, Einbalsamierung, Kosmetik[10], Hautkrankheiten[11] (pruritus et scabies, serpigo et impetigo, morphaea et barras aut albarras, Lepra mit den Hauptsymptomen: Ausfallen der Augenbrauen, Verdickung der Orbitalränder, Exophthalmus, Anschwellen der Nase, livide Gesichtsfarbe, starrer Blick, Knoten im Gesicht und an den Ohren, Morphaea alba = weiße Flecken, Morphaea nigra = dunkle Flecken, Schwinden des Muskels zwischen Daumen und Zeigefinger, pralle, glänzende Spannung der Stirnhaut, Gefühllosigkeit der Tibien und der kleinen Zehen), Parasiten, Verbrennungen, Warzen, Abszesse und Geschwülste (Ganglien, Skrofeln, Pestbubonen, Parotitis, Halsabszesse, Brustfisteln, Mammaabszesse, eitrige Affektionen der männlichen Genitalorgane u. a.). Im Antidotarium[12] sind unter anderem die verschiedenen äußeren Arzneiformen erklärt (z. B. „Epithema" = Umschlag, Encathisma = Sitz- oder Halbbad, Embrocatio = Dusche), ausführlich ist die Arzneizubereitung besprochen, die Heilmittel zerfallen in repercussiva, resolutiva, maturativa, mundificativa, incarnativa et regenerative et cicatrizativa, corrosiva et ruptoria, remollitiva.

Der Inhalt der Chirurgie ist der Hauptsache nach kompiliert und überreich an Zitaten (besonders oft werden Hippokrates, Aristoteles, Galen, Rhazes, Avicenna, Theoderich zitiert), die Darstellungsweise ist bei aller Weitschweifigkeit und scholastischen Manier den didaktischen Zwecken vorzüglich angepaßt. Für die Gegenwart besitzen aber namentlich jene sehr umfangreichen Ausführungen Interesse, welche sich auf die Hodegetik, Propädeutik und Deontologie beziehen; dieselben bilden eine wahre Fundgrube für die ärztliche Standesgeschichte. Wir können uns nur darauf beschränken, folgendes daraus hervorzuheben: „Der Chirurg, welcher regelrecht operieren will, muß vorerst Orte besuchen, an denen erfahrene Chirurgen oft operieren; er muß ihre Operationen gewissenhaft beobachten und seinem Gedächtnis einprägen; sodann muß er sich üben, indem er mit diesen Chirurgen zusammen operiert.... Aus den Aussprüchen aller Schriftsteller, praktischen Aerzte und Chirurgen geht hervor, daß ein Chirurg seiner Aufgabe nicht genügt, wenn er die medizinische Kunst und Wissenschaft nicht kennt, so besonders die Anatomie.... Ein Chirurg muß einigermaßen kühn sein, er darf nicht vor Laien schwatzen, er muß mit Vorsicht und Umsicht operieren, er darf nicht gefährliche Operationen übernehmen, bevor er alle Vorsorge zur Vermeidung gefährlicher Zufälle getroffen hat. Seine Organe müssen wohlgestaltet sein, besonders die Hände, die Finger müssen lang, zierlich und beweglich sein, dürfen nicht zittern, damit er in voller Gemüts- und Seelenruhe die gesamten Operationen gut und nach Kräften ausführen kann.... Eine zu gefährliche Kur soll er möglichst ablehnen. Auf ganz hoffnungslose Operationen soll er sich in keiner Weise einlassen. Arme soll er um Gottes willen behandeln; von Wohlhabenden lasse er sich so gut bezahlen, wie es geht; er soll von sich nicht viel Aufhebens machen, andere nicht tadeln, keinen Chirurgen mit seinem Haß verfolgen. Er soll den Patienten mit tröstenden Worten aufrichten, seinen begründeten Bitten williges Gehör schenken, wenn sie der Behandlung der Krankheit nicht hinderlich sind. Aus dem Gesagten ergibt sich unbedingt, daß an einen vollendeten Wundarzt höhere Anforderungen gestellt werden als an den vollendeten Arzt, und daß man noch mehr von ihm verlangt, nämlich manuelle Operationen" (l. c. p. 60 und 61). „Wer in irgend einer Wissenschaft oder in irgend einem Unternehmen das erstrebte Ziel erreichen will, muß auf bestimmten Wegen und durch die für den Eingang bestimmte Pforte eintreten. Will er einen anderen Weg nehmen oder tut er so, als ob er schon drin wäre, so ist er ein Einbrecher und Dieb, ein Verräter und Betrüger.... Nach Galen setzt eine Kur zwei Bedingungen voraus, erstens zu wissen, womit man operieren soll, zweitens zu wissen, wie man damit zu operieren hat. Zwei Wege führen uns mit Notwendigkeit zu jeder dieser Pforten: zu der ersten nämlich, der theoretischen Chirurgie, führt uns der erste Weg: die Kenntnis und gründliche Aneignung der Theorie der Wundheilkunde ..., der zweite Weg ist der, diese Theorie zu lesen und mit seinen Kollegen bisweilen sich darüber zu unterhalten. Um zur zweiten Pforte zu gelangen, zur praktischen Chirurgie, ist der erste Weg der, den Wundärzten bei der Operation zuzusehen. Der zweite Weg ist der, daß der Chirurg lange Zeit mit anderen operiert und dann selbständig ... Jeder also, der auf andere Weise, als besprochen, eindringt oder so tut, als ob er schon eingetreten wäre, der wird eintreten wie ein Einbrecher, und so machen es alle ungebildeten Leute, die Barbiere, Weissager, Händler, Betrüger, Fälscher, Alchymisten, Huren, Kupplerinnen, Hebammen, Vetteln, getaufte Juden, Sarazenen und sozusagen alle, die ihr Hab und Gut verpraßt haben. Sie geben sich als Chirurgen aus, um so ihren Lebensunterhalt zu finden und ihr Elend und ihren Betrug unter dem Mantel der Chirurgie zu verbergen.... Aber mehr als erstaunlich, ja geradezu töricht ist es, daß nicht nur die eben erwähnten Leute, sondern selbst Könige, Fürsten, Prälaten, Dom- und Pfarrherren, Geistliche, Herzöge, Adelige und Bürger sich in völliger Unkenntnis auf gefährliche chirurgische Kuren einlassen und besonders bei Augenkrankheiten, deren Behandlung so gefährlich, schwierig und unsicher ist, so daß man sehr selten einen in diesem Fache genügend erfahrenen Chirurgen findet. Durch die Fehler solcher Leute, besonders der Wahrsager, der Geistlichen, Mönche und Eremiten und selbst der Klausner, zu denen das Volk großes Vertrauen hat, werden an sich heilbare Krankheiten ganz unheilbar oder schlimmer als zuvor. Sie machen die kranken Glieder unbrauchbar und sehr oft töten sie den Patienten. Von diesen Geistlichen und ihresgleichen sagt das Volk, daß solche Leute die Chirurgie verstehen und daß dieselbe ihnen eingegeben ist rein durch die Gnade des Schöpfers. Und wer dies nicht ganz ohne weiteres glaubt, kommt in den Ruf eines Ketzers, eines Ungläubigen oder ruchlosen Menschen" (l. c. p. 64-66).

Höchst ergötzlich sind die Ausführungen über das Thema „Wie die Aerzte und Chirurgen sich listigerweise bei gewinnbringenden Kuren zu verdrängen suchen" (l. c. p. 66 ff.). Es heißt dort unter anderem: „Wenn bei einer lediglich chirurgischen Erkrankung, abgesehen von einer Wunde, Luxation oder Fraktur, ein schlauer Mediker hinzugezogen worden ist, so wird alsdann niemals so leicht chirurgische Hilfe in der Folgezeit beansprucht. Im Gegenteil sagt der schlaue Medicus: Lieber Herr, es ist bekannt, daß die Chirurgen hochmütig sind, vernünftige Ueberlegung fehlt ihnen vollständig, und sie sind durch und durch Ignoranten. Wenn sie wirklich etwas wissen, so haben sie das von uns Aerzten, dazu beanspruchen sie hohes Honorar.... Aus Liebe zu Euch, obwohl ich nicht Chirurg bin, werde ich versuchen Euch zu helfen." Geschieht dies, und geht alles gut, so ist dies ja sehr schön; nimmt es aber ein schlechtes Ende, so sagt der Arzt zum Kranken: „Lieber Herr, ich habe es Euch gleich gesagt, daß ich nicht Chirurg bin, indessen habe ich getan, was ich tun konnte, und das gut und kunstgerecht, besser als irgend ein Chirurg. Jetzt bin ich seit kurzem mit einigen Geschäften überhäuft und kann Euch nicht mehr helfen, ich rate Euch, einen Chirurgen zu nehmen." Seinem Patienten zuvorkommend, sagt dann der Arzt: „Ich rate Euch, den und den zu nehmen" ... Dann läßt er einen ganz ungebildeten Chirurgen kommen und zwar, damit er die Fehler des Arztes nicht finden kann, damit der Arzt auch weiterhin die chirurgische Behandlung leite wie vorher und nötigenfalls seine Fehler auf jenen schieben kann.... Wenn aber zuerst der Chirurg zu einem innerlich zu behandelnden Falle gerufen wird, so wird er aus mancherlei Gründen den Patienten ohne Arzt lassen und zwar weil die Aerzte nichts verständen als mit den Kranken zu schwatzen und, ob nötig oder nicht, ihn abführen lassen, ferner weil die Chirurgen täglich derartige Kranke behandeln ohne Hilfe der Aerzte.... Dies eben angeführte Verhalten, ein ähnliches oder noch schlimmeres ist dasjenige eines ungebildeten, rohen

Chirurgen, hinterlistiger Aerzte und geschieht, um die erfahrenen Leute in Verruf zu bringen.... Ein jeder Leser behalte aber wohl im Auge, daß ich nichts gegen wissenschaftlich gebildete und erfahrene Aerzte gesagt habe oder sagen will, das sei ferne von mir. Es ist durchaus eine Freude mit solchen Männern zusammen zu kommen, weil sie die Bemühungen rechtschaffener, erfahrener Leute anerkennen, die Lücken ergänzen und höflich, wohlwollend und diskret wieder gut machen.

Weiterhin erörtert H. den Volksaberglauben, welcher die Pfuscher fördert und der rationellen Therapie chirurgischer Affektionen im Wege steht (l. c. p. 68), das Vorurteil gegen wissenschaftlich Gebildete (clerici) in chirurgischen Dingen[13], denen man keine manuelle Ausbildung zutraue (l. c. p. 68), die wissenschaftliche Begründung der Chirurgie (l. c. p. 69, 70), nochmals die Schliche im Verhalten betrügerischer Chirurgen und Aerzte gegeneinander, Fragen der ärztlichen Politik, das Verhalten bei reichen und armen Patienten etc. (l. c. p. 70-76). Sehr interessant sind insbesondere die sehr eingehenden und offenen Bemerkungen über die Honorarfrage. H. sagt unter anderem: Das ganze Denken des Patienten, das ihn vollständig beherrscht, ist das, geheilt zu werden, einmal geheilt, vergißt er diesen Wunsch und denkt nicht an Bezahlung; ebenso soll auch der Chirurg daran denken, honoriert zu werden, niemals nehme er von dem Patienten eine bloße Versicherung oder ein Versprechen an.... Niemals diniere er mit einem Kranken zusammen, bevor er nicht Bezahlung erhalten hat. Ein solches Diner verringert immer etwas das Honorar des Chirurgen.... Der Chirurg vertraue niemandem; die reichen Leute nämlich pflegen in dem Gewande eines Armen zu kommen; kommen sie in besserer Kleidung, so machen sie falsche Ausflüchte, um das Honorar des Chirurgen herabzusetzen. Finden sie den Chirurgen dabei, wie er den Armen hilft, so sagen sie, daß das Mitleid etwas Schönes sei und daß ein Chirurg verpflichtet ist, den Unglücklichen zu helfen, aber sie geben niemals zu, daß auch sie verpflichtet sind, es zu tun. Deshalb sagte ich oft zu ihnen: „Bezahlt uns für Euch und für drei Arme mit, wenn ich Euch heile, damit ich auch jene kurieren kann." Aber dann schweigen sie. Ich habe niemals ziemlich reiche oder vielmehr ziemlich vornehme, anständige Menschen, ganz gleich in welchem Berufe, gesehen, die freiwillig gezahlt hätten, was versprochen wurde, ohne dazu gedrängt oder gezwungen zu sein.... Wenn einer von diesen reichen Patienten entschlüpfen kann, so wird er vorgeben, daß von seiner Krankheit etwas zurückgeblieben ist, damit der Chirurg nichts von ihm fordert und er einen Grund hat, nichts zu bezahlen.

Mit ganz besonderer Sorgfalt werden Vorschriften darüber erteilt, auf welche Umstände der Chirurg bei der Behandlung Rücksicht zu nehmen habe, namentlich kommen in Betracht die Komplexion, der Sitz, die Funktion, die Empfindlichkeit der erkrankten Teile, der Kräftezustand, das Alter und

Geschlecht des Patienten, die Beschaffenheit der Luft, der Aufenthaltsort, Ernährung, Ruhe und Bewegung, der psychische Zustand (für Aufheiterung ist Sorge zu tragen), Schlaf, Krankheitsursache, Beruf und Charakter des Patienten, die Pflege, die Tageszeit (für die Vornahme der operativen Eingriffe), die Witterung (l. c. p. 83-121). Daran schließen sich Abschnitte über allgemeine ärztliche Dinge, über den Unterricht (non solum masticare, sed iterum et pluries ruminare — doctores et docentes ... offerant discipulis scientiam per bolos divisam sub brevibus). Kulturhistorisch bedeutsam ist schließlich die Schilderung eines Konsiliums (l. c. p. 127). Es heißt darin: ... et iste est modus faciendi collationes. Prius debent discutere de morbo praesenti videndo diligentissime et palpando. Et hoc faciunt omnes unus post alterum; deinde advertant, si expediat, iterum simul omnes considerando sibi invicem signa morbi et particulares considerationes notabiles et etiam patientis; postmodum aliquis eorum, et sit ille, qui est magis autenticus inter ipsos et maxime, si est medicus dicat patienti: Domine, bene vidimus factura Vestrum et bene videtur nobis, et bene debetis gaudere et laetari, quia sumus hic tot et tanti, qui deberemus sufficere uni regi, et quorum minor deberet sufficienter discutere, prosequi et perficere curam Vestram. Deinde quaerat ab ipso circumstancias suas morbi dicens: Domine non displiceat Vobis nec habeatis pro malo, quamdiu est, quod Vos arripuit primitus ille morbus, et sic deinceps ab ipso multas faciat quaestiones; deinde factis a patiente diligenter omnibus quaestionibus conferentibus ad intentum, exeant omnes camera patientis et subintrent aliam, in qua non sint aliqui nisi ipsi, quoniam in omni collatione magistri disputant inter se, ut melius discutiant veritatem, et quandoque gratia disputationis prorumpunt in verba, quare videretur extraneis assistentibus, quod esset discordia vel litigium inter ipsos et ita est aliquando. Deinde ille, qui est antiquior aut major aut famosior etc. Si sit aliquis, ut esset medicus regis aut summi pontificis, offerat aliis singulariter quod loquatur, qui omnes si non loquantur, sicut nec debent ante ipsum, loquatur ipse sic et quaerat ab omnibus et singulis discurrendo incipiendo a minori, a minus famoso et sic deinceps semper ab inferiori ad superius ascendendo, quia si major aut majores primitus loquerentur juniores sive minores nihil penitus immutarent et sic collatio esset nulla, sed quidquid dicant minores. Licitum est majoribus nec est vile, addere, subtrahere, interimere, approbare. Quaerat ergo per ordinem, ut dictum est, ab omnibus, quis est praesens morbus et quomodo nominatur secundum experientiam expertorum et qui actores, et ubi de ipso faciunt mentionem. Et habita responsione quaerat, utrum sit curabilis vel non, et si sit curabilis, per quem modum ... (vgl. Pagels Ausgabe p. 127).

Guy de Chauliac (Guido, Guidon de Cauliaco, Guigo de Chaulhaco), verfaßte außer seiner epochemachenden Chirurgia magna noch andere, aber verloren gegangene Schriften über Hernien, Katarakt, de conjunctione animalium ad se invicem, de conjunctione plantarum ad se invicem, einen

Lapidarius und Consilia; handschriftlich ist eine astrologische Schrift Practica Astrolabii vorhanden (vgl. J. A. Nixon, Janus, 1907, p. 1 ff.); das unter seinem Namen gehende Formulare (später Chirurgia parva genannt, in mehreren Ausgaben der Chirurgie, z. B. Collect. chir. Venet. 1546 gedruckt) soll nicht von ihm, sondern von Guidon de Ceilhat herrühren.

Von dem Hauptwerke des Guy, der Chirurgia magna (ursprünglich „Inventarium et collectaneum in parte chirurgica medicinae" betitelt), existieren zahlreiche Handschriften und Druckausgaben[14], darunter Uebersetzungen ins Französische, Provenzalische[14], Englische[15], Deutsche, Italienische, Spanische, Katalonische, Niederländische, Hebräische[15], außerdem Auszüge und Kommentare, vgl. die letzte Ausgabe in französischer Uebersetzung: E. Nicaise, La grande chirurgie de Guy de Chauliac etc., Paris 1890. In der Vorrede gibt G. zu, daß seine Arbeit zum großen Teile eine Kompilation darstelle, es heißt darin: Ratio hujus commentarii seu collectionis non fuit librorum defectus, sed potius unio et profectus.... Propterea ... moderato compendio perstringam sapientum dicta praecipua, quae in diversorum librorum voluminibus de chirurgia tractaverint. Wie sehr die Literatur verwertet wurde, beweist das Vorkommen von über 3000 Zitaten, welche sich auf ungefähr hundert Schriftsteller (antike, arabische und abendländische) beziehen; Galen ist 890mal, Hippokrates 120mal, Paul von Aegina 10mal zitiert, von den Arabern Avicenna 661mal, Abulkasim 175mal, von den abendländischen Lanfranchi 102mal, Roger 92mal, Henri de Mondeville 68mal, Theoderich von Lucca 85mal, Wilhelm von Saliceto 68mal, Bruno von Longoburgo 49mal u. s. w. Die Chirurgia magna beginnt mit einem Capitulum singulare, welches eine sehr wertvolle Skizze einer Geschichte der Chirurgie und methodologisch-deontologische Betrachtungen enthält. Die erstere ist bemerkenswert wegen der treffenden Beurteilung Galens im Verhältnis zu Hippokrates und wegen der Angaben über die bedeutendsten mittelalterlichen Chirurgen resp. der Lehrmeinungen bezüglich der Wundbehandlung. Es heißt dort propter bonam ordinationem librorum Galeni, libri Hippocratis et aliorum multorum fuerunt omissi. Galenus secutus est eum, et quae Hippocrates seminavit, tanquam bonus agricola excoluit et auxit. — Von den chirurgischen Sekten sagt Guy: et prima (sc. secta) fuit Rogerii, Rolandi et quatuor magistrorum, qui indifferenter omnibus vulneribus et apostematibus saniem cum suis pultibus procurabant ... secunda fuit Bruni et Theodorici, qui indifferenter omnia vulnera cum solo vino exsiccabant ... tertia secta fuit Guilielmi de Saliceto et Lanfranci, qui volentes mediare inter istos, procurant omnia vulnera cum unguentis et emplastris dulcibus. Was die Anforderungen anlangt, die Guy an den Chirurgen stellt, so gehören hierzu allgemein wissenschaftliche Ausbildung nicht nur in der Wundarzneikunst, sondern auch in der inneren Medizin, namentlich anatomische Kenntnisse (praecipue anatomiam, nam sine ipsa factum est nihil in chirurgia), technische Fertigkeit, intellektuelle und physische Anlage, endlich die entsprechenden moralischen Eigenschaften (sit infirmis gratiosus, sociis benevolus, cautus in prognosticando: sit castus, sobrius, pius et misericors noncupidus, non extortor pecuniarum, sed secundum laborem suum et facultates infirmi et qualitatem finis et dignitatem ipsius, salaria recipiat moderate). Die Chirurgia magna zerfällt in sieben Traktate.

Traktat I handelt über Anatomie, welche größtenteils aus Galen, Avicenna und Mondino geschöpft ist, hie und da aber auch auf Autopsie beruht. Abgesehen von der arabistischen Terminologie zeichnet sich die Darstellung durch Klarheit aus und entspricht den topographisch-chirurgischen Zwecken, indem fast bei jedem Körperteil die von demselben ausgehenden Erkrankungen Erwähnung finden (z. B. gelegentlich der Beschreibung der Fingergelenke der Tetanus traumaticus). Die Mitteilungen betreffs der Handhabung des anatomischen Unterrichts sind von großem historischen Interesse. Abbildungen können nach Guys Meinung die Sektionen nicht ersetzen: „Et per istos modos in corporibus hominum, simiarum et porcorum atque aliorum multorum animalium ad notitiam pervenitur anatomia et non per picturas sicut fecit Henricus praedictus, qui cum tredecim picturis visus est anatomiam demonstrare" (vgl. S. 431). In den teleologischen Deutungen weiß er mehr Maß zu halten als seine Vorgänger, ja er verweist sogar die Lehre von den Körperfunktionen in das Gebiet der Philosophie: et hoc est pelagus, in quo non licet medicum navigare. Die Anatomie des G. diente in Montpellier bis ins 16. Jahrhundert als Schulbuch.

Traktat II betrifft die „Apostemata", worunter nicht bloß Abszesse, sondern auch Tumoren verschiedener Art, Oedeme, Hernien etc. verstanden werden. In der Behandlung der Abszesse kam die Inzision oder ein Ruptorium de calce et sapone zur Anwendung. Anthrax gilt als carbunculus malignus, seine Therapie war eine medikamentöse (lokal und intern), wobei der Theriak und die Scabiose besonders geschätzt wurden. Bei Gangrän (Esthiomenus) hielt G. Aetzmittel (Arsenicum sublimatum), das Glüheisen, eventuell die Amputation mit nachfolgender Kauterisation für angemessen. Die Therapie der Drüsengeschwülste war teils auf Zerteilung oder Vereiterung (mit Hilfe von Aetzmitteln), teils auf Entfernung mit dem Messer gerichtet (Warnung vor der Exstirpation großer Geschwülste am Halse wegen der Gefahr der Verblutung oder Vagusverletzung). Bezüglich der Heilung der Skrofeln durch Königshand heißt es: Concedo tamen, quod virtute divina serenissimus rex Franciae solo manus attactu sanat multos. Von der Angina („apostema gutturis") werden vier Arten unterschieden, eine derselben entspricht dem Retropharyngealabszeß, eine andere dem Retroösophagealabszeß; außer zahlreichen inneren oder äußerlichen Mitteln ist auch das für tief sitzende Abszesse passende Verfahren erwähnt, den Patienten ein, an einem langen Faden befestigtes, Stück halbgekochten

Rindfleisches schlucken zu lassen und dann dasselbe plötzlich mit einiger Gewalt wieder heraufzuziehen. In dem Kapitel über die Apostemata der Brust bespricht Guy auch die Pestbubonen der Achselhöhle, woran sich die berühmte Schilderung des schwarzen Todes, welcher 1348 in Avignon zu wüten begann, anreiht. Tract. II. Doctr. II. cap. 5. Incepit autem dicta mortalitas nobis in mense Januarii et duravit per septem menses. Et habuit duos modos. Primo fuit per duos menses cum febre continua et sputo sanguinis. Et isti moriebantur infra tres dies. Secundus fuit per residuum temporis cum febre etiam continua et apostematibus et anthracibus in exterioribus potissime in subasellis et inguinibus. Et moriebantur infra quinque dies. Et fuit tantae contagiositatis, specialiter quae fuit cum sputo sanguinis, quod non solum morando, sed etiam inspiciendo unus recipiebat ab alio, in tantum, quod gentes moriebantur sine servitoribus et sepeliebantur sine sacerdotibus. Pater non visitabat filium, nec filius patrem; charitas erat mortua, spes prostrata. Et nomino eam ingentem, quia totum mundum vel quasi occupavit.... Fuit inutilis pro medicis et verecundosa, quia non erant ausi visitare propter timorem inficiendi. Et quando visitabant parum faciebant et nihil lucrabantur. Omnes enim qui infirmabantur, moriebantur; exceptis paucis circa finem, qui cum bubonibus maturatis evaserunt.... In praeservatione non erat melius, quam ante infectionem fugere regionem et purgare se cum pilulis aloëticis et minuere sanguinem cum phlebotomia, rectificare aërem cum igne et confortare cor cum tiriaca et pomis et rebus odoriferis; consolari humores cum bolo armeniaco et resistere putrefactioni cum acetosis. In cura fiebant phlebotomiae et evacuationes et electuaria et syrupi cordiales. Et apostemata extrinseca maturabantur cum ficis et cepis coctis et pistatis et mixtis cum fermento et butyro. Post aperiebantur et curatione ulcerum curabantur. Anthraces ventosabantur, scarificabantur atque cauterisabantur.

Bei der Bauchwassersucht („apostema aquosum") wurde differentialdiagnostisch gegenüber dem Meteorismus („apostema flatulentum") sowohl die Sukkusion als die Perkussion benützt (si venter agitetur, sonat velut uter aquae semiplenus ... si percutiatur resonat non ut ventus, sed ut aqua); nach vergeblicher Anwendung innerlicher Mittel kam das Glüheisen oder die Punctio abdominis zur Anwendung. In der Gruppe der „apostemata ancharum et partium earum" sind Hernien und Hodengeschwülste zusammengefaßt. Die als „Hernia aquosa" bezeichnete Hydrokele sei durch den splendor pellucidus, d. h. das Durchscheinen erkennbar.

Traktat III handelt von den Wunden im allgemeinen und von den Wunden der einzelnen Körperteile. Heilung erfolge per primam oder per secundam intentionem. Vocatur autem prima intentio, quando conjunguntur divisa absque medio heterogeneo, sed rore nutrimentali. Secunda intentio vocatur, quando conjunguntur divisa in medio heterogeneo, sicut faber aerarius consolidat plumbo.... Et istud medium dicitur porus sarcoides. Die Wundnaht könne einen dreifachen Zweck haben, nämlich als: Sutura incarnativa, suppressoria sanguinis, conservatrix labiorum ad tempus. Die Sutura incarnativa komme bei allen klaffenden Wunden deren Ränder sich zusammenziehen lassen, zur Anwendung, und zwar in fünf verschiedenen Arten, zu denen auch die Knopfnaht, die umschlungene Naht und die Zapfennaht gehören. Die Sutura suppressoria sanguinis, welche dann am Platze sei, wenn andere Nähte „propter magnum impetum sanguinis in vulneribus venarum" nicht angewendet werden können, entspricht der Kürschnernaht. Bei gerissenen und mit Substanzverlust verbundenen Wunden empfehle sich die Sutura conservatrix, welche nicht so fest zusammengezogen ist. Ebenso subtil werden die Binden, Wieken etc. abgehandelt. Guy kennt als Symptom der Nervenwunden die Läsion der Bewegung und Empfindung, er unterscheidet Knochenwunden von Knochenbrüchen und **verwirft die Anwendung der Wundtränke**, empfiehlt aber eine antiphlogistische Diät. Als Blutstillungsmittel gelten Styptika und Druckverband, Naht, Gefäßdurchschneidung, Ligatur, Kauterisation. In der Behandlung der Schädelverletzungen schlägt G. unter kritischer Verwertung der Methoden der Vorgänger seinen eigenen Weg ein, indem er, je nachdem es sich um eine Schnittwunde, eine Hiebwunde mit oder ohne penetrierenden Knochenbruch u. s. w. handelt, verschieden verfährt, insbesondere kommen neben allgemein diätetischen Maßnahmen und Schutz vor Kälte und Luftzutritt, Reinigung des Wundgebietes, Beseitigung von losen Knochenstücken, Sorge für den Abfluß des Eiters, entsprechende Verbände in Betracht. Vortrefflich ist die Trepanation und das dazu gehörende Instrumentarium beschrieben. Als Indikation für diese Operation gelten komplizierte Frakturen größeren Umfangs, komplizierte penetrierende Schädelfrakturen, Reizung der Dura, Beseitigung eitriger und anderer Absonderungen der Dura. Merkwürdig nimmt sich die Warnung aus, bei Vollmond nicht zu trepanieren, quia in eo cerebrum augmentatur et ad cranium appropinquat. Auch im Streite über die Behandlung der Brustwunden — offene Wundbehandlung oder Schließung der Wunde in allen Fällen — verläßt Guy die Schablone, indem er je nach dem Falle vorgeht, im allgemeinen ist er für die offene Wundbehandlung. Erweiterung und Offenhalten der Brustwunde sei jedenfalls nötig, wenn Zeichen von Erguß und Zersetzung des Blutes in der Pleurahöhle bestehen (gravitas et pondus laterum juxta falsas costas et sputum putridum cum tussi multa et febris incipiens). Ein diagnostisches Zeichen penetrierender Brustwunden bestehe im folgenden: anhelitus per vulnus emissio, maxime quando os et nares infirmi clauduntur, quod per candelam incensam ... demonstratur. In der Behandlung des Empyems wird nur die Thorakozentese anempfohlen, bei Darmwunden (Reposition der vorgefallenen Organteile) die

Kürschnernaht (Verwerfung der Ameisennaht und des Einlegens einer Holunderkanüle).

Traktat IV handelt von den Geschwüren, Fisteln etc. im allgemeinen und an bestimmten Körperteilen. In diesem Traktat ist kaum etwas gebracht, was sich nicht schon bei den Vorgängern des G. fände. Bei hartnäckigen Geschwüren applizierte man auch eine mit einer Lage Quecksilber bedeckte Bleiplatte, zur Erweiterung von Fistelgängen diente die Enzianwurzel, tiefe und lange Fistelgänge wurden auf einer hölzernen Sonde der ganzen Länge nach aufgeschnitten. Karzinome rät G., wiewohl er sie für unheilbar hält, sorgfältig zu exstirpieren, mit darauffolgender Aetzung (Arsensublimat) und Kauterisation.

Traktat V betrifft die Lehre von den Frakturen und Luxationen. Die Darstellung der Entstehungsweise der Frakturen (auch Längsbrüche), der Extensions- und Repositionsmethoden, der Verbände, Komplikationen ist erschöpfend. Als Erfordernisse für die Behandlung der Knochenbrüche gelten: geeignete Lagerung, geeignete Gehilfen, eine gehörige Quantität Eiereiweiß und Rosenöl, mit welchen die Kompressen getränkt wurden, Band, drei Binden, gut gezupftes Werg, flache und leichte Schienen (aus Tannenholz, Horn, Eisen, Leder), Röhrchen aus Sambucus (schon von Lanfranchi angegeben) zum Zusammenschnüren der Schienen, eine Beinlade oder Schwebe. Auf die Extension der Extremität legt Guy großen Wert, insbesondere bei den (am ausführlichsten beschriebenen) Oberschenkelbrüchen (Strohladen- und Gewichtsextension). Unter den fünf Methoden zur Reposition einer Humerusluxation findet sich auch die von Avicenna beschriebene.

Traktat VI handelt über eine Reihe von Konstitutionskrankheiten, Dermatosen und Unfallskrankheiten, sodann seinem Hauptinhalte nach über chirurgische Lokalpathologie. Von Interesse sind die Abschnitte über Lepra (strenge Isolierung; Hauptmittel Vipernfleisch, gekocht mit über Gewürzen destilliertem Wasser), über Erhängen, Ertrinken, Verbrennungen, über Einbalsamierungsverfahren, über Amputation gangränös gewordener Glieder (Anwendung der Säge, Kauterisation des Stumpfes mit dem Glüheisen oder siedendem Oel), wobei der Anästhesierung nach dem Vorschlage des Hugo von Lucca gedacht wird; Guy zieht übrigens den spontanen Abfall der brandigen Teile vor. Die chirurgische Lokalpathologie folgt natürlich der Ordnung a capite ad calcem. Was die Augenaffektionen anlangt, so definiert Guy den Star als häutigen Fleck im Auge vor der Pupille, welcher das Sehen stört, hervorgerufen von einer fremden Feuchtigkeit, die allmählich ins Auge herabsteigt und infolge der Kälte gerinnt; er unterscheidet drei Phasen der Starbildung: 1. phantasia (Gesichtstäuschung); 2. aqua descendens s. gutta; 3. cataracta. Die Operation (Depression) ist ziemlich ausführlich beschrieben, die Starnadel soll aus Eisen verfertigt sein.

Was die Ohrleiden betrifft, so ist die Mahnung, die Ohrmittel weder zu kalt noch zu heiß zu applizieren, noch heute bemerkenswert; zur Untersuchung ist die Inspektion bei einfallendem Sonnenlichte und gleichzeitiger Erweiterung des äußeren Gehörganges mit einem Spekulum erforderlich. Versagen bei eingedrungenen Fremdkörpern etc. die üblichen Extraktionsmethoden, so soll man zur blutigen Operation schreiten. In der Zahnheilkunde ist die starke Benützung der Zange anzuerkennen. Daß zu Guys Zeiten das Fach wohl größtenteils in den Händen der „Barbiere oder eigener Zahnärzte" (dentatores) lag, geht aus seinen Worten hervor, doch fordert er Ueberwachung durch wissenschaftlich gebildete Aerzte: quod istae operationes sunt particulares, maxime dicatae barbitonsoribus et dentatoribus. Et ideo medici istam operationem eis reliquerunt. Tutum tamen est, ut tales operationes a medicis dirigantur. Ein sehr umfangreicher Abschnitt ist der Herniologie gewidmet (im Gegensatz zu den Vorgängern rechnet Guy die Hodengeschwülste, z. B. Hydrokele, nicht zu den Hernien). Es werden drei Arten von Hernien unterschieden, nämlich die H. epiploalis, die H. intestinalis und die H. composita ex ambabus. Die Ursache der Brüche ist in einer plötzlichen scissura oder in einer allmählichen dilatatio zu suchen. Der Darmbruch läßt sich vom Netzbruch dadurch unterscheiden, daß bei dem letzteren die Reposition ohne „quadam gurgulatione" zurückgeht. Therapeutisch kommen je nach dem Falle in Betracht diätetisches Regime, Abführmittel, Klistiere, adstringierende Fomentationen, Bruchpflaster, Bruchbänder, nach vorausgegangener Taxis, in dringenden Fällen die Radikaloperation. Von den zu seiner Zeit bekannten Methoden derselben hielt Guy vier für zuverlässig: Die erste bestand in der Freilegung des Bruchsackes und Hodens durch Schnitt, Heraushebung des letzteren und Unterbindung des ersteren so hoch als möglich, Fortnahme des Hodens, Kauterisation des unterbundenen Endes des Bruchsackes; die zweite bestand in der Anwendung des Glüheisens mit querem Durchbrennen des Bruchsackes bis zum Schambein; die dritte in der Anwendung eines Aetzmittels, z. B. Arsenik; die vierte in der Anwendung der Unterbindung, indem eine Ligatur mit einer Nadel unter dem Bruchsack fortgeführt und über einem aufgelegten Stückchen Holz geknüpft wurde[16]. Er selbst bevorzugte die Anwendung der Aetzmittel.

Zur Diagnose der Blasensteine soll nicht allein die Digitaluntersuchung per rectum, sondern auch der Katheter benützt werden. Der Steinschnitt ist nach den bekannten Mustern sehr kurz beschrieben (hinzugefügt aber Naht der Wunde), doch wurde die Operation von den herumziehenden Steinschneidern ausgeführt. Ehe man sich zur Operation entschloß, versuchte man es mit innerlichen Mitteln, Bädern, Umschlägen oder mit Einspritzungen in die Blase. Die Schilderung des Katheterismus als Palliativbehandlung (bei zu großem Steine oder bejahrten Leuten) beginnt folgendermaßen: Patiens ponatur in balneo mollificante: deinde cathetere aut

argalia seu syringa inuncta butyro, aut aliquo suavi oleo, intromissa per virgam, impingatur e collo vesicae usque ad fundum ipsius. Remanere enim potest in fundo per 40 annos, ut dicit Theodoricus, aut per longum tempus, ut dicunt alii. Est autem catheter, intromissorium longum et gracile sicut specillum, in fine cujus potest esse nodulus, ut intrinseca non offendat. Argalia seu syringa est canulla illiusmet longitudinis et gracilitatis perforata in extremitate et lateribus. In summitate sua est lati ad modum emboti (Trichter), in qua potest ligari bursa corii, seu vesica porci vel arietis: et quaedam est cum cochlea, quaedam sine cochlea in modum clysterem (Tract. VI, Doctr. II, cap. 7). — Wiewohl die Geburtshilfe nahezu gänzlich in der Hand der Hebammen lag, füllt Guy doch zwei Kapitel des VI. Traktats mit dem Gegenstande. Normal ist nur die Geburt mit dem Kopfe voran, jede andere muß in eine natürliche verwandelt werden, während die Schenkel der Mutter in die Höhe gehoben sind. Tote Kinder sollen durch Niesemittel etc. zu Tage gefördert werden (auch unter Erweiterung des Muttermundes mittels eines Apparates mit Schraubenwirkung), eventuell durch Extraktion mit den Händen oder mit den Haken und der Zange. Für den Kaiserschnitt wird die Schnittrichtung angegeben, er soll nämlich mit einem Rasiermesser an der linken Seite ausgeführt werden.

Der VII. Traktat, das Antidotarium, gibt eine vortreffliche Uebersicht über die in der chirurgischen Praxis damals gebräuchlichen Heilmittel und Rezeptformeln. Besprochen werden Aderlaß, Schröpfen, Blutegel, Abführ-, Brechmittel, Klistiere, Stuhlzäpfchen, Kauterien, die Bereitungsweise der Salben, Pflaster, Oele, Wundtränke, Kataplasmen, die Abszeßmittel, die Wundmittel, die Grade der Arzneimittel, den Beschluß macht eine alphabetische Aufzählung derselben und eine Rezeptsammlung. Weitläufig abgehandelt sind namentlich die Abszeßmittel und Wundmittel. Nach ihrer Wirkungsweise zerfallen erstere in: medicinae repercussivae, attractivae, resolutivae, mollificantes, maturativae, mundificativae und dolorem sedativae; letztere in: constringentes sanguinem, incarnativae, regenerantes carnem, cicatrizativae et sigillativae, corrosivae, putrefactivae, causticae, carnem atque cutem rumpentes. Von Klistieren gibt es drei Arten: (enema aut clysterium) emolliens, mundificans et constringens. Die Zahl der Glüheisen ist geringer als bei den Vorgängern, nämlich nur sechs. Das beliebteste Aetzmittel war „calx viva et sapo mollis aequaliter".

Schule von Montpellier.

Raymundus de Moleriis, Kanzler von Montpellier um 1338, schrieb unter anderem einen Traktat de impedimentis conceptionis (C. Arlt, Neuer Beitrag zur Geschichte der med. Schule von Montpellier, Berlin, Dissert. 1902, veröffentlichte den ersten Teil, welcher von den Konzeptionshindernissen bei Frauen handelt, Pagel im Janus 1903 den zweiten, der sich auf die männliche Sterilität bezieht).

Geraldus de Solo (Gerardus, Guirardus, † um 1360), Kanzler in Montpellier nach Raymundus de Moleriis, zitiert oft als Doctor mansuetus oder Expositor, verfaßte außer einem Kommentar zur Isagoge des Johanitius: Introductorium juvenum sc. de regimine corporis humani etc. (Venet. 1535), Libellus de febribus (ibidem), Commentum super Nono Almansoris c. textu (ibidem), Tractatus de gradibus medicinarum (ibidem). In französischer Ueberarbeitung: Traité des medecines de maistre Girard de Solo reformé et abregé par monseigneur le chancelier de Montpellier Jehan de Piscis etc., Paris 1507, 1529.

(Raymundus Chalmellus) R. Chalin de Vinario, „Medicus de Montpellier", päpstlicher Leibarzt in Avignon, hinterließ eine für die Geschichte des schwarzen Todes sehr wichtige Schrift über die Pest (De peste libri III, opera Jacobi Daleschampi, Lugd. 1552), mit besonderer Beziehung auf das Jahr 1382. Bemerkenswert ist darin namentlich die Stelle, wo er von der Ausbreitung der Seuche sagt: ex neutra causa nec aliunde quam contagione malo transeunte. In der Behandlung bevorzugte er die Cardiaca und Alexipharmaca, während er den Aderlaß nur ausnahmsweise bei Vollblütigen billigte; die Bubonen suchte er durch örtliche Blutentziehungen (Schröpfköpfe) und durch Umschläge zu zeitigen und zum Aufbruch zu bringen.

Johannes de Tornamira (Jean de Touremire) wurde 1329 in Pouzols bei Albi geboren, studierte in Montpellier und übte teils in Montpellier, teils in Avignon (als Leibarzt der Päpste Gregor XI. und Clemens VII.) die Praxis aus. In Montpellier, wo er die Kanzlerwürde bekleidete, hatte er den berühmten Valescus von Taranta zu seinem Schüler. Joh. de Tornamira gehörte zu den gelehrtesten und geschicktesten Aerzten seiner Zeit. Gedruckt sind von seinen Schriften: Clarificatorium juvenum super nono Almansoris cum textu ipsius Rasis (Lugd. 1490, 1501, Venet. 1507, 1521), eines der verbreitetsten Kompendien während des 14. u. 15. Jahrhunderts, namentlich als Elementarbuch für Anfänger, Introductorium ad practicam medicinae (gedr. mit dem Philonium des Valescus von Taranta), Tractatus de febribus (Lugd. 1501). Die handschriftlich erhaltene Krankengeschichte seiner Tochter, welche an einem Neoplasma der Mamma litt und abortiert hatte, veröffentlichte in wörtlicher Uebersetzung Pansier (in Jean de Touremire, Etude bio-bibliographique, Avignon 1904).

Johannes Jacobus, um 1364-1384, Zeitgenosse des Joh. de Tornamira, vorübergehend Kanzler von Montpellier, päpstlicher und königlicher Leibarzt (wahrscheinlich in partibus). Seine Schriften schließen sich an Gilbert, Gordon etc. inhaltlich an, zeichnen sich aber durch eine knappe, vom Scholastizismus freiere Darstellung aus. Rühmenswerterweise verwendet er weit weniger abergläubische und Dreckmittel als seine Vorgänger und Zeitgenossen. Aus den Handschriften ist bisher bloß ein,

Ende des 14. Jahrhunderts verfaßter Steintraktat herausgegeben worden (ed. Er. Wickersheimer, Arch. f. Gesch. der Medizin III, 1. Heft, 1909). Hauptwerk: Secretarius practicus med. s. Thesaurarium med. aus Galen, Rhazes, Avicenna u. a. kompiliert.

Paris.

Petrus de Sancto Floro (Saint Flour) veranstaltete eine bedeutend erweiterte Neubearbeitung der Concordanciae des Joh. de St. Amando colliget florum medicinae compilatus (vgl. Pagel, Neue literarische Beiträge zur mittelalterlichen Medizin, Berlin 1896).

Tituli secretorum et consiliorum Carnificis et Danszon ... collecta per quemdam magistrum de Alemania in Francia Parisius, etc. (ed. E. Wickersheimer, Les secrets et les conseils de maître **Guillaume Boucher** et de ses confrères, Contribution à l'histoire de la Médecine à Paris vers 1400). Die 111 referierten Krankheitsfälle enthalten ein recht interessantes Material, welches die konsultative Tätigkeit hervorragender Mitglieder der Pariser Fakultät beleuchtet. Mit Ausnahme dreier Notfälle handelt es sich um Patienten, die in der Behausung eines dieser maîtres régents untersucht wurden.

Johannes cum Barba (de Burgundia, Jean à la Barbe), etwa 1330-1370 in Lüttich, verfaßte mehrere (auch französisch übersetzte, handschriftlich noch erhaltene) Pestschriften, von denen eine von G. Guttmann (Die Pestschrift des Jean à la Barbe, Berlin 1903) herausgegeben und ins Deutsche übertragen wurde.

England.

Johannes Anglicus (**John of Gaddesden**, um 1280-1361), Mitglied des Merton College in Oxford, Präbendarius von St. Paul in London, angeblich der erste Engländer, welcher als Leibarzt am englischen Hofe angestellt wurde, verfaßte zwischen 1305 und 1317 eine Practica medicinae a capite ad pedes, gewöhnlich Rosa Anglica genannt (Pap. 1492, Venet. 1502, 1506, 1516, Neap. 1508, Aug. Vindel. 1595). Dieses Werk stellt eine Nachahmung des Lilium medicinae des Gordon (vgl. S. 403) dar, entbehrt aber der logischen Anordnung. Es enthält wohl manche dem Verfasser eigentümliche Beobachtungen, erweist sich aber zum größten Teile als Kompilation und strotzt in einem, selbst für dieses Zeitalter hohen Grade von scholastischer Subtilität, von Mystizismus aller Art und auch bewußter Scharlatanerie[17]. So will er z. B. einen Mann, der 25 Jahre blind war, mit einem weinigen Aufguß von Fenchel und Petersilie geheilt haben. — An einer Stelle sagt er von seinen Arkanen: quae sunt de summis meis secretis, quod si scirent hoc homines vulgares, vilipenderent artem et medicos contemnerent. Den

Aerzten rät er, allzeit vor Beginn der Kur das Honorar auszumachen. Einen Sohn Eduards II. behandelte er wegen Pocken mit gutem Erfolge und ohne Hinterlassung von Spuren dadurch, daß er den Patienten in ein rotes Tuch einhüllen und alles um das Bett herum rot ausschlagen ließ (vgl. oben S. 369, Anm.).

Johannes (John) **Mirfeld** (zweite Hälfte des 14. Jahrhunderts), absolvierte in Oxford die medizinischen Studien, trat sodann in das Kloster des St. Bartholomäus in London ein und wirkte an dem damit verbundenen Hospital; er hinterließ theologische und medizinische Schriften. Zu den letzteren gehören ein Glossar Synonyma Bartholomaei (ed. J. L. G. Mowat in Anecdot. Oxoniensia Mediaeval series I, 1882), welches aus ungefähr 750 Artikeln besteht und sich auf die Alphita (vgl. S 366) stützt, und das Breviarium Bartholomaei; dieses behandelt in 15 Abschnitten die Fieber, die Affektionen des ganzen Körpers, die Krankheiten des Kopfes und Halses, der Brust, des Abdomen, der Beckenorgane, der Extremitäten, die Lehre von den Geschwüren, Wunden und Quetschungen, Frakturen und Luxationen, die Krankheiten der Gelenke, die Materia medica, speziell noch die Abführmittel, schließlich die Gesundheitspflege.

Das Breviarium stellt zum größten Teile eine Kompilation dar, wobei außer antiken und arabischen Autoren Macer Floridus, die Salernitaner (Constantinus, Platearius, Nicolaus Praepositus, das Regimen Salernitanum), die Chirurgen Roger, Lanfranchi, ferner Arnold von Villanova und namentlich Gordon, Gilbert Anglicus, Gaddesden in Betracht kommen; manchmal kommt auch die eigene Beobachtung des Verfassers zur Geltung. Die Therapie ist teils eine rationelle, teils eine mystische (zahlreiche, oft an Marcellus Empiricus erinnernde Beschwörungsformeln). Außer den genannten medizinischen Schriften existiert handschriftlich noch ein ganz kurzer Traktat über Prognostik: Speculum. In einer theologischen Schrift Mirfelds, dem Florarium, handelt ein Kapitel über die Aerzte und ihre Medizinen vom deontologischen Standpunkte.

Chirurgie.

John Arderne (Ardern, Arden). Seine mit Abbildungen von Instrumenten versehenen Schriften, welche sich vorwiegend, aber nicht ausschließlich, auf die Chirurgie beziehen und neben guter Literaturkenntnis reiche eigene Erfahrung verraten, existieren zum größten Teile nur im Manuskript. Auch Uebersetzungen ins Altenglische sind handschriftlich vorhanden. Gegenüber vielen anderen mittelalterlichen Literaturprodukten fallen die Schriften Ardernes durch die Reichhaltigkeit an Krankengeschichten und die zumeist rationellen und relativ einfachen Behandlungsmethoden auf. Bei Darm- und Nierensteinkolik verwendete er mit Erfolg Klistiere, wobei eine mit Seewasser gegerbte Tierblase als Reservoir diente; andere Spritzen gebrauchte er bei Blasen- und Tripperkranken (vgl. Becket, Philosoph. Transact. 1718, wo einiges aus einer Abhandlung über den Tripper mitgeteilt ist). Jeder Mensch, meinte er, sollte mindestens 2-3mal jährlich ein Klysma nehmen. Gedruckt wurde nur die Abhandlung über die Fisteln (als Anhang zu dem Werke: Franciscus Arcaeus on wounds translated by John Read, London 1588), in englischer Uebersetzung, Arderne, John: Treatises of Fistula in Ano, Haemorrhoids, and Clysters, from an early fifteenth-century Manuscript Translation, edited ... by D'Arcy Power, Early English Text Society, Original Series, 139, London und Oxford 1910. Diese Schrift handelt über die Fisteln im allgemeinen, namentlich aber über die Entstehung und Behandlung der Mastdarmfisteln — ein Spezialgebiet, dem Arderne seine Aufmerksamkeit in besonderem Grade zuwandte. A. nennt eine große Menge von Personen zum Teil sehr vornehmen Standes, welche er von der Mastdarmfistel geheilt hat, und behauptet, noch niemals, weder in England noch im Auslande, von jemand gehört zu haben, der wirklich imstande sei, das Leiden heilen zu können. Als erforderliche Instrumente für die Operation der Mastdarmfistel werden beschrieben und abgebildet: eine lange dünne metallene Sonde zur Untersuchung, genannt Sequere me, eine breite silberne Nadel mit gebogener Spitze „acus rostrata" und das „tendiculum" aus Holz, welches dazu diente, den Unterbindungsfaden („frenum cesaris") allmählich fester zu schnüren. Bei sehr hoch hinaufreichenden Fisteln oder messerscheuen Patienten kam statt des Schnittes die Ligatur zur Anwendung.

Deutschland.

Thomas Bischof **von Sarepta** (1297 bis nach 1378). Thomas übte bis zu seiner 1352 erfolgten Ernennung zum Bischof unter dem Klosternamen Petrus physicus in Breslau und in aliis mundi partibus ärztliche Praxis aus und verfaßte außer Schriften über Aderlaß und Harnschau ein (1360 begonnenes) Collectorium (nach den Anfangsworten auch „Michi competit" genannt), von welchem bisher ein Bruchstück (im Janus 1896 von Pagel) veröffentlicht wurde. Thomas war ein entschiedener Gegner der Alchemie und Uroskopie.

Prag.

Magister Gallus, lehrte vielleicht um 1350-1360 Astronomie und Medizin an der Universität und dürfte Leibarzt Karls IV. gewesen sein. An diesen richtete er sein Regimen sanitatis (ed. Fr. Muller unter dem Titel Vitae vivendae ratio in grat. Carol. IV a mag. Gallo medico et mathem. conser., Prag 1819); dasselbe enthält Vorschriften über die Qualität und Quantität der Speisen und Getränke, über die Tagesordnung und den Schlaf. Außerdem verfaßte er einen kurzen Traktat über die Harnsemiotik (mit Harnfarbentafel), der im 15. Jahrhundert im Druck erschienen sein soll, eine Pestschrift u. a.

Mag. Sulko (Meister Sulken) von Hosstka, artium et medicinae Doctor, Zögling der Prager Hochschule, der er 1413 als Rektor vorstand. Zwei seiner bisher publizierten Consilia („Regimen in febribus", und ein deutsches „Regimen et cura colicae", ed Sudhoff in Arch. f. Gesch. d. Med. II, 1908) verraten eine gewisse Selbständigkeit und Vorliebe für diätetische Behandlung.

Sigismundus Albicus aus Unczov (Mährisch-Neustadt), geboren 1347, studierte in Prag 1378-1382 und wirkte ca. 30 Jahre als Lehrer der Medizin an dieser Hochschule (vorübergehend hielt er sich auch in Italien auf, wo er in Padua als Doktor beider Rechte promovierte). Er erwarb durch seine ärztliche Geschicklichkeit großen Ruf und wurde 1394 (oder noch früher) Leibarzt des Königs Wenzel, der ihn mit Gnaden überhäufte und bis zu seinem Lebensende seinen Rat in Anspruch nahm. Im Jahre 1411, nachdem er kurz vorher die niederen Weihen empfangen hatte, wurde er zum Erzbischof von Prag ernannt, legte aber diese Würde schon nach einigen Wochen nieder, um die Propstei am Wyšehard zu übernehmen. Während der Hussitenwirren floh er zunächst nach Olmütz, später nach Ungarn (an das Hoflager des Königs Sigismund?), wo er 1427 starb. Albicus scheint ein trefflicher Lehrer gewesen zu sein, wie man nach seinen Schriften vermuten darf, die sich durch praktische Tendenz, kernige Sprache und Nüchternheit der Auffassung auszeichnen; nirgends läßt er selbständiges Urteil bei aller Anerkennung der Autoritäten, namentlich des Arnaldus de Villanova[18], vermissen. Der Alchemie sprach er wohl Bedeutung für die Metallurgie zu, hingegen verwarf er sie vom Standpunkt der Medizin, indem er meinte, daß durch das Sublimationsverfahren die ursprünglichen Eigenschaften der Arzneistoffe zerstört würden; die Astrologie bekämpfte er zwar nicht so entschieden, er widmet ihr sogar ein eigenes Kapitel, doch wie viel er von ihr hielt, geht daraus hervor, daß er bezüglich der Zeit, wann der Aderlaß anzuwenden sei, den radikalen Ausspruch tat: Sed necessitat frangit legem, womit eigentlich das ganze Gebäude der medizinischen Astrologie untergraben wird. Außer einem Regimen tempore pestilentiae (Lips. 1484-1487) und einem Medicinale (Lips. 1483), worin ohne Ordnung verschiedene Fragen der Pathologie (Paralyse, Pest, Rheuma, Kinder-, Frauenkrankheiten, Augenkrankheiten etc.), Diätetik und Therapie behandelt werden, verfaßte er den für König Wenzel bestimmten Tractatus de regimine hominis — später Vetularius genannt, eine Art Makrobiotik (Lips. 1484), eine Schrift, die sich von vielen anderen aus dieser Zeit durch Rationalität der Ratschläge, Geistesfreiheit und heiteren Lebenssinn vorteilhaft unterscheidet. Albicus empfiehlt mit Rücksicht auf die verschiedene Körperbeschaffenheit und Beschäftigung in der Diät sorgfältigst zu individualisieren und erklärt Bewegung, Arbeit, Mäßigkeit in Speise, Trank und Geschlechtsgenuß, diätetisches Regime und last not least heiteren Lebenssinn als wichtigste Schutzmittel der Gesundheit[19]. O gaudium, o solatium, motus et labor —

interpone tuis interdum gaudia curis. — Ecce vulva muliebris est spoliatrix totius vitae humanae. — Anderseits: Non est potus nisi vinum, non est cibus nisi caro, non est gaudium nisi mulier. Sehr eifrig verbietet er den Mittagschlaf und das Schlafen auf dem Rücken, das Faulenzen, langes Sitzen, übermäßige Mahlzeiten, viel Essen vor dem Schlafengehen, frühen und allzu häufigen Koitus, auch wirken nach seiner Meinung Sorge, Trauer, Furcht, Neid, Ueppigkeit, lebhafte Einbildung, tiefes Denken, Fasten, schwere Arbeit, anhaltendes Studium und Schreiben schädigend. Merkwürdigerweise ist Albicus ein Feind des häufigen Bädergebrauches, namentlich in öffentlichen Badehäusern: er habe nirgends in den ärztlichen Schriften gefunden, daß Bäder in bestimmten Krankheiten von Nutzen seien, sie verkürzen vielmehr das Leben und trocknen die Säfte durch Schweiße aus, weshalb auch die Italiener, Lombarden, Engländer Bäder nur selten gebrauchen. Bäder seien mehr für Schuster, Riemer, Schlosser und ähnliche Gewerbsleute, welche die Haut sehr verunreinigen, für höhere Stände eigneten sich nur Reinigungsbäder, selten gebraucht, in der Wanne, mit einigen Zusätzen. Von Lebensperioden unterscheidet er nicht, wie es damals allgemein üblich war, sieben, sondern vier, entsprechend den Jahreszeiten; aus seiner treffenden Charakteristik derselben sei diejenige des Greisenalters hervorgehoben: Senectus et senium sunt multum tristes et iracundae et rigidae aetates, quia tunc homo canescit, infirmatur et de die in diem deficit et vires in eo frigescunt et licet interdum jocundantur sicut asinus in majo attamen jocunditas illa cito evanescit etc. In Kürze und doch treffendster Weise werden Ratschläge für die Wahl des Arztes erteilt, welcher heiteren Sinnes sein soll und sich namentlich auf das Individualisieren verstehen müsse (das rechte Auge habe er für die Kräfte des Kranken, das linke für die Krankheit). Eine Reihe von Kapiteln behandelt die Prophylaxe und Therapie einzelner Krankheiten, z. B. der „maledicta" paralysis, des Rheuma (welches die Quelle der mannigfachsten Affektionen in den Augen und Ohren, in der Brust, im Bauch und in den Gliedern sei), der Pest und anderer kontagiöser Leiden (febris acuta, phthisis, scabies, pedicon = morbus caducus, ignis sacer, anthrax, lippa, frenesis, lepra). Unter den Präservativmitteln gegen die Pest empfiehlt Albicus z. B. das sal sacerdotale zu gebrauchen, auch rät er dringend die infizierten Orte zu fliehen, doch die Furcht beiseite zu stellen, denn „timor de peste et imaginatio et loquela facit hominem pestilentem". — Die an König Sigismund gerichtete Schrift Regimen contra reumata (Schrutz, Časopis čes. lékařův, 1909), in welcher „reuma" als Quelle der meisten Krankheiten angesprochen wird, enthält nebst verschiedenen Rezepten für innerlich oder äußerlich anzuwendende Medikamente ebenfalls eine rationelle Diätetik, insbesondere auch für Gichtleidende.

Wien.

Galeazzo de St. Sophia dürfte 1398 von Padua nach Wien berufen worden sein (in den Fakultätsakten von 1399-1405 nachweisbar), wo er als einer der bedeutendsten Lehrer, Schriftsteller (sein Werk de simplicibus entstand auf Wiener Boden) und als Leibarzt der Herzöge Albrecht IV. und V. von Oesterreich wirkte.

Schriftsteller des 15. Jahrhunderts.

Italien.

Hugo Senensis, H. de Sena (Ugo Benzi, Benzo, Bencius, Bentius, † zu Ferrara wahrscheinlich um 1439) aus Siena, lehrte in Pavia, Piacenza, Florenz, Bologna, Parma, Padua, Perugia und machte sich bei den Zeitgenossen einen großen Namen als Philosoph sowohl wie als Arzt. Außer Kommentaren zu Hippokrates, Galen und Avicenna (In primum canonis Avicennae fen primam, Venet. 1523, Super quarta fen primi Avicennae expositio, Venet. 1485, 1517 u. ö., Super aphorismos Hipp. et super comment. Galeni, Ferrar. 1493, Venet. 1498 u. ö., In tres libros microtechni Galeni expositio, Venet. 1498, 1523) hinterließ er Consilia (Perutilia consilia ad diversas egritudines, Bonon. 1482, Venet. 1518, 1523), welche durch ihre kasuistischen Mitteilungen (z. B. periodischen Wahnsinn, Spermatorrhöe, Magenschwindel, Nasenrachenpolyp, Tränenfistel, Epilepsie) von Interesse sind. Opera omnia, Venet. 1518.

Antonius Cermisonius (A. Cermisone, Cermesone) aus Padua, Professor in Pavia und in seiner Vaterstadt († 1441), verfaßte Consilia medica contra omnes fere aegritudines a capite usque ad pedes (Venet. 1496 u. ö., zumeist z. B. in der Ausgabe Venet. 1514, mit einer Schrift des Franc. Caballus über den Theriak, den Consilien des Montagnana angehängt). In den „Consilia" überwiegen die Rezeptformeln, doch finden sich auch manche gute Beobachtungen und zweckmäßige therapeutische Vorschläge darin, z. B. Fuß- und Handbäder als ableitende Mittel; Bäder, Vesikatore, Brechmittel, Terpentin gegen Ischias.

Antonius Gainerius (Antonio Guainerio, † um 1445), eine Zeitlang Professor in Pavia und Chieri, Leibarzt mehrerer Fürsten (Ludwig von Savoyen, Amadeus VIII., Filippo Visconti), verfaßte unter anderem einen Kommentar zum 9. Buche des Rhazes (In nonum Almensoris commentaria etc., Venet. 1497, 1498) und eine Practica (Papiae 1481 u. ö., Venet. 1508), auch unter dem Titel Opus praeclarum ad praxim non mediocriter necessarium (Lugd. 1534), welche aus 12 Abschnitten besteht: de egritudinibus capitis, de pleuresi, de passionibus stomachi, de fluxibus, de egritudinibus matricis, de egritudinibus juncturarum, de calculosa passione (Erwähnung der Bougie cap. 15 foramini virgae candelam subtilem ceream vel virgulam stanneam aut argenteam immitte), de peste, de venenis, de

febribus, de balneis, Antidotarium. Aus dem Inhalt sind besonders jene Mitteilungen, die sich auf die Pathologie des Nervensystems (z. B. Aphasie, Epilepsie, Manie) und auf die Gynäkologie beziehen, bemerkenswert. Wenn Guaineri abergläubische Prozeduren als Hilfsmittel bei der Geburt aufzählt, so scheint er mehr der Zeitrichtung als eigener Ueberzeugung Rechnung zu tragen.

Johannes Michael (Giovanni Michele) **Savonarola**[20], wahrscheinlich 1390 bis 1462, Professor in Padua, später in Ferrara, Physicus ordinis equestris hyerosolomitanus (Johanniter-Ritterorden), verfaßte außer den Schriften Practica canonica de febribus etc. (Venet. 1498 u. ö., Lugd. 1560), de arte conficiendi aquam vitae simplicem et compositam (Hagenov. 1532, Basil. 1597), in medicinam practicam introductio (Argent. 1553), de balneis omnibus Italiae sicque orbis (Venet. 1592), de pulsibus, urinis et egestionibus (Venet. 1497, 1552) u. a. nach dem Muster von Avicennas Kanon eine, das Gesamtgebiet der Medizin betreffende Practica de aegritudinibus a capite ad pedes (Papiae 1486, Venet. 1497, 1498, 1502, 1518, 1547, 1559, 1561). Das Werk zerfällt in sechs Traktate. Traktat I handelt über das Verhalten des Arztes am Krankenbette, die Erhebung der Anamnese und die Krankenuntersuchung (Inspektion des ganzen Körpers, des Harns, Blutes, Schleims, des Stuhles, des Erbrochenen u. s. w., Prüfung der Körperfunktionen), worauf dann die Zeichen der wichtigsten Symptomenkomplexe (Zeichen des hitzigen Symptomenkomplexes der Cholera rubea, der Verstopfung, der Tympanitis, der Anschoppung, der Verstopfung in den Gefäßen, der feuchten und hitzigen, der warmen und trockenen, der kalten und feuchten, der kalten und trockenen Komplexion), die Fieberarten, die Diätetik und medikamentöse Therapie (mit Rücksicht auf die Zeit der Verabreichung, Dosis, Indikation, Kontraindikation), endlich die Prognostik und ärztliche Politik erörtert werden. Traktat II handelt über die sex res non naturales. Traktat III handelt über die Krankenküche. Traktat IV betrifft die Pharmakodynamik. Traktat V zählt die Arzneimittel aus den drei Reichen und die Arzneiformen auf. Traktat VI enthält in 22 Abschnitten die spezielle Pathologie und Therapie. Jeder Abschnitt wird mit einer anatomisch-physiologischen Einleitung eröffnet, darauf folgt die Aetiologie, Symptomatologie, die Indikationsstellung, die Therapie, den Beschluß machen verschiedene Streitfragen „Dubia" und einschlägige hippokratische Aphorismen. Neben der inneren Medizin ist auch die Chirurgie berücksichtigt (Erwähnung eines Spiegels zur Erweiterung der Nase bei operativen Eingriffen, der direkten Laryngoskopie [Sichtbarwerden der geschwollenen Epiglottis nach starkem Hinunterdrücken der Zunge], Beschreibung eines Instrumentes nach Art des Syringotoms, mechanische Behandlung der Wirbelsäulenverkrümmung u. a.), desgleichen die Geburtshilfe; hinsichtlich letzterer ist hervorzuheben, daß unter den Ursachen der schweren Geburt auch der schmalen Hüften (mulieres, quae non sint in suis anchis bene amplae) gedacht und der Hebamme empfohlen wird, sich nach dem Verlauf etwa früher stattgehabter Geburten zu erkundigen. Außer einer Schwangerschaftsdiätetik gibt S. auch eine Wochenbettsdiätetik an. Aus einer Stelle geht hervor, daß damals der Arzt schon etwas mehr als früher mit der praktischen Geburtshilfe zu tun hatte, allerdings vorerst nur in schweren Fällen und bei den „dominae magnae" (pro pauperculis non multum laborat medicus).

Johannes de Concoregio (Gioanni da Concoreggio), geboren um 1380 in Mailand, lehrte in Bologna (1433), Pavia, Florenz und seit 1439 in seiner Vaterstadt; er hinterließ ein echt arabistisches, jeder Selbständigkeit entbehrendes Werk über die gesamte Medizin, welches eigentlich eine Sammlung mehrerer seiner Schriften darstellt unter dem Titel: Practica nova medicinae. Lucidarium et flos florum medicinae nuncupata. Summula ejusdem de curis febrium etc. (Papiae 1485, Venet. 1515, 1521, 1587).

Bartholomaeus (Bartolommeo) **Montagnana**[21], Professor in Padua, † um 1460. Seine lange Zeit sehr geschätzten Consilia (Rothomag. 1476, Venet. 1497, 1499, 1514, 1564, Lugd. 1524, 1525, 1568, Francof. 1604, Norimb. 1652), an Zahl 305, bilden eine medizinische Kasuistik, welche nach folgenden Gesichtspunkten geordnet ist: Diät, Krankheiten des Gehirns, der Nerven, der Augen, des Ohres, der Nase, des Mundes, der Kehle, der Lungen, des Herzens, der Brustdrüsen, des Magens, der Leber, der Milz, der Därme, des Afters, der Nieren, der Blase, der männlichen, der weiblichen Geschlechtsorgane, Krankheiten der Wirbelsäule und der Extremitäten, Dyskrasien, Fieber, Hautkrankheiten, Lepra. Im Abschnitt von der Lepra ist die knollige Form nicht mehr beschrieben. Im Anhang zu den Konsilien sind noch einige kleinere Schriften des Montagnana enthalten: Tractatus tres de balneis Patavinis, Tractatus de modo componendi medicinas et de dosi earum, Antidotarium.

Johannes Arculanus (Herculanus, Giovanni Arcolano, d'Arcoli) aus Verona, soll zuerst (1412-1427) in Bologna, sodann in Padua und Ferrara gelehrt haben († 1460 oder nach anderer Angabe 1484). Er schrieb Expositio in primam fen quarti canonis Avicennae (Ferrar. 1488, Lugd. 1518, Venet. 1560, 1580, Patav. 1684) und Practica medica s. Expositio in nonum librum Almansoris (Venet. 1483 u. ö., noch 1560, Basil. 1540). Letztere Schrift stellt zwar formell nur einen Kommentar dar, welcher sich von anderen durch die weit geringere Weitschweifigkeit und Zitatensucht vorteilhaft unterscheidet, enthält aber nicht wenige selbständige Anschauungen über die spezielle Pathologie und Therapie. Treffend ist z. B. die Symptomatologie des Säuferwahnsinns geschildert, in den chirurgischen Abschnitten, welche durch Abbildungen von Instrumenten verständlicher gemacht werden, finden sich manche interessante Stellen, die den Fortschritt in der Technik beweisen (z. B. Beseitigung von Wasser aus dem Gehörgang mittels einer Art von Spritze, Füllen hohler Zähne mit Goldfolie, Anwendung von Kathetern aus biegsamem Material bei verschiedenen Harnleiden).

Christophorus Barzizius (de Barziziis, Cristoforo Barziza) „novello Ippocrate", „Monarca della Professione", Professor in Padua (1434 bis mindestens 1440), hinterließ Introductorium sive janua ad omne practicum medicinae (Pap. 1494, Aug. Vindel. 1518), eine allgemeine Pathologie und Therapie, de febrium cognitione et cura liber (Pap. 1494, Lugd. 1517).

Johannes Mattheus de Ferrariis (Ferrarius) **de Gradi** oder Gradibus (Giamatteo Ferrari da Grado), † 1472, wirkte mit großem Erfolge als Professor der Medizin in Pavia, als Leibarzt am Hofe des Francesco Sforza und als angesehener, von den vornehmsten Persönlichkeiten in Anspruch genommener Praktiker. Schriften: Practica vel commentarius textualis cum ampliationibus et additionibus materiarum in nonum Rhazis ad Almansorem (Pars I Pap. 1471, 1497, Lugd. 1519, 1527, Venet. 1520, 1560; Pars I et II Pap. 1497; Pars III Mediol. 1471), Expositiones super vigesimam secundam fen tertiae canonis Avicennae (Mediol. 1494), Consiliorum secundum viam Avicennae ordinatorum utile repertorium (Venet. 1514, 1521, Lugd. 1535). Practica und Consilia (für die Zeitgeschichte nicht ohne Interesse) enthalten nicht wenige selbständige Beobachtungen und von eigenem Urteil geleitete Angaben, z. B. diätetische Regeln für Studierende und Reisende, Fälle von Schreibkrampf, Gesichtslähmung, Speichelfluß, Haemoptoe bei Dysmenorrhoe, Sterilität infolge von Lageveränderung des Uterus, Empfehlung eines Pessarium in der Behandlung des Uterusprolapses, eines Bruchbandes (brachale) mit flacher und quadratischer Pelotte zur Behandlung der Hernien u. a. m. Bemerkenswert ist die starke Berücksichtigung der Anatomie (in der Practica in Form von Einleitungen zur Pathologie der einzelnen Organe). Eine Auswahl der Consilia in auszugsweiser französischer Uebersetzung in H. M. Ferrari, Une chaire de médicine an XV siècle, Paris 1899, p. 185-241.

Marcus Gatenaria (Marco Gatenaria, Gattinaria, Gattinara), † 1496, aus Vercelli, übte in Mailand und Pavia (zuletzt daselbst Professor) die Praxis aus. In seiner noch starr arabistischen, im wesentlichen kompilatorischen und kommentatorischen Schrift de curis aegritudinum particularium sive expositio in nonum Almansoris (Lugd. 1504 u. ö., Pap. 1509, Bonon. 1517, Venet. 1521 u. ö., Basil. 1537, Paris 1540, 1549, Francof. 1575, 1604), welche lange Zeit sehr beliebt war, kommen manche gute Beobachtungen und auch wichtige chirurgische Bemerkungen vor (z. B. Empfehlung eines eisernen Bruchbandes, Exstirpation des prolabierten Uterus beim Versagen anderer Mittel). Im 47. Kapitel findet sich nebst entsprechendem Holzschnitt die Beschreibung einer Klistierspritze (nach Avicenna); die Spritze besteht aus einer Tierblase, an welche eine Kanüle angebunden ist, die der Länge nach in zwei Räume durch eine Scheidewand geteilt ist, einen oberen, geräumigen, mit einer Oeffnung am freien Ende, durch welche hindurch die Einspritzung in den oberen Mastdarm gemacht wurde, und einen unteren kleineren Raum mit einer zweiten Oeffnung nach hinten, nahe der Befestigung an der Blase, durch welche die im Mastdarm befindliche oder in denselben eingespritzte Luft austreten soll.

Baverius de Baveriis aus Imola, Leibarzt Nicolaus V., noch um 1480 Professor in Bologna, verfaßte Consilia medicinalia sive de morb. curat. liber (Bonon. 1489, Pavia 1521, Argent. 1542, 1593), welche durch einzelne kasuistische Mitteilungen höchst bemerkenswert sind (z. B. Karies des Felsenbeins, Differentialdiagnose zwischen Katalepsie, Hysterie, Epilepsie und Synkope, Fall von Hemiplegie einer Gravida mit Wirbelsäulenverkrümmung, Fall von Lähmung mit Sprach- und Gedächtnisstörung, Magenschwindel, Behandlung der Chlorose mit Eisen).

Chirurgie.

Petrus de Argelata (Pietro d'Argellata, P. de la Cerlata, Largelata etc., † 1423). Professor in Bologna, einer der bedeutendsten Chirurgen im Anfang des 15. Jahrhunderts[22], verfaßte De chirurgia libri VI (Venet. 1480, 1492, 1497, 1499, 1513, 1520, 1531), worin die vorhergehende Literatur, von den Arabern besonders Avicenna, von den abendländischen Autoren namentlich Wilhelm von Saliceto, Lanfranchi und Guy de Chauliac, sorgfältig benützt ist, ohne daß es gelegentlich auch an selbständigen Beobachtungen fehlen würde. Pietro d'Argellata beschreibt die gebräuchlichsten Operationen, zeigt sich aber im ganzen zu größeren operativen Eingriffen wenig geneigt und bringt unter Anführung der Quellen eine Fülle von medikamentöser Therapie. Anerkennenswert ist die Kasuistik besonders im Abschnitt über Wundbehandlung und die Offenheit, mit der er die eigenen Mißgriffe eingesteht. Im 5. Buche Tract. XIX, cap. 1-8 wird die Gynäkologie und Geburtshilfe abgehandelt, bemerkenswert ist die Schnittführung in der Linea alba bei der Sectio caesarea post mortem, das Extraktionsverfahren mit Einhaken des Fingers in die Perforationsöffnung, die Selbstausführung der Embryotomie. Tract. XII cap. 3 (De custodia corporis mortui) enthält den Bericht über die von d'Argelata 1410 ausgeführte Einbalsamierung der Leiche des in Bologna verstorbenen Papstes Alexanders V.

Leonardus Bertapalia (Leonardo da Bertapaglia, Bertipalia, Bertopalia etc., † 1460), Professor in Padua verfaßte eine aus sieben Traktaten bestehende Chirurgia s. recollectae super quartum canonis Avicennae (Venet. 1490, 1497, später in der Coll. chir. Venet. 1499, 1519, 1546 publiziert). Das Werk ist von arabistischem Geist durchweht, außer Hippokrates und Galen werden fast nur arabische Schriftsteller zitiert, die Arzneibehandlung überwiegt weitaus die eigentlich chirurgische Therapie, und phantastische Annahmen prävalieren vielfach über die nüchterne Beobachtung. Der sechste Traktat

De judiciis vulnerum significantium mortem per singula membra humana per aspectum et secundum duodecim signa celestia erörtert die Beziehungen der Chirurgie zur Astrologie (z. B. Verhalten der Wunden in den einzelnen Monaten, wenn die Sonne im Zeichen des Widders, des Stiers, der Zwillinge, des Krebses etc. steht). Der letzte Traktat, welcher in einen Hymnus (in 10 Hexametern) über die Wirkung der Scabiosa ausklingt, behandelt die Rezepttherapie und besitzt nur noch durch Angaben über zwei Leichensektionen (1429 und 1440), denen Bertapaglia beiwohnte, einige Bedeutung.

Frankreich.

Montpellier.

Valescus (Valascus, Balescus, Balescon) **de Taranta**, von Geburt Portugiese, erhielt seine Ausbildung in Montpellier und wurde daselbst am Ausgang des 14. und im Anfang des 15. Jahrhunderts einer der hervorragendsten Lehrer; er genoß den Ruf eines ausgezeichneten Praktikers. Er veröffentlichte 1401 einen Tractatus de epidemia et peste (gedr. 1474, Hagenov. 1497; katalon. Uebersetzung von Villar, Barcel. 1475 u. 1518 auf Grund einer 36jährigen Praxis). Das noch bis ins 17. Jahrhundert sehr angesehene, die gesamte Medizin umfassende Werk: Philonium pharmaceuticum et chirurgicum de medendis omnibus cum internis tum externis humani corporis affectibus (Lugd. 1490, 1500, 1516, 1521, 1532, 1535, 1599, Venet. 1490, 1502, 1589, außerdem noch mehrere abgekürzte Bearbeitungen von J. Hartm. Beyer, Francof. 1599, W. Wedel, Francof. et Lips. 1680, Lips. 1714). Valescus teilte, wie er in der Vorrede selbst sagt, die Schrift in sieben Bücher wegen der Heiligkeit der Siebenzahl und läßt ein gewisses Streben nach nüchterner Beobachtung nicht verkennen. In der herkömmlichen Anordnung a capite ad calcem, in übersichtlicher Darstellung nach dem gewöhnten Schema Declaratio (nomina, differentia), causae, signa, prognosticatio sive judicia, curatio werden die Krankheiten des Kopfes, Gesichtes, der Atmungswege, des Darmtrakts, der Leber, Milz, Nieren und Blase, der Sexualorgane, Fieber, epidemische Krankheiten, endlich in einem eigenen Tractatus chirurgiae die Lehre von den Abszessen, Geschwülsten, Geschwüren, Wunden und Hautaffektionen abgehandelt. Die Literatur, auch die zeitgenössische, ist fleißig benützt. Bemerkenswert sind die den einzelnen Abschnitten vorausgehenden kurzen anatomischen Beschreibungen und die, vielen Kapiteln beigefügten, Appendices.

Paris.

Jacobus de Partibus (Jacques Despars aus Tournay, † 1457, nach anderen 1465 oder noch später), Hauptvertreter der französischen Arabisten, Leibarzt des Königs Karl VII. und Philipps des Gütigen, Herzogs von Burgund, lehrte an der Pariser Hochschule, der er einen großen Teil seines

Vermögens schenkte[23] und welche er als Deputierter auf dem Konzil zu Konstanz vertrat. Nachdem er sich infolge seiner Verurteilung des gemeinsamen Badens und den Antrag, in Pestzeiten die Badestuben zu schließen, den Zorn der Baderzunft in einer Weise zuzog, daß er seines Lebens nicht sicher war, kehrte er in seine Vaterstadt wieder zurück. Despars arbeitete durch 20 Jahre an einem großen Kommentar zu Avicenna: Explanatio in Avicennam (Lugd. 1498), wobei er sich auf die griechische und arabische Literatur (angeblich im Original, nicht in Uebersetzungen) stützte. Bemerkenswert ist darin namentlich eine Stelle (I. Tr. IV, cap. 1), welche auf Petechialtyphus bezogen wird. Außer diesem Kommentar schrieb er noch: Glossa interlinearis in practicam Alexandri Tralliani (Lugd. 1504), Collecta in medicina pro anathomia (Venet. 1507), Expositio super capitulis ... primi Avicennae (gedr. mit Jacob. Foroliviensis Expositio, Venet. 1518), Summula per alphabetum super plurimis remediis ex ipsius Mesuae libris excerptis (Lugd. 1523 u. ö.), Inventarium collectorium receptarum omnium medicaminum (s. l. et a.) u. a.

Zur Literatur der Spezialzweige[24].

Augenheilkunde.

Gillibertus, Kanzler von Montpellier um 1250, Experimenta (ed. Pansier, Janus 1903).

Barnabas de Reggio, Libellus de conservanda sanitate oculorum (ed. G. Albertotti, Modena 1895), verfaßt im Jahre 1340.

Johannes de Casso, Tractatus de conservatione sanitatis oculorum (ed. Pansier, in Coll. ophthalm. veter. auctor. Fasc. I, Paris 1903), verfaßt im Jahre 1346.

Kinderheilkunde.

„Practica puerorum" ed. Sudhoff, Janus 1909 (in der Abhandlung die Schrift des Cornelius Roelans von Mecheln).

Paulus Bagellardus de Flumine (Paolo Bagellardo), geb. zu Fiume, zuerst Extraordinarius für praktische Medizin, später (seit 1472) Ordinarius der theoretischen Medizin an der Universität Padua, verfaßte Libellus de egritudinibus infantium (Patav. 1472, 1487), Säuglingspflege, Kinderkrankheiten und deren Behandlung, hauptsächlich nach der einschlägigen Schrift des Rhazes.

Arzneimittellehre und Pharmazie.

Christophorus de Honestis. Expositio super antidotarium Mesuae cum tractatu de aqua hordei et modo faciendi ptisanam (Bonon. 1488, Venet. 1562).

Saladinus de Asculo (Esculo), um die Mitte des 15. Jahrhunderts, Leibarzt des Fürsten von Tarent Giovanni Antonio di Balso Orsino, verfaßte zum Gebrauch der Pharmazeuten ein Compendium aromatariorum (Bonon. 1488, Ferrar. 1488, Venet. 1490 u. ö., noch 1602 mit den Op. Mesuae Venet. 1527, 1561, ital. Venez. 1559 von P. Lauro, span. Pinc. 1515 von Alf. Rodriguez de Tudela). Dieses erste wirkliche Apothekerbuch in modernem Sinne stand bei Apothekern jahrhundertelang im Gebrauch und wurde vorbildlich für alle späteren pharmazeutischen Lehrbücher. Es besteht aus acht Abschnitten. Der erste beschäftigt sich mit den Anforderungen, welche an den Apotheker in intellektueller und moralischer Hinsicht gestellt werden. Bezüglich der Tätigkeit und Ausbildung soll auf die Frage des examinierenden Arztes „quod est officium aromatarium" folgende Antwort gegeben werden: „dico quod officium aromatarii est, terere, abluere, infundere, coquere, destillare, bene conficere et confecta bene servare. Propter quae omnia dico alterius, quod aromatarii tenentur scire grammaticam, ut valent bene intelligere, dispensationes receptorum et antidotariorum et scientiae medicinae". Folgende Werke soll er besitzen: De simplicibus Avicennae et Serapionis de synonymis Simonis Januensis, Liber servitoris (des Abulkasim), Mesue, Johannes Damascenus (= Serapion d. Ae.), Antidotarium Nicolai oder Circa instans Platearii, de simplicibus des Dioskurides, auch den Macer Floridus. Der zweite Abschnitt erklärt die Nomenklatur der zusammengesetzten Mittel, der dritte handelt von den Gewichten, der vierte von der Anfertigung der Rezepte, wobei vor der willkürlichen Verwendung der Ersatzmittel (quid pro quo) gewarnt wird. Im sechsten Abschnitt werden Regeln für das Einsammeln der pflanzlichen Arzneistoffe und für die zweckmäßige Aufbewahrung der einfachen und zusammengesetzten Mittel gegeben. Der siebente Abschnitt handelt von den Aufbewahrungsgefäßen (Vasa vitrea, vitreata, plumbea, porcellionibus[!], ferrea, argentea, stannea deaurata, aurea, de cornu), der achte Abschnitt ist eine Series medicaminum in qualibet aromataria vel apoteca (16 Fette, 7 Arten Galle, 4 tierische Auswurfstoffe, 46 Wässer, darunter aqua vitae ardens aus Wein, 59 Elektuarien, 36 Pillenmassen, 24 Trochisci, 27 Oele, 18 Konserven aus Honig und Zucker) und am Ende werden Ratschläge über die zweckmäßige Lage der Vorratsräume gegeben.

Quiricus de Augustis aus Tortona, Arzt zu Vercelli. Sein Lumen apothecariorum (Venet. 1495, 1549 u. ö., Lugd. 1503) behandelt in 15 Distinktionen alles für den Apotheker Wissenswerte.

Joh. Jac. de Manliis de Boscho. Luminare majus super descriptiones antidotarii et practicae divi Johannis Mesue (Venet. 1490, 1496 u. ö., Pap. 1494).

Tertbona, Lumen apothecariorum (Venet. 1497).

Ricettario Fiorentino (1489).

Receptari de Manresa (Katalonien), eine Sammlung von bewährten Rezeptformeln (230), zusammengestellt von dem Apotheker Bernardus des Pujol im Jahre 1347 (ed. L. Comenge, Barcelona 1899).

Toxikologie.

Santes de Ardoynis (Santes Ardoyno) aus Pesaro, Arzt in Venedig, veröffentlichte 1426 eine Schrift de venenis (Venet. 1492, Basil. 1562), welche zwar durchaus kompilatorischen Charakter besitzt, aber historisch von großem Interesse ist.

Balneologie[25].

Matth. de Bandinellis, Tractatus de balneis Luccensibus, Piscie 1489.

Ugolinus de Montecatino, Tractat. de balneorum Italiae proprietatibus et viribus (In coll. de baln.).

Diätetik.

Benedictus a Nursia, De conservatione sanitatis.

Medizinische Astrologie.

Johannes Ganivetus (Jean Ganivet, Minoritenpater, Professor der Theologie zu Vienne in der Dauphiné). Seine lange Zeit in größtem Ansehen stehende Schrift Amicus medicorum (Lugd. 1496, 1508, 1550, 1596, Francof. 1614), welche alles enthalten sollte, was dem Arzte von der Astronomie und Astrologie zu wissen nützlich sein könnte, wurde 1431 zum Abschluß gebracht. Vgl. über den Inhalt Sudhoff, Iatromathiker vornehmlich im 15. und 16. Jahrhundert, Breslau 1902, S. 26, 27.

Zur Literatur in den Landessprachen[26].

Italienisch.

Vgl. Zambrini, Le opere volgari a stampa dei secoli XIII e XIV, Bologna 1884 und Morpurgo, Supplemento alle opere volgari ... indicate e descritte da Z. per gli anni 1889-90, Bologna 1892. Im folgenden sind nur einige der altitalienischen medizinischen Schriften angeführt; unter ihnen befinden sich auch Uebersetzungen von Schriften des Dondi, del Garbo, Saliceto, Chauliac, Mesue, Petrus Hispanus, Taddeo Alderotti, der hippokratischen Prognostik etc.

Maestro Gregorio, Fiori di medicina di maestro G. (ed. in der Sammlung Scelta di curiosità letterarie inedite o rare dal secolo XIII al XVI, Bologna

1865), handelt über die wichtigsten Gegenstände in der Diätetik in 12 Kapiteln.

Aldobrandino da Siena (vgl. S. 385, Anm. 2), Le quattro stagione e come l'uomo si deve guardare il corpo in ciasceduno tempo dell' anno. Trattato vulgarizzato da Zucheri Benvenini nel secolo XIV, Livorno 1471.

Ugolino da Montecatini (vgl. S. 512), Trattato de' bagni termali d'Italia.

Trattato dei cauterii (mit Abbildungen), 14. Jahrhundert, ed. G. Albertotti (Atti e memorie della Ratecad. di scienze, Padova Vol. 24).

Ugo Benzi, Trattato utilissimo circa lo regimento e la conservazione della sanitade (Milano 1481, 1507).

Michele Savonarola, Libreto de tutte che le cose se manzano comunamente piu che comune ... e le regule per conservare la sanità de li corpi humani con dubii notabilissimi (Vened. 1508).

Französisch.

Vgl. Pansier, Catalogue des manuscrits médicaux des bibliothèques de France. Manuscrits Français in Archiv f. Geschichte der Medizin Bd. II (1909), p. 385 ff.

Recettes médicales en français publiées d'apres le Mscr. 23, P. Meyer et Ch. Joret, Romania 18, p. 571 ff.

Provenzalisch.

Eine Basler Handschrift enthält der Reihe nach eine Chirurgie des Stephanus Aldebaldi (Algebaldus nach 1400), eine Chirurgie des mayestre rogier (Roger von Salerno), einen anonymen Harntrakt (um 1300 geschrieben), welchem eine Diätetik angehängt ist (veröffentlicht von W. Wackernagel in Haupts Zeitschr. f. deutsches Altertum Bd. 5, 1845 — stimmt stellenweise fast wörtlich mit dem entsprechenden Abschnitte der Meinauer Naturlehre, vgl. S. 357, überein), eine „Anothomya" (veröffentlicht von K. Sudhoff in Studien z. Gesch. d. Med. H. 4, Leipzig 1908, etwa um 1250 geschrieben, freie Bearbeitung der Anatomia des Richardus Salernitanus, mit Exzerpten aus der Anatomia porci des Salernitaners Kophon des Jüngeren), eine Uebersetzung der Augenheilkunde des Benvenutus Grapheus. Der provenzalische Traktat über Anatomie enthält 5 Abbildungen, welche den Knochenbau (mit erklärendem Texte), das Venensystem mit den Eingeweiden der drei Körperhöhlen, die weiblichen Geschlechtsorgane, die männlichen Geschlechtsorgane, die Arterienverzweigung samt den Brust- und Baucheingeweiden darstellen (vgl. Sudhoff l. c.).

Deutsch[27].

a) Mittelhochdeutsch.

Arzneibücher. Das arzinbuoch Ypocratis (Zürich, Wasserkirchbibliothek Ms. C. 58) ca. 1160. Graff, Diutiska II, 1827, p. 269-273; Pfeiffer, Zwei deutsche Arzneibücher aus dem 12. und 13. Jahrhundert, Sitzungsber. d. phil.-hist. Klasse der Wiener Akademie Bd. 42, p. 118-127. Vgl. Hofmann in den Münchener Sitzungsber. Jahrg. 1870, Bd. I, p. 511-526. — „Practica" des „Meister Bartholomäus" von Salerno (München, Hof- und Staatsbibliothek, Cod. germ. 92, Bl. 1-18) ca. 1250. Pfeiffer, Zwei deutsche Arzneibücher, Sitzungsber. d. phil.-hist. Klasse der Wiener Akad. Bd. 42, p. 127-158. — Eine Krankheits- und Heilmittelkunde aus dem 14. Jahrhundert (Breslau, Rhedigerana, Perghdschr. 152 Bl.), vgl. Heinr. Hoffmann, Fundgruben für Geschichte deutscher Sprache und Literatur Bd. I, Breslau 1830, p. 319-327 (auszugsweise abgedr. mit kurzer Inhaltsangabe des Ganzen), Külz und E. Trosse-Külz, Das Breslauer Arzneibuch, Monatsbl. d. Goslarer C. V. naturwissenschaftl. u. med. Vereine an deutsch. Hochschulen (1904). Der Abschnitt „Heilkräfte verschiedener Kräuter" ist eine Bearbeitung des Macer Floridus. — Eine kleine Arzneilehre (Basel, Univ. Ms. Bd. XI, Perg.), 14. Jahrhundert. W. Wackernagel in M. Haupt und H. Hoffmann, Altdeutsche Blätter, 2. Bd., Leipzig 1840, p. 133. — Aus einem elsässischen Arzneibuche des 14. Jahrhunderts (6 Blätter Großfolio — 112-117 — im Großherzogl. Hess. Haus- und Staatsarchiv in Darmstadt), Birlinger, Alemannia 1882, X, p. 219-232.

„Meinauer Naturlehre" (13. Jahrhundert), W. Wackernagel, Stuttgart 1851, Lit. Verein, vgl. S. 357. Für die diätetischen Anweisungen diente das Regimen sanit. Salernitanum zum Vorbild.

Volmars Steinbuch (ca. 1250) in Versen. J. G. Büsching (Museum f. altd. Lit. u. Kunst, II, 1811, S. 52 ff.), H. Lambel, Heilbronn 1877, nebst dem **St. Florianer Steinbuch** aus dem 15. Jahrhundert.

Heinrich von Mügeln über Steine (um 1350), Lambel, Das Steinbuch, S. 126-134.

Kunrat von Megenberg (ca. 1309-1374), Puch der natur (ca. 1350), ed. Fr. Pfeiffer, Stuttgart 1861. Neuhochdeutsch von H. Schulz, Greifswald 1898. Der Verfasser, ein frei gesinnter Kleriker, stammte aus dem östlich von Schweinfurt gelegenen Orte Mainberg (Meyenberg), lehrte 8 Jahre hindurch in Paris, wirkte sodann nach seiner Rückkehr nach Deutschland (1337-1341) in Wien als Vorsteher der Bürgerschule bei St. Stephan und nahm endlich in Regensburg dauernden Aufenthalt (als Pfarrer, später Kanonikus). Das Megenbergsche Buch der Natur deckt sich inhaltlich mit dem Liber de naturis rerum des Thomas von Cantimpré (vgl. S. 357), scheint aber nicht direkt nach dieser Schrift, sondern nach einer lateinischen Ueberarbeitung derselben (durch den Bischof Albert von Regensburg) hergestellt zu sein.

Regimen sanitatis (veröffentlicht von K. Ehrle in Rohlfs Deutsch. Archiv f. Gesch. d. Mediz. 4. Jahrgang 1881), das ist **„von der ordnung der gesundheit"** gewidmet dem Grafen Rudolf von Hochenburg [Vochenburg?] und seiner Gemahlin Margarethe geb. von Tierstein), um 1400 (?). Inhalt: Diätetische Vorschriften über das Verhalten in den Jahreszeiten und den einzelnen Monaten, Einfluß der Elemente und Temperamente auf den Menschen, Qualität der verschiedenen Speisen, Wasser- und Weintrinken, Diätetik des Schlafes, Laxierens, Badens, Aderlassens (mit Aufzählung der Aderlaßvenen und ihrer Vorzüge im Einzelfalle), Brechmittel, Klistiere, Lebensweise in Pestzeiten, Anweisung, wie man Haupt, Hirn und Augen gesund halten soll. In späterer Zeit wurde dem Regimen noch eine mit kurzen prophylaktischen und therapeutischen Ratschlägen versehene Semiotik (Harnschau, Pulsuntersuchung, Prüfung des Aderlaßblutes), Rezepte mit Vorschriften zur Vertreibung des Fiebers mittels Diät und kühlenden Sachen angehängt. Es handelt sich um eine Kompilation, der unbekannte Verfasser beruft sich häufig auf Aristoteles, Hippokrates, Galen und die Araber.

Heinrich Louffenberg. Versehung des Leibs. Diätetisches Lehrgedicht vom Jahre 1429 (teilweise zum Abdruck gebracht und besprochen von K. Baas in Zeitschr. f. d. Gesch. d. Oberrheins XXXI und Zeitschr. d. Gesellsch. f. Beförderung d. Geschichtskunde von Freiburg, „Alemannia" 21). Kulturhistorisch sehr interessant sind die 83 Holzschnitte in der Inkunabel (Augsburg 1491).

Ortolff von Bayrland (Arzt in Würzburg, spätestens in den ersten Dezennien des 15. Jahrhunderts): Arzneibuch (Arzneipuch, Nürnberg 1477, Augsburg 1479, 1482, 1488, Mainz 1485-91, in niederdeutscher Ubersetzung, Lübeck 1484 [Promptuarium medicinae]). Inhalt: Die vier Elemente, Kennzeichen der Gesundheit[28], Regeln zur Erhaltung der Gesundheit (Meidung Kranker wegen Ansteckungsgefahr), Arzneigebrauch, Stuhlgang, Krankheitsanfälle, Säuglingspflege, Harntraktat, Pulstraktat, spezielle Pathologie und Therapie der inneren Affektionen a capite ad calcem, einige kurze chirurgische Kapitel[29], diätetisches Verhalten in den einzelnen Monaten, die Wirkung der einzelnen Speisen, über Stuhlzwang, Theriak, Fußbäder, Magenfüllung, Atembeklemmung, Aloesalbe (der nun folgende Abschnitt, pharmakologisch-botanische Abschnitt, von den Kräutern ist ein späteres Anhängsel, welches aus dem Buch der Natur des Konrad von Megenberg entnommen ist). Das Arzneibuch des Ortolff deckt sich mit Ausnahme der speziellen Pathologie und Therapie und der speziellen Speisediät stofflich vielfach mit der Schrift von der Ordnung der Gesundheit (vgl. oben) und erweist sich als eine Kompilation aus lateinischen Texten („darumb will ich Ortolff von Bayrlandt doctor der ertzney ein artztpuch machen zedeutsch aus allen artztpüchern die ich in latein ye vernam").

Besonders dienten auch das Pantegnum, die Schriften des Platearius und die salernitanischen curae egritudinum als Vorlage. Bei der Abfassung der Schrift schwebten vornehmlich therapeutische Zwecke vor, die anatomisch-physiologischen Beschreibungen der einzelnen Körperteile sind daher flüchtig behandelt. Ob dem Ortolff das Büchlein, wie sich die Schwangeren, Gebärenden und Wöchnerinnen halten sollen[30] (Ulm ca. 1495), tatsächlich zukommt (in der Ausgabe gilt er als Verfasser), ist zweifelhaft; die in dieser populären Schrift gegebenen Anweisungen sind recht zweckmäßig.

Bartholomaeus Metlinger (um die Mitte des 15. Jahrhunderts), Arzt in Augsburg, verfaßte Ein Regiment wie man junge kinder halten sol von mutterleyb bis zu siben jaren, mit essen, trinken, paden und in allen kranckheytten die in zu sten mügen (der Titel lautet in den einzelnen Ausgaben verschieden, Augsburg 1473, 1474, 1476, 1497, 1500, 1511, 1531, in freier Uebertragung herausgegeben von L. Unger, Das Kinderbuch des B. Metlinger, Leipzig und Wien 1904). Dieses wohl auf handschriftlichen Vorlagen beruhende Büchlein, in welchem Hippokrates (Aphorismen), Galen (de regimine sanit.), Rhases (Continens), Avicenna (Kanon), Averroes (Colliget), Constantinus (Pantegni) und Avenzoar zitiert werden, zerfällt in vier Kapitel, von denen die beiden ersten die Diätetik und Pflege des Kindes, das dritte die Krankheiten der Kinder, das vierte die Erziehung behandelt. Kap. I: Allgemeine Lebensregeln für die Neugeborenen, bis sie Gehen und Sprechen lernen, Mundreinigung, Salzen, Baden der Neugeborenen, Bestreuen des Nabels mit austrocknendem Pulver, Nabelpflege, das tägliche Bad bis zu einem halben Jahre mit seinen Kautelen, die Lagerung des Schlafenden mit erhöhtem Kopf; über die Art des Aufhebens, Streichens, Wickelns der Kinder, was man aus ihrem Weinen entnehmen kann. Kap. II: Säugen, Wahl der Schenkamme, Entwöhnung, Probe der Ammenmilch, Ammenernährung. Kap. III: Nach der Vorbemerkung, daß bei einem kranken Säugling die Amme in die Kur genommen werden müsse, werden folgende Krankheiten durchgesprochen: „Nerys" = Kopfausschlag, „Wechselbalg" = Hydrocephalus, „Durstig" = Meningitis (?), „Wachen" = Schlaflosigkeit, „Vergicht" = Krämpfe, Lähmungen, Ohrenfluß, Augenentzündungen, Schielen, Zahnen, Halsgeschwulst, Affektionen der Mundschleimhaut, Brustkatarrh, Verdauungsbeschwerden, Gelbsucht, Durchfall, Verstopfung, Mastdarmvorfall, Würmer und Leibschmerz, Nabel- und andere Brüche, Harnsteine, Hautgeschwüre, Fieber, „Gesegnet oder Ungenad" = Erysipel, „Durchschlechten und Blatern" = Masern und Blattern. In der Therapie beruft sich Verf. gelegentlich auf eigene Erfahrungen. Kap. IV: Anweisung, wie man die Kinder halten soll beim Laufenlernen, über körperliche und moralische Erziehung bis zum 7. Jahre (Essen, Trinken, Baden, Bewegung, Beginn des Unterrichts mit 6 Jahren); Weingenuß: Mädchen erst nach dem 12., Knaben nach dem 14 Jahre gestattet).

Michael Puff aus Schrick (ca. 1400-1473), Professor an der Wiener Universität, verfaßte 1455 „Ain guts nützlichs büchlin von den ausgeprennten Wassern" (von 1477-1601 dreißigmal gedruckt, besonders oft in Augsburg), welches 1466 vom Autor einer Neubearbeitung unterzogen wurde. Die Schrift handelt von der Verwendung der destillierten Wässer (aus 80 Pflanzen) und des gebrannten Weines[31].

Heinrich von Pfolspeundt. Buch der Bündth-Ertznei (ed. H. Haeser und A. Middeldorff, Berlin 1868), 1460 verfaßt. Die Schrift beginnt mit einigen deontologischen Betrachtungen, die sich namentlich auf die Nüchternheit, Reinlichkeit beziehen; wichtig ist der Rat, daß der Wundarzt in schwierigen Fällen, denen er selbst nicht gewachsen ist, den Kranken an andere erfahrene Meister verweise. Die Wunden (bei deren Untersuchung die Sonde zur Anwendung gelangt) zerfallen in frische und alte („faule"); erstere können in der Regel nur auf dem Wege der Eiterung (Applikation von Terpentinöl, Rosenöl, auf Werg oder Flachs gestrichener Wundpflaster, aus Honig, Mehl, Butter und Bolus bestehend) zur Heilung gebracht werden, letztere bedürfen scharfer, austrocknender und ätzender Mittel, von denen eine Menge angeführt sind (z. B. Alaun, Grünspan, Aetzkalk). Obgleich P. geringe Geneigtheit für die Anwendung der blutigen Naht bei der Wundvereinigung im allgemeinen zeigt, so gibt er doch klare Anweisungen zur Ausführung derselben, z. B. der Knopfnaht (mit einem grünseidenen Faden, der 7 Tage lang liegen bleibt). Zur Stillung von Blutungen dienten Tampons (aus Baumwolle), die mit styptischen Mitteln (darunter z. B. Zunder, Schweine- und Eselskot) versehen waren; von der Ligatur findet sich nicht einmal eine Andeutung. Als akzidentelle Wundkrankheiten gelten das „wilde Fewer" (Erysipel) und das „Gliedwasser" (wässerige Absonderung, Eiterung, Jauche [?]). Wundtränke bilden natürlich ein unabweisbares Erfordernis. Am ausführlichsten wird die Behandlung der penetrierenden Bauchwunden (namentlich der durch Pfeile verursachten) geschildert. Hierbei ist ausführlich die eventuelle Vornahme der Erweiterung der Wunde und der blutigen Naht, namentlich aber die Reposition prolabierter Därme besprochen; eine verletzte Darmschlinge soll durch Schnitt entfernt und durch eine silberne Kanüle ersetzt werden; innerer Bluterguß (wegen Gefahr der Gerinnung) ist stets durch entsprechende Lagerung der Kranken zu beseitigen. Sehr eingehend sind die Vorschriften über Pfeilextraktion, von Schußwunden ist dagegen nur an einer einzigen Stelle, und zwar ganz nebensächlich, die Rede. Der Verband bei Frakturen (nach vorgenommener Reposition) besteht aus einem „Beinpflaster" und entsprechend angebrachten Holz-, Filz- und Pappenschienen; bei komplizierten Frakturen muß die Bruchstelle offen gehalten werden. Bei Fraktur des Oberschenkels kommt eine hölzerne Beinlade wegen Gefahr der Verkürzung zur Anwendung, zur Behebung von Verkrümmungen maschinelle Behandlung. Die Anweisungen über die Reposition der Luxationen entbehren der anatomischen Grundlage und beruhen bloß auf Empirie, die Therapie der Hernien ist dürftig (Ruhelage, Reposition, diätetische Maßnahmen etc.), die Radikaloperation wird nicht erwähnt. Außer den genannten Affektionen werden mit kürzeren Bemerkungen noch Zahn- und Mundkrankheiten, Gicht, Ruhr, Spulwürmer, Dysurie, Kondylome, Pestbubonen etc. berücksichtigt. Die große Bedeutung der Schrift liegt hauptsächlich darin, daß sie die erste Beschreibung der ängstlich als Zunftgeheimnis gehüteten **Rhinoplastik** enthält, welche der Verfasser, wie er selbst angibt, von einem Italiener gelernt und nur zwei Ordensbrüdern mitgeteilt hatte. Diese Beschreibung, welche sich durch Ausführlichkeit auszeichnet, lautet folgendermaßen:

Die kunst. Nim ein bergament ader ein leder, vnnd must das gleich nach der nassen wunden machen, vnnd schneiden, sso weith vnd sso langk, als die forige nassen gewest ist. vnd must das enwenig bigenn oben vff der nassen, dor vmb das die nassen oben nicht breith werde. dornach nim das selbige bergemen ader leder, vnnd lege das hinder den elbogenn enweinig vff den arm, do er dicke ist, vnnd streich dorvmb mith einer dinten oder sunst mith farb, als weit vnd langk das selbige flecklein gewest ist: vnd nim ein guth scharff schnedemesser, ader ein schermesser, vnd do mith streich adder schneidt durch die hawt, vnnd nim des fleiss enweinigk mith. vnd schneidt nicht weiter, wan du das mit der dinten ader farb gemergt hast. vnd hibb hinden an zcw schnidden herfurbatz. vnnd wie du die mosse eben getroffen hast mit dem schniden, szo schneid nach mir er furbas. das thustu wol mith einem schnidt. vmb ein zcweren finger adder mehr. vnd lass denn selbenn fleck, den du geschnitten hast, am arm hengenn, vnd schnide den nicht abe. vnd hebe jm den arm vff das heupt, vnnd hefft im den selben fleck gleich auff die nassen, jn massenn als sie vor gewest ist. vnd dorvmb mustu den fleck dester lenger schneiden, das du dester bas tzw der nassen kommen kanst. den du must jm den arm vff das heupt binden, vnd hinder den elbogenn, vnnd must en alsso mith bendernn bewaren, das im der arm dister steter ligen möge, vnde dister weniger müde werde. mache derr binden von tochern dester meher. den er muss sso langk gebunden ligen, biss das dy nasse mith fleck gestosssenn sei. das werth tzw tzeitenn viii ader x tage. adder alsso langk bistu sichst, das es gestossen sie vnd in der heill ist, szo schnide den lappen ader flecke abe, doch nicht tzw kurtz, alsso das er dennacht ein wenigk vor dy nasse gehe, szo hat dy nasse newr ein loch. dornoch schneid den lappen adder den fleck in solcher lengk vnd breite, das du en vnden widder hefftenn magst. alsso mustu die hawth ein wenigk weg schneidenn, aber sunst roe fleiss aldo machen, vnd den selbigen lappen vnden hintzw hefftenn, do er roe fleisch ist, szo wirt die nassen ausssen widder zcwislicht, aber innen nicht. szo heil sie denn mith dem wundtrangk vnd mith dem öl, vnnd mith der rothen szalbenn. doch ee du in schnidest, szo lege im den arm vfft vff das heupt hocher vnnd nidder, sso siehstu woll, wo du jnn schneiden saldt. vnnd wan du en sso gantz gehefft hast, vnnd wilt jnn heilenn, vnnd all die weil du inn heilest, sso richt öm die nassen, vnnd binde im die, vnnd vorsorge ims alsso mith solchenn gebende, do von sie schmal, hoch ader nider wirth, ist enn die nasse tzw breith, szo binde jm kleine secklein tzw beidenn seiten neben vff die nasse, doch mustu jm gebunden fedderkell mith flachs in die nasse stossenn, vnd die forne in der nassen wol auss föllen, szo werden die nassen locher nicht tzw enge, vnd bleiben gleich weith. her wirt aber müde am ligenn, szo mustu jm tzw tzeitenn helfen am bette mith küssen vnnd mith tochern. die mustu alsso binden vnd legen, das sie im tzw holffe komen, vnnd rwe do durch gehabenn kan. vnnd muss tzw tzeiten lehenne im bette, alsso das es hoch tzw heupten sei. tzw tzeitenn sittzet er, zcw tzeiten gehet er vmb inn dem gemache, do er leith, vnd wo von ader wie er jn besten rwen magk, tzwm sselbigen hilff im. vnnd ist vorwar gerecht, gehe einer mith dem schneiden nwr recht vmb vnnd mith vornunfft, vnnd schneid im den fleck lang gnug, szo machstu disterbass mith im vmb gehen, vnnd rwet disterbass, vnnd schadt im nicht vorwar. Ich rathe einem ittzlichenn gantz, wen er der nasse nicht habbe. ein wall hath mich das gelernth, der gar vil leuten do mith geholffen hath, vnnd vill geldes do mith verdieneth. Queme dir einer tzw, vnnd wir im die nasse abgehawen, vnd wer im geheilet, szo schneid im die hawth wol vnnd weid gnug vff bis vff das roe fleisch, vnnd mache das alsso das forder. dor nach heile das aus alsso, es gehet antzweiffell tzw. es ist vfft bewerth. (In der erwähnten Ausgabe S. 29 ff.) Bemerkenswert ist ferner die Schilderung der Hasenschartenoperation und die Anweisung zur Anästhesierung (Schlafschwämme, die mit dem Saft von schwarzem Mohn, Bilsensamen, Mandragorablättern, unreifen Maulbeeren, Schierlingswurzeln, Efeu, Lactucasamen, Seidelbastkörnern getränkt sind).

b) Mittelniederdeutsch.

„Practica" des **„Meisters Bartholomaeus"** von Salerno (Gotha, Herzogl. Bibl. Ms. 980, Bl. 85^r-104^v), ed. von Felix Freih. v. Oefele, „Angebliche Practica des Bartholomaeus von Salerno, Schüler des Constantinus Salernitanus", Neuenahr 1894.

Die dudessche arstedie (Gotha, Herzogl. Bibl. Ms. 980, Bl. 7_{r}-85_{r}). Vgl. über diese beiden Bestandteile des „Gothaer Arzneibuchs" Regel (Gothaer Gymnasialprogramm 1872, 1873; Jahrb. d. Ver. f. nd. Sprachf. Jahrg. 1878, 1879).

Fragment eines mittelniederdeutschen Arzneibuches (ca. 1300), H. Fischer, Pfeiffers Germania, 1878, XXXIII, S. 52-56.

Everhard von Wampen, aus Pommern, verfaßte 1325 am schwedischen Königshofe den Spegel der naturen (Spiegel der Natur), ein Lehrgedicht, welches eine populäre Darstellung der Humoralpathologie mit Berücksichtigung von Jahreszeit, Tierkreiszeichen, Planeten etc. und darauf gebauter Diätetik enthält, veröffentlicht von Erik Björkman in Upsala, Universitets Aarsskrift 1902.

Van den eddele ghestenten. C. Schröder, Jahrb. d. Ver. f. nd. Sprachf. 1876, S. 57-75.

Das [Utrechter] Mittelniederdeutsche Arzneibuch (ca. 1400). J. H. Gallee, Jahrb. d. Ver. f. nd. Sprachf. 1889, S. 105-149.

Das große Wolffenbütteler mittel-niederdeutsche Arzneibuch (Wolfenbüttel, Herzogl. Bibl. Ms. Aug. 23, 3. — 143 Bl. Perg. — 15. Jahrhundert), vgl. Regel (Jahrb. d. Ver. f. nd. Sprachf. 1878, S. 5-26).

Mittelniederländisch.

Jehan Yperman. Chirurgie ed. M. C. Broeckx, La chirurgie de maître J. Y., Anvers 1863 (Annales de l'Académie d'archéologie de Belgique, t. XX). Traktat über Medizin ed. M. C. Broeckx, Traité de méd. pratique de maître J. Y., Anvers 1867. Die mit anatomischen Figuren (z. B. Schädelnähte) und Abbildungen von Instrumenten versehene Chirurgie (welche ursprünglich lateinisch abgefaßt war) beruht auf gründlicher Literaturkenntnis[32] und vielen selbständigen Erfahrungen, welche den Verfasser als geschickten und kühnen Operateur zeigen. Das Werk beginnt mit einer frommen Einleitung, der Definition der Chirurgie und einer Anatomie des Kopfes nebst zugehörigen physiologisch-pathologischen Bemerkungen, sodann folgt eine chirurgische Hodegetik resp. Deontologie, worin außer den entsprechenden körperlichen und moralischen Eigenschaften, die Kenntnis der Grammatik, Logik, Rhetorik und Ethik verlangt wird. Aus dem weiteren Inhalt, der die Lehre von den Wunden im allgemeinen und von der Blutstillung, sodann die chirurgischen Affektionen in der Anordnung a capite a calcem behandelt (von den letzten Kapiteln, Krankheiten der unteren Extremitäten, ist nur der Anfang erhalten), wäre folgendes hervorzuheben. Die Wunden werden (in geeigneten Fällen) mit gerader Nadel und einem gewichsten Faden genäht, zur Beförderung des Eiterabflusses dient eine Wieke. Yperman unterscheidet arterielle und venöse Blutungen, bei größeren Blutungen kommen Styptika, die Kompression, das Cauterium, die Unterbindung und Umstechung (vielleicht auch die Torsion) der Gefäße zur Anwendung. Unter den Schädelverletzungen (ausführliche Schilderung der Trepanation) werden auch die Quetschungen des Schädeldaches ohne äußere Wunden beschrieben. Bei der Operation der Hasenscharte findet eine Anfrischung und eine Vereinigung mittelst der Knopfnaht und der umschlungenen Naht statt. Halb abgehauene Ohren werden mittelst Naht wieder befestigt. Eingehend sind die Verletzungen durch Geschosse (Pfeile) geschildert, resp. die Methode der Ausziehung; den Verletzten wurde auch ein besonderer Wundtrank gereicht. Balggeschwülste sind nach Freilegung zu exstirpieren oder mit einem stumpfen Haken herauszubefördern. Von Nasenkrankheiten werden Polypen, Nasenbluten, Ozäna, von den Krankheiten der Mundhöhle ranula, cancer, ulcera der Zunge, Mundfäule, Fissuren der Lippenschleimhaut, von Ohrleiden Fremdkörper, Ohreiterungen, Ohrwürmer besprochen. Reichhaltig ist der Abschnitt über die Verletzungen, Schußwunden, Abszesse, Drüsenschwellungen der Halsregion. Hierbei wird ein Fall erzählt, wo die Ernährung durch eine, tief in den Mund gesteckte silberne Röhre stattfand. Bezüglich der Heilung der Kröpfe und Skrofeln durch Königshand heißt es, daß die Skrofeln, wo sie heilbar sind, auch ohne diese Maßnahme heilen „ende vnderwilen ghenesen si niet". Ausführlich werden die Hautleiden (Scabies, Warzen, Pocken und „maselen", worunter außer den Morbillen noch eine ganze Reihe anderer Exantheme zusammengefaßt sind, Lepra = laserscap mit ihren verschiedenen Spezies) besprochen; unter den Kennzeichen des Aussatzes ist auch die Anästhesie der Haut, das Nichthaften von Wasser auf der Haut und die Blutprobe (drei Körner Salz, auf das Aderlaßblut gelegt, „schmelzen" bei Leprösen) erwähnt, die „Laserie" entstehe oft als „infexcie" durch häufigen Sexualverkehr mit Frauen, welche an der Krankheit leiden. Nach den Abschnitten über vergiftete Wunden, Bubonen, Fisteln, Erysipel, Abszesse, Verbrennungen folgt die Darstellung der Eingeweideverletzungen und Hernien. Behufs Reposition prolabierter Bauchorgane soll die Wunde erweitert werden, die Heilung der Hernien sei durch sechs Wochen lang fortgesetzte Rückenlage, besondere Diät, Pflaster etc. zu versuchen. Unter den Affektionen des Penis ist die Rede von guten und brandigen Geschwüren etc., wobei in der Therapie Pulver, Einspritzungen, Kauterisationen etc. eine wichtige Rolle spielen. Nabelbrüche sollen durch Umstechung radikal geheilt werden. Bei den Hämorrhoiden wird von chirurgischen Maßnahmen nichts angeführt; in der Therapie der Mastdarmfisteln kommen Salben oder das Abbinden zur Anwendung, Vorfall des Mastdarmes sei mit adstringierenden Mitteln zu behandeln. — Der Traktat über innere Medizin stellt ein mehr für Anfänger bestimmtes Kompendium dar (es liegt nur unvollständig vor) und berücksichtigt vorzugsweise die therapeutische Seite (Aderlaß, Purganzen, Bäder, Räucherungen, Einreibungen, Umschläge etc.); auch in diesem Werk bewährt sich Yperman als ein Arzt von selbständigem Urteil und reicher Eigenerfahrung[33].

Einen anonymen Traktat, der über Harnschau, Aderlaß und über den Gebrauch von Medikamenten handelt, gab kürzlich Geyl mit französischer Uebersetzung heraus, Un traité de médecine du XV. siècle. Janus XIV, 1909, p. 354 ff.

Mittelenglisch[34].

Ein mittelenglisches Medizinbuch, ed. Fritz Heinrich, Halle 1896.

Mittelenglische Rezepte des 14. Jahrhunderts (ca. 1400), ed. G. Henslow, Medical works of the fourteenth Century, London 1899.

„Heilkräuterlehre". Archaeologia, Vol. XXX, Lond. 1844, p. 364-395.

„Gereimte Heilkunde". Archaeologia, Vol. XXX, Lond. 1844, p. 349-363.

Englische Rezepte (ca. 1400). Archaeologia, Vol. XXX, Lond. 1844, p. 395-403.

Gälisch.

Meddygon Myddfai, the physicians of Myddvai or the medical practice of the celebrated Rhiwallon and his sons, of Myddvai, in Caermarthenshire ... translated by John Pughe ... and edited by John Williams ab Ithel, Llandovery 1861.

Alt-Dänisch, Norwegisch, Schwedisch.

Henrik Harpestreng († 1244), Danske Laegebog, ed. Chr. Molbech, Kopenhagen 1826. In altnorwegischer Uebertragung ed. Marius Haegstad in Videnskabs-Selskabets Skrifter II. Hist.-filos. Kl. Nr. 2; in altschwedischer Uebertragung ed. G. E. Klemming in Läke-och Örteböcker från Sveriges medeltid, Stockholm 1883-86 (Samlingar utgifna af Svenske Fornskrift-Sällskapet).

Ein altdänisches Arzneibuch aus dem 14. Jahrhundert, ed. Viggo Såby, Det Arnamagnaeanske håndskrift Nr. 187, Kopenhagen 1886.

Ur laekningabók (13. Jahrhundert), norwegisch, ältestes Fragment eines isländischen Arzneibuches, ed. Konr. Gislason, Kopenhagen 1860 (Prover af oldnordisk sprog og literatur, p. 470-475); auch in altdänischer Uebersetzung.

Den islandske laegebog, ed. Kr. Kalund, Kopenhagen 1907 (Kgl. Danske Vidensk.-Selsk. Skr. 6. Raekke hist. og filos. Afd. VI, p. 365-394).

Läke-och Örte-böcker från Sveriges Medeltid (schwedische Arzneibücher aus der Zeit vom 14.-16. Jahrhundert, zumeist aus dem 15. Jahrhundert), ed. G. E. Klemming, Stockholm 1883-86 (Samlingar utgifna af Svenska Fornskrift-Sällskapet, Heft 82, 84, 90).

---

[1] Im folgenden sind nur besonders wichtige und meist nur später im Druck erschienene oder in unserer Zeit neu herausgegebene Schriften angeführt. Selbst bei dieser Beschränkung soll auf Vollständigkeit kein Anspruch erhoben werden, namentlich auch nicht hinsichtlich der Ausgaben.

[2] Erläuterung zu Guido Calvacantis bekanntem Gedicht über die Natur der Liebe, beginnend mit den Worten: „Donna mi prega".

[3] Diminutivum von Alberto.

[4] Guy de Chauliac (Tr. I, Doctr. I, cap. 1) sagt: Et ipsam (sc. anatomiam) administravit multoties magister meus Bertrucius in hunc modum. Collocato corpore mortuo in scamno, faciebat de ipso quatuor lectiones. In prima tractabantur membra nutritoria, quia citius putrent. In secunda membra spiritualia. In tertia membra animata. In quarta extremitates.

[5] Der Ruf der (angeblich aus Konstantinopel eingewanderten) Paduaner Aerztefamilie Sophia reicht weit zurück. Besonderes Ansehen erlangte zuerst Nicolo † 1315), der selbst schon von namhaften Aerzten abstammte. Söhne Nicolos waren Giovanni († 1389), Professor in Padua und Bologna und der oben erwähnte Marsilio. Auch deren Nachkommen wirkten in hervorragender Weise als Aerzte und Professoren, so Galeazzo, Bartolommeo und Francesco, die Söhne des Giovanni, und Guglielmo und Daniel, die Söhne des Marsilio.

[6] Möglicherweise rührt dieses Werk von Marsilio oder von Bartolommeo her.

[7] H. beschreibt eine von ihm erfundene Modifikation für Nadel- und Fadenhalter (Ausgabe von Pagel, p. 167).

[8] H. gibt hier ein neues von ihm erfundenes Verfahren an, einen Armbrustpfeil aus dem Kniegelenk auszuziehen (l. c. p. 154).

[9] Als sehr gefährlich oder tödlich gelten die (tieferen) Wunden des Herzens und des Herzbeutels, die Wunden der großen Gefäße, der Trachea, des Oesophagus, der Lungen, gewisse Verletzungen der Unterleibsorgane (l. c. p. 247); an gleicher Stelle wird auf den glücklichen Ausgang mancher schweren Hirnverletzungen (kasuistisch belegt) hingewiesen.

[10] Betrifft die Behandlung der übermäßigen Röte, Blässe des Gesichts, des Sonnenbrands, die Enthaarungsmittel, Bartwuchsmittel, Toilettemittel für Frauen.

[11] Sehr wichtig ist der Hinweis, daß unter den Autoren keine Uebereinstimmung über die Termini herrscht. „Sie differieren so sehr, daß sie das Gegenteil sagen. Der eine nennt Serpigo, was der andere Impetigo, der dritte Pannus heißt" (l. c. p. 410).

[12] In der Einleitung wird eingehend begründet, weshalb H. ein Antidotarium schrieb und weshalb er dasselbe vor Ausarbeitung der Traktate III und IV fertigstellte. In erster Hinsicht wird bezeichnenderweise betont, daß auch über Galen hinaus noch ein Fortschritt möglich sei: absurdum et quasi haereticum videtur, credere quod Deus gloriosus et sublimis dedisset ita sublime ingenium Galeno et sub tali pacto, quod nullus post ipsum posset aliquod novum invenire, immo jam Deus de propria potentia aliquid defalcaret. Nonne Deus cuilibet nostrum sicut Galeno dedit proprium ingenium naturale? Miserum autem esset ingenium nostrum, si semper uteremur inventis et iterum moderni sunt respectu antiquorum sicut nanus super humeros gigantis qui videt, quicquid videt gigas et ulterius videt quidquam, quare licitum est nobis scire aliqua quae non erant scita tempore Galeni et necessarium est ea scribi. Hinsichtlich des zweiten Punktes weist er auf die Wichtigkeit des Gegenstandes, das Drängen der Schüler und auf seinen schlechten Gesundheitszustand hin: quia asthmaticus sum, tussiculosus, phtisicus et consumptus (l. c. p. 508). — Bemerkenswert ist die Stelle (l. c. p. 509), wo vom Magneten gesagt wird, applicatus corpori extrabit ferrum infixum (Extraktion von Pfeilspitzen mit dem Magneten [?]).

[13] Notandum, quod nunc est consuetudo omnium principum, praelatorum et vulgalium, in omnibus regionibus occidentis, et forte in calidis regionibus non est ita, quod de nullo medico (cyrurgico) scientifico confidunt, nisi parum dicentes, quod cyrurgicus non debet esse clericus, quia interim quod clericus intrat scolas, laicus addiscat modum manualiter operandi (l. c. p. 68).

[14] Vgl. z. B. die Ausgabe von L. Joubert, Lugd. 1585.

[15] Nur handschriftlich.

[16] Es gab überdies noch zwei Verfahren, nämlich 1. die Freilegung des Bruchsackes durch Schnitt, Ergreifen und Erhebung desselben mit einer Zange und Kauterisieren des Schambeines unter demselben, 2. Freilegung des Bruchsackes und Unterbindung desselben mit Golddraht.

[17] Von Guy de Chauliac als „una fatua Rosa Anglicana" charakterisiert.

[18] Dieser ist ihm der „peritissimus medicorum".

[19] moveri, laborare, jocundari, abstinentia summa medicinae — cavendo a cavendis et bona diaeta praeservant homines a morbis.

[20] Großvater des berühmten Girolamo Savonarola, der 1498 als „Ketzer" verbrannt wurde.

[21] Ein Heremias de Montagnana aus Padua (gegen Ende des 13. Jahrhunderts) verfaßte ein Compendium de significatione vocabulorum medicorum. — Bartolommeo Montagnana war Stammvater einer bis in das 17. Jahrhundert blühenden ärztlichen Familie.

[22] Er war artium et medicinae doctor und lehrte Logik, Astrologie, Medizin, letztere nach Avicenna. Nach seinem Tode wurde ihm im anatomischen Amphitheater zu Bologna ein Standbild errichtet.

[23] Ihm war es hauptsächlich zu danken, daß die Pariser medizinische Fakultät endlich ein eigenes Heim in der Rue de la Bûcherie beziehen konnte.

[24] Hier sind nur Autoren berücksichtigt, die oben keine Erwähnung gefunden haben. Von den Pestschriften wurde abgesehen.

[25] Vgl. oben die einschlägigen Schriften von Petr. de Tussignana, Jacob. de Dondis, Gentilis Fulgineus, Mich. Savonarola, Montagnana, Ant. Guainerius u. a.

[26] Uebersetzungen aus dem Lateinischen sind im folgenden zumeist nicht berücksichtigt, da dieselben bereits oben angeführt wurden.

[27] Vgl. K. Sudhoff, Die gedruckten mittelalterlichen medizinischen Texte in germanischen Sprachen, Archiv f. Gesch. d. Med. Bd. III, 1909 und Deutsche medizinische Inkunabeln (Studien zur Gesch. der Medizin, Heft 2/3), Leipzig 1908.

[28] Verhalten des Urins und Pulses, der Zustand in den verschiedenen Tageszeiten, die Farbe des Gesichtes und die Beschaffenheit der Träume kommt hierbei in Betracht.

[29] Beginnend mit den Krankheiten des Kopfes: Vallendes Siechthumb (Epilepsie), von dem gehen Tode (Apoplexia), von der Unsinne (Mania), Haubtschwindel, Fluß des Haubtes u. s. w. In der Therapie überwiegen die vegetabilischen Drogen, die Dreckapotheke ist reduziert. Chirurgische Eingriffe, meist nur als ultima ratio, werden bei folgenden Affektionen empfohlen: Siechthumb der Nase = Polypen, pöse Drüsen am Halse = Skrofeln, Fleisch in der Keln = Schwellung der Mandeln, Theielplattern = Hämorrhoiden (Kauterisation), Pyß eines tobenden Hundes, Verwundung des Haubtes (Entfernung der Knochensplitter), Verwundung eines großen Darmes oder des Magens (Naht) u. s. w.

[30] wie sich die schwangern frawen halten süllen vor der gepurt, in der gepurt vnd nach der gepurd.

[31] Mitteldeutsche Traktate des Salernitaners „Meister Bartholomaeus" über gebrannte Weine und Wässer liefen handschriftlich umher (vgl. die Veröffentlichung von J. Haupt in Sitzungsber. d. Akad. Wiss. Wien, Philos.-histor. Klasse 71. Bd., Wien 1872, p. 542 ff.). Möglicherweise ist daher das Büchlein des Michael Puff nur eine Kompilation — Ueber die lateinischen Schriften des Michael Puff aus Schrick vgl. L. Senfelder, Oeffentliche Gesundheitspflege und Heilkunde, Separatabdr. aus Bd. II der Geschichte der Stadt Wien, herausgeg. vom Altertumsvereine zu Wien 1904.

[32] Zitiert sind 25 Autoren, darunter am häufigsten von den antiken Galen, von den arabischen Avicenna, von den abendländischen Lanfranchi. An letzteren, der sein Lehrer war, schließt sich Y. am meisten an. Außer den bekannten kommen unter den zitierten Autoren auch eine Anzahl von Namen zum ersten Male vor, z. B. Wilhelm von Congeinna oder „Anceél van Geneven", welcher im Gegensatz zu allen übrigen Chirurgen bei Verwundeten kräftige Diät empfahl, Wilhelm van Medicke, der eine Quecksilbersalbe angab u. s. w.

[33] Unter den Heilmitteln der Wassersucht nach Wechselfieber empfahl er den Bodensatz in den Eimern der Schmiede, bei Strangurie Injektionen von Milch und Narkotika.

[34] Bezüglich der S. 274 erwähnten angelsächsischen Literatur wären nachzutragen, die Neueditionen des Leech Book of Bald von Günther Leonhardi in der Bibliothek der angelsächsischen Prosa VI. Bd., Hamburg 1905, p. 1-91, des anderen Leech Book von demselben Herausgeber ibid. VI. Bd., 1905, p. 91-109, der angelsächs. Rezeptsammlung Lacnunga, ibid. IV. Bd., 1905, p. 121-155.